临床诊疗案例分析丛书

耳鼻咽喉头颈外科临床诊疗案例分析

周慧芳　主编

天津出版传媒集团
天津科学技术出版社

图书在版编目(CIP)数据

耳鼻咽喉头颈外科临床诊疗案例分析 / 周慧芳主编
. -- 天津 : 天津科学技术出版社 , 2023.6（2025.3 重印）
（临床诊疗案例分析丛书）
ISBN 978-7-5742-0667-0

Ⅰ. ①耳… Ⅱ. ①周… Ⅲ. ①耳鼻咽喉病－外科学－病案－分析②头－外科学－病案－分析③颈－外科学－病案－分析 Ⅳ. ① R762 ② R65

中国版本图书馆 CIP 数据核字 (2022) 第 204697 号

耳鼻咽喉头颈外科临床诊疗案例分析
ER BI YANHOU TOUJING WAIKE LINCHUANG ZHENLIAO ANLI FENXI
责任编辑：张　跃
出　　版：天津出版传媒集团 / 天津科学技术出版社
地　　址：天津市西康路 35 号
邮　　编：300051
电　　话：（022）23332399
网　　址：www.tjkjcbs.com.cn
发　　行：新华书店经销
印　　刷：天津午阳印刷股份有限公司

开本 787×1092　1/16　印张 28.75　彩插 14　字数 700 000
2025 年 3 月第 1 版第 3 次印刷
定价：116.00 元

编者名单

主　编　周慧芳

副主编　刘　钢　刘吉祥　黄永望　陶树东　张　耕　张淑香

编　委（以姓氏笔画排序）

王　巍　天津市第一中心医院
王旭东　天津医科大学肿瘤医院
王佩国　天津医科大学肿瘤医院
刘　文　天津市武清中医院
刘　钢　天津市环湖医院
刘三印　天津长庚耳鼻喉医院
刘吉祥　天津市人民医院
李　超　天津医科大学第二医院
任海棠　天津市天津医院
沈　蓓　天津市儿童医院
何端军　中国人民解放军联勤保障部队第九八三医院
杨相立　天津市人民医院
张　良　天津市中医药研究院附属医院
张　耕　天津医科大学总医院
张　静　天津医科大学总医院
张金玲　天津市环湖医院
张淑香　武警特色医学中心
庞　伟　天津市第一医院
周慧芳　天津医科大学总医院
倪长宝　天津医科大学总医院
陶树东　天津市第三中心医院
黄永望　天津医科大学第二医院
程万民　天津市第五中心医院
翟　翔　天津市环湖医院

序

《临床诊疗案例分析》系列丛书的问世，是天津市医学会精心组织、辛勤努力的结果，我首先祝贺这套丛书的成功出版。

天津的临床医学有着悠久的历史和深厚的文化底蕴，从医疗资源到医疗人才、医疗设施等各个方面在全国都有举足轻重的地位。为了把临床医师们多年来积累的宝贵经验传承下去，发扬光大，天津市医学会自 2021 年开始，组织所属的 88 个专科分会中经验丰富的临床医师，将自己多年来的临床案例分析撰写成文，由医学会总其成，编辑为《临床诊疗案例分析》丛书，将其奉献给读者。这不仅可以促进临床医师之间经验共享，从而更好地提高临床诊疗技术，促进相关学科发展，同时也可以将临床医师的宝贵经验保存下来，传承下去。

临床医生既要具备扎实的理论知识，也要拥有足够的实践经验。系列丛书对临床医生和青年学者是一个不可多得的知识宝库。丛书内容实用，贴近临床，全书以病例讨论的形式呈现，所有案例均来自于临床真实病例，涵盖各学科的常见病、多发病、疑难病等，临床思维成熟，诊疗思路清晰，处理规范。丛书严谨生动，可读性强，通过典型临床案例的分享，引导青年医师在诊疗过程中及诊疗结束后总结思考，培养青年医师横向思维、发散思维能力，提高青年医师临床诊疗水平。

万千砂砾寻明珠，大浪淘沙始出金。《临床诊疗案例分析》系列丛书是我市临床医学多年来实践工作的优秀成果，出版后将使更多的临床医生受益，对普通读者而言，也可以从中获得医学知识的普及。愿这套丛书能在早日实现健康中国的目标中发挥助力作用。

国医大师　中国工程院院士　吴咸中

2022 年 12 月

前　言

天津市医学会耳鼻咽喉头颈外科分会组织天津市耳鼻咽喉科专家编写的《耳鼻咽喉头颈外科临床诊疗案例分析》一书具有较强的科学性、规范性和实用性。本书分为疾病的概述、病例报告、临床诊治解析、专家点评及总结五部分。本书对耳鼻咽喉科医生全面掌握耳鼻咽喉科疾病的鉴别诊断、干预及治疗有很好的参考价值。对增强青年医生对耳鼻咽喉科疾病的横向思维能力及诊疗水平的提高有很好的帮助作用。本书对耳鼻咽喉科疾病的临床疑难复杂病例,利用临床最新的诊疗指南及诊疗规范进行详细解析,以避免医疗差错的发生保证医疗安全,推进耳鼻咽喉头颈外科学科持续发展。

本书为从事耳鼻咽喉头颈外科工作的医护技人员、以及医学院校学生、住院医师规范化培训生、专科医生等相关领域的专业技术人员提供临床实践的参考教材,可作为临床 PBL 教学、继续医学教育、专科医生培训、技能考核、学术交流、职称考试等参考书籍。

我们编写本书的目的是希望提高医生对患者的精准化、个性化治疗水平;使不同地区、不同医院的医生能规范化的治疗,效果达到同质化。

本书可视为临床案例实践探索的尝试。希望本书对进一步规范和提高耳鼻咽喉头颈外科疑难病例的诊治水平起到积极的推动作用。

本书的编委均为临床的一线专家,他们具有丰富的临床经验从而保证了该书的科学性,权威性。本书的编写倾注了编委大量的心血,他们参考了大量文献,咨询医学名家,征求同道建议。编委所在单位的同事提供了实例照片,也给予大力支持和帮助。在此我们一并致以深深的谢意。

临床医学的发展日新月异,需要不断的创新和知识的更新。《耳鼻咽喉头颈外科临床诊疗案例分析》的编写难免存在着纰漏与瑕疵,望各位领导同道不吝赐教,并在实践中不断总结日臻完善。

天津市医学会耳鼻咽喉头颈外科分会主任委员
周慧芳
2022 年 5 月 16 日

目　　录

第一篇　耳鼻咽喉头颈外科临床诊疗病例分析

第二篇　耳鼻咽喉科常见疾病诊疗指南概要

第一篇　耳鼻咽喉头颈外科临床诊疗病例分析

第一章　耳部疾病

第一节　突发性聋

一、疾病概述

突发性耳聋又称特发性突聋，中华医学会耳鼻咽喉头颈外科学分会《突发性聋诊断和治疗指南》(2015)统一命名为突发性聋。突发性聋是指72小时内突然发生的、原因不明的感音神经性听力损失，至少在相邻的两个频率听力下降≥ 20 dBHL。

突发性聋病因不明，常见病因主要有内耳供血障碍、病毒感染、免疫学因素、传染性疾病以及膜迷路破裂等。

突发性聋主要临床表现为突然发生的单侧听力下降、耳鸣、耳闷胀感、耳周感觉异常、眩晕或头晕、恶心、呕吐、部分患者出现焦虑及睡眠障碍等。耳镜检查：鼓膜未见明显异常；音叉试验：提示感音神经性聋；纯音测听：听力曲线一般提示中重度以上的感音神经性聋；中耳分析示：鼓室压力曲线正常；耳声发射及耳蜗电图：提示蜗性损害；前庭功能检查：前庭功能可正常、减退或完全消失；影像学检查：颞骨CT及颅脑MRI提示内听道及颅脑无明显器质性病变。

突发性聋的诊断依据为临床症状、查体与听力学检查结果，但需除外其他疾病引起的听力下降。突发性聋分四型：低频下降型、高频下降型、平坦下降型、全聋型。

突发性聋主要治疗方法：①糖皮质激素应用：可采取口服或静脉输液的全身给药，以及耳后或鼓室注射的局部给药；②改善内耳微循环药物；③降低血浆纤维蛋白原药物的溶栓和抗凝治疗；④神经营养类药物；⑤高压氧辅助治疗。突发性聋的治疗多采用分型综合治疗，有效率在70%左右。应在发病后7~10天内尽早治疗。

二、病例介绍

病例1　首诊为突发性聋的急性脑梗死

【病例诊疗过程】

患者女性，70岁，主诉：右耳听力下降伴眩晕2天入院。入院前2天无明显诱因出现右耳听力下降伴眩晕，眩晕呈持续性、伴视物旋转、伴恶心、呕吐，无意识丧失，无头痛，无面瘫，无四肢无力，无耳痛及耳内流脓。既往高血压病史20余年，口服拜新同治疗，血压控制欠佳;否认糖尿病及心脑血管疾病病史。查体:双耳外耳道及鼓膜未见异常。纯音测听示:右耳重度感音神经性聋,左耳高频听力轻度下降(彩图 1-1-1-1)。中耳分析检查示双耳 A 型鼓室图。头颅 CT 未见新发脑梗、出血及占位(图 1-1-1-2)。初步诊断为:突发性耳聋(右);眩晕;高血压病,收住我科病房。给予银杏叶提取物注射液、长春西汀注射液、天麻素、腺苷钴胺、醋酸泼尼松及甲磺酸倍他司汀等治疗;完善常规化验检查、预约颅脑 MRI、颈部血管+椎动脉彩超及 TCD 等。入院第二天患者自诉眩晕较入院前稍缓解,头部间断不适,BP:170/84 mmHg,自行口服降压药,血压控制不佳,请心内科会诊调控血压。头部不适症状无缓解,急查颅脑 MRI:提示急性脑梗塞,急请神经内科会诊,查体:神清,语畅,应答切题,双瞳左:右 3:3 mm,光反射灵敏,眼动自如,双眼右视可见水平眼震,双侧鼻唇沟对称,伸舌居中,颈软,四肢肌力 5 级,肌张力正常,腱反射(++),双巴氏征未引出。双侧肢体浅痛觉对称存在,右上肢共济检查稍欠稳准。颅脑 MRI 片示右侧小脑半球急性脑梗塞,四脑室轻度受压(见图 1-1-1-3 及图 1-1-1-4),诊断为急性脑梗塞,转入神经内科进一步治疗。

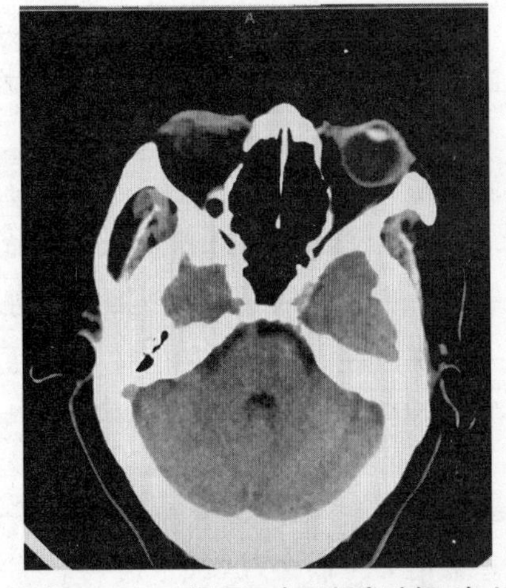

图 1-1-1-2 头颅 CT 未见新发脑梗、出血及占位

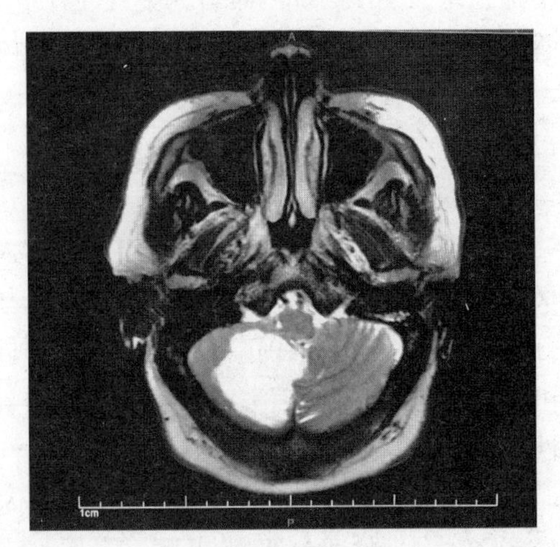

图 1-1-1-3 颅脑 MRI 示右侧小脑扁桃体急性脑梗塞(轴位)

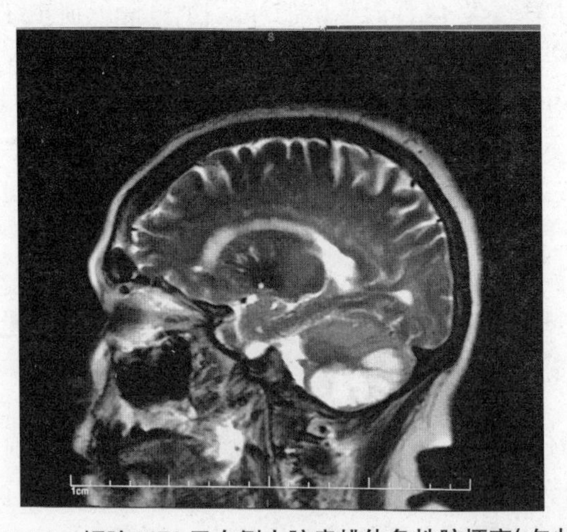

图 1-1-1-4 颅脑 MRI 示右侧小脑扁桃体急性脑梗塞(矢状位)

追踪病例：患者转科后逐步出现右侧面部疼痛、面部麻木、饮水呛咳、咽痛、吞咽费力等症状，两次请神经外科会诊，考虑右侧小脑半球大面积梗死，四脑室受压，建议手术减压治疗，患者家属拒绝。给予药物保守治疗：氯吡格雷抗血小板聚集，阿托伐他汀调脂，马来酸左旋氨氯地平降压，甘露醇、甘油果糖及呋塞米减轻水肿，依达拉奉清除自由基，前列地尔及薄芝糖肽改善循环等。经神经内科治疗 1 月后，患者头晕好转，复查颅脑 MRI 示：右侧小脑半球梗塞恢复期，四脑室无明显受压表现，病情稳定，好转出院。

【临床诊治解析】

该患者为老年女性，突发右耳听力下降伴眩晕，听力损失为中重度，既往有高血压、高脂血症等多种脑血管病危险因素。虽然入院前无明显脑损害症状及体征，头颅 CT 检查未见新发脑梗、出血及占位等，但对于该患者给予密切关注病情变化，及时安排颅脑 MRI 检查，积极排查脑血管病，做到了急性脑梗死的早发现及早诊断，使患者得到了及时有效治疗；避免了病情延误、致残甚至致死的风险。

【专家点评】

（1）突发性聋的诊断需排除脑卒中等严重疾病，以免遗漏延误严重疾病，给患者带来不良后果。突发性聋可能与内耳血管痉挛或微血栓栓塞有关。急性脑梗塞是常见的脑血管疾病。糖尿病、高血压、动脉硬化及心血管疾病是脑血管病的危险因素，椎一基底动脉或小脑前下动脉的梗塞可导致突发性聋。突发性聋可作为急性脑梗塞的前驱症状，脑损害症状和体征可能在耳聋数日后逐渐出现，耳鼻喉科医师应予高度重视。

（2）本例患者的诊治提示耳鼻喉科医师注意：对于中重度或全聋的突发性聋患者，如伴有头晕、眩晕及头部不适症状；合并高龄、高血压、高血脂、糖尿病等脑血管病危险因素；合并四肢麻木无力、复视及神经系统阳性体征；应尽早做颅脑 MRI 检查，及时请神经内科医师会诊，除外急性脑梗塞、脑出血及听神经瘤等严重颅脑疾患。

（3）本例患者的诊治还提示：单纯颅脑 CT 可能出现急性脑梗死漏诊，对于具有以上临床特征的突聋患者，应密切观察病情变化，积极完善颅脑 MRI 及血管评估，特别是针对小的梗塞或出血灶；即使一次颅脑 MRI 未提示急性脑梗死，仍需密切观察病情变化。

（王静　程万民　天津市第五中心医院）

病例 2　首诊为突发性聋的听神经瘤 2 例

【病例诊疗过程】

（1）病例 2：患者，女，32 岁，以“右耳耳鸣、听力下降 10 余天”于 2018 年 8 月 10 日收入我科治疗。查体：一般情况良好，外耳道无异常，鼓膜完整，标志清，乳突无压痛。纯音测听显示左耳听力正常，右耳高频听力损失，见彩图 1-1-1-5。肝肾功能：尿酸 348 umol/L，余血尿化验结果未见明显异常。诊断：突发性聋（右耳）；耳鸣（右耳）。给予激素口服、银杏叶提取物静点，巴曲酶隔日静点及神经营养药物治疗。颅脑 MRI 检查发现右侧内听道肿瘤，大小约 0.5 cm × 0.7 cm，见图 1-1-1-6。经治疗患者右耳耳鸣及听力下降未见明显改善，诊断为右侧听神经瘤，出院后于外院行伽马刀治疗。

(2)病例 3:患者,女, 32 岁,以“右耳听力下降 3 年,加重伴眩晕耳鸣 5 天”入院治疗。患者 3 年前曾有听力下降病史,因在孕期未行检查及治疗。查体:一般情况好,神志清,眼震(-),双耳耳廓对称无畸形,外耳道皮肤无红肿,无异常分泌物,鼓膜完整,标志清,乳突无压痛。Dix-hallpike 试验(-), Roll test(-)。纯音测听显示左耳听力正常,右耳重度听力损失,见彩图 1-1-1-7。右耳 40 Hz 相关电位、ABR 波形未引出。肝肾功能及血尿化验结果未见异常。头颅 CT 示:双侧中耳乳突未见异常;左侧蝶窦炎。入院诊断:感音神经性耳聋(右耳);耳鸣(右耳);眩晕。入院后立即予银杏叶提取物注射液、前列地尔注射液、腺苷钴胺注射液、醋酸泼尼松、巴曲酶注射液,神经营养药物治疗,同时完善颅脑 MRI 检查,经治疗眩晕缓解,右耳耳鸣及听力下降未见明显改善,颅脑 MRI 显示右侧听神经瘤,见图 1-1-1-8。因瘤体较小随诊观察。

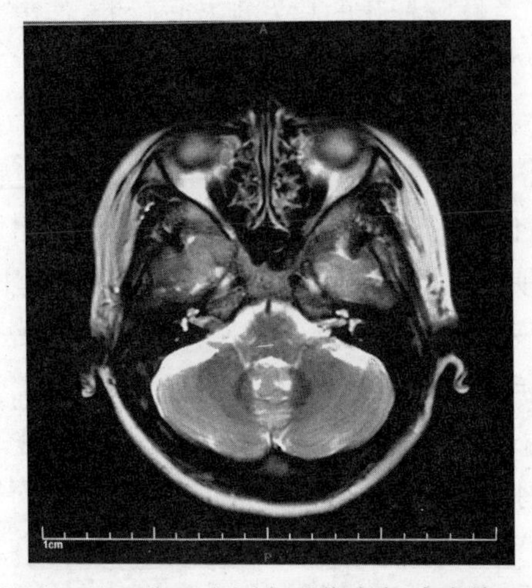

图 1-1-1-6 颅脑 MRI 平扫示右侧内听道肿瘤,大小约 0.5 cm × 0.7 cm

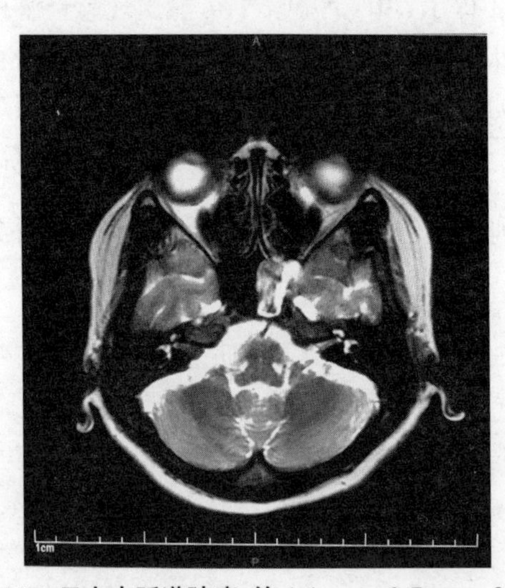

图 1-1-1-8 颅脑 MRI 示右内听道肿瘤,约 1.1 cm × 0.5 cm × 0.4 cm,左侧蝶窦炎

【临床诊疗解析】

两例首诊为突发性聋的患者，入院后均立即给予激素口服、银杏叶提取物注射液、前列地尔注射液、腺苷钴胺注射液、巴曲酶注射液治疗，同时完善颅脑 MRI 检查，经治疗后耳鸣及听力下降未见明显改善，颅脑 MRI 显示右侧听神经瘤。对于合并眩晕及治疗效果不佳的突发性聋患者，应常规查颅脑及内听道 MRI，以早期发现并避免漏诊听神经瘤。

【专家点评】

突发性聋的发病率不断上升，并呈现一种年轻化趋势，其中不乏听神经瘤患者，临床医生在病史采集及针对性检查中需提高警惕；有报告显示听神经瘤被误诊为突发性听力损失者占 10%；听神经瘤可表现为单侧进行性感音神经性听力损失，也可表现为突发性听力损失，个别还表现为波动性听力下降，后两者常被误诊和漏诊；单侧耳鸣也可作为听神经瘤的首发症状；约 20% 的听神经瘤患者临床表现不典型；对疑有听神经瘤的患者，应进行详尽的神经耳科学及影像学检查，特别是 ABR 检查及颅脑 MRI 检查。

（李婷　天津市第五中心医院）

病例 3　儿童心因性听力下降误诊为突发性聋

【病例诊疗过程】

患儿，女，13 岁，主因“双耳重听 30 天”入院。现病史：患儿于 30 天前不明原因自觉双耳听力下降，即到当地医院就诊，纯音测听检测：左耳气导平均听阈 74 dBHL，右耳 75 dBHL。双耳骨导平均听阈于听力计最高输出强度未能检出；中耳分析示双耳“A”型鼓室图，鼓室压和声顺值正常。双耳镫骨肌反射在 1 kHz，左耳 95 dBHL 引出，右耳 90 dBHL 引出；颞骨 CT 检查无异常。诊断“双耳突发性感音神经性耳聋”，经治疗（具体不详）听力未见好转即转诊我院。病程中患儿无耳鸣、耳痛及眩晕症状。无外伤史、耳毒性药物用药史、病毒性感染疾病史及耳聋家族遗传史。查体：精神反应好，查体合作，答话切题，专科检查：双侧耳廓无畸形，双外耳道通畅，鼓膜标志清，无充血及渗出。纯音测听及中耳分析检测均正常；听性脑干诱发电位（ABR）检测：双耳反应阈值均为 15 dBnHL，各波间期正常；耳声发射（DPOAE）检测显示双耳 DPOAE 反应幅值正常。追问病史，家长表述患儿在患病期间曾出现过能听到声音的情况，且平素患儿性格内向，家长对孩子的学习要求过于严苛。故诊断“心因性听力下降”。该患儿经安慰剂和心理暗示治疗听力逐渐康复，1 年后随访，无复发。

【临床诊治解析】

（1）患儿病情与突发性感音神经性耳聋的诊断相似，但经治疗效果欠佳。ABR 检测，双耳反应阈值均为 15dBnHL，各波间期正常。DPOAE 检测显示双耳 DPOAE 反应幅值正常。仔细追问病史，家长反映患儿在患病期间曾出现过能听到声音的情况，且平时对孩子学习有要求过于严苛。故诊断为心因性听力下降。

（2）心因性听力下降与伪聋的共同特点都是假性听力损失，不存在器质性病变。伪聋多有外伤史，或者是为赔偿、伤残鉴定等情况，故临床对其表现出的听力损失的真伪会非常关注,多应用客观听力学检测方法,特别是 ABR 的检测,以明确其听力损失程度。本文患儿表现双耳突发性听力下降,不存在耳及头部外伤史,临床上易忽视存在假性听力损失的可能。而完善的主客观听力学检测结果的分离现象有助于对假性听力损失做出研判。本文中患儿的纯音测听示左耳气导平均听阈平均 74 dBHL,右耳 75 dBHL。中耳分析检测:双耳鼓室图均为 A 型,鼓室压和声顺值正常。双耳镫骨肌反射在 1 kHz,左耳 95 dBHL 引出,右耳 90 dBHL 引出。双耳镫骨肌反射引出提示质疑主观测听阈值,需要进行全面的客观测听如 ABR 检查以及 40 Hz 以确定客观听阈。临床对这种情况应予以特别关注。

(3)对于发生在儿童的不明原因的双耳突发性听力下降,在临床上除排除器质性病变、占位性病变以及内耳发育畸形引发的听力下降外,应特别注意患儿是否存在心理因素诱发听力下降的情况,并与突发性感音神经性耳聋相鉴别。对罹患突发性听力下降患儿进行听力学检测时不应仅采用主观听力学检测即做出诊断,应采用全面的客观的听力学检测方法,特别要重视 ABR 反应阈值的检测,或 DPOAE 的检测。本文儿童出现心因性听力下降在复查时进行的 ABR 反应阈值检测以及 DPOAE 检测考虑假性听力损失,不存在器质性病变,为确诊心因性听力下降提供了有价值的诊断依据。

【专家点评】

心因性听力下降即精神性耳聋亦称癔病性聋或功能性聋,其耳聋的发生主要与精神因素有关。一般多发生于成人,且多伴发一些精神症状,外周听觉系统和听觉神经传导径路多不存在器质性疾病。临床不难诊断。由于儿童年龄小,精神症状不明显,当突然发生听力下降且又不伴明显的精神症状时,易被误诊。赵晖等报道的 5 例精神性聋患者亦是双耳发病,未见有精神异常表现,而且还发现在确诊的突发性聋中有 1% 为精神性聋。Schmidt 等研究报道儿童精神性聋的发病率占儿童突发性聋的 1%~3%。李凤娇等研究认为精神因素也是导致儿童突发性聋的原因之一。因此,临床对于儿童突然发生的双耳重度或极重度听力下降,且原因不明的,应给予特别关注,仔细询问病史及生活状况,进行全面的主客观的听力学检查,及时给予有效心理干预治疗,规避精神心理刺激或创伤,正确诊断,避免误治,有利于患儿康复。

(庞伟 天津市第一医院)

病例 4 以双耳听力下降为首发症状的隐球菌性脑膜炎 1 例

【病例诊疗过程】

患者,男性, 48 岁,主因“双耳突发听力下降 4 天,加重伴眩晕 1 天”入院。患者既往糖尿病病史,血糖控制欠佳,最高达 21.32 mmol/L。患者于入院前 4 天劳累后出现耳听力下降,伴双耳鸣,后枕部疼痛,无耳痛、耳堵闷感,于我院门诊行纯音听阈及中耳分析检查后提示双耳感音神经性聋(全频听力下降,中高频尤著,右耳平均听阈(pure tone average, PTA)65 dBHL,左耳 PTA 63 dBHL,镫骨肌反射同侧及对侧均未引出。予以凯时,天麻素,长春西汀等静脉输液 1 天,后枕部疼痛症状缓解,双耳听力无缓解,并出现阵发性眩晕及恶心呕吐症状。门诊头颅核磁示:双侧半卵圆中心区散在缺血性改变,遂以“突发性聋”收住院。患者入院后完善血糖,电解质,肝肾功能及血筛四项(乙型肝炎病毒表面抗原、丙型肝炎病毒抗体、人类免疫缺陷病毒HIV抗体及梅毒螺旋体抗体四项检测),结果示低钠血症,余未见特殊异常。予以营养神经,改善循环,止晕对症治疗,但听力无好转且呈进行性加重,此时患者的症状已不能以突发性耳聋的病症进行解释,因此于入院第二天请神经内科会诊:综合考虑患者目前无病理性反射及头颅核磁暂不考虑颅内病变的可能。后患者治疗过程中突发双侧视力模糊,右侧鼻唇沟变浅,口角左偏等轻度面瘫症状,额纹消失不明显,偶有步态不稳症状,头部及眼部胀痛间断发作,伴呕吐,非喷射性,颈软,无抵抗,脑膜刺激征阴性。请相关科室会诊,内分泌科认为患者目前血糖水平不考虑代谢性脑病可能,建议行免疫全项、C反应蛋白、类风湿因子检查,除外免疫系统疾病,结果回报未见特殊异常;眼科会诊查体示双侧视乳头水肿;再次请神经内科、神经外科及外院专科医院医师多次协助诊疗,不能除外颅内感染、稀释性低钠血症等疾病,行腰穿脑脊液清亮,且颅压不高,查脑脊液常规、生化,未见特殊异常。颅内病变无法确定,继续对症治疗。患者病情继续加重,再次请专家会诊,建议再次行腰穿除外结脑、病毒性脑炎、隐球菌脑膜炎,此次腰穿脑脊液仍清亮,但颅内压升高,分别送往三家医院查脑脊液常规、生化及墨汁染色,结果均提示葡萄糖↓,氯化物↓,脑脊液蛋白↑,乳酸↑,但是墨汁染色结果存在分歧,有两家医院结果回报示:墨汁染色阴性,另一家医院结果回报示:可见新型隐球菌形态。追问患者病史及接触史(其患者楼上邻居家中养鸽数年,患者平素有徒手打扫自家车辆上家鸽排泄物习惯,且患糖尿病数年,血糖控制不佳),并复测墨汁染色可见新型隐球菌形态,最终确诊为隐球菌性脑膜炎。后转入感染科予以两性霉素B联合5-氟胞嘧啶药物治疗。2月后,恶心呕吐及头痛症状较前好转,但听力完全丧失,视力无好转。于感染科规律行6次腰穿检测脑脊液,颅内压间断升高,第2次、第3次、第6次墨汁染色为阴性,但第4和第5次为阳性,后患者自动出院。

【临床诊治解析】

1)患者病情复杂,干扰因素较多,导致诊断过程困难,原因是:①患者起病初期以耳部症状为主,神经系统体征不明显,门诊头颅核磁未提示颅内病变,并在入院后未完善头颅核磁强化检查。在一定程度上影响了对病情的判断。②患者饮食差,顽固性低钠低氯最初未考虑与颅内病变有关。③第一次腰穿未见明显异常,更加影响了我们对病情的判断,并受医疗条件的影响,未能及时行血及脑脊液乳胶凝集试验和酶联免疫吸附试验行隐球菌抗原的检测,直到二次腰穿墨汁染色查到新型隐球菌才得以确诊。

2)隐球菌性脑膜炎是由隐球菌引起的中枢神经系统感染,而隐球菌常存在于鸽子粪中,是一种条件致病菌,当机体免疫功能下降或破坏时容易致病,所以常见于有免疫缺陷的患者,如艾滋病、糖尿病。临床表现可表现为头痛、呕吐、发热、视力、听力及意识障碍等。该病发病初期症状及体征不典型,且早期脑脊液及影像学检查缺乏特异性。这也是该患者诊断困难的主要原因。

3)隐球菌性脑膜炎并发神经性耳聋,眼球及和视神经损害系统损害并不常见。

(1)对于听力的影响,可以是双侧突发和缓慢进展的听力改变,部分患者对听力的影响可以恢复,部分是不能恢复的,可能的机制是①隐球菌直接侵入颞骨破坏耳蜗螺旋神经节和耳蜗神经;②脑膜浸润感染累及前庭蜗神经或颞叶听觉皮质中枢。

(2)对于视神经的影响,可以是单侧或双侧,可能机制:①患者伴发脑缺血或脑卒中造成视野缺损;②颅内高压压迫视神经;③直接浸润并侵犯视神经;④免疫细胞介导的免疫反应。

4)治疗及预后:隐球菌性脑膜炎一经确诊,就应予以抗真菌及对症治疗。主要的抗真菌药物为两性霉素B、伏立康唑、氟康唑、氟胞嘧啶。隐球菌性脑膜炎的预后较差,致残率及病死率较高,这与该病不能明确诊断,误诊率高,治疗不及时有关;另外还与患者合并其他疾病或难以控制的高颅内压等相关。分为诱导期、巩固期和维持期,治疗周期较长,有些长达1~2年之久,甚至有些患者治疗过程中还会出现复发的可能。对于复发的患者(经过治疗脑脊液培养已经转阴性,再次出现培养阳性,且感染的症状和体征在消失后又再次出现)均需立即重新开始更长时间的诱导治疗,该患者在治疗过程中出现墨汁染色复阳,应考虑为复发性隐球菌性脑膜炎,但患者因个人原因,拒绝继续治疗,自动出院。

【专家点评】

(1)对表现为双侧感音神经性聋患者,特别是相关耳科学诊断并不能完全解释患者症状时,我们不能局限于耳科学疾病的相关诊治,该患者出现双耳听力持续性下降超过3天,我们就不再考虑突发性聋;当患者出现眩晕、恶心、呕吐、尤其是出现头痛时要高度怀疑颅内病变,对于临床中合并可疑中枢系统感染的患者,建议行头颅核磁平扫加强化,尽早发现脑膜炎性改变。

(2)该患者脑脊液墨汁染色查找隐球菌比较曲折,虽然传统的脑脊液墨汁涂片染色和培养是诊断的"金标准",但隐球菌荚膜多糖抗原特异性检测因其灵敏性和特异性高,可为本病的早期确诊病因提供帮助。脑脊液真菌涂片、培养和隐球菌凝集试验结果中的任一个阳性都可以确诊隐球菌中枢神经系统感染。当我们没有病原学诊断依据,但临床症状、体征、脑脊液常规与生化及颅脑核磁强化支持这个诊断时,排除化脓性脑膜炎、病毒性脑膜炎等相关疾病,也可以酌情给予抗真菌药物的诊断性治疗。

(3)关于患者的持续高颅压状态,建议尽早请神经外科医师协助采取有效的措施,对症降颅压治疗,必要时行脑室外引流或腰大池引流等,以降低并发症。

(王珊珊 刘丽燕 天津医科大学第二医院)

【总结】

突发性聋的诊疗重点在于鉴别诊断,需排除脑卒中、听神经瘤、鼻咽癌等严重疾病,以免遗漏严重疾病,延误严重疾病的治疗,对患者带来不良后果。另外突发性聋需与一些常见的局部及全身疾病进行鉴别,如中耳炎、化脓性迷路炎、梅尼埃病、免疫性疾病、内分泌疾病、颅内病变、多发性硬化、血液系统疾病、先天发育异常及遗传性疾病(如大前庭水管综合征)、药物中毒、外伤与窗膜破裂、噪声性聋、精神性聋、梅毒、AIDS、流行性腮腺炎及耳带状疱疹等。

本节介绍的四类病例,均首诊为突聋,经病情发展变化及进一步辅助检查,后续更新诊断分别为急性脑梗塞、听神经瘤、精神性聋、隐球菌性脑膜炎伴发听力下降,体现了突发性聋鉴别诊断的重要性。

突发性聋患者如伴有以下情况，应常规做颅脑MRI检查：合并头痛、头晕及眩晕；合并高龄、高血压、高血脂、糖尿病等脑血管病危险因素；合并四肢麻木无力、面瘫、复视及神经系统阳性体征；治疗效果不佳；疑有中枢神经系统感染的患者。单纯颅脑CT可能出现漏诊。对于具有以上临床特征的突聋患者，应密切观察病情变化，积极完善颅脑MRI并及时请神经内科医师会诊以除外急性脑梗塞、脑出血、听神经瘤、化脓性脑膜炎、病毒性脑膜炎、结核性脑膜炎、真菌性脑膜炎等，以防漏诊颅脑严重疾患。对儿童及疑有精神心理因素的突发性聋患者要采用多项听力学检测方法，特别要重视ABR反应阈值及DPOAE检测。

（程万民　天津市第五中心医院）

【参考文献】

[1] 中华耳鼻咽喉头颈外科杂志，中华医学会耳鼻咽喉头颈外科分会. 突发性聋诊断和治疗指南（2015）[J]. 中华耳鼻咽喉头颈外科杂志，2015，50（6）：443-447.

[2] 孔维佳，周梁主编. 耳鼻咽喉头颈外科学 [M]. 第三版. 北京：人民卫生出版社，2015：178-181.

[3] 李富德，王惠敏，梁瑞敏，等. 儿童精神性聋误诊误治三例 [J]. 听力学及言语疾病杂志，2004，12；354-355.

[4] 赵晖，迟放鲁，张天宇. 精神性聋误诊为突发性聋五例 [J]. 中华耳鼻咽喉头颈外科杂志，2006，41；385-386.

[5] Schmidt CM，am Zehnhoff - Dinnesen A，Matulat P，et al. Nonorganic hearing loss in children：audiometry，clinical characteristics，biographical history and recovery of hearing thresholds[J].Int J Pediatr Otorhinolaryngol，2013，77：1190-1993.

[6] 李凤娇，薛希均，王秋菊. 儿童突发性耳聋的研究进展 [J]. 听力学及言语疾病杂志，2015，23；549-553.

第二节　分泌性中耳炎

一、疾病概述

分泌性中耳炎是指中耳非化脓性炎性疾病，以中耳积液及听力下降为主要特征，根据病程长短，分为急性（3周以内），亚急性（3周~3月），慢性（3个月以上）三种，儿童及成人均可发病。

（一）发病机制

分泌性中耳炎的发病与多种因素相关。

1. 咽鼓管功能障碍　变应性鼻炎、腺样体肥大、鼻窦炎、鼻息肉、鼻咽癌、腭裂等因素可导致咽鼓管阻塞，中耳呈负压状态，中耳黏膜静脉扩张，管壁通透性增加，形成积液；咽鼓管黏膜纤毛输送系统出现功能障碍，中耳及管腔内的分泌物及致病微生物则不能有效排出；咽鼓管黏膜皱襞具有单向活瓣作用,能防止鼻咽部微生物逆行入鼓室,一些因素致咽鼓管关闭不全时,病原体可逆行侵入中耳。

2. 感染　分泌性中耳炎的中耳积液中分离出各种细菌、真菌和病毒等。常见的致病菌为流感嗜血杆菌、肺炎链球菌、流感病毒、呼吸道合孢病毒、腺病毒等。

3. 免疫反应　中耳具有天然免疫和特异性免疫功能,中耳局部免疫反应可能参与了分泌性中耳炎的发生。

4. 其他因素　胃 - 食管反流、哺乳位置不当等。

(二)临床表现及检查

(1)主要表现为听力下降,耳痛,耳闷胀感 / 闭塞感,耳鸣。

(2)鼓膜检查 鼓室积液时,鼓膜多呈淡黄、红色、琥珀色,慢性期鼓膜可呈灰蓝或乳白,可透过鼓膜见到气液平面,与地面平行。积液增多时,鼓膜向外隆凸。

(3)听力学检查 音叉试验 Rinner 试验阴性; Weber 试验偏向患侧;纯音听阈测试一般表现为传导性耳聋,听力损失以低频气导阈值下降为主;声导抗检查对本病诊断具有重要价值,鼓室导抗图平坦型(B 型)是分泌性中耳炎的典型曲线,负压型(C 型)提示咽鼓管功能不良,负压值超过 -200dapa,镫骨肌反射阴性提示有积液。

(4)影像学检查 颞骨 CT 可见鼓室内低密度影,乳突气房内积液。

(5)鼻内镜或电子鼻咽喉镜检查 明确或排除鼻腔,鼻咽部病变及胃咽反流等疾病。

(三)治疗

治疗原则上以清除中耳积液,控制感染,改善鼓室通气及引流为主。治疗主要为抗感染、短期全身糖皮质激素、抗白三烯药物、黏液稀释促排药物、鼻用激素及鼻用减充血剂;咽鼓管吹张;鼓膜微波照射治疗;鼓膜穿刺;鼓膜切开、鼓膜置管术;咽鼓管球囊扩张;鼓室探查术及鼓室成形术。同时注意相关疾病的治疗,必要时腺样体切除术、鼻中隔偏曲矫正术、功能性鼻内镜手术,鼻咽肿瘤的检查及治疗等。

二、病例介绍

合并自身免疫性疾病的分泌性中耳炎 1 例

患者,女性, 45 岁,主诉反复发作右耳闷堵感伴听力下降 4 月就诊。4 月前患者无明显诱因出现右耳闷堵感、耳鸣,伴听力下降,于当地医院耳鼻喉科就诊,诊断为“分泌性中耳炎”,予以鼓膜穿刺抽液,口服黏液稀释促排药物及局部使用鼻减充血剂治疗,症状稍缓解。现右耳再次出现听力下降,耳闷堵感。专科查体:双侧外耳无畸形,双侧乳突区无叩击痛,双侧外耳道通畅、洁净,右侧鼓膜完整,呈琥珀色,明显内陷,光锥消失,左侧鼓膜外观正常。双侧鼻腔黏膜无充血,鼻中隔大致居中,双侧下鼻甲无肥大,双侧鼻腔未见新生物及异常分泌物,鼻咽部黏膜光滑,咽隐窝对称。辅助检查:音叉试验 Rinner 试验阴性; Weber 试验偏向患侧;纯音测听提示右耳传导性耳聋;声导抗示右耳 B 型鼓室压图;鼻咽部 CT 平扫未见明显异常;中耳乳突 CT 提示右侧中耳乳突腔内密度增高影。初步诊断为右耳分泌性中耳炎。给予口服黏液稀释促排药物,鼻用激素、鼻减充血剂(1 周后停药)喷鼻治疗,密切随访,1 月后症状无明显好转,辅以鼓膜穿刺,鼓室内注射甲强龙注射液治疗,仍未见好转(彩图 1-1-2-1 治疗前)。于治疗 2 月后在局麻耳内镜下行鼓膜置管术(T 型通风管),同期继续规范药物保守治疗。1 周后复查仍可见大量淡黄色液体自通风管流出,继续随访过程中,一直未干耳,多次取分泌物培养均为无菌性渗出液。再次详细询问病史,患者诉既往患干燥综合征病史 10 年。考虑可能与患者既往系统性自身免疫疾病有关,请感染免疫科会诊,自身免疫抗体:抗核抗体、抗 SAA 抗体、抗 RO-52 抗体及抗角蛋白抗体阳性;类风湿因子(IgA 型、IgG 型)阳性。血常规:白细胞 2.24×10^9/L;血沉:23 mm/h。建议口服低剂量激素及免疫抑制剂治疗,1 周后复诊。参照感染免疫科会诊意见,予以口服甲泼尼龙片 16 mg,每日晨起口服,连续使用 1 周,密切随访见分泌物逐渐减少,1 周后复查见通风管通畅,无分泌物流出,继续使用粘液稀释促排药物、抗白三烯药物及鼻用激素喷鼻 2 周后停药。每月复查 1 次。术后半年取出通风管,取管 1 月后鼓膜愈合,形态恢复正常,复查声阻抗,右耳 As 型图,左耳 A 型。随访至今未再复发(彩图 1-1-2-2 治疗后)。干燥综合征继续在风湿免疫科随诊。

【临床诊治解析】

本例患者经规范系统治疗后,仍经久不愈,已排除咽鼓管功能障碍,包括咽鼓管的机械性阻塞,进一步分析原因,详细询问病史,发现既往有干燥综合征病史。干燥综合征是一种以淋巴细胞增殖及进行性外分泌腺损伤为特征的慢性炎症性自身免疫病;以女性多发,临床表现轻重不一,部分患者仅有口眼局部症状,而部分患者可累及肺、肾、血液、神经等全身多系统,就诊时已出现重要脏器损害。干燥综合征的诊断依据为口腔、眼部症状及体征,唇腺病理示淋巴细胞灶≥ 1,唾液腺损伤情况,血清自身免疫抗体特征(抗 SSA 抗体 / 抗 SSB 抗体 +);干燥综合征的治疗尚无明确有效药物,现多为经验性治疗,局部症状采取对症治疗,系统症状可使用糖皮质激素、免疫抑制剂和生物制剂等。干燥综合征对分泌性中耳炎发生、发展的影响可能通过以下两种机制:①淋巴细胞炎性浸润,导致呼吸道黏膜的粘液纤毛输送系统清除功能降低,中耳腔分泌物未能有效排出;②上皮细胞释放多种细胞因子,激活免疫细胞,发生局部免疫反应。依据感染免疫科会诊意见,继续原有治疗并辅以甲泼尼龙片口服,患者中耳炎病情痊愈。

【专家点评】

分泌性中耳炎如长期迁延不愈或者反复发作,可引起永久性听力下降、儿童期语言发育迟缓、影响生活和学习质量,故在临床工作中,特别是门急诊工作时,应详细询问病史,结合年龄、性别、职业等因素,积极寻求病因及发病机制,对规范治疗病情迁延不愈,考虑免疫系统疾病时应多学科会诊,力争做到精准治疗及个体化治疗。

【总结】

分泌性中耳炎为耳鼻喉科常见疾病,任何年龄均可患病,儿童发病因素相对较为简单,规范化治疗后效果良好;成人分泌性中耳炎,病因及发病机制较为复杂,除常见病因咽鼓管功能障碍和感染之外，免疫学因素及胃 - 食管反流等病因也应引起重视。

分泌性中耳炎如经规范系统治疗后效果不佳，经久不愈，需及时行鼻内镜检查、电子鼻咽喉镜检查及鼻窦 CT 检查，排除变应性鼻炎、鼻窦炎、鼻息肉、腺样体肥大、鼻咽部肿瘤，特别是鼻咽癌。还应仔细询问病史，了解有无免疫系统疾病因素，进一步寻找病因，进行针对性的病因治疗。分泌性中耳炎的诊治应重视不同个体的病因及发病机制，做到精准治疗及个体化治疗。

（席盼盼　程万民　天津市第五中心医院）

【参考文献】

[1] 孔维佳，周梁. 耳鼻咽喉头颈外科学. 第 3 版 [M] 北京：人民卫生出版社，2016.124-127.

[2] 李大鹏，黄辉，何苗，等. 分泌性中耳炎的临床诊治进展 [J]. 中华耳科学杂志，2017，15（1）：105-109.

[3] 张文，厉小梅，徐东等. 原发性干燥综合征诊疗规范 [J]. 中华内科杂志，2020，59（4）：269-276.

[4] 刘丽，李延萍，吴斌. 原发性干燥综合征免疫机制的研究现状 [J]. 河北医药，2021，43（7）：1076-1081.

[5] 曹恒，林进. 重视原发性干燥综合征的呼吸系统损害 [J]. 内科急危重症杂志，2017，23（2）：102-104.

第三节　慢性化脓性中耳炎

一、疾病概述

慢性化脓性中耳炎是中耳黏膜、骨膜或深达骨质的慢性化脓性炎症。病变不仅位于鼓室，还常侵犯鼓窦、乳突和咽鼓管。本病很常见。临床上以耳内长期间断或持续性流脓、鼓膜穿孔、伴有或不伴有听力下降为特点；在一定条件下，可以引起颅内、外并发症。

（一）病因

（1）急性化脓性中耳炎未获恰当而彻底的治疗，病程迁延长达 8 周以上；或急性坏死性中耳炎，病变深达骨质者。

（2）鼻、咽部存在腺样体肥大，慢性扁桃体炎，慢性化脓性鼻窦炎等疾病，易致中耳炎反复发作，经久不愈。

（3）全身或局部抵抗力下降，如营养不良，慢性贫血，糖尿病等。

（二）致病菌

常见致病菌为金黄色葡萄球菌，绿脓假单胞菌，以及变形杆菌，克雷伯杆菌等。

（三）病理

本病的主要病理变化为黏膜充血，增厚，有圆形细胞浸润，杯状细胞及腺体分泌活跃。

病变可主要位于鼓室,亦可侵犯中耳的其他部位。如黏膜上皮遭破坏,炎症侵入其下方的骨质,如听小骨,鼓室内壁,鼓沟,鼓窦,乳突,甚至面神经骨管,可发生慢性骨炎,或骨疡,局部有肉芽或息肉生成,少数有硬化灶或组织粘连并存。鼓膜边缘性穿孔或炎症持久不愈的大穿孔,黏膜破坏后可发生鳞状上皮化生,或继发胆脂瘤。

(四)临床表现

1. 耳溢液 为间断性或长期持续,当上呼吸道感染或经过外耳道再感染时,耳溢液发作或增多。分泌物为黏液脓,或稀薄或粘稠,有肉芽或息肉者,分泌物中偶可混有血液。

2. 听力下降 多为传导性,或混合性听力损失,程度轻重不一,部分患者可出现耳鸣。

3. 鼓膜穿孔 穿孔位于鼓膜紧张部,大小不等,可为中央性或边缘性穿孔。

4. 颞骨 CT 可见炎症主要局限于鼓室黏膜者,乳突多为气化型,充气良好。若有骨疡,黏膜增厚或肉芽生长等病损时,则气房模糊,内有软组织影。此时乳突多为板障或硬化型。

(五)诊断

根据病史及检查结果,诊断不难。应与以下疾病鉴别。

(1)慢性鼓膜炎,耳内长期或间断流脓,鼓膜上有颗粒状肉芽,但无穿孔,颞骨 CT 示鼓室及乳突均正常。

(2)中耳癌 好发于中年以上的患者。大多有患耳长期流脓史,近期耳内出血,伴耳痛,可有张口困难。检查时可见鼓室内有新生物,有接触性出血。早期即可出现面瘫,晚期可有第 VII、IX、X、XI、XII 脑神经受损表现。颞骨 CT 示骨质破坏。新生物活检可确诊。

(3)结核性中耳炎 起病隐匿,耳内脓液稀薄,听力损害明显,早期可发生面瘫。鼓膜大穿孔,有苍白色肉芽。颞骨 CT 示鼓室及乳突常有骨质破坏区及死骨。肺部或其他部位有结核病灶。肉芽病理检查可确诊。

(六)治疗

治疗原则为控制感染,通畅引流,清除病灶,恢复听力,消除病因。

(1)药物治疗 引流通畅者,以局部用药为主,炎症急性发作时,宜全身应用抗生素。有条件者,用药前先取脓液作细菌培养及药敏试验,以指导用药。

(2)手术治疗:①中耳有肉芽或息肉,或耳镜下虽未见明显肉芽或息肉,但鼓室黏膜明显肥厚,经正规药物治疗无效, CT 示乳突内有软组织影,病变已侵及骨质时,应作乳突开放 + 鼓室成形术;②中耳炎症已完全吸收,遗留鼓膜紧张部中央性穿孔者,可行鼓室成形术。

二、病例介绍

慢性化脓性中耳炎中耳异物 1 例

患者,男, 59 岁。左耳听骨植入术后 19 年,左耳反复间断流脓 2 年余入院。患者于入院前19年因左耳中耳炎，于外院行左耳人工听骨植入术，术后无耳痛，无左耳溢液。2年前无明显诱因下反复左侧耳痛、左耳流脓，呈间歇性，偶伴血性分泌物。患者自行口服抗生素、滴耳液治疗后，症状可缓解。查体：左侧外耳道少量黏脓样分泌物，清理后见左侧鼓膜紧张部大穿孔，左侧鼓室黏膜慢性充血。纯音测听示：左耳气导PTA75 dB，左耳骨导PTA20 dB，示左耳传导性耳聋。颞骨CT示：左侧鼓膜增厚，左侧听小骨缺失、左侧鼓室内点状高密度影。左侧气化型乳突，乳突气房黏膜广泛增厚（见图1-2-3-1及图1-2-3-2）。初步诊断：左侧慢性化脓性中耳炎，左侧中耳异物。

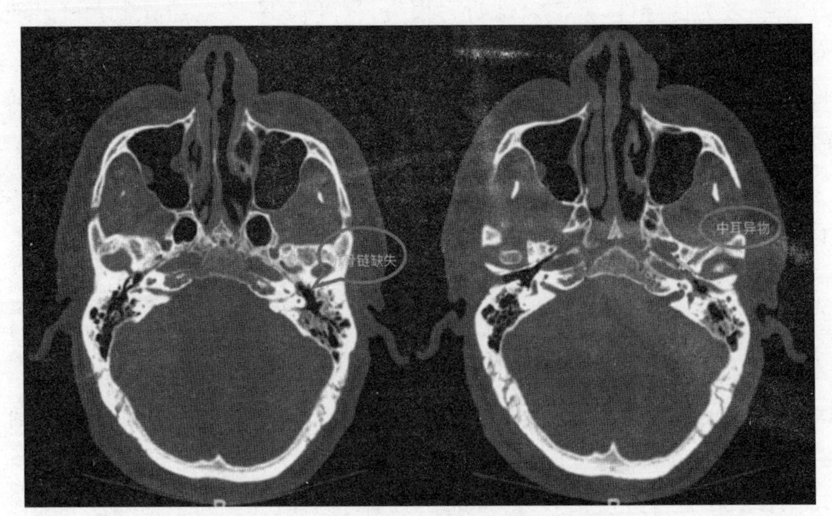

图1-2-3-1　颞骨CT平扫见左侧听骨链缺失、左侧中耳高密度影

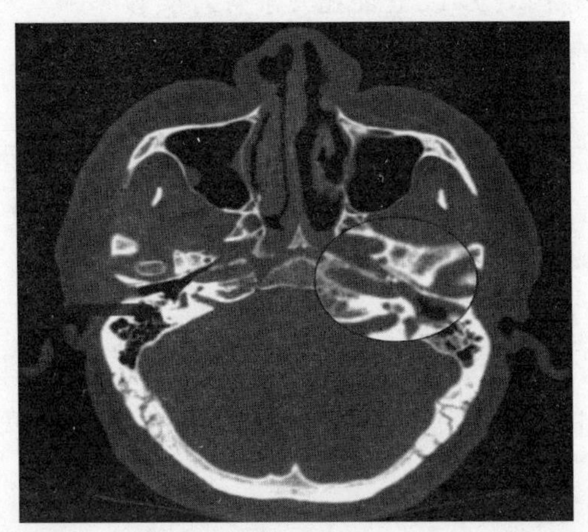

图1-2-3-2　颞骨CT平扫 左侧中耳高密度影放大图像

手术过程：全麻下行左耳开放式改良乳突根治术、鼓室成形术、中耳异物取出、外耳道成形术。行耳后切口，做矩形骨衣瓣，暴露乳突皮质，显微镜下电钻开放乳突，乳突呈气化型，开放鼓窦及上鼓室，轮廓化乳突，乳突腔和鼓窦可见大量肉芽组织及分泌物，脑板完整，乙状窦骨质完整，开放上鼓室，上鼓室外侧壁部分切除，断“桥”，磨薄磨低外耳道后壁，中、上鼓

室内可见大量肉芽组织及分泌物，鼓膜大穿孔，残余鼓膜肥厚，听骨链仅见镫骨，中下鼓室黏膜肥厚，见前庭窗膜完整，完整剥除乳突、鼓窦及鼓室内肉芽组织，磨薄外耳道前壁，扩大咽鼓管鼓室口，可见咽鼓管峡部 PORP 听骨异物，周围可见肉芽，以内镜软钳，完整取出钛合金听骨，刮除周围肉芽组织，生理盐水反复冲洗术腔，取颞肌筋膜修补鼓膜，耳屏软骨重建上鼓室。术腔内放入明胶海绵小块，切除外耳道新月状软骨做大耳孔，自外耳道 12 点处切断皮肤，翻入乳突腔，将明胶海绵小块附于术腔内，外耳道口含抗生素的纱条填压，缝合切口，加压包扎。

患者术后连续一月，每周复查一次，左侧鼓膜穿孔愈合，左侧中耳术腔上皮化，后半年随访一次，至今左耳无红肿，无溢液，无头晕、耳鸣。

【临床解析】

患者长期反复左耳流脓以及左耳传导性耳聋、鼓膜穿孔，均为典型的慢性化脓性中耳炎临床表现，结合患者左侧中耳手术、人工听骨植入病史，考虑 CT 所见左侧鼓室内点状高密度影为人工听骨脱落，导致左侧鼓室感染，从而引起左侧慢性化脓性中耳炎。

【专家点评】

慢性化脓性中耳炎，诊疗过程要特别关注其诱发病因，可行相关内镜、影像学检查明确病因，如慢性扁桃体、腺样体肥大、慢性化脓性鼻窦炎、鼻咽肿瘤等相关疾病，本例病因较为少见的人工听骨脱落至咽鼓管峡部，所致慢性化脓性中耳炎。

【总结】

慢性化脓性中耳炎为为耳鼻喉科常见疾病，根据病史及临床表现，诊断不难。其诱因较多，在诊疗过程中结合病史行相关内镜、影像检查，以明确病因，从而做到治标治本。

（杨东　天津医科大学总医院）

第四节　人工耳蜗植入术并发症

一、疾病概述

人工耳蜗是重度 - 极重度感音性聋且助听器效果不佳患者的有效听力和言语康复手段，人工耳蜗可将声音转变成电信号，刺激耳蜗使人产生听觉。人工耳蜗手术（cochlear implantation, CI）是很成熟的手术，越来越多的患者接受了人工耳蜗植入，生活质量明显提高。大家已达成共识，CI 是较安全的手术，但 CI 与其他手术一样也会有并发症发生。

（一）脑脊液井喷后脑脊液耳鼻漏，合并脑膜炎

脑脊液井喷（Gesher 现象）常发生在内耳畸形的患者，如耳蜗前庭共同腔（common cavity）、Mondini 内耳畸形和大前庭水管综合征（large vestibular aqueduct syndrome, LVAS）等。人工耳蜗植入术后脑脊液耳漏合并脑膜炎的发生率非常低，但该并发症是人工耳蜗植入最严重的并发症之一。

（二）面神经问题

（1）面神经暴露损伤、面神经麻痹：人工耳蜗植入术后出现面神经麻痹属严重并发症，面神经损伤发生率很低，约0.3%~1.7%。

（2）面神经刺激：人工耳蜗植入术后开机时部分病人可能出现面神经刺激，声音刺激会引起患者面部肌肉的抽搐，需要关掉相关电极才能消除时，会影响部分患者的听功能。面神经部分暴露（垂直段）可能是产生面神经刺激的原因。

（三）中耳乳突炎、胆脂瘤

人工耳蜗植入术后可发生中耳炎甚至可形成胆脂瘤，发生率成人约0.54%，儿童约0.63%。人工耳蜗植入术后患中耳炎，应及时治疗，大多数患者中耳炎采取保守治疗可治愈，严重的乳突炎可行耳后切开引流，但不用取出人工耳蜗。

（四）眩晕和耳鸣

耳蜗植入后眩晕和耳鸣是最常见的轻度并发症。大多数患者症状轻微，眩晕和耳鸣经对症治疗后症状多可消失或多在数日内自行消失。

（五）鼓膜穿孔和外耳道后壁和鼓索神经损伤

常由于面神经位置异常导致面神经隐窝相对狭小和手术操作不当引起，术中一期修补，大多数预后良好。术前影像学评估和熟练的手术操作是必要的。

（六）存在乙状窦损伤和颈内动脉损伤可能

（七）切口感染、皮瓣坏死、移植体取出、移植体外露

自人工耳蜗植入开展以来，陆续有各种并发症的报道，从事人工耳蜗植入的人员、患者和家属应该有总体了解，尤其对于综合征型耳聋或者有内耳畸形的儿童，术前需充分和家属沟通，将可能发生的并发症提前进行制定处置预案。

二、病例介绍

病例1　伴内耳畸形的人工耳蜗植入术后自发性脑脊液耳漏的治疗

【病例诊疗过程】

患儿，男，3岁9个月，因“半年来二次脑膜炎发作”收入我院。患儿既往3年前曾于我院诊断为“双耳极重度感音神经性聋，双侧大前庭水管综合征，左耳Mondini畸形，右耳共同腔畸形”。颞骨CT、MRI内耳水成像及3D重建显示右侧耳蜗前庭发育不全，呈共同腔畸形，右侧内耳道狭窄，左侧耳蜗轴顶回、蜗管内间隔发育不全，左侧前庭扩大，伴有同侧上半规管发育不全（图1-1-4-1）。完善各项术前检查后全麻下行左侧人工耳蜗植入术。术中圆窗膜开窗植入耳蜗电极，手术顺利，无“井喷”，术后颞骨斜前位X线片提示电极位于耳蜗内，未见扭曲移位。患儿耳蜗开机后，听觉及言语康复效果尚可。

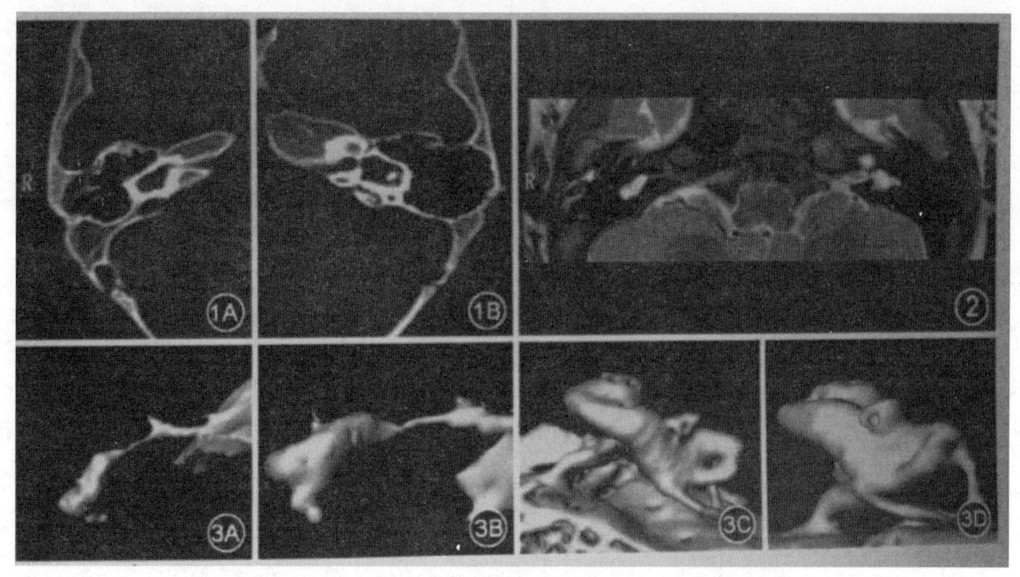

图 1-1-4-1 患儿人工耳蜗植入术前颞骨 CT 检查所见

1 A:右侧内耳共同腔畸形,未发育的耳蜗、前庭呈长椭圆形骨性结构,伴同侧内耳道狭窄;1B:左侧耳蜗发育不全,同侧前庭扩大;2:患儿内耳 MRI 水成像示右侧耳蜗前庭共同腔畸形,呈长椭圆形囊性长 T2 信号,右侧内耳道狭窄,呈纤细线状长 T2 信号,左侧耳蜗轴顶回、蜗管内间隔发育不全,同侧前庭扩大,伴同侧上半规管发育短小。3 :基于 MRI 内耳水成像的 3D 重建模型。3 A-B:右侧耳蜗前庭未发育与同侧含有脑脊液的纤细、狭窄内耳道相连;3 C-D:左侧耳蜗蜗轴顶回发育不全,同侧前庭扩大,上半规管发育短小。

患儿人工耳蜗植入术后 2 年,游戏中不慎撞击头部后一个月出现发热,体温最高达 39.2 ℃,伴有咳嗽、气喘、呕吐。在当地医院行腰穿后诊断为“脑膜炎”,给予抗感染治疗后恢复。4 个月后再次出现脑膜炎症状 2 次同时伴发肺炎。入院后全麻下行双耳鼓膜穿刺 + 腰椎穿刺术。鼓膜穿刺双耳均流出无色透亮液体,左侧明显,脑脊液生化检查示:葡萄糖(GLU)2.26 mmol/L ↓、氯化物(CL)130.30 mmol/L ↑、脑脊液白细胞数 22.2/mm^3。临床上脑脊液耳漏诊断明确,于全麻下行左侧水平半规管开窗、前庭池填塞术。术中探查发现听骨链完整,前庭窗处可见脑脊液溢出,将镫骨底板顶起,圆窗开窗处耳蜗电极位置良好,未见溢液。术中保护耳蜗电极线,暴露水平半规管,行水平半规管开窗,约 3 mm,经半规管开窗处将细条状颞肌筋膜和肌肉组织填入前庭池,并压向前庭窗处,直至填满前庭池。检查前庭窗和半规管开窗处均无脑脊液流出,取耳廓软骨块加固。术中耳蜗电极测试正常。术后予头孢曲松钠预防感染及对症治疗。患儿术后无发热,无面神经麻痹和眩晕,无耳溢液,咳嗽明显减轻。术后 1 周腰穿复查脑脊液生化,蛋白 22.40 mg/dL、葡萄糖 2.27 mmol/L、氯化物 126.5 mmol/L;细菌培养无需氧菌生长。术后 20 d 患儿再次出现发热、咳嗽及呕吐。行腰椎穿刺,脑脊液呈浅黄色,透明度微混、球蛋白定性 +、白细胞数 1 873 个 /mm^3、红细胞数 1 000 个 /mm^3、蛋白 246.60 mg/dL、葡萄糖 1.15 mmol/L、氯化物 116.40 mmol/L。脑脊液细菌培养为肺炎链球菌。耳科检查,右耳鼓膜紧张部小穿孔,可见清亮液体自穿孔溢出;左耳鼓膜完整,标志清。颞骨 CT 示中耳乳突可见液体影填充,右侧耳蜗、前庭共同腔畸形,该共同腔外下缘、鼓室之间骨质不完整,含脑脊液的右侧内耳道、畸形共同腔、鼓室之间相通,考虑右耳脑脊液耳漏;左侧中耳、乳突残存液体影较修补前减少,提示左耳半规管填塞后无漏液(图

1-1-4-2）。于全麻下行右侧外半规管开窗，前庭池填塞术（彩图 1-1-4-3）。术中见乳突腔内透明液体，前庭窗处脑脊液溢出。行水平半规管开窗，约 3 mm，见水平半规管管腔粗大畸形，与前庭融合成一大腔，脑脊液不断涌出，行水平半规管填塞，检查前庭窗和半规管开窗处均无脑脊液流出。术后给予万古霉素抗感染治疗 2 周，复查脑脊液生化正常出院。手术后一年门诊随访未见脑脊液耳漏及脑膜炎复发，人工耳蜗工作良好，患儿语言功能可。

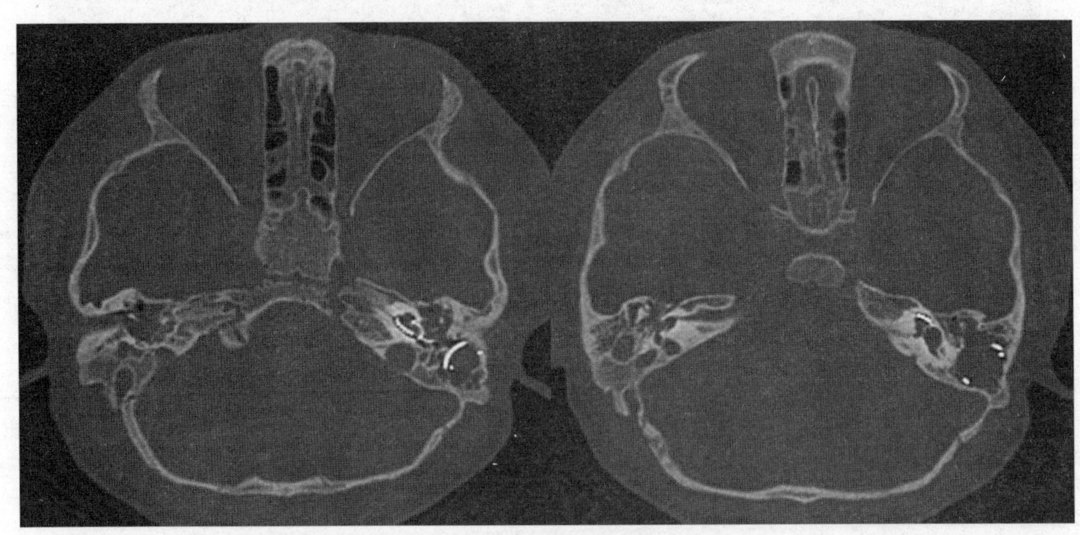

图 1-1-4-2 左侧脑脊液耳漏修补术后 20 天，患儿右侧鼓膜穿孔怀疑右侧脑脊液耳瘘查颞骨 CT 所见

A：右侧中耳鼓室、乳突可见液体影填充。左侧内耳人工耳蜗植入及脑脊液耳漏修补术后，仍可见残存液体。B：右侧耳蜗前庭存在共同腔畸形，该共同腔外下缘、鼓室之间的骨质不完整，右侧内耳道经畸形共同腔与右侧鼓室相通，形成右耳脑脊液耳漏。

【临床诊治解析】

本例患儿存在内耳畸形，人工耳蜗植入术后 2 年，遭受碰撞后造成反复脑脊液耳漏，引发脑膜炎。患儿双侧耳漏，考虑左侧（人工耳蜗侧）为主要责任耳，且情况相对严重，如果同时行双侧修补手术，手术时间长，患儿耐受性差，麻醉等风险较大，经与家属充分沟通，最终决定先行左侧修补手术。脑脊液耳漏的原因考虑与内耳畸形有关。共同腔畸形造成颅腔与中耳存在潜在的病理性裂隙，上呼吸道炎症或鼻腔、鼻窦炎症沿着潜在裂隙逆行，继发颅内感染，脑膜炎反复发作。 左侧为人工耳蜗植入侧，且患儿听觉言语康复尚可，故决定保留人工耳蜗，单纯行脑脊液耳漏修复术。选择外半规管开窗填塞前庭池能最大程度保留耳蜗电极，且不会损伤面神经。

【专家点评】

经水平半规管开窗、前庭池填塞术修补脑脊液耳漏是治疗先天性内耳畸形伴脑脊液耳漏的一种有效方法。尤其对于人工耳蜗术后患者，可最大程度保护耳蜗电极。有别于镫骨底板切除前庭池填塞，经水平半规管开窗前庭池填塞是一种由内向外的填塞方法，脑脊液的波动不易导致漏孔处填塞物脱出，而且能将更多的肌肉和筋膜填塞入前庭，有效地避免了复发。

（胡明　程岩　天津市第一中心医院）

病例2　人工耳蜗植入术后肌张力增高1例

【病例诊疗过程】

患儿,女,1岁4月,主因出生后双耳对声音反应欠佳住院,患儿为足月剖宫产,出生时体重为3300 g,出生时有短暂缺氧史。母亲患有妊娠期高血压/糖尿病,曾用药治疗(具体药物不详)。出生后听力筛查右耳通过,左耳未通过。42天复查听力,耳声发射双耳通过,脑干诱发电位双耳未通过,3月大小时复查听力,左耳未通过,右耳耳声发射通过,双耳诱发电位未通过。6月大小时没有再复查听力。1月前家属发现患儿对声音的反应差,遂就诊于当地妇幼医院,确诊为双耳极重度感音神经性聋。患儿出生后无耳毒性药物使用史,无噪声暴露史,无腮腺炎及脑膜炎等病史,无双耳流脓史,预防接种计划进行,否认头部外伤史。未佩戴助听器。患儿父母未做聋病基因的筛查。该患儿入院时已有1岁4月余,仍无法自行行走,独自站立不稳,考虑发育迟缓,其母诉患儿既往有一过性的双眼上吊病史。建议其术后儿童医院继续完善相关检查,明确发育迟缓的原因。患儿入院后继续完善了术前的相关检查,术前检查,ABR示:双耳均未引出任何ABR波形,人工耳蜗术前评估及颞骨CT:双耳内耳及蜗神经发育正常。入院之后完善术前化验检查:血常规、肝肾功能、电解质等均未见明显异常。患儿于入院后的第三天出现了无明显诱因的体温升高,复查血常规示:白细胞数$13.30 \times 10^9/L$,请呼吸科会诊后考虑上呼吸道感染,给予物理降温及口服退烧剂等对症治疗,暂缓手术。于入院第5天患儿体温减退,颈前发生红疹。皮肤科考虑病毒疹的可能,处于皮疹的消退阶段,暂未用药。患儿第六天及第七天体温均正常,故于入院第七天进行了人工耳蜗植入手术,手术顺利,植入电极,术中遥测NRT反应良好。患儿术后第一天晨起查房时患儿母亲诉患儿偶有不自主双手抽搐,伴哭闹,进食无影响,无发热,腹泻等不适症状。在患儿出现肌张力增高后,我们请了我院儿科以及儿童医院的神经内科进行了会诊,会诊建议给予激素以及镇静、止抽药物治疗,在术后的5天时间里患儿共出现5次肌张力增高的表现,均伴随哭闹,每次用药后患儿症状均可得到控制,在术后第5天,患儿转往儿童医院神经内科进行进一步治疗。在给予对症止抽的同时,进行了基因检测。基因检测结果显示发现NARS2基因复合杂合突变。

【临床诊治解析】

(1)患儿入院时已有1岁4月余,仍无法自行行走,独自站立不稳,考虑发育迟缓,其母诉患儿既往有一过性的双眼上吊病史。当时除术前常规检查外建议术后继续儿童医院就诊完善相关检查明确患儿发育迟缓原因。

(2)检索NARS2相关基因的文献,编码线粒体天冬酰胺合成酶的人NARS2突变会导致非综合征性耳聋和LS综合征。1951年由Leigh第一次报道LS综合征。LS综合征是最常见的线粒体疾病之一,具有典型的临床特征,包括精神运动迟钝、脑病、肌张力障碍、痉挛和共济失调,以及神经放射学发现,如基底神经节、脑干或其他中枢神经系统区域的双侧对称病变。该基因突变主要表现为双耳极重度感音聋,肌张力高或癫痫,精神运动发育落后。最终我们确定了NARS2基因为其出现肌张力增高的致病原因。

【专家点评】

患儿术前虽然经历了各种常规的术前检查，但不可能完全详细的了解患儿的自身生理状况。临床上大多数患儿携带聋病基因，其聋病基因的携带提示携带其他致病基因的可能，术前谈话时对于一些不可预知的术后情况应提前给与告知，避免术后患儿家属的不理解。根据人工耳蜗手术指南，对于癫痫频繁发作不能控制的症状是相对禁忌症，我们严格按照人工耳蜗手术指南的标准来筛选病人，此患儿术前没有不能控制的癫痫发作。一项对症状性癫痫儿童人工耳蜗植入的长期临床结果研究表明，目前没有证据表明来自内耳的电刺激可能引起癫痫或改变癫痫发作模式；人工耳蜗植入可能为患有症状性癫痫的儿童提供语言的基础和沟通技能。

【总结】

人工耳蜗手术前，手术医生必须认真完成术前评估，这是决定手术能否顺利完成的关键。术前评估包括以下几个方面。

（1）系统搜集并整理病史，包括家族病史，根据患者情况进行遗传学检查。

（2）综合听力学检查结果，评估患者的听力与语言能力。

（3）根据 CT、MRI 等影像学检查进行细致而缜密的评估，包括：了解中耳解剖变异；明确内耳及听神经走行、结构与发育；判定鼓索神经和面神经走形及间距，制定不同的手术路径；预测手术路径中可能存在的阻碍和困难，进而制定相应的手术对策。

（4）根据患者情况，预估术中可能出现的并发症和可能会影响手术的各种安全因素等。

（5）结合行为智力发育与精神心理，评估患者术后的学习和言语康复能力等。

（6）尤其对于综合征型耳聋或者有内耳畸形的儿童，术前需充分和家属沟通，将可能发生的并发症提前反复告知并进行制定处置预案。

综上所述每个环节均决定着人工耳蜗植入的成败。

（申绍波　程岩　天津市第一中心医院）

【参考文献】

[1] 陈孝平，汪建平，赵继宗. 外科学 第 9 版 [M]. 北京：人民卫生出版社，2018：223-223.

[2] Filippo Di Lella，Andrea Bacciu，Maurizio Falcioni，Long-term clinical outcomes of cochlear implantation in children withsymptomatic epilepsy[J]. International Journal of Pediatric Otorhinolaryngology，2016，82：23–27.

[3] Simon M，Richard EM，Wang X，et al. Mutations of human NARS2，encoding the mitochondrial asparaginyl-tRNA synthetase，cause nonsyndromic deafness and Leigh syndrome[J]. PLoS Genet，2015，11（3）：e1005097.

[4] Jin Sook Lee，Taekyeong Yoo，Moses Lee. Genetic heterogeneity in Leigh syndrome：Highlighting treatable and novel genetic causes[J]. Clinical Genetics. 2020，97：586–594.

[5] Wendy Smith ，Patrick Axon. Cochlear implantation in a patient with Perisylvian syndrome[J]. Cochlear Implants International，（2007）8：2，117-121

第五节　中耳胆脂瘤

一、疾病概述

胆脂瘤型中耳炎在2012年中华医学会耳鼻咽喉头颈外科分会与《中华耳鼻咽喉头颈外科杂志》制订的《中耳炎临床分类和手术分型指南》中更改为中耳胆脂瘤。

(一)病因

后天性胆脂瘤形成的确切机制尚不清楚,主要有以下几种学说。

1. 袋状内陷学说 由于咽鼓管功能不良和中耳炎遗留的黏膜水肿、肉芽、粘连等病变,中耳长期处于负压状态,导致中耳膨胀不全。受上鼓室长期高负压的影响,鼓膜松弛部或紧张部后上方向内凹陷,局部逐渐形成内陷囊袋,内陷囊袋不断加深,囊内角化上皮增生,上皮屑出现堆积,排出受阻,囊袋不断膨胀扩大,周围骨质遭到破坏,最终形成胆脂瘤。

2. 上皮移行学说 鼓膜大穿孔或后方边缘性穿孔,鼓沟骨质裸露,外耳道皮肤越过骨面向鼓室内生长,深达上鼓室或鼓窦区,其脱落的上皮及角化物质堆积于该处而不能自洁,逐渐堆积,聚集成团,形成胆脂瘤。

3. 基底细胞增殖学说 鼓膜松弛部的上皮细胞通过增殖形成上皮小柱,破坏基底膜,而伸入上皮下组织,继而发生胆脂瘤。

4. 鳞状上皮化生学说 鳞状上皮化生是指正常的黏膜上皮被角化性鳞状上皮所取代,但脱落的角化物质一般不堆积。如化生的角化性鳞状上皮伸入鼓窦或鼓室,脱落的角化物质发生堆积,可形成胆脂瘤。

(二)临床表现

1. 可无症状　不伴感染的胆脂瘤早期可无症状。

2. 耳流脓　不伴感染的中耳胆脂瘤可无耳溢液。伴化脓性中耳炎者可有耳流脓,且持续不停,脓量多少不等,脓液常有特殊恶臭,伴有肉芽者,脓内可带血。

3. 听力下降　听力下降可能是不伴感染的胆脂瘤的唯一主诉,早期多为传导性聋,程度轻重不等。上鼓室内小胆脂瘤,听力可基本正常。即使听骨部分遭到破坏,但因胆脂瘤可作为听骨间的传声“桥梁”,听力损失也可不甚严重。病变累及耳蜗时,耳聋呈混合性。严重者可为全聋。

4. 耳鸣　多因耳蜗受累之故,可有高音调或低音调耳鸣。

(三)检查

1. 耳镜检查　主要为鼓膜松弛部内陷、穿孔,紧张部内陷、增厚;或鼓膜后上部边缘穿孔,鼓室内可见灰白色胆脂瘤痂皮或红色肉芽组织息肉组织,常伴有脓性分泌物。有时原发性胆脂瘤在鼓膜松弛部穿孔较小,常被一层痂皮覆盖,初学者不识,不除痂深究,常致漏诊。

2. 听力学检查　听力可基本正常,或为传导性听力损失,也可混合性听力损失甚至感音神经性聋。

3. 咽鼓管功能检查　可为正常或不良。

4. 影像学表现　乳突 X 片上较大的胆脂瘤可表现为典型的骨质破坏空腔，其边缘大多浓密、整齐。近年来颞骨高分辨 CT 扫描广泛应用，为鼓室乳突密度增高影，可伴有骨质的吸收破坏，边缘整齐硬化，可有“鸡蛋壳”征。

（四）诊断

依据临床表现及辅助检查可以确诊。应与不伴胆脂瘤的慢性化脓性中耳炎鉴别。

（五）治疗

1. 治疗原则为根除病变组织，预防并发症，重建中耳传音结构。

2. 手术治疗：首要目的是彻底清除病变，尽可能求得一干耳。①上鼓室开放；②关闭式手术；③开放式手术；④乳突根治术。术式的选择应该根据病变范围、咽鼓管功能情况、听力受损类型及程度、有无并发症、乳突发育情况等综合决定。

二、病例介绍

中耳胆脂瘤 1 例

患者，男性，46 岁，主诉：左耳流脓伴听力下降 10 年余。患者 10 余年前无明显诱因出现左耳轻度听力下降，时有耳痒，反复耳流脓水，每年发作数次，到居住地医院（分别在德国、加拿大、美国、中国等地）及天津多家医院就诊，均诊断为“外耳道炎（左耳）”，治疗后症状可以缓解。发病以来无耳闷、耳鸣，无头痛、眩晕，无恶心、呕吐等症状。近 1 年来在我院门诊按“外耳道炎”治疗，效果不佳，2021 年 3 月 3 日行耳内镜检查发现鼓膜松弛部有小穿孔，门诊以“中耳胆脂瘤（左耳）”收住院。

耳内镜检查：鼓膜紧张部完整，在鼓膜松弛部可见一个光滑的内陷袋。（彩图 1-1-5-1）

纯音测听：左耳气导平均听阈 50 dB，骨导平均听阈 20 dB。

入院后颞骨 CT 检查：左侧乳突气化不良，鼓室、鼓窦可见密度增高影像，可见听骨链欠完整，前庭耳蜗及半规管结构正常，内听道及前庭导水管无扩大。（图 1-1-5-2）

住院后在全麻下经耳内镜外耳道翻瓣探查，见砧骨大部分缺失，后鼓室见胆脂瘤囊袋结构，摘除残余砧骨体，上鼓室后外侧壁未见明显的骨质破坏，将胆脂瘤完整取出。在耳内镜下行上鼓室开放术 + 胆脂瘤切除术 + 人工听骨植入术 + 外耳道重建术。术后半年复查外耳道干洁，听力基本正常。

【临床诊疗解析】

1. 患者发病以来一直存在外耳道炎的症状，间断性分泌物，自觉听力没有明显下降，也没有耳闷堵症状，鼓膜检查紧张部和松弛部都基本完整，虽然松弛有内陷，但没有看到穿孔的迹象。每次发作时症状不重，经过外耳道的清理及外用药物治疗后症状都能得到很快的缓解，每年发作的次数也不频繁，医生没有足够的重视。

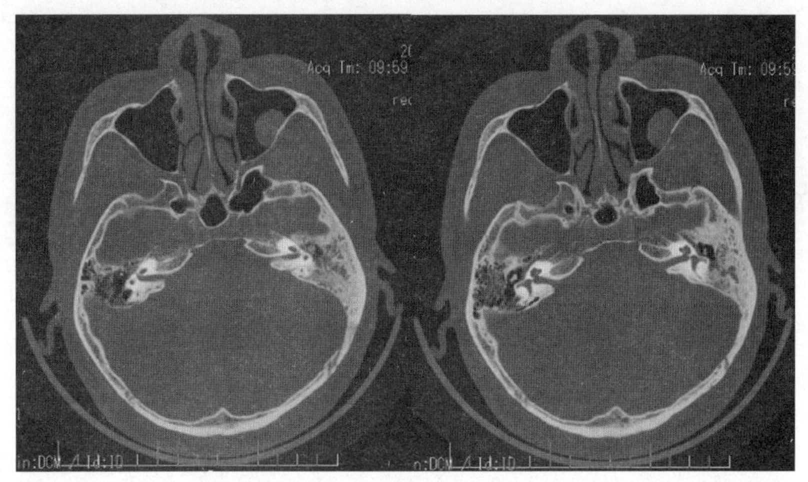

图 1-1-5-2 左耳颞骨水平位 CT 上鼓室锤砧关节周围及内侧可见高密度阴影

2. 颞骨 CT 显示鼓室及鼓窦区没有明显的高密度阴影,上鼓室锤砧关节内侧看见高密度阴影,砧骨大部分缺失,只有少量砧骨体残留,也没有胆脂瘤诊断的特征性依据。

3. 本次发现松弛部存在穿孔也是偶尔在耳内镜下清理时发现的。因为穿孔的位置位于松弛部和上鼓室后外侧壁皮肤的交界处,位置非常隐蔽。也有病情逐渐加重穿孔不断增大,最后发现穿孔的存在。术中确诊胆脂瘤,成功实施相关手术,病人多年的痛苦得到解决。

【专家点评】

1. 根据病因的不同,可将胆脂瘤分为两类。

1. 先天性胆脂瘤 来源于与形成原始脊索相同的外胚层,这种外胚层胚胎细胞残留可发生于颅骨的任何部位,但最常见于颞骨的各个部位,鼓膜可以是完整的,有的早期出现传导性听力下降,有些早期出现颅内并发症,一般通过颞骨 CT 或者颞骨 MRI 进行确诊,有的需要手术最后确诊。

2. 获得性胆脂瘤 发病机理包括上皮移行侵入,种植侵入和上皮化生和基底细胞增生过度。获得性胆脂瘤又可分为两类:①原发性获得性胆脂瘤(后天原发性胆脂瘤)由于咽鼓管功能障碍导致鼓膜内陷袋的形成,随后上皮碎屑的堆积,最后形成胆脂瘤;②继发性获得性胆脂瘤(后天继发性胆脂瘤)上皮细胞通过鼓膜穿孔边缘移行进入中耳。一般经历时间较长才能形成,早期往往是以外耳道有分泌物为主要症状,并没有听力下降和耳鸣耳闷症状,近年来颞骨高清 CT 和 MRI 都大大提高了对胆脂瘤确诊率。如果穿孔较小往往容易漏诊,还是要明察秋毫。

【总结】

近年来慢性化脓性中耳炎的发病率逐渐减少,中耳胆脂瘤的发病率在不断增加,由于抗生素的广泛使用临床症状有的不太典型,中耳胆脂瘤的误诊漏诊现象经常出现。在耳科临床工作中加强对中耳胆脂瘤的认识十分必要,早期发现早期治疗不仅可以保护听力,更有效的防止中耳胆脂瘤颅内外并发症的发生。

(刘三印 天津长庚耳鼻喉医院)

第六节　中耳胆脂瘤并发脑脓肿

一、疾病概述

耳源性脑脓肿是中耳炎引起的脑实质内局限性积脓。占脑脓肿的50%以上，多发生于大脑颞叶，其次为小脑，亦可两者同时存在，常为单发性，可为多房性。致病菌以变形杆菌、绿脓杆菌等为主，金黄色葡萄球菌、溶血性链球菌较常见，少数为厌氧菌，亦有混合感染者。

（一）症状

脑脓肿的典型临床表现可分4期：起病期表现为头痛、高热、轻度颈项强直等局限性脑炎或脑膜炎的症状。血常规白细胞增多、核左移；潜伏期可持续10日到数周，多无明显症状；显症期脑脓肿已形成，并逐渐增大，主要表现为中毒症状、颅内压增高症状及脑脓肿局部症状；终末期多因脓肿向脑室溃破引起脑室炎及弥漫性脑膜炎，或脑疝形成而死亡。

（二）检查

1. 颅脑CT和MRI　能清晰显示颅内病变的详细情况，包括脑脓肿的位置、大小、数目、包膜形成以及脑室的形状和位移、有无脑水肿等。

2. 眼底检查　视乳头水肿示颅内压增高，水肿的程度一般可反映颅压增高的严重程度。相反，无视乳头水肿并不能排除颅内高压的存在。

3. 腰椎穿刺　不属必须的检查，因腰椎穿刺后，脑脊液大量流出，引起颅内压力骤然下降，可导致脑疝形成、脑脓肿破裂或脑干出血，造成患者迅速死亡。所以，疑为颅后窝有占位病变或已有颅内压增高者，一般不宜作腰椎穿刺。

（三）诊断

结合患者的中耳炎和胆脂瘤病史、脑脓肿的临床症状及颅脑CT和MRI影像学检查可以明确确诊。

（四）治疗

（1）早期应用足量广谱抗生素，采用抗革兰阴性菌及厌氧菌的药物联合静脉滴注，待细菌学检查结果明确后，参照检查结果选用相应的抗生素。选择能透过血脑屏障的抗生素。

（2）脱水降颅压治疗，同时注意营养支持及水与电解质平衡，并应用适量肾上腺皮质激素减轻炎性反应。

（3）手术治疗：在耳科范畴内可施行清除中耳乳突腔内的病灶和脑脓肿穿刺排脓两种手术。如患者情况极重，已出现脑疝前期症状时，应该由神经外科，先行颅骨钻孔、脑脓肿穿刺排脓术或行侧脑室引流术，待脓肿治愈、一般情况好转后，再行乳突根治术，彻底清除病灶。如诊断已明，未出现明显的脑疝前期症状，则先做扩大的乳突开放术，彻底清除乳突、鼓窦和上鼓室的病灶，查明天盖和乙状窦等处的骨质破坏情况后，在严格无菌操作条件下，经乳突腔行脑脓肿穿刺术。

二、病例介绍

中耳胆脂瘤并发脑脓肿 1 例

患者，男，37 岁，主因“右耳流脓反复发作 16 年，加重伴头痛 3 天”入院。16 年前无明显诱因出现右耳流脓，脓液稀薄，无明显异味，伴有听力下降、右侧口角歪斜、闭眼露白，不伴有发热、耳痛、头痛、恶心及呕吐。于当地医院就诊，诊断为“中耳炎、面瘫”，给予输液治疗（具体用药不详），症状逐渐好转。之后，上述症状反复发作，每次给予相似治疗后症状有所好转，但右耳听力下降逐渐加重，并遗留右眼闭合不全、右侧口角歪斜。3 天前无明显诱因再次出现右耳流脓，伴有右耳疼痛、头痛，于当地医院就诊，头颅 CT 检查回报：右侧中耳乳突炎并胆脂瘤形成，给予消炎对症治疗（具体用药不详）无明显效果。为进一步治疗来我院就诊。入院查体：意识清楚，精神可，体温 36.8 ℃；双耳廓无畸形，乳突无压痛，无红肿，右外耳道局部肿胀明显、耳道狭窄，鼓膜窥不及。右侧额纹及鼻唇沟变浅，右眼闭合不全，右侧口角下垂。颞骨 CT（图 1-2-6-1）示：右侧外耳道、鼓室及鼓窦可见软组织密度影，听小骨及临近骨质破坏，乳突天盖骨质缺损。入院后给予口服“克拉霉素”及“左氧氟沙星滴耳液”点耳抗感染治疗，同时积极完善术前检查，拟行乳突根治术。2 天后患者出现持续性剧烈头痛，难以忍受，以右侧为主，伴发热，体温最高达 40.3 ℃，不伴有恶心及呕吐症状。急查头颅 MR（图 1-2-6-2、图 1-2-6-3）回报：右侧中耳胆脂瘤伴右侧颞叶脓肿。转入神经外科予以静滴“美罗培南”、“万古霉素”、“20% 甘露醇”，口服“阿司匹林”及“氨咖甘片”等抗感染、脱水、止痛及退热对症治疗，治疗 10 天后患者症状改善不理想，持续高热。行“乳突根治病灶清除引流”手术治疗，清除中耳乳突腔内的大量胆脂瘤及脓液，术后当天体温明显下降，之后逐步恢复正常。4 周后复查头颅 MRI 显示脓肿包膜已经形成，行“颞叶脓肿切除术”，术后继续给予抗感染对症治疗，患者病情好转出院。

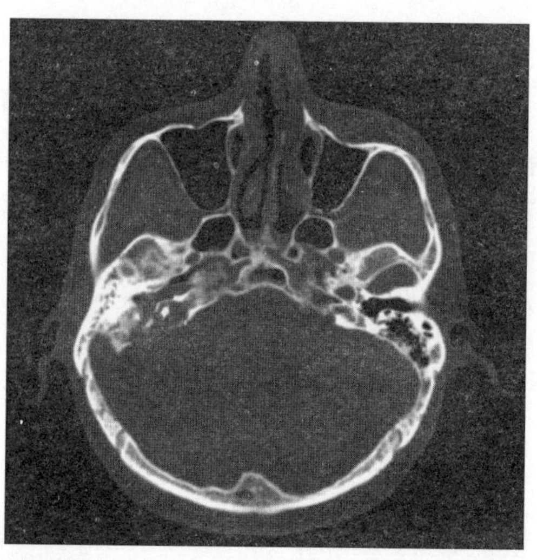

图 1-2-6-1 颞骨 CT 示右侧外耳道、鼓室及鼓窦可见软组织密度影，听小骨及临近骨质破坏，乳突天盖骨质缺损

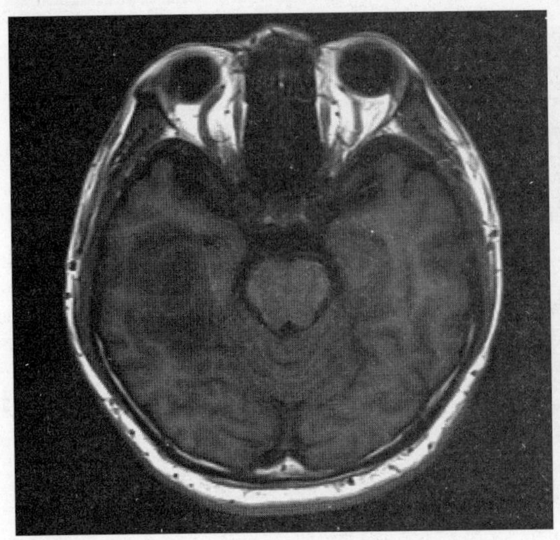

图 1-2-6-2 颅脑 MRI 右颞叶可见卵圆形信号（T_1 像）脓肿为低信号，周围水肿呈低信号

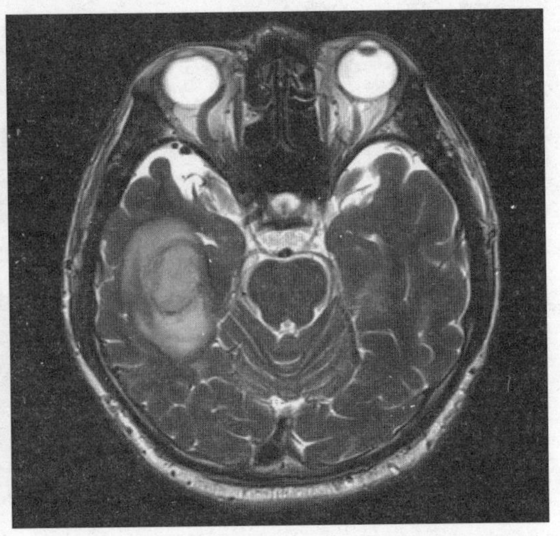

图 1-2-6-3 颅脑 MRI 右颞叶可见卵圆形信号（T_2 像）脓肿和周围水肿带呈高信号

【临床诊治解析】

该患者入院即明确了“中耳胆脂瘤”诊断，给予抗感染治疗，同时积极完善术前检查，拟行手术治疗，诊疗思路正确。期间突然出现发热、头痛加剧，立即行头颅 MR 检查及时确诊了“脑脓肿”。转入神经外科进行强效抗感染、脱水、止痛等对症治疗，症状控制不理想，及时进行了“乳突根治病灶清除引流手术”治疗，术后继续抗感染、支持对症治疗，病情趋于好转，期间多次细菌培养均无细菌生长，说明选择的抗菌素是有效的，故而未再调整抗菌素。脓肿包膜形成后由神经外科进行了脓肿切除术，经过一个多月的积极治疗，最终取得较好的结果。及时明确耳源性脑脓肿诊断，以及耳鼻喉科与神经外科之间的良好合作是该例患者取得良好疗效的关键。

【专家点评】

1. 中耳炎　是耳鼻咽喉科常见疾病，其中胆脂瘤是耳源性颅内外并发症的常见病因。近年来随着医疗技术水平提高，人们保健意识增强，以及抗菌素的广泛应用，耳源性颅内外并发症已趋少见，但偶尔会遇到，此类病例临床表现不一定典型，在临床工作中，要时刻警惕。该例患者耳流脓持续反复发作，虽然脓液不臭，但听力下降明显并且出现了面瘫，早期当地医师没有行颞骨 CT 影像学检查，未能发现中耳胆脂瘤及并发症。患者明确中耳胆脂瘤诊断后，出现高热、头痛等脑脓肿起病期的部分症状，要想到脑脓肿可能，及时行头颅 MR 检查得以确诊。

2. 病史采集要点　化脓性中耳炎病史，出现剧烈头痛，发热，喷射性呕吐，出现情绪急躁或嗜睡，行为异常等要考虑出现颅内并发症的情况。

3. 体格检查要点

（1）慢性中耳炎的体征，注意鼓膜穿孔，分泌物性质并做细菌培养及药敏试验。有无肉芽、息肉、胆脂瘤。

（2）神经系统检查，神志改变，有无病理性反射，有无偏瘫，失语，共济失调。

（3）注意瞳孔变化，对光反射，有无偏盲，有无眼球震颤。眼底检查根据视乳头水肿情况可了解脑水肿和颅内高压程度。

（4）生命体征变化，注意血压，呼吸，脉搏，有颅内压增高者，血压升高，呼吸变慢，视乳头水肿，喷射性呕吐。一旦出现脑疝可出现瞳孔散大及光反应迟钝，危及生命。

4. 影像学检查　CT 检查可明确脓肿的位置、大小、数目、包膜有无形成，脑室有无受压等情况，对脑脓肿早期诊断具有重要意义。MRI 检查 T1 像脓肿为低信号，周围水肿呈低信号。T2 像脓肿和周围水肿带呈高信号。MRI 增强后 T1 脓肿边缘呈高信号。

5. 对于出现颅内高压症状（持续性头痛、喷射性呕吐、视乳头水肿）脑脓肿已经形成的病例（患者情绪从烦躁转为淡漠嗜睡，或行为异常），不主张腰穿检查，因腰穿时脑脊液流出可引起颅内压降低，有诱发脑疝的危险。只在无明显颅内压增高，辅助诊断脑膜炎时进行，宜取少量脑脊液，一般小于 2 mL。

6. 脑脓肿定位体征

（1）颞叶脑脓肿：①失语症如命名性失语、运动性失语、感觉性失语；②对侧肢体偏瘫；③对侧中枢性面瘫；④对侧肢体强直性痉挛；⑤同侧视野偏盲。

（2）小脑脓肿：①同侧肌张力减弱；②共济失调；③辨距不良；④语言障碍；⑤水平旋转性眼震。

7. 治疗原则　脓肿形成前积极控制感染，治疗中耳炎，清除耳病灶。脑脓肿形成后及时手术，当出现脑疝前期症状时应立即请神经外科会诊，行脑脓肿穿刺引流术或开颅脓肿引流术。待脑脓肿治愈后二期进行乳突根治术。

【总结】

中耳胆脂瘤是耳源性脑脓肿最常见的原因，对于有中耳炎急性发作病史，持续头痛，影像学提示颞骨骨质破坏的病例应高度怀疑脑脓肿的可能。尽早发现脑脓肿并针对性的治疗是治愈的关键，治疗需多学科协作，应用强效抗菌素，手术处理耳部原发灶及颅内脓肿。

（郭万宏　何端军　中国人民解放军联勤保障部队第九八三医院）

【参考文献】

[1] 杨博，张芳，杨宁，等. 耳源性脑脓肿 14 例临床分析 [J]. 中国耳鼻咽喉头颈外科，2018，26（10）：548-552.

[2] 倪道风，高志强. 耳鼻咽喉头颈外科诊疗常规、第二版 [M]. 北京：人民卫生出版社，2013.03：27-29.

第七节　自发性颞骨脑膜脑膨出

一、疾病概述

颞骨脑膜脑膨出是指脑膜脑组织自薄弱处疝入颞骨内，可继发于颅底手术、颅脑外伤、中耳胆脂瘤或肉芽肿、颅内肿瘤等。自发性颞骨脑膜脑膨出可能与异位蛛网膜颗粒、颞骨发育异常及骨质缺损、颅内高压等有关。人体解剖学研究证实成人颅中窝底骨质缺损发生率为20%~33%，但颞骨脑膜脑膨出相对少见，因为仅骨质缺损不至于引起脑膜脑膨出，完整的硬脑膜能给大脑足够的支撑，自发性颞骨脑膜脑膨出更为罕见，尚无发病率的文献报道。症状包括听力下降、耳鸣、耳闷堵、鼓室积液、原因不明的脑膜炎，CT和MRI检查可以发现颞骨区域病变，临床上较易与慢性中耳炎、中耳胆脂瘤、分泌性中耳炎等疾病相混淆。

二、病例介绍

乳突脑膜脑膨出1例

1. 基本情况　患者，女性，63岁，主因“检查发现右侧乳突占位5个月”入院。患者于入院前5个月因“脑梗死”在当地医院住院诊治，查头颅CT发现“右侧乳突占位”，建议出院后至耳鼻喉科进一步诊治。患者病程中无明显双耳听力下降、耳闷堵、耳鸣，不伴耳痛、耳溢液，无明显头痛、头晕、发热，无面瘫。既往“甲减”病史4个月，未服药，无其他基础病。

2. 入院后检查

（1）血化验均未见明显异常。

（2）专科查体：双侧耳廓无畸形，双侧耳道通畅，左侧鼓膜正常，右侧鼓膜中央部可见再生鼓膜，未见明显脓性分泌物，双侧乳突区无压痛，无面瘫。

（3）颞骨CT示（见图1-1-7-1、图1-1-7-2）：右侧乳突气化不良，右侧颞骨鳞部骨质欠规整，右侧岩骨局部缺损，邻近骨质致密。详细描述：左侧中耳鼓室、乳突窦及乳突小房内未见异常密度影。右侧乳突气化不良。右侧颞骨鳞部骨质欠规整、岩骨局部缺损，邻近骨质致密。双侧听小骨形态尚规整。所示耳蜗及半规管未见确切异常。

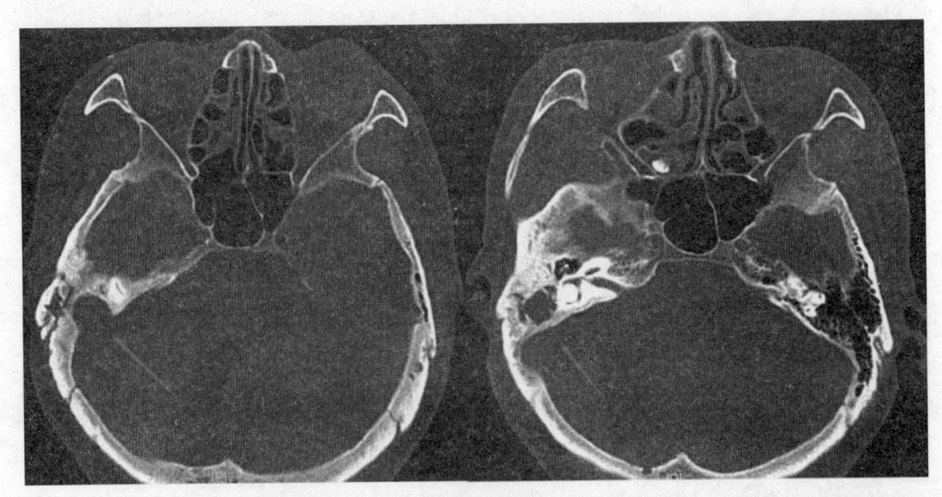

图1-1-7-1　颞骨CT（轴位）右侧乳突气化不良，右侧颞骨鳞部骨质欠规整，右侧岩骨局部缺损，邻近骨质致密

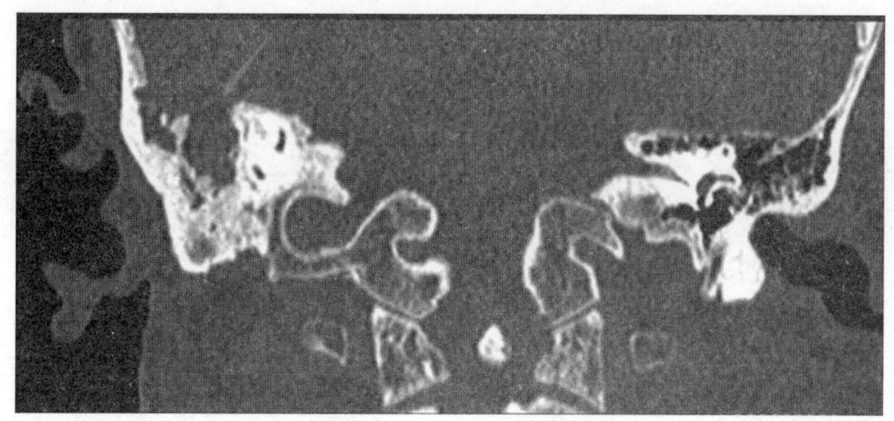

图 1-1-7-2　颞骨 CT（冠状位）右侧乳突气化不良，右侧颞骨鳞部骨质欠规整，右侧岩骨局部缺损，邻近骨质致密

（4）颞骨强化 MRI T_1 像（见图 1-1-7-3、图 1-1-7-4）及 T_2 像（见图 1-1-7-5、图 1-1-7-6）示：右侧颞骨乳突区异常信号影伴右侧颞骨骨质异常改变，考虑胆脂瘤或肉芽肿性病变可能性大；左侧乙状窦、横窦较细，部分未显影。详细描述：①右侧乳突气化不良。右侧颞骨鳞部骨质欠规整、岩部局部骨质缺损；②右侧颞骨乳突区见类圆形混杂长 T1 长 T2 信号影，边缘欠清晰，其内见不规则短 T1 信号影。大小约 14 × 11 mm。增强后，延迟扫描边缘见环状强化表现。头 MRV 示（见图 1-1-7-7）：左侧乙状窦、横窦较细，部分未显影。双侧颈内静脉显示欠清。上矢状窦、右侧横窦及乙状窦、下矢状窦、直窦显影良好，管腔内未见确切充盈缺损影。

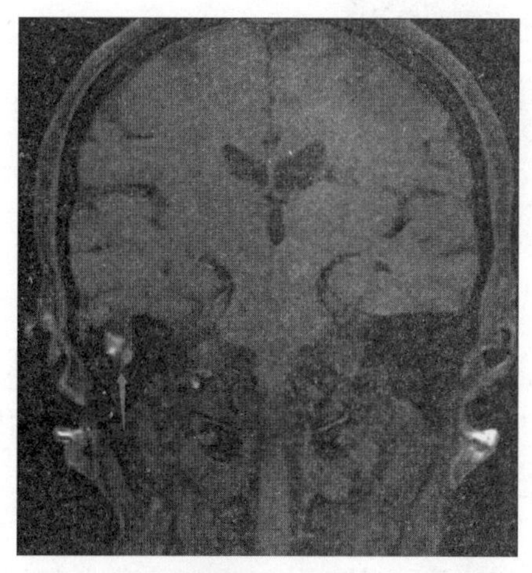

图 1-1-7-3　颞骨强化 MRI T1（冠状位）

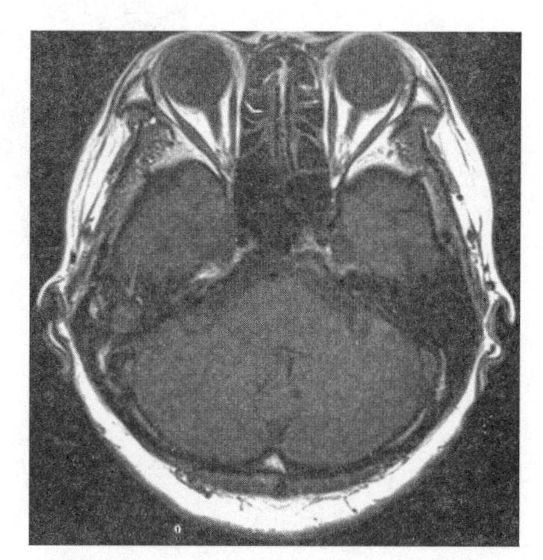

图 1-1-7-4　颞骨强化 MRI T1（轴位）

3. 手术　完壁式乳突根治 + 侧颅底加固修补。轮廓化右侧乳突，可见近右侧乳突天盖部位硬脑膜样软组织，可见搏动，穿刺后可见脑脊液样清亮液体流出，考虑术中所达区域为术前影像阅片所示 1 cm × 1 cm × 1 cm 大小占位位置，考虑硬脑膜及内容脑组织，可能与患者右侧乳突发育异常有关，存在右侧颅底薄弱区域，薄弱区域长期存在，局部脑组织自薄弱区域疝出，遂以医用胶、明胶海绵加固修复薄弱区域，防止脑组织术后进一步疝出，充分修补

加固后，以带蒂颞肌筋膜，填入右侧乳突腔，加用明胶海绵填入右侧乳突腔，缝合皮下及皮肤。

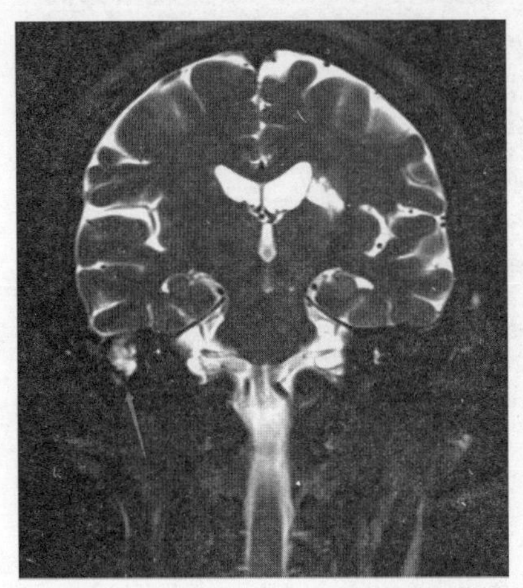

图 1-1-7-5 颞骨强化 MRI T2 像（冠状位）

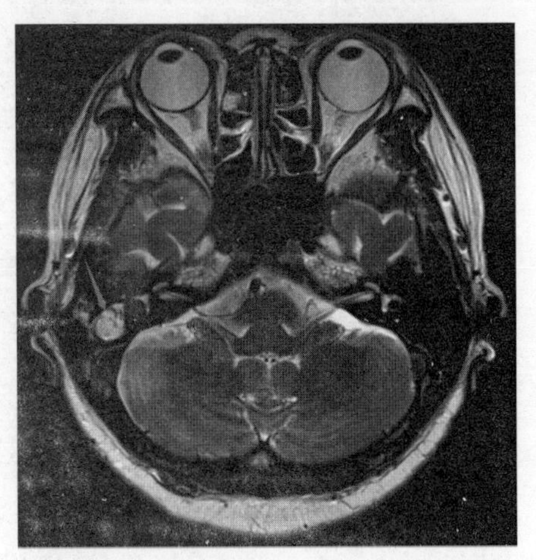

图 1-1-7-6 颞骨强化 MRI T2 像（轴位）

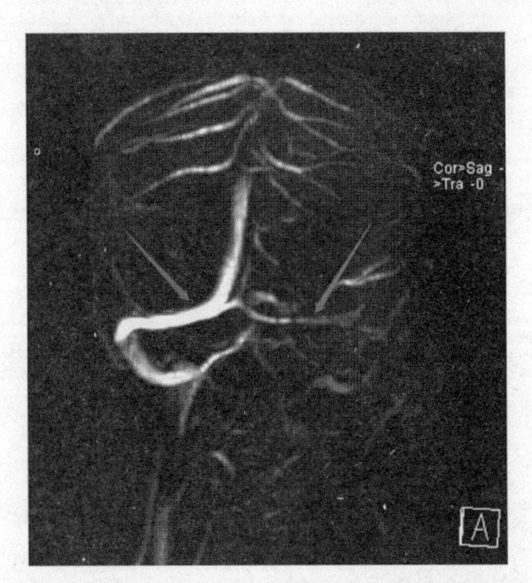

图 1-1-7-7 头 MRV 示左侧乙状窦、横窦较细，部分未显影，右侧为优势侧

4. 术后恢复及出院后随访 患者术后病情稳定，无脑膜刺激征，正常下地活动，耳部术区渗出不多，无感染迹象，每日换药，顺利拆线出院。出院诊断：自发性颞骨脑膜脑膨出（右）。术后 2 个月随访，患者无不适症状。

【临床诊治解析】

（1）颞骨脑膜脑膨出临床上较为少见，尤其在门诊易与慢性中耳炎相混淆，尤其是合并有听力下降、耳鸣、耳闷堵、耳溢液等耳部症状的患者，已经出现脑膜刺激征的患者，应高度怀疑该病。该病亦可以不伴任何耳部症状，例如本例患者影像学筛查发现占位，无任何不适症状。

（2）术前影像科及神经外科 MR 阅片考虑该占位较为孤立，考虑炎性病变或良性肿物可能性大（例如胆脂瘤或肉芽肿性病变），肿物为挤压生长，来源为右侧乳突，未进入颅内。

但术中证实为脑膜脑组织自右侧颞骨薄弱区域疝出，尽管术前采用的薄扫 MR，扫描层厚仍然较厚，对于侧颅底薄弱区域略过，对术前判断造成误导。

（3）若术前想到有颞骨脑膜脑膨出之可能性，可给予加查磁共振波谱分析（Magnetic Resonance Spectroscopy，MRS），MRS 是测定人体内某一特定组织区域化学成分的唯一的无损伤技术。作为另一个角度的术前解读提供给患者，征求患者手术意愿。

（4）手术探查仍然被推荐，一方面有利于弄清楚占位性质，另一方面手术修补颞骨薄弱区域有利于防止脑膜脑组织进一步疝出，有远期收益。

（5）耳鼻喉科侧颅底手术，若位置毗邻乙状窦、侧窦，则术前应查 MRV 判断入颅静脉系统优势侧，以便做好术前风险评估。

【专家点评】

对于自发性颞骨脑膜脑膨出的患者，若已经出现为听力下降、中耳积液、耳鸣、耳胀或原因不明的脑膜炎，手术治疗是唯一方法。若无任何不适症状，且随访复查 CT 疝出部位无进行性增大，征询患者治疗意愿，可选择不手术，定期观察。本例疾病涉及神经外科、耳鼻喉科、影像科等，对于学科交界类疾病的诊治，应逐步建立 MDT 多学科诊疗模式，共同制定术前术后诊治方案。

【总结】

自发性颞骨脑膜脑膨出的病例临床上较为少见，且易被误诊为慢性中耳炎、分泌性中耳炎、中耳胆脂瘤等，结合本例的诊治过程及分析讨论，有利于耳科医生提高门诊鉴别能力和术前综合评估能力。

（张鹏　陶树东天津市第三中心医院）

【参考文献】

[1] 岳利华，凌奕，陈嘉. 自发性颞骨脑膜 - 脑膨出三例 [J]. 中华耳鼻咽喉头颈外科杂志，2021，07：755-758.

[2] BROWN NE，GRUNDFAST KM，JABRE A，et al. Diagnosis and management of spontaneous cerebrospinal fluid - middle ear effusion and otorrhea[J]. Laryngoscope，2004，114（5）：800-805.

[3] BEN AMMAR M，PICCIRILLO E，TOPSAKAL V，et al. Surgical results and technical refinements in translabyrinthine excision of vestibular schwannomas：the GruppoOtologico experience[J]. Neurosurgery，2012，70（6）：1481-1491.

第八节　ANCA 相关性血管炎

一、疾病概述

抗中性粒细胞胞浆抗体（anti-neutrophil cytoplasmic autoantibodies，ANCA）相关性血管

炎(AVV)是一组以血清中能够检测到ANCA为突出特点的系统性小血管炎,主要累及小血管,病理特点为小血管全层炎症、坏死、伴或不伴肉芽肿形成。AVV分为:肉芽肿性多血管炎(granulomatosis with polyangiitis, GPA)、显微镜下血管炎(microscopicpolyangiitis, MPA)、以及嗜酸性肉芽肿性多血管炎(eosinophilic granulomatosis with polyangiitis, EGPA)。常见症状有:发热、关节痛、肌痛、乏力、体重下降等,当累及肺脏、肾脏、胃肠道、神经系统、五官时,会出现相应的临床表现。

ANCA主要有两型:胞浆型(C-ANCA)和核周型(P-ANCA); C-ANCA针对的靶抗原是蛋白酶3(PR3),产生弥漫性细胞浆染色,常见于肉芽肿性多血管炎(GPA),占90%,特别是肾和肺受累的患者。P-ANCA针对的靶抗原主要是髓过氧化物酶(myeloperoxidase, MPO),产生核周染色,见于50%~70%微型多血管炎(microscopic polyangitis, MPA)和40%~60%嗜酸性肉芽肿性血管炎(eosinophilic granulomatosis with polyangiitis, EGPA)。

由于本病临床表现复杂多样且无特异性,需结合实验室检验、病理检查及影像学资料等综合诊断。

本病强调早期诊断,全面评估、规范治疗,糖皮质激素联合免疫抑制剂治疗有助于降低死亡率,保护脏器功能。

二、病例介绍

病例1 ANCA相关性的中耳炎脑膜炎1例

【病例诊治过程】

1. 基本情况 患者,男, 60岁,因"右耳间断流水伴头痛2月余,右侧面部不适、口角歪斜1周"入院。患者入院前两月无明显诱因出现右耳闷胀不适,伴有头部右侧胀痛,就诊于市某三甲医院,诊断为右耳分泌性性中耳炎,给予口服抗生素、粘液促排剂、鼻喷激素治疗,用药1周后症状无明显改善,再次复诊,收入院行右耳鼓膜切开置管术。置管后右耳持续流水,且右耳闷胀及头痛症状无明显改善,头痛逐渐加重,影响日常生活及夜间睡眠,需要口服止痛药物才能入睡。其后患者分别就诊于本市多家医院,均诊断为右侧中耳乳突炎。1周前患者出现右侧面部不适、口角歪斜,右眼闭合不全,进食时右侧口角漏液。患者在社区门诊行面部针灸治疗,效果欠佳。患者为求进一步诊治,就诊于我科门诊,经检查后收入院治疗。

2. 入院诊断

(1)右侧周围性面神经麻痹(H—B V级)(2)右耳中耳炎(3)右耳鼓膜置管术后。

3. 入院查体:右侧额纹消失、右侧鼻唇沟变浅、右眼睑闭合不全、示齿口角向左侧歪斜、鼓腮右侧口角漏气。右耳鼓膜通风管在位,管口可见少许粘稠分泌物。左侧鼓膜完整,稍内陷。患者入院后立即给予激素、抗感染、营养神经及对症治疗。

(1)纯音测听示:左耳感音神经性耳聋, PTA: 31.25 dB;右耳混合性耳聋, PTA: 78.75

dB。声阻抗：右耳未引出、左耳 A 型曲线。

（2）面神经电图示：右侧面神经变性 100%。ABR：双耳 I、III 及 V 波均引出，潜伏期正常，波间期延长。视频眼震图示：冷热气试验右侧半规管功能减弱 22%。

（3）术前影像学检查：颞骨 CT 示（见图 1-1-8-1）右侧中耳乳突炎。经 1 周保守治疗，患者面瘫及右侧头痛症状无改善，当时考虑为右耳鼓膜置管术后感染导致患者右侧面神经麻痹的可能性较大，而且患者中耳通气管口仅有少许分泌物，也不能除外病毒感染的可能，但是患者的头痛症状难以解释，右耳听力下降程度与病情不符，故行脑核磁共振增强扫描及颅神经核磁共振检查，颅神经核磁检查结果示：①双侧面神经未见明显异常；②右侧乳突及鼓室炎症，累及咽鼓管，脑膜炎不除外。脑核磁共振增强结果回报（见图 1-1-8-2）：①考虑右侧中耳乳突炎继发右侧颞叶脑膜炎，咽鼓管炎及右侧咽旁间隙咀嚼肌间隙炎症；②全组副鼻窦及右侧乳突炎症。

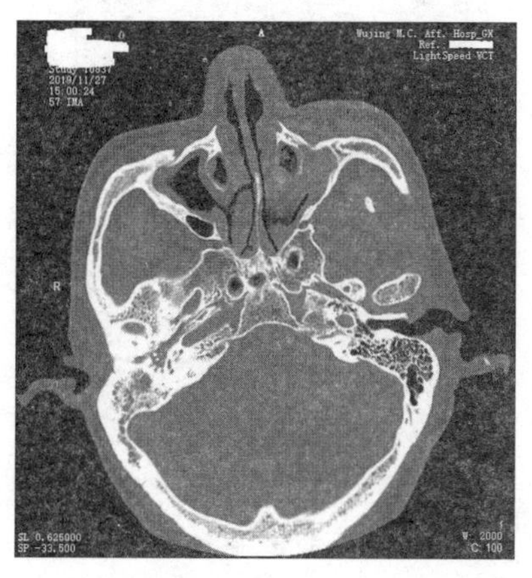

图 1-1-8-1　颞骨 CT（轴位）示右侧中耳乳突炎

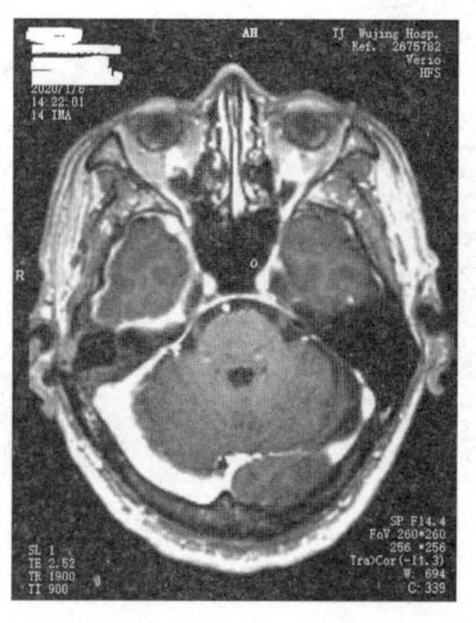

图 1-1-8-2　颅脑 MRI 增强示右侧中耳乳突炎继发右侧颞叶脑膜炎，咽鼓管炎及右侧咽旁间隙咀嚼肌间隙炎症，全组副鼻窦及右侧乳突炎症

4. 手术经过：经神经外科会诊后于入院后 7 天在全麻下行右侧改良乳突根治术、右侧面神经减压术、右耳鼓膜修补术、右侧耳甲腔成型术、右侧外耳道口扩大术，术中见鼓窦、上鼓室、后鼓室及乳突内充满肉芽组织，听骨链被肉芽组织包绕，颅中窝骨质部分缺失致脑膜暴露约 1 cm × 1 cm 大小。为彻底去除病变，摘除砧骨，切除锤骨头，清除上、后鼓室及鼓膜张肌口处肉芽组织，可见中鼓室黏膜极度肥厚。面神经水肿、膨出。术后当日患者头痛立即缓解，但 3 日后头痛又出现，且逐渐加重。请神经内科会诊，考虑免疫相关性脑膜炎不能除外，建议加大激素用量。为除外全身免疫系统疾病及特殊感染性疾病，查 1-3-β-D 葡聚糖定量 <10pg/mL、曲霉菌半乳甘露聚糖检测 0.08μg/L、细菌内毒素（定量）78.28pg/mL、C 反应蛋白（定量）小于 3.02 mg/L；免疫全项未见异常；ANCA 检测结果示：髓过氧化物酶（-），蛋白酶 3（+），抗肾小球基底膜抗体（-）。

5. 手术病理结果回报：（右侧乳突内肉芽组织）炎细胞以淋巴细胞、浆细胞为主，偶见嗜酸性粒细胞及中性粒细胞，可见纤维化及钙盐沉积。免疫组化：IgG（浆细胞阳性），IgG4（少量细胞+),CD34(血管+)。请免疫科会诊,考虑抗中性粒细胞胞浆抗体(ANCA)相关性血管炎可能性较大,建议进一步行胸部HRCT扫描、鼻窦CT扫描检查。外院会诊ANCA检验结果回报:ANCA-C型-11 F弱阳性,抗PR3-ELISA 85.63RU/mL。胸部HRCT检查结果(见图1-1-8-3):①右肺多发小结节影;②右肺上叶肺大泡;③动脉硬化;④双侧胸膜增厚;⑤胸椎骨质增生;⑥甲状腺左叶低密度灶。鼻窦CT结果示(见图1-1-8-4):①左侧上颌窦改变请结合临床;②双侧上颌窦、筛窦炎症;③鼻中隔稍偏曲,双侧中、下鼻甲肥大。经综合分析,最终明确诊断为:抗中性粒细胞胞浆抗体相关性血管炎,肉芽肿性血管炎(GPA)。后患者转入风湿免疫科继续治疗,随访患者晨起仍有轻微头痛,面瘫有改善,已干耳,免疫科继续药物治疗。

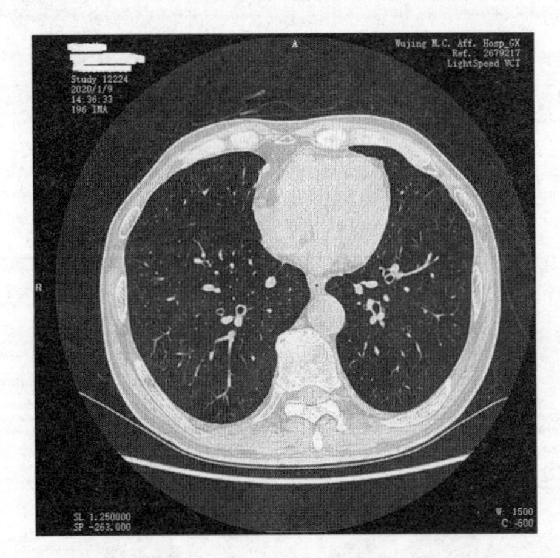

图1-1-8-3 胸部HRCT示右肺多发小结节影,右肺上叶肺大泡,动脉硬化,双侧胸膜增厚等改变

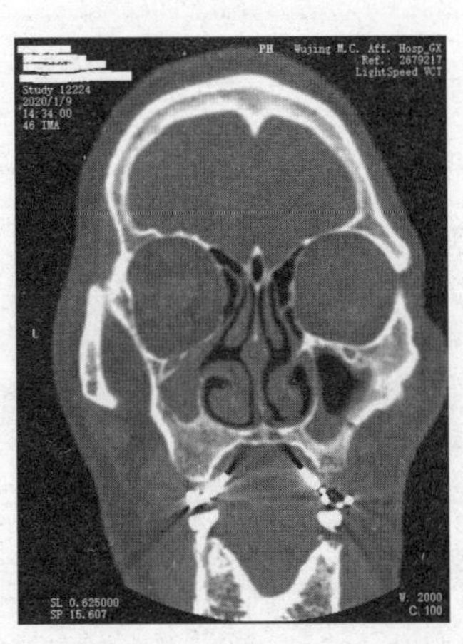

图1-1-8-4 鼻窦CT(冠状位)示左侧上颌窦改变、双侧上颌窦、筛窦炎等

【临床诊治解析】

AVV患者全身多血管受累较为常见,常累及脏器和系统包括皮肤(skin)、肾脏(kidney)、肺(lung)、耳鼻喉(ENT)和神经系统(neuro)等,有学者将其总结为“SKLEN”。

本病例表现为中耳感染、周围性面瘫、剧烈头痛,经过MRI、CT检查,病变累及脑膜及咽旁间隙,抗感染及手术治疗后头痛、面瘫无改善,病理报告提示为黏膜肉芽组织重度慢性炎症。ANCA检查结果:ANCA-C型-11 F弱阳性,抗PR3-ELISA85.63RU/mL,提示为:肉芽肿性血管炎(GPA)。GPA的特点是上呼吸道和/或下呼吸道的肉芽肿性炎症病变,可以局限在特定区域内,例如鼻窦,也可以引起多器官血管的损伤及功能衰竭。GPA最典型的表现是鼻窦受累,首诊常常在耳鼻喉科,发病率高达85%。耳部症状在GPA患者病程中常见,其患病率可达19%~61%,其中33%是以耳部症状首发,最常累及中耳,2.8%~43%累及内耳,归纳常见的耳部症状为耳痛、耳鸣、听力下降,重者耳聋,8%~10%发生面神经麻痹。体征有外耳道分泌物、鼓膜增厚、鼓膜充血甚至穿孔。这些症状和体征缺乏特异性,耳部病变组织病理检查常为慢性非特异性炎症,与常见的中耳炎的表现相同,因此增加了诊断的难度。GPA患者的中耳炎多继发于鼻部病变引起的咽鼓管阻塞。

【专家点评】

GPA以中耳炎为首发症状者，对于耳鼻咽喉科医师认识此病有一定困难。临床上碰到有一系列耳部症状反复发作，同时伴有发热、头痛、周围性面瘫、听力下降；客观检查如CT、MRI、分泌物培养等与各种症状与体征的相关性难以解释，常规治疗无效，反而加重。应高度怀疑ANCA相关性血管炎，及时进行ANCA血清学检测，尽量做到早期诊断，合理治疗，预防复发。

（刘晓玲　张淑香　武警特色医学中心）

病例2~4　ANCA相关性血管炎在耳部疾病的多样性

【临床诊疗经过】

1. 病例2　患者，男性，75岁，主因发热、右耳溢液1个月，右眼闭合不全、听力下降3天，收住院治疗。入院检查：T 38.2 ℃，BP 150/90 mmHg，P 76次/分，心肺未见明显异常。专科检查：右外耳道有淡黄色较稀薄分泌物，鼓膜紧张部充血，圆形穿孔，有液体搏动（彩图1-1-8-5）。纯音测听左耳PTA：60 dB HL，右耳PTA：80 dB HL。中耳乳突CT示：右侧中耳鼓室、鼓窦、乳突气房内充满密度增高影，听骨链位置形态未见异常，骨质无破坏（图1-1-8-6）。初步诊断为：①急性中耳炎（右耳）；②周围性面瘫（右侧）；③高血压3级。右耳分泌物细菌培养：脓培养（-）。血常规WBC 12.3×10^9/L，血小板471×10^9/L，Hb 124 g/L，中性粒细胞百分比76.2%，中性粒细胞绝对值7.36×10^9/L，淋巴细胞百分比21.9%，嗜酸性粒细胞百分比1.3%。尿、便常规正常。面神经电图：右侧面神经90%变性（图1-1-8-7）。此时诊断考虑右侧急性中耳乳突炎合并周围性面瘫。治疗方案：给予头孢呋辛，糖皮质激素抗炎治疗，甲钴胺等营养神经药物治疗。治疗第7天右耳溢液消失，体温下降，应用激素治疗9天，继续使用抗生素治疗。第18天病情加重，体温升高至39 ℃，出现全身无力、咳嗽，痰中带血。查血常规WBC 12.8×10^9/L，Hb 94 g/L，血小板374×10^9/L。中性粒细胞百分比78.2% ↑，中性粒细胞绝对值7.46×10^9/L ↑，淋巴细胞百分比21.9%，嗜酸性粒细胞百分比1.4%。胸CT示：肺部结节、空洞，提示肺结核?。进一步查结核抗体（-）。血沉57 mm/h加快。尿隐血（++），蛋白（+）。分析病情变化特点：出现肺部病变？肾损伤？请免疫科会诊：（1）查肾功能血肌酐376 μmol/L，尿素50.6 mmol/L；（2）血ANCA显示P-ANCA（+），抗mpo（+）。诊断为显微镜下多血管炎。建议其转往免疫科进一步诊治。患者家属考虑患者高龄，拒绝进一步治疗，自动出院。出院后随访，8天后死亡。考虑死于急性肾衰竭？呼吸衰竭？

2. 病例3　患者男性，62岁，主因双耳流脓性分泌物2个月伴头痛、听力下降半个月，入院治疗。入院后专科检查：双鼻腔畅，黏膜光滑，双耳鼓膜紧张部穿孔，有黏脓性分泌物搏动性溢出。中耳乳突CT示：双外耳道畅，两侧乳突板障型，中耳乳突窦充满软组织密度影，听骨链被软组织影所包绕，双内耳道对称（图1-1-8-8）。纯音测听示：双耳混合性耳聋（彩图1-1-8-9）。血常规WBC 10.3×10^9/L，血小板258×10^9/L，Hb 133 g/L。血糖5.4 mmol/L。尿、便常规正常，肝肾功能正常，多次耳分泌物脓培养（-）。初步诊断为双耳急性中耳乳突炎、双耳混合性耳聋。应用抗生素及营养神经药物输液治疗 2 周，局部用氧氟沙星滴耳治疗。经过治疗后，患者体温仍 37.3~39.0 ℃上下波动，耳溢液、头痛症状未减轻，并且患者出现咳嗽症状。查胸 CT：双肺多发片状影（图 1-1-8-10）。请呼吸内科会诊：考虑为肺感染。鉴于患者一直抗生素治疗无效，故完善免疫相关检查及尿常规。检验结果示：尿常规：蛋白（+），红细胞 50×10^6/L；血沉 55 mm/h，C 反应蛋白 137 mg/L；C-ANCA（+），抗 PR3（+）。请免疫科会诊考虑肉芽肿性血管炎（GPA）。转免疫科治疗，给予激素、免疫抑制剂治疗，上述症状逐渐消失，出院观察治疗。

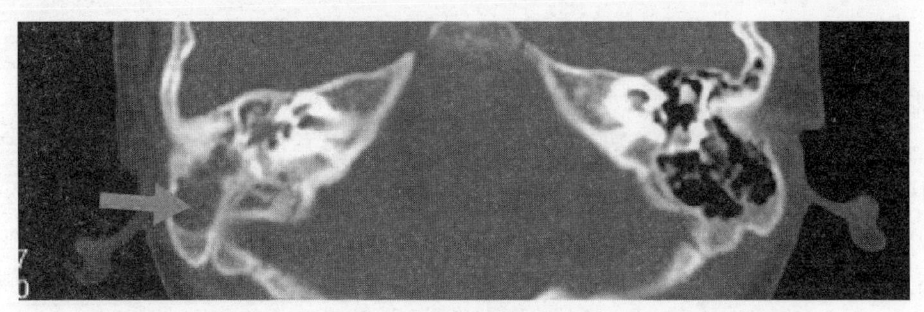

图 1-1-8-6 颞骨 CT 示右中耳鼓室、鼓窦、乳突气房内充满密度增高影

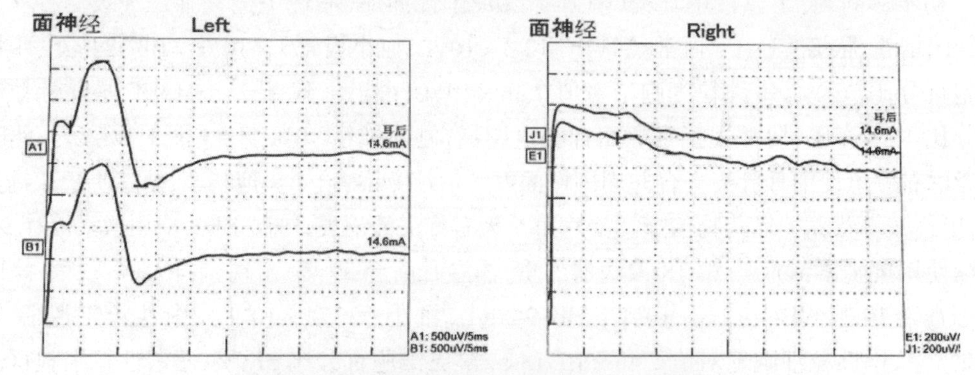

图 1-1-8-7 面神经电图 右侧面神经 90% 变性

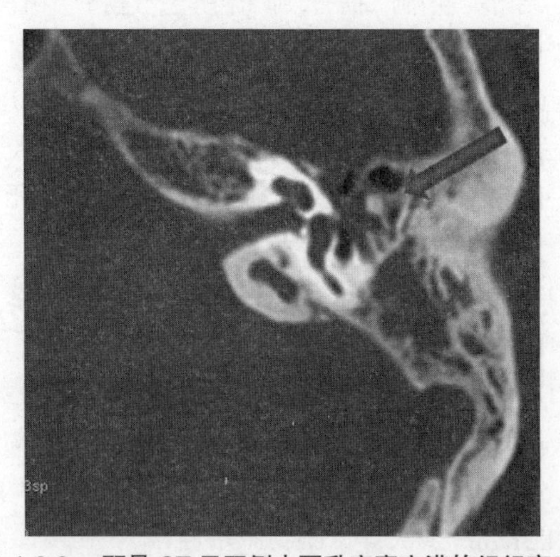

图 1-1-8-8 颞骨 CT 示双侧中耳乳突窦充满软组织密度影

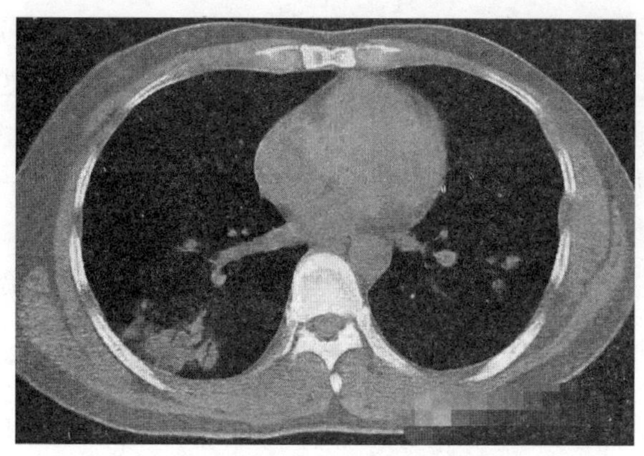

图 1-1-8-10 胸 CT 双肺多发片状影

3. 病例 4 患者，女性，53 岁，主因左耳痛流脓 1 个月伴发热、头痛于外院住院行左耳改良乳突根治术，术后不干耳，发热及头痛不缓解，右耳复发流脓入院治疗。入院检查：T 38 ℃，BP 110/70 mmHg，P 80 次 / 分，心肺（-）。专科检查：双鼻腔畅，黏膜光滑，左耳术腔内有肉芽，右鼓膜紧张部穿孔有脓液搏动。颞骨 CT：左侧中耳鼓室内充满软组织密度影，听小骨消失，左外耳道及部分乳突骨质缺如，符合乳突术后改变，内耳形态正常。右侧乳突板障型，右侧中耳鼓室内充满软组织密度影，听骨链完整。病理会诊：原中耳乳突病变组织病理切片为肉芽组织伴纤维化。初步诊断为：①急性中耳炎（右耳）；②乳突术后（左耳）。鉴于患者在外院已给予抗生素及滴耳液治疗，并行左耳乳突根治术，患者发热，听力下降等病情不改善，并且右耳也出现流脓症状，根据以往经验，分析该病例是否考虑 ANCA 相关性血管炎？进一步检验血常规示：WBC 17.5×10^9/L，血小板 449×10^9/L，Hb 137 g/L。尿常规蛋白（+），红细胞 6.7×10^7/L。血肌酐 308 μmol/L。血 C-ANCA（+），抗 PR3（+）。请免疫科会诊：诊断肉芽肿性血管炎（GPA）。转免疫科给予激素、免疫抑制剂治疗，症状好转，出院继续药物维持治疗。

【临床诊治解析】

（1）这 3 个病例的病史、临床表现、辅助检查都支持急性中耳乳突炎的诊断，但是发病特点又具有多样性。经过规范系统治疗（抗炎、改善循环治疗，甚至手术）后，症状均未见明显缓解，甚至病情加重或出现全身其他器官的症状。进一步完善检验、检查后确诊为 ANCA 相关性血管炎。

（2）ANCA 相关性血管炎是一类由遗传、环境及免疫等诸多因素共同作用所致的系统性自身免疫性疾病，其特征在于炎性细胞浸润导致血管坏死，出现多个器官受累，重症危及生命，若未能及时诊断及治疗，1 年死亡率高达 80%。临床分为肉芽肿性多血管炎（GPA）、显微镜下血管炎（MPA）、以及嗜酸性肉芽肿性多血管炎（EGPA）。主要是小血管受累、病理特征为坏死性肉芽肿和血管炎、可同时出现，也可单独存在。

（3）导致急性中耳炎的机制可能是：感染性触发因子或其他环境刺激造成细胞因子的爆发，后者活化中性粒细胞和单核细胞，活化的中性粒细胞和单核细胞可脱颗粒并释放活性氧簇和溶酶体酶，造成中耳小血管的内皮损伤。

（4）ANCA 相关性血管炎在耳部疾病的表现具有多样性，表现为分泌性中耳炎，化脓性中耳炎，面瘫，传导性耳聋，感音性耳聋，发热，耳痛，头痛，出现颅底硬脑膜炎。一般的抗感染治疗病情无改善，激素治疗有效停药后病情反复加重。当病情出现多器官损害如肾损害，肺损害，出现镜下血尿，蛋白尿，肾功能异常；肺部影像学检查异常发现。高度指向 ANCA 相关性血管炎，抗中性粒细胞抗体检测确立诊断。

通过 MDT 免疫科会诊后给予患者糖皮质激素联合环磷酰胺治疗后，患者病情得以控制。

【专家点评】

（1）对于急性中耳炎，累计中耳及内耳，临床症状进行性加重，用常规治疗无效甚至恶化；客观检查如耳 CT、耳分泌物脓培养与症状不符时，且出现多器官损害应高度怀疑 ANCA 相关性血管炎，应行抗中性粒细胞抗体实验室检验，以便尽早诊断此病。

（2）ANCA 相关性血管炎常累及多个器官，有重叠的临床症状，如肾脏受累则出现镜下血尿、蛋白尿；发病急重出现急性肾功能衰竭。肺部受累表现咳血、痰中带血，肺部影像学检查可见结节，包块、空洞，肺间质纤维化，肺间质病变。

（3）此外化验室检查血沉显著增快，C 反应蛋白升高，白细胞升高，血小板升高，是非特异性改变，但可为诊断提供依据。

（4）病例 1 患者以急性中耳炎并发周围性面瘫；病例 2 中耳炎并发发热，恶心及剧烈的头痛很容易想到颅内外并发症，但结合耳 CT 表现为中耳乳突腔的黏膜肿胀增厚，无骨质破坏，中耳分泌物反复细菌培养阴性，经抗菌素抗感染治疗无效。病理组织检查对于诊断起关键作用，但中耳乳突手术不作为首选，并且有加重耳和面神经损伤的可能。例 2 患者在诊治过程中出现肾、肺脏器损害，很快发生肾功能衰竭，危及生命。

【总结】

（1）急性中耳炎为耳鼻喉科常见疾病，多见于冬春季节，多继发于上呼吸道感染。临床表现为耳痛、听力减退及耳鸣，耳流脓，全身症状可有畏寒、发热、倦怠、纳差等。规范化治疗后效果良好。

（2）急性中耳炎若常规治疗无效，应积极寻找病因，考虑是否有 ANCA 相关性血管炎的可能，ANCA 相关性血管炎相对少见，临床表现缺乏特异性，常被误诊为其他疾病，而早期诊断、及时治疗可明显改善患者的预后。

（3）免疫荧光检测结合酶联免疫吸附实验对 ANCA 相关性血管炎的早期诊断和预测复发有意义。1. 免疫荧光检测 C-ANCA 阳性，结合酶联免疫吸附实验检测抗 PR3 阳性见于 WG；2.P-ANCA 阳性，MPO 阳性见于 MPA；3. 嗜酸细胞计数 $\geq 1\times10^9$/L，血管外嗜酸性细胞浸润或骨髓内嗜酸细胞升高可诊断 EGPA。

（4）本病发展迅速，预后差，死亡率高，预后依赖于早期诊断和治疗。ANCA 相关性血管炎的治疗主要分为：①控制疾病活动性、重症患者的诱导缓解治疗；②活动性、非重症患者的诱导缓解治疗；③维持缓解治疗；④复发疾病的治疗；⑤难治性疾病的治疗；⑥伴有鼻腔、呼吸道病变和肿块性病变的治疗。根据不同 ANCA 类型、不同分期，选择不同治疗方案。

采取免疫抑制治疗:糖皮质激素、细胞毒药物、生物制剂;血浆置换等治疗。通过 MDT 多学科会诊,请免疫科医生指导治疗。

(张鹏 周慧芳 倪长宝 天津医科大学总医院)

【参考文献】

[1] SCHONERMARCK U, GROSS WL, DE GROOT K. Treatment of ANCA-as-sociated vasculitis[J].Nat Rev Nephrol,2014,10(1):25-36.

[2] 倪长宝,周慧芳,许轶. 以急性中耳炎为首发症状的抗中性粒细胞细胞胞质抗体相关性血管炎 3 例 [J]. 临床耳鼻喉头颈外科杂志,2009,23(7):332-333.

[3] 刘韵,王振晓,王林娥,等. 抗中性粒细胞胞浆抗体相关性中耳炎误诊病例临床特点分析 [J]. 临床和实验医学杂志,2017,28(4):399-401

[4] 武琳琳,帅宗文,胡子盈,等. 髓过氧化物酶 - 抗中性粒细胞胞浆抗体相关性血管炎活动期血清标志物的研究 [J]. 医学研究生学报,2015,28(4):406-410.

[5] 张滨,张莹,周卉,等. 18 例肉芽肿性多血管炎的耳部表现及分析 [J]. 中国现代药物应用,2015,7(12):37-38.

[6] WATTS RA, MOONEY J, SKINNER J. The contrasting epidemiology of granulomatosis with polyangiitis (Wegener's) and microscopic polyangiitis[J]. Rheumatol Oxf Engl. 2012, 51(5): 926-931.

第九节 IgG_4 相关性疾病在耳部的表现

一、疾病概述

IgG_4 相关性疾病(IgG_4 related disease, IgG4 RD)也称 IgG_4 相关性硬化性疾病(IgG4-related sclerosing disease),是一种近几年才开始被逐渐认识的免疫性疾病,具有局部组织硬化,IgG_4 阳性浆细胞增多,血清 IgG_4 水平显著升高等特点,是一种可累及全身多个脏器的炎症性、纤维化性疾病。

(一)临床表现

2001 年, Hamano 首次报道一例为自身免疫性胰腺炎的 IgG_4 RD,其后不断有报道病变侵及不同器官和组织,如胰腺,涎腺,胆管,肝,肺,胃,肾,前列腺,乳腺,淋巴结,腹膜后等部分病例伴有皮肤的病变。

(二)诊断

组织病理学阳性是诊断的金标准。病理特征包括 IgG_4+ 淋巴浆细胞为主的细胞浸润、席纹状纤维化以及闭塞性静脉炎。糖皮质激素和其他免疫抑制剂治疗有效果也有助于诊断。(参阅本书第三章咽喉头颈部疾病第十节 IgG_4 相关性疾病)。

（三）治疗

2020年我国首个《IgG_4相关性疾病诊治中国专家共识》中对IgG_4-RD的治疗方面共有6条建议。总的治疗原则为：有症状且病情活动的IgG_4-RD患者均应接受治疗。糖皮质激素仍是治疗公认的一线药物，最常推荐的激素起始剂量是中等量，相当于泼尼松30~40 mg/d，但具体剂量应个体化。传统免疫抑制剂近年来越来越多地作为激素助减药物与糖皮质激素联合。生物靶向治疗，特别是抗CD20的单克隆抗体利妥昔单抗，在应用于IgG_4-RD的治疗中取得了较好的效果。对于传统治疗失败，激素减量过程中复发，存在激素抵抗或不耐受的患者可考虑使用利妥昔单抗，但在使用该药后应注意预防感染。

二、病例介绍

累及中耳的IgG4相关性疾病1例

患者，女，62岁，主因“右耳闷，听力下降2月，右耳疼、头疼1月”入院，患者于入院前2月余上呼吸道感冒后出现右耳闷堵感，听力下降，高调耳鸣，间断眩晕，无耳痛。于外院给予静脉抗感染及鼓膜穿刺抽液（未抽出液体）后，听力无好转，此后右耳间断流脓性分泌物，入院前1月出现间断性右耳疼痛，伴头痛（右枕部为著），疼痛发作时右侧巩膜充血明显。门诊查纯音测听右耳混合性聋。鼓室压图示：右耳B型鼓室压图，左耳A型鼓室压图。耳内镜检查：右耳鼓膜穿孔，可见肉芽堵塞，左侧鼓膜完整（彩图1-1-9-1）。颞骨CT示；右外耳道底、中耳鼓室、鼓窦及乳突气房内软组织密度影，右听骨链不规则，鼓室天盖不完整（图1-1-9-2）。颅底MRI示：右侧中耳乳突炎，累及颞骨岩尖。咽鼓管，右侧咽旁间隙及翼内肌，并经圆孔延伸至颅底伴右侧颞部底面肥厚性硬脑膜炎（图1-1-9-3）。PET-CT检查：双肺多发局限性气肿伴右肺下叶肺大泡，左侧第11肋椎关节区代谢增高，考虑炎性病变。腰椎穿刺脑脊液化验：脑脊液白细胞数32个。免疫学检查：免疫球蛋白G（IgG）1210.00 mg/dL（751-1560 mg/dL），IgG_4亚类967-1040 mg/dl（80-1400），IgG1、IgG2、IgG3、IgE均在正常范围内。血清淀粉样蛋白A 30.75-37.81 mg/L（0-10）。免疫球蛋白A（IgA）340.00 mg/dl，免疫球蛋白M（IgM）148.00 mg/dL，补体C_3、C_4（-）。炎性指标：血沉49 mm/h，C反应蛋白33.3 mg/L（0-8.0）。肿瘤标志物CEA 7.05ng/mL（0-4.7），AFP、CA125、CA153、CA199、NSE（-）。自身抗体：ANCA3项、ANA抗体谱、ASO、RF（-）。眼科会诊：结膜轻度充血略水肿，角膜透明，前房房水清，晶体轻度混浊。考虑为葡萄膜炎。

患者行右侧改良乳突根治术。术中见：右侧鼓膜紧张部肉芽，鼓窦及上鼓室未见明显异常，听骨链完整，颅中窝脑板及乙状窦骨板完整，面神经骨管和外半规管骨板完整。病理结果：黏膜慢性炎症伴炎性渗出坏死，多量淋巴细胞、浆细胞浸润，另见大量角化物。免疫组化：CD38、CD138浆细胞阳性，IgG、IgG_4散在阳性细胞，IgG_4阳性细胞绝对值约50个/HPF，IgG4/ IgG+大约50%，考虑IgG4相关性硬化性疾病（彩图1-1-9-4）。

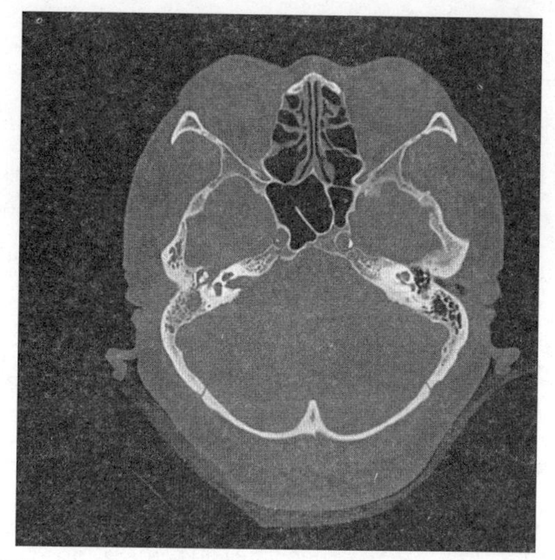

图 1-1-9-2　颞骨 CT 可见右外耳道底、中耳鼓室、鼓窦及乳突气房内软组织密度影，右听骨链不规则，鼓室天盖不完整

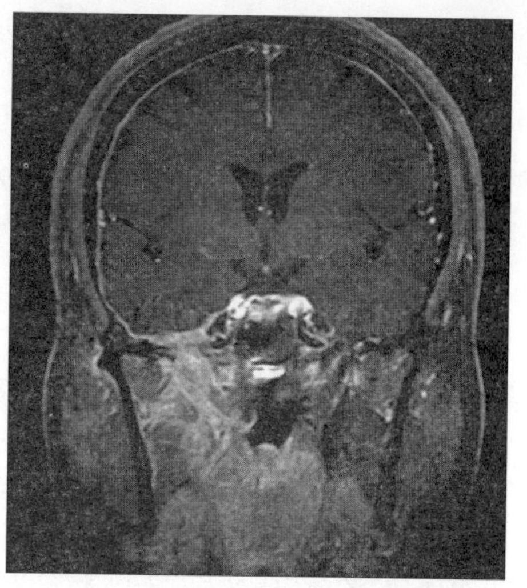

图 1-1-9-3　颅底增强 MRI　可见右中耳乳突炎，累及颞骨岩尖、咽鼓管、右侧咽旁间隙及翼内肌，并经圆孔延伸至颅底伴右侧颞部底面肥厚性硬脑膜炎

给予足量激素（甲强龙 80 mg，每日 1 次，iv，3 d，40 mg，每日 1 次，iv，泼尼松 50 mg，每日 1 次，其后规律减量）及环磷酰胺 100 mg，12 月，同时加强补钙和抑酸治疗，患者自觉右耳及右枕部疼痛症状明显缓解，巩膜充血症状好转。监测炎性指标 ESR 降为 6 mm/h，C 反应蛋白 1.75 mg/L 。针对肥厚性硬脑膜炎，腰穿脑脊液压力 210 mmH_2O，脑脊液蛋白 0.52 g/L 的治疗，给予地塞米松磷酸钠注射液 10 mg 及甲氨喋呤注射液 10 mg 鞘内注射后，脑脊液压力降至 160 mmH_2O。患者口服泼尼松及复方环磷酰胺治疗半年后复查右耳疼及头疼消失，耳镜检查：右耳干耳，鼓膜完整（彩图 1-1-9-5）。

【临床诊治解析】

（1）本例患者头疼病史，查颅底 MRI 发现肥厚性硬脑膜炎，该信息提示我们，乳突根治术后病理行 IgG4 相关性染色，示纤维性硬化灶背景上多量淋巴细胞，浆细胞浸润，淋巴滤泡形成，无明显肌纤维母细胞浸润，IHC：IgG_4 >50/HPF，IgG_4/IgG >50%，符合 IgG_4 相关性疾病的诊断标准。

（2）值得一提的是该病例中血清 IgG 水平并未升高，2020 年《IgG4 相关性疾病诊治中国专家共识》指出血清 IgG_4 升高作为诊断标准的项目，特异性不高，并非所有 IgG_4-RD 患者的血清 IgG_4 水平都会升高，因此该指标既不是 IgG_4-RD 诊断的充分条件，也不是必要条件。应充分结合患者的临床表现、影像学检查及病理检查结果等。

（3）组织病理学阳性是诊断的金标准。需要注意的是本病应与恶性病变相鉴别。所以本例患者查肿瘤标志物及 PET-CT 除外肿瘤等。

【专家点评】

IgG_4 RD 累及耳部少见，诊断需要依据 IgG_4 阳性浆细胞在中耳黏膜的浸润情况。此病属于系统性疾病，早期诊断至关重要，尽早治疗是患者获得良好预后的关键。需引起临床医生重视。

【总结】

IgG_4-RD 作为一种新命名的全身性疾病，被发现的累及器官正逐步增多。临床医生应重视此疾病的诊断，对于怀疑病例，血清免疫指标的检测及病理免疫组化对该病的诊断是必不可少的。

（胡明　程岩　天津市一中心医院）

【参考文献】

[1] 季兰岚，张卓莉. IgG_4 相关疾病诊断及治疗的国际专家共识 [J]. 中华风湿病学杂志，2016，20（8）：576.

[2] AGAIMY A，IHRLER S.Immunoglobulin G4（IgG4）-related disease. A review of head and neck manifestations[J]. Pathologe，2014，35（2）：152-159.

[3] 周佳鑫，张文.《IgG_4 相关性疾病诊治中国专家共识》解读 [J]. 临床肝胆病杂志，2021，37（9）：2062-2065.

第十节　鼓室体瘤

一、疾病概述

鼓室体瘤是起源于鼓室的舌咽神经鼓室支或迷走神经耳支的副神经节瘤，也称为鼓室副神经节瘤。最早于 1953 年由 Guild 教授首先报道，虽然鼓室体瘤总体发病率低，但在颞骨肿瘤中该病较常见。鼓室体瘤生长缓慢，主要经过解剖通道向邻近组织扩张性生长，当肿瘤未抵及鼓膜时，耳镜检查无法直接看清肿瘤，加之临床医生对于该病意识不强，易被误诊。据报道其发病年龄主要在 30~50 岁之间，男女比为 1∶1.6~2.0，甚至 1∶6。

该病初期可能仅表现为搏动性耳鸣，肿瘤缓慢生长压迫周围结构时可出现渐进性听力下降、眩晕、耳痛、耳流脓及血性分泌物等症状。早期检查鼓膜后内侧可透见樱红色搏动肿物，病变进展肿瘤突破鼓膜形成外耳道肉芽样肿物，有接触性出血。颞骨 HRCT 早期倾向于鼓岬表面的软组织肿物，局限于鼓室或乳突房内，后期听骨链常常被包裹、破坏。当鼓室体瘤合并中耳乳突炎时，中耳乳突的炎症表现往往会掩盖鼓室体瘤的软组织结节或肿块影，CT 扫描往往较难辨别鼓室内肿块，常会被单纯诊断为中耳乳突炎，造成漏诊或误诊。MRI 可以很准确显示肿瘤的形态、范围。T_2WI 是很敏感的序列，鼓室体瘤富含水分而呈高信号影，T_2WI 可以发现 CT 不能发现的很小的肿瘤及合并的病变，如果鼓室体瘤合并中耳乳突炎，则都表现为高信号，炎症较肿瘤信号更高。T_1WI 鼓室体瘤大部分呈等信号影，但是少部分可能有含铁血黄素而略呈高信号。因鼓室体瘤是富血供肿瘤，增强后肿瘤呈局限性显著异常对比强化，以接近血管的强化程度为其特点。所以怀疑鼓室体瘤时，务必行 MRI 增强。MRI 常常被作为鼓室体瘤影像诊断的首选方法，而 CT 和血管造影作为术前辅助检查手段也必不可少。

由于肿瘤富含血管并且生长在狭小的中耳腔，毗邻听骨链、面神经、耳蜗等重要结构，并且其间质血管丰富，包裹并侵蚀血管、神经，腐蚀致密骨组织导致颅底骨质破坏、重要颅神经损伤，因此治疗比较棘手。目前大多学者主张手术治疗，手术方法可根据病变部位、范围、有无颅内侵犯等选用，主要包括经外耳道入路、经乳突——面神经隐窝入路、经颞下窝入路、经枕下乙状窦后入路以及其他联合入路等。但对于一些病变范围广泛、难以手术切除或手术切除不满意者，或全身情况不能手术者，可采用放射治疗。

二、病例介绍

鼓室体瘤1例

患者女性，56岁，既往体健。主因“右耳闷堵、听力下降伴搏动性耳鸣5年余”收入院。患者5年前无明显诱因出现右耳闷堵、听力下降，伴搏动性耳鸣，无明显耳痛、耳流脓，无头痛。多次就诊均考虑“中耳炎”，间断口服抗生素、桉柠蒎及氧氟沙星滴耳等治疗，未见好转。

耳内镜检查右侧鼓膜樱桃红色，向外膨隆（见彩图1-1-10-1）；纯音测听示右耳中重度传导性聋，声导抗呈“B”型曲线；乳突CT检查右侧鼓室及乳突内密度增高影，见图（1-1-10-2）；内耳MRI检查示右侧鼓室扩大，其内可见不规则等T1、等T2信号结节影，突向岩骨尖，大小约1.0 cm×0.5 cm×0.5 cm；右侧乳突可见长T1、长T2信号；增强MRI鼓室结节影呈明显强化，见图（1-1-10-3）。考虑鼓室占位合并乳突阻塞性炎症，遂全麻下行显微镜下鼓室病损切除术＋乳突改良根治术＋Ⅰ型鼓室成形术，术中见鼓室内鲜红色光滑肿物，呈搏动性，易出血，蒂部位于鼓岬表面，术后病理回报为副神经节瘤。

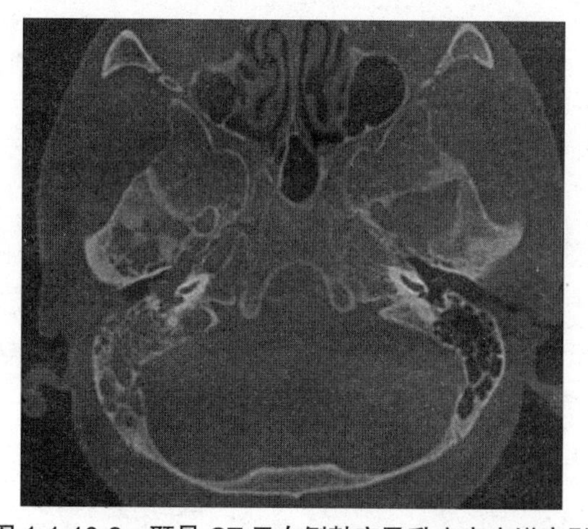

图1-1-10-2 颞骨CT示右侧鼓室及乳突密度增高影

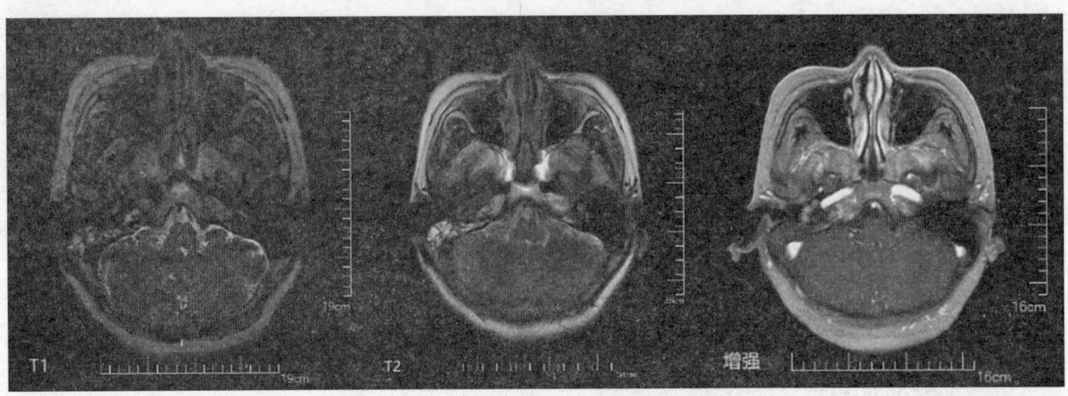

图 1-1-10-3 内耳 MRI 及增强 MRI 可见右侧鼓室扩大，其内可见不规则等 T_1、等 T_2 信号结节影，突向岩骨尖，大小约 1.0 cm×0.5 cm×0.5 cm；右侧乳突可见长 T_1、长 T_2 信号；增强 MRI 鼓室结节影呈明显强化

【临床诊治解析】

（1）患者主诉“耳闷、听力下降、搏动性耳鸣”病史，长达 5 年余，且主诉中并未提及“耳痛、耳溢液”等中耳炎典型表现。初步耳镜检查见鼓膜呈红色，“红色鼓膜”多考虑急性中耳炎鼓膜充血，但特发性血鼓室、耳硬化 Schwartze 征、鼓室体瘤及颈静脉球瘤等疾病鼓膜也呈现“红色”。此病例病程长，主诉中未出现中耳炎典型症状，且在中耳炎对症治疗无效，尤其合并搏动性耳鸣情况下，应考虑鼓室内是否存在占位性病变（鼓室体瘤及颈静脉球瘤）的可能。

（2）进一步完善乳突 CT 及内耳增强 MRI，结果回报鼓室占位性病变，病变位于鼓岬，范围较为局限，乳突病变考虑阻塞性炎症，遂经耳后入路行鼓室病损切除 + 改良乳突根治 + Ⅰ型鼓室成形术，术后病理回报副神经节瘤。颈静脉 - 鼓室副神经节瘤，亦称颈静脉球瘤，包括鼓室体瘤和颈静脉球瘤，此病例病变位于鼓室鼓岬，未与颈静脉孔区相连，因此诊断为鼓室体瘤。

（3）鼓室体瘤是一种起源于鼓室舌咽神经鼓室支或迷走神经耳支的化学感受器肿瘤，临床不多见，易误诊。虽然鼓室体瘤多为良性肿瘤，但仍约 3% 表现为一定程度的侵袭性生长，可能发生包括局部淋巴结、骨、肺、肝脏和其他部位的远处转移，转移最迟出现在发现原发灶后 30 年。因此对其诊断和治疗，应引起临床医师高度重视。

【专家点评】

1）结合此病例耳闷、听力下降、搏动性耳鸣的病史，查体鼓膜呈樱桃红色，乳突 CT 可以发现鼓室内鼓岬表面的软组织密度影，边界清楚。MRI 检查发现鼓室内鼓岬旁明显强化肿块影，上述表现有助于术前诊断，考虑鼓室体瘤、颈静脉球瘤、面神经肿瘤等，需进一步鉴别，根据病变范围制定手术方案。

2）鼓室体瘤起源于中鼓室，颈静脉球瘤起源于颈静脉球或者起源于下鼓室而侵犯颈静脉球，病变早期时二者易区分，而病变范围较广时，MRI 增强扫描二者均可表现肿瘤内散在点、条状低信号流空血管影与瘤实质高信号形成明显对比，称为“盐和胡椒征”，此时 MRV 颈内静脉不显影可作为颈静脉球瘤与鼓室体瘤鉴别方法。

3）根据鼓室体瘤大小，是否侵及颈内动脉、颅内等，目前普遍应用 Fisch 分型为 A、B、C、D 四型。不同的分型对于患者意味着不同的治疗方式。

（1）A 型：肿瘤局限于中耳腔（鼓室体瘤）。

（2）B 型：肿瘤局限于鼓室 - 乳突区域，迷路下骨质没有破坏。

（3）C 型：肿瘤侵犯迷路下，扩展到岩尖部，并破坏该处骨质。

（4）D1 型：肿瘤侵入颅内，直径小于 2 厘米；D2 型：肿瘤侵入颅内，直径大于 2 厘米。

4. 术前禁止穿刺或活检，以防导致不可控制的出血。治疗以手术治疗为主，手术进路与切除范围应该采取个体化的方案。因术中易出血，对于较大的肿瘤可行供血动脉的栓塞，以减少术中出血，有利于完整切除肿瘤。病变范围广泛无法手术或者肿瘤部分切除后遗留病变、术后复发者可考虑放射治疗。

【总结】

（1）鼓室体瘤本质上为副神经节瘤，因早期生长在鼓室而得名，此瘤在组织结构上属于化学感受器瘤，虽然副神经节瘤可能合成和储存儿茶酚胺，但由于产生太少，大部分患者无儿茶酚胺分泌过多症状，仅 1% 患者临床上表现有头晕、头痛、面色潮红、多汗、心悸等症状，绝大多数属于良性无分泌性副神经节瘤。

（2）早期局限于鼓室可有与脉搏一致的搏动性耳鸣，进行性听力下降，耳胀满感，后期可有反复耳出血、耳痛、面瘫等。早期体检发现鼓膜后内侧透见红色肿物，后期可浸润或穿破鼓膜，形成红色或灰色息肉样肿物，有包膜，容易有血性耳溢液，感染时易出现耳流脓现象，易被误诊为慢性化脓性中耳炎或中耳胆脂瘤。

（3）MRI 作为首选影像学方法，T_1 为等信号，T_2 为略高信号且信号不均，强化核磁病灶呈现明显强化，典型的呈“盐和胡椒征”（salt and pepper sign）。CT 检查能清晰显示病变范围及骨质破坏程度。根据 Fisch 分型，决定治疗方案。

（王林　杨相立　天津市人民医院）

【参考文献】

[1] 孔维佳. 耳鼻咽喉头颈外科学（全国高等学校教材供 8 年制及 7 年制临床医学等专业用）[M]. 第 2 版. 北京：人民卫生出版社，2010：209.

[2] 郝欣平，李永新，于子龙，等.20 例鼓室球瘤的临床特征与手术疗效 [J]. 中华耳科学杂志，2015，13（3）：497-500.

[3] 韩东一. 神经耳科及侧颅底外科学 [M]. 北京：科学出版社，2008：998，1000-1001.

[4] 鲜军舫，王振常，罗德红. 头颈部影像诊断必读 [M]. 北京：人民军医出版社，2007：275.

[5] LACK EE.Tumors of the adrenal gland and extrl-adrenal paraganglia.3rd ed[M].Washington DC：Armed Forces Institute of Pathology，1997.

第十一节 腺样囊性癌

一、疾病概述

腺样囊性癌(adenoid cystic carcinoma, ACC)是一种涎腺来源的头颈部恶性肿瘤,占所有头颈部肿瘤的1%~5%。腮腺和口腔是最常见的发病部位,原发于耳部者罕见,发病年龄多在50~60岁,女性发病稍高于男性,近30年来发病率有下降趋势。

(一)ACC的临床特点

(1)嗜神经生长特性,神经受累率达40%~67%。

(2)局部浸润性生长,除累及神经外,还可累及骨(41%)、淋巴管(38%)、血管(3.8%~23.0%)。

(3)局部复发率高,局部复发率达26.7%~36.0%。

(4)颈部淋巴结转移率低,约为3.6%~17.0%。

(5)易发生远处转移,远处转移率约为22%~48%,肺是最常见的远转器官,可占70%。

(6)早期不易发现,诊断时多已是晚期病变。

(7)具有"惰性"的生物学行为,带瘤生存期较长,无休止的缓慢生长,即使局部复发或远处转移仍能生存较长时间。

(二)影像学

ACC表现并无特异性。CT较特征性的改变是瘤内可见密度不均、不规则片状低密度影,多个小囊状低密度影形成筛孔状改变。MRI可作为ACC评估的首选,应高度关注肿瘤周围神经通路上的改变。早期的中耳、外耳道只见软组织肿块,进而出现骨壁虫蚀样侵蚀破坏,侵入鼓室、乳突或颞颌关节可见相应部位的骨质不规则破坏。增强扫描,肿瘤可有轻度强化。

(三)诊断

只能依靠病理学检查。病理上将其分为实性、管状、筛状3种类型,其中筛状最为常见,筛状或管状预后较好。

(四)治疗

腺样囊性癌易沿神经、血管浸润性生长,局部侵袭性强, ACC的实际侵袭范围远大于肉眼可见范围,手术是ACC治疗首选,首次手术应采用扩大切除或根治手术,尽可能保证病理确定的切缘阴性。对局限于中耳乳突腔内较小的肿瘤,可行乳突根治术或扩大的乳突根治术。肿瘤已侵犯内耳、岩尖者,行颞骨次全切除术或颞骨全切除术。有淋巴结转移者,应采用颈部淋巴结廓清术。术后切缘阳性或肿瘤高度怀疑具有神经浸润难以切除干净的患者术后应辅以放疗,消除神经及淋巴管受累,提高局部控制率。

二、病例介绍

首诊为慢性化脓性中耳炎的腺样囊性癌 1 例

患者,女性, 67 岁,主诉:右耳痛伴听力下降 2 年余。患者 2 年前无明显诱因出现右耳痛,伴听力下降,伴持续性低调耳鸣,偶有血性分泌物,自行抗炎治疗后好转,后症状反复发作,近 2 月来自觉右侧颜面部麻木感,偶有头晕,就诊于我科门诊,颞骨 CT 报告为右侧中耳乳突炎(见图 1-1-11-1、图 1-1-11-2)。入院查体:患者一般状况良好,右侧外耳道少许稀薄分泌物,右侧鼓膜紧张部大穿孔,鼓室见肉芽组织堵塞,乳突无压痛。纯音测听:左耳听力正常,右耳传导性聋,听力 60 dB,气骨导差 40 dB。中耳分析:左耳 AS 型曲线,右耳 B 型曲线。完善术前准备,在全麻下行右侧改良乳突根治术 + 鼓室成形术 + 耳甲腔成形术,术中鼓室及鼓窦入口见大量肉芽组织。术后病理:腺样囊性癌。联系影像科再次详细阅读颞骨 CT 发现:右侧咽隐窝变浅变窄,临近深部肌群间可见软组织肿块影,边界欠清。进一步完善鼻咽增强 MRI(见图 1-1-11-3),考虑鼻咽右侧壁恶性肿瘤,并颅底、斜坡及邻近骨质侵犯,突破颅底侵及右侧颞叶,需考虑小涎腺来源的恶性肿瘤。向患者及家属交代病情,建议行进一步检查及治疗,患者及家属拒绝进一步检查并放弃治疗。

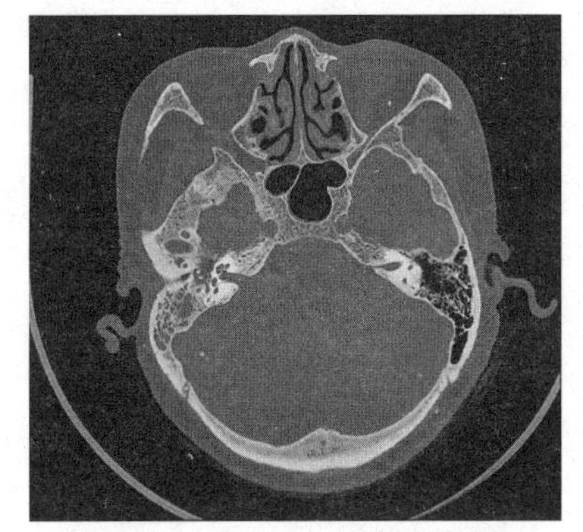

图 1-1-11-1 术前中耳 CT(轴位)
示右侧中耳乳突炎

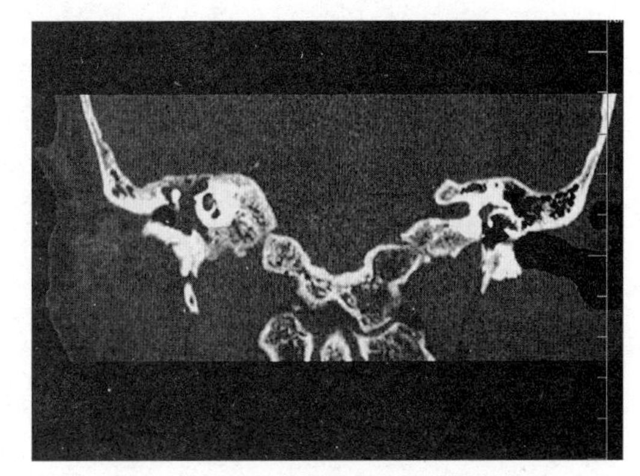

图 1-1-11-2 术前中耳 CT(冠状位)
示右侧中耳乳突炎

【临床诊治解析】

1)影像科报告不充分,颞骨 CT 未重视鼻咽部病变。

2)临床医师过分依赖影像科报告,术前阅片不充分。对于腺样囊性癌等少见疾病的警惕性不够,本病发病率低,诊治过程中往往形成惯性思维,易造成少见疾病的漏诊或延误诊治。

3)对于有血性耳道溢液伴耳痛、颜面部感觉异常者,应考虑到中耳恶性病变尤其是中耳癌的可能。

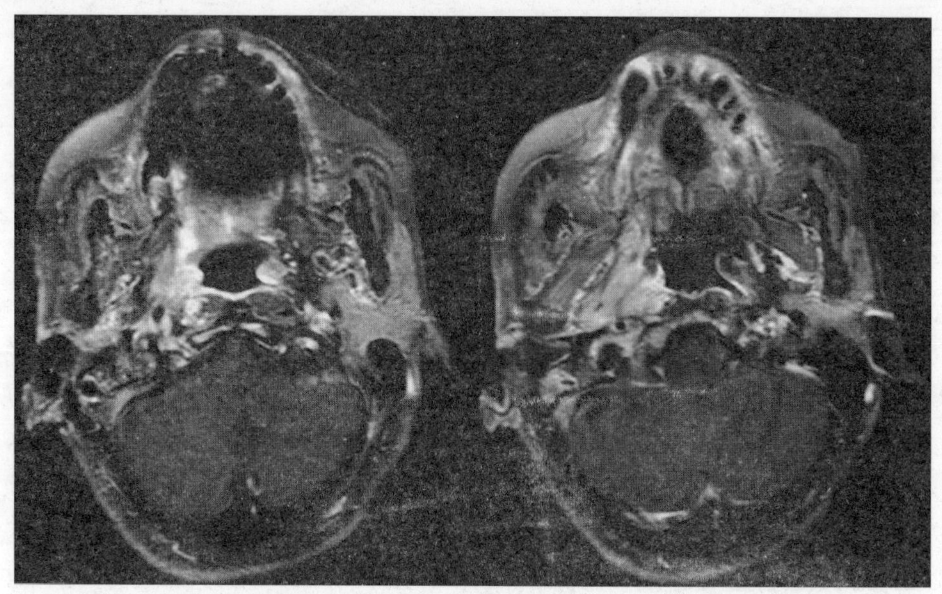

图 1-1-11-3 术后鼻咽 MRI 示鼻咽右侧壁恶性肿瘤，右侧中耳乳突渗出性病变

(1)中耳癌可原发于中耳，或由原发于外耳道、鼻咽、颅底或腮腺等处的癌肿侵犯中耳而来。约 80% 的中耳癌患者有慢性化脓性中耳炎病史，40-60 岁为好发年龄。以鳞癌最多见，其次为腺样囊性癌，中耳乳头状瘤亦可发生癌变，肉瘤少见。

(2)中耳癌临床表现有：耳内出血或耳内血性分泌物，局部疼痛，耳聋，张口困难，面瘫，眩晕，其他神经受累、淋巴结转移、远处转移等相应症状。发病迅速，症状出现较早。查体中耳或外耳道内有肉芽、息肉样或乳头状新生物，切除后迅速复发或触之极易出血。影像学表现多呈不规则软组织团块影，不均匀强化，内部常见低密度液化坏死，骨质多为虫噬样破坏，易侵犯周围结构。

4)疑有恶性肿瘤，须行中耳增强核磁 +DWI 检查，明确肿瘤病变及范围。

5)术前常规应电子鼻咽喉镜检查明确咽鼓管咽口、鼻腔、鼻咽腔情况。

6)术中发现鼓室肉芽组织侵及岩尖部，病变范围广，应行冰冻病理检查，及时明确中耳恶性肿瘤诊断，术中病情变化及时告知家属，在安全前提下尽量扩大病变切除范围。

【专家点评】

腺样囊性癌发病率低，早期惰性生长且无特异性临床表现，误诊、漏诊率较高。对于临床表现为耳痛、有血性耳道溢液、颜面部感觉异常、应考虑到中耳恶性肿瘤的可能，应取活检以明确诊断。术前应详细采集病史，详细的术前检查以评估病情，包括常规耳科学检查，还应进行鼻内镜或电子鼻咽喉镜检查明确鼻腔、鼻咽腔、咽鼓管咽口情况。影像学检查明确病变范围，常规 CT 检查判断肿瘤骨质侵犯，考虑肿瘤行 MRI 平扫和强化 +DWI 检查评估软组织延伸范围，必要时行 PET-CT 检查。明确诊断后采取规范的手术治疗，避免漏诊误诊及误治。

侧颅底肿瘤外科治疗的目的是在保证患者生命安全的基础上，彻底切除肿瘤，降低患者的死亡率，提高患者的生活质量。侧颅底外科的治疗原则主要包括以下。

（1）充分暴露：通过去除骨质及软组织达到暴露肿瘤边缘的目的，保证肿瘤得到彻底切除；同时为操作预留足够的空间，保证操作安全可靠。

（2）充分开放或去除气房、达到结构的轮廓化。

（3）主张彻底切除肿瘤，不推崇“减瘤术”。

（4）术中任何决策均应处理好“生命-病变-功能-外观”的辩证关系，应按照“保证患者生命安全、彻底切除病变、保留结构功能、改善外观”的重要性进行排序和取舍。

此患者术后完善增强核磁检查，发现鼻咽右侧壁恶性肿瘤，并颅底、斜坡及邻近骨质侵犯，并突破颅底侵及右侧颞叶，考虑为鼻咽部腺样囊腺癌侵犯中耳。向患者交代病情但患者放弃进一步检查及治疗，未能病理明确两者是否为同一病变，即腺样囊性癌是否来源于鼻咽部。

【总结】

中耳癌及腺样囊性癌的早期临床表现缺乏明显特征，容易误诊为慢性中耳炎。应仔细询问病史及症状，在诊断慢性化脓性中耳炎时如遇下述情况应高度警惕中耳癌及腺样囊性癌的存在以下几点。

（1）中耳炎患者出现中耳反复流脓，有血性分泌物者。

（2）中耳或外耳道内有肉芽组织及乳头状新生物，切除后迅速复发或触之极易出血者。

（3）耳深部持续性疼痛者。

（4）出现周围性面瘫，张口受限，剧烈头痛。

病理检查为确诊中耳癌及腺样囊性癌的可靠方法，建议组织活检或术中冰冻病理明确诊断，可为选择治疗提供依据。

（王虹园　任庆　程万民　天津市第五中心医院）

【参考文献】

[1] 何观文，王全桂. 头颈部腺样囊性癌研究进展 [J]. 国际耳鼻咽喉头颈外科杂志.201 8，42（1）：27-31.

第十二节　周围性面瘫

一、疾病概述

周围性面瘫是指发生在面神经核及核以下部位的面神经损伤导致的面神经麻痹。周围性面瘫病因较多，其中最为常见的是特发性面神经麻痹（贝尔面瘫），约占70%，其他病因包括：带状疱疹感染、中耳炎、面神经肿瘤、腮腺肿瘤、格林-巴利综合征、糖尿病周围神经病、HIV感染、脑干卒中、面神经外伤等。

（一）临床表现

周围性面瘫多为单侧发病，表现为受累侧闭目、皱眉、鼓腮、示齿无力，鼻唇沟及额纹变浅或消失、口角向对侧歪斜,根据面神经的受累部位不同,可伴有舌前 2/3 味觉障碍、泪液分泌障碍、听觉过敏,也可伴有同侧耳后疼痛或乳突压痛。双侧完全面瘫者面部呆板无表情。

(二)诊断

1. 根据面瘫的临床表现,需区分周围性面瘫还是中枢性面瘫　由于前额肌肉受双侧运动皮质束支配,中枢性面瘫前额通常不受累,可通过皱额,观察额纹是否变浅或消失来进行判断。

2. 面神经功能评价

1)定量评价

确诊为周围性面瘫后,常采用 House-Brackmann 面瘫分级系统评估患者的面神经功能,判断面瘫严重程度,以指导制定治疗方案及随访、疗效评价。House-Brackmann 面瘫分级分六级:Ⅰ级为正常;Ⅱ级为轻度功能异常;Ⅲ级为中度功能异常;Ⅳ级为中重度功能异常;Ⅴ级为重度功能异常;Ⅵ级为完全麻痹,无运动。Ⅰ~Ⅲ级可闭目;Ⅳ~Ⅵ级闭目不全。

2)定位检查法

(1)镫骨肌反射测定:镫骨肌反射消失时提示面神经镫骨肌支以上部分损害。

(2)味觉检查:味觉减退提示鼓索神经分支以上损害。

(3)泪腺分泌实验:阳性提示膝状神经节以上部位损害。

3)电生理检查

电生理检查是评估神经功能的一种客观手段,常用检查包括面神经电图(ENoG)和面肌电图(EMG)。ENoG 在发病后 4~21 天对于判断面瘫预后及是否选择手术减压具有重要意义,面神经变性超过 90% 意味着恢复差,需要早期面神经探查减压手术。EMG 可记录面肌动作电位,记录不到任何电活动,表示神经完全麻痹;若面肌失神经支配 2~3 周后出现纤颤电位,提示下运动神经变性;6~12 周出现多相神经再支配电位,提示面肌功能出现早期恢复。

(三)治疗

确诊周围性面瘫后,应根据可能的病因给予患者相应的治疗。如病因不能明确者,一般先以贝尔面瘫对症治疗。

(1)贝尔麻痹:常用类固醇激素、血管扩张剂、神经营养药等药物治疗,可以辅助理疗、针灸等。

(2)HUNT 综合征:抗病毒和类固醇激素治疗为主,辅助血管扩张剂、神经营养药、理疗、针灸等。

(3)慢性化脓性中耳炎并发面瘫:应立即行乳突根治术清除病变及探查面神经受损情况,酌情采取相应治疗方法。

(4)肿瘤所致周围性面瘫:如面听神经、腮腺等部位肿瘤,可手术切除原发肿瘤,必要时行神经修复术。

(5)神经莱姆病:流行病学蜱咬伤病史,双侧面瘫,红斑、发热等全身症状,可予多西环素 / 阿莫西林治疗 2~3 周。

(6)其他:如 HIV 相关面瘫、医源性或外伤性面神经损伤、梅罗综合征等所致的周围性面瘫,均需明确病因,给予相关治疗。

二、病例介绍

病例 1 首诊为贝尔面瘫的 HUNT 综合征 1 例

【病例诊疗过程】

患者,女性,46 岁,既往体健。主诉:左面部活动障碍 1 天。现病史:1 天前,患者无明显诱因出现口角歪斜,左眼睑不能完全闭合,无外耳流脓,无耳周疼痛,无听力下降,无眩晕呕吐,为求彻底诊治住院治疗。入院查体:体温: 36.2 ℃,脉搏: 72 次 / 分,呼吸: 18 次 / 分,血压: 120/80 mmHg。神志清楚,专科检查见口角右偏,左侧鼻唇沟变浅,鼓腮、示齿无力,左侧额纹变浅,左眼睑不能完全闭合。面神经功能 House-Brackmann 分级 IV 级。入院诊断:贝尔面瘫。予口服泼尼松片激素治疗,银杏叶提取物注射液改善循环,红霉素眼膏涂眼,注射用腺苷钴胺、维生素 B_1 营养神经治疗。治疗 4 天,患者面瘫无明显改善,出现左耳周疼痛,耳聋、耳鸣及头晕等新发症状,检查左耳甲腔皮肤红肿,可见点、片状疱疹样物生长(见图 1-1-12-1)。纯音测听检查提示左耳轻度感音神经性聋,镫骨肌反射消失,ENoG 显示左侧面神经变性 60%。修正诊断: HUNT 综合征(左耳)。考虑第 VII、VIII 颅神经受累,加用更昔洛韦注射液抗病毒治疗,更昔洛韦眼膏局部涂擦皮肤,药物治疗一周后,辅助中医针灸、理疗等治疗。治疗 2 周后,耳廓疱疹结痂,静止状态面部表情基本对称,面瘫基本恢复(从 IV 级恢复到 II 级),耳鸣、耳聋、头晕等症状消失。

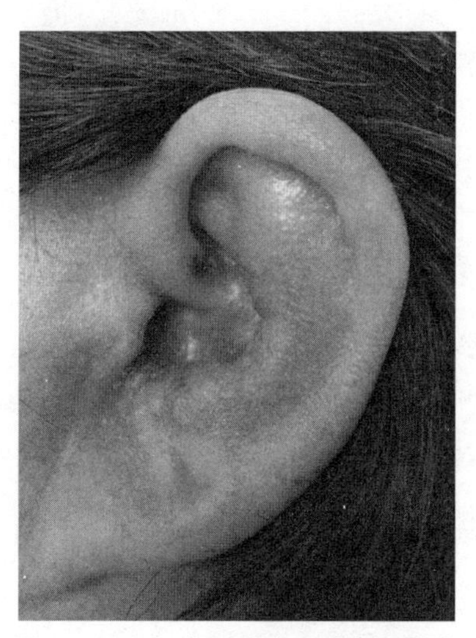

图 1-1-12-1 左耳耳廓疱疹初期改变

【临床诊治解析】

(1)患者以“特发性面神经麻痹”为首发症状入院,初步诊断:贝尔面瘫,予类固醇激素、血管扩张剂、神经营养剂等药物治疗，前期诊疗方案正确。

（2）伴随出现耳部带状疱疹体征及颅神经受累症状，明确周围性面瘫病因是带状疱疹病毒感染所致，针对病因抗病毒治疗，确定诊断及调整治疗方案较为及时。

（3）耳带状疱疹即 Hunt 综合征：是由水痘 - 带状疱疹病毒感染所致的疾病。因面神经膝状神经节疱疹病毒感染所引起的一组特殊症状，主要表现为一侧耳部剧痛，耳部疱疹，可出现同侧周围性面瘫，伴有听力和平衡障碍，故又称为膝状神经节综合征。1907 年由 RamseyHunt 首先描述，故又称为 RamseyHunt 综合征或 Hunt 综合征。

（4）Hunt 综合征临床表现变异很大。疱疹和面瘫出现的时间可先后不一，多数情况下疱疹出现在前，面瘫出现在后，但少数情况下面瘫先于疱疹出现，两者相隔数天甚至 1 周以上。临床医师应多注意病情变化，早发现，早治疗，不应大意，以免漏诊。

【专家点评】

HUNT 综合征是无创性面部麻痹的第二大常见病因，水痘 - 带状疱疹病毒为本病的致病病原体，侵犯儿童可引起水痘，在成年人及老年人则引起带状疱疹，伴或不伴颅神经受累症状。带状疱疹病毒侵犯不同的颅神经会出现相应症状，第 VII 颅神经受累出现周围性面瘫症状，如果累及第 VIII 神经根则可能出现眩晕、恶心、呕吐、眼球震颤、耳鸣和听力损失等，如多根颅神经受累也可出现不典型症状：咽痛、吞咽困难、声嘶、剧烈头痛、血压升高、心动过缓等。因此，正确认识 HUNT 综合征对于临床诊疗具有重要意义。与贝尔面瘫相比，HUNT 综合征的预后较差，面瘫恢复程度与变性的面神经纤维数量有关。本病需早期诊断，并在起病 1 周内及时采用高效抗病毒药物、大剂量激素、改善循环、营养神经等联合治疗。对于 HUNT 综合征，早期、合理、系统、规范的治疗，是提高疗效、缩短病程、减少后遗症发生的关键。当面神经电图显示面神经纤维变性 >90%，面神经功能无任何改善并且进行性加重时，应及时行面神经减压术。长时间面瘫或永久性完全性面瘫的患者，可行眼部手术或面部整形手术。

（马洪峰　程万民　天津市第五中心医院）

病例 2　以面瘫为首发症状的淋巴母细胞淋巴瘤 1 例

【病例诊疗过程】

患儿，男，9 岁，主因间断右侧口角歪斜伴右侧耳痛 1 月余，加重 3 天入院。患儿入院前 1 月余无明显诱因间断出现右侧口角歪斜，伴右耳疼痛，右眼偏斜，每次持续约 20~100 min，可自行恢复正常，病情间断发作，无发热、头痛、头晕及眩晕，无张口受限，无耳溢液及听力下降。无头部外伤史。入我科前 3 天口角歪斜呈持续性，无缓解，门诊初步考虑“右侧中耳乳突炎”收入院治疗。专科查体：右侧鼻唇沟变浅，张口时口角左偏，伸舌无偏斜，鼓腮漏气，右侧额纹消失，右眼闭合不全，无溢泪。右侧外耳道后壁肿胀，右侧外耳道变窄，鼓膜不能窥及，右侧乳突区压痛，无红肿。颞骨 CT 示：右侧中耳鼓室及乳突小房渗出性病变，右侧外耳道软组织密度影（见图 1-1-12-2）。头颅及耳 MRI 示：右侧外耳道可见软组织信号影，右侧中耳鼓室及乳突小房渗出性病变；双侧上颌窦、筛窦、蝶窦黏膜增厚（见图 1-1-12-3），余未见异常。头颅 MRA 未见异常。入院后初步考虑：右侧周围性面瘫（HB Ⅳ 级），面瘫原因待查，右侧中耳乳突炎。神经内科给予营养神经药物等保守治疗病情无明显改善。后转入耳鼻咽喉科治疗，全麻下行右侧中耳乳突探查术，术中见乳突、鼓窦内大量肉芽及淡黄色物质，面神经管垂直段破坏并被覆肉芽组织，部分组织送病理检查。术后病理回报：（右乳突）镜下见形态一致的小蓝细胞，部分坏死，考虑造血系统肿瘤，淋巴母细胞瘤不除外，检材小、变性较严重，TDT 表达欠佳，建议骨髓及流式细胞学检测。免疫组化：CD43（+）、CD3（-）、CD20 少（+）、CD79a 部分弱（+）、CD1a（-）、MPO 散在（+）、CD56（-）、Syn（-）、mogenin（-）、TDT 部分弱（+）、ki67 弱（+）约 40%。外院病理（右乳突）：送检少量组织，变性明显，蛋白水平表达 CD34、CD19，增殖活性较高，综合年龄分析，考虑为幼稚造血细胞肿瘤，B 淋巴母细胞淋巴瘤不除外。PET-CT 检查：右乳突下结节，PET 显像可见放射性浓聚，考虑恶性淋巴瘤可能性大，脾大。结合患儿病史、术后病理免疫组化及 PET-CT，最后诊断为前体 B 淋巴母细胞淋巴瘤。后就诊于天津市肿瘤医院，予以“阿糖胞苷 + 柔红霉素 + 泼尼松”化疗治疗，术后 3 个月随访患儿，面瘫症状基本消失，但阿糖胞苷鞘内注射后出现双下肢活动障碍。

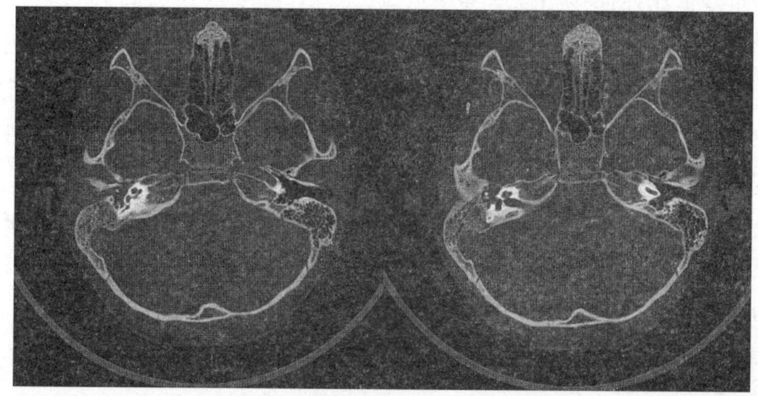

图 1-1-12-2　颞骨 CT（轴位）示右侧中耳鼓室及乳突小房渗出性病变，右侧外耳道软组织密度影

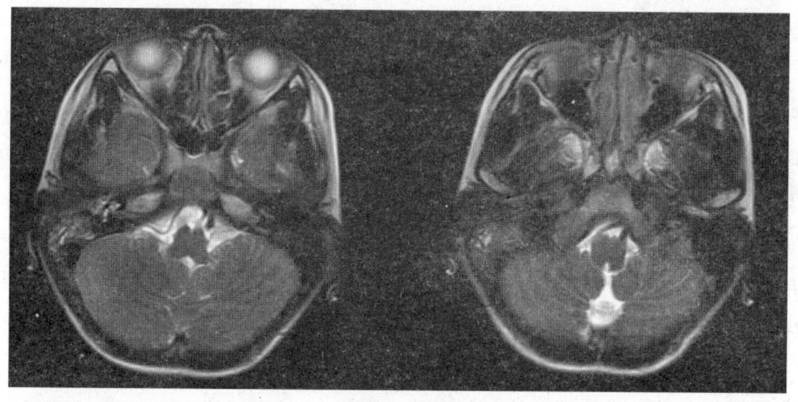

图 1-1-12-3　右侧外耳道可见软组织信号影，右侧中耳鼓室及乳突小房渗出性病变；双侧上颌窦、筛窦、蝶窦黏膜增厚

【临床诊治分析】

(1)患儿间断右侧口角歪斜1月余,加重3天,查体右侧鼻唇沟变浅,张口时口角左偏,伸舌无偏斜,鼓腮漏气,右侧额纹消失,右眼闭合不全,无溢泪,因此周围性面瘫诊断明确,面瘫原因待查。外周性面瘫为面神经核及面神经核以下面神经的损害。该患儿头核磁未见异常,发病前期无头部外伤史及脑炎病史,故不考虑颅内病变;颞骨面神经管内的面神经受侵犯是面神经麻痹常见原因,颞骨CT及头颅、耳MRI显示外耳软组织影、中耳及乳突炎症性改变,未提示面神经管病变及内听道占位性病变;患儿耳部未见疱疹,故不考虑疱疹病毒感染;无耳部外伤史及中耳、内耳手术史,可排除外伤及医源性导致的周围性面瘫。无传染性或中毒性疾病所致面神经炎。颅外段无面部软组织损伤及骨折,无腮腺肿瘤、外耳肿瘤等表现。而影像学结果与临床表现不相符,临床医师应重视与影像科医师一同阅片,便于及时发现外耳道占位影,应高度怀疑外耳及中耳肿瘤性病变的可能。

(2)淋巴母细胞淋巴瘤,简称为前体淋巴母细胞淋巴瘤(lympho blast lympphoma,LBL)是一种罕见的疾病,占儿童非霍奇金淋巴瘤的40%左右,其中约一半的患儿发病年龄在10岁以上。前体B细胞淋巴母细胞淋巴瘤通常好发于结外,常见部位包括皮肤、咽和骨等。本文报告的患儿发生在外耳及中耳更为罕见。

(3)LBL发病早期症状无特异性,可表现为午后低热、盗汗、乏力或以肿瘤性病灶起病,该患者起病就表现为右周围性面瘫伴右耳疼,检查右侧外耳道后壁肿胀,耳道狭窄,鼓膜不能窥及,右乳突区压痛,颞部CT提示右中耳鼓室及乳突小房渗出性病变,右外耳道软组织密度影;头颅及耳核磁提示右外耳、中耳鼓室及乳突小房炎性病变。初步考虑:右侧周围性面瘫,面瘫原因待查,右侧中耳乳突炎,因此行手术探查并取病理,明确病变性质。该患儿没有典型的中耳乳突炎病史,病史短、症状与面瘫体征及CT、内耳MRI报告严重不符,应行病变活检,尽早明确诊断。

(4)选择病变活检并行病理与免疫组化检测是诊断的金标准。

【专家点评】

LBL早期无特异性症状,易误诊误治:当患者症状与体征不符时要想到复杂疾病的可能;临床医师应重视CT及MRI的阅片,必要时与影像科医师一同阅片,这样能及早发现外耳道占位影,如该患者行耳部MRI强化,检查会更完善,或行PET-CT检查,及时行病理活检,形态学表现与免疫组化的免疫表型特点是诊断LBL的根本依据。该病预后差,死亡率高,一旦确诊建议转到淋巴瘤专业科室进行全面评估后行化疗、放疗或干细胞移植。

【总结】

面瘫的诊断首先是区分中枢性面瘫和周围性面瘫。因为上面部由交叉和不交叉的神经支配,所以单侧中枢性面瘫通常累及下面部,而周围性面瘫通常上面部和下面部均累及。周围性面瘫需进一步明确病因,常见的周围性面瘫有贝尔面瘫、Hunt综合征、外伤性面瘫、化脓性中耳炎并发面瘫、听神经瘤及面神经瘤等。面中下部麻木、耳痛、听觉过敏、无泪、味觉改变是贝尔面瘫和Hunt综合征的常见症状。Hunt综合征还可出现面部和耳部的疱疹、感音神经性听力下降、眩晕。还应询问既往史、家族史及其他方面的病史,除外血液病及代谢病引起的面瘫。还要对面瘫进行评估，了解面神经功能、面瘫分级及定位诊断。针对不同病因及程度进行不同治疗。

（刘广平　天津市儿童医院）

【参考文献】

[1] 孔维佳，周梁. 耳鼻咽喉头颈外科学 [M]. 第三版. 北京：人民卫生出版社，2015：178-181.

[2] 崔丽英. 中国特发性面神经麻痹诊疗指南 [J]. 中华神经科杂志，2016，Vol.49，NO.2：84-86.

[3] 带状疱疹中国专家共识 [J]. 中华皮肤科杂志，2018，51（06）：403-408.

[4] 赵琨，李健东，赵亮，等. 耳部无疱疹的带状疱疹性面瘫 [J]. 中华耳科学杂志，2016，14（02）：291-294.

[5] 姜文奇，王华庆，高子芬，等. 淋巴瘤诊疗学 [M]. 北京：人民卫生出版社，2017：309-318

第十三节　持续性姿势知觉性头晕

一、疾病概述

持续性姿势知觉性头晕（persistent postural-perception dizziness，PPPD）是临床上较常见的慢性头晕形式，是涉及神经科、耳鼻咽喉科、精神心理科等多学科的疾病，在 2015 年被列入 WHO 国际疾病分类 ICD-11 草案中。PPPD 占门诊头晕患者的 10.6%，多见于 45~55 岁的女性，女性是男性的两倍，常伴有前庭性偏头痛（VM）。

（一）发病机制

（1）经典和操作性条件反射建立假说：认为 PPPD 常由急性前庭功能障碍相关疾病如前庭神经炎（VN）诱发，而发作早期的前庭功能障碍是一种特别强的非条件刺激，刺激产生伴有高度焦虑的强烈生理反应，后者增强了条件反射的形成过程。这就触发了一个强化的姿势控制挑战意识，增强了姿势反射的超敏反应，从而促起了 PPPD 症状的产生。

（2）再适应失败假说：认为在早期的急性前庭功能障碍疾病中，机体需抑制来自受损感觉系统的传入，并偏向于利用未受损的感觉系统。同时还需采取高风险姿势控制策略，且对周围环境刺激采取更高级别的警惕性，以提高其稳定性。高风险姿势控制策略不能快速恢复正常，这种再适应的失败就导致了 PPPD 的临床症状。

（3）焦虑相关的神经质和内向型人格特征与 PPPD 联系密切，正常人大脑的前庭及焦虑处理机制有重合。

（二）类型

（1）焦虑：大多数（93%）PPPD 原发于精神因素，其中焦虑症最常见，过度焦虑、强迫型人格或惊恐发作的患者可出现类似前庭障碍的头晕症状。

（2）器质性疾病：PPPD 经常发生在患有耳科疾病（如前庭神经炎 VN 或良性阵发性位

置性眩晕 BPPV)、神经系统疾病(如前庭性偏头痛 VM、脑震荡后综合征)或其他全身性疾病(如心律失常)患者。前庭系统及神经系统可通过边缘系统的活动影响焦虑程度。

(3)自主神经功能紊乱:至少有 80%PPPD 患者伴一种自主神经功能紊乱症状,表现为直立性低血压、体位性心动过速综合征及轻度心率增快伴舒张压下降等。自主神经功能紊乱包括交感神经功能下降和交感神经过度兴奋。

(4)混合因素:上述多种因素交互影响产生。

(三)诊断

PPPD 是慢性前庭障碍性疾病,诊断标准依据 2015 年 WHO 专家共识国际疾病分类 ICD-11 草案,需满足以下 5 条标准。

(1)持续 3 个月或以上的非旋转性头晕及不稳感。症状大部分时间存在,部分患者几乎每日均有症状。

(2)持续性症状没有特定的激发因素,但站立、主动或被动运动、暴露于移动的视觉刺激或复杂的视觉模式环境中会导致症状加重。

(3)这种疾病是由引起眩晕、不稳、头晕或平衡障碍的急性、发作性与慢性前庭综合征,以及其他的神经与内科疾病或心理困扰而引起。

(4)症状导致明显的痛苦或功能障碍。

(5)症状不能由另一种疾病更好地解释。

(四)鉴别诊断

(1)急性眩晕发作后的慢性后遗症:前庭神经炎(VN)、卒中等急性眩晕疾病发作后,可能会遗留慢性反应。如果患者描述在直立姿势、自身运动和暴露于视觉运动刺激时易引起持续性头晕和站立不稳,体格检查和实验室检查都提示代偿完全,表明是 PPPD;检查结果提示代偿不完全,则不支持 PPPD 的诊断;持续性头晕、运动敏感加上头动诱发的眩晕症状和不完全代偿的检查结果,则提示 PPPD 和未代偿状态共存。

(2)发作性眩晕的反复发作:前庭性偏头痛(VM)、梅尼埃病(MD)和 BPPV 等眩晕疾病可继发 PPPD,但这些疾病的眩晕症状与 PPPD 持续性、波动性非旋转性头晕及不稳感不同。

(3)慢性眩晕的持续表现:某些慢性病是 PPPD 的促发因素,如焦虑和抑郁症、脑震荡后综合征、自主神经紊乱和心脏病等。这些慢性病本身也可以引起持续性头晕、不稳感等类似 PPPD 的症状。

(4)其他慢性前庭综合征:包括神经退行性疾病和晕船综合征等。

(5)常服药物的副作用:某些药物可能会诱发头晕、不稳等症状。

(五)治疗

(1)生活治疗及患者教育:对患者进行疾病的宣传教育,保持乐观情绪;多食富含营养而清淡的食物;生活规律、充足睡眠、避免过劳及熬夜;适当运动、避免长期卧床。

(2)神经精神类物治疗:首选选择性 5- 羟色胺再摄取抑制剂(selective serotonin reuptake inhibitor, SSRI),是焦虑障碍的一线治疗药物,主要包括盐酸氟西汀、盐酸舍曲林、盐酸帕罗西汀、氢溴酸西酞普兰、马来酸氟伏沙明等。遵循逐渐加量的原则,过于激进的治疗会导致症状加重,使患者过早地终止治疗,成功的药物治疗需要至少 8~12 周。多项研究显示 SSRI 能有效改善 PPPD 的头晕症状,总体有效率为 68%,伴随症状(焦虑或抑郁)也能得到相应改善。大多数患者对 SSRI 有良好的耐受性,少数患者会出现药物副作用(恶心、睡眠障碍、性功能障碍等)。

(3)认知行为治疗(cognitive behavior therapy, CBT):属于心理行为干预治疗,包括心理教育、行为试验、暴露刺激环境和注意力重新聚焦等。它通过改变患者的思维和行为来改变其不良认知,从而消除患者的不良情绪和行为。

(4)前庭康复治疗:是一系列物理治疗的总称。

二、病例介绍

持续性姿势知觉性头晕 1 例

患者,女, 43 岁,主诉持续性头晕半年,加重半月至我科眩晕门诊就诊。患者于头晕发作之前 1 月,曾因"左耳突发性耳聋伴眩晕"于我科就诊治疗。经银杏叶提取物注射液、前列地尔注射液改善微循环治疗;腺苷钴胺营养神经及口服泼尼松对症治疗后听力恢复正常,眩晕完全消失。半年前患者出现头晕及头部昏沉感,无恶心呕吐,无头痛,无耳鸣耳闷,无视物重影,无肢体活动障碍,无心慌及胸闷。自觉走路不稳感,但走路时无偏斜,无身体倾斜。患者上述感觉基本每日存在,于起床活动后出现,基本持续 1 整天。患者于眩晕门诊就诊前半月再次发作"左耳突发性耳聋",经银杏叶提取物注射液、前列地尔注射液输液治疗后听力恢复正常,本次发病未出现眩晕。但患者自觉头晕、头部昏沉感加重。为求进一步治疗至我科眩晕门诊就诊。询问患者是否存在焦虑因素,患者承认因焦虑症于外院心理门诊治疗半年余。因第一次突发性耳聋伴眩晕发作后,担心眩晕再次发作,本次突发性耳聋发作后更加担心眩晕再次发作。

检查:眼震电图双温检查结果为双侧水平半规管低频前庭眼反射正常(见彩图 1-1-13-1、彩图 1-1-13-2、彩图 1-1-13-3 及图 1-1-13-4)。vHIT 检查结果为:各半规管 2~5 Hz 高频前庭眼动功能未见异常(见彩图 1-1-13-5)。头颅核磁检查未见异常。诊断为 PPPD。治疗:继续外院心理门诊抗焦虑治疗;告知患者该疾病的发生、发展及治疗,使患者对疾病有正确认知;予以舍曲林治疗,起始 25 mg/d,逐渐增加至 50 mg/d,患者服药 2 周后症状明显改善,服药 2 月症状基本消失,服药半年后症状未反复,逐渐减量至停药症状仍未再次发作,继续随访中。

【临床诊治解析】

患者,中年女性,持续性头晕半年,为非旋转性头晕,之前具有左耳突发性耳聋伴眩晕病史。因焦虑症于外院心理门诊治疗半年余,存在焦虑因素;眼震电图双温检查结果为:双侧水平半规管低频前庭眼反射正常; vHIT 检查结果为:各半规管 2-5 Hz 高频前庭眼动功能未见异常；头颅核磁检查未见异常；必要时可行头颅 MRA 检查；听力检查包括纯音测听、声阻抗测听、耳声发射、ABR、EcochG 等；依据 2015 年 WHO 专家共识国际疾病分类 ICD-11 草案，符合 PPPD 诊断标准。治疗上继续心理门诊抗焦虑治疗；详细告知病情，使患者对疾病有正确认知；并予以舍曲林治疗，取得较好效果。

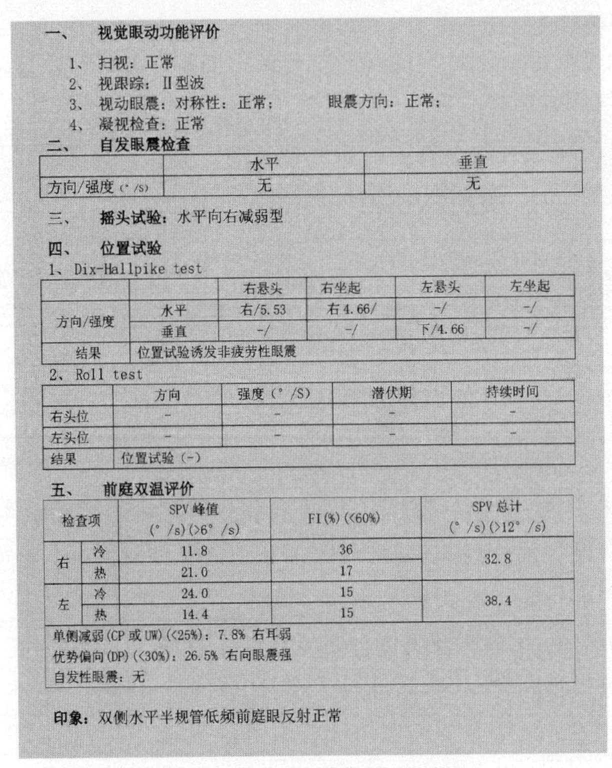

一、 视觉眼动功能评价

1、扫视：正常
2、视跟踪：Ⅱ型波
3、视动眼震：对称性：正常；　眼震方向：正常；
4、凝视检查：正常

二、 自发眼震检查

	水平	垂直
方向/强度（°/S）	无	无

三、 **摇头试验：**水平向右减弱型

四、 位置试验

1、Dix-Hallpike test

		右悬头	右坐起	左悬头	左坐起
方向/强度	水平	右/5.53	右 4.66/	-/	-/
	垂直	-/	-/	下/4.66	-/
结果	位置试验诱发非疲劳性眼震				

2、Roll test

	方向	强度（°/S）	潜伏期	持续时间
右头位	-	-	-	-
左头位	-	-	-	-
结果	位置试验（-）			

五、 前庭双温评价

检查项		SPV 峰值（°/s）(>6°/s)	FI(%)(<60%)	SPV 总计（°/s）(>12°/s)
右	冷	11.8	36	32.8
	热	21.0	17	
左	冷	24.0	15	38.4
	热	14.4	15	

单侧减弱(CP 或 UW)(<25%)：7.8% 右耳弱
优势偏向(DP)(<30%)：26.5% 右向眼震强
自发性眼震：无

印象：双侧水平半规管低频前庭眼反射正常

图 1-1-13-4 前庭功能检查报告

【专家点评】

对于发生过前庭神经炎（VN）、良性阵发性位置性眩晕（BPPV）、前庭性偏头痛（VM）、脑震荡后综合征等急性前庭综合征或发作性前庭综合征的中年女性，如果伴有焦虑、持续三个月以上的非旋转性头晕或不稳感，要考虑到持续性姿势知觉性头晕 PPPD 的可能性。PPPD 是慢性前庭障碍性疾病，眼震电图双温检查、vHIT 检查及头颅核磁检查均无显著异常。通过鉴别诊断除外其他慢性前庭障碍性疾病，依据 2015 年 WHO 专家共识国际疾病分类 ICD-11 草案 PPPD 诊断标准，确定 PPPD 诊断，需给予生活治疗及患者教育，心理行为干预治疗及神经精神类物治疗。

【总结】

持续性姿势知觉性头晕（PPPD）是一种慢性前庭综合征，是一种临床比较常见的头晕形式，也是中年慢性头晕患者最常见的原因之一。它涉及神经科、耳鼻咽喉科、精神心理科等多个学科。多见于 45-55 岁的女性，女性是男性的两倍。常常表现为前庭神经炎（VN）、良性阵发性位置性眩晕（BPPV）、前庭性偏头痛（VM）等急性前庭综合征或发作性前庭综合征之后，出现持续三个月以上的非旋转性头晕或不稳感，常伴有焦虑等精神心理因素。常常不能用某一种眩晕解释患者的症状。头颅核磁检查、眼震电图双温检查、vHIT 检查无显著异常。确定 PPPD 诊断后，需给予生活治疗及患者教育，心理行为干预治疗及神经精神类药物治疗。

（王继国　闫立强　程万民　天津市第五中心医院）

【参考文献】

[1] 徐先容，杨军. 眩晕内科诊治和前庭康复 [M]. 北京：科学出版社，2020：173-178.

第十四节　大前庭导水管综合征患儿发作 BPPV

一、疾病概述

（一）大前庭导水管综合征

大前庭导水管综合征（enlarged vestibular aqueduct syndrome，EVAS）是由前庭导水管扩大畸形引发的波动性、进展性听力损失，并可伴有不稳感或眩晕等前庭症状，通常双侧发病，单侧发病者少见，是一种最为常见的内耳畸形。其发生具有家族聚集性，是与 *SLC26 A4* 基因突变相关的常染色体隐性遗传疾病，从出生后至青春期之间任何年龄段均可发病，是儿童感音神经性听力损失的常见原因，约占儿童和青少年感音神经性聋的 1%~12%。

1. 发病机制　EVAS 确切发病机制尚不十分清楚，目前存在的一些假说：①内淋巴循环平衡障碍。正常情况下由于前庭水管及膜迷路中瓣膜的限制，内淋巴液是向脑侧单向流动，在流动过程中由于离子泵的作用液体里的细胞成分不断变化，越靠近内淋巴囊盲端的液体成分越接近高渗的脑脊液。而扩大的前庭水管破坏了这种限流作用扰乱了内淋巴循环平衡，内淋巴囊中高渗液返流入耳蜗，引起毛细胞损伤导致耳聋及眩晕；②内淋巴代谢损伤。扩大的前庭水管还会引起内淋巴囊重吸收功能障碍，导致电解质平衡破坏，内淋巴代谢物聚集也会扰乱耳蜗毛细胞功能；③脑脊液压力的作用。对耳蜗毛细胞的直接机械刺激也可能是耳聋和眩晕的原因之一。

2. 临床表现

（1）听力损失特点：EVAS 患者多数表现为渐进性或波动性听力下降，耳聋的性质为感音神经性聋及混合性耳聋，耳聋程度可从接近正常到重度 ~ 极重度聋，听力下降可表现为突发或隐匿，常见诱因包括头部外伤、上呼吸道感染、其他使颅内压增高的动作等。

（2）前庭症状特点：部分 EVAS 患者（29%~47%）会出现发作性眩晕、走路不稳或运动协调能力障碍等前庭症状，前庭功能检查显示前庭功能异常的比率更高。一般眩晕症状的出现较听力损失症状出现晚。

3. 诊断　目前影像学检查仍然是 EVAS 的诊断依据，矢状面 CT 扫描见前庭水管的直径，即测量 EVAS 患者前庭总脚至前庭水管外口之间中点的最大管径宽度 >1.5 mm；水平半规管或总脚层面显示岩骨后缘深大三角形明显骨缺损影,取代细长状影；三角底为前庭水管外口的前后唇;骨缺损影边缘清晰锐利,内口多与前庭或总脚呈直接相通表现为EVAS的诊断依据。

4. 治疗　EVAS的治疗重点是保护残余听力、延缓听力下降和治疗急性听力下降,以及听力和言语康复。尽量避免头外伤、上呼吸道感染等使颅内压升高的因素;对于发生急性听力下降的EVAS治疗与突发性聋治疗原则相同,包括应用糖皮质激素、改善内耳微循环、营养神经、增加内耳供氧等。对于中~重度听力下降患者及听力急性下降药物治疗无效者,可选配助听器,同时加强患儿言语康复训练,以免影响语言的发育。对于重度~极重度感音性聋、佩带助听器患者,可行人工耳蜗植入。

(二)良性阵发性位置性眩晕

良性阵发性位置性眩晕(benign paroxysmal positional vertigo，BPPV),是一种相对于重力方向的头位变化所诱发的、以反复发作的短暂性眩晕和特征性眼球震颤为表现的外周性前庭疾病,常具有自限性,易复发。

1. 发病机制　BPPV确切的发病机制尚不清楚,目前公认的学说包括以下两种:①管结石症(cananlithiasis)学说:椭圆囊囊斑上的耳石颗粒脱落后进入半规管管腔,当头位相对于重力方向改变时,耳石颗粒受重力作用相对半规管管壁发生位移,引起内淋巴流动,导致壶腹嵴嵴帽偏移,从而出现相应的体征和症状。当耳石颗粒移动至半规管管腔中新的重力最低点时,内淋巴流动停止,嵴帽回复至原位,症状及体征消失;②嵴帽结石症(cupulolithiasis)学说:椭圆囊囊斑上的耳石颗粒脱落后黏附于壶腹嵴嵴帽,导致嵴帽相对于内淋巴的密度改变,使其对重力敏感,从而出现相应的症状及体征。

2. 临床表现　典型的BPPV发作是由患者相对于重力方向改变头位(如起床、躺下、床上翻身、低头或抬头)所诱发的、突然出现的短暂性眩晕(通常持续不超过1 min)。其他症状可包括恶心、呕吐等自主神经症状,头晕、头重脚轻、漂浮感、平衡不稳感以及振动幻视等。

3. 诊断BPPV　诊断主要依据Dix-Hallpike试验或侧卧试验(side-lying test),位置试验中出现眩晕及特征性的位置性眼震而明确诊断。

4. 治疗　耳石复位是目前治疗BPPV的主要方法,可使用手法复位或借助耳石复位治疗仪器针对责任半规管进行复位,效果良好。前庭康复训练可作为BPPV患者耳石复位的辅助治疗,用于复位无效以及复位后仍有头晕或平衡障碍的病例,或在复位治疗前使用以增加患者对复位的耐受性。对于诊断清楚、责任半规管明确,经过1年以上规范的耳石复位等综合治疗仍然无效且活动严重受限的难治性患者,可考虑行半规管阻塞等手术治疗。

二、病例介绍

大前庭导水管综合征患儿发作BPPV 1例

患儿,男，12岁,既往诊断为大前庭导水管综合征,双耳听力下降,助听器佩戴史7年。

主诉：发作性眩晕3天。现病史：3天前患儿起床时突发眩晕，眩晕为发作性，起床及躺下时均可诱发眩晕，眩晕持续时间为10~30秒，伴有恶心及呕吐，不伴耳鸣、耳闷、听力下降、及偏头痛。患儿及家属诉既往未出现过眩晕症状。

（一）专科检查

1. 耳部查体示双耳鼓膜完整，色泽正常，标志清晰，双耳乳突区无压痛。

2. 自发性眼震（—）；闭目直立试验（—）；指鼻试验（—）；跟-膝-胫试验（—）。

（二）辅助检查

1. 影像学检查 颞骨CT结果提示双侧前庭饱满，前庭导水管扩大，右侧前庭导水管中段直径约2.9 mm，左侧前庭导水管中段直径约2.5 mm（见图1-1-14-1）。

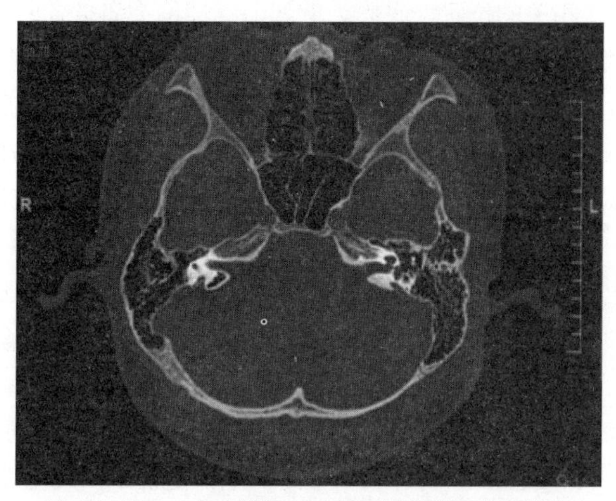

图1-1-14-1 患儿颞骨CT示双侧前庭导水管扩大

2. 纯音测听示 双耳重度混合性耳聋（见彩图1-1-14-2），左耳气导PTA为78.3 dB，右耳气导PTA为78.3 dB（注：PTA为500 Hz、1 000 Hz、2 000 Hz听阈的平均值）。

3. 前庭功能检查 平稳跟踪试验：I型波；扫视试验：（—）；凝视试验：左向（—）；右向（—）；视动试验：双侧对称；冷热气试验示双侧水平半规管低频功能下降。

4. 位置试验 Dix-Hallpike试验（+），患儿右耳向地时出现带扭转成分的垂直上跳性眼震，回复至坐位时眼震方向为逆转带扭转成分的垂直下跳性眼震（彩图1-1-14-3）。侧卧试验（—）。

依据病史及Dix-Hallpike试验（+），诊断患儿为右后半规管耳石症，在征得患儿及家属的知情同意后，予以患儿Semont耳石复位法，复位后嘱患儿左侧卧位及平卧体位睡眠，避免剧烈活动，一周后复查患儿未诉眩晕、恶心、呕吐等不适，位置试验（-），3个月及6个月电话随访患儿家属，未诉患儿再次出现眩晕症状。

【临床诊治解析】

（1）患儿为大前庭导水管综合征患者，本次就诊主诉为眩晕，其眩晕的特点为：①发作性眩晕；②与体位变化相关（当坐位/卧位转换眩晕）；③发作时短暂（10~30秒）；④发作眩晕时不伴有耳闷、耳鸣、偏头痛及听力下降。依据患儿上述症状特点及Dix-Hallpike试验

(+)结果,可诊断患儿为 BPPV。

(2)在患儿诊断为 BPPV 的同时,需要注意排除其他较为常见的可以引起患儿头晕的疾病,如前庭性偏头痛、梅尼埃病、前庭神经炎、迷路炎、上半规管裂综合征、体位性低血压、心理精神源性眩晕等。患儿无偏头痛病史可排除前庭性偏头痛;其发作眩晕仅为半分钟以内,且并不伴耳闷、耳鸣及听力下降等症状,可排除梅尼埃病;患儿眩晕为发作性而非持续性且每次发作时间不超过 1ms 的特点,可排除前庭神经炎;影像学检查结果可排除上半规管裂综合征、迷路炎;患儿无心理疾病及不良情绪等排除心理精神源性眩晕等;患者血压不随体位变化而出现波动可排除体位性低血压引起的眩晕。

(3)值得关注的是,并不是所有与体位变化相关的眩晕均为 BPPV,部分中枢性眩晕患者也会出现与体位改变相关的位置性眼震。例如前庭性偏头痛患者亦有可能出现位置性眼震,其位置性眼震的特点为具有多样性、变化性、不以固定半规管为特征,属于中枢性位置性眼震。而本例患儿出现的位置性眼震具有 BPPV 眼震的独特特征,包括:①与特定半规管平面(右后半规管)相关;②发作时间短;③有潜伏期;④疲劳性;⑤角加速度运动相关性等特征,因此属于外周性位置性眼震。临床诊断中需注意鉴别外周性 / 中枢性位置性眼震,谨防误诊。

(4)对本例患儿进行右后半规管复位时,并未采用目前广泛用于成人后半规管 BPPV 复位的 Epley 法,因为考虑到 Epley 法实施过程中的后仰卧体位可能会令患儿产生跌倒的不适感,而 Semont 法仅需侧卧位而不需后仰卧位,可减轻对患儿的不适刺激,缓解患儿的紧张。患儿经 Semont 法复位后,对该患儿治疗效果及复发情况进行随访,复位一周后患儿症状消失,位置性眼震(-),复位后 3 个月及 6 个月的电话随访未出现复发。

【专家点评】

大前庭导水管综合征是由前庭导水管扩大畸形引发的波动性、进展性听力损失,并可伴有不稳感或眩晕等前庭症状。既往文献对于大前庭导水管综合征患者的听力损失更为关注,而其引发眩晕的报道并不多见,特别是大前庭导水管综合征患儿诊断为 BPPV 的报道更为鲜见。仅 2012 年 Song 等首次报道了 3 例儿童大前庭导水管综合征伴发 BPPV,其认为 EVAS 患儿继发出现 BPPV 的机制,可能与扩大的前庭导水管导致的压力性返流和 / 或高渗性淋巴液返流有关,返流可导致耳石从椭圆囊移位脱落,而且内淋巴囊高渗性淋巴液的返流可能会促进耳石膜的退化而促使耳石脱落。在其报道的这 3 例 EVAS 患儿 BPPV 的临床特点表现为:①双侧、多个半规管均可受累;②在发作 BPPV 期间双耳听力亦同时出现下降;③ BPPV 复发率高,其中 1 例患儿 6 年随访中复发超过 12 次。本例患儿为单侧右后半规管耳石,在其发作 BPPV 期间并未诉耳鸣及听力下降,且此次发作眩晕时纯音测听结果较发作眩晕前未见明显变化,目前已进行 6 个月随访未见复发,还需要更为长期的随访观察。

BPPV 在 40 岁以后高发,且发病率随年龄增长呈逐渐上升趋势,是最常见的导致成人眩晕的外周前庭疾病。BPPV 按照病因分类可分为特发性 BPPV 和继发性 BPPV。特发性 BPPV 多为原因不明的 BPPV,继发性 BPPV 继发于耳科、全身系统疾病或头面部手术等。

相比于成人,儿童青少年继发性 BPPV 的比例高达 80.7%。可导致儿童继发性 BPPV

的疾病包括偏头痛、VM、头外伤、VN、感音神经性耳聋、大前庭导水管综合征、中耳内耳等手术等。

自 1987 年，Baloh 首次报道后半规管 BPPV 导致儿童眩晕病例，随后一段时间儿童 BPPV 仅为个案报道，并一度认为由 BPPV 导致的儿童青少年眩晕的比例很低。除相较于成人，儿童及青少年耳石更为牢固地附着于椭圆囊斑，较少引起脱落外，以下原因也可能导致儿童 BPPV 的诊断率不高。首先，早期研究中多以裸眼或 Frenzel 眼镜观测患儿变位试验的特征性眼震，检查室的光线会引发眼震出现固视抑制而导致眼震强度减弱，干扰检测者的判断。而且，儿童常不能时刻保持睁眼状态，检测者也可能因此错失对时间短暂、强度微弱眼震的准确判断，影响 BPPV 的诊断。随着红外视频眼震（video-nystagmography，VNG）技术在儿童眩晕患者中广泛应用，其除可避免固视抑制，还可记录患儿眼震，便于精准分析测试结果。另外，近年来 BPPV 眩晕诊疗仪器亦用于儿童眩晕患者中，其可将儿童受试者身体固定于转椅上，使患儿体位随转椅三维空间的转动而整体变换，此种检测方法避免了由于患儿自身因素所致的体位改变困难使 BPPV 检查结果出现假阴性。最值得关注的原因是，既往对于存在与 BPPV 共病的疾病如前庭性偏头痛、前庭神经炎、持续姿势性头晕、大前庭导水管综合征等患儿，一旦其被诊断为上述疾病，将不再对其进行 BPPV 诊断试验，这会使得存在共病的患儿不能被检出 BPPV 而贻误病情。

【总结】

EVAS 为临床上一种最为常见的内耳畸形，患者扩大的前庭导水管导致的压力性返流和 / 或高渗性淋巴液返流可导致耳石从椭圆囊移位并加速其退化而脱落，因此 EVAS 可作为儿童继发性 BPPV 的原因之一。详尽的病史询问及必要的位置试验可对 BPPV 进行精准的诊断及复位治疗。因此，提示临床医生，大前庭导水管综合征患儿出现眩晕，不要简单地将眩晕归咎于 EVAS 本身导致前庭功能低下，需要仔细询问患儿及家属眩晕发作的特点，进行相关 Dix-Hallpike 试验及侧卧试验，明确诊断，对症治疗，促进患儿早日康复。

（张静　周慧芳　天津医科大学总医院）

【参考文献】

[1] 金昕，孔维佳，冷杨名，等. 良性阵发性位置性眩晕诊断和治疗指南（2017）[J]. 中华耳鼻咽喉头颈外科杂志，2017，52（03）：173-177.

[2] SONG J，HONG S，KIM J，et al. Enlarged vestibular aqueduct may precipitate benign paroxysmal positional vertigo in children [J]. Acta Otolaryngol，2012，132：S109-117.

第十五节　多发性硬化症致双侧前庭功能障碍

一、疾病概述

（一）多发性硬化症（MS）

多发性硬化症（multiplesclerosis，MS），是一种以中枢神经系统白质炎症性脱髓鞘病变为主要特点的免疫介导性疾病，平均发病年龄 30 岁，女性患病率高于男性，男:女比例为 1.4~2.3。多为急性、亚急性起病，具有空间多发和时间多发的特点，空间多发指病变部位多发，大脑、脑干、小脑、脊髓可同时或相继受累。时间多发指缓解 -- 复发的病程。由于累及部位广泛，反复发作后可最终致残，甚至致死。其临床表现复杂。

1. 首发症状　包括一个或多个肢体局部无力麻木、刺痛感或单肢不稳，单眼突发视力丧失或视物模糊（视神经炎），复视，平衡障碍，膀胱功能障碍（尿急或尿流不畅）等，某些病人表现急性或逐渐进展的痉挛性轻截瘫和感觉缺失。这些症状通常持续时间短暂，数天或数周后消失，但仔细检查仍可发现一些残留体征。

2. 临床常见症状体征　MS 患者的体征多于症状是重要的临床特征，患者主诉一侧下肢无力、步态不稳和麻木感，检查时却可能发现双侧锥体束征或 Babinski 征。眼球震颤与核间性眼肌麻痹并存指示为脑干病灶，是高度提示 MS 的两个体征。根据病程临床分为 4 型：复发缓解型、继发进展型、原发进展型、进展复发型。

3. 辅助检查

（1）主要为脑脊液（CSF）检查可为 MS 的诊断和鉴别诊断提供重要依据。

（2）MRI 头部典型病灶主要位于脑室周围、胼胝体和半卵圆中心，较少位于深部白质和基底节。病灶多呈卵圆型，垂直于胼胝体排列，在矢状位图像中称为“Dawson 手指征”。尽管 MRI 在检出病灶具有良好的敏感性，但要与缺血性病灶鉴别。

（二）双侧前庭病（BVP）

双侧前庭病（bilateral vestibulopathy，BVP）又称双侧前庭功能低下（障碍）、双侧前庭功能丧失或双侧前庭功能衰竭，是由双侧内耳平衡器官或传导通路受损导致的一种慢性前庭综合征。其主要临床特征包括头部运动时出现振动幻视，行走时出现走路不稳，在黑暗环境下、地面不平或头动时不稳症状加重，具有空间记忆和定向障碍。

BVP 具有以下特点。

（1）主要症状：姿势失衡和步态不稳，在黑暗环境中或不平的地面上症状加重；部分患者在头或身体运动时出现振动幻视，特别是行走过程中头部高频移动时，尤其在足跟撞击时。

（2）床旁检查：头脉冲试验（head impulse test，HIT）可以提示双侧 aVOR（angular VOR）异常。但床旁 HIT 检查具有一定的局限性，只有 VOR 增益 <0.4 时才能够检测到。如有小脑病变，解释 VOR 结果比较困难。

（3）温度试验和（或）视频头脉冲试验（vHIT）能够诊断外周前庭功能障碍，目前转椅试验还不能够常规使用。

（4）动态视敏度（dynamic visual acuity，DVA）可作为一个补充检查。

（5）BVP 通常病因不明，但已知的常见病包括耳毒性药物、双侧梅尼埃病、脑膜炎、基因突变及小脑相关疾病。

二、病例介绍

多发性硬化症致双侧前庭功能障碍 1 例

患者,女, 23 岁,主诉:双耳听力渐进性下降 2 两年伴间断眩晕、夜间行走困难 6 月。2 年前无明显原因出现双耳听力下降,伴间断性耳鸣,伴耳闷堵。6 月前在学校活动后出现眩晕,持续约 5 秒,休息后症状缓解,此后自觉眩晕症状逐渐加重,走路不稳,在黑暗环境中或不平的地面上症状加重。近一个月以来夜间独立行走困难,需要搀扶,行走时视物困难。并且在快速行走和转头是视物有幻觉感,静止状态下症状消失。门诊以"眩晕待查、感音神经性耳聋"收住院。患者曾于本次入院前 3 年以"双下肢无力、行走不稳 3 月,四肢麻木发僵 7 月余"为主诉在北京协和医院神经内科住院,诊断为"多发性硬化症",治疗明显好转。无其他疾病史。这次发病后曾在多家医院就诊没有给予诊断及治疗。住院后检查:脊柱四肢无畸形,四肢活动自如,肌力肌张力正常,深、浅反射正常,巴氏征、克氏征、布氏征均为(-)。双耳纯音测听显示:右耳气导 PTA: 45 dB、骨导 PTA: 45 dB;左耳气导 PTA: 41 dB,骨导 PTA: 40 dB。听性脑干反应检测显示:双耳各波潜伏期及波间期在正常范围。耳鸣匹配:无匹配音。温度试验和视频头脉冲试验(vHIT)显示:双侧前庭功能低下。颞骨 CT:双侧未见著变。实验室常规检查未见明显异常。初步诊断:①双侧前庭功能障碍(低下);②多发性硬化症;③感音神经性耳聋(中度)。住院后给予激素治疗及营养神经扩血管药物治疗、前庭功能康复治疗,病情明显好转出院。出院医嘱病情变化神经内科随诊。

【临床诊治解析】

(1)该患者神经症状复杂,曾在北京协和医院神经内科住院,诊断为"多发性硬化症"。出院后肌力检查基本正常,但是运动时四肢仍有僵硬感。这种疾病的临床症状和体征复杂多样、千变万化,病人多种症状存在时,有些合并症可能就会被忽略。

(2)该患者 6 月前在学校活动后出现眩晕,持续约 5 秒,休息后症状缓解,此后自觉眩晕症状逐渐加重,走路不稳,在黑暗环境中或不平的地面上症状加重,并且在快速行走和转头时视物有幻觉感,静止状态下症状消失,具有双侧前庭病的一些症状特征。温度试验和视频头脉冲试验(vHIT)显示:双侧前庭功能障碍(低下)可以进一步佐证。

(3)住院后给予激素治疗及营养神经扩血管药物治疗,同时进行前庭功能康复,对于双侧前庭病的治疗具有积极意义。

【专家点评】

(1)多发性硬化症(MS)是一种以中枢神经系统白质炎症性脱髓鞘病变为主要特点的免疫介导性疾病,其临床表现复杂。临床诊断也有一定的困难。由于属于脱髓鞘疾病,引起的神经症状也错综复杂,也存在前庭神经损害的可能,但是临床较为少见。MS 为免疫系统异常驱动的疾病,注意长期随访检测疾病的进展,预测疾病的复发,采取针对病因的治疗。

(2)双侧前庭病(BVP)是由双侧内耳平衡器官或传导通路受损导致的一种慢性前庭综合征。其主要临床特征包括头部运动时出现振动幻视,行走时出现走路不稳,在黑暗环境下、地面不平或头动时不稳症状加重，具有空间记忆和定向障碍，也是具有一定的特征性。导致双侧前庭病的原因也比较复杂，往往以全身性疾病为主。该病人的临床表现比较典型，但是由于本院的条件有限，有些检查不能很好的完成，对于进一步确诊还存在一定的不足。

（3）双侧前庭病一般不能自行前庭代偿，会导致生活质量严重下降，一旦诊断双侧前庭病后就要积极的制定前庭功能康复方案，积极锻炼可促进中枢代偿，通过视觉系统和本体觉系统替代缺失的前庭功能，可取得良好的治疗效果。

【总结】

（1）多发性硬化症（MS）和双侧前庭病（BVP）都是临床少见疾病，都可导致生活质量严重下降，对于耳鼻喉科医生尤其是耳内科医生来说要有一定的认识，能够早期诊断早期治疗十分重要。

（2）双侧前庭病（BVP）的临床表现具有特征性，在询问病史时要重点关注导致双侧前庭病的原因。

（3）在针对病因治疗的基础上，双侧前庭病致双侧前庭功能障碍通过视觉系统和本体觉系统替代缺失的前庭功能，通过规范的前庭功能康复训练可取得良好的治疗效果。

（刘三印　天津长庚耳鼻喉医院）

第十六节　听神经瘤

一、疾病概述

（一）听神经瘤（acoustic tumor）

原发于第八对脑神经鞘膜上的肿瘤，为神经鞘膜瘤，大多来自前庭神经，70%~75% 原发在内听道内，该肿瘤占颅内肿瘤的 8%~10%，占桥小脑角肿瘤的 80%~90%，多见于 30~60 岁成年人，女性较多，男：女约为 2:3，多为单侧发病。

（二）临床分型

根据肿瘤直径大小分为三型：小听神经瘤直径 <2.5 cm；中等听神经瘤直径为 2.5~4.0 cm；大听神经瘤直径 >4 cm 或肿瘤超过中线。

（三）临床表现

1. 早期症状

（1）耳鸣：常为一侧渐进性加剧的耳鸣，常伴随听力减退。

（2）听力减退：一侧渐进性耳聋，逐渐发展为全聋，约 20% 患者有过突发性聋，并可完全恢复。

（3）眩晕：仅表现为轻度不稳感或瞬间的头晕。少数患者出现短暂的旋转性眩晕，伴耳内压迫感、恶心、呕吐。

（4）其他：耳深部刺痛感或痒感，外耳道后壁麻木感。

2. 中、晚期症状

（1）三叉神经损害：以同侧面部感觉迟钝和角膜反射减退最常见。

（2）面瘫：晚期出现同侧面瘫。

（3）小脑功能障碍：早期表现患侧手足运动不灵，精细动作不能，步履蹒跚，向患侧倾倒，晚期则卧床不起。

（4）颅内高压症状：持续性头痛，位于前额部或后枕部，晚期全头痛，伴恶心、呕吐，视乳头水肿。

（5）其他脑神经损害症状：肿瘤增大压迫 IX、X、XI 脑神经，引起相应脑神经症状；压迫外展及动眼神经引起眼球运动障碍，复视等。

（四）诊断

1. 听力学检查　纯音测听表现为单侧感音神经聋；声导抗测试镫骨肌反射阈升高或消失；音衰试验大多阳性，双耳交替响度平衡试验和短增量敏感指数试验示无响度重振现象；言语识别率下降，多在 30% 左右；ABR 患侧 V 波潜伏期及 I~V 波间期较健侧明显延长，两耳 V 波潜伏期差超过 0.4ms 以上，如 I 波存在而 V 波消失，提示存在包括听神经瘤在内的桥小脑角占位。

2. 前庭功能检查　肿瘤累及部位多在前庭神经系统的外周段，故各项前庭检测结果多具有前庭周围性损伤特征。当肿瘤进入脑干期和颅高压期时，患者产生中枢症状，成为临床层面的前庭中枢性疾病，并呈现中枢性前庭检查结果特征，如 Bruns 眼震、凝视变向性眼震、平稳跟踪 III 型波等。前庭损伤多属渐进性，前庭代偿可以随之产生而无典型眩晕症状，前庭检查结果与症状相矛盾，如患者无典型眩晕症状，却存在显著的患侧半规管 vHIT 增益减退、冷热试验单侧反应减退等。冷热试验和 vHIT 分别检测前庭低频与高频损伤，两者对听神经瘤的敏感性分别为 72% 和 80%，提示便捷的 vHIT 可作为听神经瘤筛查工具。肿瘤对前庭神经及其中枢构成慢性刺激，可能使患侧前庭系统或前庭神经核存在静态张力优势，呈现向患侧的自发眼震、及闭目难立或向健侧倾倒。肿瘤对来自前庭末梢感受器信息具有阻断效应，阻碍患侧前庭末梢的感应信息通过前庭神经向中枢传递，可使多项前庭检测功能异常，呈现多频或全频损伤特征，提示可能为前庭神经病变。

3. 神经系统检查　除第 VIII 对脑神经外，还需检查 V、VI、VII、IX、X、XI 对脑神经，眼底检查可见视乳头水肿。

4. 影像学检查　CT 检查可见内听道扩大，颅底 MRI 检查是诊断听神经瘤的金标准。

5. 脑脊液蛋白分析　70% 的病例出现脑脊液蛋白增加。

（五）治疗

1. 手术治疗　听神经瘤的主要治疗为手术治疗，手术径路的选择对听神经瘤切除术很重要。手术径路包括：经颅中窝径路听神经瘤切除术，经迷路听神经瘤切除术，经乙状窦后入路听神经瘤切除术，经枕下径路听神经瘤切除术。

主要并发症及其处理：主要并发症包括出血、颅神经（面神经、三叉神经、展神经等）损伤、听力损失、脑脊液漏等。一旦出现并发症，应予以恰当处理，可阻止引起严重的后果。

2. 伽马刀治疗　伽马刀是立体定向放射外科最常用的治疗方法，具有危险性小、安全可靠、省时、简便、患者痛苦小等优点。对中、小型的听神经瘤，若无明显的脑干及小脑受压症状，无颅内压增高表现，伽马刀可作为首选的治疗方法，对双侧听神经瘤、仅存听力侧的听神经瘤以及外科手术后复发、不能耐受手术者尤为适用。

二、病例介绍

以眩晕为首发症状的听神经瘤1例

【病史】

患者，女性，29岁，9天前突发眩晕，视物左右晃动，伴恶心呕吐；行走向右偏斜、摇晃及足下如棉；发病4天后出现右耳持续低调耳鸣、耳闷堵感，自感听力正常。起病前有受凉、腹泻史，无咽痛、发热、咳嗽等上感症状。

【前庭功能检查】

前庭功能检查结果显示右侧前庭呈高、低频联合损伤；且前庭代偿尚未建立。检查结果如下。

（1）视动检查：扫视试验：未见明显异常（见彩图1-1-16-1）；平稳跟踪试验：呈现低增益（见彩图1-1-16-2）；自发眼震：可见右向自发眼震（见彩图1-1-16-3）。

（2）摇头试验：可见右侧摇头眼震（见彩图1-1-16-4）。

（3）冷热试验：提示右侧前庭低频功能减退（见彩图1-1-16-5）。

（4）视频头脉冲试验：可见右侧三个半规管均出现增益异常结果（见彩图1-1-16-6）。

（5）前庭自旋转试验：可见全频段增益异常（见彩图1-1-16-7）。

（6）SOT：53分，前庭权重缺失（彩图1-1-16-8）。

【听力学检查】

（1）纯音测听：双耳纯音听阈正常范围（见图1-1-16-9）。

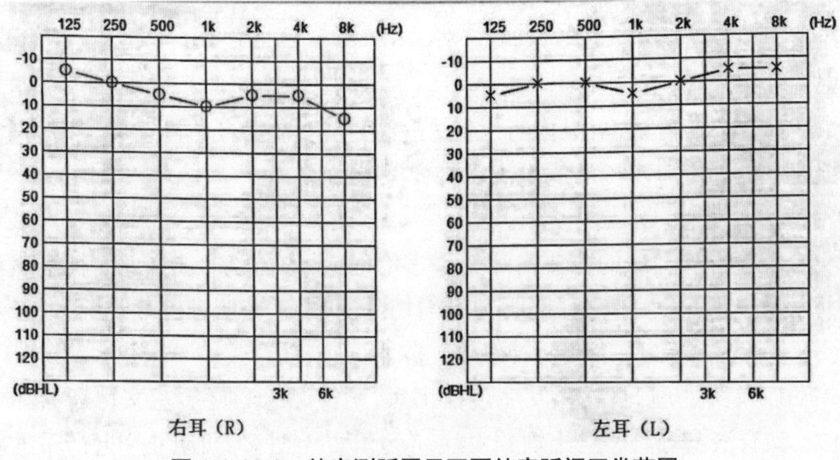

图1-1-16-9　纯音测听图示双耳纯音听阈正常范围

（2）中耳分析：双耳 A 型图、声反射均引出。

（3）ABR：双耳 ABR 80 dB nHL 刺激均引出Ⅰ、Ⅲ、Ⅴ波，左耳：Ⅰ波潜伏期 1.49 ms，Ⅲ波潜伏期 3.63ms，Ⅴ波潜伏期 5.42 ms，Ⅰ-Ⅲ波间期 2.14ms，Ⅲ-Ⅴ波间期 1.79 ms，Ⅰ-Ⅴ波间期 3.93.ms，左耳各波潜伏期及波间期均正常。右耳：Ⅰ波潜伏期 1.57ms，Ⅲ波潜伏期 4.23 ms，Ⅴ波潜伏期 6.18 ms，Ⅰ-Ⅲ波间期 2.66 ms，Ⅲ-Ⅴ波间期 1.95 ms，Ⅰ-Ⅴ波间期 4.61 ms。右耳Ⅲ、Ⅴ波潜伏期及Ⅰ-Ⅲ波、Ⅰ-Ⅴ波间期延长（见图 1-1-16-10）。

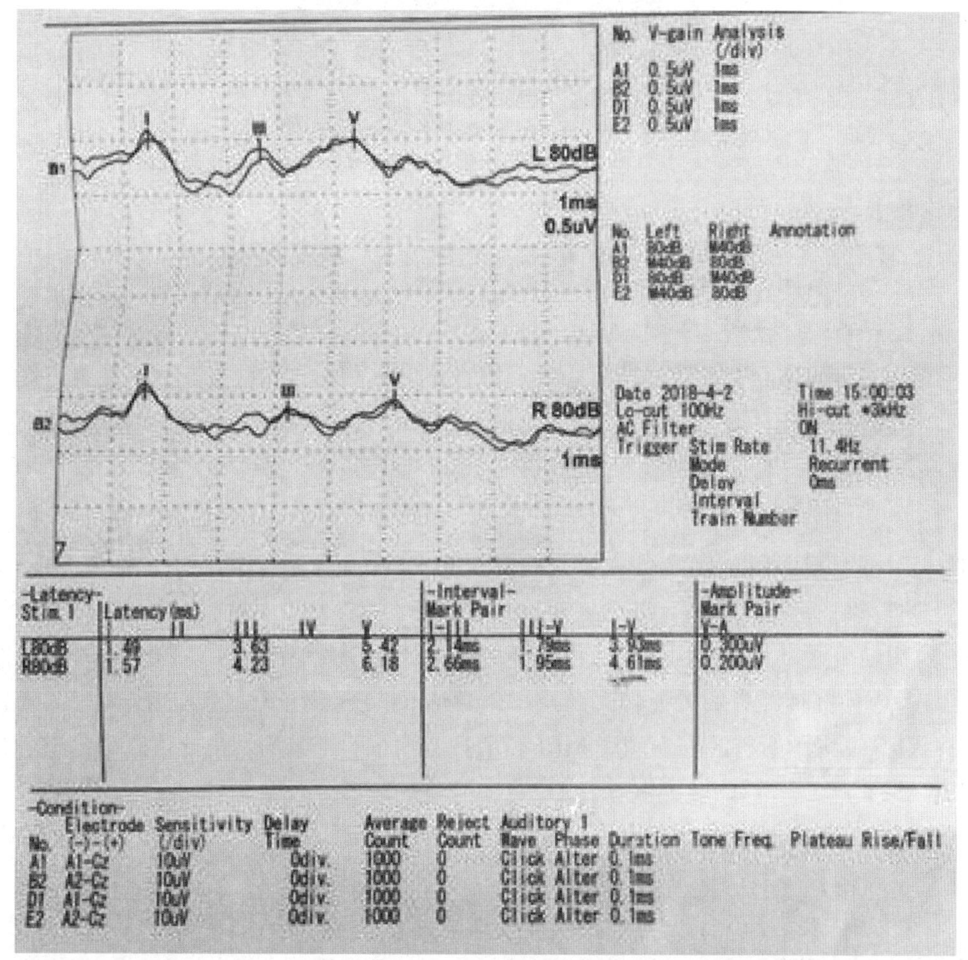

图 1-1-16-10　ABR 双耳 ABR 80 dB nHL 刺激均引出Ⅰ、Ⅲ、Ⅴ波，左耳各波潜伏期及波间期均正常，右耳Ⅲ、Ⅴ波潜伏期及Ⅰ-Ⅲ波延长（2.66ms）、Ⅰ-Ⅴ波间期延长（4.61ms），双耳Ⅰ-Ⅴ波间期差为 0.68ms

【影像学检查】

颅底 MRI 检查（图 1-1-16-11）：右侧微小听神经瘤（d=3 mm）

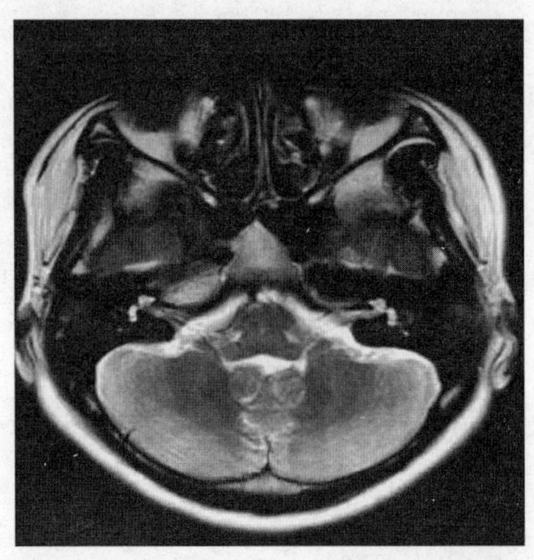

图 1-1-16-11　颅底 MRI 右侧微小听神经瘤

【诊断】

根据患者症状，听力及前庭功能检查，考虑存在蜗后病变的可能，颅底 MRI 提示听神经瘤。

【治疗】

予以口服药物稳定前庭治疗，后患者眩晕好转，随访未再出现眩晕症状。听神经瘤由于瘤体较小，予以观察随诊。

【临床诊治解析】

（1）患者以眩晕为首发症状，伴随恶心呕吐，视物左右晃动，且行走向右偏斜及摇晃，足下如棉，后出现低调耳鸣，耳闷堵感，但无自觉听力下降。根据患者的病史及临床表现，考虑患者为急性前庭综合征，需进一步检查明确诊断。

（2）患者完善前庭功能及听力学检查后，前庭功能检查综合提示右侧全频段的前庭功能减退，考虑前庭神经炎的可能较大，但听力学检查纯音听阈正常，但 ABR 异常，结合患者耳鸣症状，高度提示听神经瘤。颅底 MRI 提示右侧微小听神经瘤。由此可以确诊患者为听神经瘤。

（3）治疗以口服药物缓解眩晕及听力症状为主，由于患者听神经瘤体较小，定期随诊。

【专家点评】

听神经瘤主要起源于前庭神经鞘膜雪旺细胞，前庭神经最早受累，但肿瘤生长缓慢，首要症状多为听力下降和耳鸣，其次为失衡、眩晕及面神经受累等。

以听觉症状为首发而前庭症状隐匿的听神经瘤患者，其临床症状与客观前庭检测结果往往不一致，并且呈多频或全频段前庭神经损伤特征，尤其是突发性聋不伴眩晕患者，不应忽视其前庭功能的评估，避免误诊、漏诊。当听神经瘤生长缓慢时，前庭中枢代偿及时建立而缺乏单侧前庭损伤的典型眩晕症状，而本例患者特点表现为急性前庭综合征，眩晕及平衡障碍等前庭症状显著，前庭检查提示患侧全频段损伤，分析尽管其瘤体微小，处于生长早期，其活跃生长首先对前庭神经构成影响。而给予药物治疗后，患者眩晕好转，也体现了前庭代偿的过程。

前庭功能系统测评可从多个角度反映其损伤程度、病理状态及代偿情况，尤其是对非生长模式的听神经瘤，可以排除前庭代偿的掩盖影响，及时有效地揭示潜伏的、固有的前庭病损。对于以急性前庭综合征为表现的患者，若呈现多频或全频段前庭神经损伤特征，也不应忽视听力学尤其是 ABR 的检测。

【总结】

结合听神经瘤生长特性，不同时期 VS 临床表现的反差显著，前庭功能系统测评可从多个角度反映其损伤程度、病理状态及代偿情况。因此，在听神经瘤的临床筛查与诊断中，前庭功能系统测评不可或缺。

（李珊珊　王巍　天津市第一中心医院）

【参考文献】

[1] 李龄. 听神经瘤 [M]. 北京：人民卫生出版社，2002：36-45.

[2] GUTMANN DH，AYLSWORTH A，CAREY JC，et al. The diagnostic evaluation and multidisciplinary management of neurofibromatosis 1 and neurofibromatosis 2. [J]. JAMA，1997，278（1）：51-57.

[3] KANG T S ，VRABEC J T ，GIDDINGS N，et al. Facial nerve grading systems（1985-2002）：beyond the House-Brackmann scale.[J]. Otology & Neurotology，2002，23（5）：767-771.

[4] WELLING D B ，MD PACKER，CHANG L S. Molecular studies of vestibular schwannomas：a review[J]. Curr Opin Otolaryngol Head Neck Surg，2007，15（5）：341-346.

[5] RIVAS A ，BOAHENE K D ，BRAVO H C ，et al. A model for early prediction of facial nerve recovery after vestibular schwannoma surgery[J]. Otology & neurotology，2011，32（5）：826-833.

[6] DAVEAU C，ZAOUCHE S ，JOUANNEAU E，et al. Experience of multidisciplinary team meetings in vestibular schwannoma：a preliminary report[J]. European Archives of Oto-Rhino-Laryngology，2015，272（11）：3187-3192.

[7] 曾少华，洪桂洵，饶良俊，等. 常规 MRI 听神经瘤术前评估临床应用价值 [J]. 现代医院，2018，18（7）：1031-1033.

[8] 中国颅底外科多学科协作组. 听神经瘤多学科协作诊疗中国专家共识 [J]. 中华医学杂志，2016，96（009）：676-680.

[9] 中华医学会神经外科学分会功能神经外科学组，中国医师协会神经外科医师分会功能神经外科学组. 听神经瘤围手术期面瘫防治中国专家共识 [J]. 中华神经外科杂志，2021，37（5）：433-438.

[10] 中国颅底外科多学科协作组. 听神经瘤多学科协作诊疗中国专家共识 [J]. 中华神经外科杂志，2016，96（9）：676-680.

第二章　鼻部疾病

第一节　鼻出血

一、疾病概述

鼻出血是临床常见的耳鼻喉科急症之一，轻者仅表现为涕中带血，重者可导致失血性休克。其中某些出血部位不明，鼻出血没有规律性，常规鼻腔填塞及收缩药物等治疗无效而反复多次出血，且出血部位比较隐匿的顽固性鼻出血，可以称为难治性鼻出血，关于难治性鼻出血定义目前尚无统一标准，但均反映此类鼻出血在诊断和治疗上存在一定程度的困难。

（一）病因

导致鼻出血的原因分为局部因素和全身因素（表 1-2-1-1）。成人鼻出血常与心血管疾病、非甾体类抗炎药物的使用及酗酒等因素有关；儿童鼻出血多见于鼻腔干燥、变态反应、鼻腔异物、血液系统疾病、肾脏疾病及饮食偏食等。

表 1-2-1-1　常见鼻出血的原因

局部因素	全身因素
创伤（包括手术创伤）	凝血功能障碍（血液系统疾病、肝肾功能障碍非甾体类抗炎药物的使用、酗酒等）
鼻腔鼻窦炎症	心脑血管疾病
鼻中隔病变	急性传染病
鼻部肿瘤	内分泌疾病
解剖变异	遗传性出血性毛细血管扩张症
血管畸形	

（二）诊断

1. 临床表现　多为单侧鼻腔出血，如由全身因素引起者，亦可双侧出血。出血剧烈或鼻腔后部的出血常表现为口鼻同时流血或双侧流血。血块大量凝集于鼻腔可导致鼻塞症状。咽入大量的血液可出现恶心、呕吐，需与咯血、呕血进行鉴别。成人急性失血达 500mL 时多有头昏、口渴等症状，失血量达 1000 mL 时可出现血压下降、心率加快等休克前期症状。

2. 检查　目的在于查明出血原因和确定出血部位。

（1）鼻内镜检查：用于明确鼻腔后部或隐匿部位的出血。

（2）数字减影血管造影术：对头颅外伤所致的鼻腔大出血，应高度警惕颈内动脉破裂、颈内动脉假性动脉瘤、颈内动脉海绵窦瘘等可能，行 DSA 有助于诊断。

（3）其他检查：血常规、出凝血功能、肝肾功、心电图、血压监测及鼻部 CT 和 / 或 MRI 等检查。

（三）治疗

治疗原则包括生命体征的维护、选择恰当的止血方法以及针对出血原因进行治疗。同时应根据患者处于出血期或间歇期以及是否具备内镜诊疗的条件进行相应的处理。

1. 局部治疗

（1）鼻内镜下止血：鼻内镜下明确鼻腔各个部位活动出血点，同时在内镜下通过填塞、微波、电凝、低温等离子等手段完成止血。

（2）血管结扎术：经反复前后鼻孔填塞及内科治疗无法止血者，可考虑血管结扎，常用结扎方法有颈外动脉结扎和筛前动脉结扎。

（3）血管栓塞术：对于顽固性鼻出血经反复前后鼻孔填塞，特别是应用鼻内镜并结合激光、电凝或微波及内科治疗无法止血者，外伤或手术损伤大血管者及假性动脉瘤破裂患者，可行血管造影并在数字减影下确定出血血管，栓塞靶动脉。

2. 全身治疗　维持生命体征、镇静剂、止血剂、针对病因治疗。

3. 特殊鼻出血的处理

（1）头颅外伤所致的严重鼻出血：应高度警惕颈内动脉破裂、颈内动脉假性动脉瘤和颈内动脉海绵窦瘘的可能，与神经外科或血管外科协作，进行相应的介入治疗。

（2）遗传性出血性毛细血管扩张症：该病属于常染色体显性遗传病，导致血管壁脆弱和血管畸形。治疗包括鼻腔填塞，凝固止血、鼻中隔植皮、抗纤溶治疗、全身或局部应用雌激素治疗等。无效者可以选择永久性封闭前鼻孔。

（3）鼻腔、鼻咽部肿瘤及放疗后出血：可选用鼻腔填塞术或血管栓塞术。

（4）凝血功能障碍所致的鼻出血：建议应用可吸收性止血材料填塞止血，同时治疗原发疾病。

二、病例介绍

病例 1　难治性鼻出血 1 例

【病例诊治过程】

患者，男性，29 岁，本次入院前半月无明显诱因出现左侧鼻腔出血，自行填塞前鼻孔后出血未见明显缓解，就诊于外院行鼻内镜下电凝止血术，术后出血缓解，但于入院当日再次出现左侧鼻腔出血，就诊于我科门诊时出血好转，查鼻内镜见左侧下鼻道后穹窿处可见少量白色伪膜，考虑外院手术创面，表面无出血，左侧中鼻道及鼻咽部少量血液附着，未见活动性出血，给予左侧鼻腔填塞膨胀海绵后收住院，入院后查血常规、凝血功能及肝肾功能无异常，无高血压病史，于入院转日再次出现左侧鼻腔出血，自口腔吐出，遂于全麻鼻内镜下探查鼻腔出血部位，抽出鼻腔填塞物后见血液自左侧中鼻道流向鼻咽部，但以吸引器沿出血方向吸净血液后在中鼻道未发现出血点，经反复查找后，在70° 内镜下在左侧下鼻甲上缘后方近囟门处一凹陷内发现一活动性波动性出血点（彩图 1-2-1-1），血液喷射向中鼻道后流向鼻咽部，考虑为蝶腭动脉鼻腔外侧壁分支出血，遂以等离子刀头凝血后出血缓解，术后在院观察1周无出血，随访半年鼻腔无出血。

【临床诊治解析】

从本病例可以看出患者在有活动性出血并且部位隐匿的情况下，很难找到出血点，鼻腔探查尤为重要，要及时、准确定位出血部位和找寻到出血点，整个过程要按照“从浅到深、从简到繁、从无创到有创”的原则，针对隐匿部位重点搜寻出血部位（彩图 1-2-1-2），针对是否有鼻顶、鼻底出血，反复出血不易查找出血点的病例，搜寻顺序依次是：从最浅鼻腔最前上区域开始搜寻；然后鼻内镜经总鼻道显示鼻中隔区域，注意鼻中隔偏曲周围的区域，特别是偏曲的上、下和前、后（即嵴背后）以及凹面区域，由浅到深进行搜寻；其次搜寻中鼻道，必要时行有创的中鼻甲骨折内移，重点搜寻中鼻甲后端区域；然后搜寻鼻中隔嗅裂区域，这时往往需要有创的中鼻甲骨折外移，重点显示该区域的鼻中隔面；如果上述区域没有发现出血点，最后搜寻下鼻道穹窿中后部区域，因为需要行比较复杂和有创的下鼻甲骨折内移，所以作为最后的搜寻区域。简单顺序：鼻中隔最前端与鼻阈交界处 - 下鼻道前端 - 下鼻道后穹隆 - 下鼻甲上缘近上颌窦后囟附近 - 中鼻甲与中鼻甲基板反折处中鼻道（水平部及垂直部交界处）- 嗅裂区鼻中隔上端 - 后鼻孔上缘。术中精准微创操作，尽量减少过多损伤鼻腔黏膜导致的副损伤，造成新的出血，对原出血点的判断造成干扰。辨别出血点的真假。出血点的典型特征为红色或白色，圆形、乳头状、火山口状或粟粒样黏膜突起，用负压吸引器轻触后可诱发搏动性出血。

A 鼻腔最前上区域，B 总鼻道及鼻中隔区域，C 中鼻道后端区域（中鼻甲内移），D 鼻中隔嗅裂区域（中鼻甲外移），E 下鼻道穹隆区域（下鼻甲内移）（彩图 1-2-1-2）。

【专家点评】

此病例是在排除血液疾病、外伤及肿瘤等疾病的前提下明确诊断的难治性鼻出血，对难治性鼻出血查明出血部位，并进行快速、有效止血。传统的鼻腔填塞（包括后鼻孔填塞）无法直接压迫这些部位，具有一定的盲目性，并发症多，随着鼻内镜外科技术的广泛开展和对难治性鼻出血部位认识的不断深入，在鼻内镜下明确出血部位并以等离子精准止血已逐渐成为耳鼻喉科医生的共识。此病例在鼻内镜下精准找到出血部位，低温等离子止血准确、迅速，效果良好。能否迅速探查到出血部位是鼻内镜下等离子止血成功与否的关键。

（陈静　刘文　天津市武清区中医医院）

病例 2　自身免疫性血小板减少性紫癜导致严重鼻出血 1 例

【病例诊治过程】

患者，女性，76 岁，因间断双侧鼻腔出血 16 小时，就诊于我院，我科急诊查前鼻镜可见双侧鼻腔活动性出血，右侧为著，呈现弥漫性出血，出血点不明确，血流来自鼻腔后部，未见明显肿物，及时行双侧前鼻孔填塞处理，效果欠佳，给予急查血常规提示血小板较低水平（31×10^9/L）。考虑鼻出血可能与患者凝血功能障碍有关，追问患者既往无肝病、血液病等病史，遂收入院进一步诊治。入院诊断：①鼻出血；②高血压2级；③糖尿病。由于常规填塞止血无效，遂入院后及时予以在全麻下行鼻腔探查止血术，以期找到并封闭出血点。术中可见双侧鼻腔黏膜弥漫性渗血，右侧为著，等离子及电刀电凝止血效果欠佳，考虑凝血功能障碍为本次鼻出血主要病因，遂立即停止电凝止血进一步损伤黏膜，行双侧鼻腔广泛填塞压迫止血，鼻出血病情改善，但仍间断有少量渗血。术后给予患者转入ICU进一步行输血治疗、内科综合诊治，进一步明确诊断。ICU监测血小板水平进行性持续性降低，最低达到1×10^9/L。且患者逐渐开始出现周身多发紫癜，综合分析考虑血液科疾患相关，紧急给予输血小板治疗，联系外院血液科专家会诊。市血液病研究所附属医院专家会诊，考虑自身免疫性血小板减少性紫癜可能性大，建议监测血小板，给予升血小板治疗，我科综合内科会诊意见，同时采用诊断性治疗，酌情加用口服激素抑制免疫，患者血小板水平逐步升高，恢复正常水平，未再出现鼻腔出血，停用药物后，监测血小板水平未再降低，恢复良好，于入院后2周出院，内科随诊。

【临床诊治解析】

鼻出血有病情紧急的特点，常规鼻腔填塞无效时，除了出血点隐蔽常规填塞难以到位的情况以外，我们不能忽视另外一类情况，即血液病或导致凝血功能障碍的内科疾病（如肝病等）引起的鼻出血，所以不要忽略急查血化验，正是由于我科医师在患者入院前就急查了血常规，及时得到结果，并且术前想到凝血功能障碍导致鼻出血的可能，术前做好电凝止血无效的预案，准备充分，做到心中有数，当术中印证了之前的判断后，果断采取最佳止血措施，不再“恋战”。

（1）鼻出血病人在术前应完善血常规、凝血功能等血化验检查，若条件有限，至少保证有血常规，除外血液系统疾病，且验血时间越早越好，为及时手术争取时间。

（2）当术中遇到用等离子、电刀等设备电凝止血困难时，应不再“恋战”，脑中应想到血液系统疾病等情况，及时行鼻腔广泛填塞压迫止血。

（3）若术中遇到双侧鼻腔黏膜有多发出血点，脑中应想到有血液系统疾病之可能。

（4）血液系统疾病等全身因素导致鼻出血的病例如果是全麻手术填塞后，由于致病原因未解除，往往仍有间断少量渗血，此时不宜拔出气管插管，防止流向咽喉部的血液形成血凝块阻塞气道，应转入ICU进一步治疗，逐步脱机。同时治疗原发疾病。

（5）血液系统疾病或凝血功能障碍导致鼻出血的病例要防范全身其他脏器出血之风险，做好症状、检查及化验的病情监测。

【专家点评】

1. 血液病鼻出血的特点

在鼻出血病例中，血液系统疾病相关病例占所有鼻出血病例的2.0至5.1%。常见普通的鼻出血患者多为单侧，而血液病患者鼻出血多表现为双侧、弥漫性，可伴有皮肤和黏膜出血。这类患者多存在血小板生成减少、破坏过多或血小板功能异常等因素导致凝血机制障碍，而鼻腔黏膜较薄，且有丰富的毛细血管网，有时在干燥环境下，或用力抠鼻、擤鼻，甚至弯腰低头、咳嗽、喷嚏、valsava 动作时都有可能引起鼻出血。上述病例属于较为严重的鼻腔出血，病情急，出血量大，且有血小板急速下降之表现，属于比较少见、较为棘手的病例。

2. 血液病鼻出血的处理

血液系统疾病的病人因凝血功能障碍，鼻出血多表现为持续性，加上本身体质较差，易紧张，不利于止血。文献报道鼻腔填塞止血仍是治疗血液系统疾病引发鼻出血的有效手段。但如何才能确保填塞到位，是控制出血最为关键的一环，鼻腔易见部位黏膜的渗血可以有效压迫，在狭窄的鼻腔视野中，隐蔽的出血点多被中、下鼻甲遮挡，位置较深，因此即使在鼻内镜辅助下，如果不将中、下鼻甲作相应的骨折移位，在多数情况下亦很难明确出血点。故全麻下鼻腔探查止血是治疗的首选，患者不会因为疼痛等原因无法配合，亦极大降低了诱发其他系统疾病的概率。下列为鼻腔较为隐蔽出血部位的归纳。

（1）下鼻道前、后穹窿部，需将下鼻甲向内侧移位暴露——蝶腭动脉的鼻后外侧动脉下鼻甲分支（见彩图 1-2-1-3、彩图 1-2-1-4）。

（2）蝶窦前壁与上鼻甲移形处、蝶筛隐窝附近，需将中鼻甲向外侧移位暴露——蝶腭动脉的鼻后中隔动脉（见彩图 1-2-1-5）。

（3）中鼻甲尾端的外侧区域，中鼻甲基板水平部与垂直部交界处，多数需要将中鼻甲向内侧移位暴露——蝶腭动脉鼻后外侧动脉的中鼻甲支（见彩图 1-2-1-6）。

（4）中鼻甲与鼻中隔之间、嗅裂区域——筛前动脉（见彩图 1-2-1-7）。

（5）下鼻甲上缘与上颌窦后囟交界处——蝶腭动脉鼻后外侧动脉下鼻甲支主干（见彩图 1-2-1-8、彩图 1-2-1-9）。

【总结】

（1）鼻出血分为常规鼻出血和难治性鼻出血，常规鼻出血常由鼻中隔前端利特尔区引起，诊治相对容易，本文主要探讨难治性鼻出血的治疗，因出血部位比较隐匿、不易发现及存在解剖部位“死角”不能填塞到位而难治，通过鼻内镜对鼻腔进行仔细检查并对出血点进行精准低温等离子止血能达到很好的治疗效果。

（2）鼻咽癌放疗后鼻出血是临床常见的并发症，对机体危害大，在积极控制鼻咽部原发肿瘤的同时，必须重视放疗后鼻出血的预防及治疗。及时发现引起鼻出血的关键因素，针对性地采取预防性措施，将鼻出血发生的危险性降至最低。在鼻出血不可避免发生时，应对出血部位合理、及时使用鼻内镜下治疗、放射性颅底骨坏死清除术、血管栓塞术及血管结扎术等不同的止血方法。

（3）外伤后反复鼻出血的病因多见于颈内动脉海绵窦瘘合并假性动脉瘤，还可见于颈外动脉分支或者筛动脉损伤，脑血管造影对确诊是必要的，以明确瘘口的部位、大小、盗血程度、供血来源、静脉引流方向等，便于选择恰当的治疗方法应当积极处理。颅底骨折合并难治性动脉性鼻出血者并不少见，这种动脉性出血来势凶，出血量大，可导致失血性休克及窒息，必须迅速采取血管栓塞等有效措施控制出血。

（4）血液系统疾病的病人因凝血功能障碍，鼻出血多表现为持续性，加上本身体质较差，易紧张，不利于止血。鼻腔填塞止血仍是治疗血液系统疾病引发鼻出血的有效手段。但如何才能确保填塞到位，鼻腔易见部位黏膜的渗血有效压迫，是控制出血最为关键的一环。同时治疗原发疾病。

（5）对于极少数患者在多次内镜下搜寻均不能明确出血部位的、鼻咽癌放疗及外伤等大出血的，建议采取介入检查和颈外动脉分支进行精准栓塞，这样比盲目的鼻腔填塞疗效确切，能够最大限度降低患者痛苦。如果不具备介入栓塞治疗条件，为挽救病人生命可考虑颈外动脉系统的分支结扎止血。

（张鹏　陶树东　天津市第三中心医院）

【参考文献】

[1] 中华耳鼻咽喉头颈外科杂志编辑委员会鼻科组，中华医学会耳鼻咽喉头颈外科学分会鼻科学组. 鼻出血诊断及治疗指南（草案）[J]. 中华耳鼻咽喉头颈外科杂志，2015，50：265-267.

[2] 孔维佳. 耳鼻咽喉头颈外科学 [M]. 北京：人民卫生出版社，2015：303-306.

[3] 杨钦泰，邓慧仪，王玮豪，等. 难治性鼻出血隐匿出血部位的分布和治疗 [J]. 中国耳鼻咽喉头颈外科，2016，23（10）：602-605.

[4] 陈艳，王文忠，马士崟. 鼻内镜下双极电凝治疗难治性鼻出血的临床分析 [J]. 中华全科医学，2018，16（8）：1286-1289.

[5] 孙苏华，高霞. 血液病鼻出血 203 例临床分析 [J]. 中国航天医药杂志，2003，01：44-45.

[6] 王光辉，梁传余. 血液病鼻出血的临床诊治 [J]. 实用医学杂志，2004，09：1017.

第二节　鼻中隔偏曲手术

一、疾病概述

鼻中隔偏曲是指鼻中隔形态上向一侧或两侧偏曲或局部突起，并引起鼻腔功能障碍或产生症状者。偏曲的类型包括：C 形、S 形，若为尖锥样突起称骨棘或矩状突（见图 1-2-1-1），若为由前向后的山嵴样突起称骨嵴（图 1-2-1-2）。但也可以为复杂的偏曲类型。其他还有按部位分类：软骨部偏曲；骨部偏曲；混合偏曲；高位偏曲；低位偏曲。

鼻中隔偏曲是耳鼻喉科最为常见疾病之一，其临床表现主要为鼻塞、鼻出血、头痛，因鼻中隔偏曲堵塞窦口鼻道复合体可导致鼻窦炎、鼻息肉。鼻中隔偏曲多为先天性，部分患者因后期外伤导致鼻中隔骨折、偏曲。治疗方法因鼻中隔本身为骨质或者软骨结构，手术成为其重要方法之一。棘突压迫下鼻甲或者中鼻甲可出现反射性头痛，亦为手术指征之一。而且鼻中隔手术常常作为部分手术的前置手术，如 DRAF III 型手术，前颅底手术等。鼻中隔主要由方形软骨、筛骨垂直板、上颌骨鼻嵴和鼻犁骨组成，其血供主要由筛前、筛后动脉的鼻中隔支、鼻后中隔动脉、上唇动脉及腭大动脉供血。随着鼻中隔手术的发展,手术方式常见的为以下几类,经典的方法是鼻中隔黏膜下切除术。现多采用鼻中隔成形术,鼻中隔局部矫正术,鼻中隔三线减张术,既矫正鼻中隔偏曲,又尽可能保留鼻中隔软骨支架作用。鼻中隔偏曲矫正后,仍有鼻腔通气障碍者,可同时行下鼻甲外移术、或者下鼻甲部分切除术,或者下鼻甲黏膜下消融术。在鼻中隔手术中通过策略的重建的骨质以保存其骨架结构。鼻中隔手术过度的并发症有鞍鼻畸形,鼻小柱收缩,鼻尖支持力受损,鼻腔气道塌陷以及鼻中隔穿孔。

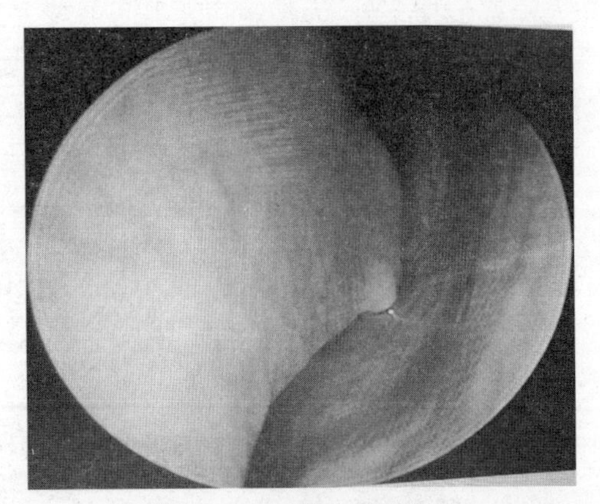

图 1-2-1-1 鼻中隔矩状突

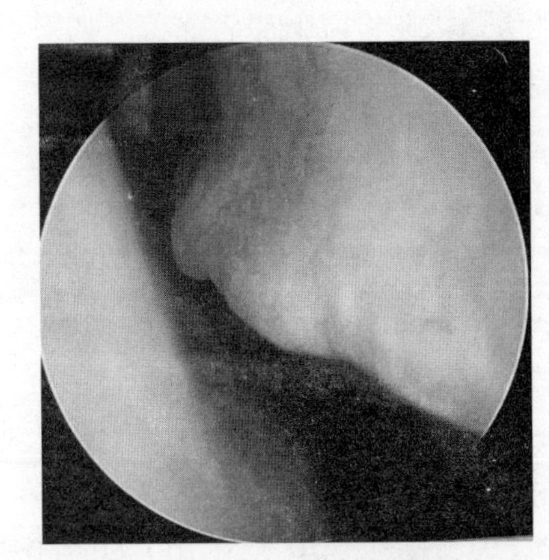

图 1-2-1-2 鼻中隔骨嵴

鼻中隔手术是耳鼻喉科相对比较简单的手术,各级医院均可以开展,可以全麻或者局麻下完成。但也经常出现一些并发症。常见的并发症主要为鼻中隔血肿、鼻中隔脓肿以及鼻中隔穿孔。也有少数患者出现术后鼻梁塌陷,导致外观严重受损,最终成为医疗纠纷。随着住院医师规范化培训的发展,鼻中隔术后并发症发生率已大幅度降低,但绝不可掉以轻心。手术医师务必掌握鼻中隔解剖,有条件者可以先以尸头训练熟练掌握手术操作再给病人手术。

基于以上原因,本文收集典型术后并发症,回顾分析手术要点以及出现问题的原因进行总结分析,予以警示,以期避免类似事件的发生。

二、病例介绍

病例 1 鼻中隔血肿

【病例诊疗过程】

患者,男性,34 岁。因鼻塞 3 年入院,诊断:鼻中隔偏曲。鼻内镜示鼻中隔 C 型偏曲,于右侧鼻中隔偏底部见骨嵴。完善常规术前准备后,除血压稍高,余未见异常。行全麻下鼻中隔偏曲矫正术,手术中切口、分离、取出方形软骨均顺利,当凿除鼻中隔底部骨质后发现小动脉出血,用含肾上腺素棉片压迫后,仍存在少许渗血。当时术者考虑术后鼻腔填塞,以达到止血目的,遂鼻腔填塞后手术结束。术后第 2 天,常规拔出鼻腔内填塞物,查看患者鼻腔发现鼻中隔双侧前端均隆起,触压黏膜发现质软,遂内镜下探查,注射器回抽见淤血,术后出现鼻中隔血肿,尽可能将淤血回抽净后,双侧鼻腔继续压迫填塞。两天后再次取出鼻腔填塞物,见血肿已吸收。观察2天无并发症出现,痊愈出院。

【临床诊治解析】

(1)鼻中隔手术最常见出血即为鼻底小动脉在凿除骨质后出血,由于血管位于骨缝中,压迫止血很难奏效,术中发现出血应彻底止血后再结束手术,不能单纯依靠术后填塞。并且切口不宜缝合过密,以利积血的引流。

(2)此患者术前血压偏高,术后因鼻腔填塞致血压进一步升高,未及时降压,最终导致鼻中隔内持续出血,形成血肿。

(3)鼻中隔手术拔出填塞物后,应常规查看鼻腔内是否出现血肿及鼻中隔黏膜颜色和损伤情况。有异常应及时处置。

病例2 鼻中隔血肿后继发脓肿1例

【病例诊疗过程】

患者,男性,43岁。因鼻塞10余年,加重3月入院。入院后查体见鼻中隔向左侧偏曲,见棘突,双侧下鼻甲肥大。完善常规术前检查,无手术禁忌症,于全麻下行鼻中隔偏曲矫正术,双侧下鼻甲射频消融术,手术顺利,术后第2天拔出鼻腔内填塞物,予以鼻腔冲洗、喷药等后续治疗。患者拔出纱条后诉鼻部仍存在疼痛,低烧,37.8° C,未予以重视,并告知患者继续观察。于出院前复查内镜时发现鼻中隔黏膜向两侧隆起明显,存在明显触痛、鼻尖压痛。注射器回抽见脓液。考虑术后出现鼻中隔脓肿,遂二次手术,原切口打开后,彻底清理脓腔,反复冲洗后,双侧鼻腔填塞,术后使用较大剂量抗生素静脉输注。于第二次手术后2天拔出纱条后,探查鼻腔无血肿、脓肿、穿孔,体温正常,病人术后5天出院。

【临床诊治解析】

(1)术后拔出纱条后,应常规检查鼻腔内情况,做到早发现、早治疗。

(2)对于鼻腔术后患者头痛、发热等症状未能做到足够重视,导致延误病情。

病例3 鼻中隔术后鼻梁塌陷1例

【病例诊疗过程】

患者,女性,23岁。因"鼻塞4年"入院。查体见鼻中隔向右侧偏曲,高位偏曲堵塞中鼻道。完善术前检查,未见手术禁忌后,全麻下行鼻中隔偏曲矫正术,手术中尽可能去除高位偏曲软骨,手术顺利,术后常规鼻腔填塞。于术后第2天,拔出鼻腔内填塞物后发现鼻梁塌陷畸形。紧急完善鼻窦CT,显示鼻骨骨质未见异常,考虑术中高位去除软骨过度所致。与患者及家属沟通后,再次手术,请整形外科,以耳屏软骨将鼻梁垫高,术后患者外观满意,正常出院。

【临床诊治解析】

(1)鼻中隔软骨虽然不直接支撑鼻梁,高位去除过度也可能导致鼻梁塌陷,或鼻尖下陷,由于影响鼻外形产生医疗纠纷。

(2)术者对局部解剖及鼻支架作用了解不充分,手术去除软骨范围过大。

(3)术前与患者沟通不充分,导致出现鼻外形改变并发症后被动。

(一)术前注意事项

1. 术前常规检查

(1)鼻内镜:直视下查看鼻中隔、中鼻道、鼻甲等是否存在病变。

(2)鼻窦CT:所有鼻腔手术,应常规行鼻窦CT检查,全面观察分析病情。评估鼻中隔偏曲与相邻解剖结构的关系与鼻窦炎的相关性,鼻中隔偏曲的部位及手术矫正的范围,是否影响鼻内镜手术操作,同时对术后鼻腔鼻窦通气引流及术后出现鼻腔粘连构成威胁。

(3)对于基础疾病较多的病人,术前需多完善一些相关检查,治疗基础病,以确保围手术期的手术安全性。

2. 对于术者的要求

(1)务必每一台手术前的查看病人,包括病史、影像学、病理学等相关检查结果。

(2)针对手术,进行解剖复习,熟悉手术步骤。初学者有条件应进行尸头训练。外科手术对于解剖的要求极高,务必对于毗邻的血管、神经及重要组织结构有充分的了解,避免术中损伤。

(3)对于术后常见的以及可能出现的并发症,要做到准备充分。发生并发症后第一时间积极处理,避免产生医疗纠纷。

3. 术前交代知情同意　要充分考虑到手术的复杂程度和发生副损伤的风险,并且术前要充分告知患者及家属。术中出现了术前没有考虑到的新情况或术前交代不充分的,术中一定要追加病情交代,获得患者家属知情同意前提下,再行手术。

(二)术中注意事项

1. 切口　避免切破对侧黏膜。切口下端务必切到鼻底,避免分离时黏膜撕裂。

2. 分离　务必保留黏-软骨膜下在软骨表面进行分离,这样可保证出血少且避免黏膜穿孔。若单侧黏膜已穿孔,根据手术要求,必要时可不分离对侧黏膜,避免出现鼻中隔穿孔。若双侧黏膜对穿形成,可局部垫置软骨片,避免术后出现穿孔。术中发生的穿孔应及时修复。

3. 鼻底　鼻底骨质偏曲的,在凿除鼻底骨质后,可能出现小动脉出血,做好止血准备,包括双极电凝、骨蜡封填等。

4. 高位偏曲　对于鼻中隔高位偏曲者,去除软骨不要太高,避免术后鼻梁或鼻尖塌陷。

5. 充分止血后方能结束手术,且常规进行鼻腔填塞。

(三)术后注意事项

(1)术后密切监测患者生命体征,包括血压、疼痛、体温等等,发现问题需及时处理。

(2)术后拔出填塞物后,常规查看鼻腔内情况,若发现血肿、脓肿等并发症,第一时间处理。

(3)若发现并发症出现,合理及时与患者及家属沟通,获得其对病情的理解,避免产生严重后果。

（4）重视并做好病历书写，鉴定过程中判定诊治过程是否符合规范，主要是依据病历资料，涉及手术的尤其要详细记录手术主要步骤，充分证据证明手术操作规范，避免不良后果。

【总结】

鼻中隔手术虽然是耳鼻喉科常见且较为简单的手术，大多数医院都可以独立完成，但千万不可大意，每一台手术的背后，是每一个病人对我们的信任，所以，务必做到全力以赴。

（齐静怀　张良　天津市中医药研究院附属医院）

第三节　歪鼻畸形的矫正

一、疾病概述

（一）定义

歪鼻（Crooked Nose）是指鼻背骨性和（或）软骨性支撑结构偏离面部垂直方向的正中线，导致出现不同程度的偏曲畸形，是整形外科以及耳鼻喉科常见的临床疾病之一。一部分严重歪鼻畸形病例往往合并存在鞍鼻。鞍鼻，即人们常说的塌鼻梁。鼻梁比正常高度低，鼻背呈不同程度的凹陷的畸形，但鼻尖上翘呈马鞍状故得名。

（二）病因

由于外鼻居于面部最突出的位置，故外伤是导致歪鼻的主要致病因素；其次是医源性损伤，例如经内镜行鼻中隔矫正手术时鼻中隔背侧切除过多，出现术后鼻背中部塌陷、鞍鼻畸形；最少见的是先天性因素，如先天性唇裂合并鼻畸形。

（三）分型

目前对歪鼻畸形的分类方法较多。根据病因，歪鼻可分为先天性、后天性及医源性歪鼻畸形；根据形态学，可分为“C”型、“S”型和侧斜型歪鼻；根据鼻背解剖学位置，可分为骨椎性和软骨锥性歪鼻畸形。

（四）治疗方式

歪鼻畸形几乎总是伴有鼻中隔的偏曲，鼻中隔偏曲不仅会造成外鼻歪斜，还会引起一侧或双侧鼻腔通气功能障碍。因此，矫正鼻中隔偏曲就成为歪鼻畸形是否能完美解决的决定性因素。术中可能需要用到以下一些技术：保留鼻中隔背侧和尾侧端至少 8~10 mm 宽的 L 型支架，鼻中隔后下方切取，移植物制作（撑开型、延伸型、鼻小柱移植物、帽状移植物等），划痕技术，截骨技术、缝合技术等，移植物一般分为自体移植物（鼻中隔软骨、耳软骨、肋软骨、筋膜等）和异体移植物（硅胶、膨体、异体肋软骨等）。根据手术具体情况，这些技术及移植物灵活组合。

二、病例介绍

病例 1　应用自体肋软骨矫正重度歪鼻畸形伴鞍鼻

【疾病诊疗经过】

患者,女性, 29 岁,主诉:歪鼻畸形伴右侧鼻塞近 1 年。现病史:患者入院前约 11 个月时鼻面部患蜂窝织炎,右侧鼻面部被人撞伤后当时无特殊不适未予诊治,伤后约 1 月余在鼻面部消肿后发现鼻部明显偏斜、塌陷。伤后 2 个月因鼻窦炎保守治疗无效行 FESS 手术治疗(右侧上颌窦、筛窦、蝶窦开放,右侧上颌窦骨瘤摘除术)。术中见:右侧鼻腔顶狭窄,黏膜局部粘连。术后定期复查,生理盐水鼻腔冲洗等治疗后恢复顺利。目前患者自觉外鼻塌陷畸形,伴右侧鼻塞,影响其鼻面部美观及通气,要求治疗。

专科检查:外鼻鼻梁低平,骨软骨交界处塌陷,呈鞍鼻状,右侧鼻背塌陷,鼻梁左偏。双侧鼻孔不对称,左侧鼻孔形态正常,右侧鼻孔略缩小,右侧鼻翼缘轻度退缩,鼻小柱未见偏斜,鼻头圆钝,鼻尖皮肤较厚,毛孔粗大(图 1-2-3-1)。

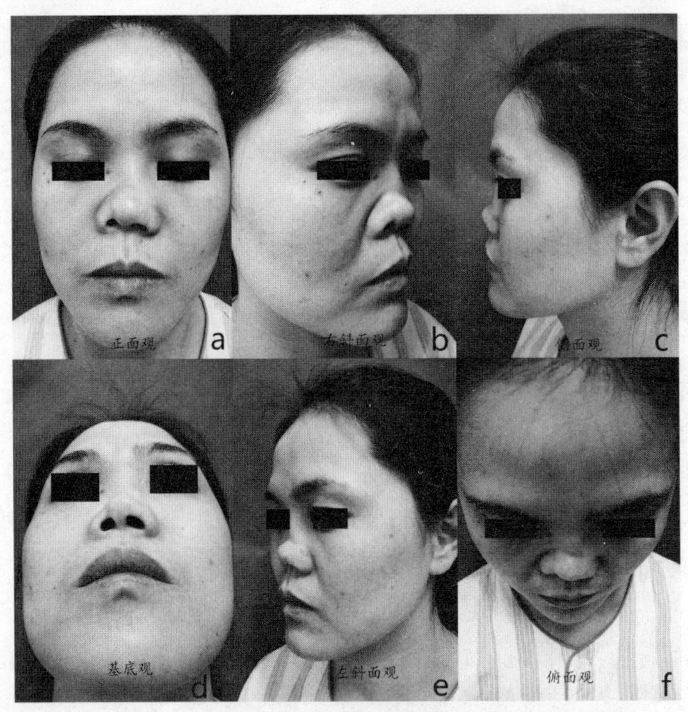

图 1-2-3-1　面部 6 个标准方位照显示歪鼻畸形合并鞍鼻

辅助检查:鼻内窥镜:鼻中隔大致居中,双侧中鼻道各窦口开放良好,上皮化正常,右侧鼻顶稍狭窄。鼻阻力、声反射鼻腔测量:内外鼻阈无明显狭窄。鼻骨 + 上下颌骨、肋软骨 CT+ 三维重建:右侧鼻骨及右侧上颌骨额突骨质不规整,鼻背部右侧塌陷(图 1-2-3-2)。

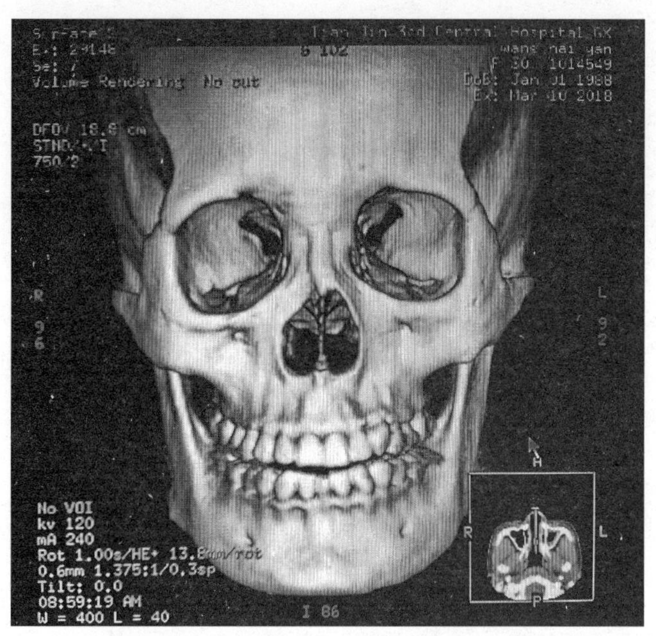

图 1-2-3-2　鼻骨 + 上下颌骨 CT+ 三维重建

右侧鼻骨及右侧上颌骨额突骨质不规整，鼻背部右侧塌陷

手术方法：患者仰卧位，全麻经口插管，常规消毒面、颈、胸部、腹部皮肤，包头，铺无菌单。体表标志右侧第 7 肋软骨标志线，1% 利多卡因 +0.1% 盐酸肾上腺素于右侧第 7 肋软骨表面行浸润麻醉，沿软骨走形方向做一长约 3 cm 切口，切开皮肤、皮下组织，暴露肌层，切开肌筋膜，沿肌肉走形钝性分离开肌层，暴露肋软骨骨膜，切开软骨骨膜，长约 5 cm，剥离子仔细剥离肋软骨前后侧软骨膜，肋软骨专用剥离子经软骨膜伸入内侧面保护，切取约 5 cm 长肋软骨及其表面软骨膜。彻底止血，切口内注入生理盐水，人工鼓肺后查无胸腔漏气，分层关闭切口，无菌敷料包扎。

面部再次消毒，同前述麻药行鼻部浸润麻醉。标记鼻小柱倒 V 型、鼻前庭鼻翼软骨前缘切口线，沿设计线切开，逐层分离，暴露双侧鼻翼软骨，鼻中隔，锐性分开鼻背筋膜，沿术前标志鼻背美学线剥离一鼻背合适腔隙。术中见鼻骨 - 软骨交界处键石区塌陷，右侧鼻外侧软骨及部分与鼻中隔连接处与表面软组织瘢痕粘连严重，部分软骨吸收缺损。分离鼻中隔两侧黏膜，暴露鼻中隔，制作移植物腔隙。雕刻肋软骨，分别制作鼻背移植物、鼻小柱移植物、鼻中隔撑开移植物，盾牌移植物等（图片 1-2-3-3）。

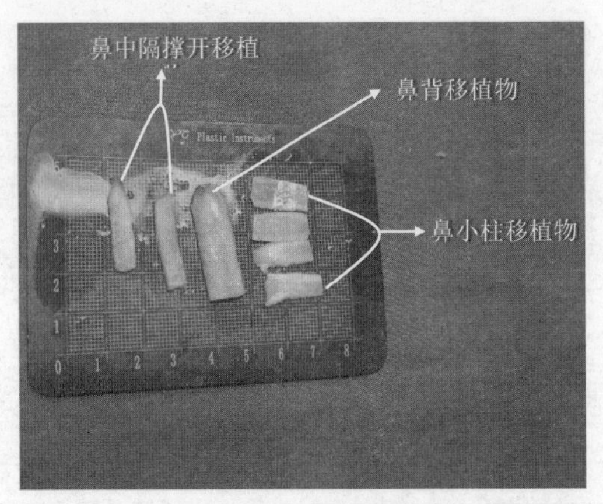

图 1-2-3-3 术中自体肋软骨雕刻的部分移植物

置入腔隙后调整好位置，5-0 PDS Ⅱ线予以缝合固定支架，复位鼻软组织罩，观察鼻背畸形明显改善。于鼻腔内切开右侧梨状孔边缘处黏膜，以剥离子钝性剥离至上颌骨骨膜，松解黏膜下组织与骨的粘连，以骨凿凿断上颌骨额突及鼻骨偏曲处，将骨折片向外侧推移，矫正塌陷歪斜。鼻部切口仔细对位缝合，置入引流管，鼻腔内填塞碘仿纱条及止血海绵固定。外鼻以防过敏胶布粘贴，鼻夹板予以固定。腹部以弹力腹带固定后，术毕。术后处理及随访：术后静脉滴注抗生素 5 天，胸腹部加压包扎 2 周。术后 3 日抽出鼻腔止血棉，碘仿纱条继续填塞 1 周。7 天后拆除切口缝线，继续佩戴鼻夹板 3 周。1 月内嘱患者避免佩戴重力眼镜，避免鼻部受重力碰触。术后 2 周、1 月、3 月、6 月以及 1 年定期进行随访。患者恢复顺利，无并发症发生，对鼻外观形态满意（图 1-2-3-4）。

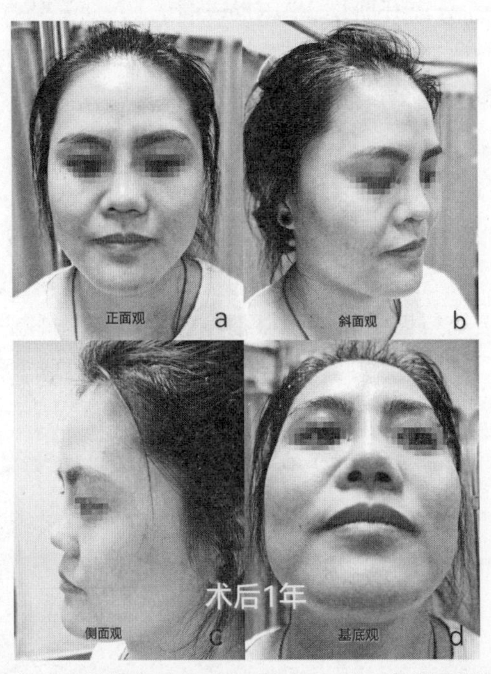

图 1-2-3-4 术后 1 年面部照片示双侧鼻背基本对称，鼻尖无上翘，鼻梁无塌陷，右侧鼻孔缘仍有轻微退缩外露，可 2 期再进行调整，但外鼻目前形态已达到患者满意效果

【临床诊治解析】

歪鼻畸形多涉及到美学及功能两方面的问题，整形外科医师偏重鼻外形的矫正而不善于解决鼻通气等功能问题，而耳鼻喉科医师更关注改善鼻通气功能而轻视或不擅长对外鼻的畸形处理，往往都不能达到令患者完全满意的效果。故对其矫正是整形外科与耳鼻喉科临床医师需要共同面对的一个挑战性难题。随着对歪鼻畸形的认知以及手术技巧的提高，歪鼻畸形的矫正要求更能够兼顾美学及功能双重效果，这也成为当今鼻整形外科发展的方向之一。

【专家点评】

目前为止，对于歪鼻畸形矫正的方法和原则尚存在一些争议。歪鼻矫正要想获得较好的美学效果与可靠的功能效果，中隔偏曲的矫正是歪鼻畸形治疗的关键。1988 年 Gunter 和 Rohrich 提出 6 条歪鼻畸形手术治疗原则包括以下几点。

（1）经开放入路充分暴露所有偏曲结构。

（2）松解鼻中隔的所有黏软骨膜连接，尤其是在偏曲部位。

（3）矫正鼻中隔所有偏曲部分，保留中隔尾侧和背侧各 8~10 mm 的 L 形支架进行中隔重建。

（4）通过中隔尾侧板条状移植和背部撑开软骨移植维持长效支撑。

（5）必要时行黏膜下切除肥大的下鼻甲。

（6）精确设计并行经皮截骨术。

（郝凯飞　天津市第三中心医院）

病例 2　内镜辅助下鼻中隔鼻整形术 1 例

【病例诊疗过程】

患者，男性，45 岁，主因“间断性双鼻堵 2 年”入院。诊断：歪鼻畸形（Ⅰ型畸形），鼻中隔偏曲，慢性鼻炎。鼻内镜示鼻中隔“C”型偏曲，双侧下鼻甲肥大，左侧鼻中隔底部可见骨嵴。完善常规术前检查，无手术禁忌症，于全麻下行内镜辅助下鼻中隔鼻整形术，双侧下鼻甲骨折外移术。于相当于鼻小柱前中下 1/3 交界处做“V”形或倒“V”形切口（图 1-2-3-5），向两侧延伸至大翼软骨前缘作弧形切口，紧贴大翼软骨、鼻外侧软骨膜表面分离皮肤、皮下组织达鼻骨根部（图 1-2-3-6）。自侧鼻软骨与鼻中隔软骨交界处切开，分离黏软骨膜（图 1-2-3-7）。将鼻内镜自该切口插入，直视下分离鼻中隔左侧的黏软骨膜及黏骨膜，将中隔软骨与筛骨垂直板、犁骨交界处分开，然后剥离偏曲骨质两侧的黏骨膜，咬除偏曲骨质及嵴突。鼻中隔软骨右侧的黏软骨膜不分离，软骨左侧划痕减张，使鼻中隔软骨恢复平直并位于中线位。冲洗术野，将软骨切口对合，用可吸收线缝合骨膜与软骨膜，对软骨椎的形状进行调整，使两侧对称。鼻内镜下观察下鼻甲肥大，予以骨折外移，将皮瓣复位，缝合切口，鼻顶部填塞碘仿纱条，膨胀海绵填塞双侧鼻腔，外鼻以纱布卷固定。常规应用抗生素预防感染。鼻腔填塞物 3 天后取出，切口 7 天拆线，外鼻固定物 1 周后去除。术前 CT 检查见图 1-2-3-8，术前情况见图 1-2-3-9 及图 1-2-3-10，术后情况见图 1-2-3-11 及图 1-2-3-12。

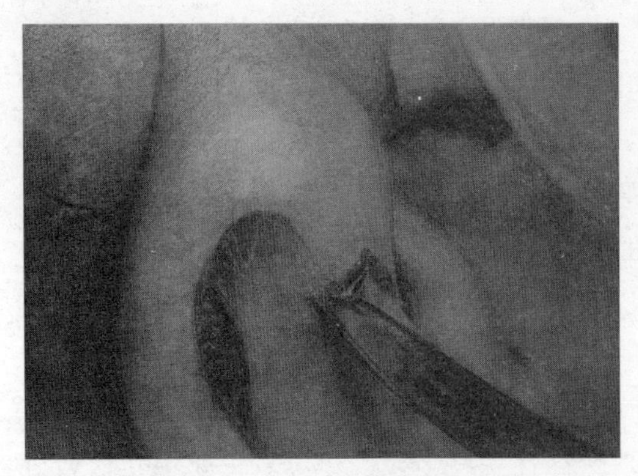

图 1-2-3-5 鼻小柱倒“V”形切口

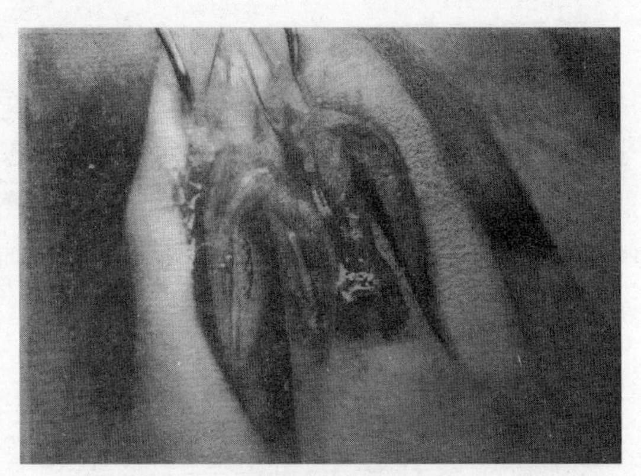

图 1-2-3- 6 切口向两侧延伸至大翼软骨前缘

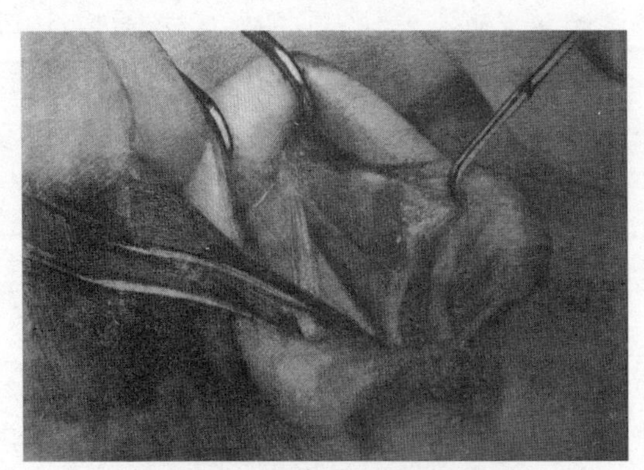

图 1-2-3-7 切开侧鼻软骨与鼻中隔软骨交界处，分离黏软骨膜

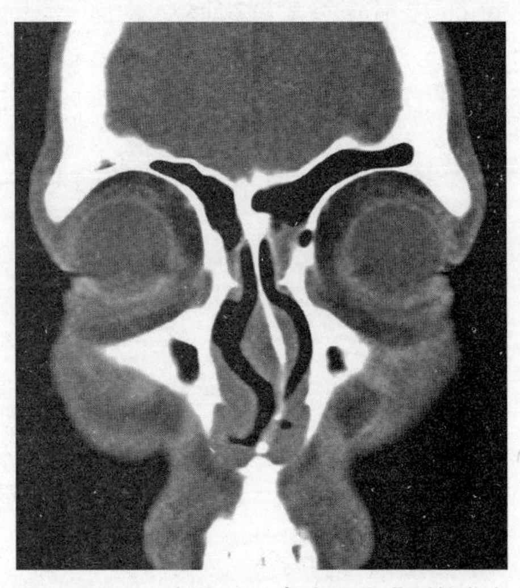

图 1-2-3-8 术前 CT(鼻中隔“C”型偏曲)

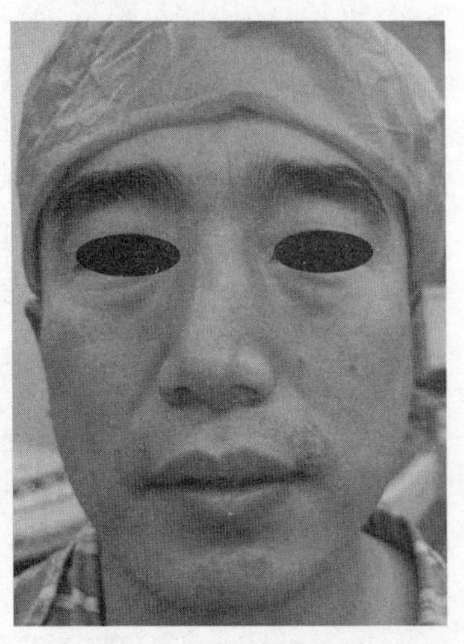

图 1-2-3-9 术前正位

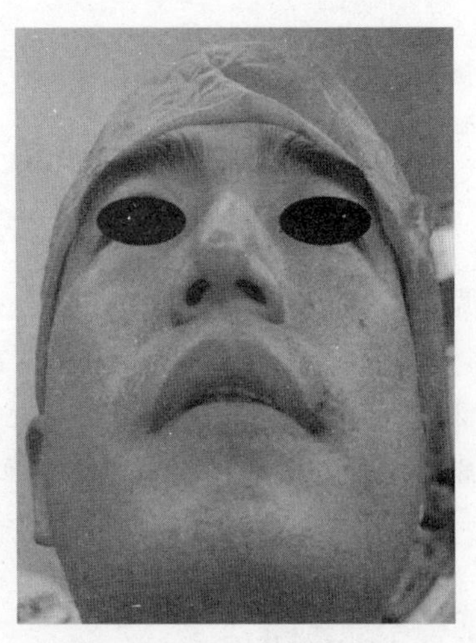

图 1-2-3-10 术前仰头位

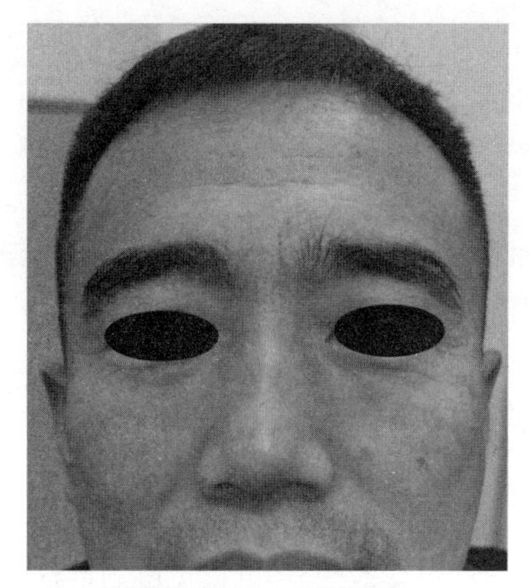

图 1-2-3-11 术后正位

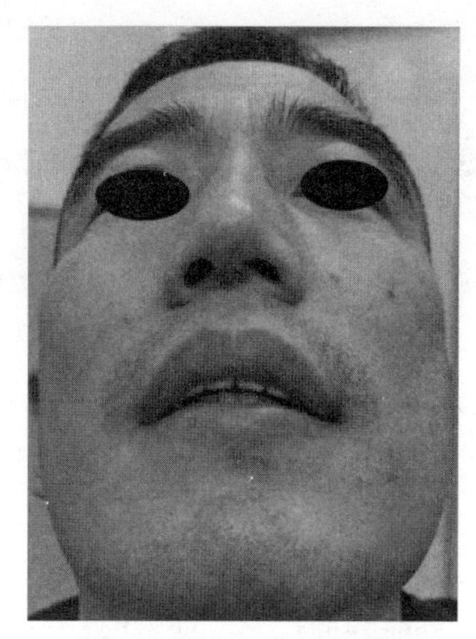

图 1-2-3-12 术后仰头位

【临床诊治解析】

（1）经鼻小柱切口联合鼻内镜下鼻中隔偏曲矫正术可以有效矫正各类鼻中隔偏曲，尤其对于一些伴有严重鼻中隔前脱位，尤以极靠近前部的鼻中隔偏曲，对各类外鼻畸形亦可提供良好的手术入路，利于一次完成手术。

（2）此术式为一期鼻整形提供了良好的手术径路，使得鼻中隔偏曲矫正与鼻整形可以同期进行，减少了患者的痛苦和医疗费用。

（3）该切口虽然有一部分外露，但因位于鼻小柱下段且呈“V”形，避免了因术后瘢痕挛缩而致的鼻尖变形，加之鼻部血供丰富，对位缝合细致，术后瘢痕并不明显。

【专家点评 鼻中隔鼻整形术并发症防范要点】

1. 术前注意事项　术前评估是建立在主诉、病史采集和详细的术前检查基础之上，评估内容包括手术禁忌证和适应证，手术难易程度、手术成功率和患者满意度等。

（1）主诉：术者需要事先判断患者的诉求是否理性、合理。

（2）病史：术前要仔细询问手术史和外伤史，手术部位粘连以及解剖结构缺损决定手术难度系数。

（3）外形：外形的评估包括 3 种方式。①视诊：通过观察眉心、鼻根、鼻尖和唇红切迹是否在一条直线上判断有无鼻畸形和畸形类别。目前国际上常用的类型分为鼻梁呈斜线形偏向一侧（Ⅰ型畸形）、鼻梁呈弧形弯曲（C 型畸形）、鼻梁上下部分分别向两侧弧型弯曲（S 型畸形）、鼻梁中部塌陷即鞍鼻畸形（O 型畸形）和驼峰鼻。侧面观可以观察鼻尖的高度和上翘程度、鼻梁长度以及鼻额角和鼻唇角的角度。通过正面和仰面位观察鼻尖形状，通过仰头位观察鼻小柱、双侧前鼻孔形状。②触诊：用指触法判断鼻畸形的位置，区别全鼻梁畸形和软骨段畸形。触诊还可以判断鼻骨大小、形态、有无台阶等。③照相：一方面用于术前评估，另一方面作为临床资料留存，与术后复查照片比较，评估疗效。

（4）鼻通气功能评估：鼻通气功能评估包括 2 种形式。①主观评估：视觉模拟量表评分法可以分别评估左、右侧鼻腔的鼻阻塞情况。②客观评估：采用鼻阻力测定以及鼻声反射测量。

（5）鼻腔检查：前鼻镜检查可以分别观察外鼻瓣区和内鼻瓣区的情况，鼻中隔、下鼻甲和中鼻甲的情况。鼻内镜检查可以排除鼻腔深部异常，如鼻中隔后部偏曲、鼻腔及鼻咽部占位等。

（6）影像学检查：包括鼻部矢状位、冠状位、轴位螺旋 CT 薄层扫描以及鼻骨三维重建。可以为全面评估鼻面部情况和手术方案的制订提供重要的参考。

（7）心理评估和人文关怀：患者和家属的心理状况是功能性鼻整形手术中必须特别重视的问题。对手术动机和诉求不合理的患者，要进行心理评估，问题严重的患者是不能手术的。

2. 术中注意事项

1）固定口腔内麻醉插管时一定要注意避免将鼻小柱牵拉至一侧，以免影响术者对鼻小柱乃至鼻外形是否得到矫正的判断。

2）30° 鼻内镜可以全面清楚地看到鼻中隔面及软骨与骨的连接缝，清楚地看到软骨和鼻骨全貌，便于精准手术。

3）为了鼻部结构调整后的固定和塑形，手术结束后常规在鼻中隔两侧和双侧鼻骨 - 软骨连接处下方、鼻腔顶部进行填塞固定、支撑。

3. 术后注意事项

1）术后并发症及处理

（1）鼻中隔血肿 对明显的活动性出血点行双极电凝止血，填塞前吸净积血，充分均匀压迫。鼻小柱上端切口，不易缝合太紧，以利于引流。

（2）术后感染 无菌操作及应用抗生素。一旦感染，充分引流。

（3）鼻腔粘连 术后定期内镜下处理可避免。

（4）鼻中隔穿孔 严重的外伤后鼻中隔偏曲，畸形复杂、粘连重，术中易出现黏膜破裂，应仔细分离，确保一侧完整。若双侧黏膜均有破损，应将取下的骨片植入两层黏膜之间，用生物胶粘合、压好，以利术后黏膜修复。

（5）移植物排斥反应 取出人工材料，行抗感染治疗。

（6）外鼻阶梯畸形 键石区骨膜缺损或未缝好。预防：分离鼻背软骨膜及鼻骨骨膜时力求完整，矫正完毕后仔细缝合。若缺损较大无法缝合，应在该处植骨片修复。

2）治愈标准及术后随访：术后 2 周、4 周及 3 月随访。观察鼻外形是否满意，拍照留资料。鼻内镜下清除鼻腔结痂及分泌物，防止鼻腔粘连。酌情给予鼻内激素喷鼻与黏液促排剂。

（1）鼻外形 按歪鼻分级标准：2 mm 以内为正常；3~5 mm 为轻度歪鼻；6~8 mm 为中度歪鼻；>9 mm 为重度歪鼻。术后偏离值在 2 mm 内为治愈；术后偏离程度下降 I 级为有效（如：由中度偏曲到轻度偏曲）。

（2）鼻中隔 患者鼻塞、头痛等症状消失，检查见鼻中隔位置正，双侧鼻腔通气好为治愈；鼻塞明显减轻，鼻中隔位置略偏一侧或有嵴为有效；患者鼻塞、头痛等症状无改善，鼻中隔偏曲明显，与下鼻甲接触者为无效。

【总结】

（1）目前，尚无一种标准的技术方法可以处理所有类型歪鼻畸形的美学与功能问题。针对不伴有鼻锥骨锥畸形的歪鼻，通过综合应用鼻中隔成形术 + 延伸型软骨移植物矫正鼻中隔偏曲等技术，恢复重要鼻锥软骨锥支架支撑，重建鼻部美学形态，改善鼻通气功能，可取得较满意效果。而对于如本例类似的严重歪鼻畸形，尤其伴有鞍鼻患者，异体或人工材料风险较大，开放式自体全肋软骨隆鼻是最佳选择。但软骨后期仍存在一定几率变形可能，需密切随访。

（2）歪鼻畸形矫正由于更多涉及到美容整形的相关知识，因此耳鼻喉医生需要对鼻面部医学美学及相应手术技术等有比较系统的学习认识，并且诊疗的流程也有相应的特点，需要重视合适的病例选择，与患者做好充分沟通，达到一个医患均可接受的合理的期望值。

（双羽　李超　天津医科大学第二医院）

【参考文献】

[1] ROHRICH RJ, GUNTER JP, DEUBER MA, et al. The deviated nose: optimizing results using a simplified classification and algorithmic approach [J]. Plast Reconstr Surg, 2002, 110(6): 1509-23; discussion 24-25.

[2] GUNTER J P, ROHRICH R J. Management of the deviated nose. The importance of septal reconstruction [J]. Clin Plast Surg, 1988, 15(1): 43-55.

[3] 王珮华，吴晴伟，孙艺渊，等. 鼻 - 鼻中隔整形术治疗部分外伤性歪鼻畸形 [J]. 中华耳鼻咽喉科杂志，2004(07):29-31.

[4] 李娜. 鼻内镜辅助下的鼻中隔 - 鼻整形术 [J]. 山东大学耳鼻喉眼学报， 2013,27(01): 8-9.

[5] 王丰，沈瑶，周成勇. 内镜下功能性鼻整形手术围手术期管理 [J]. 中华耳鼻咽喉头颈外科杂志，2020,55(10):990-993.

第四节　侵袭性真菌性鼻窦炎

一、疾病概述

（一）定义

当自身免疫力下降或鼻腔、鼻窦微环境发生改变，可导致真菌大量繁殖及侵入组织而致病形成真菌性鼻窦炎（fungal rhinosinusitis, FRS）。真菌性鼻 - 鼻窦炎（fungal rhinosinusitis, IFRS）是鼻科临床常见的一种特异性感染性疾病，真菌是一种条件致病菌，可作为腐生物长期存在于鼻腔而不引起症状。当自身免疫力下降或鼻腔、鼻窦微环境发生改变，可导致真菌大量繁殖及侵入组织而致病。

（二）分类

真菌性鼻窦炎依据患者对真菌的免疫功能状态和不同的病理学改变，分为两大类型，即非侵袭型和侵袭型。侵袭性真菌性鼻窦炎（invasive fungal sinusitis，IFS）是指真菌菌丝侵入黏膜、黏膜下、血管、骨质等组织结构中，引起严重的病变。IFS 常见病原菌为毛霉菌或曲霉菌，因易侵入颅内，故又称鼻脑型毛霉菌病。毛霉菌广泛存在于自然界中，是气源性病原体。常见感染途径是通过吸入毛霉菌孢子，蔓延至鼻窦、眼眶，免疫功能低下的患者，由于原发性疾病造成巨噬细胞数量减少或功能异常，无法及时识别、吞噬并杀灭毛霉菌，可造成真菌感染的扩散，最后因血管侵袭或骨质破坏引起颅内感染，进而形成鼻眶脑综合征。急性侵袭性真菌性鼻 - 鼻窦炎（acute invasive fungal rhino-sinusitis，AIFRS）病情凶险，如治疗不及时或免疫功能得不到纠正，通常在 7~10 天内死亡，死亡率高达 50%~100%。多发生在免疫功能低下或受抑制的个体，常见诱发因素如糖尿病酮症酸中毒、重度烧伤、长期使用抗菌素、糖皮质激素、急性粒细胞减少症、肿瘤、化疗、器官移植后长期应用免疫抑制剂、艾滋病等患者，尤其是糖尿病患者。糖尿病患者易感染毛霉菌的主要原因是真菌体内的酮还原酶系统能够利用糖尿病酮症酸中毒患者体内的酮体，此外高血糖和酸性环境减弱了中性粒细胞对菌丝的趋化性和黏附性，也减弱了巨噬细胞对芽孢和菌丝的抑制作用。感染侵袭播散侵透菲薄（或先天缺损）的鼻窦骨壁蔓延至周围组织，引起眶尖蜂窝组织炎、硬膜外脓肿、真菌性脑膜炎、脑炎；感染累及颅内动脉或静脉，通过侧支循环在双侧海绵窦播散，引起霉菌性动脉炎、血栓形成及脑出血性梗塞、脓肿。侵犯眶内或颅内者，即使幸存，也将留下严重后遗症。

（三）临床表现

AIFRS 起病急，进展快。起病初期可缺少典型鼻部症状，即使有，也与眼部、面部、神经症状同时出现而被忽略。首发症状以视觉障碍常见，累及Ⅱ、Ⅲ、Ⅳ、Ⅵ等颅神经，可出现眶尖综合征或海绵窦综合征的表现。最初的临床表现如发热、面部肿胀或疼痛等通常是非特异性的，可能导致该病无法早期诊断及治疗；由于患者免疫力低下，发热等全身反应常不突出。晚期鼻腔结构大量破坏、大量脓痂形成，迅速侵犯周围结构引起相应的症状。真菌侵犯不同部位时，引起相应的症状。真菌侵犯眼眶 - 眶周疼痛、眼痛、突眼、眼球固定、视力下降、甚至失明等；沿视神经向后扩展 -- 可引发额叶脑炎或脓肿；上颌窦底壁 -- 上腭缺损；蝶窦壁破坏 -- 眶尖综合征或海绵窦综合征；进入颅内 -- 剧烈头痛、癫痫、偏瘫、昏迷甚至死亡；累及翼腭窝 -- 颅神经麻痹；其他严重的并发症 -- 真菌性动脉瘤、颈内动脉破裂和海绵窦血栓形成等。

（四）检查

1.CT 检查　首选检查方法。CT 能很好的明确病变部位、范围、软组织增厚和临近骨结构的变化，能比较准确地判别病变性质。

2. 磁共振检查（MRI）　对了解病变是否侵入眼眶或颅内很有意义。与 CT 比较，MRI 可更清楚显示病变的范围，尤其可以准确显示眶尖、海绵窦、脑实质、脑膜及翼腭窝等部位的病变。

3.AIFRS的鼻内镜下表现没有特异性　由于毛霉菌具有血管侵袭性,易引起局部缺血,典型的鼻内镜表现为可见鼻黏膜颜色从红色、白色到苍白色及黑色的特征性黏膜坏死性变化。在早期阶段,内镜下可发现黏膜苍白、坏死,表面结痂。中鼻道和中鼻甲是最主要的病变部位,其次是上鼻甲。Gillespie等研究发现中鼻甲是真菌侵袭发生最常见的部位,比侵袭上颌窦和筛窦部位的发生率要高出2倍。晚期鼻腔鼻窦结构破坏,组织坏死,表面大片焦痂样物。

(五)诊断

1.诊断标准　影像学检查提示鼻窦部位侵袭性感染;次要标准包括:上呼吸道症状(流涕、鼻塞等);鼻溃疡,鼻黏膜结痂,鼻出血;眶周肿胀;上颌窦压痛;硬腭黑色坏死性损伤或穿孔。

2.微生物标准　侵袭性真菌病的最终诊断依赖于实验室检查,以形态学为基础的镜检、培养及组织病理学检查是IFRS诊断的基石。

3.诊断的金标准　是鼻窦抽取液直接镜检或细胞学检查,病变组织活检证实有大量真菌菌丝或孢子或培养呈真菌阳性。鼻内镜下行中鼻甲活检是早期诊断急性爆发型真菌性鼻窦炎最可靠的方法。若怀疑IFS,鼻窦内分泌物涂片显微镜下查找菌丝是便捷的诊断方法。

(六)治疗原则

(1)积极处理原发病,同时全身支持疗法也是治疗的重要组成。尽快逆转其免疫功能低下状态。

(2)手术治疗:毛霉菌侵袭血管后可形成血栓,使周围组织缺血、坏死,抗菌药物很难作用到感染部位,因此外科清创尤为重要。在全身情况允许下行鼻腔鼻窦广泛清除术,手术的目的是彻底清除真菌和切除受真菌侵犯的组织(包括鼻窦黏膜、骨质以及其他组织),开放窦口,直至暴露出新鲜创面,从而减少真菌负载,并提高抗真菌药物的组织渗透率。手术切除范围通常取决于病变范围,开放所有病变鼻窦使之形成一个大腔、切除所有严重感染和失活的组织,减少或清除囊肿或脓肿;清除阻止药物到达感染部位的血栓。病变广泛累及眶、颅内,威胁生命时,应尽早采取手术清创、引流、减压等必要措施,择期再行根治手术。理论上眶骨膜和硬脑膜是阻止病变扩散的天然屏障,而骨质没有此作用,手术中除非眶骨膜和硬脑膜有明显的病变,最好不要损伤这些组织。

(3)给予全身应用抗真菌药:两性霉素B、伊曲康唑和泊沙康唑是被证明具有临床疗效的药物。抗真菌药首选两性霉素B,85%的患者疗效较好,但肾毒性较大。两性霉素B脂质体是两性霉素B的衍生物,其肾损害发生率低于两性霉素B,且治疗效果优于两性霉素B,因此可考虑将两性霉素B脂质体及伊曲康唑作为治疗毛霉菌病的首选药物。大多数学者认为,两性霉素B必须联合手术治疗才能取得更明显的效果,Khor等研究发现:患者在接受彻底的手术及两性霉素B的联合治疗后,生存率可达94%,而单纯使用两性霉素B抗真菌治疗的患者,其生存率仅为20%。

(4)持续监测,避免复发或迁延。

（七）预后

由于疾病的侵袭性，即使采用积极地手术清创和全身抗真菌治疗，IFRS 的死亡率仍很高，预后很差，特别是 AIFRS。原发疾病的种类与 AIFRS 的预后及转归有一定程度的联系，如糖尿病、再生障碍性贫血为原发病的 AIFRS 患者，其预后更为不佳。真菌性炎症侵犯的范围也与 AIFRS 转归联系，有统计显示：当病变局限于鼻甲及鼻腔外侧壁时，患者死亡率为 33%；当病变侵犯到鼻中隔时，死亡率上升到 67%；当病变已突破鼻腔鼻窦，进入其他重要部位，如眼眶、颅脑时，死亡率几乎达到 100%。

二、病例介绍

病例 1 急性爆发性真菌病 1 例

【临床诊疗经过】

患者，女性，44 岁，主因："左鼻堵 10 天，左眶周肿胀 3 天余"入院。既往糖尿病史 8 年，平素服用二甲双胍及西格列汀。血糖控制 8~9 mmol/L。入院前 10 d 无明显诱因出现左鼻堵，无粘液涕，无刺激性喷嚏。入院前 3 d 出现左侧眶周肿胀、疼痛，无发热，无鼻衄，无肢体活动异常及意识障碍。于当地医院就诊行头 MRI 检查，并予以抗感染治疗（具体不详），症状缓解不明显就诊于我院耳鼻喉科。入院体格检查：T 36.8 ℃，P 125 次 / 分，R 20 次 / 分，BP 126/86mmHg，专科检查：鼻黏膜充血，鼻中隔偏曲，左侧鼻腔粘脓性分泌物，双下甲肥大，总鼻道狭窄。双耳外耳道畅洁，鼓膜完整，标志清。咽无充血，双侧扁桃体 I 度，会厌光滑，双侧声带活动可。门诊化验：WBC 17.65×10^9/L，PCT0.151ng/mL，CRP 171 mg/L。鼻窦 CT 左鼻腔软组织密度影；左上颌窦、蝶窦、筛窦炎症；鼻中隔偏曲。胸部 CT：胸部无异常。诊断：①急性鼻窦炎；②面部蜂窝织炎；③糖尿病入院后即刻化验提示空腹及餐后血糖控制不佳，尿常规提示尿糖 4+，尿酮体 4+，予以输注胰岛素及补液治疗。并先后予以左氧氟沙星，利奈唑胺及头孢哌酮舒巴坦控制感染。

入院后 36 h，患者因剧烈头痛及左鼻部肿胀青紫，白细胞 32.34×10^9/L，中性粒细胞比例 90.3%，降钙素原 13.51ng/mL，故急查鼻内镜检查提示左鼻腔黏膜淤血，左中鼻道大量脓性分泌物潴留，并行鼻窦开放引流术（彩图 1-2-4-1）。术后患者出现意识不清，躁动。血气分析提示 PH6.8，PCO_2 51 mmHg，PO_2 115 mmHg，补充血气结果 HCO_3^- 9 mmol/L，BNP3333 pg/mL。考虑患者糖尿病酮症酸中毒合并严重鼻窦及面部感染，改为美罗培南及利奈唑胺联合抗感染治疗。

入院后 3 天患者出现嗜睡，面部及眼周肿胀明显，左眼周及鼻根部皮肤黑紫色，局部可见坏死组织及血性渗出液，坏死范围进一步加重，提示坏疽出现，白细胞 23.8×10^9/L，中性粒细胞比例 94.0%，降钙素原 37.44 ng/mL，BNP8965pg/mL，血气 pH7.25-7.379 脑脊液涂片提示白细胞 680×10^6/L，多核 76%，头部 MRI 提示双额肿胀，鼻窦异常信号。入院后 4 天白细胞 22.92×10^9/L，中性粒细胞比例 92.1%，降钙素原 8.58ng/mL，BNP4274pg/mL，PH7.48，

HCO_3^-16.5mmol/L，脑脊液涂片提示白细胞 1 000 × 10^9/L，多核 85%，鼻部分泌物培养提示表皮葡萄球菌，头部 CT 提示双额及左侧脑室旁低密度；鼻旁窦混浊；额面部组织肿胀；头部 MRI 强化提示提示双额异常强化及双额顶脑沟异常线性强化，考虑炎症改变；右额异常信号，考虑软化灶；鼻窦异常信号；颅脑 MRA 和 MRV 未提示明显异常。入院后 5 天患者嗜睡，面部及眼周皮肤肿胀较前缓解，左眼周及左侧鼻根部皮肤黑色范围扩大，局部组织坏死伴脓血性渗出液，球后部充血水肿、角膜灰白，左侧瞳孔中度散大，光反应不明显。白细胞 23.31 × 10^9/L，中性粒细胞比例 92.7%，降钙素原 3.71 ng/mL，BNP8878pg/mL，左眼周坏死组织分泌物培养提示肺炎克雷白（多重耐药），考虑鼻腔为真菌长期定植的部位，且患者为糖尿病患者，予以美罗培南及利奈唑胺联合伏立康唑抗真菌治疗。入院后 6 天出现昏迷，左眼周及左侧鼻根部皮肤呈黑色结痂，局部坏死程度加重伴脓血性渗出液，左眼角膜灰白，左侧瞳孔中度散大 4 mm，光反应无。白细胞 21.81 × 10^9/L，中性粒细胞比例 90.6%，降钙素原 1.89 ng/mL，BNP5389pg/mL，头部 CT 提示双额及左侧脑室旁低密度，全组副鼻窦混浊（图 1-2-4-2）；脑脊液基因检测提示米根霉菌感染，停用伏立康唑，改为两性霉素脂质体鞘内注射。

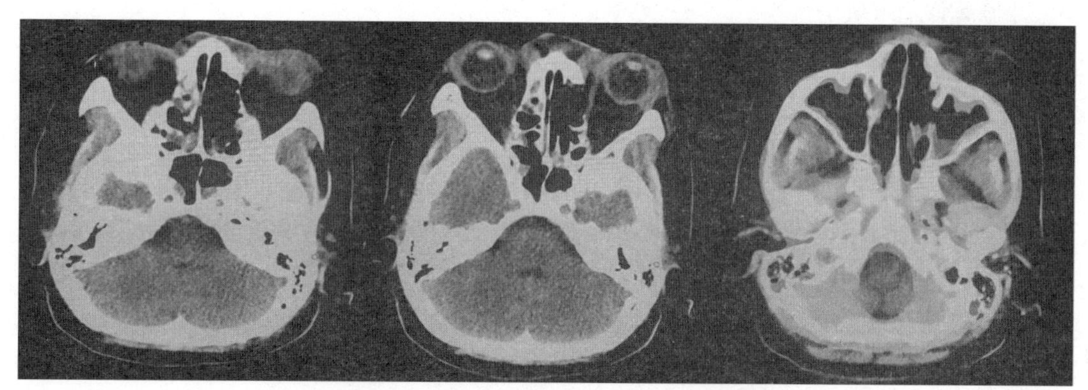

图 1-2-4-2　鼻窦 CT（轴位）：示全组副鼻窦混浊

入院后 7 天患者昏迷，左眼周及左侧鼻根部皮肤呈黑色结痂，局部坏死程度加重伴脓血性渗出液，左眼角膜灰白，左侧瞳孔中度散大 4 mm，光反应无。白细胞 17.04 × 10^9/L，中性粒细胞比例 93.3%，降钙素原 1.18 ng/mL，BNP6733pg/mL，分泌物存在真菌生长。10 月 23 日昏迷，左眼周及鼻根部皮肤坏死程度严重（图 1-2-4-3），呈黑色结痂，创面广泛溃疡，坏疽样改变，伴脓血性渗出液，左眼角膜灰白，左侧瞳孔中度散大 4 mm，光反应无。白细胞 17.44 × 10^9/L，中性粒细胞比例 81.7%，降钙素原 0.654 ng/mL，BNP3043pg/mL，细菌培养（非痰）：热带假丝酵母；考虑坏死创面合并其他真菌生长；脑脊液未见细菌生长。

入院后第 8 天患者家属因经济问题放弃治疗。出院后第 2 天电话随访，患者意识丧失，随后死亡。

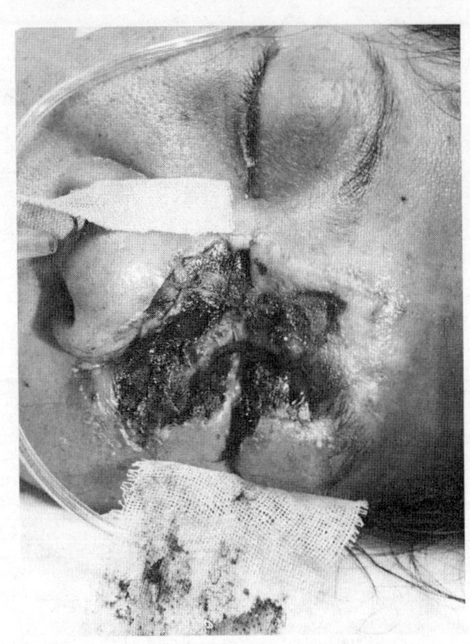

图 1-2-4-3　左眼周及鼻根部皮肤坏死程度严重

【临床诊治解析】

（1）本例患者既往糖尿病病史，合并酮症酸中毒，增加了对毛霉菌的易感性。首发症状为鼻塞及眶周肿胀，首诊于外院，临床表现及影像学证据支持急性鼻窦感染诊断，应用足量利奈唑胺治疗下症状并无改善，直至鼻腔手术后组织病理回报为考虑真菌感染，脑脊液基因检测提示米根霉菌感染（又称少根根霉。毛霉科，根霉属。是引起毛霉病的病原体之一。临床上常见的是眼眶及中枢神经系统的毛霉病。人类 60% 毛霉病和近 90% 鼻脑部感染病例由米根霉引起），才明确诊断为急性爆发性鼻脑型毛霉菌病，该患者因早期其鼻部症状不典型及 CT 影像表现无特异性，导致诊断延误，未能在症状首发时确诊毛霉菌感染并采取相应的治疗措施、未能及时给予针对性治疗，因而错过早期专科诊治，尤其是手术治疗时机。

（2）术中未能彻底清除已侵袭到黏膜以下的病变组织。采取鼻内镜下鼻窦开放术及两性霉素 B 联合治疗，意识障碍及颜面部破溃等未见明显减轻，复查时毛霉菌感染已侵犯颅内。鉴于该患者全身多脏器功能异常，患者家属放弃治疗，未能足量使用抗真菌药物，也是导致治疗失败的一个关键因素。因此，我们认为急性暴发性鼻脑型侵袭性真菌性鼻窦炎的早期诊断和治疗是改善疾病预后的关键。

【专家点评】

合并糖尿病酮症酸中毒急性爆发性鼻脑型毛霉菌侵袭性真菌病。该病早期临床症状、影像学检查不典型，起病急，进展快、预后很差，死亡率很高，对于临床中出现的进展迅速的、与检查不符的激烈头痛等为主要表现，特别是伴有糖尿病、肿瘤、血液病等慢性病史的患者，需要注意实验室及影像学的表现，当鼻内镜检查发现鼻腔黏膜呈大面积缺血表现时，应进一步完善实验室相关检查。积极处理原发病，及时外科清创手术，并给予全身应用抗真菌药。建立 MDT 团队，多学科会诊讨论共同制定治疗方案，避免误诊误治。

（王铭　杭伟　天津市环湖医院）

病例 2　侵袭性真菌性鼻窦炎 2 例

病例 A　急性侵袭型真菌性鼻窦炎 1 例

【临床诊疗经过】

患者,女性，77 岁,主因右眼疼痛伴头痛 5 天加重 1 天入院。既往糖尿病史 3 年。查体:右眼睑肿胀,眶周及面颊部肿胀,皮温高,触痛明显,右眼睁眼困难,右眼球突出,结膜水肿,角膜透明,双侧瞳孔等大等圆,对光反射正常,眼球运动正常。外鼻无畸形,右侧副鼻窦区压痛。右侧鼻腔黏膜急性充血、糜烂,右侧中鼻甲溃烂,前 1/3 缺失。右侧下鼻甲肿胀,表面欠光滑。右侧中鼻道可见血痂,结构不清。左侧鼻腔黏膜正常,鼻中隔基本居中。张口稍受限,右侧硬腭可见大小为 0.5 cm × 0.5 cm 溃疡。

急查鼻窦 CT 检查报告:右侧鼻腔致密影,鼻腔结构紊乱,考虑炎症。鼻腔组织活检,病理结果示:右侧中鼻甲检材大部分为坏死组织,期间可见霉菌感染。鼻腔分泌物细菌 + 真菌培养 + 药敏实验示酵母样孢子和假菌丝,革兰氏阳性球菌。随机血糖 16.8 mmol/L,空腹血糖 25 mmol/L, 血常规:WBC 12.96×10^9,血沉:45 mm/h,1-3-β-D 葡聚糖:139 pg/mL。

结合患者临床症状及检查结果,考虑为急性侵袭性真菌性鼻窦炎混合细菌感染、糖尿病 2 型。给予伏立康唑 200 mg 口服, 2 次 /d,莫西沙星 0.4 g 静滴, 1 次 /d。于入院后第 8 d 血糖控制良好,在局麻 + 强化下行右侧鼻腔外侧壁切除术、右侧筛窦、额窦、蝶窦开放术。术中见右侧中鼻甲破坏,大部分缺失,仅残留中鼻甲根部,表面可见脓血痂,病变侵及右侧上颌窦、筛窦及全部鼻腔外侧壁。右侧中鼻道破坏,结构欠清晰。右侧下鼻甲已侵及,部分色黑。术中清理右侧硬腭坏死组织送病理后回报:坏死组织,其内可见真菌及细菌团,真菌考虑为毛霉菌。术后继续使用伏立康唑和卡泊芬净,术腔每日使用百克瑞浸泡纱条换药,患者头痛眼痛症状明显好转,鼻腔术腔未出现坏死组织,症状完全缓解后出院,随访 2 年无复发,后失访。

【临床诊治解析】

(1)急性鼻脑型毛霉菌感染是一种致死性疾病,多表现为发热、头痛、昏睡、面部或眼眶疼痛、蜂窝组织坏死等眼部及颅内受侵犯症状,导致精神异常、失明、瘫痪、昏迷甚至死亡,病死率极高。由于早期容易误诊,不少病例是在临终前甚至死亡后尸检才被确诊。Talmi 等根据患者的生存率、病变范围将鼻脑型毛霉菌感染分为 4 期: I 期局限于鼻腔, Ⅱ 期局限于鼻腔、同侧鼻窦和眼眶, Ⅲ 期累及颅内,没有或只有局限性认知障碍。Ⅳ 期累及双侧鼻窦和眼眶及颅内,意识丧失或偏瘫。本例应属鼻脑型毛霉菌感染 Ⅱ 期 。

(2)本病的治疗主要是手术和抗真菌药物治疗。手术行鼻腔鼻窦清创术,除彻底清除鼻腔鼻窦内病变组织外,应根据病变范围广泛切除受累的上颌窦黏膜和上颌窦内侧骨壁,清除硬腭处坏死组织。术后必须应用抗真菌药物治疗。毛霉菌感染首选两性霉素 B,目前侵袭性真菌感染的治疗主张联合用药。考虑到两性霉素 B 的毒副作用,本例选用伏立康唑、卡泊芬净联合抗真菌治疗,效果肯定。术后使用碳酸氢钠液冲洗鼻腔和漱口,每日用百克瑞鼻腔换药,局部喷用新净界口腔消毒喷雾剂,百克瑞及新净界是一种溶菌酶及溶葡萄球菌酶,从而达到局部抑制真菌生长繁殖的效果。

【专家点评】

本例报道毛霉菌感染的鼻脑型急性侵袭型真菌性鼻窦炎，鼻脑型毛霉菌病早期临床表现酷似炎症,故初期易被误诊为鼻—鼻窦炎,导致病情迅速发生恶化,毛霉菌病起病急、发展迅速、死亡率高,临床医师要提高对本病的认识。尤其是长期有糖尿病病史,老龄、免疫力低下、肝肾功能低下、肿瘤患者等是高危人群,要特别注意。早期及时行 G(1-3-β-D 葡聚糖)试验和 GM(半乳甘露聚糖抗原)试验检查及病理活检尤为重要,合理及早选用抗真菌药物和控制原发病及尽早切除坏死组织是治疗的关键。本例全身用药与局部换药相结合取得了治愈的效果。

病例 B　慢性侵袭性真菌性鼻窦炎合并肺曲霉菌病 1 例

【临床诊疗经过】

患者,男性，60 岁,主因左侧鼻塞伴左侧头面部疼痛 5 个月入院。查体:左侧面部肿胀明显,表面皮肤无充血,皮温不高,局部轻触痛。鼻黏膜充血,鼻中隔向右侧偏曲,双侧下鼻甲肿大,双侧中鼻道可见黄白色脓性分泌物,左侧硬腭稍膨隆,轻触痛。双肺查体未发现阳性体征。鼻窦 CT 示:左侧上颌窦、筛窦、蝶窦内高密度影,可见骨质破坏(图 1-2-4-4)。空腹血糖: 20.4 mmol/L ,尿糖: 4+,1-3-β-D 葡聚糖定量: 64.1 pg/mL。胸部 CT 示:右肺上叶后段可见一约 3.2 cm × 3.1 cm × 2.8 cm 类圆形致密影,边界清楚,其内可见偏心厚壁透亮影、液性密度影及液平(图 1-2-4-5)。

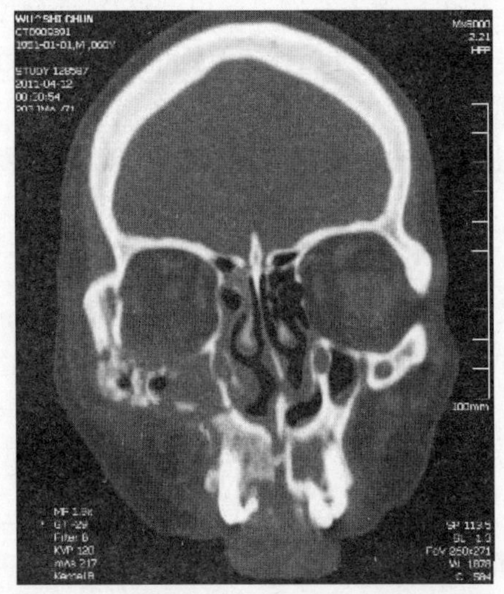

图 1-2-4-4　鼻窦 CT(冠状位):左侧上颌窦、筛窦高密度影,可见骨质破坏

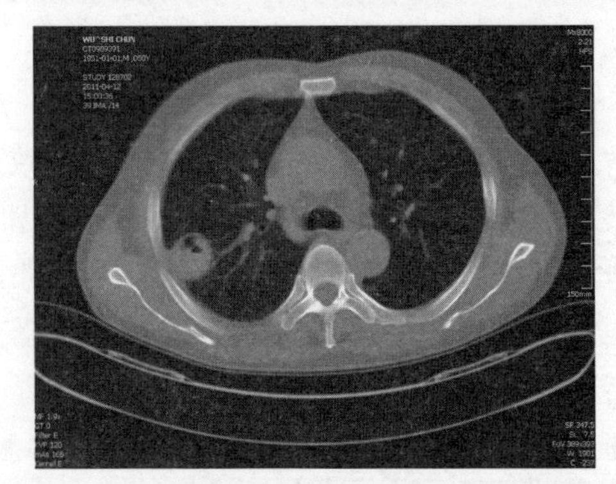

图 1-2-4-5　胸部 CT(轴位):偏心厚壁透亮影、液性密度影及液平

胰岛素治疗后血糖控制可,空腹血糖: 6.0 mmol/L。入院 4 天后在局麻下行左侧上颌窦开窗术、左侧上颌窦病变活检术,同时做细菌真菌培养。术中见左侧上颌窦内大量松散泡沫状脓性分泌物及灰白色恶臭气味干酪样物质,左侧上颌窦外侧壁部分骨质破坏。术后予双氧水及盐水清洗术腔,百克瑞纱布填塞左侧中鼻道及上颌窦腔,每日换药。结合该患者持续

左侧鼻塞、头痛、左侧面部疼痛，逐渐加重，始终无发热，抗菌治疗无效。该患者同时伴有肺部病变，为偏心厚壁空洞伴液性密度影及液平。加之患有糖尿病，免疫力低下。故考虑该患者为侵袭性真菌性鼻窦炎伴肺部曲霉菌感染的可能，因病史达 5 个月，考虑为慢性真菌感染。给予抗真菌药伏立康唑及莫西沙星治疗，用药后 48 h，患者头痛症状有明显缓解。术后细菌培养报告为：洋葱伯克霍尔德菌，对喹诺酮类抗菌素敏感。术后病理报告：急性炎性反应并纤维组织增生；另见霉菌团块及真菌菌丝。为彻底清除病灶，在入院 12 天在全麻下行左侧上颌窦开放病变清除术、左侧中鼻甲切除术、左侧筛窦及蝶窦开放术。术中充分扩大上颌窦窦口，见窦腔内有灰褐色干酪样恶臭气味的真菌团块，彻底清除病变，给予双氧水及盐水冲洗术腔，予百克瑞原液灌洗术腔。术后继续予伏立康唑及莫西沙星治疗。患者头痛及左面部疼痛症状明显好转，复查鼻窦 MRI 检查：软组织肿胀消退（图 1-2-4-6）。术后 20 天（服用抗真菌药 3 周）再次复查胸部 CT 示：右肺上叶真菌球形成，双肺下叶炎症较前好转（图 1-2-4-7）。患者出院后嘱其长期服用伏立康唑，以控制肺部真菌感染，定期随访 2 年鼻部无复发，拒绝行肺部 CT 检查。后失访。

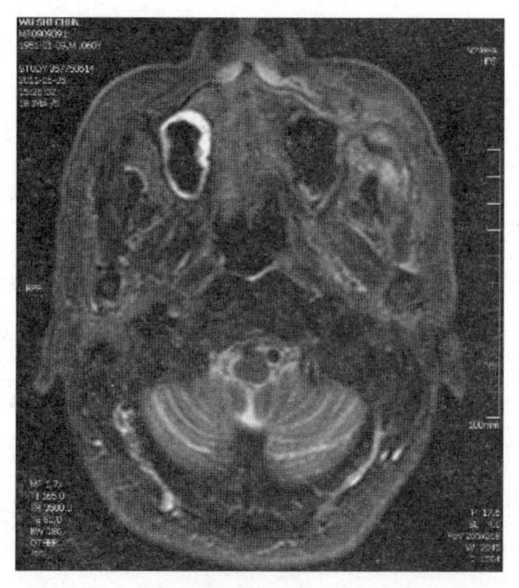

图 1-2-4-6　术后复查鼻窦 MRI：软组织肿胀消退

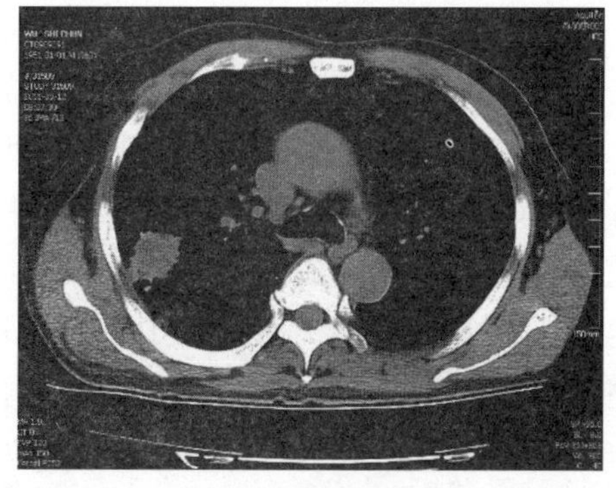

图 1-2-4-7　术后 20 天复查胸部 CT：右肺上叶真菌球形成

【临床诊治解析】

患者起初症状与慢性鼻窦炎症状极其相似，未发现有糖尿病史。使用抗生素后患者症状改善不明显，尤其是头疼症状需使用止痛药物后才能稍有缓解。局麻手术活检证实为真菌感染，且 1-3-β-D 葡聚糖定量：64.1pg/mL。结合患者血糖高，机体免疫力低和胸部 CT 表现考虑为慢性侵袭性真菌性鼻窦炎伴肺部曲霉菌感染的可能。给予全麻下彻底清除病变，使用抗真菌药伏立康唑及莫西沙星治疗，术腔百克瑞换药患者头痛及左面部疼痛症状缓解后出院。

【专家点评】

（1）患者早期症状不典型，易误诊为鼻窦炎，病程超过 4 周，经抗生素治疗，效果欠佳；鼻窦 CT 检查显示有骨质破坏，结合胸部 CT 有真菌征象时应想到慢性侵袭性真菌性鼻窦炎伴肺部感染的可能，及时行G(1-3-β-D葡聚糖)试验和GM(半乳甘露聚糖抗原)试验，鼻腔鼻窦分泌物行细菌与真菌培养，及时活检做病理尽早给予抗真菌药物治疗及全麻鼻窦手术彻底清除病灶，术腔的局部换药很重要。肺部真菌感染应长期服用抗真菌药，定期随访和患者的依从性是取得治愈效果的重要环节。如果肺部曲霉菌感染治疗效果不佳，建议到专科医院进一步治疗。

(2)侵袭性真菌性鼻窦炎依病程进展分为急性与慢性两型。早期诊断和合理的治疗多数可获得治愈。后期患者治疗较困难，易复发，预后较差。因此临床上对可疑患者及早行CT、MRI检查。鼻腔鼻窦分泌物细菌及真菌培养，血G(1-3-β-D葡聚糖)试验和GM(半乳甘露聚糖抗原)试验，尽早取病理做出最终诊断。手术彻底清除病变，术后术腔有效换药，尽早全身应用抗真菌药物治疗，积极控制基础病(如糖尿病)以及定期随访等均是治愈成功的关键。

(李旭征　张淑香　武警特色医学中心)

病例3　急性爆发性侵袭性真菌性鼻窦炎1例

【病例诊治过程】

患者，女性，52岁，主因头痛、流涕1周、右侧面部麻木3天入院。患者于入院前1周前无明显诱因出现间断头痛，前额部呈搏动性疼痛和胀痛，伴发热，最高38.0 ℃，退热治疗后，体温正常，偶有头晕及恶心，未呕吐，入院前3天出现右眼垂直复视，舌及右面部麻木，言语笨拙，无视物旋转，偶有饮水呛咳，无吞咽困难，无意识障碍，无肢体无力，就诊于当地医院，行头颅CT平扫未见明显异常。予氟桂利嗪、甲钴胺、布洛芬口服，患者症状无缓解，入院前1 d患者自诉右侧面部麻木较前加重，为求进一步治疗，收入我院神经内科治疗。患者既往糖尿病、干燥综合征病史，长期口服糖皮质激素。入院生命体征平稳，查体：双眼位居中，双侧眼球等大等圆，对光反射存在，右眼球突出、眼动各方向到位；右侧鼻唇沟略浅，伸舌居中，右侧面部痛觉减退，双侧深反射对称存在，无明显增强或减弱，双侧病理征阴性；血常规：白细胞 19.24×10^9/L，中性粒细胞比值87.3%，超敏C反应蛋白223.62 mg/L；空腹血糖18.46 mmol/L，糖化血红蛋白A1 8.5%，血钾3 mmol/L。予头孢地嗪抗感染、胰岛素控制血糖、补钾及对症治疗。次日患者病情加重，高热，意识障碍，左右眼瞳孔直径3 mm∶5 mm，右侧光反应消失，右侧眼球固定，右眼视力下降，右侧眼睑下垂，闭眼无力，右侧鼻唇沟浅，伸舌左偏，右侧面部感觉减退；右侧眼球较对侧突出。右侧颌面部软组织肿胀(见彩图1-2-4-8)。鼻窦CT示双侧上颌窦、双侧筛窦、蝶窦及额窦窦内混浊，密度不均匀增高(见图1-2-4-9)。鼻窦MRI提示右侧海绵窦区信号不均匀，临近翼内肌、翼外肌显示肿胀。右侧口咽、喉咽软组织明显肿胀。双侧上颌窦、筛窦、蝶窦窦壁黏膜增厚，窦腔浑浊。右侧眼球略向前突出。右颌面部软组织肿胀。(见图1-2-4-10及图1-2-4-11)。脑脊液化验回报：葡萄糖10.62 mmol/L，乳酸脱氢酶157U/L，氯123.1 mmol/L，脑脊液蛋白0.79 g/L，总细胞计数 0.025×10^9/L，白细胞计数 0.025×10^9/L，多核细胞86%，单核细胞14%，脑脊液墨汁染色阴性(-)。经多学科会诊初步诊断为：真菌性鼻窦炎；颅内感染；眼眶蜂窝织炎；干燥综合征；低钾血症；糖尿病。入院第3天全麻下行经鼻内镜全组鼻窦开放，术中见双侧鼻腔大量黑褐色焦痂样病变（见彩图1-2-4-12），术中分泌物培养、切除组织送病理检查。术后转往ICU，予头孢曲松联合利奈唑胺及伏立康唑抗感染，脱水、改善脑循环、营养脑细胞治疗。术后第2天，术后病理诊断报告：所检黏膜炎性坏死，有大量毛霉菌生长（见彩图1-2-4-13），停用伏立康唑，改为两性霉素抗真菌治疗。术后患者神志不清，电解质紊乱；出现多脏器功能不全，头部CT提示脑干、右小脑、右侧大脑半球片状低密度影、脑组织肿胀，海绵体静脉窦回流障碍，继发静脉窦血栓形成。（见图1-2-4-14）。术后第3天患者右侧眼球较对侧明显突出。右侧颌面部软组织肿胀明显，局部呈黑褐色（见彩图1-2-4-15）。患者家属放弃抢救离院后死亡。

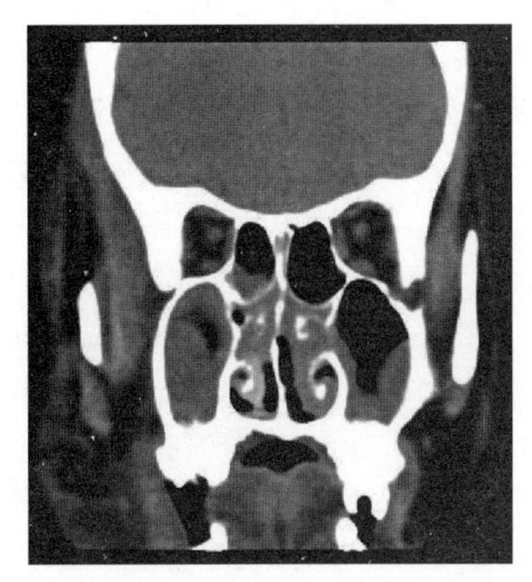

图1-2-4-9　术前鼻窦CT（冠状位）：双侧上颌窦窦内混浊，密度不均匀增高

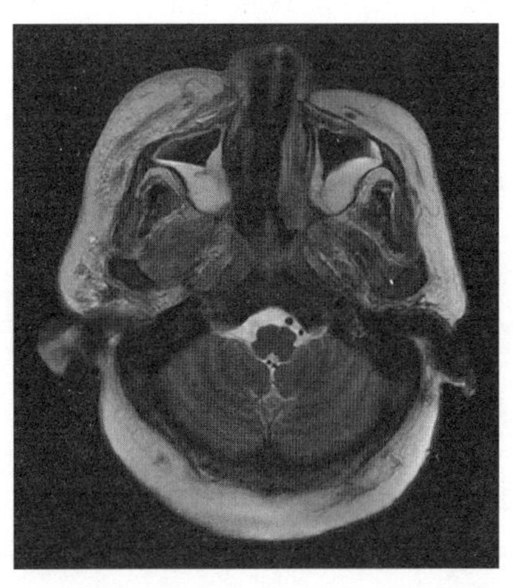

图1-2-4-10　术前鼻窦MRI（T_2WI像）：右侧翼内肌、翼外肌软组织肿胀，双侧上颌窦窦腔浑浊

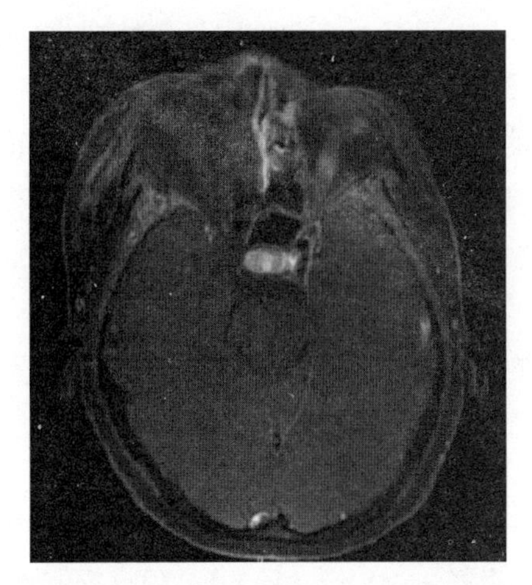

图1-2-4-11　术前鼻窦增强MRI：右侧海绵窦信号不均匀伴周围软组织肿胀

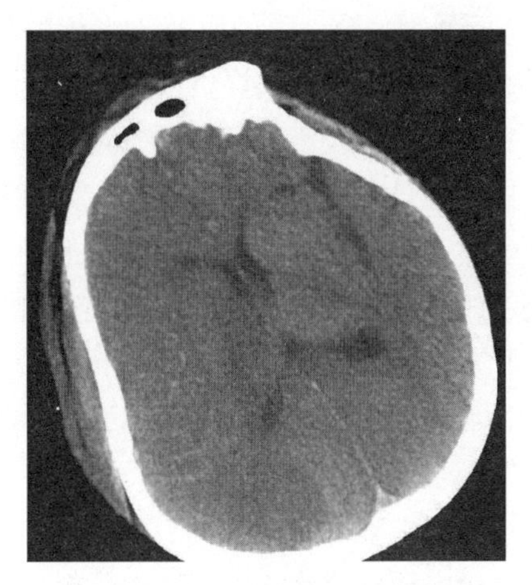

图1-2-4-14　术后头颅CT：右侧大脑半球大片状低密度影

【临床诊治解析】

(1)患者以头痛、流涕、面部麻木等症状起病,症状不典型,首诊于神经内科,故早期诊断困难。

(2)患者入院初期流脓涕,右侧眼球突出运动障碍、颜面部肿胀,虽鼻部症状不典型,应考虑到鼻窦来源性感染,及时完善鼻窦影像学检查、鼻腔分泌物涂片及培养,及时制定准确的抗感染治疗方案。

(3)患者既往糖尿病、干燥综合征,长期口服糖皮质激素,免疫功能低下,入院后及时手术及应用抗真菌药物全身治疗,但疾病预后极差,死亡率高。

【专家点评】

1)急性侵袭性真菌性鼻 - 鼻窦炎(AIFRS)是一种临床罕见的致命性疾病,以真菌侵犯鼻腔、鼻窦黏膜、骨壁及血管浸润导致组织迅速坏死为主要特征。多发病于免疫功能低下或缺陷人群,如糖尿病、艾滋病、长期服用糖皮质激素、化疗、器官移植后患者。该病起病急骤,进展迅速,死亡率高达 50%~80%。上颌窦多见,其次为筛窦、蝶窦。早期症状不典型,严重者常累及同侧眶内及颅内,除流涕、鼻塞外,亦可以头晕、头痛、复视、视力下降、颅神经受累等症状为首发表现,故部分患者首诊于神经内科、眼科,增加了早期诊断和治疗上的难度。曲霉菌和毛霉菌是主要致病菌。在毛霉菌感染的类型中,以鼻眶脑型毛霉菌病最常见,约占文献报道病例的 75%。真菌在机体免疫力下降及鼻腔鼻窦微环境改变条件下大量繁殖,侵犯黏膜小血管、血管周围组织,在血管内形成血栓,导致血管闭塞和周围组织缺血性坏死,加速真菌的繁殖和感染的扩散,使受侵犯组织呈现黑褐色坏死样改变,形成焦痂样外观的典型特征。鼻内镜检查可见鼻腔内黏膜发黑、坏死、溃烂脱落,形成焦痂样改变;鼻腔分泌物呈灰黑色、极度粘稠状,与普通感染性鼻窦炎呈现差异性外观。

2)本病的影像学检查并无特异性表现。CT 和 MRI 可用于观察毛霉菌扩散的范围以及鼻窦黏膜水肿增厚、眼外肌及软组织肿胀等情况。CT 可用于检查骨质受累情况。MRI 较 CT 敏感性更高,可有效评估颅内、鼻窦受累情况以及颈动脉栓子形成情况。

3)真菌培养及组织活体检查是确诊毛霉菌病的金标准。苏木精 - 伊红(hematoxylin-eosin, HE)染色可见大量较粗、无隔、孢芽垂直样分出的菌丝;六胺银染色显示菌丝呈棕黑色;乳酸酚棉蓝染色可见成熟的毛霉菌孢子。组织学检测可同时观察到受累组织局部炎性反应坏死、脓肿或肉芽肿形成及炎症细胞浸润。

4)鼻眶脑型毛霉菌病的治疗策略为早期诊断、系统性抗真菌治疗、基础病治疗以及适当的手术清创治疗。

(1)药物治疗

a. 两性霉素 B:两性霉素 B 是治疗毛霉菌感染的首选药物,给药方式包括静脉输液、局部给药和应用导管脑室给药。用药剂量为肠胃外给药 1.0~1.5 mg/(kg·d),免疫抑制患者最高给药剂量可达 2.5~4.0 g,治疗时间为 4~6 周。但是,两性霉素 B 肾毒性较大,可致蛋白尿、管型尿,其他不良反应包括白细胞下降、贫血、血压下降或升高、肝损伤、复视、周围神经炎、皮疹等。许多患者因出现肾毒性而终止两性霉素 B 的治疗。两性霉素 B 治疗毛霉菌病的病死率约为 40%,儿童患者的病死率更高。

b. 两性霉素 B 脂质体:两性霉素 B 脂质体是将两性霉素 B 加入脂质体中,可增加药物累积剂量,却不增加不良反应,且吸收率高,作用时间长。用药剂量为 5 mg/kg/d,病情严重时可增加至 10 mg/(kg·d)。

c. 对于不能耐受两性霉素 B 及两性霉素 B 脂质体的患者可选择三唑类抗真菌药物。比如泊沙康唑和艾沙康唑均具有抗毛霉菌的作用。

(2)手术清创:手术清创应广泛彻底,直至暴露出血的健康组织。清创手术包括眶内容物摘除术、颅底切除术、脑组织清创术。

(3)基础病治疗:控制基础疾病是治疗鼻眶脑型毛霉菌病的关键,如治疗糖尿病和酮症酸中毒,应用粒细胞集落刺激因子治疗中性粒细胞减少症,调整糖皮质激素用量至最小剂量等。高压氧可作为辅助治疗方法。

(4)虽然进行积极治疗,鼻眶脑型的病死率高达 85%,广泛播散型的病死率高达 90%。病死率高的主要原因是早期诊断困难,大部分患者直到感染范围扩大引起广泛的组织坏死后才能诊断;此外,病死率的高低也取决于感染的类型、部位和是否进行手术清创。糖尿病患者一般预后较好,颅内感染者、免疫抑制患者和未进行手术清创患者的预后较差。总之,鼻眶脑型毛霉菌病的预后主要取决于早期诊断、早期进行联合抗真菌治疗以及尽快进行手术清除坏死病灶及对原发疾病的有效控制等。

(双羽 李超 天津医科大学第二医院)

【总结】

侵袭性真菌性鼻窦炎诊治要点

近年来,随着糖尿病发病率增高,加上广谱抗生素、化疗、放疗、肾上腺皮质激素在临床的广泛应用和发展,深部真菌感染逐年增加, IFS 发病率也随之增高。该病临床症状不典型,易被临床及影像学医师忽略,极易漏诊和误治。AIFRS 起病急,进展快。起病初期可缺少典型鼻部症状,最初的临床表现通常是非特异性的,可能导致该病无法早期诊断及治疗。晚期鼻腔结构大量破坏,迅速侵犯周围结构引起相应的症状。应积极处理原发病,外科清创尤为重要。在全身情况允许下行鼻腔鼻窦广泛清除术,手术的目的是彻底清除真菌和切除受真菌侵犯的组织,并给予全身应用抗真菌药。由于疾病的侵袭性,即使采用积极地手术清创和全身抗真菌治疗, IFRS 的死亡率仍很高,预后很差,特别是 AIFRS。因此我们认为急性暴发性鼻脑型侵袭性真菌性鼻窦炎的早期诊断和治疗是改善疾病预后的关键。

(杭伟 天津市环湖医院)

【参考文献】

[1] 詹姆斯 H 约根森,迈克尔 A 普法勒,主编. 王辉等,译《临床微生物手册》[M]./(美)- 北京:中华医学电子音像出版社,2017.6.

[2] 《中华传染病杂志》编辑委员会. 发热待查诊治专家共识 [J]. 上海医学, 2018.(41):

385 400.

[3] BLAUWKAMP TA, THAIR S, ROSEN MJ, et al.Analytical andclinica validation of a microbial cell-free DNA sequencing test for infectious disease[J]. Nat Microbiol2019, 4(4): 663-674.

[4] BOUZA E, BURILLO A, MUNOZ P, et al. Mixedbloodstream infections involving bacteria and Candida spp[J]. J Antimicrob Chemother,2013,68(8):1881-1888.

[5] CLAUS RA,OTTO GP,DEIGNER HP,Bauer M.Approaching clinical reality: markers formonitoring systemic inflammation and sepsis[J]. Curr Mol Med 2010;10(2):227-35.

[6] TALMI YP, GOLDSCHMIED-REOUVEN A, BAKON M, et al. Rhino-orbital and rhino-orbito-cerebral mucormycosis Otolaryngol Head Neck Surg 2002,127:22-31

[7] 中华医学会重症医学会. 重症患者侵袭性真菌感染诊断与治疗指南(2007)[J]. 中华内科杂志,2007,46:960-966.

[8] 王向东, 王成硕, 佘文煜, 等. 侵袭性真菌性鼻及鼻窦炎的诊断和治疗 [J]. 中国耳鼻咽喉头颈外科, 2013,20(4):174-178.

[9] 周蔚, 刘全, 赵卫东, 等. 侵袭型真菌性鼻 - 鼻窦炎的诊疗和预后分析 [J]. 中华耳鼻咽喉头颈外科杂志, 2016,51(8):568-572.

[10] 孙虹, 张罗. 耳鼻咽喉头颈外科学(第九版)[M]. 人民卫生出版社, 2019.

[11] 张海, 刘钢, 杭伟, 等. 鼻眶脑型毛霉菌病九例 [J]. 中华耳鼻咽喉头颈外科杂志, 2014, 49(6):446-451.

第五节 鼻咽癌

一、疾病概述

鼻咽癌是原发于鼻咽黏膜上皮的恶性肿瘤,多发生于鼻咽顶后壁及侧壁,咽隐窝为最好发部位。致病因素为 EB 病毒感染、化学或环境因素、遗传因素等。中国鼻咽癌约占全球新发病例一半, 2020 年我国新发鼻咽癌 60 558 例,死亡 31 413 例,广东、广西、福建、江西、湖南等省份高发,广东地区发病率可达 30~40/10 万人群,男女发病率之比为 2.4~2.8:1,发病高峰年龄为 40~59 岁。

血涕、耳鸣、听力下降,鼻塞、头痛、面麻、复视是鼻咽癌的主要症状,查体可发现鼻咽肿物、颈部包块、颅神经受累体征,约半数的初诊患因无症状颈部肿块就诊。

鼻内窥镜和 MRI 检查可清晰显示鼻咽肿瘤以及咽旁和颅内侵犯,颈部及腹部超声、胸腹部 CT、全身骨扫描可以判断有无区域淋巴结转移和远处转移。血浆 EBV DNA 拷贝数是鼻咽癌疗效评价及随访复查的重要分子标志物。PET 检查对于发现隐匿性转移病灶具有重要价值,具有较高转移风险的患者推荐使用。

鼻咽癌主要病理组织学类型为角化型鳞癌、非角化型鳞癌和基底细胞样鳞癌，其他病理类型包括腺癌、腺样囊性癌、黏液表皮样癌以及恶性多形性腺瘤。EB 病毒编码 RNA（Epstein-Barr Encoded RNA，EBER）、（Epidermal Growth Factor Receptor，EGFR）、Ki-67 表达情况应作为常规分子诊断指标。

鼻咽癌的治疗前准备包括完善的病史和体格检查、诊断和分期、营养评估、合并症评估、口腔状况评估和处理，最新分期为 AJCC 第八版。以放射治疗为主的综合治疗是鼻咽癌根治性治疗手段。早期鼻咽癌单纯放疗可治愈，局部晚期鼻咽癌首选根治性放疗联合铂类同步化疗，在此基础上可以联合诱导化疗和 / 或辅助化疗。不耐受化疗患者可选择放疗联合靶向或免疫治疗。复发转移鼻咽癌应遵循全身与局部治疗并重的原则，经过多学科讨论，制定具体的治疗方案。

二、病例介绍

病例 1　局部晚期鼻咽癌诱导化疗联合同步放化疗

患者，男性，52 岁，间断血涕伴左耳鸣、听力减退半年，发现左颈部肿物 2 月，进行性加重头痛 1 月就诊，镜检发现鼻咽肿物，咬检病理诊断：鳞状细胞癌，非角化未分化型，免疫组化：EBER（+），EGFR（++），ki67（80%）。MRI 检查：鼻咽左侧壁增厚，咽隐窝消失，侵犯左侧头长肌、咽旁间隙，左侧枕骨斜坡信号不匀，左颈部多发肿大淋巴结，最大者短径 3 cm，增强后可见明显强化（见图 1-2-5-1）。PET 检查示鼻咽左侧壁、咽旁间隙、枕骨左侧代谢增高，SUV 值 13.5，其余未见肿瘤表现，血浆 EBV DNA 拷贝数 2850（正常值 <400）。临床诊断：鼻咽癌，左颈淋巴结转移，分期：$T_3N_{2a}M_0$，III 期，口腔检查见有龋齿及残根。给予 TPF 方案诱导化疗 2 周期（多西他赛 75 mg/m^2、顺铂 80 mg/m^2、5- 氟尿嘧啶 750 mg/m^2 × 5 d），血涕、头痛症状消失，复查 MRI 鼻咽原发灶及颈部转移淋巴结明显缩小，最大 1.0 cm（见图 1-2-5-2）。放疗前拔除龋齿残根，给予每日图像引导放射治疗（Image Guided Radiotherapy IGRT）：鼻咽原发灶及颈部转移淋巴结，69.96Gy/33 次，高危区包括鼻咽黏膜、双侧咽后、II 、III、Va 区淋巴结，60.06Gy/33 次；低危区包括双侧 IV、Vb 区淋巴结，50.96Gy/28 次，同步给予顺铂（80 mg/m^2）化疗，每三周一次共 3 次，注意保护脑干、脊髓、视神经视交叉、腮腺等正常组织剂量在安全范围内。治疗中出现 II 度骨髓抑制及 III 度口腔黏膜炎，进食困难，给予粒细胞集落刺激因子及管饲营养支持治疗。放疗结束复查：鼻咽原发灶及颈部转移淋巴结消失（见图 1-2-5-3），EBV DNA<400（正常值），治疗后 3 年复查：鼻咽部黏膜略增厚，颈部未见肿大淋巴结（图 1-2-5-4），EBV DNA 正常。

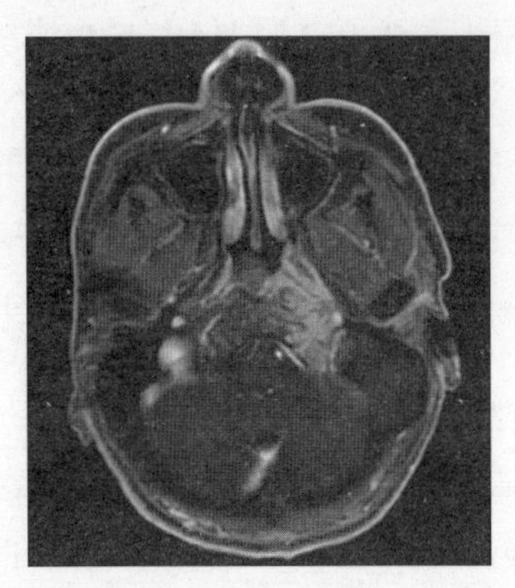

图 1-2-5-1 鼻咽 MRI 左侧壁增厚，咽隐窝消失，侵犯左侧头长戟、咽旁间隙，左侧枕骨斜坡信号不均匀（治疗前）

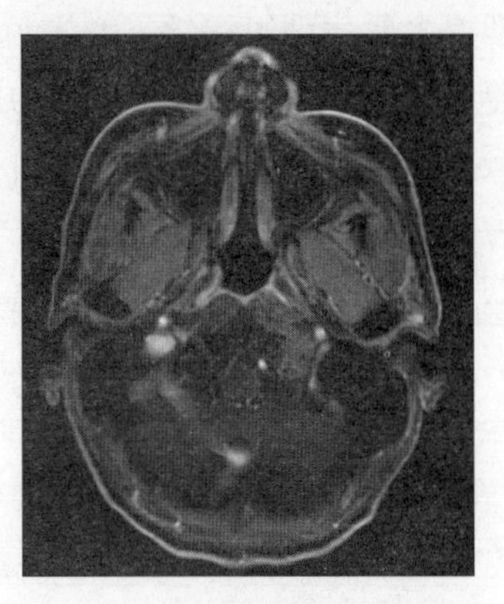

图 1-2-5-2 鼻咽原发灶明显缩小（诱导化疗后复查）

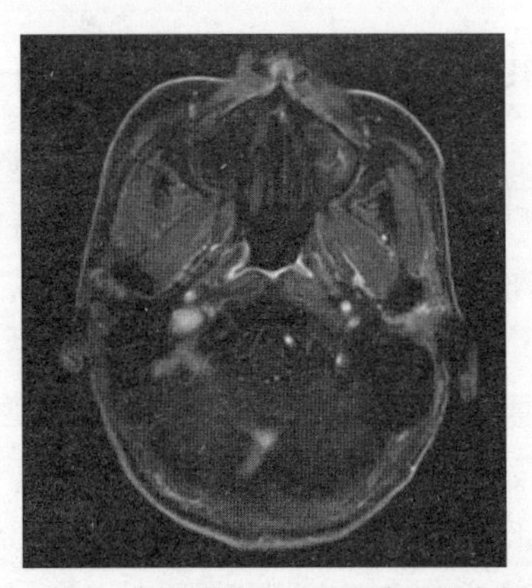

图 1-2-5-3 鼻咽原发灶消失（放疗结束复查）

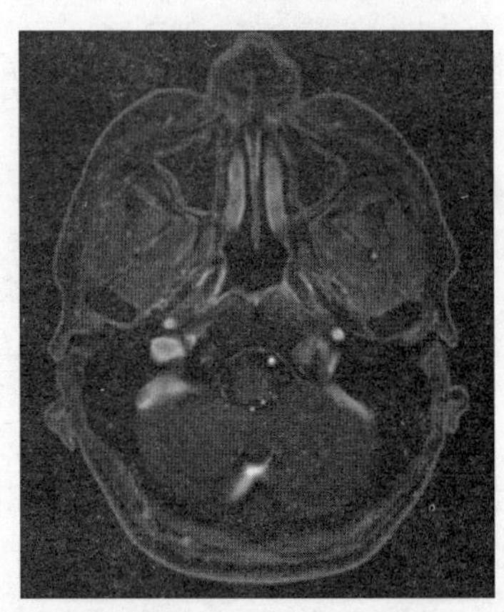

图 1-2-5-4 鼻咽部未见异常（治疗后 3 年复查）

病例 2 鼻咽癌根治性放疗后双肺转移立体定向放疗

患者，男性，27 岁，主因耳堵 6 周，头痛、鼻塞 1 个月于 ××09 年 1 月于当地医院诊断为中耳炎，对症处理无明显好转，症状渐加重，出现鼻腔出血，经检查确诊鼻咽顶后壁软组织肿物，伴右侧头长肌及枕骨斜坡受累（图 1-2-5-5），病理低分化鳞状细胞癌，非角化，部分呈淋巴上皮样癌。未见淋巴结及远处转移，诊断：鼻咽癌 T3 N0M0，Ⅲ期，给予诱导化疗（奈达铂 100 mg d1，替加氟 1 g d2-6）及鼻咽部调强放疗 70Gy，同步化疗。治疗中鼻咽多次出血，单次出血量最大 200 mL，药物止血治疗效果不满意，急症行颈外动脉栓塞术。放疗后 1 月复查鼻咽肿物明显缩小，放疗后 3 月复查鼻咽肿物消失，疗效评价：完全缓解（complete response，CR）（图 1-2-5-6），放疗后序贯原方案辅助化疗 4 周期，长期随访鼻咽未见复发（图 1-2-5-7）。其间于 ××10 年 7 月检查发现双肺下叶结节，左侧 0.8 cm，右侧 1.5 cm，PET 检查鼻咽未见肿物及高代谢影，双肺肿物考虑转移。与患者沟通后行右下肺肿物穿刺活检，病理报告：黏膜慢性炎症伴纤维组织增生，并见少许挤压，建议再检，患者拒绝，密切观察，6 月后复查左、右肺肿物分别增大至 1.5 cm、2.5 cm，再次行肺穿刺活检并同期金标植入术，病理示：鳞状细胞癌，EBER（+），结合病史考虑转移。××11 年 1 月分别给予双肺转移灶射波刀立体定向放疗 50Gy/5f（图 1-2-5-8），TP 方案化疗 3 周期（多西他赛 120 mg d1，顺铂 40 mg d1-3），至 ××22 年 1 月未见复发转移（图 1-2-5-9）。

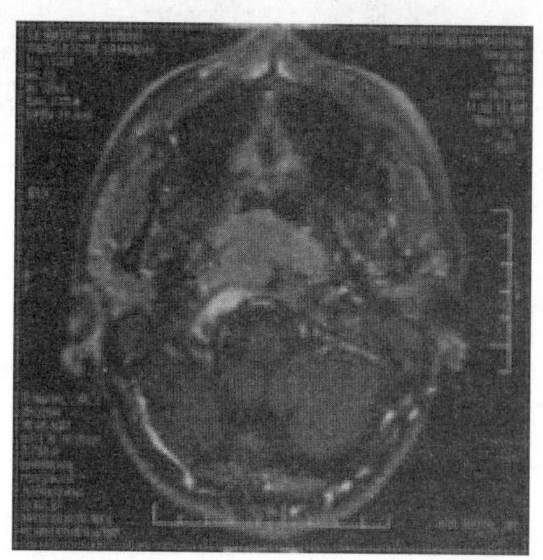

图 1-2-5-5　鼻咽 MRI 强化 T_1 像，后壁软组织肿物，伴右侧头长肌及枕骨斜坡受累（鼻咽癌放疗前）

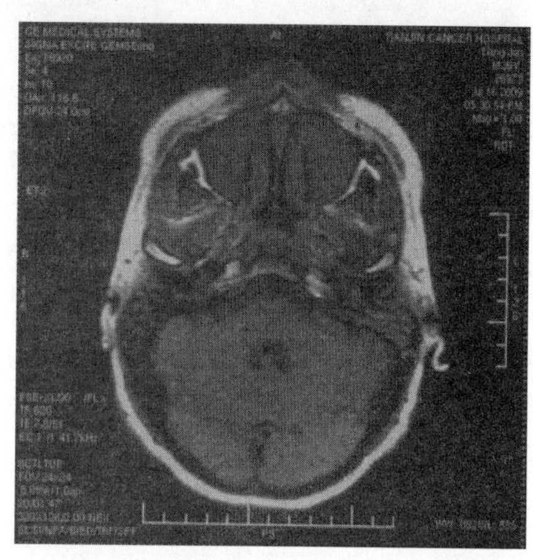

图 1-2-5-6　鼻咽癌 MRI 平扫 T_1 像 软组织肿物基本消失（放疗后 3 个月）

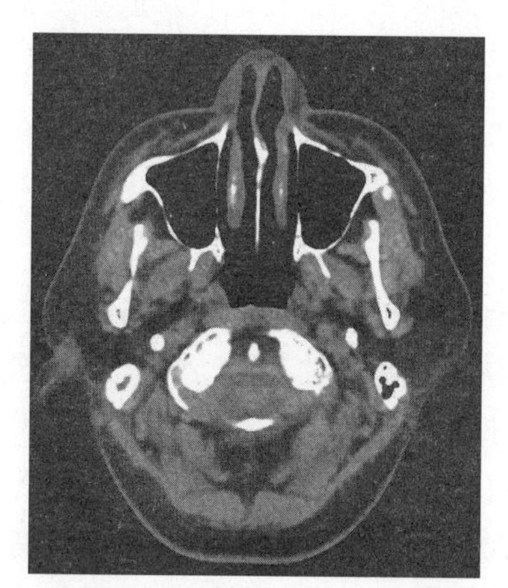

图 1-2-5-7　鼻咽 CT 平扫未见异常（鼻咽癌放疗后 13 年）

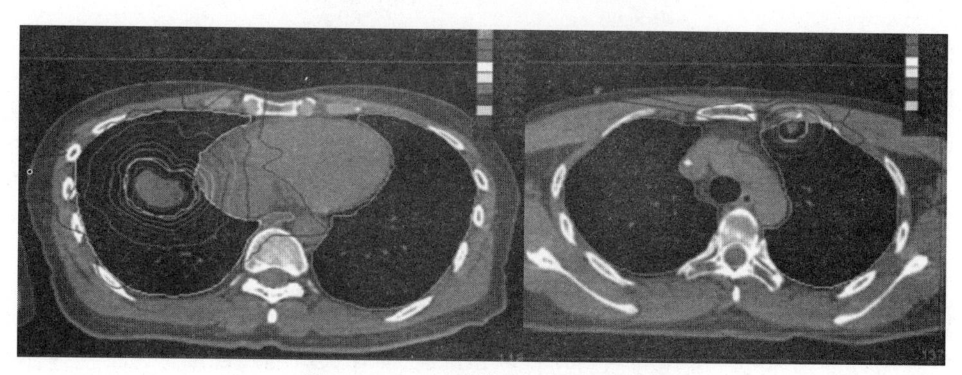

图 1-2-5-8　双肺转移灶射波刀治疗

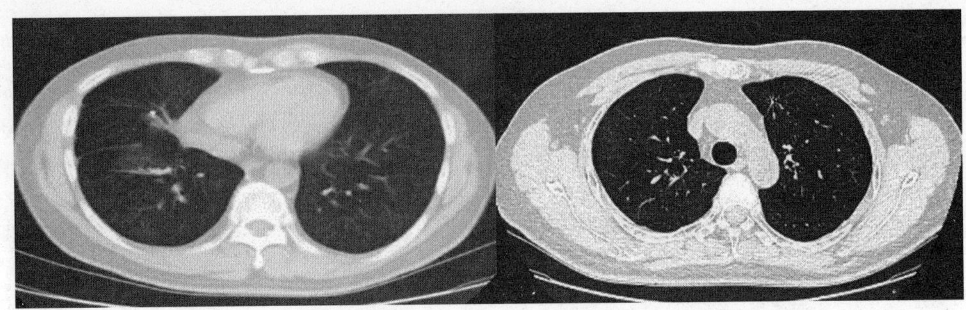

图 1-2-5-9 肺部未见复发，肺内可见金标影（××22 年初随访）

【临床诊治解析】

（1）鼻咽癌发病部位隐蔽，早期不易发现，至出现明显头痛、面麻、复视、颈部淋巴结肿大等症状体征时已属中晚期。中年以上不明原因出现血涕、耳鸣、鼻堵、听力下降，特别是来自高发区，具有恶性肿瘤家族史的患者，应高度警惕鼻咽癌可能性。

（2）电子鼻咽镜及鼻咽颅底 MRI 是最重要的检查手段，鼻内镜可直接观察鼻咽病变，注意是否累及鼻腔、后鼻孔、口咽。MRI 检查可发现鼻咽腔内及黏膜下病变，必要时应加做颅底 CT 观察颅底骨质破坏情况，肝、肺、骨应常规检查排除转移。

（3）治疗前必须获得明确的病理诊断和临床分期。调强放射治疗是鼻咽癌首选根治性治疗，放疗计划设计应保证肿瘤组织得到足够的根治性剂量，同时控制正常组织器官在限制剂量以内，避免长期生存患者出现远期并发症。

（4）鼻咽癌大出血是少见但致命性并发症，肿瘤较大并伴有深在的溃疡坏死患者应警惕鼻咽大出血可能，及时给予药物止血、鼻腔、后鼻孔填塞，必要时可行选择性颈外动脉栓塞术。

（5）放化疗过程中需要密切患者营养状态，重度口腔黏膜炎导致患者吞咽疼痛，不能经口进食，降低治疗耐受性和依从性，应及时补充肠内营养，胃造瘘长期应用舒适性优于鼻饲管，营养支持要根据临床需要持续至放疗结束后患者口腔黏膜完全恢复。

（6）放疗前需进行详细的口腔检查，拔除坏牙，放疗后至少 3 年内禁止拔牙，避免继发颌骨骨髓炎，治疗后应密切随访，晚期特别是 N2-3 期患者具有较高远处转移风险，部分复发转移患者经过积极治疗仍能获得长期生存。随访期应注意甲状腺功能，语言、听力、吞咽等功能评估。

【专家点评】

（一）诊断要点

（1）随着治疗技术的进步，早期鼻咽癌 5 年生存率已达 90% 以上，但临床确诊患者 60% 为中晚期，早期诊断极为重要。EB 病毒增生感染相关抗原 VCA-IgA，EA-IgA，EA-IgG 已被公认是鼻咽癌早期诊断的标志物，联合检测的敏感性和特异性可达 95.11%、97.41%，可用于高危人群筛选。

（2）MRI 扫描可以清晰显示肿瘤的解剖边界，早期发现枕骨斜坡受侵骨髓信号改变，同时对放疗后复发和坏死纤维化的鉴别具有重要价值，应作为鼻咽癌首选影像学检查，除常规

MRI 扫描序列外，还应包括抑脂、抑水、弥散 DWI 等特殊序列成像。

（二）治疗要点

（1）鼻咽癌治疗要遵循规范化、个体化原则，推广多学科诊疗模式制定综合治疗方案。同步放化疗是局部晚期鼻咽癌治疗的金标准，诱导化疗可以迅速降低肿瘤负荷，减轻症状，缩小肿瘤，减少放疗高剂量照射体积，研究显示诱导化疗后达部分缓解或 CR 的病例，可以提高总生存和无进展生存，辅助化疗获益不明显。

（2）精确的靶区勾画是放疗成功的关键，CT、MRI 、PET 多模态影像融合技术可以使靶区勾画更加准确。IGRT 可以提高照射精度，推荐鼻咽癌患者应接受每日 IGRT。

（3）所有患者治疗后要终生随访，早期发现复发转移和第二原发肿瘤、监测处理并发症。对可疑复发转移病灶应密切监视，必要时多次活检避免漏诊。血浆 EBV DNA 拷贝数对鼻咽癌诊断、疗效预测、监测复发转移具有重要价值，应每 3~6 个月检测。

（三）复发转移鼻咽癌治疗

复发转移鼻咽癌中位生存时间仅 1 年，3 年生存率不足 10%，随着调强放疗技术普及，鼻咽癌局部控制率已达 70%~80%，远处转移是主要治疗失败原因。对于局部复发病变，可根据肿瘤侵犯范围再分期，选择挽救性手术或再程放疗，5 年生存率可达 30%~50%。对于单一器官寡转移（转移灶 <3~5 个）患者，积极给予立体定向放疗后仍然可能治愈。

（四）靶向及免疫治疗

EGFR 靶向治疗联合放疗可用于不能耐受铂类化疗的局部晚期患者。近年来免疫检查点抑制剂在鼻咽癌复发转移领域进行了广泛研究，抗 PD-1 单抗单药或联合化疗可用于无法接受局部挽救性治疗的复发转移鼻咽癌。

【总结】

鼻咽癌是我国高发恶性肿瘤之一，放射治疗是首选治疗手段，随着放疗技术的发展，早期鼻咽癌 90% 已可治愈，但中晚期患者疗效仍待提高。早期发现、精准照射、密切随访是提高鼻咽癌疗效的关键。未来需要在循证医学的基础上，结合基因分子特征，综合运用放疗、化疗、靶向免疫治疗，制定个体化的治疗方案，可望将鼻咽癌治疗水平提高到新水平。

【参考文献】

[1] 赫捷，李进，马军，等. 中国临床治疗学会（CSCO）头颈部肿瘤诊疗指南 2021（下册）. 北京：人民卫生出版社，2021，11.

[2] 中国医师协会放射肿瘤治疗医师分会，中华医学会放射肿瘤治疗学分会. 中国鼻咽癌放射治疗指南（2020 版）[J]. 中华肿瘤防治杂志，2021，28（3）：167-177.

[3] 国家癌症中心 / 国家肿瘤质控中心. 鼻咽癌靶区勾画和计划设计指南 2021，12.

[4] 李晔雄主编. 肿瘤放射治疗学 [M]. 第 5 版. 北京：中国协和医科大学出版社，2018，7.

（王佩国　天津医科大学肿瘤医院）

第六节 鼻咽癌综合治疗

一、疾病概述

鼻咽癌是指发生于鼻咽黏膜的恶性肿瘤，常见于鼻咽顶部、侧壁和咽隐窝，男性多于女性，发病年龄大多为中年人，亦有青少年患病者。复发性鼻咽癌定义为病理确诊的鼻咽癌，根治性放疗后临床肿瘤全消，治疗结束 6 个月以后，局部或区域再次出现与原肿瘤病理类型相同的肿瘤。复发存在明显的时间规律性，50% 左右 2 年内发生，80%~90% 在治疗后 5 年内，5 年以后极少发生。

（一）流行病学

我国是鼻咽癌高发地之一，广东、广西、福建、湖南等地为多发区，病因还不明确，可能与 EB 病毒感染、化学因素（镍、甲醛、亚硝酸胺类、多环芳烃类等）、种族易感性、遗传因素等有关，鼻咽癌恶性程度较高，早期即可出现颈部淋巴结转移。

（二）病理组织学

肉眼观鼻咽癌呈结节型、菜花型、浸润型和溃疡型四种形态，其中以结节型最常见，其次为菜花型。组织学分型：鼻咽癌病理组织学类型分为未分化癌、低分化癌和较高分化癌。而世界卫生组织的分型则为角化型鳞癌、非角化型鳞癌和未分化癌，我国以非角化性癌为主。

（三）转移途径

直接蔓延、淋巴结转移、血行转移。

（四）临床症状

可出现抽吸性血痰，鼻塞、分泌性中耳炎、偏头痛、复视及伸舌偏斜等颅神经受累表现、颈部肿块等。若肿瘤累及颈内动脉，可出现反复鼻腔大出血，甚至死亡。

（五）检查

1. 鼻内镜下见鼻咽腔不对称、黏膜隆起、糜烂、结节或菜花样肿块。

2. 实验室检查　EB 病毒血清学检查：① IgA/VCA 抗体滴度≥ 1 : 80；2）在 IgA/VCA，IgA/EA 和 DNA 三项指标中任两项为阳性者。

3. 影像学检查　颈部及全身淋巴结超声、鼻咽鼻窦 CT、鼻咽颅底 MRI、PET-CT。

（六）诊断

组织病理学检查是确诊鼻咽癌的金标准，多采用鼻内窥镜引导下活检病理检查，也可颈淋巴结穿刺细胞学检查。

（七）鉴别诊断

鼻咽部其他恶性肿瘤、结核、炎症、增殖性疾病等。

（八）治疗

1. 首选放射治疗　尤其是调强放射治疗（IMRT）。早期可单纯放射治疗，中晚期需要联合化疗。

2. 靶向治疗　对于无法耐受化疗的体质较差的老年患者，可选择靶向治疗，包括表皮上皮生长因子受体的抑制剂，药物有西妥昔单抗、尼妥珠单抗，还有一种是抗血管生成的药物，如贝伐珠单抗和恩度。

3. 免疫治疗　PD-1/PD-L1，CTLA-4，LAG3 等抗体，用来解除肿瘤导致的免疫抑制。免疫联合化疗对于复发 / 转移患者具有较好的抗肿瘤活性。中国临床肿瘤学会（CSCO）鼻咽癌临床指南指出，免疫治疗已成为推荐治疗方案，作为 2B 类证据，III 级推荐。

4. 手术治疗　对于分化较高、放射治疗抵抗、放射治疗后鼻咽局部复发病灶局限于顶后壁或顶前壁或仅累及咽隐窝边缘体质尚好者可进行鼻内镜手术。对于鼻咽原发癌病灶已被控制，全身状况良好，仅遗留颈部残余灶，可考虑行颈淋巴结清除术。

5. 预后　由于治疗手段的改进，鼻咽癌的整体疗效尤其在局部控制率方面得到极大提高，5 年总生存率高达 80%。但仍有 8.6%~23.7% 的患者 5 年内出现局部和颈部淋巴结复发转移的问题，再次放化疗敏感性下降。

二、病例介绍

病例 1　复发性鼻咽癌的综合治疗

【病例诊疗过程】

患者男，64 岁，2 年前诊断为鼻咽癌（$T_4N_1M_0$），病理为低分化鳞癌，在外院行鼻咽及颈部立体定向放疗（根治剂量），及标准化疗（白蛋白紫杉醇 + 顺铂），随访 2 年发现鼻咽部肿瘤复发，就诊于我科。鼻内镜下见鼻中隔轻度偏曲，双侧中鼻道脓性分泌物流至后鼻孔，右侧后鼻孔缩窄，鼻咽较多脓性分泌物及干痂，痂下黏膜糜烂，取病理提示低分化鳞状细胞癌，Ki-67 蛋白阳性表达指数 60%，EBER（-），诊断为复发性鼻咽癌（$T_3N_0M_0$），患者拒绝手术，行免疫治疗 10 个月，期间复查见病灶强化程度明显下降，肿瘤范围缩小，近 3 个月肿瘤无变化，PET-CT 检查提示鼻咽癌治疗后，蝶骨、枕骨斜坡骨质破坏，考虑肿瘤侵犯或转移，局限性 FDG 代谢增高，提示局部具有肿瘤活性，请结合临床，两侧咽旁间隙、两侧颈部未见肿大淋巴结，FDG 代谢未见异常，定期复查，右上肺前段结节，FDG 未见异常随诊，两侧筛窦、上颌窦炎症。患者复发性鼻咽癌，按我国复旦分型，属于 rT3 中线，适合 I 型内镜切除手术，距首次到我科诊治后 9 个月时，行经鼻内镜蝶窦、蝶骨、斜坡肿物切除，术后随访至今未见肿瘤复查。下图分别为手术前（图 1-2-6-1、图 1-2-6-2）、手术后（图 1-2-6-3）、手术后 6 个月影像图（图 1-2-6-4）。

【临床诊治解析】

晚期鼻咽癌标准治疗后局部复发，行免疫治疗，达到了控制肿瘤生长、降低肿瘤活性，规范的治疗原则，最终手术完全切除肿瘤。必须密切随访。

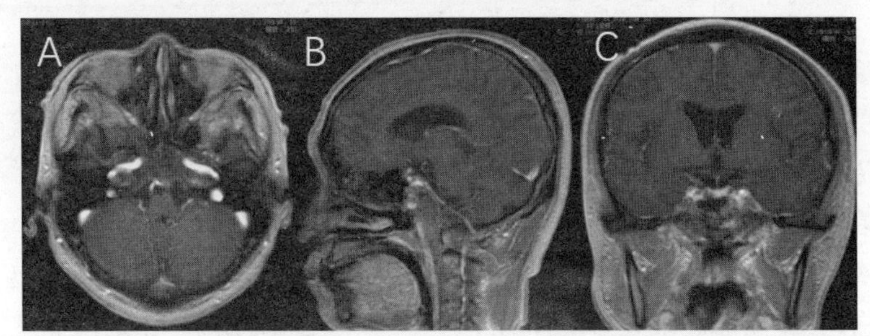

图 1-2-6-1 术前头核磁强化：见鼻咽侧壁及顶后壁信号欠均匀，可见强化，斜坡信号减低，少许不均匀强化。

（A：轴位；B：矢状位；C：冠状位）

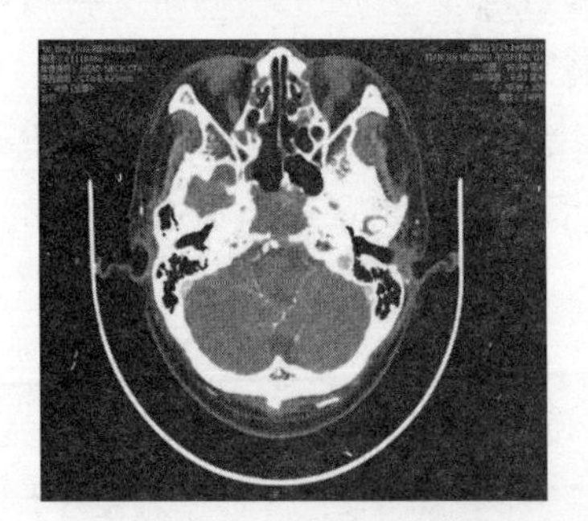

图 1-2-6-2 显示术前鼻窦 CT：
见鼻咽顶后壁软组织信号，斜坡骨质破坏

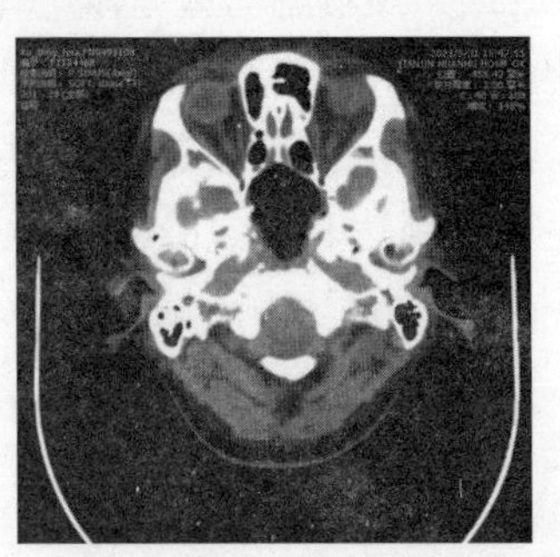

图 1-2-6-3 显示术后鼻窦 CT：
见鼻咽顶后壁软组织切除

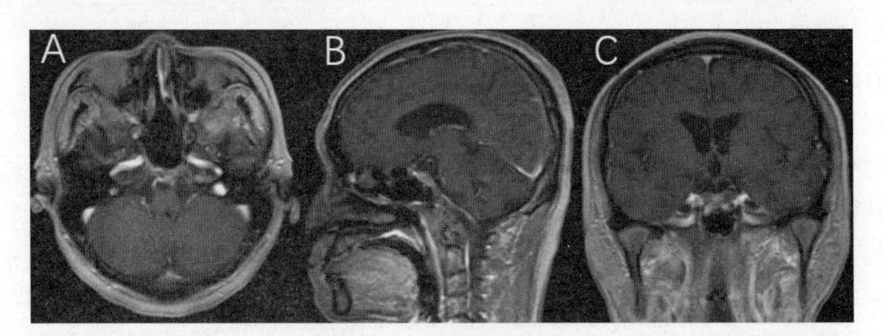

图 1-2-6-4 显示术后 6 个月复查头核磁，见鼻咽顶后壁及侧壁术后改变，未见复发

（A：轴位；B：矢状位；C：冠状位）

【专家点评】

熟悉鼻咽癌常规诊疗原则，晚期鼻咽癌及常规治疗后复发的患者，需要综合治疗，了解当前肿瘤治疗热点，治疗个体化治疗方案，此例患者行免疫治疗，控制肿瘤、降低肿瘤活性，为手术治疗提供了机会也提高了安全性。

（李海艳　翟翔　天津市环湖医院）

病例 2　血管介入及搭桥技术在复发性鼻咽癌颈内动脉出血中的应用

【病例诊疗过程】

患者，男性，45 岁。主诉：鼻咽癌综合治疗 7 年，复发 2 年，严重鼻出血 12 小时入院。

入院前 7 年病理诊断为鼻咽低分化鳞状细胞癌，予以根治性放射治疗，联合化疗，2 年前复查发现鼻咽癌复发，12 小时前突发鼻腔大出血，出血量较多，不能自止，就诊于我院，急查血常规显示血红蛋白 60 g/L。初步诊断为复发性鼻咽癌颈内动脉破裂出血，予以综合治疗，内镜下鼻腔探查示鼻咽部肿块，伪膜附着，予以碘仿纱条填塞止血，维持生命体征，请血管外科会诊查 DSA 提示右侧颈内动脉岩骨段假性动脉瘤、岩骨段颈内动脉受肿瘤压迫变细（见图 1-2-6-5），球囊闭塞试验（BOT）阳性，行覆膜支架植入后复查 DSA 和血管重建显示假性动脉瘤消失、血管形态良好，颅内各分支动脉显影良好（图 1-2-6-6）；术后抽取鼻腔填塞物，鼻腔未再出血，复查头颅增强 MRI 显示鼻咽顶及右侧咽旁异常信号，不均匀强化，鼻咽左侧壁边缘线样强化（图 1-2-6-7），术后开始进行信迪利单抗免疫治疗，每三周一次；自第一次鼻出血 3 个月后鼻腔再次大出血 2 h 就诊，急查血常规显示血红蛋白为 79 g/L，急诊输 400 mL 悬浮红细胞和 400 mL 血浆后收入院。查 DSA 检查显示右侧颈内动脉岩骨段覆膜支架植入术后，血管重建考虑夹层动脉瘤（图 1-2-6-8），行全麻下右侧颈外动脉 - 移植桡动脉 - 大脑中动脉血管吻合术 + 颈内动脉海绵窦段、岩骨段孤立术（彩图 1-2-6-9），术后复查 CTA 血管重建及 DSA 显示吻合血管通畅，血流由桡动脉向大脑中动脉供应，各动脉显影良好（图 1-2-6-10），术后患者生命体征平稳，鼻腔未再出血，免疫治疗后复查头颅增强 MRI 显示鼻咽顶及右侧咽旁异常信号强化范围较前明显缩小（图 1-2-6-11）。

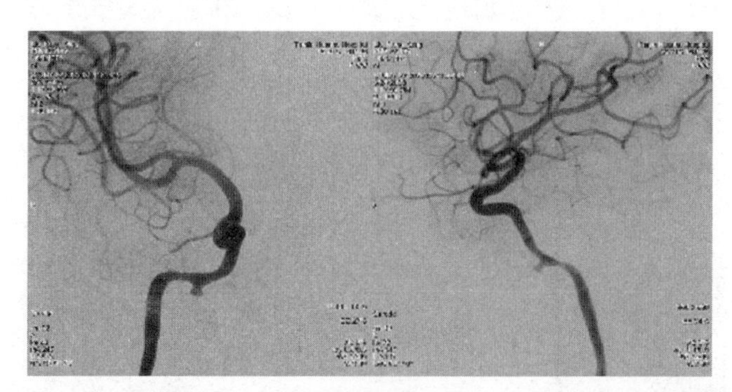

图 1-2-6-5　DSA 提示右侧颈内动脉岩骨段假性动脉瘤、岩骨段颈内动脉受肿瘤压迫变细

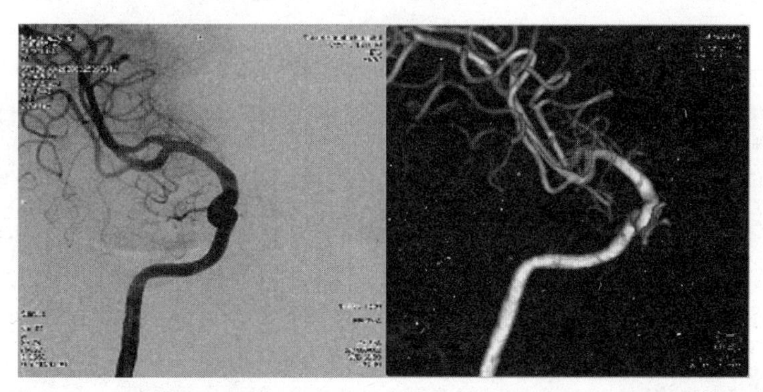

图 1-2-6-6　复查 DSA 和血管重建显示假性动脉瘤消失、血管形态良好，颅内各分支动脉显影良好

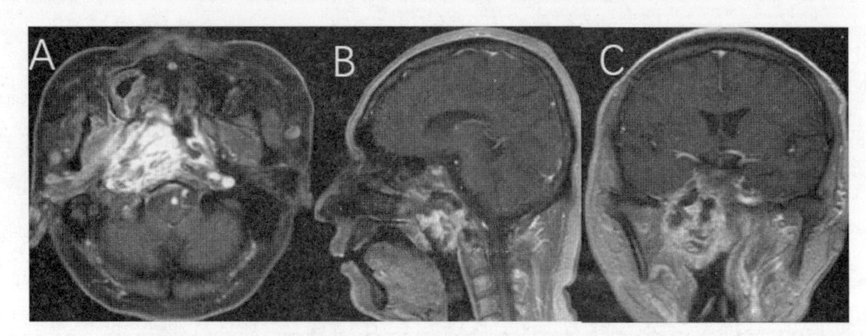

图 1-2-6-7 复查头颅增强 MRI 显示鼻咽顶及右侧咽旁异常信号,不均匀强化,鼻咽左侧壁边缘线样强化

(A:轴位;B:矢状位;C:冠状位)

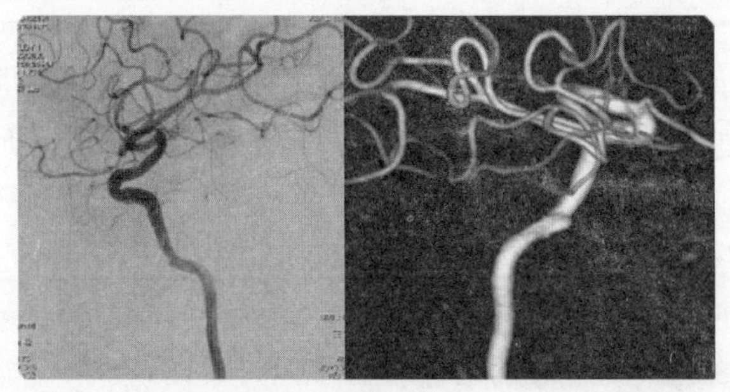

图 1-2-6-8 DSA 检查:右侧颈内动脉岩骨段覆膜支架植入术后,血管重建考虑夹层动脉瘤)

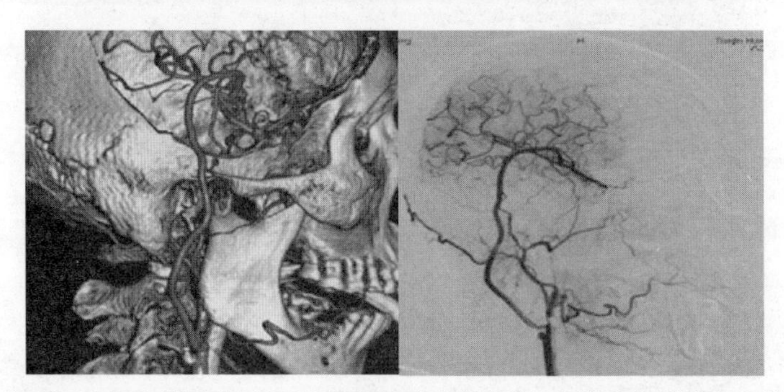

图 1-2-6-10 术后复查 CTA 血管重建及 DSA 显示吻合血管通畅,血流由桡动脉向大脑中动脉供应,各动脉显影良好)

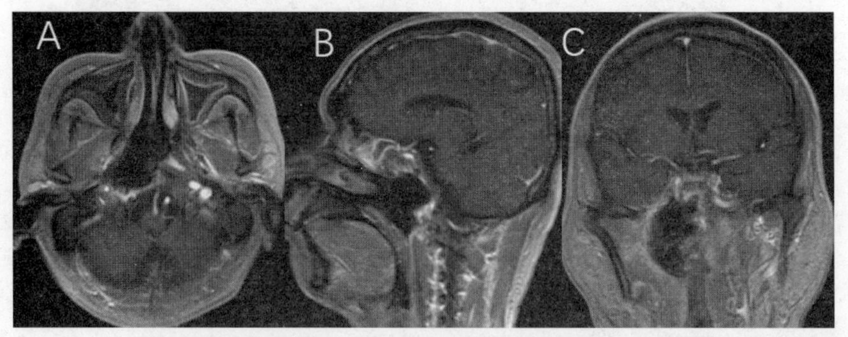

图 1-2-6-11 免疫治疗后复查头颅增强 MRI 显示鼻咽顶及右侧咽旁异常信号强化范围较前明显缩小

(A:轴位;B:矢状位;C:冠状位)

【临床诊治解】

(1)患者既往存在鼻咽癌病史7年,确诊复发后2年,查鼻内镜见鼻咽部肿块,伪膜附着,考虑支持复发性鼻咽癌诊断,鼻咽癌既往经根治性放射治疗联合化疗,局部组织坏死,肿瘤复发,邻近颅底结构颈内动脉受累,现出现鼻腔大出血,故需考虑是否存在复发性鼻咽癌颈内动脉破裂出血。

(2)本病例进一步完善数字减影血管造影检查,发现右侧颈内动脉岩骨段假性动脉瘤、岩骨段颈内动脉受肿瘤压迫变细,最后诊断为:复发性鼻咽癌颈内动脉出血。诊断明确后行血管介入手术治疗,术后抽取鼻腔填塞物,鼻腔3个月内未再出血,使患者得到了有效的治疗。

(3)本病例术后复查头颅增强MRI发现鼻咽腔明显强化团块,考虑肿瘤复发残留,予以免疫治疗后,对鼻咽癌周围组织再次造成损伤,导致患者再次鼻出血,复查DSA、CTA发现颈内动脉损伤原部位再次出现动脉瘤,考虑血管内无法修复,转而进行血管搭桥手术,恢复颅内血供,鼻腔未再出血,使患者得到了治疗。

【专家点评】

鼻咽癌复发或远处转移是治疗失败的主要原因,亦是导致患者死亡的主要原因,颈内动脉的损伤是鼻咽癌并发症中比较棘手的,一旦出现,可能导致致命性鼻出血及重症卒中,很难挽救,而血管介入技术,在治疗复发性鼻咽癌颈内动脉出血有显著优势,即可通过造影明确责任血管,又可通过注入栓塞材料进行颈内动脉或颈外动脉及其分支选择性栓塞,止血效果确切可靠,同时创伤小。当出现血管介入禁忌症时,可以选择动脉搭桥技术补救,恢复颅内血供,提高患者生存率和生活质量。

(张强　翟翔　天津市环湖医院)

病例3　鼻咽腺样囊腺癌1例

【病例诊疗过程】

患者,女性,58岁,因"左耳耳痛3年"入院。患者于入院前无明显诱因出现左耳耳痛,无耳鸣、耳闷及听力下降,无头晕、头痛,无鼻塞,3年前就诊于当地医院,诊断为"中耳炎",予以药物治疗,症状无明显好转,1年前就诊于当地医院,予以鼻喷剂治疗(具体不详),症状无明显好转。曾予以"卡马西平"等止痛药物治疗,耳痛症状无明显减轻。1周前就诊于我院门诊,行头部、内耳核磁检查、鼻内镜检查,提示鼻咽肿物,为进一步诊治,门诊以"鼻咽肿物"收入院。患者自发病以来,精神可,饮食、睡眠可,二便未见明显异常,体重无明显减轻。既往有"高血压"病史,口服"氨氯地平"降压治疗。内镜检查示(彩图1-2-6-12):鼻咽部左侧咽隐窝可见白色结节样肿物,表面可见血管纹。

头部MR:右侧基底节区、双侧额叶皮层下可见散在点状异常信号影,T_1WI像上显示不清,T_2WI像上呈高信号,FLAIR像上呈高信号。脑室系统对称,脑池、脑裂、脑沟略增宽,中线结构无移位。垂体信号正常,视交叉显示良好,左侧内耳乳突区可见点片状长T_2信号。左侧咽旁区域可见不规整异常信号影,咽腔显示变窄,病变T1WI像上呈稍低信号,T2WI呈稍高信号，大小约 3.2 cm × 2.4 cm。报告：①右侧基底节区、双侧额顶叶皮层下多发缺血灶；②轻度脑萎缩；③左侧咽旁区域异常信号影，考虑占位性病变；④左耳内侧乳突区点片状长 T2 信号，考虑炎症，请结合临床及内耳 MR 检查建议随诊复查。

内耳 MR：左侧乳突区可见点片状长 T1 长 T2 信号，左侧内耳结构显示欠清。右侧内耳结构显示清晰，未见明显异常信号。双侧面听神经自脑桥发出，走行区未见明显异常结节或肿物影。左侧咽旁区可见团片状异常信号影，T1WI 呈等信号，T2WI 呈混杂稍高信号，病灶大小约 2.4 cm × 2.3 cm × 3.0 cm，边界尚清，邻近咽鼓管圆枕显示不清。报告：①考虑左侧乳突炎症；②左侧咽旁区占位性病变，请结合临床，建议进一步检查。

患者入院后完善术前检查，鼻部 CT 检查（图 1-2-6-13）：左侧咽顶部不规则软组织密度影，密度欠均匀，CT 值约 50HU，左侧咽隐窝变浅，咽鼓管显示不清。鼻部强化 CT 检查（图 1-2-6-14）：左侧咽顶部可见不规则软组织密度影，咽腔呈偏心性狭窄，部分呈棘状向腔内突出，增强后病变呈不均匀强化，其 CT 值约为 100HU，病变大小约 2.2 cm × 3.4 cm，左侧咽隐窝变浅，咽鼓管圆枕显示不清，病灶与邻近肌肉肉眼组织分界欠清，左颞部部分骨质结构欠规整。听力学检查（图 1-2-6-15）：左耳 8000 Hz 听力下降，PTA18 dB，右耳 PTA 13 dB。声阻抗检查：左耳 C 型鼓室图，同侧、对侧声反射均未引出，右耳 A 型鼓室图，同侧声反射引出，对侧声反射部分引出。

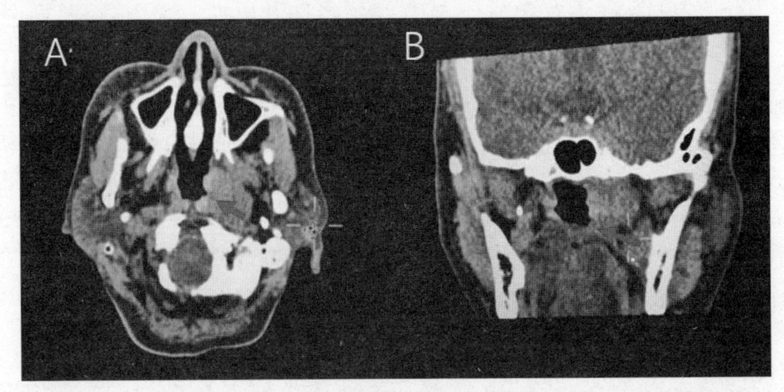

图 1-2-6-13 术前鼻部 CT：左侧咽顶部不规则软组织密度影，密度欠均匀，CT 值约 50HU，左侧咽隐窝变浅，咽鼓管显示不清

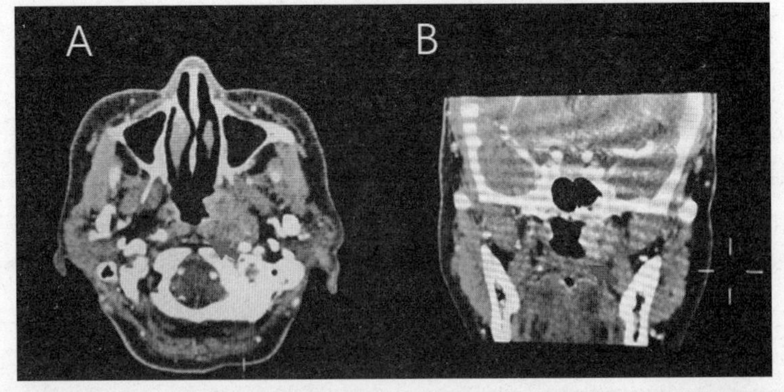

图 1-2-6-14 术前鼻部强化 CT 检查：左侧咽顶部可见不规则软组织密度影，增强后病变呈不均匀强化，其 CT 值约为 100HU，病变大小约 2.2 cm × 3.4 cm，左侧咽隐窝变浅，咽鼓管圆枕显示不清

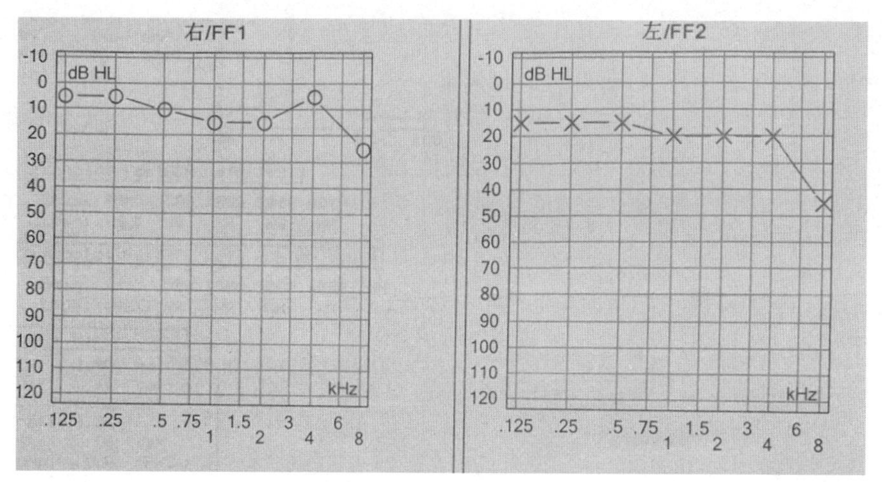

图 1-2-6-15　术前纯音听阈检查：左耳 8000 Hz 听力下降，左耳 PTA18 dB，右耳 PTA13 dB

全麻下行鼻咽部肿瘤切除术，术中见鼻咽腔左侧新生物，大小约为 2.4 cm × 2.3 cm × 3.0 cm，呈白色结节状，表面可见血管纹，镜下见肿物基底源于左侧咽隐窝，前外侧侵及咽鼓管圆枕及后唇，上达鼻咽顶，内侧近中线，下平咽鼓管口下缘，取肿物部分组织送术中冰冻病理检查，病理回报为(鼻咽部)涎腺来源肿瘤，腺样囊腺癌可能性大，以等离子刀距肿物边缘 0.5 cm 切除肿物，向前达咽鼓管前唇，向外至咽鼓管软骨部，向上至鼻咽顶暴露颅底骨质，向内达中线，向下平软腭水平。术后病理回报(彩图 1-2-6-16)：(鼻咽部)结合免疫组化和 HE 染色，符合腺样囊腺癌，可见神经侵犯。手术后耳痛消失。术后 1 月进行放疗及化疗治疗。术后 1 年，经鼻内镜(彩图 1-2-6-17)及影像学检查(图 1-2-6-18)：肿瘤无复发。后因左侧分泌性中耳炎，行鼓膜置管术治疗。

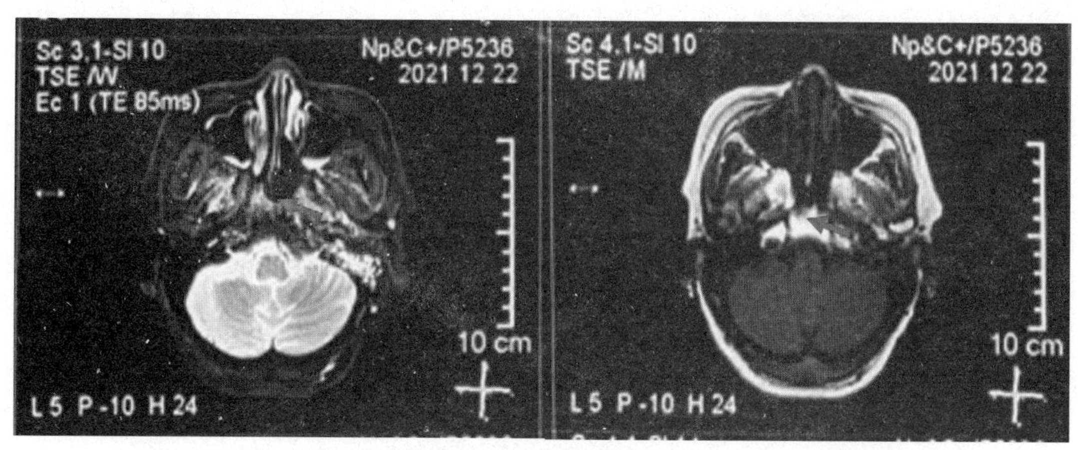

图 1-2-6-18　术后 1 年头颅核磁检查：鼻咽腔左侧术后改变，未见明显肿瘤复发

【临床诊治解析】

本例患者病程时间为 3 年，首发症状是耳痛，无明显耳鸣、耳闭塞感及听力下降，曾就诊于当地医院，经检查诊断为中耳炎，予以鼻喷剂及其他药物治疗，无明显缓解，曾予以止痛药物治疗，症状无明显减轻。本例患者初期仅进行耳部检查，未进行鼻部、鼻咽部相关检查。

后行头部影像学检查，发现鼻咽部肿物，结合鼻内镜检查，提示鼻咽部肿物，经手术治疗，明确为鼻咽癌，病理检查诊断证实为腺样囊腺癌。

（1）患者早期出现耳部症状，专科检查考虑为中耳炎，经详细询问病史，无明显诱因及上呼吸道感染病史出现分泌性中耳炎，应常规检查鼻腔及鼻咽部情况，做到早发现、早诊断、早治疗。

（2）对于以耳痛症状就诊的患者，结合相关症状、检查及治疗疗效，通过对症治疗如症状无明显改善，不能以简单的炎症、神经痛治疗，应进行全面检查，电子鼻咽喉镜检查，特别是影像学检查，以免延误病情，造成恶性肿瘤的漏诊。

（3）鼻咽腺样囊腺癌少见，术前完善影像学检查，术中冰冻病理检查明确诊断后，确定治疗方案。

【专家点评】

1. 鼻咽腺样囊腺癌诊断及鉴别诊断　大多数涎腺肿瘤无论良性和恶性均生长缓慢，除有明显的特征性表现外，临床上鉴别诊断较难。

（1）腺样囊性癌又称圆柱瘤，是仅次于黏液表皮样癌的涎腺常见恶性肿瘤，约占涎腺肿瘤的23%，多见于小涎腺及颌下腺。本病生长缓慢而局部侵袭性强，易侵犯神经，术后复发率高。患者以30~50岁居多，男女发病率无大差异，或女性稍多。

（2）腺样囊性癌很少发生在鼻咽部。即使在中国南方这个鼻咽癌的高危地区，鼻咽部腺样囊性癌仍然很少见于临床报告。腺样囊性癌与EB病毒感染之间的相关性仍不清楚，没有证据表明腺样囊性癌与EB病毒感染相关。腺样囊性癌和鼻咽癌之间发病率的差异表明两者可能存在不同的疾病原因。腺样囊性癌的生物学行为特点是生长速度慢，神经周围扩散倾向高，局部复发和远处转移，通常累及肺、骨和肝脏。

（3）腺样囊性癌大体上表现为呈圆形或卵圆形，边界清楚，包膜多不完整，易浸润周围组织，质地较硬而脆，发生于小涎腺样囊性癌累及黏膜时，除触及质地硬、表面呈小结节状的肿块外，常可见明显的、呈网状扩张的毛细血管。切面呈灰白色或灰黄色，黏液少见，有时可见出血及小囊腔。组织学上肿瘤由腺上皮细胞及肌上皮细胞所组成。肿瘤细胞的排列方式可为筛状型、管状型和实质型，其组织学特征对于预后预测特别重要，管状型预后最好，实质型预后最差，预后不良与远处转移和神经周围浸润的发生率最高相关。研究发现疾病发作和首次症状发作之间的间隔估计为2~5年。肿瘤早期以无痛性肿块为多，少数病例在发现时即有疼痛，疼痛性质为间断或持续性。有的疼痛较轻微，有的可剧烈。病程可长达数月或数年。最常见的症状是鼻出血、进行性鼻腔狭窄、咽鼓管功能障碍，以及与肿瘤向颅底侵入引发的眼球运动障碍、复视、面部疼痛、IX、X、XI和XII对颅神经的功能障碍，更罕见的是霍纳综合征。鼻咽腺样囊性癌初期伴颅神经麻痹和霍纳综合征的表现并不常见。

（4）治疗策略需要针对腺样囊性癌病变组织往往沿局部浸润和神经延伸的病理生理特点，一项回顾性研究建议对这些患者进行手术联合放疗。

2. 鼻咽解剖位置隐蔽，鼻咽癌早期症状不典型，表现复杂多变，临床上容易延误诊断，应特别提高警惕。

（1）其常见症状为鼻部症状（回吸涕中带血或擤鼻涕中带血、鼻塞），耳部症状（耳鸣、耳闭塞感及听力下降），颈部淋巴结肿大，脑神经症状及远处转移。鼻咽癌确切病理分型基本可以分为鳞状细胞癌、腺癌、泡状核细胞癌和未分化癌等，98% 属于低分化鳞状细胞癌。

（2）CT 及 MRI 能较准确地显示出肿物的大小、形态及与周围组织的关系，已成为临床上常规的检查方法。CT 和 MRI 在肿瘤的定位诊断方面显示极大的优点，但在定性方面却显示出不足。

（3）针对可疑的涎腺肿瘤，为了防止肿瘤包膜破裂而造成种植性播散，一般情况下不允许作术前切取活检，而作肿块细针穿刺行细胞学检查则有助于在术前明确肿瘤的性质。由于涎腺肿瘤的组织学类型较多，不同组织学类型的涎腺肿瘤，其生物学行为、手术方式和预后都不一样。为了达到最佳的治疗效果，术前做好手术预案，术中对肿块作冷冻切片病理检查，并根据病理结果来确定手术方案。

（马淑颖　刘学兵　天津医科大学第二医院）

【总结】

鼻咽癌是耳鼻咽喉头颈外科常见的恶性肿瘤之一，放射治疗效果较好，但仍有部分复发的患者，这就要求严密的随访以及探索新的治疗方案，了解国内外该病治疗的原则，据报道免疫治疗及靶向治疗均不同程度的提高了晚期鼻咽癌、头颈部鳞癌患者的生存期，根据患者个体情况制定个体化治疗方案，积极评估治疗效果，严格把握手术适应症，使患者达到最佳治疗效果。

详细询问患者病史、症状和全面仔细的临床检查是随诊及诊断鼻咽癌复发必不可少的一环。对复发鼻咽癌采用多学科综合治疗（MDT）模式，有助于提高疗效和生存质量。同时要及时鉴别诊断颈内动脉破裂出血，妥善采取血管介入技术或血管搭桥手术，从而提高患者生存率和生活质量。

鼻咽腺样囊腺癌，属于涎腺肿瘤，发病率低于鼻咽癌，其特点是生长缓慢、局部侵袭性强，易侵犯神经，早期症状不典型，故对于不明原因的分泌性中耳炎及顽固性耳痛患者，应完善内镜检查及影像学检查，以免贻误病情。肿物病理学检查有助于鉴别诊断。做到早诊断、早治疗。

（翟翔　天津市环湖医院）

【参考文献】

[1] 李金高，林少俊，陈晓钟，等. 鼻咽癌复发、转移诊断专家共识 [J]. 中华放射肿瘤学杂志，2018，27（1）：7-15.

[2] 林少俊，陈晓钟，李金高，等. 复发鼻咽癌治疗专家共识 [J]. 中华放射肿瘤学杂志，2018，27（1）：16-22.

[3] 孙虹，张罗. 耳鼻咽喉头颈外科学. 第 9 版 [M]. 北京：人民卫生出版社，2019 年：296-298.

[4] 周梁，董频. 临床耳鼻咽喉头颈肿瘤学 [M]. 上海：复旦大学出版社，2008 年：106.

[5] LEE DJ，SMITH RR，SPAZIANI JT，et al. Adenoid cystic carcinoma of the nasopharynx.

Case reports and literature review[J]. Ann Otol Rhinol Laryngol 1985;94:269-72.
[6] ALLEYNE CH, BAKAY RA, COSTIGAN D, et al. Intracranial adenoid cystic carcinoma: case report and review of the literature[J]. Surg Neurol 1996;45:265-71.
[7] GORMLEY WB, SEKHAR LN, WRIGHT DC, et al. Management and long-term outcome of adenoid cystic carcinoma with intracranial extension: a neurosurgical perspective[J]. Neurosurgery 1996;38:1105-12.
[8] KOKA VN, TIWARI RM, VAN DER WAAL I, et al. Adenoid cystic carcinoma of the salivary glands: clinicopathological survey of 51 patients[J]. J Laryngol Otol 1989;103:675-9.
[9] VINCENTELLI F, GRISOLI F, LECLERCQ TA, et al. Cylindromas of the base of the skull. Report of four cases[J]. J Neurosurg 1986;65:856-9.
[10] WITT RL. Adenoid cystic carcinoma of the minor salivary glands[J]. Ear Nose Throat J 1991;70:218-22.
[11] WANG CC, SEE LC, HONG JH, et al. Nasopharyngeal adenoid cystic carcinoma: five new cases and a literature review[J]. J Otolaryngol 1996;25:399-403.

第七节　蝶窦外侧隐窝脑膜脑膨出

一、疾病概述

(一)介绍

蝶窦外侧隐窝脑脊液鼻漏和脑膜脑膨出是一种少见疾病。目前,该病的病因学不明确。证据显示,良性高颅压与自发性蝶窦外侧隐窝脑脊液鼻漏相关。鼻内镜手术是治疗自发性蝶窦外侧隐窝脑脊液鼻漏主要方法。2002 年,美国学者 Bolger 报道内镜经翼突入路治疗蝶窦外侧隐窝脑脊液鼻漏和脑膜脑膨出的临床疗效。随后, 20 多个临床研究陆续报道内镜经翼突入路、蝶窦入路蝶窦外侧隐窝脑脊液鼻漏和脑膜脑膨出的临床疗效。2007 年,周兵教授报道内镜经翼突入路治疗蝶窦外侧隐窝脑脊液鼻漏和脑膜脑膨出的临床疗效。2007 年,周兵教授首次报道内镜泪前隐窝入路及其应用于上颌窦及颅底手术。泪前隐窝入路被广泛用于治疗上颌窦和颅底疾病,比如翼腭窝及颞下窝的神经鞘瘤。2013 年,周兵教授开始应用泪前隐窝入路治疗蝶窦外侧隐窝脑脊液鼻漏和脑膜脑膨出。

(二)解剖结构

蝶窦向周围空间各个方向的气化程度变异很大,以致蝶窦与视神经、海绵窦、颈内动脉、垂体、第Ⅲ~Ⅵ对脑神经以及腹侧脑干的解剖关系异常复杂。蝶窦向翼突根及圆孔侧方气化形成蝶窦外侧隐窝,根据其在冠位层面由内向外的气化程度将其分为 3 型:气化不超过翼管为Ⅰ型,即无侧隐窝型;气化超过翼管但不超过圆孔为Ⅱ型;气化超过圆孔为Ⅲ 型,常导致中颅窝骨板变薄。翼突是蝶骨的一部分,分为翼突根部、内板和外板;以翼突根部为中心,其前方为翼腭窝,上方为眶上裂,内上侧为蝶骨体,外上为蝶骨大翼根部,外下为颞下窝,后方与岩尖关系密切;翼突根部内侧的骨孔为翼管前部开口,其内的翼管神经、翼管动脉出管口后向外下走形进入翼腭窝,翼管的后部开口恰位于颈动脉沟的下缘下,翼管以及其内翼管神经和动脉是颈内动脉岩骨段前膝部或破裂孔段的重要标志。翼管前部开口的外上为圆孔,其内走行的V 2起源于中颅窝 Meckle 腔的三叉神经节,穿圆孔向前进入翼腭窝,随后 向内下发侧支进入蝶腭神经节,其主干向外上翻折入眶下裂进入眶下神经管;翼外板根部的稍外侧为卵圆孔,V 3向外下穿卵圆孔入颞下窝;翼突内、外板之间为翼窝,翼窝内包含翼内肌起始部,其后上部的卵圆形凹陷为舟状窝,提示咽鼓管的翼突部。翼突已成为颅底手术通道的枢纽区域,对于处理前方的翼腭窝,外侧的颞下窝后部的蝶窦外侧隐窝、Meckle 腔、外侧海绵窦,外侧的中颅窝、岩尖、岩斜区,上方的眶上裂、眶尖,以及下方的咽鼓管区病变都有重要意义。

(三)手术入路

对于蝶窦外侧隐窝的病变(例如脑脊液鼻漏、脑膜脑膨出等),尤其第Ⅲ型且位于蝶窦外侧隐窝前内侧壁的病变,由于内镜技术及鼻腔通路的角度限制,单纯经蝶窦入路较难将该区域病灶完全清除。经翼突入路通过磨除翼突根前壁,以直视蝶窦外侧隐窝,可完整处理整个蝶窦外侧隐窝的病变,常联合经蝶窦入路共同处理范围较大的颅底疾病。翼管和圆孔是经翼突路径术式最重要的解剖标志。翼管神经和动脉是指示颈内动脉岩骨段前膝部(破裂孔段)的重要标志,V 2已成为评估眶上裂和海绵窦的下界以及 Meckle 腔和颅中窝的上界的手术标志。膨出的脑膜脑组织完全切除,术后无复发脑脊液鼻漏。鼻内镜经翼突入路尚可适用于脑膜脑膨出、脑膜瘤、神经鞘膜瘤、皮样囊肿、脊索瘤、软骨肉瘤、胆脂瘤以及鼻咽癌等颅底疾病,尤其侵犯到蝶窦外侧壁、海绵窦、岩尖区、Meckle 腔、斜坡区、咽鼓管区甚至后颅窝等区域,有关鼻内镜经翼突入路在临床工作中的应用值得进一步的探讨。

二、病例介绍

蝶窦外侧隐窝脑膜脑膨出1例

患者,男性,57岁,主因右鼻间断流清水样物1年入院。体格检查:右侧鼻腔可见少许清亮分泌物。头颅磁共振水成像 MRH: T_2W_1 显示右侧筛窦及右侧蝶窦内液性信号,右侧蝶窦为著(图1-2-7-1)。鼻窦冠状位CT(图1-2-7-2):右侧蝶窦窦壁骨质缺损。脑脊液常规:潘式定性阴性,浅黄色微浑浊,总细胞 4×10^6/L,白细胞 1×10^6/L。脑脊液生化:葡萄糖4.12 mmol/L,蛋白0.46 g/L,乳酸1.5 mmol/L,氯130 mmol/L。入院后行内镜下脑脊液鼻漏修补术。术中鼻内镜下(彩图1-2-7-3)见右侧蝶窦外侧隐窝处脑膜脑膨出并有清亮液体搏动性流出,电凝膨出的脑膜及其周围黏膜,充分暴露骨窗,见硬脑膜类圆形缺损,以事先制备的肌肉塞入缺损处,外层使用人工脑膜加固。患者住院18天出院,目前随访10月,未见脑脊液漏复发。

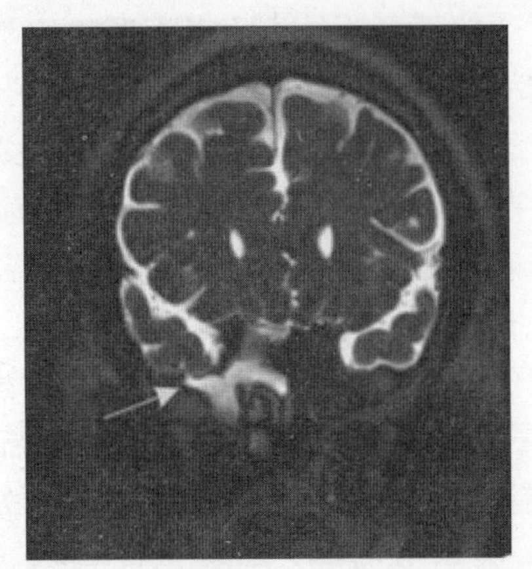

图 1-2-7-1 头颅 MRH 可见右侧蝶窦外侧隐窝脑膜脑膨出

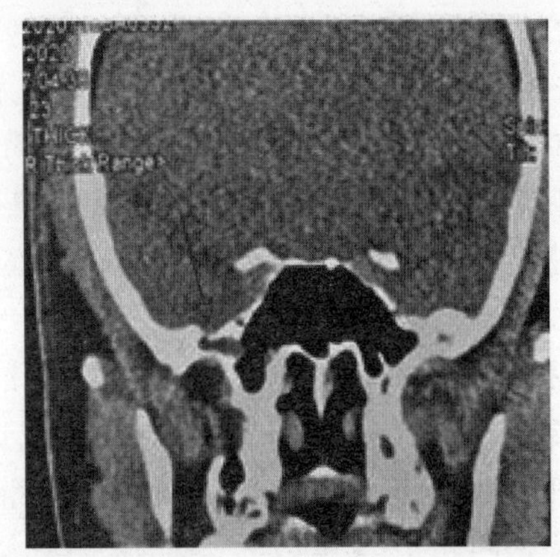

图 1-2-7-2 鼻窦冠状位 CT 可见右侧蝶窦外侧壁骨质缺损

【临床诊治解析】

蝶窦外侧隐窝脑膜脑膨出所致脑脊液鼻漏的诊断主要依据病史、体征和影像学检查。患者主诉主要是清水样鼻溢液。临床主要采用高分辨鼻窦 CT 扫描、腰穿脑池造影 CT、头核磁水成像等影像学方法确定诊断。CT 可以明确提示蝶窦气化程度和颅底缺损的大小。MRH 则可在高强度脑脊液信号提示下，判断鼻颅软组织沟通情况，藉此判断蝶窦内软组织的性质。内镜下解剖翼腭窝进入翼突的标志：①蝶腭动脉：术中为避免损伤或穿行血管神经结构，在完成扩大的上颌窦开窗后，沿其后缘解剖出蝶腭孔并解剖出蝶腭动脉，然后由内向外，可顺利解剖出血管神经束，在神经束上方或下方腭骨垂直板和眶下神经管之间钝性剥离，可暴露翼突；②圆孔（上颌神经）：上颌神经（V2）经圆孔出颅，因此，圆孔是翼腭窝手术定位颅底的安全标志。翼突前壁部分显露后，沿黏骨膜上推可显露蝶窦外上的圆孔；或首先明确眶下神经，然后顺其向后分离找到圆孔。因此，眶下神经可为另一解剖参考标志。翼管在蝶腭神经节后方，后者则在蝶腭动脉即将进入蝶腭孔处的后方，手术操作过程中，通常不需要完全解剖或电凝翼管神经。充分暴露翼突和蝶窦前外侧壁后，电钻和 Kerison 咬骨钳可顺利开放蝶窦外侧隐窝气房。脑膜脑膨出组织用双极电凝处理至颅底平面，然后按照脑脊液鼻漏修补的方法多层修补。

【专家点评】

蝶窦外侧隐窝脑膜脑膨出手术操作的范围在翼腭窝，即翼管神经至上腭神经（V2）的范围内，此区域包括上腭动脉及其分支、翼管神经和上腭神经所组成的血管神经束。任何一个结构的损伤，都可导致出现相应问题，如出血、干眼及面部麻木等，因此提倡在操作过程 中，尽可能解剖出血管神经束，并在翼管和圆孔之间钝性剥离，以减少或避免术中及术后的并发症。如果影响操作，可电凝蝶腭动脉。传统认为自发脑脊液鼻漏患者颅压正常，但目前已知多 数患者存在良性高颅压；手术修补后也会因蛛网膜颗粒吸收功能受损而颅压增高。因此，脑脊液鼻漏修补后，应考虑术后颅压增高的可能，手术后应采取相应的观察措施：①头痛症状变化；②定期眼底检查；③应用脱水剂。本例患者脑膜脑膨出范围小，并且采取肌肉填入缺损位置,术后脑脊液鼻漏未再复发,修补手术效果良好。

【总结】

影像学检查对于诊断蝶窦外侧隐窝病变具有重要意义;随着内镜手术技术的提高、操作仪器的改进、影像技术的发展,鼻内镜下经翼突入路处理蝶窦外侧隐窝病变,有望成为一微创、安全、简捷的手术方式,在临床上值得广泛推广使用。蝶窦外侧隐窝脑膜脑膨出伴脑脊液鼻漏采用鼻内镜下通过开放的上颌窦后外侧壁,经翼突进入蝶窦外侧隐窝,为一微创简便的途径。翼腭窝及其毗邻结构特点,为该径路提供了解剖基础和可行性。手术中应尽可能保护翼腭窝内血管神经,避免可能出现的术后面部和硬腭麻木、干眼等合并症;脑膜脑膨出及脑脊液鼻漏患者术后多数会出现颅内高压症状,故手术后应密切观察和常规使用脱水剂手术中应尽量保护翼腭窝区域相关的血管神经,可以减少手术并发症。

(卢醒　刘钢 天津市环湖医院)

第八节　内镜下经鼻颞极复发胆脂瘤切除

一、疾病概述

表皮样囊肿又称胆脂瘤,发病率为全脑肿瘤的0.5%~1.8%,小脑桥脑角区和颅底、鞍区是其好发部位,也有报道发生于大脑半球硬膜下、硬膜外、透明膈、海绵窦区。早期患者多无明显症状,只有当肿瘤生长到一定体积、且对周边脑组织结构造成压迫、出现明显神经功能障碍才能就诊而获诊断。颅内表皮样囊肿亦称ICC、珍珠瘤,是一种良性肿瘤,多在颅内中线部位呈伸展性地向脑池内或蛛网膜下腔生长,瘤体多位于脑结构表面,发生于脑实质内者十分罕见。ICC诊断以CT或MR为首选,尤其磁共振弥散加权成像(DWI)。

(一)临床表现

主要表现为小脑综合征、单一或多个颅神经功能障碍及慢性颅内压增高。肿瘤位于鞍上者,可出现视力减退、视野缺损或垂体内分泌症状,位于大脑外侧裂部多有癫痫发作。小脑及桥小脑角区(ICC),首发症状为三叉神经痛或面肌痉挛、萎缩与瘫痪,而生长于小脑幕裂孔区或第四脑室的肿瘤,主要症状是眩晕、走路不稳和躯干性共济失调。肿瘤位于小脑延髓池,多累及脑干下段及后组颅神经,因此吞咽困难、饮水呛咳及行走步态不稳较明显。晚期肿瘤多表现为慢性颅内压增高征象。

(二)影像学检查

肿瘤大小不一,头颅CT片上多表现为低密度影,边界清楚,形态多呈不规则,邻近脑室或脑组织受压、变形或移位,部分患者可有颅骨侵蚀。瘤体多无明显增强效应。头颅MRI见瘤实质呈长T1与长T_2不均匀信号影,在T1加权像上呈等或略高于脑脊液的低信号影,在加权像上呈等略低于脑脊液的高信号影,肿瘤边界清晰,占位效应多较明显。

(三)治疗

颅内表皮样囊肿的治疗以手术切除为主,因肿瘤血运较差或无血运,易切除,但不易切净。根据肿瘤位置及影响范围选择合适手术入路,在全麻下行神经内镜辅以显微神经外科手术治疗。ICC的瘤内容物主要由异位表皮细胞不断增殖、脱落的角蛋白及胆固醇构成,故瘤体较软、易于塑形,随其增大可向任何颅底脑池内延伸,治疗的唯一方法是手术彻底切除瘤内容物和瘤壁,瘤床及术野用生理盐水反复冲洗,无结核的病人可加适量地塞米松反复冲洗瘤腔,使可能脱落的瘤内容物漂浮于液面而被吸除。术中注意用棉片保护脑组织、神经和动静脉,避免不必要的脑组织损伤、动静脉损伤造成静脉回流障碍引起颅内出血而危及生命。对神经血管包裹紧密相连的肿瘤包膜,在不损伤重要脑组织功能区、重要动静脉血管、神经前提下,尽最大可能切除残留部分。但对于少数肿瘤体巨大,且与丘脑、脑干、椎基底动脉等结构粘连紧密,或动脉与神经贯穿瘤内、难以分离者,可不必强行剥离与切除,避免术中、术后发生危险或出现严重并发症的发生率,这种情况下可行瘤壁次全切除术,遗留下的瘤壁用双极电凝处理,以破坏瘤壁组织,覆盖速即纱。即使这样肿瘤仍有复发的可能,只不过时间较长。

二、病例介绍

内镜下经鼻颞极复发胆脂瘤切除1例

患者,女性,32岁,以“反复发作性头晕4月”于20×× 年8月18日住入神经外科。入院后头CT及头MRI提示:右颞极占位,行右颞开颅肿瘤切除术,术后病理:表皮样囊肿。初次手术后6个月,患者出现头痛,再次入住神经外科,头MRI提示右颞极脓囊肿,采用立体定向抽吸治疗,病人康复出院。11个月后,患者出现右额颞部头痛,右眼胀痛。头MRI示右颞叶基底前部,硬脑膜外不规则异常信号影(图1-2-8-1和1-2-8-2),鼻窦CT示病变紧邻右上颌窦。行内镜经鼻切除肿瘤。术中切除患侧部分中鼻甲、钩突,充分开放上颌窦、前后组筛窦、蝶窦,暴露蝶腭孔区,电凝蝶腭动脉。切除上颌窦内壁及部分后壁,暴露翼腭窝、颞下窝。磨钻磨除翼突根部及上颌窦后壁部分骨质,解剖分离上颌窦后壁上颌神经及伴行血管(彩图1-2-8-3)。导航系统定位囊肿前壁,于上颌窦后壁及中颅窝底制作直径约1.5 cm圆形骨窗,暴露硬膜外肿瘤,打开囊肿前壁,见囊内大量脱落上皮样组织和囊液(彩图1-2-8-4)。清除囊内容物,见颞极完整硬脑膜,脑搏动良好,术前受挤压上抬颞叶逐渐恢复至正常位置(彩图1-2-8-5),术区无清亮水性分泌物。术后保留手术通路开放。术后病理回报:表皮样囊肿。术后1后复查头核磁(图1-2-8-6)示:右颞叶无明显异常信号。

【临床诊治解析】

患者既往3年前曾于神经外科因“右颞极占位”行右颞开颅肿瘤切除术,术后病理提示:表皮样囊肿。此次发病后完善头MRI示右颞叶基底前部,硬脑膜外不规则异常信号影。结合3年前影像学检查,且考虑颅内胆脂瘤易复发特点,初步诊断:颞极复发胆脂瘤。因颞极处于鼻颅底交界处，且内镜经鼻手术还可建立一条经颅窝底、上颌窦后壁至鼻腔的长期引流通道，为降低复发率，减少手术损伤，适合采用经鼻内镜手术。术中采取翼突入路，解剖并保护上颌神经及伴行血管，在上颌窦后壁及中颅窝底制作直径约 1.5 cm 圆形骨窗，充分暴露并切除胆脂瘤。

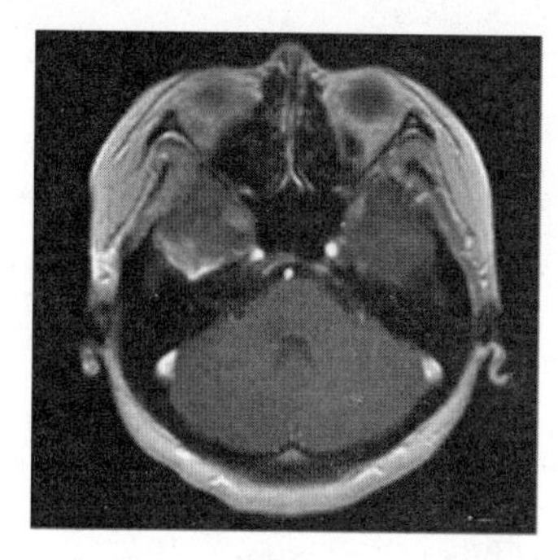

图 1-2-8-1　头 MRI 右颞极长 T_1WI 低、稍高信号，无明显强化

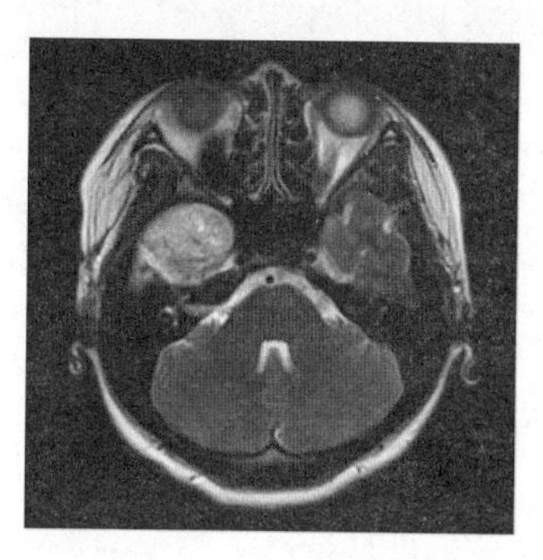

图 1-2-8-2　头 MRI T_2WI 高信号影无明显强化

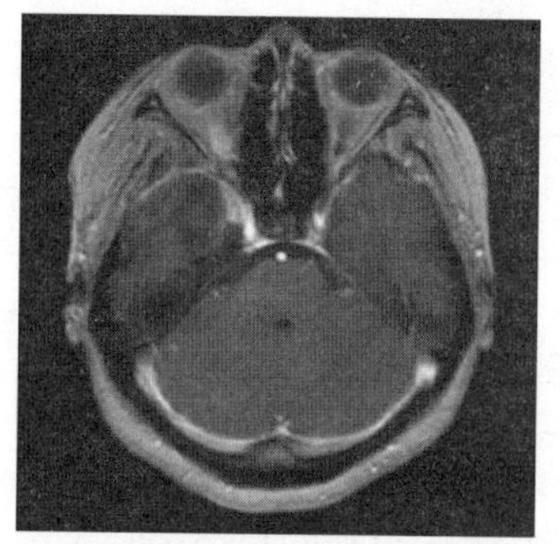

图 1-2-8-6　头 MR 示右颞叶无明显异常信号（术后 1 周复查）

【专家点评】

因颅内表皮样囊肿具有膨胀性生长、病程长等特点，其症状与体征多与周围脑组织受压或包绕神经、血管有关。类似位于颞极的中颅底胆脂瘤在颅内胆脂瘤中并不多见，因解剖位置较深，且与海绵窦、视神经管等重要解剖结构毗邻，故开颅手术难度大，并发症多，往往无法达到理想治疗效果。虽已有较多研究表明内镜经鼻手术对其他病变切除具有可行性、安全性及有效性，但内镜经鼻切除中颅底胆脂瘤的报导很少。本病例采用内镜经鼻手术切除颞极复发胆脂瘤，结果显示取得较好的临床效果。

【总结】

与传统开颅手术比较，因鼻颅底相邻，经鼻切除旁中央颅底硬膜外胆脂瘤手术径路短，均在硬膜外操作，正常解剖结构破坏少，手术器械可在胆脂瘤囊壁内操作，明显降低了因完整剥离胆脂瘤壁过度牵拉周围组织及血管、神经引起的术中出血、脑组织水肿、脑神经损伤及胆脂瘤颅内远处种植的可能。而且，内镜可以置入瘤腔，对于脑深部组织的显露更清晰，角度镜视野广,可以多方位观察瘤腔的结构,利于颅内中线区域深部肿瘤的切除,减少肿瘤残留。此外,内镜经鼻手术还可建立一条经颅窝底、上颌窦后壁至鼻腔的长期引流通道,此通道一旦建立,可与鼻腔保持畅通状态,即便因鼻腔疾病或鼻腔黏膜瘢痕收缩导致此通道的瘢痕狭窄或闭锁,也可行二次开放手术。对于旁中央颅底硬膜外,且生长范围较局限的胆脂瘤,内镜经鼻切除简单安全有效可行,手术并发症少,具有较好的临床应用前景。

(何京川　翟翔 天津市环湖医院)

第九节　儿童急性鼻窦炎罕见并发症

一、疾病概述

急性鼻窦炎是指鼻窦黏膜的炎症性疾病,多与鼻炎同时存在,也称急性鼻窦炎,通常症状在12周以内。鼻窦的炎症可通过管道发展,如通过咽鼓管波及中耳引起中耳炎,或下行发展影响咽、喉、气管、支气管及肺的炎症;此外,鼻窦的炎症可扩散到邻近组织及器官,扩散到眼眶及颅脑,引起眶内并发症及颅内并发症。

(一)眶内并发症

1. 眶内并发症的发病机制

鼻窦炎的眶并发症比较常见,主要是由解剖因素决定的。眶上壁、下壁、内壁分别与额窦、上颌窦、筛窦和蝶窦相邻,且骨壁较薄;鼻窦解剖上存在自然的孔道或腔隙,如蝶筛间隙、额筛交界处的筛前后孔等,部分人群中也存在先天性骨质缺损,这些自然的孔道或缺损可能是炎症蔓延的途径之一;眶纸板是分隔眶内容物和筛窦的一层很薄的屏障,富含静脉系统,而静脉缺损静脉瓣,使得血液在筛窦和眼眶间自由流通。除了解剖因素外,医源性损伤及外伤也能引起继发性眶内并发症。

2. 眶内并发症的临床表现

(1)眶周蜂窝织炎:又称隔前蜂窝织炎,炎症仅局限于隔前间隙,无眶内感染表现。表现为眼睑水肿和轻压痛,无眼球运动受限、眼球突出和移位,无视力下降表现。

(2)眶壁骨膜下脓肿:表现为眼睑的充血、肿胀,随着感染的进展,会出现眼球运动受限、视力改变等。若炎症累及到视神经孔及眶上裂处的神经和血管时,可突然出现剧烈的患侧颞顶部和眼眶深部的疼痛,前额和眼眶周围麻木和疼痛,眼球固定、上睑下垂、眼裂缩小、复视、视力减退甚至失明等症状,称为眶尖综合征,若无视力改变,称眶上裂综合征,极为罕见。

(3)眶内蜂窝织炎:眶内容物出现弥漫性水肿而无脓肿形成。表现为不同程度的眼球运动受限、眼球突出移位、视力下降及球结膜水肿等症状,若不及时治疗,进一步发展可形成眶内脓肿。

(4)眶内脓肿:可导致眶内压升高,表现为眼球明显突出、眼球活动受限、视力锐减、球结膜水肿及眶深部剧痛等。若炎症侵入眼球，可导致全眼球炎，导致视力丧失。

（5）球后视神经炎：因蝶窦和后组筛窦外侧壁构成眶尖内侧壁是视神经管内侧壁，此壁菲薄，甚至缺如，使得视神经管易受到蝶、筛窦炎症的侵及，表现为视力减退甚至失明，眼球运动时可有牵扯痛或眶深部痛。

（二）颅内并发症

1. 颅内并发症的发病机制

同眶内并发症一样，鼻源性颅内并发症的发病基础也是鼻和鼻窦在解剖上与颅底紧密联系。鼻腔顶壁（筛板）、筛窦顶壁和额窦的后壁均是前颅底结构，这些结构有时先天缺损，使得鼻腔鼻窦的黏膜与硬脑膜相连；额窦黏膜静脉与硬脑膜和蛛网膜的静脉相通，额骨板障静脉汇入上矢状窦，蝶骨板障静脉汇入海绵窦。嗅神经鞘膜与硬脑膜相延续，鞘膜下间隙与硬脑膜下间隙存在潜在交通。因此，鼻源性感染可通过上述解剖途径侵入颅内。

2. 颅内并发症的临床

（1）硬脑膜外脓肿：常表现继发于急性额窦炎和额窦骨髓炎，因硬脑膜与额骨附着处较疏松，脓液常聚集于此。临床表现为头痛、发热等，一般不具有神经定位的体征，随着脓肿的逐渐增大，可表现为呕吐、缓脉等颅内压增高症状。脑脊液检查一般正常或仅表现反应性蛋白增多。

（2）硬脑膜下脓肿：指硬膜下腔弥漫性或包裹性积脓，临床表现为头痛、发热及颅内压增高的表现。随着炎症的进一步进展波及软脑膜及脑皮质，可引起局部脑膜炎症状。脑脊液检查表现为压力增高，蛋白及淋巴细胞增多，不具有特异性。颅脑 CT 或 MRI 方能确诊。

（3）化脓性脑膜炎：表现为头痛、发热、癫痫等，进一步发展可导致嗜睡、躁狂或昏迷症状。脑脊液检查表现为蛋白及淋巴细胞增多、葡萄糖含量降低及致病菌。

（4）脑脓肿：以额窦炎引起的额叶脑脓肿较为多见。临床表现为头痛、呕吐、视盘水肿、视神经萎缩及局灶性症状。为避免大脑幕疝形成，当怀疑有脑脓肿形成时，避免进行腰椎穿刺。

（5）海绵窦血栓性静脉炎：通常为筛窦及蝶窦的感染所致，炎症直接扩散或沿眼静脉的逆行性血栓性静脉炎所致，导致经海绵窦的Ⅱ-Ⅵ脑神经都会受影响。早期表现为发热、头痛、畏光、复视及眶周水肿，进一步发展表现为眼睑下垂、眼球突出、球结膜水肿、眼球麻痹及视力下降等。

随着抗生素应用的普及，目前上述介绍的常见鼻源性并发症也越来越少见。然而，由于鼻源性并发症的不典型，可能导致诊断和治疗的延误，进而出现颅内外并发症以不同组合同时出现，或者某些罕见并发症的出现。

（6）中央颅底骨髓炎：是一种罕见的致命性的感染，多见于糖尿病或免疫功能低下的中老年群体。大多数中央颅底骨髓炎病例表现为发热、头痛，往往早期缺乏特异症状而导致诊断困难。头颅 CT 可显示中央颅底区弥漫性、非特异性软组织肿胀和骨质侵蚀，需要与鼻咽癌、淋巴瘤或白血病等肿瘤疾病鉴别。谷洁冰等曾报道一例由鼻窦炎发展至面部蜂窝织炎、中央颅底骨髓炎、脑膜炎及帽状腱膜下脓肿，后经积极抗感染及帽状腱膜下脓肿穿刺引流后,患者痊愈出院。

波特膨胀瘤并非真正意义上的肿瘤,指额骨骨髓炎伴骨膜下脓肿的形成,多继发于急性额窦炎。我科曾收治一例 11 岁男童患急性鼻窦炎合并波特膨胀瘤、眶周蜂窝组织炎、帽状腱膜下脓肿,经我院积极治疗后获得痊愈。现将详细病例报道如下。

二、病例介绍

儿童急性鼻窦炎罕见并发波特膨胀瘤、眶周蜂窝组织炎、帽状腱膜下脓肿

患儿,男, 11 岁,主因"头痛、鼻塞伴左眶周红肿 7 天"入院。患儿入院前 7 天无明显诱因出现头痛症状,表现为头顶部持续性胀痛。双侧鼻腔通气受限、流黄脓涕。同时伴左眶周红肿、压痛,眼球活动受限。无恶心呕吐,无嗅觉及视力减退。自行口服"头孢类"抗生素(具体不详),辅以"麻黄素滴鼻液"滴鼻,症状无明显缓解。既往体健,否认"鼻窦炎"病史。体格检查:体温 39.2 ℃,神志清晰,左额部、左颞骨及双侧顶部软组织肿胀,可触及波动感,脑膜刺激征(-)。左眼眶软组织红肿、触痛,左眼球突出,眼球运动受限,粗测视力可(图 1-2-9-1)。其余系统检查未见异常,专科查体:双侧外耳道通畅,无异常分泌物。双侧鼓膜完整,标志清。左侧鼻腔黏膜红肿,鼻腔可见较多脓涕。左侧中鼻道黏膜肿胀,中鼻道引流欠通畅。双侧下鼻甲肥大。左额部皮温增高,压痛明显。左侧上颌部皮肤无红肿,压痛。咽部无充血,双侧扁桃体Ⅱ° 肿大。辅助检查:血常规:白细胞 16.96×10^9/L,中性粒细胞比例 80.2% , CRP179.4 mg/L。其他实验室检查结果:降钙素原(PCT)1.4ng/mL,白介素 -6(IL-6)12.56 pg/mL。头颅及眼眶 CT(图 1-2-9-2)示:左眶周、左颞部及前额部头皮软组织明显肿胀伴积气,局部软组织密度包块,邻近额窦壁骨质变薄,全组鼻窦炎。双侧大脑半球对称未见异常。脑干及小脑半球未见异常。入院后眼科会诊建议全身抗感染治疗,眼部予外用滴眼液消炎,必要时眼睑切开排脓。当日在局麻下行帽状腱膜下脓肿切开引流术,术后引流约 300mL 淡黄色脓性分泌物,脓腔放置负压引流管引流。血、脓性分泌物送细菌培养。术后全身予抗生素(先予注射用美罗培南 2 g Q8H,治疗 5 天后抗生素降级为头孢曲松钠, 2 g QD,治疗 1 周)抗感染治疗,短期使用甲强龙 40 mg Q12H(3 d 后减量为 40 mg QD,使用 3 天后停药)抗炎消肿治疗。局部予 0.5% 麻黄碱滴鼻, 1-2 滴 / 次, 3 次 / 天;眼部外用左氧氟沙星滴眼液, 1-2 滴 / 次, 3 次 / 天。术后患儿体温平稳,头痛、鼻塞及眶周、颞额及顶部肿胀明显好转。分泌物培养 + 药敏回报:中间链球菌,克林霉素、红霉素、四环素耐药,余抗生素均敏感。术后 2 周拔除负压引流管。经抗生素抗感染 20 天,患儿体温正常,头痛及眶周、颞额及顶部肿胀症状完全消失(图 1-2-9-3)。鼻内镜检查示:双侧鼻腔黏膜红肿,鼻腔分泌物较前减少。双侧鼻腔通气尚可,左侧中鼻道引流通畅。出院前复查血常规、CRP、PCT 均示正常。鼻窦 CT 示:左眶周、左颞部及前额部头皮软组织肿胀伴积气较前好转;局部软组织密度包块向眶内肌锥外延伸较前好转;鼻窦增厚黏膜较前减轻。

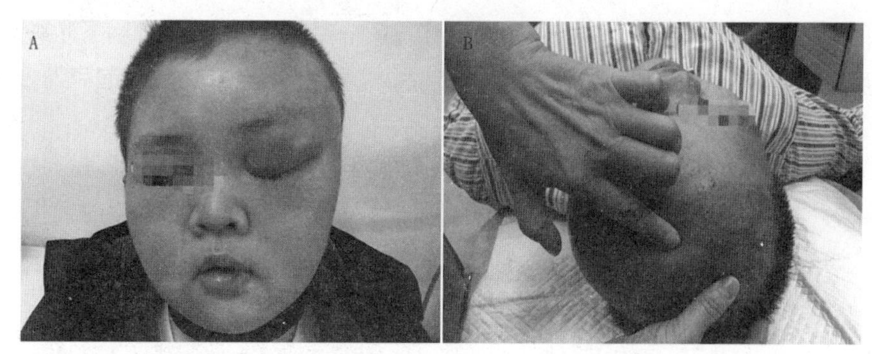

图 1-2-9-1　A 患儿左眼眶软组织红肿、睁眼受限；B 左额部、左颞骨及双侧顶部软组织肿胀，可触及波动感。

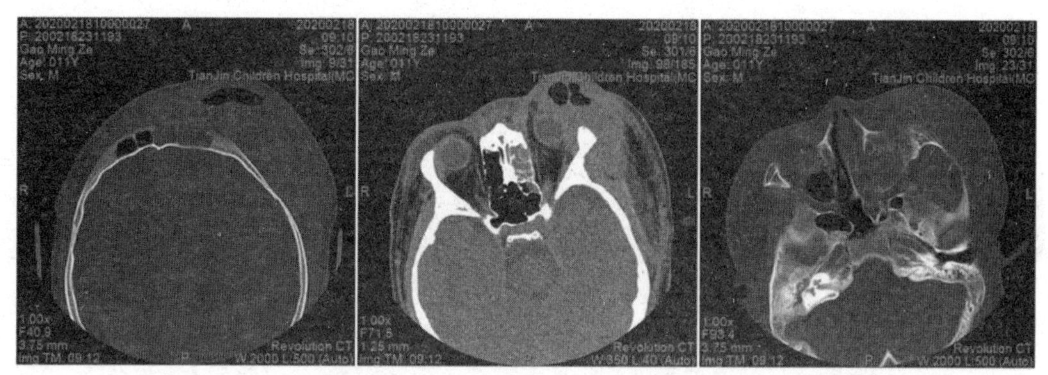

图 1-2-9-2　治疗前 CT 提示全组鼻窦炎，左侧额窦壁骨质变薄，左眶周、左颞部及前额部头皮软组织明显肿胀伴积气。

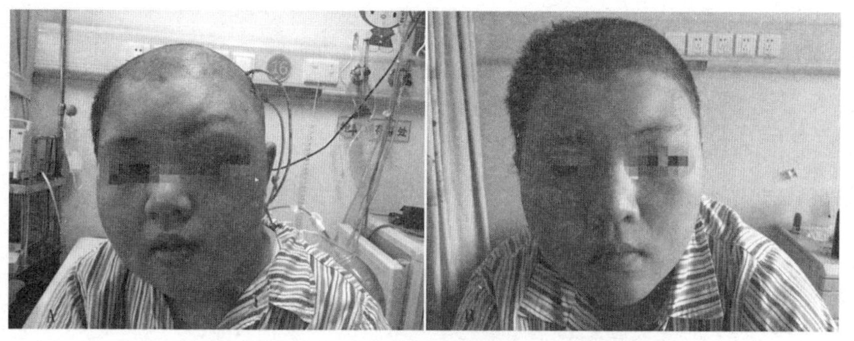

图 1-2-9-3　治疗后患儿眶周、颞额及顶部肿胀症状完全消失。

【临床诊治解析】

（1）本病例临床特点以“头痛、鼻塞及左眶周红肿”为特点，结合实验室检查，考虑为儿童鼻源性感染性疾病。同时该患儿伴有典型的眼睑的红肿、活动受限伴有压痛，无视力减退，故考虑为眶周蜂窝组织炎，属于鼻源性眶并发症的早期阶段。

（2）本例患儿正处于青少年期，全组鼻窦急性起病后未能及时有效治疗，导致额骨骨质破坏，形成额骨骨髓炎，逐渐发展为骨膜下脓肿，并在额骨骨膜下积聚，张力过大最终导致额骨前壁的骨质破坏。骨膜紧贴附于颅骨表面,与颅缝贴附紧密,因此骨膜下脓肿只局限于受累骨的范围之内。脓液进入帽状腱膜下间隙后,可较大范围内窜流,引起患儿左眶周、额顶部及左颞部帽状腱膜下脓肿。

(3)鼻源性颅内并发症包括硬膜外脓肿、硬膜下脓肿、化脓性脑膜炎、脑脓肿、海绵窦血栓性静脉炎等。该病例有明显的头痛症状,需要警惕鼻源性颅内并发症的发生。患儿除了高热、头痛外,无颅内压增高症状,无局灶性症状,无脑神经麻痹症状。与典型的"颅内并发症"的临床症状不符。影像学检查对于颅内并发症的排除具有重要意义。

(4)基于以上分析,本病例最后诊断为:①急性鼻窦炎;②波特膨胀瘤;③眶周蜂窝组织炎;④左眶周、额顶部及左颞部帽状腱膜下脓肿。患儿入院后即行帽状腱膜下脓肿切开引流术,术后全身予以抗感染、抗炎治疗,局部予以鼻腔减充血剂滴鼻,辅以鼻腔负压置换,使患儿得到了有效的治疗。

【专家点评】

(1)波特膨胀瘤并非真正意义上的肿瘤,而是指额骨骨髓炎伴骨膜下脓肿的形成。多继发于急性额窦炎,也有报道称与头部外伤、鼻窦炎手术、乳突炎、上呼吸道或牙源性感染有关。

(2)波特膨胀瘤能够引起严重的并发症,如硬膜外或硬膜下脓肿、脑膜炎、脑炎、脑脓肿、海绵窦或上矢状窦血栓形成。临床症状的突然加重,或出现精神状态改变、恶心、呕吐、嗜睡等需要我们警惕并发症的发生。

(3)波特膨胀瘤的诊断主要依据于临床表现及影像学检查,高分辨率 CT 被认为是最佳成像方式,可以清晰显示鼻窦的炎症、骨质的破坏情况及骨膜下脓肿。额骨骨髓炎表现为额骨的低密度溶骨样改变。

【总结】

由于该病极为少见,在临床中遇到不明原因的头痛或额顶部肿胀,需要警惕鼻源性感染。波特膨胀瘤及帽状腱膜下脓肿都需要早发现早干预,以防止发展为危及生命的颅内并发症,治疗措施包括有效抗生素的使用、局部脓肿的切开引流及功能性鼻内镜手术(Functional endoscopic sinus surgery, FESS)。波特膨胀瘤的预后通常是良好的,抗生素使用使得波特膨胀瘤的死亡率从 60% 下降到 3.7%。

【参考文献】

[1] 谷洁冰,韩雪梅,唐栋,等. 面部蜂窝织炎、中央颅底骨髓炎、脑膜炎、帽状腱膜下脓肿:鼻窦炎的罕见并发症 1 例报道 [J]. 中国实验诊断学,2019(2):247-248.

[2] TSAI BY, LIN KL, LIN TY, et al. Pott's puffy tumor in children[J]. Childs Nerv Syst, 2010,26:53–60.

(钟玲玲 沈蓓 天津市儿童医院)

第十节　嗜酸性粒细胞浸润型慢性鼻窦炎伴鼻息肉

一、疾病概述

慢性鼻窦炎（chronic rhinosinusitis，CRS）是鼻窦黏膜的慢性炎性疾病，病程超过12周，是耳鼻咽喉头颈外科的常见病，其病因学及病理生理机制复杂。

（一）分型

1. 临床分型　CRS在临床上可以分为两种类型：①慢性鼻窦炎不伴鼻息肉（CRSsNP）；②慢性鼻窦炎伴有鼻息肉（CRSwNP）。

2. 病理分型　CRS根据炎性细胞浸润情况分为：①中性粒细胞浸润为主；②嗜酸粒细胞浸润为主；③淋巴细胞/浆细胞浸润为主；④混合型。也有文献报道将CRS分为嗜酸粒细胞性和非嗜酸粒细胞性。

（二）诊断

1. 临床表现　主要症状：鼻塞，黏性或黏脓性鼻涕；次要症状：头面部胀痛，嗅觉减退或丧失。诊断时以上述两种或两种以上相关症状为依据，其中主要症状中的鼻塞、黏性或黏脓性鼻涕必具其一。

2. 检查

（1）鼻内镜检查：来源于中鼻道、嗅裂的黏性或黏脓性分泌物，鼻黏膜充血、水肿或有息肉。

（2）实验室检查：目前具有临床可操作性和对预后判断有较明确意义的是外周血和病理组织中嗜酸粒细胞百分比。如果组织嗜酸粒细胞占总炎性细胞的百分比大于10%，则该组织表现为嗜酸粒细胞性炎症。有研究将外周血嗜酸粒细胞占白细胞总数的百分比大于5.65%作为诊断嗜酸粒细胞性CRSwNP的截断值。

（3）影像学检查：鼻窦CT是诊断鼻窦炎的重要方法，可显示窦口鼻道复合体和（或）鼻窦黏膜炎性病变，显示鼻窦及周围组织结构，对于帮助诊断、制定治疗方案、指导手术以及预测预后和复发情况起到重要作用。对于接受内镜鼻窦手术治疗的患者在术前1周内进行鼻窦CT检查，并根据Lund.Mackay评分系统对CT影像进行评分（0=鼻窦内无软组织影；1=鼻窦内可见部分软组织影；2=鼻窦内被软组织影填充），评分范围包括：前组筛窦评分（AE）、后组筛窦评分（PE）、筛窦总分（双侧前后组筛窦评分之和，E）、上颌窦总分（双侧上颌窦评分之和，M）、筛窦总分和上颌窦总分之比（E/M），经统计学分析发现，筛窦评分与上颌窦评分的比值（E/M）是嗜酸性粒细胞浸润型慢性鼻窦炎的有效诊断指标之一。MRI对不同类型CRS的鉴别诊断具有一定意义。

3. 病情评估　主观病情评估采用视觉模拟量表（VAS）进行评估；客观评估推荐使用鼻窦CT扫描Lund-Mackay评分法，是评估病情严重程度的一项重要内容，也可作为对CRS

分型和病变范围评估的一种方法。

表 1-2-10-1 所示为嗜酸性粒细胞型慢性鼻窦炎（ECRS）与非嗜酸性粒细胞型慢性鼻窦炎（NECRS）诊断对比要点。

表 1-2-10-1 嗜酸性粒细胞型慢性鼻窦炎（ECRS）与非嗜酸性粒细胞型慢性鼻窦炎（NECRS）诊断对比

	NECRS	ECRS
症状	鼻塞、流涕、头面部胀痛、嗅觉减退	主观症状 VAS 评分高于 NECRS 患者，病程持续时间更长，且 Eos 浸润程度与症状的严重程度密切相关
体征	来源于中鼻道、嗅裂的黏性或黏脓性分泌物，鼻黏膜充血、水肿或有息肉	鼻息肉多位于嗅裂区，为多发或双侧鼻腔生长，鼻腔分泌物黏稠，黏膜水肿、息肉可较 NECRS 更重
嗜酸粒细胞百分比	外周血及组织中嗜酸粒细胞百分比无升高	外周血中及组织中嗜酸粒细胞百分比显著升高，且二者呈正相关
IgE	无增高	增高
鼻窦 CT Lund-Mackay 评分	窦口鼻道复合体和（或）鼻窦黏膜炎性病变	鼻窦病变程度更重，早期即出现额窦、筛窦等颅面中线区的鼻窦 CT 改变，而上颌窦、蝶窦病变相对较轻，因筛窦病变往往重于上颌窦，经统计学分析发现，筛窦评分与上颌窦评分的比值（E/M ratio）是 ECRS 的有效诊断指标之一

（三）治疗

围手术期处理是以手术为中心，原则上应包括术前 1 周至术后 3~6 个月的一系列用药策略及处理原则，随访持续时间近期 1 年，远期至少 3 年。

1. 术前治疗　包括鼻用或口服糖皮质激素、鼻腔盥洗、对症药物（如大环内酯类药物、抗菌药物、黏液溶解促排剂、减充血剂、抗组胺药和抗白三烯药、中药等）的使用等。

2. 术中处理　功能性鼻内镜手术是首选手术方法，手术原则是在彻底清除不可逆病变的基础上尽可能保护正常结构，核心是对黏膜的保护，减少鼻窦骨面的裸露，对于难治性鼻窦炎应彻底清除病变组织，尽可能扩大各鼻窦开口，创建宽敞的给药和术后随访处理空间。

3. 术后随访和综合治疗

（1）药物治疗：与前述药物治疗原则和内容基本相同，并根据患者具体病情及恢复情况予以调整。表 1-2-10-2 为嗜酸性粒细胞浸润型慢性鼻窦炎伴鼻息肉术后药物治疗。

表 1-2-10-2 嗜酸性粒细胞浸润型慢性鼻窦炎伴鼻息肉术后药物治疗

药物	时间	作用
鼻用糖皮质激素	12-24 周	治疗鼻腔鼻窦炎症，减少复发
口服糖皮质激素	2-4 周	治疗炎症，消除术腔黏膜水肿，防止术后复发
大环内酯类药物	4-12 周	抗炎、抗细菌生物膜和免疫调节作用，治疗鼻窦炎症
抗组胺药 / 抗白三烯药	≥ 4 周	控制过敏症状，有助于减轻鼻腔 鼻窦黏膜的炎性反应，预防复发
黏液溶解促排剂	4-12 周	提高黏膜纤毛清除率，促进窦腔黏膜排泄功能恢复

续表

药物	时间	作用
减充血剂	<7 d	缓解鼻塞症状的同时使鼻道开放，有助于鼻用糖皮质激素发挥治疗作用
鼻腔盥洗	12-24 周	清除鼻腔鼻窦黏液、干痂，增强纤毛活动，破坏和清除各种抗原、生物膜及炎性介质，保护鼻窦黏膜
中药	辨证论治	治疗鼻腔鼻窦炎症，促进术后恢复

（2）局部处理：严格要求进行术后定期复查≥6 个月，复查时鼻内镜下根据术腔恢复情况，清理窦腔积聚的黏液、假膜、结痂，外科手段清理形成阻塞的囊泡、息肉，开放因瘢痕形成导致挛缩狭窄或闭塞的窦口。

（3）免疫治疗：虽然大多数患者通过综合治疗可获得良好临床疗效，但仍有部分患者在治疗后复发。

随着精准医疗的发展，近年免疫治疗逐渐被应用到气道炎症疾病中。其中，作为研究热点，针对哮喘的免疫治疗取得较大进展。鉴于哮喘与 CRS 的病理机制有许多相似之处，CRS 患者同样能够从中受益。对于不能通过吸入糖皮质激素改善症状、全身糖皮质激素无法长期使用、已经接受多次手术的难治性患者，免疫治疗可能是更加安全、有效的替代选择。

目前有以下几类单克隆抗体被考虑应用在 CRSwNP 中：抗 IL-5 单克隆抗体、抗 IL-4/IL-13 单克隆抗体和抗 Ig-E 单克隆抗体。

二、病例介绍

复发性嗜酸性粒细胞浸润型鼻窦炎鼻息肉围手术期治疗 1 例

患者，男性，68 岁，因“双侧鼻堵、嗅觉下降 20 年”就诊。患者入院前 20 年出现双侧鼻腔堵塞，嗅觉下降，时有喷嚏、流清涕，就诊于当地医院，诊断为“双侧鼻息肉”，20 年间行两次手术治疗，术后未继续药物治疗及复查，现自觉鼻堵症状较前明显加重，需张口呼吸，嗅觉丧失，时有喷嚏、流清涕，间断流白黏涕，偶有轻度额头及眼周胀痛，无溢泪，无视力下降。鼻内镜检查见：鼻腔黏膜苍白水肿，双侧下鼻甲肥大，双侧鼻腔可见大量半透明增生物自中鼻道生长，表面光滑，堵塞双侧总鼻道及后鼻孔。鼻窦 CT 示（见彩图 1-2-10-1）：双侧鼻腔可见软组织密度影，全组鼻窦炎性病变，Lund-Mackay 评分左侧 9 分、右侧 10 分。血常规检查示：嗜酸粒细胞百分比 8.2%，血液总 IgE 285 IU/mL。患者鼻堵、嗅觉下降、鼻漏、喷嚏症状 VAS 评分均 >7 分。诊断为“慢性鼻窦炎伴鼻息肉、过敏性鼻炎”。

术前给与患者口服泼尼龙片 30 mg/d 晨起早餐后顿服，口服黏液稀释促排药、抗组胺药和抗白三烯药，鼻用激素、鼻减充血剂喷鼻，鼻腔冲洗治疗，1 周后全麻下行全组鼻窦开放术 + 双侧鼻息肉切除术，术中彻底清除鼻腔及鼻窦腔息肉组织，开放各鼻窦引流通道。

术中取双侧鼻腔内增生组织行病理检验，病理结果示：（双侧鼻腔）炎性息肉伴间质大量嗜酸性粒细胞浸润，且术前血常规检查示：嗜酸粒细胞百分比 8.2%，血液总 IgE 285 IU/mL，故明确该患者诊断为“嗜酸性粒细胞浸润型鼻窦炎鼻息肉”。

术后给与克拉霉素分散片 5 mg QD 口服 14 天，泼尼龙片自 30 mg/d 晨起空腹顿服逐渐减量服用至术后 1 月，口服黏液稀释促排药、口服抗组胺药和抗白三烯药、鼻用抗组胺药至术后 3 月，鼻腔冲洗及鼻用激素至术后 6 月。术后 1~2 周每周一次清理鼻腔及鼻窦假膜、干痂及黏液，术后 1~3 月每 2 周 1 次复查鼻内镜下清理鼻窦腔囊泡，术后 6 个月每月鼻内镜下复查 1 次，彩图 1-2-10-2、彩图 1-2-10-3 及彩图 1-2-10-4 分别为术后术后一周、术后 3 周及术后 6 月鼻内镜下窦腔的恢复情况。

随访至术后 6 个月，患者 VAS 评分：鼻堵 1 分、鼻漏 3 分、嗅觉 5 分、喷嚏 3 分，鼻内镜下见鼻窦腔黏膜均上皮化，各鼻窦引流通道通畅，未见息肉生长。

【床诊治解析】

（1）本例患者病程较长，前两次手术切除鼻息肉后均复发，且手术后未经过系统治疗及随访，本次就诊时症状明显，查体双侧鼻腔大量息肉组织生长，鼻腔及窦腔存在炎症及水肿，血常规显示嗜酸性粒细胞增高，为鼻息肉复发的原因之一，考虑单纯采用手术方式治疗效果差，且易再次复发。

（2）采取围手术期治疗，术前 1 周应用糖皮质激素等药物及治疗，减轻术腔炎症及水肿，术中彻底清除鼻息肉及鼻窦腔病灶，开放引流，术后病理示双侧鼻腔炎性息肉伴间质大量嗜酸性粒细胞浸润，明确嗜酸性粒细胞浸润型慢性鼻窦炎伴鼻息肉诊断，为防止复发，术后继续应用药物治疗，治疗鼻腔及窦腔炎症，减轻水肿，促进黏膜上皮化及功能恢复，且术后定期随访至 6 个月，各项症状均明显缓解，鼻窦引流通畅，未发现息肉复发。

【专家点评】

围术期处理对于鼻息肉尤其嗜酸性粒细胞浸润型慢性鼻窦炎伴鼻息肉术后恢复至关重要，应定期进行症状和生活质量评估、术腔鼻内镜检查的形态学评估、伴发疾病状况的评估及对应的药物和局部处理方案，即所谓个体化治疗。个体化治疗中应根据患者不同的疾病特点，制定有差别的治疗方案，如术后根据患者症状缓解情况及术腔恢复情况，决定应用药物治疗的疗程，并评估治疗的效果。本病例中经围手术期治疗，随访 6 个月症状明显减轻，窦腔黏膜上皮化，但仍不排除复发可能，需坚持随访，评估窦腔黏膜炎症变化，定期复查外周血液嗜酸性粒细胞情况，以指导后续治疗，降低复发率。

【总结】

慢性鼻窦炎是耳鼻咽喉头颈外科的常见病，其病因学及病理生理机制复杂。而嗜酸性粒细胞浸润型慢性鼻窦炎的发病机制较其他类型鼻窦炎更为独特，在临床症状、临床表现及病变范围更重，且有其特有的表现，如主观症状表现更重、病程更长，鼻腔内息肉及水肿更加严重，鼻窦病变范围更大、发展更快，实验室检查中外周血及组织中嗜酸性粒细胞较其他类型鼻窦炎显著升高。因此，我们在诊断嗜酸性粒细胞浸润型慢性鼻窦炎时，需对照其诊断标准进行。由于其特有的细胞浸润类型及发病机制，导致其治疗难度增加，且术后复发率高。所以对于嗜酸性粒细胞浸润型慢性鼻窦炎需要采取个性化、综合性的治疗方式。

当前的治疗原则是控制鼻腔鼻窦炎症和去除引起炎症原因等，强调围手术期的综合治疗方式，治疗策略主要是药物治疗、手术治疗、术后再治疗以及复查随访。术前应用药物控制鼻腔-鼻窦内炎症，为手术做准备；手术原则是在彻底清除不可逆病变的基础上尽可能保护正常结构。术后继续应用药物治疗鼻腔鼻窦炎症，促进术腔黏膜功能恢复，并严格要求进行术后定期复查≥6个月，复查时鼻内镜下根据术腔恢复情况，必要时进行再次外科干预，并根据恢复情况调整治疗方案。只有通过综合性治疗才能降低嗜酸性粒细胞浸润型慢性鼻窦炎鼻息肉的复发率，缓解症状，提高患者生活质量。

【参考文献】

[1] 中华耳鼻咽喉头颈外科杂志编辑委员会鼻科组，中华医学会耳鼻咽喉头颈外科学分会鼻科学组. 中国慢性鼻窦炎诊断和治疗指南(2018)[J]. 中华耳鼻咽喉头颈外科杂志，2019，54(2)：81-100.

[2] 廖敏，李双，刘江怡，等. 嗜酸性粒细胞在鼻息肉复发中的作用研究进展 [J]. 国际耳鼻咽喉头颈外科杂志，2020，44(2)：96-99.

[3] 杨春，李佳倪，孙立薇，等. 嗜酸性粒细胞型慢性鼻-鼻窦炎的分型及临床特征研究 [J]. 国际耳鼻咽喉头颈外科杂志，2020，44(2)：69-74.

[4] 王心悦，郑瑞，杨钦泰. 嗜酸性粒细胞浸润型慢性鼻窦炎伴鼻息肉的发病机制研究进展 [J]. 国际耳鼻咽喉头颈外科杂志，2020，44(4)：217-220.

[5] 周佩，李吉平. 难治性慢性鼻-鼻窦炎的免疫治疗进展 [J]. 国际耳鼻咽喉头颈外科杂志，2021，45(3)：145-148.

[6] 孔维佳，周梁. 耳鼻咽喉头颈外科学. 第3版 [M]. 人民卫生出版社，2016.

（高亮　刘文　天津市武清区中医医院）

第十一节　鼻内镜术后继发交感性眼炎

一、疾病概述

（一）定义

交感性眼炎是葡萄膜穿透性外伤（包括外伤和手术）后发生的一种双眼弥漫性非坏死性肉芽肿性葡萄膜炎，受伤眼为激发眼，未受伤眼为交感眼。从激发眼部受伤或手术到交感眼出现炎症的时间间隔为2周~2年不等。

（二）发病机制

交感性眼炎是一种T淋巴细胞介导的自身免疫性疾病。脉络膜组织中含大量T淋巴细胞，Th1辅助性T淋巴细胞分泌的细胞因子含有主要组织相容性复合体Ⅱ型和粘附分子，提示其发病为T淋巴细胞介导的免疫反应。

（三）临床表现

按照交感眼炎症的始发部位，大体上可分为眼球前段和后段 2 种临床表现。

1. 眼球前段炎症　炎症开始于前段者，表现为严重或比较严重的畏光、流泪、视力模糊、睫状充血、睫状区触痛、羊脂状 KP、Tyndall 现象、虹膜纹理消失、瞳孔缩小等虹膜睫状体炎的症状和体征。如不及时治疗或治疗无效时，可发生虹膜后粘连、瞳孔闭锁或膜闭，甚至在虹膜面及膜闭处出现新生血管。

2. 眼球后段炎症　炎症始于后段者，患者主诉视力显著下降，伴闪光感、小视或视物变形。眼前段无明显改变，或仅见少数灰白色 KP、Tyndall 现象弱阳性。玻璃体有程度不等的尘埃状灰白色混浊。眼底镜下常见两种不同改变，即交感性播散性脉络膜视网膜炎和交感性渗出性脉络膜视网膜炎。

（四）临床检查

临床上对交感性眼炎病情的检查包括眼底检查、眼底荧光血管造影、B 型超声检查、交感眼的病理组织检查等，结合患者眼穿通伤或手术后炎性反应，在病理学检查结果的辅助下综合评估确诊。

（五）治疗原则

是在病情确诊后均需及时治疗，主要采用糖皮质激素、散瞳、维生素、抗生素、前列腺素抑制剂等进行对应性综合治疗。

二、病例介绍

鼻内镜术后继发交感性眼炎 1 例

【第 1 次住院临床诊治过程】

患者曹某，男，70 岁。主因间断鼻塞 10 余年入院，入院诊断：1）慢性鼻窦炎 2）双侧鼻腔肿物 3）2 型糖尿病。鼻内镜示：双侧鼻腔可见荔枝肉样新生物堵塞总鼻道，双中鼻道无法窥及。鼻窦 CT 示：双侧鼻腔肿物、全组鼻窦炎（见图 1-2-11-1）。患者既往糖尿病 20 余年，术前查空腹血糖稍高。4 月余前因“白内障（左眼）”行手术治疗，否认外伤史、输血史、食物、药物过敏史。入院后完善术前常规检查，各化验检查未见明显异常，明确无手术禁忌，入院后行全麻鼻内镜双侧鼻腔肿物切除术 + 双侧全组鼻窦开放术，手术顺利，术中查无病变组织残留及活动性出血，生理盐水冲洗术腔，鼻腔填塞可吸收材料，手术结束。术后当天夜间患者喷嚏后右侧鼻腔填塞棉球脱出，后可见右侧鼻腔少量活动性出血，右侧前鼻孔予填塞棉球后观察右侧鼻腔少许渗血。术后 3 天清理术区部分填塞物，后患者痊愈出院。术后病理：（双鼻腔）鼻息肉，间质嗜酸性粒细胞浸润。

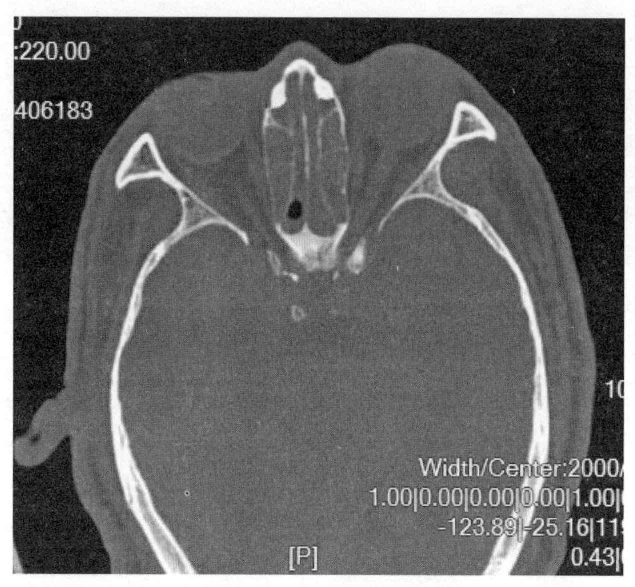

图 1-2-11-1　术前鼻窦 CT 示双侧鼻腔肿物、全组鼻窦炎

【第 2 次住院临床诊治过程】

首次入院后 3 月，患者无明显诱因出现左眼视力下降，起初表现为视物模糊，后逐渐加重至眼前光感，直接对光反射及间接对光反射迟钝，后右眼相继出现相同症状，伴有头痛、眼痛等症状，期间患者出现间断高热、寒战等症状。患者 1 月内体重下降明显（20Kg）。眼科会诊查体：视力双眼光感，双眼球结膜无充血，角膜透明，前房深可，双眼瞳孔开大，对光反射消失，右眼晶状体中度浑浊，左眼人工晶体在位。眼底：双眼视盘边界清，色可，视网膜血管走向迂曲，动静脉之比 1∶2，视网膜周边散在出血，考虑视神经炎。完善眼底造影提示糖尿病视网膜病变；眼眶 MR 未见明显异常；头颈 CTA 提示头颈部动脉硬化性改变，双侧颈内动脉虹吸部轻 - 中度狭窄，左侧椎动脉起始部及颅内段末端狭窄；左侧大脑后动脉 P2P 段及远极纤细；头部增强核磁提示大脑镰前部、右侧额部内板下脑膜明显强化，左侧侧脑室前脚旁病灶呈弧形强化；化验结果提示白细胞、中性粒细胞、C 反应蛋白数值较高，脑脊液相关化验结果提示脑脊液白细胞值增高。完善 PET-CT 检查提示未见异常影像。请耳鼻喉科、眼科、神经内科、感染科、放射科各科室会诊，完善相关检查化验除外结核、真菌感染，G 试验、GM 试验阴性，嗜肺军团菌抗体阴性。综合检查化验结果及患者症状、病史，考虑并发脑膜炎，患者 3 月前因鼻窦炎、鼻息肉行鼻内镜下双侧鼻腔肿物切除术 + 双侧全组鼻窦开放术，术后无眶周青紫、眼球活动受限等眼部并发症。再结合术后鼻窦影像检查（见图 1-2-11-2），考虑患者目前病情可能经后筛骨质薄弱处诱发感染，继而出现鼻内镜鼻窦术后继发交感性眼炎。给予抗感染、激素冲击及对症支持治疗。患者双眼视力检查为眼前光感，经积极的营养神经、改善循环等治疗后（给予注射鼠神经生长因子，口服胞磷胆碱钠、维生素 B1 及颞浅动脉旁皮下注射复方樟柳碱治疗），积极治疗 4 个月及 7 个月后患者视力无明显改善，复查视野、VEP 及视盘 OCT 检查提示视神经萎缩。注射复方樟柳碱 2 疗程（1 次 /d，14 次一疗程），继续口服胞磷胆碱钠、维生素 B_1，门诊定期复查，随诊。

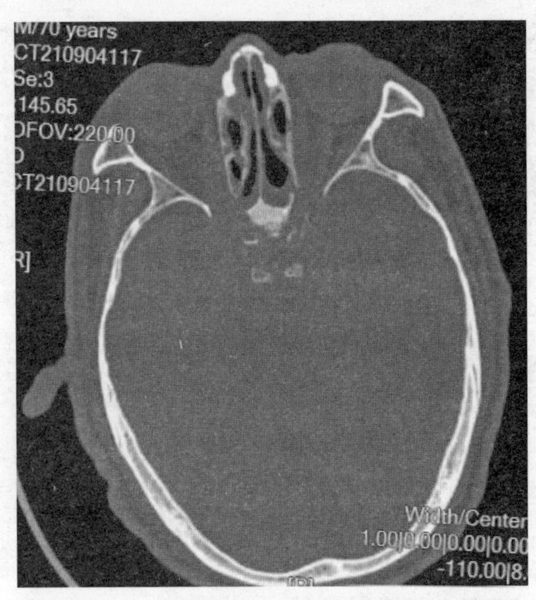

图 1-2-11-2 术后鼻窦 CT 示左侧眶纸板部分受损

【临床诊治解析】

（1）此病例中患者术前 4 月余行白内障（左眼）手术治疗，既往糖尿病 20 余年，无明显诱因出现左眼视力下降，起初表现为视物模糊，后逐渐加重至眼前光感，直接对光反射及间接对光反射迟钝，后右眼相继出现相同症状，伴有头痛、眼痛等症状，期间患者出现间断高热、寒战等症状。右眼完善眼底造影提示糖尿病视网膜病变。完善眼部相关检查明确眼部及眼底血管等情况，诊断交感性眼炎。

（2）3 个月前鼻窦内镜手术，鼻窦急性炎症、充血、水肿、骨炎等病变可直接压迫视神经或炎症蔓延到视神经鞘膜，使视神经发生水肿、萎缩。头部增强核磁提示大脑镰前部、右侧额部内板下脑膜明显强化，左侧侧脑室前脚旁病灶呈弧形强化；化验结果提示白细胞、中性粒细胞、C 反应蛋白数值较高，脑脊液相关化验结果提示脑脊液白细胞值增高。并发脑膜炎等也可间接损伤视神经。

【专家点评】

鼻窦内镜手术眼部并发症防范要点如下。

（一）术前注意事项

需要完善各项术前常规检查化验。

（1）常规鼻内镜、鼻窦 CT 检查：轴位和冠状位鼻窦 CT 检查，评估病变范围及周围重要结构受累程度或解剖毗邻关系，需警惕解剖变异，尤其是颅底、蝶鞍区。鼻窦发育中 Onodi 气房的出现率为 28.2%，此筛房与视神经管关系密切，开放筛窦时易损伤视神经。因此医师术前均应仔细阅片，根据病变范围及解剖毗邻关系制定手术及治疗方案。

（2）如患者有眼部、口腔、头部等相邻器官的症状体征，全身疾病，如合并哮喘等疾病时，术前需完善相关检查并请相关科室会诊协助治疗，必要时可请麻醉科会诊评估围手术期麻醉风险。

（二）术中注意事项

（1）术中保证宽敞的手术视野，切忌盲目操作。手术中以中甲为界的近中线操作原则，避免损伤眼眶、蝶窦外侧壁等重要结构。眶纸板部分缺如时，切除筛骨时易损伤上斜肌和内直肌，此处若出血可引起眶内血肿，特别在后组筛窦气房发育过大时，视神经和颈内动脉可暴露在筛窦气房中，其中可有视神经裸露，蝶窦可位于筛气房的内、下方，存在手术误伤视神经和颈内动脉的危险。另外，手术者熟悉解剖标志，尤其是解剖变异的识别和精湛的手术技巧，切忌暴力撕扯眶组织与盲目操作，可最大程度减少并发症。

（2）完成手术后，需检查患者术区是否存在活动性出血，眶周是否淤血，眼位、眼压，视力，直接及间接对光反射等情况，眼球活动度，出现问题及时处理。

（三）术后注意事项

（1）术后监测患者症状和体征，术后查房查体（眼球活动度、眼压、视力、鼻腔填塞物情况、咽后壁有无鲜血自后鼻孔流出、眼痛、剧烈头痛等情况），发现问题需及时处理。

（2）术后 48~72 h 拔出填塞物，查看鼻腔内情况，清除鼻腔内不洁分泌物，鼻腔冲洗及鼻喷雾剂给药。

（3）如术后出现并发症，需及时与患者及家属沟通，充分告知其病情及预后等相关情况。获得知情同意并配合治疗。

（4）定期随访。

【总结】

（1）鼻内镜鼻窦手术是耳鼻喉科较为常见的手术，鼻窦毗邻眼球、泪道、视神经、颅底及颈内动脉等重要结构，一旦出现并发症，严重影响患者的生活质量。手术医生应熟悉，掌握鼻腔、鼻窦毗邻与眼部相关解剖，具备规范的内镜手术技术，正确使用手术器械和选择麻醉方式，术前结合病史体征检查认真分析病情，制定手术方案，并对手术方案中可能出现的并发症有充分估计，采取相应的应对措施是预防和减少眼部并发症的关键。

（2）对于有外伤、手术史的患者当健眼出现视力下降等表现要高度警惕交感性眼炎的发生。其发病机制多认为是由于手术或外伤造成原本被隔离的视网膜或脉络膜黑色素细胞中的抗原暴露于结膜或眼眶淋巴系统所激发的自身免疫反应。其临床表现包括双眼前节葡萄膜炎：肉芽肿性角膜后沉积物、虹膜黏连、玻璃体炎症、视盘水肿、渗出性视网膜脱离、黄斑水肿、脉络膜炎、Danlen-Fuchs 结节、晚霞状眼底、眼球萎缩等。

（3）还要关注和鉴别有否明确引起双眼葡萄膜炎的全身因素，做相关免疫学检测。

（4）交感性眼炎临床表现复杂多样，病情易于反复，最终可能致盲。目前主要通过系统性糖皮质激素治疗联合免疫抑制剂和（或）生物制剂等药物进行治疗。了解交感性眼炎的典型影像学表现，有助于临床上早期明确诊断，及时给予合理的药物治疗，改善患者预后。

（胡晓伟　庞伟　天津市西青医院）

【参考文献】

[1] 申宇鹏，倪爽，徐雯，等. 手术治疗外伤性交感性眼炎并发白内障一例 [J]. 中华眼科医学杂志. 2020，10（3）：172-176.

[2] 韩德民,周兵. 鼻内镜外科学. 第2版[M]. 北京:人民卫生出版社,2012:344-350.

第十二节 额窦黏液囊肿致失明

一、疾病概述

鼻窦黏液囊肿(mucocele)最为常见,多发生于筛窦,其次为额窦,上颌窦较少,此病多见于青年及中年人,多为单侧,囊肿增大时可累及其他鼻窦。

(一)病因

多认为是鼻窦自然开口完全堵塞,窦内分泌物潴留,逐渐形成黏液囊肿。导致窦口阻塞的可能原因有:鼻腔、鼻窦病变,鼻部解剖异常等。

(二)病理

鼻窦黏液囊肿壁即受压变薄之鼻窦黏膜,衬覆掺杂数量不等的杯状细胞的纤毛柱状上皮、立方上皮或扁平上皮。囊内液体呈淡黄、黄绿或棕褐色,多含有胆固醇结晶,如有感染则变为脓囊肿,其破坏性更大,可引起较严重的眶内或颅内并发症。

(三)临床表现

鼻窦黏液囊肿增长缓慢,早期可无任何症状,若鼻窦骨壁有破坏,则发展迅速,视其扩展的方向不同而出现相应的临床症状。

1. 眼部症状　可致眼球移位、溢泪、复视、头痛及眼痛等。额窦囊肿多使眼球向前、向后外下方推移;压迫眶上神经可致眉弓部麻木感。

2. 面部症状　囊肿增大,可致眶顶(额窦)、内眦(筛窦)处膨隆。扪诊可触及表面光滑之肿块,似按乒乓球或破蛋壳的感觉;额窦黏液囊肿因破坏额窦后壁,硬脑膜暴露,可扪及同心脏跳动频率一致的搏动感。

3. 鼻部症状　从颜面部隆起处压迫囊肿,偶可见液体自鼻腔流出,随之症状可暂时缓解。额窦囊肿多致鼻顶部膨隆。

4. 脑部症状　额窦囊肿破坏后壁,可致头闷、头痛、恶心等。

(四)诊断及鉴别诊断

根据头痛和眼部症状,在鼻内流出黏液性分泌物后有症状自行缓解的病史,在隆起处扪及乒乓球样感,则提示此病。本病应与内眦部皮样囊肿、鼻根部肿瘤、脑膜脑膨出、垂体肿瘤、脑膜瘤及颈动脉体瘤等鉴别。

(五)治疗

治疗原则为通过手术尽可能切除囊肿或使囊肿腔与鼻腔均有较大通路,以利引流,防止复发。根据囊肿所在部位及大小,可选用鼻内或鼻外径路,在可能的情况下,尽量分离并切除囊肿,建立鼻窦与鼻腔的永久性通道,以利引流,目前常规采用经鼻内镜手术。

二、病例介绍

额窦黏液囊肿致失明1例

患者，男性，81岁，因“左眼疼痛肿胀伴视力下降仅存光感3天”入院。患者入院前3天感冒后突发左眼肿胀、疼痛，眼睑下垂，视力减退，仅存光感，患者自行点“眼药水”症状无缓解，2天后就诊于外院眼科，给予抗炎治疗无明显好转，行眼眶CT检查，提示“左侧额窦病变”，就诊于我科急诊，收入院。入院时眼部检查：左侧眼眶周围肿胀，眼球突出，上睑下垂，眼睑肿胀，结膜及巩膜充血水肿，眼球上转明显不足，余方向可，左眼视力下降仅存光感（图1-2-12-1-A、B）。左侧额窦区压痛（+）。鼻内镜：左侧中鼻甲肥大，余结构未见明显异常。鼻窦CT：左侧额窦内团块状软组织密度影，侵及左侧眼眶，左侧眼眶内侧壁骨质受累（图1-2-12-1-C）。眼眶MRI：左侧额窦、左侧眼眶上象限沟通性团块状混杂短T_1长T_2信号，累及左侧眼眶上壁，包绕左侧泪腺，左侧上直肌炎症改变，左侧眼球受压向前下突出，增强未见强化（图1-2-12-1-D）。初步诊断为：（1）左额窦囊肿伴感染；（2）左眶壁骨膜下脓肿。

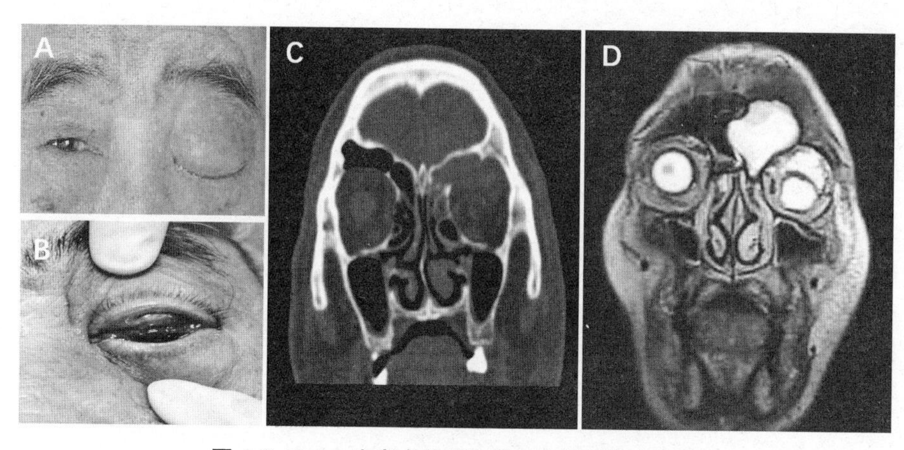

图1-2-12-1　患者术前影像学及左眼部检查所见

A：左侧眼眶周围肿胀，眼球突出　B：结膜及巩膜充血水肿　C：左侧额窦囊肿　D：左侧额窦囊肿，左眼上直肌炎症改变

入院后急行全麻下鼻内镜下左侧额窦开放引流术，术中见左侧额隐窝筛房严重骨质增生阻塞额窦口，切除额隐窝增生骨质，开放并扩大额窦口，引流囊肿（彩图1-2-12-2-A）。术后全身给予抗生素、糖皮质激素抗炎消肿、甘露醇脱水及营养神经等治疗。患者术后第1天左眼光感消失，局部胀痛逐渐减轻；术后第2天眼底检查（彩图1-2-12-2-B）：视网膜中央动静脉阻塞OS、眼动脉阻塞OS，积极给予抗栓、溶栓治疗。复查眼眶MRI：左侧额窦内异常信号影较前明显减小，左侧眼球外突较前减轻（彩图1-2-12-2-C）。术后第5天左侧眼睑下垂开始缓解，视力未恢复（彩图1-2-12-2-D）。术后随访3个月，额窦口开放引流良好（彩图1-2-12-2-E），眼睑下垂、眼球突出完全恢复，仍无视力及光感。

【临床诊治解析】

（1）鼻窦黏液囊肿最多见于筛窦，其次为额窦。由于额窦的解剖部位远离视神经，额窦囊肿引发失明较为罕见。此患者术前因球结膜高度充血水肿,眼底不能窥及,术后炎症改善后眼底检查(彩图 1-2-12-2-B)明确了患者失明的原因为视网膜中央动静脉及眼动脉阻塞所致。

(2)额窦囊肿导致视网膜中央动静脉阻塞的原因可能为:①囊肿直接压迫眼部动静脉回流造成血流速度变慢、视力下降甚至失明;②囊肿伴感染局部疼痛反射性刺激眼部血管,进而引起血管痉挛,血栓形成;③囊肿伴感染经血行进入眼眶引起球后视神经炎;④囊肿伴感染炎性因子及炎症产生的毒素损伤视网膜血管内皮,血小板聚集进而形成血栓。此患者为 81 岁老年男性,因感冒后诱发了额窦囊肿的感染,而额隐窝因为长期的炎症刺激骨质增生闭塞,囊肿及感染向眼眶内侵犯,可能会导致眼部动静脉回流障碍。另外,术前 MRI 提示患者上直肌明显炎症改变,因此推断患者的视力丧失也不能排除感染所致球后视神经炎或感染所致的血小板聚集形成微血栓阻塞眼部动静脉。视网膜对极微小的血流动力学改变特别敏感, 有研究表明,视网膜在缺血缺氧 90 分钟左右可发生不可逆的损害。视网膜中央动脉阻塞所致视网膜缺血时间在 72 小时内的患者,经积极治疗有希望恢复一定的视力。

【专家点评】

额窦黏液囊肿所致视力减退应即刻行手术治疗,开放额窦,解除囊肿对眼部的压迫,恢复血液循环,手术时间是视力恢复的关键因素。建立 MDT 团队,多学科会诊讨论共同制定术前术后治疗方案,避免漏诊误诊误治。

【总结】

额窦黏液囊肿早期多缺乏鼻部症状,而是首先出现眼部相关症状,使患者首诊于眼科,导致误诊、延误诊断及治疗。因此提示我们对于不明原因的眼球突出、视力障碍等患者,要考虑到鼻源性病变可能,及时行影像检查。尤其对于视力障碍进展较快患者要做到早诊断,把握最佳手术时机,避免造成不可逆性视功能损伤。

【参考文献】

[1] 黄选兆, 汪吉宝, 孔维佳(主编). 实用耳鼻咽喉头颈外科学 [M]. 人民卫生出版社, 2008:230-231.

[2] LOO J L, LOOI A I, SEAH L I. Visual outcomes in patients with paranasal mucoceles[J]. Ophthal PlastReeonstrSurg, 2009, 25(2): 126-129.

[3] 胡鹏,朱纲华,赖若沙. 伴视力减退的鼻窦黏液囊肿的临床诊断和治疗 [J]. 临床耳鼻咽喉头颈外科杂志,201,25(5):217-219.

[4] 刘霞,视网膜中央静脉阻塞的病因分析 [J]. 临床眼科杂志,2013,21(2):159-160.

[5] 王敏,王升,许淑云,等. 视网膜动脉阻塞传统疗法与新疗法的应用现状 [J]. 国际眼科杂志,2010,10(1):105-107.

(史亚男　王巍　天津市第一中心医院)

第十三节　急性鼻窦炎眶内并发症

一、疾病概述

急性鼻窦炎是指感染或非感染因素引起的鼻窦的炎性反应，常继发于急性上呼吸道感染，症状在12周以内。急性鼻窦炎的病因比较复杂，主要的病因有感染因素、变态反应与免疫学因素、鼻腔鼻窦解剖异常和其他因素，其中细菌感染是急性鼻窦炎最重要的病因之一，常见的病原菌主要为肺炎链球菌、卡他莫拉菌、流感嗜血杆菌。当患者机体的抵抗力较低或病原菌的致病毒力较强时，急性鼻窦炎容易通过炎症侵蚀所造成的骨壁破坏、先天或后天性细小的骨质缺损以及静脉的交通支向眼部及颅内扩散，引起眶及颅的严重并发症，其中眶并发症的发病率最高，约占并发症中的80%。眶并发症起病急，患者痛苦大，若得不到及时有效的治疗甚至会导致视力障碍。

（一）鼻源性眶内并发症原因

（1）解剖上，鼻窦与眶相邻，眶内侧与筛窦及蝶窦相邻，上方与额窦相连，下方毗邻上颌窦，且彼此之间相隔的骨板较薄。

（2）鼻腔、鼻窦与眼眶之间有着无静脉瓣的丰富静脉网。

（3）药物治疗不充分，导致病情迁延。

（4）鼻窦手术损伤或创伤累及相关眶壁未及时处理。

（5）机体免疫力降低。

（二）眶内并发症临床类型

（1）眶周蜂窝织炎：首发症状是眼睑水肿和轻压痛。

（2）眶壁骨膜下脓肿：眼球活动受限、视力减退以及球结膜水肿等，前组筛窦炎引起者表现为眼睑充血肿胀，蝶窦炎引起者可出现眶尖综合征。

（3）眶内蜂窝织炎：可有不同程度的眼球运动受限、眼球突出移位、视力受限和球结膜水肿等症状。

（4）眶内脓肿：眼球明显突出、眼球运动受限、视力锐减、球结膜水肿、眶深部剧痛，全身症状较重，可伴有高热和白细胞显著增高。

（5）球后视神经炎：视力急剧减退，甚至失明，眼球运动时有牵引痛或眶深部痛。

（三）诊断

在急、慢性鼻窦感染的基础上，依据上述症状和体征以及眼眶部症状和体征，不难做出诊断，CT扫描能准确地对眶内并发症进行分类。眶内并发症可相互转化，应以眼球突出和视力下降程度作为判断病情轻重的重要依据。

（四）治疗

（1）药物治疗：包括全身使用抗生素、全身和（或）局部使用糖皮质激素、鼻腔冲洗、鼻用减充血剂、黏液溶解促排剂等。根据经验、细菌培养及药敏试验选用抗生素。

（2）手术治疗：主要为经鼻内镜下鼻窦开放术与眼眶脓肿引流术。在鼻内镜下开放受累严重的鼻窦、眶壁以充分引流，如脓肿突破眶隔者联合外径路手术。

（3）术后治疗：继续给予足量敏感抗生素，术后第 2 天开始逐步进行鼻腔清理，伴有糖尿病者积极治疗基础疾病。

二、病例介绍

急性鼻窦炎致眶壁骨膜下脓肿综合治疗 1 例

患者男性，52 岁，因“鼻堵、流脓涕 10 天，右眼睑肿胀 3 天”就诊。患者于就诊 10 余天前因受凉后出现鼻堵、流粘脓涕、鼻腔干燥及灼热感，额头及眼眶周胀痛，自服头孢菌素类抗生素及感冒药后症状未见明显缓解，3 d 前出现右侧眼睑轻度水肿，轻度压痛，无视力下降，无眼球活动受限，自行应用红霉素眼药膏，未见缓解，于外院查血常规：白细胞 18.5×10^9/L、中性粒细胞百分率 81%，鼻窦冠扫 CT 示：右侧额窦、筛窦炎性改变，鼻道窦口复合体高密度影，右侧眼睑皮下组织轻度肿胀。就诊时查体见：右侧上眼睑充血、轻度肿胀（见图 1-2-13-1），眼球未见明显突出，眼球无活动受限，双侧瞳孔等大等圆，对光反射正常。鼻内镜下见：鼻腔黏膜充血肿胀，中鼻甲水肿，中鼻道狭窄，可见白色脓性分泌物自中鼻道流向鼻咽部，诊断为“急性鼻窦炎、右侧眶周蜂窝织炎”。患者既往糖尿病病史 10 余年，间断服用降糖药物，空腹血糖控制在 8~10 mmol/L。收住院后经静脉给予头孢哌酮舒巴坦钠、甲泼尼龙琥珀酸钠，鼻用糖皮质激素及鼻用减充血剂，口服黏液溶解促排剂，应用鼻腔冲洗治疗，测空腹血糖 12.6 mmol/L，三餐餐后 2 小时血糖均高于正常，请内分泌科会诊给予皮下胰岛素注射控制血糖。于治疗第 2 天出现右侧眼睑水肿加重，眼球转动时明显疼痛，右眼视力轻度下降，查视力右眼 4.5 左眼 5.0，查眼眶 CT 示：右侧眶内壁骨膜下少量低密度影，考虑脓肿形成。因考虑形成眶壁骨膜下脓肿，随即全麻鼻内镜下行右侧筛窦、额窦开放术，术中充分开放窦腔，并切除部分眶内侧骨板，见脓性分泌物流出，以抗生素冲洗术腔，鼻窦腔填塞浸有布地奈德混悬液之明胶海绵，术后继续给予抗生素及激素等药物治疗，控制血糖，术后第二日取出术腔填塞物，并给予鼻腔冲洗治疗，术后 1 周鼻内镜下清理术腔干痂、黏液及假膜，患者鼻堵、流涕、头痛缓解，右侧眼睑肿胀、疼痛、眼球活动受限症状逐渐缓解消失，复查视力双眼视力 5.0（见图 1-2-13-2）。

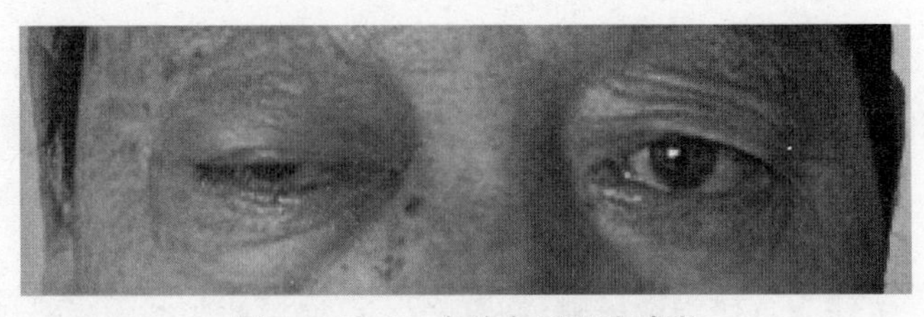

图 1-2-13-1 术前右侧眼睑肿胀

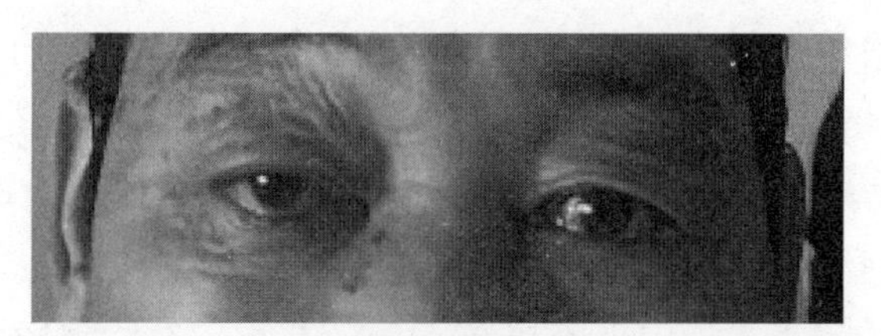

图 1-2-13-2　术后 1 周右侧眼睑肿胀、疼痛、视力轻度下降症状缓解

【临床诊治解析】

本例患者急性起病，发病初期有鼻堵、流粘脓涕、鼻腔干燥及灼热感，额头及眼眶周胀痛，符合急性鼻窦炎症状，未给予正规诊治，随后出现右侧眼睑肿胀疼痛症状，为鼻窦内感染侵及眼眶致眶周蜂窝织炎，入院前外院鼻窦 CT 可帮助诊断，但入院时不排除已形成眶周脓肿可能，给予抗感染等治疗后第 2 日出现眶周水肿加重，眼球转动时明显疼痛，右眼视力轻度下降等症状，查眼眶 CT 明确眶壁骨膜下脓肿形成，故行手术开放鼻窦及眶内壁，充分引流，术后继续给予抗感染等对症治疗，控制血糖，将感染及炎症控制后，症状逐渐缓解，避免了感染扩散及眶内更严重并发症的发生。

【专家点评】

（1）临床上急性鼻窦炎合并眼眶并发症的诊断并不困难。若患者有鼻塞、流涕、嗅觉减退等鼻部症状并出现眼睑红肿、疼痛、突眼、眼球运动受限、视觉障碍等表现时容易考虑到本病。但临床上部分患者无鼻部症状及全身症状，仅因眼部症状于眼科就诊，较易造成漏诊。此时应对患者进行影像学检查以协助诊断，也为术前评估病变部位和范围、制订手术策略提供依据。

（2）在鼻窦引流不畅的情况下，抗生素的作用难以充分发挥而且病情容易反复，临床上若规范应用抗生素保守治疗 2 周，眼部症状无改善或在治疗过程中病情继续进展，出现视力下降或眼球运动障碍，影像学检查提示有鼻腔鼻窦解剖学异常或窦口阻塞时，宜选择手术治疗。在重视手术和抗生素治疗的同时，还应注意糖尿病等基础疾病的诊断和治疗。

【总结】

1）鼻窦炎眶并发症的病因与感染、解剖异常、变态反应、免疫因素和其他因素有关。其中细菌感染是最重要的病因之一，鼻窦炎眶并发症的发病还与该区域的解剖因素密切相关。急性鼻窦炎眶并发症的临床表现包括眶周红肿、突眼、眼球运动障碍、视力障碍等眼部症状，鼻塞、脓涕、面部疼痛、嗅觉下降等鼻部症状和发热、乏力、咳嗽、畏寒等全身症状。但有时患者鼻部症状并不明显，甚至无流涕现象，容易使临床大夫忽视鼻窦炎存在，此时影像学检查十分必要。

2）对于急性鼻窦炎眶并发症首先应积极控制感染和治疗鼻窦炎症，急性鼻窦炎致病菌主要为革兰氏阳性菌，如肺炎链球菌、金黄色葡萄球菌和流感嗜血杆菌等，应合理选择有效的抗生素治疗。并根据眶内并发症病情分期进行相应的治疗。

（1）对于仅伴有轻度眶壁骨炎及骨膜炎，眼睑及睑内组织肿胀不明显者，通过积极抗炎治疗及促进鼻窦通气引流，多可奏效，必要时可辅以上颌窦穿刺、额窦钻孔引流等；

（2）眶壁骨膜下脓肿一经形成应开放引流，再继续控制感染；

(3)对眶内蜂窝组织炎及眶内脓肿,应在施行鼻窦手术的同时,广泛切开眶骨膜,使创口向外暴露便于引流,并加强全身抗炎治疗,必要时须请眼科医师协同处理眶内容物;

(4)对于球后视神经炎应及早行筛窦和蝶窦开放术,术后不填塞鼻腔以利引流,重症者需同时行视神经管减压术。

早期行功能性鼻内镜手术如中鼻道开窗、鼻额管扩大等对清除病灶、改善引流会起到较好的作用,尤其在行视神经管减压术时,鼻内镜有其独到的优势。适当的支持疗法也必不可少,除全身使用抗生素外,适当使用糖皮质激素、神经营养药物等对减轻视神经水肿、促进视力恢复将有所裨益。

【参考文献】

[1] 孔维佳,周梁. 耳鼻咽喉头颈外科学. 第 3 版 [M]. 人民卫生出版社, 2016.

[2] 黄选兆,汪吉宝,孔维佳. 实用耳鼻咽喉头颈外科学. 第 2 版 [M]. 人民卫生出版社, 2007.

[3] 李娜,于龙刚,陈敏,等. 鼻 - 鼻窦炎眶并发症 28 例临床分析 [J]. 中华耳鼻咽喉头颈外科杂志,2017,52(9):664-669.

[4] 周昆,刘明,王住等. 鼻源性眶蜂窝织炎鼻内镜手术治疗临床研究 [J]. 中华眼外伤职业眼病杂志,2015,37(9):681-683.

(高亮　刘文　天津市武清区中医医院)

第十四节　鼻内翻性乳突状瘤

一、疾病概述

鼻内翻性乳头状瘤(nasal inverted papilloma, NIP)属于良性上皮源性肿瘤,约占鼻腔鼻窦肿瘤的 0.5%~4.0%,恶变率约为 5%~10%。NIP 患病以中老年男性为主。其发病与人乳头状瘤病毒感染有关。病理表现为上皮细胞高度增生,上皮向皮下基质内呈乳头状内翻倒生,但基底膜完整。主要临床特征是易复发、有恶变倾向、易局部侵犯。NIP 常发生于鼻腔外侧壁,主要侵犯上颌窦与筛窦,少部分发生于额窦及蝶窦;临床症状:鼻塞、涕中带血、溢泪、头痛及嗅觉异常等。

NIP 鼻内镜检查多显示肿瘤呈灰白色或粉红色,表面不光滑,肿物不透明,呈乳头状或分叶状,触之易出血。有的肿瘤局部呈息肉样改变,所以常被误诊为鼻息肉。鼻窦 CT 检查:单侧鼻腔鼻窦内的结节状、条索状软组织影,密度均匀或不均匀,软组织影内含气泡征,增强扫描呈轻度或中度不均匀强化,肿瘤破坏骨质可以表现为骨质吸收或增生骨化,骨质增生处往往是肿瘤根基部。MRI 特征:在 T_1WI 表现为等信号, T_2WI 表现为中等或稍高信号,增强 MRI 明显不均匀强化多表现为“脑回征”。对不典型病例需行术前活检。

目前,鼻内镜手术切除是治疗 NIP 的主要手段,但术后仍有一定的复发率与恶变可能。手术对深部病变清除不彻底是导致复发的原因。有研究发现肿瘤根部位于上颌窦泪前隐窝区域的容易术后残留，相关临床研究对比鼻内镜和泪前隐窝入路对于NIP复发的影响，发现从复发率、术后并发症、术后恢复时间和对鼻腔功能的保留方面观察，泪前隐窝入路效果更佳。为避免肿瘤残留术中切除范围应超过肿物边缘5 mm以上。研究表明肿瘤上皮鳞状化生及角化过度、上皮有丝分裂指数升高均为影响复发的因素。张罗等提出NIP的根基部学说并指导手术，NIP的根基部和对周围组织的侵犯范围会影响术后的复发，需要术中磨除病变骨质并充分电凝。如果初次手术完整切除，肿瘤复发率明显低于多次手术患者；肿瘤根基部广泛分布复发率明显高于根基部局限性患者。放疗有诱发NIP癌变可能，不宜选择。

二、病例介绍

病例1　鼻内翻性乳头状瘤1例

【病例诊疗过程】

患者，男性，29岁。主诉“右侧鼻堵伴流涕3个月”入院。无头疼，无鼻痒打喷嚏，无复视及视力下降，无涕中带血，无面部麻木感。入院前1周门诊就诊行鼻窦CT及鼻内镜检查考虑右侧鼻息肉及鼻窦炎，建议手术治疗。既往陈旧性肺结核病史，已治愈。患者入院后行术前常规检查未见异常；鼻内镜下见鼻中隔左偏，右侧鼻腔中鼻道见表面光滑半透明肿物及脓性分泌物，肿物无分叶，不易出血，质软（彩图1-2-14-1）。鼻窦CT：右侧鼻腔密度增高影，右侧筛窦上颌窦炎，鼻中隔左偏，双侧下鼻甲肥大（图1-2-14-2）。术前诊断：右侧鼻息肉，鼻窦炎。患者于入院第3天行全麻鼻内镜下右侧鼻腔肿物切除术+上颌窦根治术+筛窦开放术，术中见鼻腔肿物质软，来自于右侧中鼻道及上颌窦，表面光滑，肿物向后垂到后鼻孔。先切除鼻腔肿物，再切除钩突开放筛窦，见上颌窦自然孔扩大，上颌窦内充满质地韧的肿物，易出血，此时术者考虑肿物可能为NIP，故充分扩大上颌窦自然孔，70°内镜下切除上颌窦内肿物，见肿物来自于上颌窦外侧壁，使用磨钻处理肿瘤根基部，充分对肿物根基部及周围组织电凝。切除物病理结果：符合内翻性乳头状瘤，局灶浅表糜烂。术后常规换药对症治疗。患者恢复顺利，无鼻堵，无出血，无头疼，无发热，鼻腔无黏连，窦口通畅，无病变残留，术后第六天患者出院，定期门诊复查，术后2个月术腔黏膜上皮化，未见肿物复发。

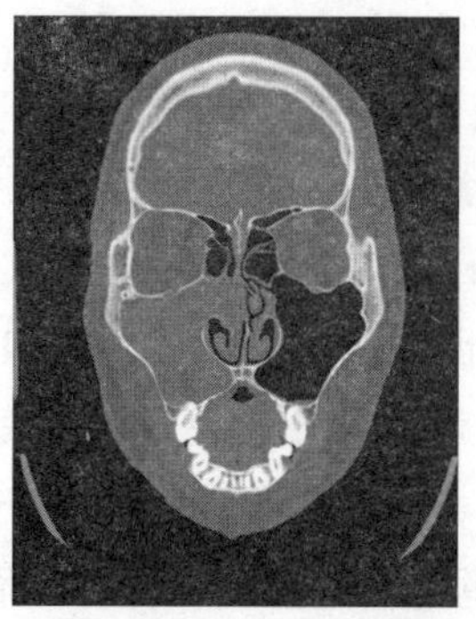

图1-2-14-2　术前鼻窦CT（冠状位）：右侧上颌窦可见密度增高影充填，上颌窦窦口扩大，未见窦壁骨质增生

【临床诊治解析】

本例患者为青年男性，仅有鼻堵流涕症状，术前鼻内镜检查提示肿物表面光滑呈半透明状，与鼻息肉外观类似，鼻窦CT提示鼻窦炎，且CT阅片并未显示上颌窦骨质增生及破坏，使临床医生失去了警惕性，误认为“鼻息肉”，也忽略了术前活检的必要性，故制定的治疗计划为鼻内镜下鼻息肉切除术及鼻窦开放术，但术中随着切除中鼻道肿物，鼻内镜下检查上颌窦内仍有肿物充填，上颌窦自然口扩大，此时术者综合分析患者单侧鼻腔鼻窦肿物可能为内翻性乳头状瘤，故再次向患者家属告知病情，征得其同意后扩大上颌窦自然口，更换70°鼻内镜切除上颌窦内肿物，术中应用大角度切削钻，并探寻内翻性乳头状瘤在上颌窦骨壁的根基部，对根基部进行充分骨质磨除及电凝治疗。冲洗术腔，仔细检查术腔无病变残留。切除肿物送病理检查，结果符合内翻性乳头状瘤。本例手术在术中发现问题后，术者向患者家属告知病情，及时修正术式方式，避免了患者病变残留肿物复发等可能，同时也给临床医生敲响了警钟。

对于单侧鼻腔鼻窦肿物术前诊断及手术选择要慎重，特别要想到NIP的可能性。NIP一般呈分叶状、不透明、红灰色肿块，多单侧发病，临床上还需与真菌性鼻窦炎、鼻窦黏膜囊肿、鳞癌等鉴别。对单侧鼻腔鼻窦肿物，术前应该完善鼻窦CT及MRI检查，CT检查主要目的是确定肿瘤的侵及范围，NIP可引起骨质吸收破坏或骨质增生；NIP在增强核磁影像中多表现“脑回征”，MRI易区分肿瘤与伴发的阻塞性炎症。NIP起病常有生发中心，此处常有滋养血管存在，在手术切除时常伴有明显出血，该部位的骨质多有毛糙或增厚的表现。这为临床医生术前通过鼻窦CT诊断NIP提供了依据。

NIP与鼻息肉等疾病易混淆，但是本病例在术前诊断上临床医生没有完全掌握基本原则，应引起警惕，以防止医疗纠纷的发生。回顾此患者的诊治过程，我们在今后应注意：对单侧鼻腔鼻窦疾病，术前尽可能活检明确诊断，需完善鼻窦MRI检查；术前告知病情及签署手术同意书时必需告知根据术中情况更改术式可能；术者还应具备在手术台上处理突发情况的能力，包括各种术式的掌握。

【专家点评】

（1）NIP为常见良性肿瘤，男性发病多见，临床表现缺乏特异性，早期多表现为鼻堵、鼻出血、流涕、溢泪、嗅觉下降等，与鼻息肉的临床症状类似。NIP在病理学上属于良性肿瘤，但呈破坏性生长，术后易复发及恶变，7%可发生恶变。

（2）对单侧鼻腔鼻窦肿物术前应完善活检：因活检有利于明确诊断，便于术前选择术式及制定治疗计划，以免术中发现异常造成隐患，术者应该做到每一台手术有备无患。本例患者如果术前提前行肿物活检，明确诊断后再制定手术方式会更完美。

（3）Krouse分期于2000年问世，是内镜手术用于NIP治疗后应用最广泛的分期体系：Ⅰ级：肿瘤仅局限于鼻腔；Ⅱ级：肿瘤局限于筛窦和上颌窦内侧上部；Ⅲ级：肿瘤扩展到上颌窦的外侧部或下部，或侵入额窦蝶窦；Ⅳ级：肿瘤侵犯鼻腔鼻窦外结构或恶变。Ⅰ、Ⅱ级及部分经选择的Ⅲ级病例均可经鼻内镜达到满意的切除，然而，对于Ⅳ级或恶变病例内镜下肿物切除效果不佳。2020年张罗等提出基于NIP病变根基部的分期和术式选择，通过肿瘤分期既反映肿瘤生长范围,也提示手术部位、径路和难易程度,并可预测手术效果。

（4）NIP 治疗首选是手术。目前鼻内镜手术为主要术式,但如果不能充分切除肿物,术者应该及时修正手术入路,包括鼻内镜下泪前隐窝入路联合中鼻道入路,鼻外进路包括鼻侧切开手术和面中部翻揭术,后者手术创伤相对较大且术后可能影响面部美观。手术难度最大的是额窦 NIP,可能需要 Draf Ⅲ手术。无论选择任何术式,原则是术中充分暴露及处理肿物根基部必须彻底,需应用电凝及磨钻。

（宋富存 杨相立 天津市人民医院）

病例 2 鼻内翻性乳头状瘤恶变侵及眶内 1 例

【病例诊治过程】

患者,女性，86 岁。主因:“鼻堵、流脓涕 3 年,加重伴右侧眼周胀感 1 月”入院。患者于入院前 3 年无明显诱因出现鼻堵,右侧明显,伴流脓涕,涕中无血丝,偶有异味,未诊治，2 年前出现张口呼吸，1 年前出现右侧间断性额颞部胀痛,伴嗅觉减退逐渐加重致嗅觉丧失,自行口服“消炎”药物治疗,鼻堵、流涕、头痛稍缓解,入院前 1 个月患者出现右侧眼球、眼周胀感不适,视力无变化,伴憋气感,入院前 2 天就诊于市眼科医院,考虑“右侧眶内肿物 右侧鼻窦肿物”,建议患者耳鼻喉科就诊,遂我科收入院,入院后查体:生命体征平稳,神志清楚,专科查体:眼:右侧上眼睑肿胀,眶内上方可触及肿物,质硬,不可推动,压痛,右侧眶周稍红肿,眼裂变小。 鼻:鼻外观正常,鼻腔黏膜充血肿胀,双侧鼻腔内可见大量脓性分泌物,予以清理,清理后见右侧鼻腔内不规则新生物占据下鼻道、中鼻道、总鼻道,垂至鼻咽部及对侧后鼻孔,表面欠光滑,右侧中鼻甲未窥及,鼻中隔稍偏曲,未见穿孔,左侧下鼻甲稍肿胀,左侧中鼻道无异常,左侧后鼻孔以及鼻咽部可见不规则新生物（彩图 1-2-14-3）。右侧鼻窦压痛（+）,左侧鼻窦无压痛。化验及辅助检查:右眼彩超（眼科医院）:右眼眶内上方可见一前后径约 37.1 mm 的病变区,边界欠清,内回声不均匀,其内可见血流信号,为动脉频谱,提示右眼眶前占位性病变。眼眶 CT（市眼科医院）:右侧上颌窦、筛窦及额窦炎,右侧额窦及筛窦内软组织密度影突破骨壁进入眶内,首位考虑炎性假瘤（图片 1-2-14-4）。既往史:高血压病史。家族史:家族癌症病史,初步诊断:右侧鼻窦肿物、右侧鼻腔肿物、右侧眶内肿物、慢性鼻窦炎、慢性鼻炎、高血压 2 级。经术前准备后全麻经鼻内镜右侧上颌窦病损切除术 + 右侧筛窦病损切除术 + 右侧额窦病损切除术 + 右侧蝶窦病损切除术 + 泪前隐窝入路右侧上颌窦病损切除术 + 经鼻内镜联合眉弓入路眶内病损切除术,术中送冰冻病理回报:（右侧鼻腔）内翻性乳头状瘤,术中眶内及筛顶脑板缺损处止血材料填塞固定,眉弓切口多层缝合,无菌敷料覆盖包扎,鼻腔内创面填塞止血材料,高膨胀海绵支撑,术毕。右侧鼻腔鼻窦、右侧眶内新生物标本送病理化验。术后予以抗感染消炎对症治疗,术后第 3 天,鼻内镜下取出高膨胀海绵,术后病理回报:（右鼻腔）内翻性乳头状瘤伴高级别上皮内瘤变,（右额窦）内翻性乳头状瘤伴高级别上皮内瘤变,（右鼻窦及眶内）内翻性乳头状瘤伴高级别上皮内瘤变,局部恶化呈非角化鳞癌。术后 2 周复查:右侧眶上稍内陷,眼裂大小与术前变化不大,眼球活动无异常,拆除眉弓缝合线,右侧鼻腔呈术后改变,术腔有大量干痂,清理后黏膜轻度渗血（彩图

1-2-14-5)。术后6周复查:右侧眶上稍内陷,眼裂大小较前稍改善,眼球活动无异常,右侧鼻腔呈术后改变,术腔有少许痂皮,清理后见术前黏膜上皮化良好,无渗血(彩图1-2-14-6)。

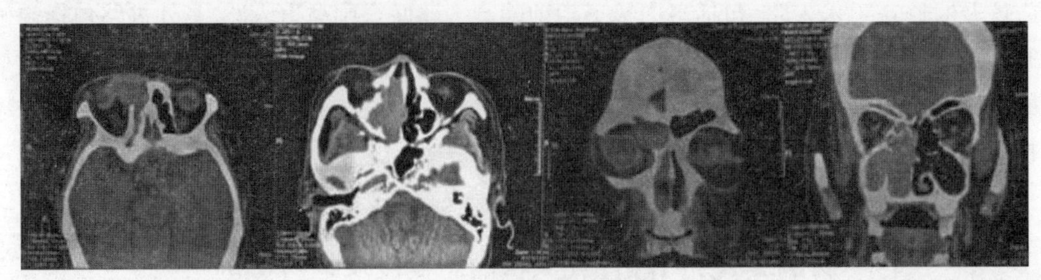

图 1-2-14-4 眼眶 CT(轴位+冠状位):右侧上颌窦、筛窦及额窦炎,右侧额窦及筛窦内软组织密度影突破骨壁进入眶内

【临床诊治解析】

结合患者病史、临床表现、体征、辅助检查可初步考虑右侧鼻窦肿物、右侧鼻腔肿物、右侧眶内肿物、慢性鼻窦炎、慢性鼻炎、高血压2级,患者高龄,既往高血压病史,药物控制血压平稳,术前化验检查未见明显异常,术前请内科、麻醉科评估手术风险,并请眼科医院主任会诊,协同拟定术式,肿物性质待进一步病理明确,拟术中送冰冻病理根据结果决定具体术式。还需要与其他鼻腔肿物相鉴别。

有下列情况时,应考虑恶变可能:①全部切除后,迅速复发;②较快侵犯临近组织;③反复鼻出血;④头面部疼痛示有骨及神经受累。该患者老年患者,病史较长,符合上述临床表现,眼眶CT提示右侧额窦及筛窦内软组织密度影突破骨壁进入眶内,术前倾向于此诊断,术后病理证实患者右侧鼻内翻性乳头状瘤恶变。

【专家点评】

(1)根据患者鼻腔肿物形态以及眼眶CT提示侵及范围,且患者有癌症家族史,考虑患者右侧鼻腔鼻窦肿物的性质为恶性的可能性较大,鼻内翻性乳头状瘤恶变或者鼻腔鼻窦恶性肿瘤,因患者高龄,且本人诉求解除鼻堵、眼胀不适症状,不接受鼻侧切开等创面较大手术,故术前协同眼科医院主任以彻底切除鼻腔鼻窦肿物、眶内肿物为基准拟定术式,术中做冰冻病理,再根据冰冻病理结果决定手术范围,术前完善化验检查,胸片、心电图、心脏彩超、颈部淋巴结彩超,评估患者身体状况是否能承受全麻手术。术中钳取鼻腔肿物标本送冰冻病理:(右侧鼻腔)内翻性乳头状瘤。鼻内翻性乳头状瘤是发生在鼻腔和鼻窦的最常见的良性肿瘤之一,合理的病变分期体系有助于判定疾病严重程度、选择手术术式和预判术后疗效。

(2)根据Krouse分期,该患者的病变属于IV期。

(3)鼻内翻性乳头状瘤手术切除是首选的治疗手段,病灶彻底切除是减少复发的关键,既往治疗的经典术式:柯-陆式手术、鼻侧切开术和面中部掀翻术等,具有创面大、出血多等缺点,随着鼻内镜技术的广泛应用,较传统手术优势十分明显,创伤小、出血少、愈合快等特点。该患者病变属于IV期,单纯的鼻内镜手术不能彻底切除病灶,结合患者身体状况以及个人诉求,为减轻患者痛苦,利于患者术后恢复,尽量行功能性鼻内镜手术,对于上颌窦下壁不易窥及处选用泪前隐窝入路，保证彻底切除病灶，眶内病灶经过鼻内镜以及眶外眉弓入路切除，避免损伤周围正常组织，力求切除足够的安全界。该患者术后病理回报（右鼻窦及眶内）内翻性乳头状瘤伴高级别上皮内瘤变，局部恶化呈非角化鳞癌。建议在患者身体状况允许的情况下，可进一步放化疗治疗，并定期随访。

（4）鼻内翻性乳头状瘤多数恶变成鳞状细胞癌，少数为小细胞癌和腺癌。而对于恶变的因素，现在尚无统一定论，对于恶变的病例，在彻底切除肿瘤的基础上，术后辅助放化疗、并定期的鼻内镜复查、鼻窦 CT 复查或和长期的随访尤其重要。

（吉真真　庞伟　天津市第一医院）

【总结】

NIP 是鼻科最常见的良性肿瘤之一，有一定的恶变率，鼻内镜外科手术切除是目前治疗首选，但需要临床医生重视疾病特点，尽量早期诊断，彻底切除肿瘤根基部，尽可能避免复发及癌变。

【参考文献】

[1] 郜隽，张罗，韩德民. 鼻腔鼻窦内翻性乳头状瘤病因学研究 [J]. 国际耳鼻咽喉头颈外科杂志，2009，33（1）：27-30.

[2] 王成硕，张罗. 鼻腔鼻窦内翻性乳头状瘤的临床分期 [J]. 中华耳鼻咽喉头颈外科杂志，2020，55（2）：187-190.

[3] 黄选兆，汪吉宝，孔维佳. 实用耳鼻咽喉头颈外科学. 第 2 版 [M]. 北京：人民卫生出版社，2020：236-237.

[4] 王振常，鲜军舫，张征宇. 同仁耳鼻咽喉头颈外科影像诊断手册 [M].1 版. 北京：人民军医出版社，2015：54-56.

第十五节　异位垂体瘤

一、疾病概述

垂体瘤来源于腺垂体的良性肿瘤，约占颅内肿瘤 10%~15%。起病年龄多为 30~50 岁，女性多于男性。垂体腺瘤绝大多数为良性，垂体腺癌罕见约占 0.1% ~0.2%。

（一）分类

1）按照肿瘤体积可将垂体腺瘤分为垂体微腺瘤（直径 <1 cm）、大腺瘤（直径≥ 1 cm）和巨大腺瘤（>4 cm）。

2）根据肿瘤是否侵犯海绵窦、神经、脑组织和鞍区骨质，可分为侵袭性垂体腺瘤和非侵袭性垂体腺瘤。

3）根据临床症状通常将垂体瘤分为两类：功能性（或分泌性，65% ~85%）和无功能性（20%~35%）。

4)根据分泌激素的不同,功能性腺瘤可分为以下几种。

(1)催乳素细胞瘤(PRL 细胞腺瘤):为最常见类型,常出现女性停经溢乳综合征,男性性功能障碍。

(2)生长激素细胞瘤(GH 细胞腺瘤):成人肢端肥大症,儿童或青春期巨人症。

(3)肾上腺皮质激素细胞腺瘤(ACTH 细胞腺瘤):可导致库欣病。

(4)促甲状腺激素细胞腺瘤(TSH 细胞腺瘤),可导致甲亢,较为罕见。无功能性垂体腺瘤常无内分泌功能亢进的症状,包括促性腺激素细胞腺瘤和裸细胞细胞瘤等。

(二)临床表现

垂体腺瘤常因垂体或靶腺功能亢进或减退导致相应内分泌症状。垂体腺瘤体积较大时可产生占位症状,包括压迫视神经,可引起视力下降、视野缺损。膨胀性生长推挤硬膜引起头痛等。肿瘤内出血、坏死导致垂体卒中,病人出现突然头痛,视力急剧下降。

(三)诊断

MRI 是诊断垂体腺瘤的首要方式,鞍区动态增强扫描有助于发现垂体微腺瘤。CT 可见蝶鞍扩大。垂体功能检查包括 PRL、GH、ICFI、TSH、FSHV/ LH 和 ACTH 等。靶腺功能检查包括甲状腺功能、肾上腺皮质功能和性腺功能等。结合影像学检查可临床诊断垂体腺瘤。

(四)治疗

(1)多数垂体腺瘤首选手术治疗,绝大部分垂体腺瘤可采用经鼻腔 - 蝶鞍入路手术切除。

(2)PRL 细胞腺瘤首选药物治疗。

(3)放射治疗。

(五)TSH 细胞腺瘤

是功能性垂体腺瘤的一种,占垂体腺瘤的 0.5~3%。是中枢性甲状腺功能亢进症的主要原因。TSH 腺瘤罕见,发病不足每年百万分之一。目前检出率逐渐提高,得益于 TSH 检测技术敏感性不断提高及 MRI 等影像技术的普遍使用。

1. 临床特点　临床表现不同程度甲状腺毒症和甲状腺肿。实验室检查:血清游离甲状腺激素(FT4、FT3)水平增高、血清 TSH 水平不被抑制。奥曲肽抑制试验:采用晨 8 点注射奥曲肽 0.1 mg,观察 TSH 变化,抑制大于 50% 考虑垂体 TSH 瘤可能性大。

2. 临床诊断垂体 TSH 瘤主要诊断依据

(1)存在甲状腺毒症临床表现。

(2)明显升高的游离甲状腺素水平同时 TSH 并未被抑制。

(3)对 TRH 兴奋反应低下。

(4)大剂量外源性 L-T3,TSH 不被抑制。

(5)手术后病理符合或生化缓解。

3. 支持诊断依据

(1)TSH 可被生长抑素抑制。

(2)可同时合并垂体其他激素水平升高。

(3)SHBG 可升高。

（4）MRI 提示垂体或鼻咽部腺瘤，肿瘤最大直径 <10 mm 为微腺瘤，>10 mm 为大腺瘤。

4. 治疗

（1）手术治疗。

（2）放射治疗：包括普通放疗和放射外科治疗（伽马刀、射波刀等），其不作为 TSH 瘤的首选治疗方法。

（3）药物治疗：生长抑素类似物，用于术前准备和术后未愈的患者。

基于 TSH 细胞腺瘤罕见，发病率极低，临床上又多表现为甲状腺毒症，甲状腺激素（FT4、FT3）水平增高，同时有 TSH 不升高时易被误诊误治，故本文分享一例异位 TSH 细胞腺瘤，回顾患者治疗经历及诊治疗程，增加及扩展相关临床知识，避免临床工作中的误诊误治。

二、病例介绍

异位垂体瘤 1 例

患者，女性，60 岁。主诉：多食、消瘦伴心悸 2 年余，发现颈部结节 4 月入院。1 月前患者无明显诱因出现明显心慌、手抖、多汗，1 周前就诊于某医院，甲功提示：FT3：17.15 pmol/L；FT4：29.61 pmol/L；TSH 5.099uIU/mL。肝功能：谷丙转氨酶 125U/L（0~40U/L），谷草转氨酶 108U/L（0~40U/L），碱性磷酸酶 292U/L（40~128U/L），总胆红素 29.6 μmol/L（3.4~17.1 μmol/L），直接胆红素 18.3 μmol/L（0~7 μmol/L）。初步诊断为 Graves 病，外院予以护肝药物及普萘洛尔口服控制心率对症治疗，建议患者行放射性碘 ^{131} 治疗。我院收住院后检查发现，患者虽有 Graves 病临床症状，FT3 和 FT4 升高，查体手颤（+），但多次甲功提示 TSH 正常或升高，查体无突眼，无上睑挛缩，Stellwag 征（-），甲状腺 I° 肿大，质软，无压痛，未闻及血管杂音，未见胫前黏液性水肿，均不支持 Graves 病诊断。排除 TSH 测定干扰因素，FT3 和 FT4 升高，TSH 正常或升高，诊断应为：垂体促甲状腺激素瘤（垂体 TSH 瘤或甲状腺激素抵抗综合征）。

进一步行垂体 MRI 平扫 + 半剂量增强检查报告：垂体 MRI 未见异常（见图 1-2-15-1）。再次复习垂体 MRI 平扫 + 半剂量检查并行 PET-CT 奥曲肽显像提示：鼻咽腔鼻中隔后方软组织结节，DOTATATE 摄取异常增高（见图 1-2-15-2）。考虑神经内分泌肿瘤可能性大。结合患者病史、查体、实验室检查、垂体 MRI 平扫 + 半剂量增强、奥曲肽显像，最后诊断为：异位垂体 TSH 瘤。在内分泌科充分准备后，采取鼻内镜下行异位垂体 TSH 瘤切除术。病理回报：（鼻咽部）结合免疫组化染色结果，考虑为异位垂体生长激素 / 泌乳素细胞性腺瘤。免疫组化染色：GH（++）、PRL（++）、LH（++）、TSH（++）、FSH（-）、ACTH（-）、PIT-1（-）、ERa（+）、syn（+++）、CgA（+++）、CK8/18（+++）、SSTR2（+++）、Ki-67LI：0.50%。患者术后甲状腺功能恢复正常。

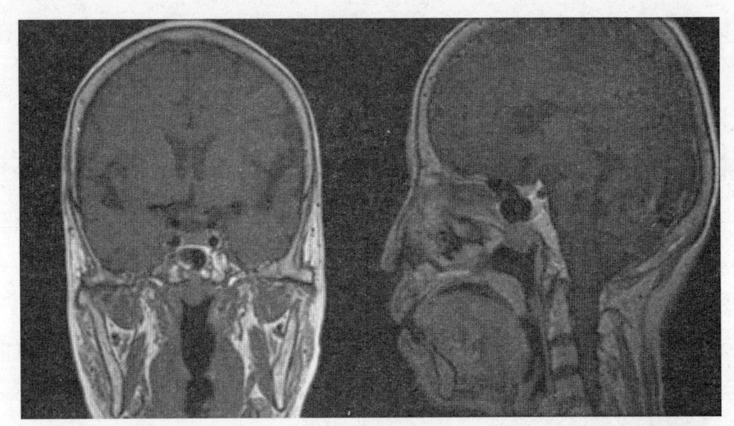

图 1-2-15-1 垂体 MRI 平扫 + 半剂量增强冠位及矢状位显示垂体未见异常

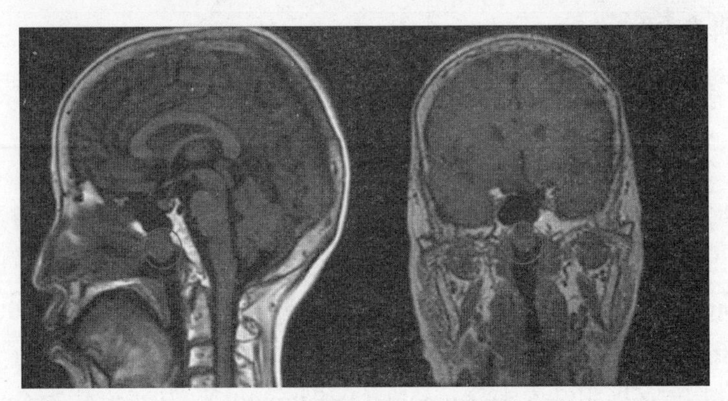

图 1-2-15-2 奥曲肽显像矢状位及冠位显示鼻咽腔鼻中隔后方软组织结节,DOTATATE 摄取异常增高

【临床诊治解析】

1. 患者虽有 Graves 病临床症状，FT3 和 FT4 升高 查体手颤(+),无突眼，Stellwag 征(-),甲状腺 I° 肿大,质软,无压痛,未闻及血管杂音,未见颈前黏液性水肿,均不支持该诊断。但多次甲功提示 TSH 正常或升高,故需考虑是否存在促甲状腺激素不适当分泌综合症(SITSH,TSH 不被抑制)。

2. 促甲状腺激素不适当分泌综合症分为:

(1)TSH 产生于肿瘤:①脑垂体肿瘤。②脑垂体以外的肿瘤(异位性分泌)。

(2)非肿瘤性的脑垂体 TSH 分泌过剩:①靶器官的甲状腺激素不应症;② TSH 的分泌受到异常刺激;③ TSH 分泌抑制因子的不足;④由脑垂体所致的 T4 到 T3 的转换障碍。基于以上因素,本病例进一步完善垂体 MRI 平扫 + 半剂量增强、奥曲肽显像,最后诊断为:异位 TSH 细胞腺瘤。诊断明确后行手术治疗,术后病理证实此诊断。使患者得到了有效的治疗。

【专家点评】

本病极为罕见,检索全球病例报道仅 10 例左右。对于临床中出现的以甲亢为主要表现的疾病,需要注意实验室及影像学的表现,当发现促甲状腺激素不适当分泌综合征时,应进一步完善影像学及奥曲肽相关检查。建立 MDT 团队,多学科会诊讨论共同制定术前术后治疗方案,避免漏诊误诊误治。

【总结】

垂体瘤分类较多,多涉及内分泌的异常,不易于鉴别,结合本例的诊治过程及分析讨论,可建立系统的临床诊治思维,使病人得到有效的治疗。

【参考文献】

[1] 陈孝平,汪建平,赵继宗. 外科学 第 9 版 [M]. 北京:人民卫生出版社,2018:223-223.

(张耕 周慧芳 天津医科大学总医院)

第十六节 鼻型 NK/T 细胞淋巴瘤

一、疾病概述

结外鼻型 NK/T 细胞淋巴瘤(NK/T-cell lymphoma, NKTCL)是一种具有高度侵袭性和异质性的非霍奇金淋巴瘤。本病具有明显的种族和地域差异,东亚、中南美洲地区高发,中青年男性多见。目前尽管病理机制尚未明确,但可以肯定的是 EB 病毒在发病中占有重要地位,遗传异常、生活方式、环境因素的影响也参与其中。80% 的病例原发部位起源于鼻腔、鼻咽、口咽、韦氏环、上呼吸消化道,部分患者亦可累及皮肤、胃肠道、睾丸、眼眶、肝、脾、肺、肾上腺、骨髓、中枢神经系统等,这部分患者临床分期较晚,进展迅速,治疗棘手,预后差。总体而言,尽早明确诊断并及时治疗对改善患者的预后尤为重要。

(一)NKTCL 的诊断

NKTCL 常见的临床表现以局部症状为主,包括鼻塞、鼻衄、疼痛、肿胀,逐渐形成溃疡、穿孔、肉芽肿病变,部分患者可伴随全身症状,出现发热、盗汗、体质量下降,查体见面中线部位毁损性破坏。患者起病时可合并噬血细胞综合征。本病影像学检查中,病灶处 CT 平扫可见均匀密度软组织肿块影,多侵犯单侧鼻腔鼻窦,可伴随骨破坏,累及面部皮肤, MRI 平扫病灶呈现 T1WI 等信号,T2WI 稍高信号,CT 与 MRI 增强后表现为轻到中度不均匀强化。而 PET-CT 能够敏感检出全身的肿瘤病灶,判断有无鼻外病变,协助评估疾病的分期。NKTCL 确诊依赖病理组织学及免疫组化结果。病理组织学特点如下:病灶处呈现为黏膜溃疡,坏死常见,炎性背景,血管中心性、浸润性破坏,亲表皮、黏膜浸润,部分肿瘤见假上皮瘤样增生,肿瘤细胞形态谱宽泛,小、中、大细胞均可有,大多数病例为中等大小及间变性大细胞,异型性明显,而少数病例表现为小细胞为主时,肿瘤细胞异型性不明显,难以辨认。通常而言,NKTCL90% 起源于 NK 细胞,10% 起源于细胞毒 T 细胞、γδT 细胞,NKTCL 典型的免疫表型包括:CD2(+)、细胞质 CD3ε(+)、CD5(-)、CD20(-)、CD56(+)、CD43(+)、TIA-1(+)、Granzyme B(+)、Ki-67 增殖指数高,原位杂交 EBER(+),TCR 未见克隆性重排。大部分 NKTCL 患者的免疫组化具有典型性,为疾病诊断提供了充分证据。

(二)分期和风险分层

结外鼻型 NKTCL 仍以 Ann Arbor 分期为主要原则,参照 Lugano 分期修正原则,Ⅰ期指原发于结外部位,无区域或远处淋巴结转移;Ⅱ期指原发结外部位伴横膈同侧区域淋巴结转移;Ⅲ期指原发结外部位伴横膈两侧淋巴结转移;Ⅳ期指伴远处结外器官转移。原发结外部位广泛受侵是局部肿瘤负荷指标,是影响预后的重要因素

(三)NKTCL 的治疗

1. 初治Ⅰ~Ⅱ期 NKTCL 治疗策略　早期 NKTCL 需要进行风险分层治疗,Ⅰ期无危险因素(年龄 <60 岁, ECOG 0~1 分, LDH 正常,Ⅰ期无原发肿瘤局部广泛侵犯),单纯放疗即可取得较好的效果,和综合治疗结果相似;Ⅰ期伴有危险因素及Ⅱ期放疗和化疗综合治疗是标准治疗,单纯放疗或单纯化疗都存在高的进展和复发风险。早期 NKTCL 接受综合治疗时,有诱导化疗序贯放疗、夹心放化疗或放疗后序贯辅助化疗等。晚期 NKTCL 以化疗为主,残存病灶可考虑局部加放疗。含左旋门冬酰胺酶的化疗方案是 NKTCL 最有效的全身化疗方案。建议推荐应用高效低毒的化疗方案,如 P-GemOx 等方案,是现阶段治疗应用简便和性价比高的治疗选择。NCCN 指南推荐的 SMILE 和 AspaMetDex 方案有效率高,但毒性亦非常明显,并出现治疗相关死亡,需慎重选择,并做个体化处理。

2. 初治Ⅲ~Ⅳ期及难治复发 NKTCL 治疗策略　SMILE 方案在初治Ⅲ/Ⅳ期及难治复发 NKTCL 中的疗效显著,但该方案骨髓抑制明显,治疗相关死亡率可高达 10%。另外一个明显的非血液学毒性是肾功能损害。因此,临床应用该方案时应有足够的支持措施,需慎重使用。AspaMetDex 方案治疗复发患者,疗效与 SMILE 相当,安全性较好。免疫检查点抑制剂、组蛋白去乙酰化酶抑制剂西达本胺可作为难治复发患者选择之一。

二、病例介绍

病例 1　鼻型 NK/T 细胞淋巴瘤 1 例

【病例诊治过程】

患者,男性, 52 岁,主因“间断发热 5 月余”收入我院感染科,入院查体:神志清楚,结膜无苍白,巩膜轻度黄染,咽无红肿,双侧扁桃体无肿大,无充血红肿,全身浅表淋巴结未触及肿大,心、肺、腹(-)。入院完善相关检查:血常规、尿便常规、血筛四项、甲功全项、肌钙蛋白I、N 端 -B 型钠尿肽前体、肝肾功能、电解质、葡萄糖、降钙素原未见明显异常。肿瘤标记物:铁蛋白 431.76 ng/mL,癌胚抗原 5.33 ng/mL。肾上腺皮质功能:皮质醇 18.97 ug/dL,促肾上腺激素 52.68 pg/mL; 1-3-β-D 葡聚糖 112.0 pg/mL;血沉 37 mm/h;纤维蛋白原 5.25 g/L, D 二聚体 1236.90 ng/mL(feu)。流行性出血热 IgG 阴性,流行性出血热 IgM 阴性。呼吸道九联检、TORCH 病原体正常。免疫全项:ANCA(-),免疫球蛋白 E 217.00 IU/mL,补体 C3 84.8 mg/dL,抗双链 DNA(酶免法)1.30 IU/mL,抗核抗体(-),余大致正常。C 反应蛋白(免疫室)0.816 mg/dL; T-SPOT(-);血培养(-);免疫球蛋白 G 亚型 4: 593.000 mg/L; EB 病毒:

124 000 拷贝。血涂片未见疟原虫。泌尿系彩超：膀胱内沉积物，前列腺钙化斑，无残尿。头MRI 回报：①考虑左侧基底节区及双侧放射冠区、双侧脑室前后角旁、额顶叶皮层下多发脑梗死及缺血灶。②考虑左侧放射冠软化灶。③脑萎缩。④考虑空蝶鞍。⑤左侧前组副鼻窦炎症，以上颌窦为著，建议随诊复查。鼻窦 CT 回报：①考虑副鼻窦炎症，不除外息肉样变，建议随诊复查。②左侧下鼻甲略肥大（见图 1-2-16-1、图 1-2-16-2）。全腹部 CT 示：①肠淤张。②动脉硬化。③盆腔少量积液。胸部 CT 示：①双肺纹理增重。②肺气肿。③主动脉及冠状动脉硬化。心脏彩超：射血分数 42%，心包少量积液，左室收缩及舒张功能下降。入院后患者高热，予利奈唑胺联合莫西沙星抗感染治疗。患者体温好转入耳鼻喉科。全麻下行"鼻内镜下鼻腔肿物活检术"，术中见双侧鼻腔黏膜充血肿胀明显，表面附着大量分泌物及干痂，清理干痂及分泌物，见鼻中隔大穿孔，伴黏膜及骨质破坏，右侧鼻腔可见粉红色肿物，表面欠光滑，鼻腔黏膜广泛糜烂（见彩图 1-2-16-3）。术中取病理及分泌物培养。分泌物培养提示无菌落发育，病理结果回报为鼻腔慢性炎症及坏死组织，EBER（可疑 +）。再次送病理切片去肿瘤医院会诊，病理回报：结外 NK/T 细胞淋巴瘤，鼻型（NK/T-NL）（见彩图 1-2-16-4）。术后给予放化疗，目前患者恢复良好。

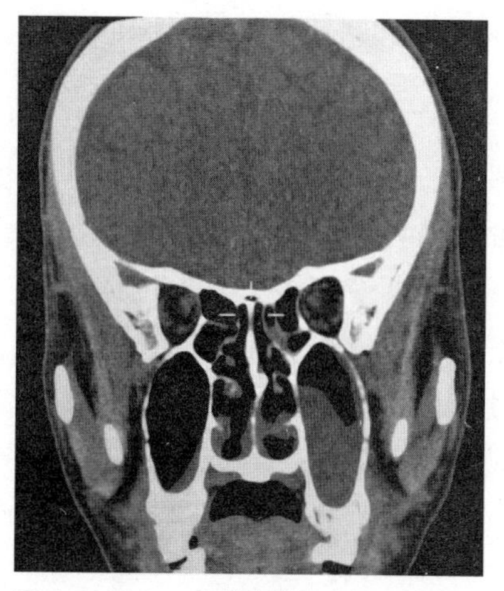

图 1-2-16-1　术前鼻窦 CT（冠状位）：左侧前组副鼻窦炎

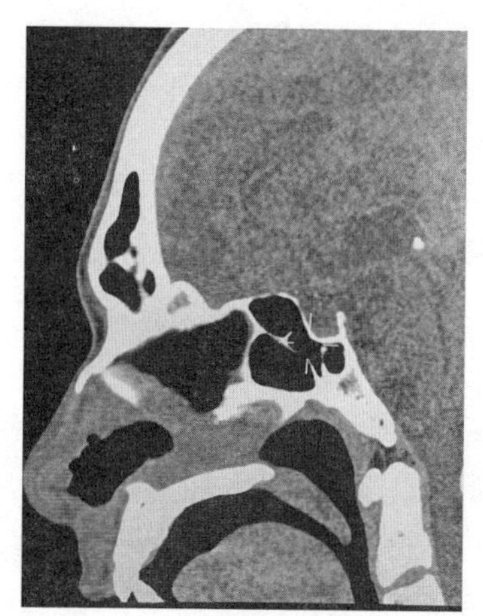

图 1-2-16-2　术前鼻窦 CT（矢状位）：鼻中隔大穿孔

【临床诊治解析】

（1）鼻型 NK/T 细胞淋巴瘤的早期症状不典型，表现为一般鼻窦炎症状，主要为鼻塞、流涕、头晕等，CT、MRI 及鼻内镜检查早期缺乏特异性表现，极易造成漏诊误诊。可能需要多次病理检查方可确诊。

（2）患者间断发热，结合患者病史及相关检查，首先考虑感染性发热，灶性发热，感染部位考虑鼻腔可能性大，同时需注意除外非感染性发热，注意除外血管炎、颞动脉炎、风湿性多肌痛等疾病，还需要除外鼻咽癌等恶性肿瘤性疾病可能，并予完善 EB 病毒检测。

【专家点评】

ENKTCL 是 EBV 相关淋巴瘤，90% 以上患者 EBV 呈阳性。ENKTCL 在亚洲和南美洲较常见，欧美极少见，绝大部分原发于结外。ENKTCL 多见于男性，发病年龄较轻，B 症状常见（主要是指全身症状）。肿瘤常局限于鼻腔或直接侵犯邻近结构或组织，邻近器官或结构受侵以同侧上颌窦和筛窦最常见，其依次为鼻咽、局部皮肤、硬腭、软腭、眼球和口咽等，较少有远处淋巴结受侵或结外器官受侵。Ⅰ~Ⅱ期患者占 70%~90%，Ⅲ~Ⅳ期患者占 10%~30%，Ⅲ~Ⅳ期患者常出现肝脾肿大、皮肤、胃肠道、睾丸受侵。ENKTCL 病理学特征为弥漫性淋巴瘤细胞浸润，呈血管中心性、血管破坏性生长，导致组织缺血坏死以及黏膜溃疡。组织坏死很常见，是导致 ENKTCL 漏诊的主要原因。ENKTCL 的典型免疫表型为 CD2（+）、CD3（+）、CD56（+）、TIA-1（+）、granzyme B（+）和 EBV-EBER（+）。无危险因素的Ⅰ期 ENKTCL 患者（年龄 <60 岁、ECOG PS 0~1 分、LDH 正常、无原发肿瘤局部广泛侵犯）可接受单纯放疗。有危险因素的Ⅰ期或Ⅱ期患者，可采用序贯化放疗、同步化放疗或夹心化放疗。Ⅲ期或Ⅳ期 ENKTCL 和任何期别的鼻外型病变患者可以采用左旋门冬酰胺酶或培门冬酶为基础的联合化疗方案 ± 放疗，诱导化疗后获得 CR 或 PR 的患者，可行自体干细胞移植。而针对 ENKTCL 的靶向药物治疗正在探索中，许多靶向药物正在进行临床试验，其效果如何还需要更多的临床证据来证实。

病例 2　首诊为慢性鼻窦炎的 NK/T 细胞淋巴瘤 1 例

【病例诊治过程】

患者女性，60 岁，主因鼻部疼痛 7 天伴鼻面部肿胀 1 天入院，诊断为慢性鼻窦炎、鼻前庭炎、鼻面部蜂窝织炎，抗感染治疗后好转出院。此后患者反复出现颜面部水肿、鼻部疼痛、鼻塞、咽痛、发热症状，于外院行鼻窦 CT 检查，诊断为慢性鼻窦炎，予抗炎对症支持治疗好转。五年后于外院行鼻息肉切除术，术后病理为鼻腔黏膜慢性炎症。再过一年又因鼻面部肿胀、疼痛入院，查体：鼻面部红肿，触之较硬，与周围正常皮肤边界不清，局部皮肤温度高，鼻腔术后改变，黏膜水肿，双下甲轻度肥大，鼻中隔不规则偏曲。鼻窦 CT 检查示双侧上颌窦、筛窦、蝶窦、额窦黏膜增厚，双侧颜面部、鼻根部及双侧眶周皮下软组织肿胀，诊断为慢性鼻窦炎，完善术前检查全麻下行经鼻内镜全组鼻窦开放，术后病理（左侧蝶窦）黏膜慢性炎症；（右侧钩突）黏膜慢性炎症伴息肉增生。术前 CT 检查见图 1-2-16-5 及图 1-2-16-6。术后仍间断发热，颜面部肿胀。术后半年余外院行颈部淋巴结活检：考虑为淋巴组织反应性增生，不除外 T 细胞肿瘤性病变。血常规：白细胞 3.62×10^9/L，ESR：21 mm/h，CRP：50.8 mg/L，EB 病毒 DNA：8.93×10^3/mL，院外规律应用曲安西龙治疗，仍有反复发热，三个月后因发热再次入院，发热期及稳定期持续 2~3 天，考虑回归热，查体发现双侧腹股沟淋巴结肿大，咽拭子 EB 病毒检测：1.5×10^5/mL，EB 病毒 DNA 定量：1.97×10^5/mL，行左腹股沟淋巴结穿刺活检，病理回报为 NK/T 细胞淋巴瘤，免疫组化：CD3（背景散在 +），CD20（—），Ki67（约 50%+），CD21（—），CD56（+），EBER（+），EBER（PC：+，NC：-），CD19（—），CD2（+），CD7（部分 +），TIA-1（+），GrB（+），CD10（散在个别 +），Bcl-6（—），CXCL13（—），CD23（—），CD30（—）。患者遂转入血液科，予西达本胺片 +CHOP 方案治疗，行两周期化疗，复查全身淋巴结，未见明显增大，现病情稳定，定期复查。

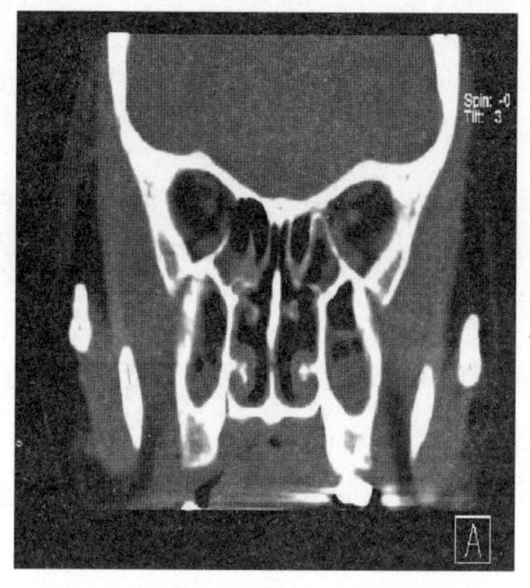

图 1-2-16-5　术前 CT(鼻窦轴位)

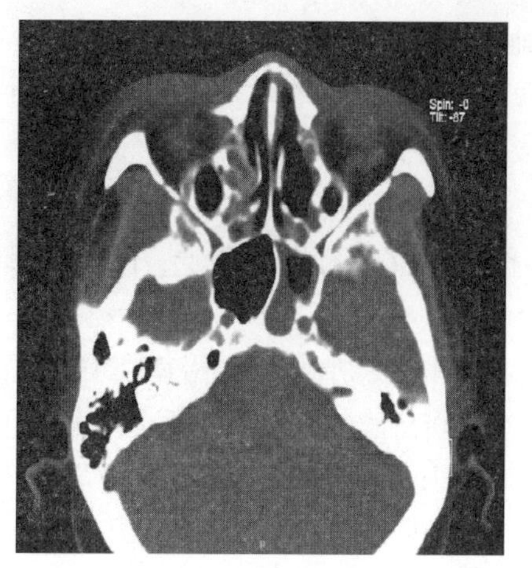

图 1-2-16-6　术前 CT(鼻窦冠位)

【临床诊治解析】

(1)患者早期临床症状不典型,长达数年反复颜面部肿胀、鼻塞、咽痛、发热,诊断为慢性鼻窦炎,前期临床医生对该病认识不足,未综合考虑病情,未系统性回顾患者的热型特点、缺乏对全身性查体的重视。

(2)患者先后两次行鼻内镜手术治疗,术后病理未提供明确诊断依据,不排除取材不当可能。术中应尽可能采取多点取材、保证足够组织量,同时避免挤压,以提高准确率;当术后病理与临床不相符时,应积极与病理科沟通排除此类疾病。

【专家点评】

结外鼻型 NK/T 细胞淋巴瘤(extranodal nasal- type NK/ T-cell lymphoma, ENKTCL)是 NK 细胞或 NK 样 T 细胞来源的非霍奇金淋巴瘤(non-Hodgkin lymphoma, NHL)中较少见的亚型,约占恶性淋巴瘤的 2%~10% 。亚洲人种发病率较西方人种高,尤其在中国、日本、朝鲜东亚地区多见,中位年龄 40 岁。目前发病机制不明,多与 EB 病毒感染高度相关,恶性程度高、预后差。结外鼻型 NK/T 细胞淋巴瘤侵袭性强,主要以鼻或面中线进行性的破坏性病变为特征性表现,原发于上呼吸消化道者占 80% 以上,鼻腔、鼻咽及腭部为最常见,其次为口咽、喉咽、扁桃体,少见于皮肤、睾丸、胃肠道。早期临床表现不典型,可表现为单侧鼻塞、流涕、鼻出血、面部肿胀等局部症状,亦可出现发热、乏力、体重减轻等全身症状。随肿瘤进展,可向邻近组织扩展,造成面部中线深部结构的破坏,侵犯鼻窦、眼眶、面颊部、颅骨,表现为鼻腔占位性病变、邻近软组织溃疡及骨质破坏。本病影像学表现缺乏特异性,尤其在合并感染的情况下易误诊为鼻窦炎。肿瘤 CT 平扫呈等或稍低密度,无明显出血及钙化。肿瘤易侵犯鼻窦或伴发鼻窦炎,由于鼻窦炎多表现为 T1WI 低信号,T2WI 明显高信号,而肿瘤信号较均匀,T1WI 呈稍低信号,T2WI 呈稍高信号,故 MRI 较 CT 更易发现病灶及其侵犯范围,有助于肿瘤侵入鼻窦与继发性炎症的鉴别。CT 及 MR 增强扫描后均为轻中度强化,且静脉期较动脉期肿瘤强化程度增加。确诊主要依靠病理学及免疫表型检查, ENKTCL 细胞具有 NK 细胞及 T 细胞相关的免疫表型: CD3、CD16、CD56/57、CD30、CD45RO、CD43 阳性。对结外鼻型 NK/T 细胞淋巴瘤目前并无标准的治疗方法主要治疗方法包括放疗、化疗、造血干细胞移植以及靶向治疗。

（双羽　李超　天津医科大学第二医院）

【参考文献】

[1] 中国抗癌协会淋巴瘤专业委员会，中国医师协会肿瘤医师分会，中国医疗保健国际交流促进会肿瘤内科分会. 中国淋巴瘤治疗指南（2021 年版）[J]. 中华肿瘤杂志，2021，43（7）：707-735.

[2] 中国临床肿瘤学会指南工作委员会. 中国临床肿瘤学会（CSCO）淋巴瘤诊疗指南 2020[M]. 人民卫生出版社，2020.

[3] 中国抗癌协会淋巴瘤专业委员会，中国医师协会肿瘤医师分会，中国医疗保健国际交流促进会肿瘤内科分会. 中国淋巴瘤治疗指南（2021 年版）[J]. 中华肿瘤杂志，2021，43（7）：707-735.

[4] 李基炜，李昆仑，易平勇. 早期鼻型结外 NK/T 细胞淋巴瘤治疗进展 [J]. 中国医师杂志，2017，19（1）：152-155.

[5] 中国临床肿瘤学会指南工作委员会. 中国临床肿瘤学会（CSCO）淋巴瘤诊疗指南 2020[M]. 人民卫生出版社，2020.

第十七节　嗅神经母细胞瘤

一、疾病概述

（一）嗅神经母细胞瘤

嗅神经母细胞瘤是起源于神经外胚层的恶性肿瘤，好发于鼻 - 前颅底，占鼻腔恶性肿瘤的 3%~5%。可侵及筛窦、上颌窦、蝶窦和额窦，也可向眼眶、鼻咽部和颅内侵犯。极少数还会伴有内分泌异常，主要为抗利尿激素分泌失调综合征和 Cushing 综合征。

1. 临床表现　早期主要症状为鼻塞、鼻出血、头痛、流涕及嗅觉减退等慢性鼻窦炎症状，进展期患者还会出现溢泪、突眼、复视、头痛或脑神经受损的等表现。

2. 影像学表现　嗅神经母细胞瘤大多数 CT 呈跨颅内外生长，形态不规则，呈软组织密度，边界尚清，其内可见坏死囊变，部分病变内可见钙化，增强后可见均匀或欠均匀明显强化。CT 骨窗可显示骨质破坏情况，表现为骨质变薄、局部不连续。该肿瘤 MRI 信号与脑灰质比较，T1WI 表现为等、稍低信号，T2WI 表现为等、稍高信号。肿瘤较小时，信号多均匀；肿瘤较大时瘤内伴囊变坏死致信号不均匀；增强后肿瘤呈均匀或不均匀明显强化。

3. 诊断　病理是诊断金标准。

4. 治疗　以手术 + 放、化疗综合治疗为主。

（二）抗利尿激素分泌失调综合征

抗利尿激素分泌失调综合征（SIADH）指抗利尿激素或类似抗利尿激素样物质分泌异

常增多，致使体内水分储留、尿钠排出增多，及稀释性低钠血症等一系列临床表现的综合征。

SIADH 的诱因除严重颅脑损伤、颈髓损伤、严重颅内感染及脑血管病急性期外，还有恶性肿瘤。多种肿瘤可分泌抗利尿激素（antidiuretic hormone，ADH），垂体以外 ADH 分泌过多，使得肾小管保钠排钾功能下降，水重吸收增加而产生稀释性的低钠血症。

SIADH 的主要表现为低钠血症，多数情况下需找到致病原因后对因治疗，对症治疗措施主要是控水补钠。

对于 SIADH 所致低钠的治疗：首先应严格限制水分摄入，控制在 800~1 000 mL/d 以内，同时记 24 h 出入量，使每日入量少于出量。因为患者机体并不是真正缺钠，所以轻症患者只要限水就可取得满意疗效，切勿盲目补钠。对于急性严重患者（血钠 <120.0 mmol/L），伴有意识障碍、抽搐等神经症状时应补充 3% 氯化钠注射液，但注意纠正血钠速度不宜过快，以免引起脑细胞脱水，严重者出现脱髓鞘改变，一般静脉补钠，每小时不超过 0.5~1.0 mmol/L，前 24 h 不超过 12.0 mmol/L，前 48 h 不超 18.0 mmol/L。

二、病例介绍

嗅神经母细胞瘤致低钠血症 1 例

患者男，70 岁，主因“左侧鼻塞伴涕中带血、嗅觉减退 1 月”入院，患者入院两周前就诊于外院，查鼻窦 CT 示：全组副鼻窦炎，左侧鼻腔团块；予抗炎治疗后（具体用药不详），症状未见明显好转；后行鼻腔肿物活检，病理回报：黏液及纤维素性坏死物，可见团巢状分布的异型细胞巢，患者为求进一步诊治收入我科。

专科查体：左侧鼻腔可见肿物堵塞，中鼻道未及，鼻中隔偏右，右侧鼻腔黏膜光滑，中鼻道畅。

辅助检查：鼻内镜示左侧鼻腔可见肿物堵塞，色灰红，触之易出血（彩图 1-2-17-1）。鼻窦 CT 示：左侧鼻腔内、额窦、双侧筛窦、左侧上颌窦及蝶窦内软组织密度影，累及鼻中隔，左侧筛板、左侧上颌窦内侧壁、蝶窦左侧壁、突入左侧眼眶，不除外恶性（图 1-2-17-2）。鼻窦 MR（平扫 + 增强）回报：左侧筛窦及左侧鼻腔内可见团状长 T1 稍长 T2 信号影，形态不规则，边界欠清，并突入左侧上颌窦及蝶窦内，累及鼻中隔、左侧筛板、左侧上颌窦内侧壁、蝶窦前壁，左侧眼眶内侧壁及左侧眼内肌受压，增强后病变明显不均匀强化。左侧窦口鼻道复合体及左侧总鼻道堵塞，额窦及右侧筛窦内可见长 T2 信号影（图 1-2-17-3，图 1-2-17-6）。

患者术前血钠 121.2 mmol/L，但无任何低钠症状，嘱患者高钠饮食，于 2020-06-02 行鼻腔肿物活检，病理回报：考虑嗅神经母细胞瘤。2020-06-04 复查血钠为 119.7 mmol/L，予静脉补钠，待血钠高达 127.2 mmol/L 后，改为口服补钠，血钠维持在 125mmol/L 左右，请内分泌会诊，完善了 24 小时尿钠（91.4 mmol/L）、肾素血管紧张素和醛固酮化验，不考虑醛固酮增多症，考虑低钠与嗅神经母细胞瘤有关，SIADH 不除外。患者 2020-06-12 查 PET-CT，转天出现恶心、呕吐症状，复查血钠为 114.5 mol/L，继续静脉补钠，患者次日复查血钠为 120.6

mol/L，恶心、呕吐症状消失。PET-CT 未见淋巴结及远处转移。血钠稳定在 130 mmol/L 后，××20-06-19 全麻下行鼻侧切联合鼻内镜左侧鼻腔、鼻窦嗅神经母细胞瘤切除术，术中见纸样板破坏，眶骨膜完整，中颅窝底 2 cm×3 cm 骨质缺损。术后病理回报：（左鼻腔鼻窦、左筛窦、左眼眶内侧壁）嗅神经母细胞瘤，其余标本未见肿瘤组织。患者术后复查血钠（见图 1-2-17-7），血钠逐渐升高至正常，停止补钠，患者于外院放疗。术后一月复查血钠 136.7 mmol/L。

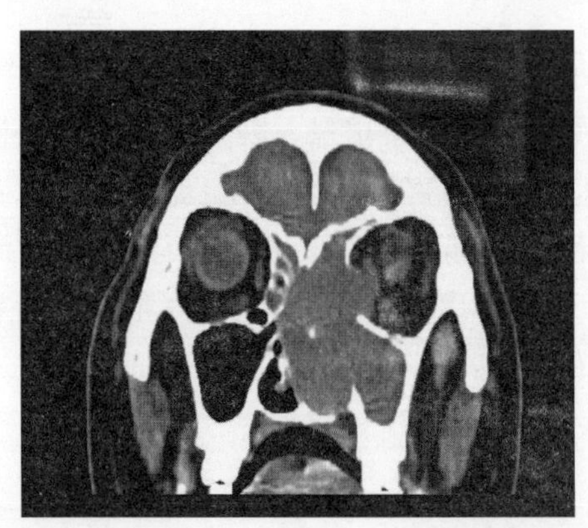

图 1-2-17-2 鼻窦 CT（冠状位）

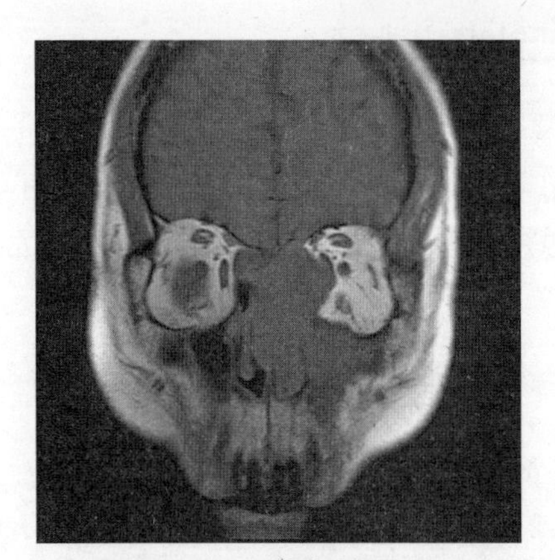

图 1-2-17-3 鼻窦 MRI T_1WI

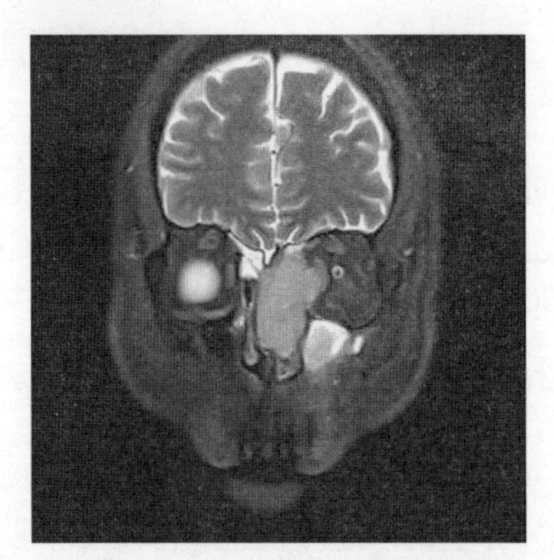

图 1-2-17-4 鼻窦 MRI T_2WI

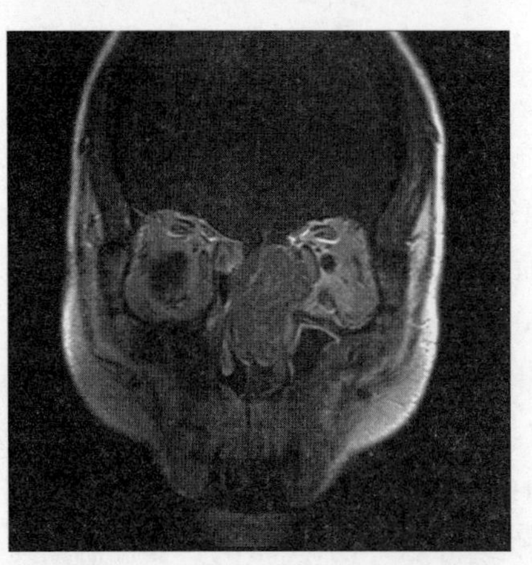

图 1-2-17-5 鼻窦增强 MRI（冠状位）

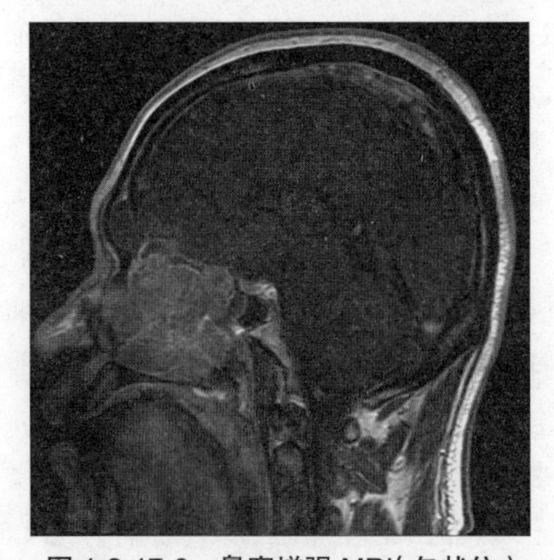

图 1-2-17-6 鼻窦增强 MRI（矢状位）

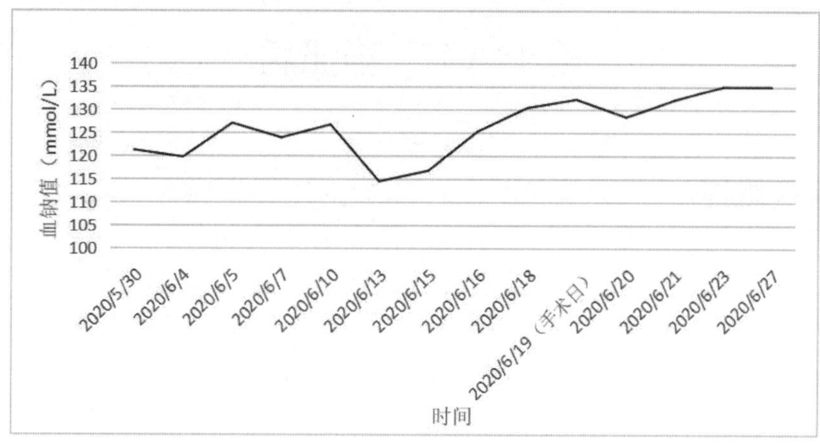

图 1-2-17-7 患者血钠水平

【临床诊治解析】

患者最初虽然严重低钠血症，却无任何症状，应该是长期慢性低钠、已耐受，但经过补钠治疗，血钠维持在 125mol/L 左右，查完 PET-CT 后，却出现低钠症状，考虑原因为患者查 PET-CT 前需空腹，未口服钠盐，查 PET-CT 后需大量饮水，导致低钠血症加重。当天急查电解质，必要时静脉补钠治疗，与对疾病认识程度不够有关。

【专家点评】

（1）本病比较罕见，当嗅神经母细胞瘤合并低钠血症时应考虑本病，并严密监测血钠，注意补钠速度，加强对本病的认识，避免漏诊、漏治。

（2）也有报道患者初次诊断嗅神经母细胞瘤时未发现低钠血症，因血钠反复降低发现肿瘤复发。因此，建议在随访中也定期监测血钠，可以作为肿瘤复发的预警。

【总结】

嗅神经母细胞瘤并不罕见，但临床上并发低钠血症者罕有报道，可能与其仅引起轻微低钠血症或者患者长期低钠已耐受，未出现明显低钠症状，临床上关注不够有关。对于伴有低钠血症的嗅神经母细胞瘤患者，低钠血症在肿瘤发生的早期即可表现出来，血钠检测对于早期诊断嗅神经母细胞瘤、及时发现远处转移及判断肿瘤是否复发有重要价值。

【参考文献】

[1] 孙姗姗，汪剑，尹伟，等. 嗅神经母细胞瘤的 CT 和 MRI 影像表现 [J]. 2020，35（3）：517-519.

[2] 薛飞，王天友，王锐，等. 嗅神经母细胞瘤伴低钠血症综合治疗存活 7 年 1 例 [J]. 2019，19（6）：427-430.

[3] 周颖，蒙碧辉，梁杏欢，等. 嗅神经母细胞瘤淋巴结转移病灶伴发血管升压素不适当分泌综合征一例并文献复习 [J]. 中国全科医学，2013，16（10B）：3504-3507.

[4] PLASENCIA Y L，CORTÉS M B，ARENCIBIA D M，et al.Esthesioneuroblastoma recurrence presenting as a syndrome of inappropriate antidiuretic hormone secretion[J].Head Neck，2006，28（12）：1142-1146.

（张永兰 王巍 天津市第一中心医院）

第十八节　猫抓病

一、疾病概述

猫抓病是由汉塞巴尔通体经猫抓、咬后侵入人体而引起的感染性疾病，临床表现多变，但以局部皮损及引流区域淋巴结肿大为主要特征，汉塞巴尔通体为纤细、多形态的棒状小杆菌，(0.3~1.0)μm×(0.6~3.0)μm 大小，革兰染色阴性、氧化酶阴性，是一种营养条件要求苛刻的需氧杆菌，在培养基中生长缓慢。汉塞巴尔通体存在于猫的口咽部，跳蚤是猫群的传播媒介。人通过猫的抓伤、咬伤或人与猫密切接触而转移到人体，引起人体感染。

(一)临床表现

1. 原发皮损　被猫抓、咬后局部出现一至数个红斑性丘疹，疼痛不显著；少数丘疹转为水疱或脓疱，偶可穿破形成小溃疡，经 1~3 周留下短暂色素沉着或结痂而愈。皮损多见于手、前臂、足、小腿、颜面、眼部等处，可因症状轻微而被忽视。

2. 局部淋巴结肿大　抓伤感染后 1~2 周，引流区淋巴结呈现肿大，以头颈部、腋窝、腹股沟等处常见。初期质地较坚，有轻触痛，大小 1~8 cm^3，淋巴结化脓、偶尔穿破形成窦道或瘘管。肿大淋巴结一般在 2~4 个月内自行消退，少数持续数月；有的患者邻近甚至全身淋巴结也见肿大。

3. 全身症状　大多轻微有发热、疲乏；厌食、恶心、呕吐、腹痛等胃肠道症状伴体重减轻；头痛、脾肿大、咽喉痛及结膜炎。结膜炎伴耳前淋巴结肿大是猫抓病的重要特征之一。

4. 少见表现和并发症　少见的临床表现及并发症有脑病、慢性严重的脏器损害、关节病等。其他尚有短暂性斑丘疹、多形红斑、血小板减少性紫癜、腮腺肿大、多发性血管瘤和内脏紫癜等均属偶见。

(二)诊断

本病可根据患者猫狗接触、抓咬史；染色法、皮肤试验、血清试验检测出汉塞巴尔通体即可确诊。

(三)治疗

该病多为自限性，一般 2~4 个月内自愈，治疗以对症疗法为主。虽体外汉塞巴尔通体对很多抗菌药物及其衍生物、氨基糖苷类、利福平、环丙沙星等敏感或高敏感，但一般病例尚无应用抗菌药物的指征。对重症病例如高热者、伴发脑炎者及免疫缺陷者(HIV 感染等)宜及时采用抗生素联合治疗，临床症状一般持续 2 周以上。

猫抓病大多就诊于感染科、皮肤科，首发症状于耳鼻喉科的猫抓病较为少见，对临床诊断造成迷惑(耳鼻喉科医生容易忽视)，基于以上原因，本文介绍 1 例以单侧颌下淋巴结肿大为首发症状的猫抓病，总结和分析诊治过程及经验与教训。

二、病例介绍

表现为单侧颌下淋巴结肿大的猫抓病1例

【临床诊疗过程】

（1）现病史：患者，男性，73岁，主因发现左颌下肿物20天入院。既往高血压病史，口服降压药物控制良好，直肠恶性肿瘤病史15年，否认其他疾病史。病程中无发热咽痛，无咳嗽咳痰，无声音嘶哑，无鼻塞鼻涕及鼻出血。

（2）入院查体：体温36.3 ℃，血压16.0/10.7 kPa（120/80 mmHg），神清，左侧颌下区触及约3 cm×3 cm×2 cm大小类圆形肿物，表面光滑，质中等，活动度可，无明显压痛，周围皮温不高，余浅表淋巴结未触及肿大。门诊颈部彩超示：左颈部肿大淋巴结，反应性增生。

（3）入院诊治情况：患者入院诊断①左颌下肿物；②高血压；③直肠恶性肿瘤个人史。完善相关检查，血尿常规、生化、血凝检测等均正常，颈部CT及MRI提示颈部左侧I-V区，左侧锁骨上多发淋巴结，部分增大，以左侧I区为著。考虑患者既往直肠恶性肿瘤病史，颌下肿物性质待明确，行全麻下颌下肿物切检，并行左侧扁桃体活组织检查，术后病理示：（左颌下肿物）淋巴结内组织细胞增生，呈肉芽肿性病变，可见变性坏死中性粒细胞，考虑猫抓病；（左扁桃体活检）：慢性扁桃体炎。反复追问病史患者自诉发病前1周余猫轻微抓伤史，未重视处理，复查炎症指标均正常，请感染免疫科会诊，完善汉塞巴尔通体检查（淋巴结Warthin-Starry银染色、PCR检测）确诊猫抓病。患者颌下切口愈合良好后出院。

（4）随访：随诊复查3月，患者切口愈合良好，无发热症状，皮肤无皮疹，浅表淋巴结无肿大，全身无异常。

【临床诊治解析】

淋巴结肿大性疾病原因众多复杂、包括肿瘤性及非肿瘤性，肿瘤性疾病包含原发性如淋巴瘤等、继发性包含转移瘤等；非肿瘤性主要包括炎性病变包括罕见的特殊感染。首诊耳鼻喉科的猫抓病并不常见，本例患者既往恶性肿瘤病史，单侧颌下淋巴结无痛性肿大，临床询问病史不详尽，对少见疾病考虑不全面，且患者临床表现不典型，除颌下淋巴结肿大外无其他如皮损、结膜炎等表现，对临床诊断产生误导，诊断过程加重患者的思想及经济负担。在越来越多家庭以猫作为宠物的背景下，该疾病值得临床医生加以重视，该案例值得我们汲取经验及教训。

【专家点评】

猫抓病是传染病的一种经典病，往往这种病是通过猫抓伤人体皮肤以后继发的感染，是一种新型的汉塞巴尔通体，通过猫进行传播，感染到人体的网状或者淋巴系统。猫爪病是以淋巴结的中心坏死为主要特征的疾病，呈多样化，但以轻症病例居多，淋巴结肿大的特点容易误导医生往肿瘤方面疾病考虑，尤其是有恶性肿瘤病史的患者，以耳鼻喉科为主要症状的临床上更为少见。本病可根据患者猫狗接触、抓咬史，经染色法、皮肤试验、血清试验检测出汉塞巴尔通体即可确诊。同时需与各种病因如EB病毒感染、分枝杆菌属感染、葡萄球菌属感染、β溶血链球菌感染、性病(梅毒、软下疳、性病性淋巴肉芽肿等)、弓形虫病、坏疽、兔热病、鼠咬热、恙虫病、孢子丝菌病、结节病、布鲁菌病、恶性或良性淋巴瘤、川崎病等所致的淋巴结肿大或(和)化脓相鉴别,有眼部损害伴耳前淋巴结肿大常提示猫抓病,该病多为自限性,一般2~4个月内自愈,治疗以对症疗法为主。预后良好,除并发严重脑病者,很少致死,病死率<1%。淋巴结肿大>5 cm时,肿大常可持续1~2年。

【总结】

猫抓病临床发病率不高,首发症状就诊耳鼻喉科更为少见,在越来越多家庭以猫作为宠物的背景下,该疾病值得医生加以重视,该案例值得我们汲取经验及教训,结合以上病例,更提示临床医生全面采集病史的重要性,临床思维应更为广阔,以做到更为精准的诊断治疗。

【参考文献】

[1] 邓晶,司马国旗,盛成,等.以颈部肿块为首要正装的猫抓病诊断[J].中国耳鼻咽喉头颈外科杂志,2015,9:474-475.

[2] 黄娟,代琳,雷松,等.Warthin-Starry特殊染色、免疫组织化学和透射电镜在猫抓病病理诊断中的作用[J].中华病理学杂志,2010,39(4):225-229.

[3] 肖科,曹汴川,钟利,等.猫抓病15例的临床分析[J].中国感染与化疗杂志,2020,20(2):142-145.

(杨春伟 秦永欣 天津市人民医院)

第三章　咽喉头颈部疾病

第一节　急性扁桃体炎及传染性单核细胞增多症

一、疾病概述

(一)急性扁桃体炎

急性扁桃体炎定义为腭扁桃体的急性非特异性炎症。常继发于上呼吸道感染,可伴有程度不等的咽部黏膜和淋巴组织的急性炎症,是一种很常见的咽部感染性疾病。特别多发于儿童和青少年。季节更替、气温变化时容易发病。乙型溶血性链球菌是主要致病菌。少数病例可由葡萄球菌、肺炎球菌、或流感嗜血杆菌等引起。此外,腺病毒、鼻病毒或单纯疱疹病毒等也可引起本病。其中,细菌和病毒混合感染也不少见。病原体可通过飞沫或直接接触传染。

急性扁桃体炎在病理形态上可以分为急性卡他性扁桃体炎、急性滤泡性扁桃体炎和急性隐窝性扁桃体炎。临床诊断上又将后两者称为急性化脓性扁桃体炎。急性化脓性扁桃体炎的治疗为卧床休息、抗生素治疗及局部治疗。

(二)传染性单核细胞增多症(infectious mononucleosis,IM)

1. 定义　传染性单核细胞增多症是由EB病毒(Epstein-Barr virus,EBV)感染引起的单核-巨细胞系统的急性淋巴组织增生性疾病。病原体是EB病毒,主要传播途径是通过口咽分泌物经密切接触感染。IM主要发生于儿童和青少年,6岁以下儿童发生IM后,大多表现为隐性或轻型感染,15岁以上感染者常出现典型发病。感染后可获得较为稳固的免疫力,再患此病者极少。EBV进入易感者口腔后,侵犯扁桃体的B淋巴细胞,使B淋巴细胞形成有EBV核抗原(EBNA)、EA、壳抗原阳性的B细胞。EBNA阳性的B淋巴细胞不断增值、形成本病早期的异型淋巴细胞。由于B、T细胞间的交互作用,及免疫复合物沉积和病毒对细胞的直接损害等免疫因素引起IM的临床表现。本病的主要病理改变为淋巴细胞良性增生。肝、脾、淋巴结等多脏器均可出现淋巴细胞浸润。

2.IM临床表现　IM潜伏期为10天左右。儿童的临床表现与典型IM不同。青春期及成人感染则症状典型。典型临床表现为:发热,多为中度,可持续数日至数周;咽峡炎,咽部、扁桃体及悬雍垂充血肿胀,扁桃体有渗出物或假膜;颈淋巴结肿大,硬度中等,无粘连及明显压痛,常在退热后数周才消退,肠系膜淋巴结肿大可引起腹痛;肝脾大,可有转氨酶增高,部分黄疸。半数以上出现轻度脾大,伴疼痛和压痛,偶有脾破裂;躯干皮疹,多在4~6天出现,持续1周左右消退。部分患者出现脑炎,病毒性肺炎,心肌炎,脾破裂,肠道出血,DIC等严重并发症。

3.IM 实验室检查

（1）血象：IM 早期白细胞正常或偏低，以后逐渐升高。单核细胞和巨细胞数可不同程度增高。外周血异型淋细胞增高，一般大于 10% 有诊断意义。

（2）Paul-Bunnell 嗜异凝集实验：发病 1~2 周可检出，3~4 周达高峰，恢复期下降。

（3）EBV 抗体检测：97% 的感染早期患者可见特异性 EBV VCA-IgM。

（4）EBV DNA 定时定量 PCR 检测：可有效诊断和检测 EBV 相关 IM，对于年幼、不典型者及有免疫抑制的 IM 患者更是如此。

4. IM 诊断标准　具备以下临床表现中任何 3 条，同时具备 2、3 中任意一项即可诊断 IM：①典型 IM 症状和体征：发热、咽峡炎、肝脾肿大、颈部淋巴结肿大（1 cm 以上）等；②外周血中异型淋巴细胞大于 10%；③ EB 病毒衣壳抗原 IgM 阳性或巨细胞病毒 IgM 阳性。

5. IM 治疗及预后　IM 是自限性疾病，多数预后良好，其病死率约为 1%，多由严重的并发症所致致。治疗效果比较明确的是更昔洛韦抗病毒治疗。对于有严重并发症如心肌炎、喉头水肿、脑炎等，可给予糖皮质激素。

二、病例介绍

病例 1

患者，女性，22 岁，反复发热 2 周，咽痛 5 天，最高 39.6°，伴有恶心、呕吐，9 天后出现咽痛、吞咽困难，伴有咳嗽，咳白痰，静点“头孢曲松”无明显缓解。查体：咽喉部黏膜充血，双侧扁桃体 III° 肿大，表面见紫灰色较厚伪膜附着（见彩图 1-3-1-1），可与扁桃体分离。血常规：白细胞：11.06 × 10^9/L，淋巴细胞：4.8 × 10^9/L，单核细胞：0.8 × 10^9/L，SAA：171.24，CRP 正常。异淋细胞：4%。巨细胞病毒 IgM 和 EB 病毒 IgM 均为阳性。R- 谷氨酰基转移酶 131 U/L。咽拭子培养：草绿色链球菌约 60%，奈瑟菌约 40%，无致病菌生长。颈部彩超检查：双侧颈部多发肿大淋巴结，右侧较大者 4.06 cm × 0.95 cm，左侧较大者 2.54 cm × 0.94 cm，边界清晰。腹部彩超：肝胆胰脾未见明显异常。

病例 2

患者，女性，19 岁，咽痛 5 天入院，伴耳部牵涉痛，偶感恶心，口服抗生素无明显效果。查体：咽喉部黏膜充血，双侧扁桃体 III° 肿大，表面见灰绿色较厚伪膜附着，双侧下鼻甲肿胀，腺样体肿大，约占后鼻孔 80%，总鼻道见脓性分泌物（见彩图 1-3-1-2）。副鼻窦区轻度压痛。血常规：白细胞：13.23 × 10^9/L，单核细胞：0.653 × 10^9/L，SAA：37.90 mg/L，CRP 正常。异淋细胞：12%。EB 病毒 IgM 阳性。谷草转氨酶：185U/L，谷丙转氨酶：320U/L，结合胆红素：7.8 umol/L，R- 谷氨酰基转移酶 261U/L，碱性磷酸酶 266U/L。颈部彩超：双侧颈部多发肿大淋巴结，右侧较大者 1.6 cm × 0.8 cm，左侧较大者 2.5 cm × 1.4 cm，边界清晰。腹部彩超：脾大。

【临床诊治解析】

两例首诊为急性化脓性扁桃体炎的患者，经抗生素及退热治疗病情未见明显好转，完善血分析找异淋细胞、病毒抗体、咽拭子细菌培养及腹部、颈部彩超等检查，更正诊断为传染性单核细胞增多症，立即给予更昔洛韦抗病毒治疗，同时保肝及对症治疗，病例 2 给予鼻喷激素及粘液促排药物治疗，同时进行口咽部局部处理，清除伪膜，加强口腔清洁。3 天后患者发热、咽痛、恶心等症状逐渐消失，5 天左右肝功能各项指标开始恢复，10 天左右查体见扁桃体伪膜消失，痊愈出院。

【专家点评】

（1）IM 是儿科常见病，在耳鼻喉科成年人也会遇到，其临床表现有发热、急性扁桃体炎、淋巴结肿大、肝脾肿大、皮疹，临床表现多种多样，首发症状也各不相同，极易误诊或漏诊，有报道误诊率高达 30%。

（2）病例 1 外周血异常淋巴细胞为 4%，不到 10%，但患者有明确的咽痛、发热、淋巴结肿大表现，巨细胞病毒 IgM 和 EB 病毒 IgM 均为阳性，所以诊断为 IM。尽早多次行外周血化验找异常淋巴细胞，可增加阳性检出率，不能单靠一次外周血异淋细胞达不到 10% 而放弃诊断。

（3）上述两例患者 VCA-IgM 抗体均为阳性。VCA-IgM 抗体阳性对诊断有重要价值，是特异性免疫学指标，反映 EB 病毒近期感染，急性期阳性率高，特异性强，对不典型 IM 早期诊断具有重要意义。

（4）该病可合并多脏器损伤，甚至出现严重并发症。上述两例患者均出现肝功能不同程度损伤，病例 2 合并脾大，及早给予抗病毒及保肝等治疗，肝功能及脾脏形态逐渐恢复正常水平。

（5）本病的主要病理改变为淋巴细胞良性增生，除了在扁桃体、颈部淋巴结、肝脾等器官，在鼻咽部也可以出现淋巴组织的增生，病例 2 中腺样体明显增生，严重堵塞后鼻孔出现引流障碍，进而出现急性鼻窦炎的表现。

【总结】

IM 是 EB 病毒感染引起的全身性疾病，临床表现呈多样性，不典型病例较多，极易造成误诊、漏诊。在儿科比较多见，耳鼻喉科医师对该病往往认识不足，易将该病误诊为急性化脓性扁桃体炎，延误治疗，影响预后。该病可出现比较严重的并发症，耳鼻喉科医师应强化对传染性单核细胞增多症的识别，有助于早期诊治，避免出现漏诊、误诊及不良后果。

（赵琨　程万民　天津市第五中心医院）

【参考文献】

[1] 孔维佳，周梁主编. 耳鼻咽喉头颈外科学 [M]. 第三版. 北京：人民卫生出版社，2015：178-181.

[2] KOLESNIK Y，ZHARKOVA T，RZHEVSKAYA O，et al.Clinical and immunological criteria for the adverse course of infectious mononucleosis in children.[J].Georgian medical

news,2018,(278).

[3] 吕洁,金莲花,孙景辉,等.儿童传染性单核细胞增多症临床特点与发病年龄的关系:附312例分析[J].临床儿科杂志,2011,29(06):518-521.

[4] 谢正德.儿童EB病毒传染性单核细胞增多症临床特征及诊断标准[J].实用儿科临床杂志,2007,(22):1759-1760.

[5] 李中跃,楼金玕,陈洁.儿童EB病毒感染首发症状及相关疾病谱分析[J].中华儿科杂志,2004,(01):22-24.

第二节　颌面部间隙感染

一、疾病概述

颌骨骨髓炎是由于细菌感染、物理或化学等因素造成的颌骨炎症性改变,其包括骨髓腔内的炎症和骨膜、骨密质、骨松质和骨髓以及骨髓腔内的血管、神经等组织成分的炎症过程。牙源性感染是引起颌骨骨髓炎的主要原因,常发生于下颌骨。常根据临床病理特点及致病因素可分为化脓性颌骨骨髓炎、特异性颌骨骨髓炎及物理、化学因素导致颌骨坏死继发感染的颌骨骨髓炎。

(一)发病机制

化脓性颌骨骨髓炎最常见的致病菌是金黄色葡萄球菌,其次是链球菌、肠球菌、肠杆菌和一些厌氧菌或多种混合细菌感染。感染途径主要是牙源性、创伤性和血源性。临床上常见的是根尖周炎或创伤部位感染导致细菌定植在颌骨骨质及周围组织中,细菌不断繁殖,进而侵袭骨髓腔或骨皮质,继而引起颌骨的炎症性病变,约占化脓性颌骨骨髓炎的90%。

(二)临床表现

化脓性颌骨骨髓炎的急性期常出现全身症状,如发热、寒战、白细胞计数显著升高等。而慢性期通常无或有轻微全身症状,除此之外,患者口腔内可有流脓、颌骨死骨形成,严重者还可引起病理性骨折、咬合关系紊乱及口外瘘等面部畸形。常见的发病部位为下颌骨,发生在上颌骨者往往仅是局限的骨质破坏,但波及整个上颌骨时,常表现为化脓性上颌窦炎致鼻腔流脓。若炎症突破颌骨外板,可向眶下、颊、颧部等部位扩散。化脓性颌骨骨髓炎严重时可危及生命,如脓毒症、脑脓肿、化脓性颈静脉血栓性静脉炎、颈动脉糜烂和呼吸道梗阻甚至危及生命。

(三)影像学检查

常用的影像学检查方法主要包括X线片、CT和MR。三种检查方式均有各自的优点:一般的颌骨骨髓炎通过X线片,结合病史及临床检查可作出诊断。但X线片通常只能大概了解骨质破坏的程度,难以显示骨膜新生骨范围、软组织受累程度。MR具有较高的组织对比度,对颌骨骨髓炎在肌筋膜间隙内蔓延的情况显示较CT更为理想,对疾病的定位和治疗方式的选择有很大的帮助。CT在显示病灶大小、骨质破坏程度、骨髓腔密度改变、细小死骨、骨膜反应、骨质硬化增生带的形态和厚度、骨皮质受累情况、临近软组织情况及观察死骨附近的点状气体密度影等明显优于X线平片和MR。三种检查结合使用可协助确定病变范围、脓肿形成情况，便于临床对于上颌骨骨髓炎的诊断、鉴别诊断、治疗及随访有重要价值。

（四）诊断

骨髓炎的诊断包括临床诊断和实验室诊断。临床诊断包括病史、临床特征、体症和影像学检查；实验室诊断包括微生物学检查和组织病理学检查。急性颌骨骨髓炎主要诊断依据是全身及局部症状明显，与咽部间隙感染急性表现相似，结合影像学检查即可做出诊断。

（五）治疗

在急性期，应给予足量且有效的抗生素，以及必要的全身支持治疗。如果脓肿形成，局部配合外科治疗如切开引流是非常必要的，能达到引流排脓去除病灶，避免炎症扩散和减轻疼痛等目的。在慢性期有死骨形成时，则须采用手术治疗，配合全身抗生素治疗。对于中央型颌骨骨髓炎，采取的是摘除死骨为主的清除病灶手术；对边缘型颌骨骨髓炎，采取的是刮除病灶腔洞内病理性肉芽组织为主的手术。术中应注意以下几点：①将病源牙拔除，瘘道刮除；②若累及上颌窦，应行上颌窦根治；③应注意保护累及到的血管、神经等避免损伤；④注意避免手术造成骨折；⑤手术应及时且彻底，避免骨髓炎进一步发展或复发。外科手术是本病的重要治疗方法，清除病灶及死骨摘除手术对于化脓性颌骨骨髓炎的治疗具有重要意义。

（六）相关疾病

1. 扁桃体周围脓肿　扁桃体周围脓肿是耳鼻咽喉科的常见病。该病是扁桃体周围间隙内的化脓性炎症，早期发生蜂窝织炎成为扁桃体周围炎，稍后因炎症进一步发展可形成脓肿。患者常表现为咽痛剧烈，可致患者张口受限、吞咽困难，非常痛苦，且发作过后容易反复发作。治疗上在脓肿未形成时，其治疗基本同急性扁桃体炎，应用抗生素及对症支持治疗；脓肿形成时则应行切开引流术。

2. 咽旁脓肿　咽旁脓肿亦是耳鼻咽喉科的常见病，早期为蜂窝组织炎症，逐渐发展形成脓肿。致病菌以溶血性链球菌最为多见，其次是金黄色葡萄球菌、肺炎双球菌等。导致咽旁脓肿的原因较多，主要有邻近器官或组织的化脓性炎症扩散导致，包括急性扁桃体炎、急性咽炎和扁桃体周脓肿、咽后脓肿等直接溃破或蔓延等。患者常诉咽痛明显，伴一侧上颈部疼痛，检查见同侧咽侧壁肿胀明显，同侧上颈部肿胀、充血、压痛明显。治疗上同扁桃体周脓肿。

二、病例介绍

下颌骨骨髓炎引起的颌面多间隙脓肿1例

患者，女性，75岁，主因“左侧面颈部胀痛20余天，加重1天”入院。患者于入院前20

余天拔牙后出现左侧面、颈部疼痛，伴咽痛，吞咽时明显，伴发热，体温最高 38.5 ℃，遂就诊于当地医院给予头孢类抗生素（具体不详）抗感染治疗 1 周后效果不佳，后来我院就诊。既往高血压病史，平素规律用药控制良好。入院查体：咽喉黏膜充血，左侧咽侧壁充血肿胀，悬雍垂及软腭左侧游离缘水肿明显，悬雍垂被推向右侧，左侧牙龈稍肿胀，左下第 2 磨牙拔牙窝未见脓性分泌物，左侧面、颈部充血肿胀，上至颧弓，下至颌下腺，内至鼻唇沟，外至下颌骨升支外侧缘，触痛（+），无明显波动感。入院后颈部 CT（图 1-3-2-1、图 1-3-2-2）：左侧咬肌、翼内肌肿胀，模糊，左侧下颌支局部骨质可见不规则低密度区，边界不清。口咽左侧壁及后壁增厚，喉咽左侧壁及后壁增厚，左侧梨状隐窝消失，左侧咽旁间隙变窄。颈部 B 超：左侧咽旁间隙可见范围约 1.8 cm × 1.3 cm 不均质低回声区，边界欠清，部分呈液性。实验室检查结果回报：D-Dimer：0.84 mg/L ↑，Hb 93 g/L ↓，WBC 18.86 10^{9}/L ↑，NE% 93.9% ↑，PCT 3.92 ng/mL ↑，CRP 436.00 ug/mL ↑。初步诊断：①颈部脓肿（？）②扁桃体周脓肿（？）③咽旁间隙脓肿（？）

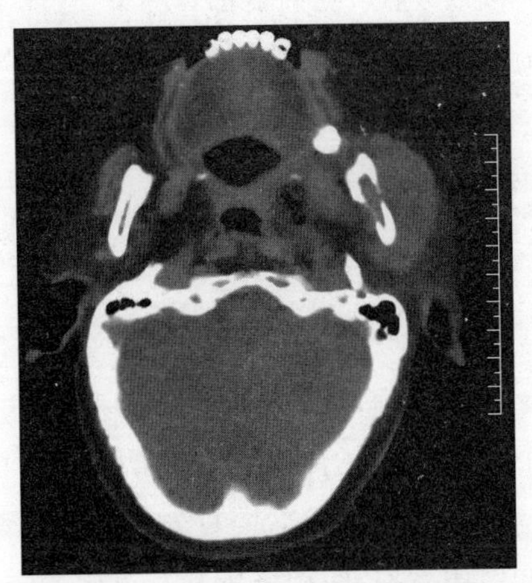

图 1-3-2-1 入院第 1 天扁桃体周围切开引流后扁桃体周围间隙 CT 表现

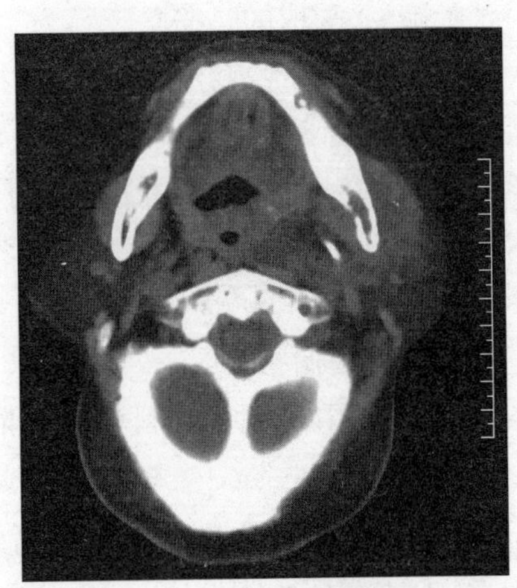

图 1-3-2-2 入院第 1 天咽喉部 CT 表现

入院当天即给予左侧扁桃体周脓肿穿刺引流。脓液送细菌培养回报：（肺炎克雷伯菌）。根据药敏结果给予厄他培南抗感染治疗，患者诉咽部疼痛减轻。查体：左侧咽部及面颈部肿胀较前稍减轻。入院第 3 天，患者诉左侧面部疼痛再次加重。查体：左侧口咽部及喉咽部充血肿胀明显，遮盖部分声门，左侧面颈部充血肿胀明显，触痛（+）。考虑患者病情加重根据药敏结果给予升级抗生素（注射用亚胺培南西司他丁钠）。升级抗生素后患者症状改善仍不明显，复查的颈部 CT（图 1-3-2-3 、图 1-3-2-4）及 B 超均提示新脓肿形成，各脓腔相通，脓腔扩大。考虑患者目前存在咽部、颈面部多腔隙脓肿，故全麻行 B 超引导下左侧面部脓肿经皮置管引流术及左侧扁桃体切除、左侧扁周脓肿引流术。术中超声引导下从面部引流出大量脓液，脓腔置管接负压吸引。术中切除左侧扁桃体，彻底暴露扁桃体周围间隙，可见脓液流出，脓腔向咽侧及咽后相通，脓腔内可见大量灰白色坏死物，予以彻底清除脓腔内坏死物及彻底暴露脓腔。

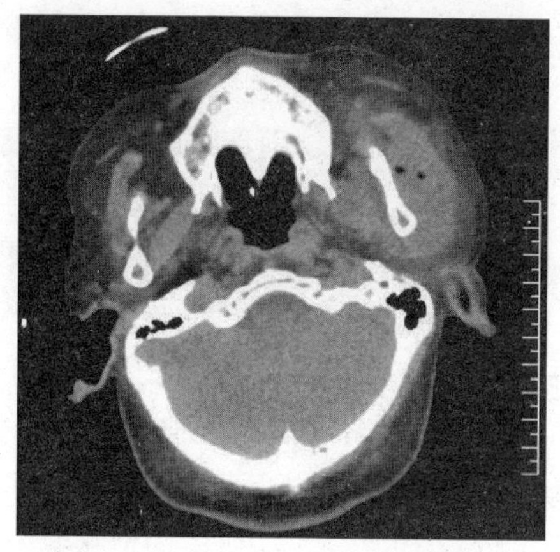

图 1-3-2-3　入院第 3 天病情加重后面部 CT 表现

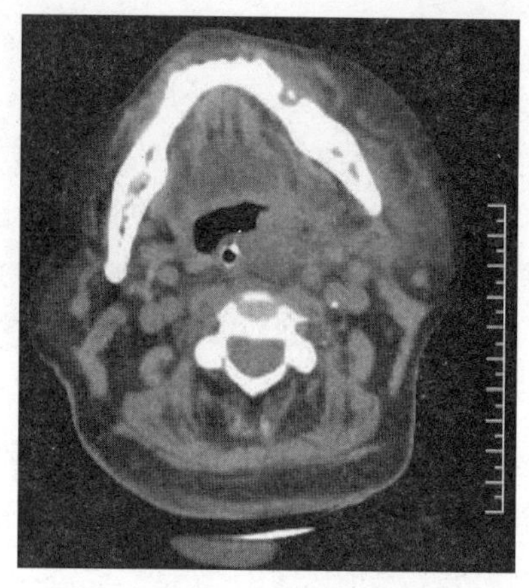

图 1-3-2-4　入院第 3 天病情加重后口底结构间隙密度增高范围增大 CT 表现

术后继续抗感染治疗。术后病理回报:(坏死组织)化脓性炎伴坏死。术后患者诉咽痛及左侧面颈部疼痛减轻。查体:口咽部肿胀明显减轻,创面白膜均匀,面颊部、颈部充血肿胀好转。复查颈部 CT(图 1-3-2-5、图 1-3-2-6 及图 1-3-2-7):(1)左侧咬肌、翼外肌肿胀程度较前好转;(2)左侧下颌支骨质密度不均、局部骨质缺损。

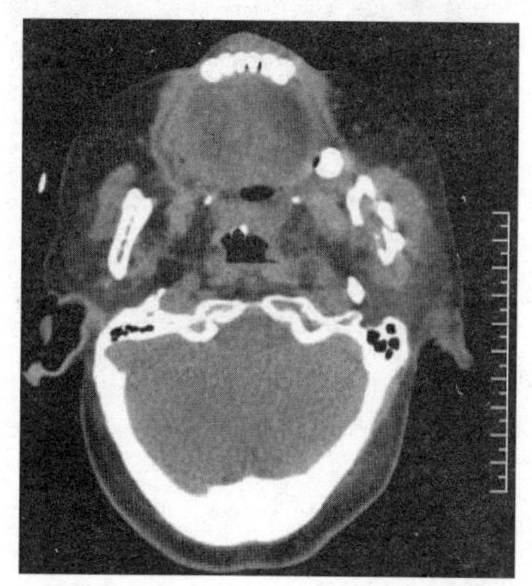

图 1-3-2-5　入院第 1 周,第二次引流术后病情好转咽部间隙大致对称 CT 表现

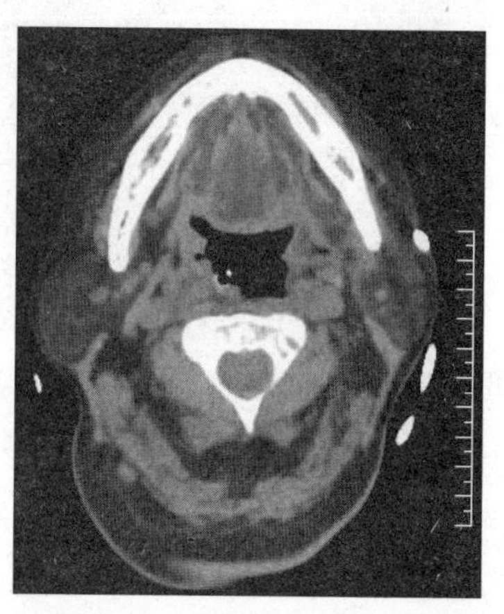

图 1-3-2-6　入院 1 周第二次引流术后病情好转咽后壁 CT 表现

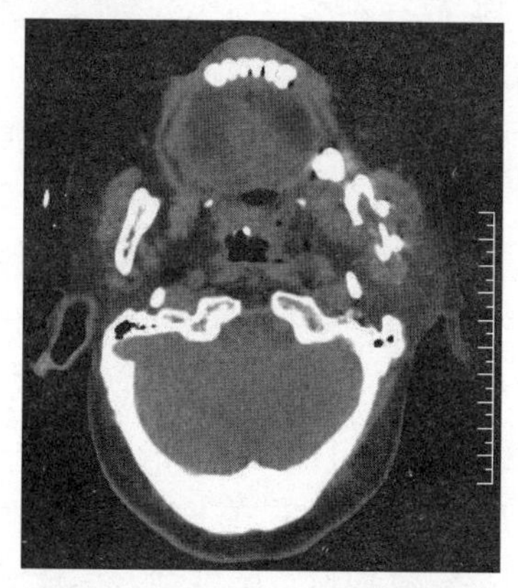

图 1-3-2-7　入院 1 周第二次引流术后病情好转面部引流管在位,上颌骨升支骨质缺损 CT 表现

入院第 11 天时患者再次诉左侧面颊部疼痛较前加重,张口受限明显查体左侧咽部创面愈合良好,左侧面颈部充血肿胀较前加重,触痛(+)。根据药敏将抗感染方案调整为:注射用亚胺培南西司他丁钠(0.5 iv,每 6h 1 次),联用利奈唑胺葡萄糖注射液(600 mg,iv,每 12h 1 次)。然而患者疼痛改善不明显,复查颈部 CT(图 1-3-2-8)及 B 超考虑:下颌骨周围存在脓肿。故再次全麻下行颈面部脓肿切开引流术。在左侧耳垂下方沿下颌缘弧形切开皮肤,皮下组织,达腮腺筋膜后沿筋膜分离至腮腺前缘,见上次手术穿刺引流管,血管钳向深部组织分开咬肌,有落空感后见脓液流出,脓腔内亦可见坏死物予以彻底清除,扩大脓腔开口暴露下颌骨升支,见下颌骨升支中部空洞型坏死骨,清除脓液及坏死骨后分别用生理盐水、甲硝唑注射反复冲洗脓腔,术腔放置引流管。术后继续抗感染治疗。患者左侧面颊部疼痛逐渐减轻,张口受限好转,感染指标逐步恢复正常,逐步降级抗生素(注射用头孢哌酮钠舒巴坦钠 - 盐酸莫西沙星片 + 头孢克洛缓释胶囊),复查 CT 提示感染明显好转,恢复良好(图 1-3-2-9)。住院第 34 天出院,门诊随诊未再复发。

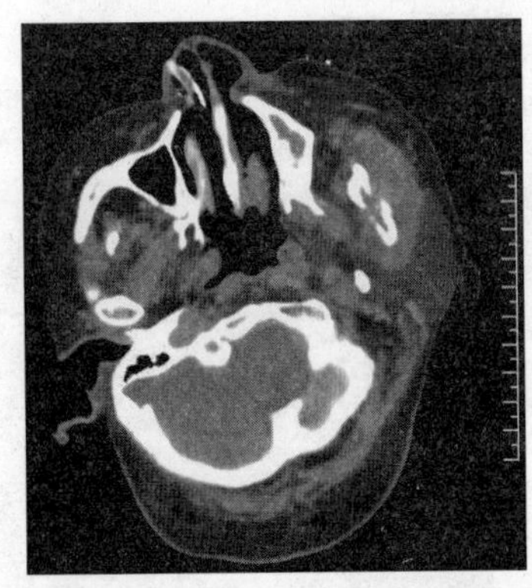

图 1-3-2-8 入院第 11 天病情加重面部脓肿范围增大骨质缺损 CT 表现

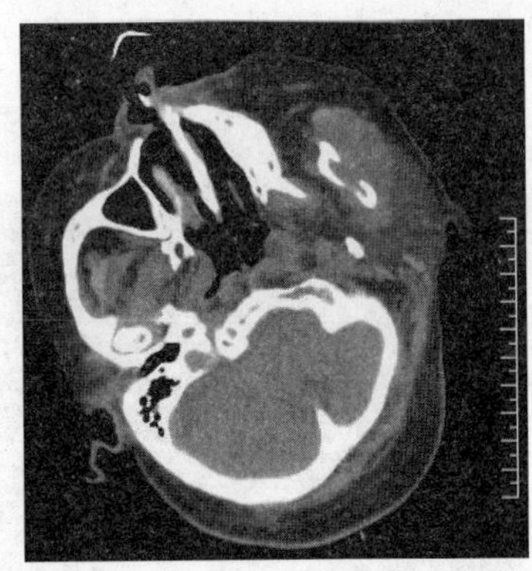

图 1-3-2-9 入院第 27 天患者病情好转趋于平稳 CT 表现

【临床诊治解析】

患者老年女性,拔牙后出现面颊部疼痛 20 天,查体及实验室检查均提示感染性疾病。首先考虑患者咽痛、吞咽痛明显,咽部黏膜肿胀,已有扁桃体周脓肿形成,应首先积极处理,否则会严重影响患者呼吸及进食,故穿刺确诊后给与扁桃体周脓肿引流,同时根据穿刺脓液药敏实验给予敏感的抗生素治疗。治疗过程中患者咽痛及面颊部疼痛短暂减轻后加重且感染指标下降不明显。结合颈部 CT 及 B 超检查考虑:患者颈面部及咽腔多发腔隙脓肿,各脓腔部分相通,需要经口及经颈内外入路全面脓腔引流。故全麻 B 超引导下左侧面部脓肿经面颊部置管引流术 + 内镜下左侧扁桃体切除术 + 左侧扁桃体周围切开引流术 + 咽侧、咽后脓肿切开术引流术 + 咽部坏死组织切除术。因为各脓腔相通,综合考虑患者全身情况,给与颈面部脓肿经皮超声引导下置管引流,希望能达到彻底引流目的,术后继续抗炎消肿等对症支持治疗。术后患者病情好转,于入院 11 天时病情再次出现反复,面部肿胀加重,颈部 B 超颈部 CT 结果提示下颌骨骨质缺损,考虑存在下颌骨骨髓炎伴有死骨形成,引流管引流脓肿不彻底。故再次全麻左侧面部经皮切口行脓肿切开引流术,同时术中清除坏死骨质。术后患者面颊部肿胀逐渐消失，感染指标恢复正常，好转出院。可见非特异性感染性疾病治疗的基础是对致病菌敏感的抗生素抗炎治疗，在未获得致病菌时可选择经验性用药同时积极获取致病菌。如感染控制不佳逐渐发展形成脓肿，此时我们就要选择外科干预使脓液充分引流。如改善仍不明显甚至局部或全身症状加重时，我们就应该考虑是否存在引流不彻底、局部新的脓肿形成、迁徙性脓肿形成甚至败血症的发生。本病例患者经过三次切开引流才达到脓肿彻底引流，提示我们即使该患者颈部 CT 及 B 超提示各脓腔相通，但多间隙脓肿由于解剖位置特殊，有些脓腔脓液不能从单一引流口引流，所以我们应尽可能开发各个脓腔以彻底引流。咬肌间隙脓肿可通过 B 超引导放置引流管而达到彻底引流目的，由于坏死组织及死骨存在而不能达到彻底引流，故提示我们当死骨形成时应积极颈外入路行脓肿切开引流，同时配合全身敏感抗生素抗炎治疗才能达到治疗目的。

【专家点评】

口腔颌面部间隙感染的发生与牙齿、颌骨密切相关。在机体抵抗力降低时，牙周炎、龋齿等常见口腔疾病容易并发颌面部多间隙感染。该患者拔牙后出现了面颊部疼痛，且出现发热、白细胞计数和其他炎性标志物升高，故牙源性骨髓炎是该患者多间隙感染的重要起因，但该患者咽部、颈面部多间隙感染可能掩盖了最初起因，同时咽部肿胀引起的咽痛、吞咽痛、呼吸困难等症状可能更为突出，故存在漏诊可能，值得我们提高重视。该患者感染时间较长，故已经形成了多间隙感染。入院后给与敏感抗生素抗感染及全身支持治疗的同时积极引流脓液，是符合治疗原则的。病程中病情出现反复提示脓液引流不畅是我们在治疗非特异性感染性疾病中需要特别注意的，尤其像该病例这样多间隙脓肿患者，口咽部、颌面部、颈部间隙解剖结构复杂且位置较深，单纯单间隙脓腔切开引流很难达到彻底引流效果，从一开始我们就应该尽可能的同时多间隙切开引流而达到彻底引流的目的，如果存在感染性死骨也应同期及时清理。考虑到该患者为急性化脓性骨髓炎，为避免转成慢性，保证敏感抗生素足够时长也是符合治疗原则的。出院后也应注意门诊随诊及感染指标的密切监测。

【总结】

骨髓炎在发展中国家常见，以中青年患者为主，治疗不及时或不彻底常导致口腔颌面咽喉部间隙感染或慢性骨髓炎。口腔颌面咽喉部间隙感染作为口腔科耳鼻喉科常见感染性疾病，临床主要表现为感染部位局部肿痛，病情严重者可出现发热、白细胞计数改变，更甚至出现寒战、脱水等中毒症状等症状。本病发展快，若治疗不及时炎症进一步发展可形成脓肿。单用药物治疗患者症状虽可好转，但脓液难以吸收，应尽早采用穿刺抽脓或切开引流，才能彻底根治。口腔颌面咽喉部间隙感染的治疗重点是保持呼吸道通畅、彻底引流、清除坏死组织和抗感染治疗。

（刘广伟　陶树东　天津市第三中心医院）

【参考文献】

[1] 韩龙，马坚. 颌骨骨髓炎研究进展 [J]. 甘肃医药，2021，40(3)：198-200.

[2] VISCLOSKY T，TOMLINSON S，BOHM L，et al. Tongue protrusion as the presenting symptom of parapharyngeal abscess[J]. JACEP Open. 2021，2：e12336.

[3] 王琰,王靖婋,郭倩倩,等.上颌骨弥漫性骨髓炎的临床诊疗及影像学分析 [J].中华全科医学,2021,19(2):232-235.
[4] 金永哲.化脓性颌骨骨髓炎 86 例分析 [J].中国误诊学杂志,2008,8(24):5954-5955.
[5] 冯强生,宋月娟,哈小琴,等.333 例骨髓炎患者临床特征和病原菌分析 [J].实用骨科杂志,2021,27(2):122-126.

第三节 颈部坏死性筋膜炎

一、疾病概述

(一)定义

坏死性筋膜炎(necrotizing fasciitis NF)是一种少见的突发性、致死性软组织感染性疾病,具有很高的病死率。由 Jones 于 1871 年首次描述,Wilson 于 1952 年正式命名。NF 最常见于腹壁、会阴和四肢,涉及颈面部的病例 <10%。颈部坏死性筋膜炎(cervical NF,CNF),主要引起侵犯颈部浅筋膜和深筋膜的感染坏死,一般不累及肌肉,常引起皮肤小静脉的血栓形成,并导致皮肤和深层组织的坏死。颈部的筋膜将颈部分成许多潜在的蜂窝组织间隙(气管前间隙、颈后间隙和椎前间隙等),这些间隙向下与心包膜、壁层胸膜和纵隔相通,从而成为颈部及咽喉部感染进入胸腔的入口及通道。这解剖特征导致咽部的原发感染容易沿上述通道向下扩散并发上纵隔感染。该病是耳鼻咽喉头颈外科的急危重症之一,因此早期诊断和积极多学科治疗对于控制相关并发症和降低死亡率至关重要。

(二)发病因素

(1)牙源性感染是 CNF 的主要病因,其他包括扁桃体周围脓肿、腮腺炎、中耳炎、异物或导管插入导致的组织损伤以及头颈部手术后伤口感染等。

(2)链球菌是引起 CNF 的最主要病原菌,但通常为多微生物感染,需氧和厌氧菌同时存在。常见致病菌有溶血性链球菌、凝固性葡萄球菌、产气杆菌、变形杆菌、大肠埃希菌及消化链球菌等,绝大多数患者可以分离出 2 种以上的细菌。

(3)各种系统性疾病造成免疫功能低下是 CNF 的高危因素,包括糖尿病、酗酒者、肝硬化、HIV 感染者、皮质类固醇治疗、慢性肾衰竭、恶性肿瘤、静脉药物滥用、烧伤和肥胖等。

(三)临床表现

患者潜伏期 2~5 天,多有咽痛、吞咽痛、发热等症状,后颈部皮肤出现充血、水肿、局部胀满感,与周围正常组织无明显边界,触之皮下捻发感,若未及时治疗,随着疾病迅速进展,局部皮肤颜色变暗,呈灰褐色,出现水泡并可融合,表面皮肤坏死。这与蜂窝织炎、丹毒、咽峡炎、颈深部感染等疾病表现相似,并无特异性。而病变部位的捻发音(提示皮肤和皮下组织存在积气)、皮肤变色、感觉缺失、坏死、脱落以及出血性的水泡和大疱、与病理征不符的剧痛、毒性特征如心动过速和呼吸急促等临床特征,以及其他与颈部、胸部受侵相关的症状,如言语含糊、吞咽困难、厌食、呼吸困难、胸痛等具有诊断价值。

（四）诊断

诊断要点

1）严重的颈部感染临床表现

2）纵隔感染的影像学特征

3）术中证实纵隔有坏死炎症组织

4）颈部病变与纵隔病变存在可能的发展关系和过程

5）影像学检查在CNF诊断中是必不可少的

（1）CNF的CT影像学表现包括颈部各间隙脂肪影消失，颈阔肌增粗，部分颈阔肌中断，胸锁乳突肌表面筋膜强化，颈深筋膜间隙内积液，颈间隙内气体积聚。皮下组织及组织间隙中由产气厌氧菌产生的“气泡征”是CNF的一个影像学特征性表现。其他特征还包括：气体聚集、纵隔炎和胸膜及心包积液。有文献报道，NF患者的增强CT扫描显示筋膜强化是NF的特异性表现。

（2）磁共振成像检查（magnetic resonance imaging，MRI）成为当前诊断NF最有效的影像学方法。在脂肪抑制的T_2加权像上有深筋膜增厚超过3 mm并伴有多个肌筋膜室受累，是早期诊断NF的重要MRI表现。深筋膜增厚是由于沿坏死筋膜形成积液和充血所致，肌肉在T_2图像上信号增强，注射造影剂后增强程度较小，主要在外周浅表分布。这种异常分布与脓性肌炎形成鲜明对比，后者肌坏死重于筋膜坏死。核磁检查有效区别坏死筋膜和非坏死筋膜，从而避免不必要的手术干预。然而，核磁检查不方便针对急于干预的患者，往往不太实用，用于鉴别诊断。

（五）治疗原则

（1）早期气道开放、彻底清创手术治疗。

（2）给予足量敏感的抗菌药物治疗。

（3）全身营养支持治疗。

（4）预防并发症。

（5）支持性危重护理（包括营养支持）以及重建或康复治疗。

（六）并发症

颈部坏死性筋膜炎的并发症源于感染的扩散及全身感染：包括下行性纵隔炎（descending necrotizing mediastinitis，DNM）、心包积液、心包炎、肺炎、胸膜炎、脓胸等。局部感染、水肿导致气道梗阻，组织和皮肤坏死，引起脓毒性休克、血栓性静脉炎、弥散性血管内凝血和器官衰竭（MOF）等。其他血管并发症包括颈内静脉血栓形成、颈外静脉血栓形成、颈动脉鞘坏死、颈动脉瘤和破裂等。DNM是最常见的并发症之一，死亡率为30%~50%。

二、病例介绍

病例1　颈部坏死性筋膜炎合并纵隔脓肿，双侧脓胸

【病例诊治过程】

患者，男性，32岁，因左侧下磨牙疼痛致左侧颌下疼痛、咽痛3天，加重伴呼吸困难12小时门诊以“颌下间隙感染”收入我院耳鼻喉科。入院诊断：①左侧颌下间隙感染；②急性会厌炎。入院后急查颈部及胸部CT：左侧颌下、颏下、颈部软组织、咽旁间隙、咽后间隙、椎前间隙及纵隔内可见广泛气体影，双侧后胸腔可见液体样密度影充填（图1-3-1-1，图1-3-1-2，图1-3-1-3）。经过准备后于入院后次日全麻下行颈部脓肿切开引流术、气管切开术。术中将左侧颌下间隙、左侧颈动脉鞘周围间隙、椎前间隙、气管前间隙探查开放，间隙筋膜呈暗灰色坏死，并有大量恶臭脓液，约200 mL，留取部分送细菌培养，各切开的间隙内放置油纱条引流，敞开伤口，术后转ICU治疗。在ICU治疗15天，抗生素调整为亚胺培南西司他丁钠＋奥硝唑＋去甲万古霉素。术后当天创面渗出大量带恶臭的黄色液体，出现中度ARDS、脓毒血症、低蛋白血症，采取对症处理。随后出现反应性血糖升高，应激性上消化道出血，凝血功能异常。先后进行了两次胸腔闭式引流术，两次胸腔镜下开胸探查术、胸腔脓肿及纵隔脓肿清除术、胸膜外层纤维板层剥除术。再次右侧颈部、面颈部脓肿切开引流术及左侧肩部、锁骨上部脓肿切开引流术。10天后抗生素调整为哌拉西林他唑巴坦＋奥硝唑＋去甲万古霉素。15天后血常规白细胞和降钙素原基本正常，病情稳定后转到胸外科治疗。3天停用静脉抗生素，随后1周拔除纵隔、胸腔引流管，三周后拔除气管套管，并缝合颈部、颌下等处切口，入院治疗48天治愈出院。

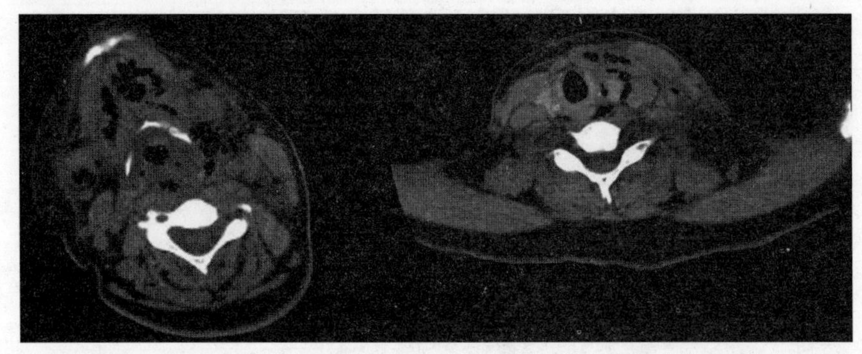

图1-3-3-1　颈部CT左侧颌下、颏下、咽旁间隙、咽后间隙、颈部多间隙感染伴积气（入院第1天）

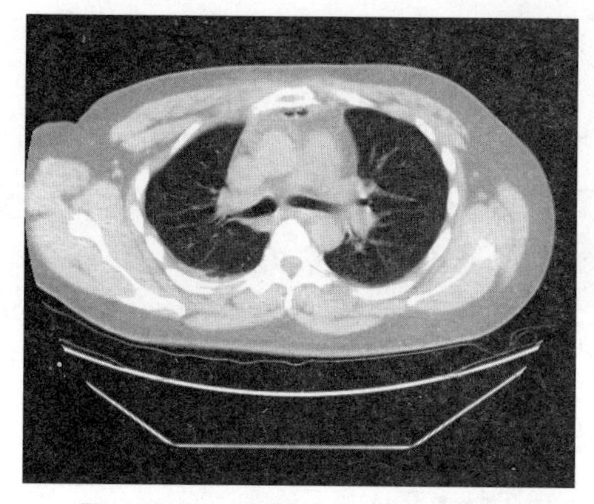

图 1-3-3-2 胸部 CT 显示上纵隔感染伴积气、双侧胸腔积液(入院第 1 天)

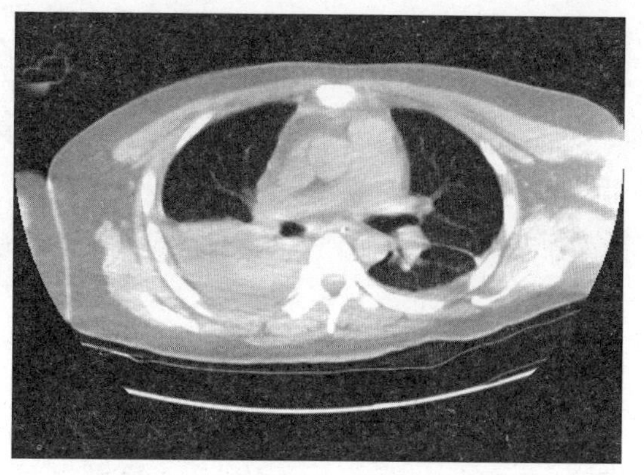

图 1-3-3-3 胸部 CT 示胸腔脓肿形成,右侧胸腔为著(入院第 3 天)

【临床诊治解析】

(1)手术切开引流的时机和范围:坏死性筋膜炎进展快,破坏性大,一旦确诊,发现有气体形成,应立即手术。一般同时行气管切开术,保证呼吸道安全。引流范围"宁大勿小",根据 CT 显示,沿受侵肌肉,逐条肌肉用手指钝性分离(因筋膜坏死特别容易分离,且几乎不出血),如侵犯到纵隔、胸腔,请胸外科医师同时进行脓肿清理和引流手术。在疾病发展过程中,其他部位出现新的脓肿或侵犯新的部位,应及时再次行切开手术,开放引流,本例分别对左右侧颈部、颌下、颏下、面颈部、左肩等处前后进行三次切开引流,纵隔进行 2 次脓肿清理。一般引流路径不长的用碘仿纱条引流即可,如路径较长,引流不太通畅,建议用引流管,并接负压引流器,效果更好。

(2)辅助检查:确诊主要靠 CT,其次为彩超。在颈部坏死性筋膜炎的诊断、评估受侵范围、疾病发展,CT 起到不可替代的作用。在不同病程,可以选择使用,尤其侵犯到纵隔以后,随时判定疾病进展。评估感染严重程度平时常用血常规、降钙素原、C 反应蛋白,从本例来看,白细胞总数、嗜中性粒细胞、降钙素原都可反映炎症状态,降钙素原似乎更敏感一些。因大量渗出和脓液引流,蛋白丢失非常厉害,检测白蛋白 / 球蛋白,也很有意义。

(3)细菌培养和药敏试验:包括脓肿切开的脓液,纵隔、胸腔及各间隙引流液,痰液,血等细菌培养及药敏,对抗生素的选择及病情判定至关重要。本例第一次颈部及颌下区切开的脓液中即培养出戈登链球菌,为抗生素选择提供了依据,但不足的是厌氧菌培养没有成功,应该是伴有厌氧菌感染。后来在胸腔液、血液多次培养出细菌,包括洋葱伯克霍尔德菌、嗜麦芽窄食单胞菌,及其他条件致病菌等,致病菌的药敏试验结果意义重大。

(4)抗生素的使用体会:坏死性筋膜炎一旦确诊,建议使用足量强力广谱抗生素,且联合抗厌氧菌药物为佳。本例在没有药敏结果时使用亚胺培南西司他丁钠加奥硝唑,效果不好后,联合去甲万古霉素,药敏结果出来后,证明这种组合是合理的,培养出来的戈登链球菌对大多数抗生素耐药。根据在后来的培养和药敏结果,结合降钙素原等其他感染指标,后期将亚胺培南西司他丁钠调整为哌拉西林他唑巴坦。

(5)严重并发症的处理及支持治疗:本例在 ICU 期间,使用了大量镇静剂和镇痛剂,包括盐酸右美托咪定、咪达唑仑及盐酸瑞芬太尼等,并用呼吸机辅助呼吸,确保病人完成治疗。治疗过程中,除纵隔脓肿、脓胸(双侧)外,先后出现了急性呼吸窘迫症(acute respiratory distress syndrome, ARDS)、低蛋白血症、脓毒血症、应激性上消化道出血、肺感染(双侧)、贫血、一过性高血糖症、凝血功能异常等。采取了包括限制输液量,静脉输入人血白蛋白、病毒灭活冰冻血浆、全血,静脉输入奥美拉唑质子泵抑制剂、胃肠减压等对症治疗措施。

(6)鉴别诊断:一定要与普通的颌下间隙或颈部间隙感染或脓肿区别,最大的不同之处是,CT影像下有大量气体产生,是该病的最大特点。再者当坏死性筋膜炎侵犯到会厌时,引起会厌红肿,容易与普通急性会厌炎混肴。

病例2 颈部坏死性筋膜炎1例

【病例诊治过程】

患者,男性,66岁。因左后下磨牙疼伴面部疼痛1周,加重伴咽痛、颈部疼痛2天,门诊以“扁桃体周围炎、颈部间隙感染”收入我院耳鼻喉科。急查颈部CT:左侧后磨牙周围低密度病灶,左侧翼腭窝、咽旁间隙及双侧颈部多发气体影。胸部CT:双胸腔少量渗出,上纵隔少量积气。考虑为:颈部坏死性筋膜炎。次日在全麻下行左侧颈部多间隙脓肿切开引流术、气管切开术。开放喉后方颈椎前间隙、左侧颈动脉鞘周围间隙、双侧颌下间隙、甲状腺周围间隙,术后填塞纱条引流。术后感染指标及症状好转,但术后第5天病情突然恶化,出现明显低蛋白血症、电解质紊乱等并发症。经多学科联合会诊后,在局麻下拔除D7患牙。并于当日下午在全麻下第二次行颈部脓肿切开引流术,术中开放右侧颈动脉鞘周围间隙。第二次手术后第1天,患者出现胃痛、黑便,血常规提示血红蛋白46 g/L,白蛋白17.5 g/L。病情危重,转入重症监护病房治疗,除加大抗生素力度外,给予输入悬浮红细胞及冰冻血浆,补充白蛋白、静脉营养等支持治疗,静脉给予质子泵抑制剂,止血药等对症治疗,床旁胃镜检查,提示多发胃、十二指肠复合性溃疡。第二次手术后第7天病情逐渐平稳后转回耳鼻喉科,行气管切开口闭合术、颈部切口清创缝合术。住院23天后康复出院。

【临床诊治解析】

(1)并发症的预防:患者年龄大,手术创面较大,且为开放式,炎症重、渗出多,经历两次全麻手术,患者入院第六天出现了应激性消化道溃疡及出血,造成了严重的贫血、低蛋白血症。在治疗初期,由于病情缓解较快,忽略了预防应激性消化道溃疡等严重并发症,是该患者病情迅速恶化的主要原因。

(2)对原发病灶和纵隔积气的处理:颈部坏死性筋膜炎间隙切开引流要早,范围要大,引流要畅。对原发病灶应该尽早处理,尤其有根尖脓肿或牙周脓肿形成时,及时去除原发病灶对病情发展有决定性意义。对纵隔有气肿,是否手术,要及时请胸外科会诊,一般上纵隔少量气体,无脓肿形成,颈部切开后脓液不臭,可以先观察。

【专家点评】

(1)颈部坏死性筋膜炎只要做到早诊断、早切开、有效抗菌、并发症处理得当,可有效降低死亡率。

（2）细菌培养包括颈部脓液、引流液、气道分泌物、胸水等，但阳性率不高，尤其是厌氧菌、真菌，要反复多次培养，一旦阳性，药敏对治疗有非常大的指导意义。

（3）抗生素一般需要用较强足量广谱联合抗厌氧菌药物，在没有药敏的情况下，亚胺培南西司他丁钠 + 奥硝唑 + 去甲万古霉素可以控制感染症状。

（4）并发症的预防和处理，尤其纵隔脓肿、脓胸、低蛋白血症及消化道应激性溃疡等并发症的预防和处理，直接影响坏死性筋膜炎患者的预后。

病例 3　颈部坏死性筋膜炎导致双侧肺脓肿 1 例

【病例诊疗过程】

患者，男性，69 岁，因“咽痛伴颈部肿胀 2 周，憋气 1 日”急诊收住耳鼻咽喉科。入院前 2 周出现咽痛伴颈部肿胀，逐渐加剧，先后予头孢西丁、哌拉西林他唑巴坦静脉抗炎抗感染治疗，效果不佳。入院前 5 日查颈部及胸部 CT 提示：颈部左侧至前纵隔软组织密度影，其内多发气体密度影，延续至膈肌水平，心包积液，右侧胸腔积液。1 日前出现憋气，复查颈部及胸部 CT 提示：喉咽左侧壁及颈部左侧皮下软组织肿胀较前明显，其内积气较前增多，范围增大，右侧胸腔积液较前明显增多，其内气体密度影较前增多（图 1-3-3-4）。急诊拟“颈部坏死性筋膜炎、颈部软组织感染、纵隔感染、脓胸”收住入院。患者既往高血压、糖尿病、陈旧性脑梗死，空腹及餐后血糖控制不佳。

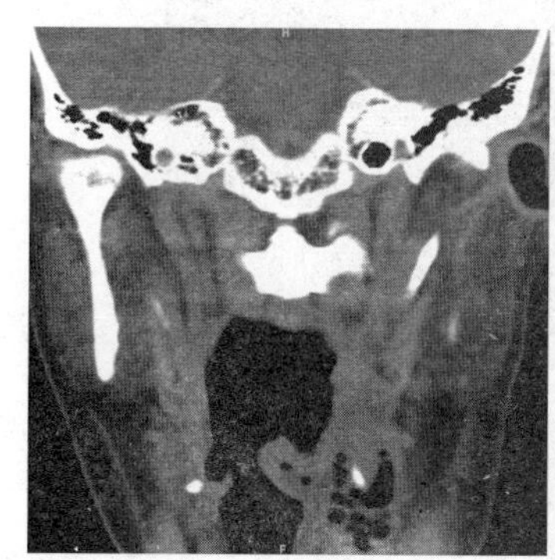
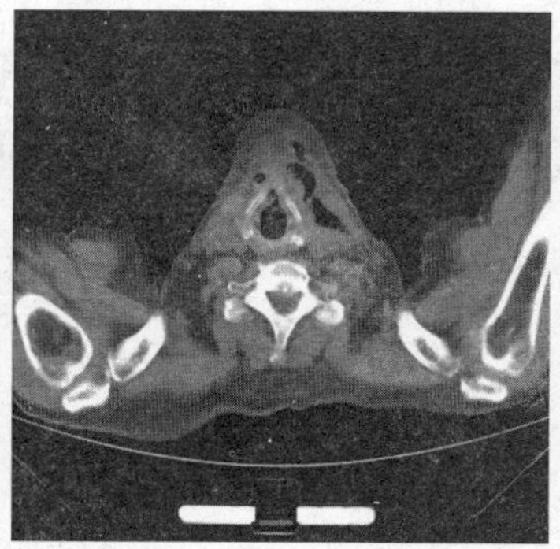
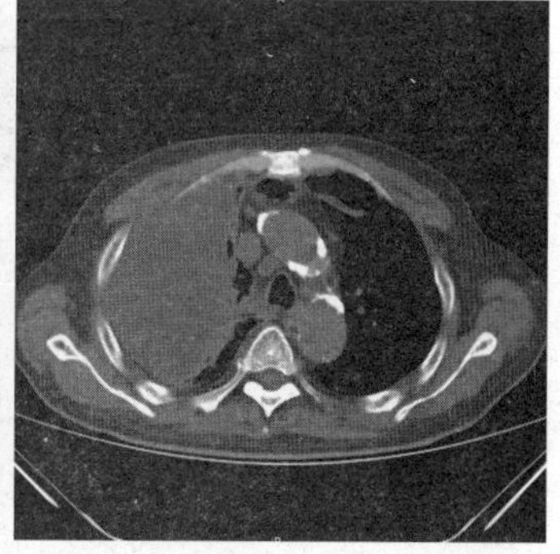

图 1-3-3-4　术前颈部及胸部 CT：颈部左侧至前纵隔软组织密度影，其内多发气体密度影，延续至膈肌水平；右侧胸腔积液，肺组织被压缩

入院急查三大常规及生化提示：WBC 12.08×10^9/L，空腹血糖 14.4 mmol/L。入院当天行局麻下颈部切开清创术 + 右侧胸腔闭式引流术，术中见颈前部肿胀，于肿胀处横行切开皮肤，见颈深部大量坏死物，伴有恶臭脓性分泌物，左侧胸骨舌骨肌及颈深筋膜广泛坏死，上至舌骨，形成咽瘘；下至纵隔；深达椎前筋膜；外达胸锁乳突肌深面、颈鞘前方；中线至左侧气管食管沟。双氧水及生理盐水反复冲洗，清除坏死组织，直至新鲜组织，碘伏及生理盐水反复冲洗，术腔放置引流管，术腔内放置碘仿纱条，部分缝合颈部伤口。局麻右侧胸腔闭式引流术，分次放出胸腔脓液 600 mL。术中分泌物送培养。术后送 ICU 治疗，予胃管鼻饲、哌拉西林他唑巴坦抗感染、纠正水电解质紊乱、纠正高血糖、营养支持等对症治疗，每日颈部换

药、胸腔伤口换药。4天后体征平稳转回耳鼻咽喉科继续治疗，体温反复波动在36~38 ℃，WBC波动在10~12 × 10^9/L，空腹血糖波动在5~10 mmol/L，餐后血糖波动在10~15 mmol/L，患者依从性较差，未按照糖尿病饮食。多次取颈部伤口分泌物、胸腔引流脓液细菌培养，均未培养出有意义的致病菌。请感染科会诊，建议更换替加环素抗感染治疗，请内分泌科协助控制血糖。3周后再次行颈深部伤口清创探查术，封闭咽瘘。胸腔闭式引流液极少量，复查胸部CT示：胸部无显著积液，拔除胸腔引流管。期间患者多次出现情绪激动，自行拔除胃管、引流管等行为，神经内科排除脑梗死、脑实质疾病；请心理科医生会诊，考虑既往陈旧性脑梗死病史，且此次住院时间较长，"新冠疫情"期间无法外出，情绪抑郁，给予药物治疗后，症状改善。5周后查生化、血常规正常，复查颈部CT提示：喉咽侧壁积气吸收（图1-3-3-5）。患者治愈出院。

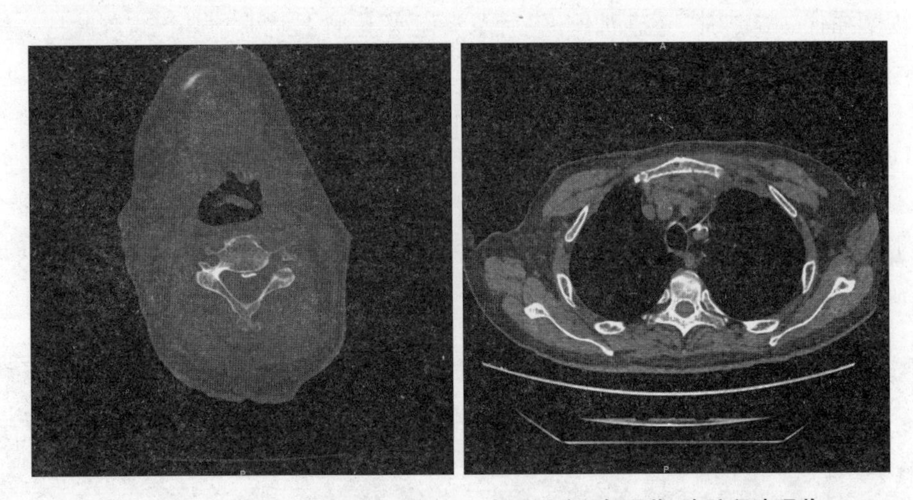

图1-3-3-5 术后5周颈部及胸部CT：喉咽侧壁积气吸收，胸腔积液吸收

【临床诊治解析】

（1）颈部坏死性筋膜炎是以颈部筋膜和皮下组织广泛坏死为主的严重化脓性感染，起病急，发展快，容易并发中毒性休克，死亡率高。炎症可通过间隙迅速扩散，向上可达咽旁、咽后间隙，向下可达纵隔、胸腔。一旦确诊，应该尽快手术，彻底清除病变组织，通畅引流。该患者发病后在院外先后予头孢西丁、哌拉西林他唑巴坦静脉治疗，效果不佳，颈部及胸部CT提示有组织坏死形成，治疗未奏效，导致坏死向下蔓延至纵隔、胸腔，病情加剧。

（2）坏死性筋膜炎多发生在免疫力低下人群，如老年人、糖尿病患者、使用免疫抑制剂人群、肿瘤患者等，在治疗的过程中，应同时针对原发病进行处理。该患者发病后进展迅速，术后感染反复、恢复慢，和患者血糖控制差有很大关系，加强血糖控制、向患者及家属做好合理膳食控制糖尿病宣教后，病情得到控制。这也提示我们，人体各系统疾病相互影响，应该整体看待问题，不能只局限于患处局部。

（3）坏死性筋膜炎为多种细菌混合感染，由需氧菌、厌氧菌或兼性厌氧菌协同致病。常见致病菌有溶血性链球菌、凝固性葡萄球菌、产气杆菌、变形杆菌、大肠杆菌及消化链球菌等。应给予大剂量强效广谱抗生素，兼顾抗厌氧菌治疗，然后根据细菌培养＋药敏试验调整抗生素。结合本病例,多次细菌培养均未检出有意义致病菌,结合病史,可能是患者取分泌物细菌培养前,已应用较长时间及多种抗生素的原因所致。在后期哌拉西林他唑巴坦抗感染效果不佳时,请感染科会诊,协助制定抗生素方案,也提示了在复杂病例的处理过程中,多学科会诊的重要性。

（4）对于老年患者、慢性病患者,在治疗疾病的同时,也应关注心理健康。结合本病例,“新冠疫情”期间,患者无法外出,家属无法探视,患者住院时间较长等多方面原因,导致患者出现焦虑抑郁倾向,在疾病的治疗过程中出现不合作行为,及时请心理科医生给予抗焦虑抑郁药物、心理疏导后,患者情绪得到改善。

【专家点评】

坏死性筋膜炎（neucrotizing fascilitis, NF）是一种以广泛而迅速的皮下组织和颈筋膜坏死为主要特征的急性软组织感染,是由致病菌入侵机体引起的以深、浅筋膜、皮肤及皮下组织快速进行性感染,以坏死为特征的软组织病。起病急,进展迅速,常伴有全身脓毒血症,并发休克及多器官损伤,病情凶险,死亡率极高。一经诊断应及时进行广泛切开,反复彻底清创,建立通畅引流。早期彻底的手术清创是治疗的关键,并发症随广泛暴露感染组织和充分引流而减少。术后每日换药,仍需探查伤口,如有坏死组织,需及时清除,避免感染的进一步蔓延。70% 的颈部坏死性筋膜炎为非单一菌种的感染,需氧菌和厌氧菌引起的混合感染;包括非 A 型链球菌或其他 β 溶血性链球菌、革兰阴性菌,厌氧菌和（或）兼性厌氧菌的混合感染;真菌感染;少见但致死率更高的有梭菌、海洋弧菌感染。早期、足量、敏感的、广谱的抗生素、联合抗厌氧菌的使用,可以很好的帮助控制感染。在临床工作中,由于抗生素的滥用,导致细菌培养阳性率不高,感染科会诊协助抗生素的制定也非常重要。针对有影响免疫力的全身系统性基础病的患者,及时的 MDT 多学科协同治疗系统病,有利于疾病的控制,加快恢复的进程。

病例 4 颈、胸多间隙坏死性筋膜炎

【病例诊治经过】

患者,男性, 61 岁,主因“咽痛伴颈前、胸前多发脓肿 1 个月”入院,既往糖尿病 5 年,血糖未监测,未规律用药;高血压 40 年,未规律用药。入院前外院已抗感染及脓肿穿刺治疗近 1 个月,患者发病初期入本院治疗前颈部、胸前弥漫性充血肿胀,局部皮肤表皮层坏死脱落,全身状况差（见图 1-3-3-6）。入院查体:神清,查体合作,平静呼吸,咽黏膜充血,双侧扁桃体不大。会厌、杓会厌襞充血,无肿胀,右侧咽侧壁膨隆肿胀,右侧梨状窝变浅,双侧声带活动正常,闭合、开放良好,声门通畅。颈部、胸部多发肿硬区域,皮肤充血,触痛（+）、可触及捻发音,颈前肿硬范围约 5 cm × 5 cm,已于外院穿刺,自穿刺口处溢脓,胸部多发肿硬区域,较大者位于胸部正中,范围约 5 cm × 5 cm（见图 1-3-3-7）。B 超检查:颈 - 胸部皮下多发巨大混合回声区,不符合穿刺指征。影像学检查:颈、胸软组织间脓肿形成,并多灶状可见含气腔。（见图 1-3-3-8、图 1-3-3-9、图 1-3-3-10、图 1-3-3-11）。

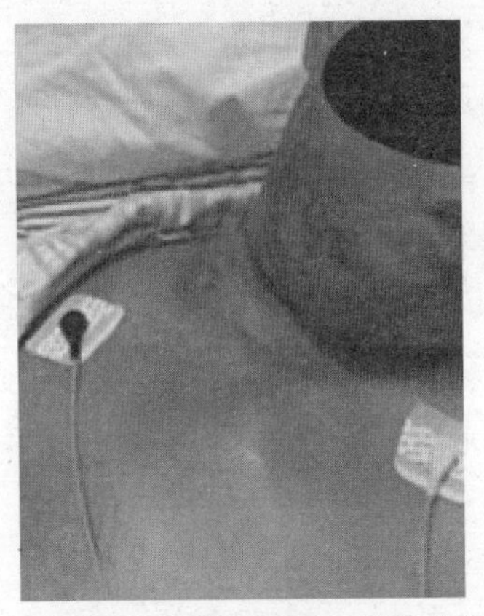

图 1-3-3-6　发病初期颈部、胸前弥漫性充血肿胀，局部皮肤表皮层坏死脱落

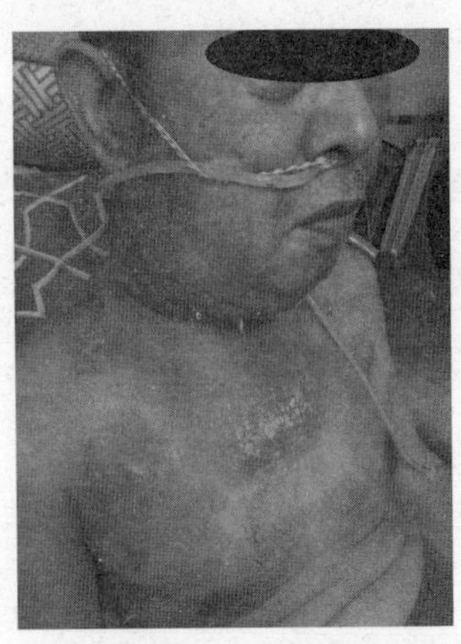

图 1-3-3-7 颈部、胸部多发肿硬区域，皮肤充血

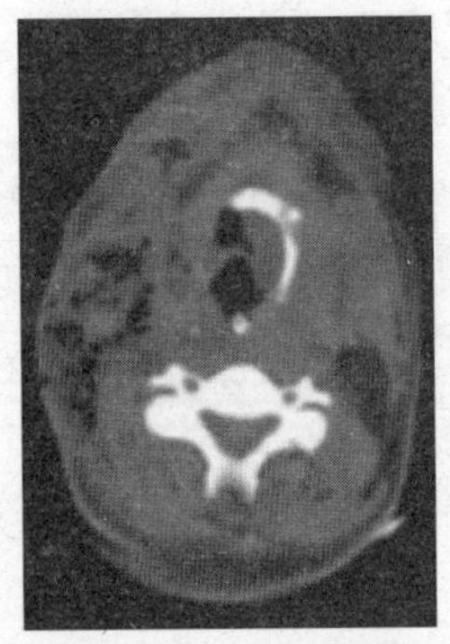

图 1-3-3-8　颈部 CT 示右侧颈部间隙多灶含气腔，正常脂肪间隙不可见

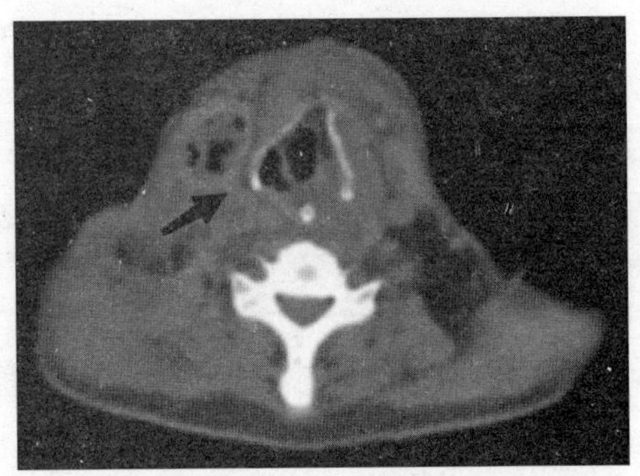

图 1-3-3-9　颈部 CT 示炎症区域接近颈总动脉（箭头），炎症区域包裹颈内静脉（箭头），颈内静脉管腔欠充盈

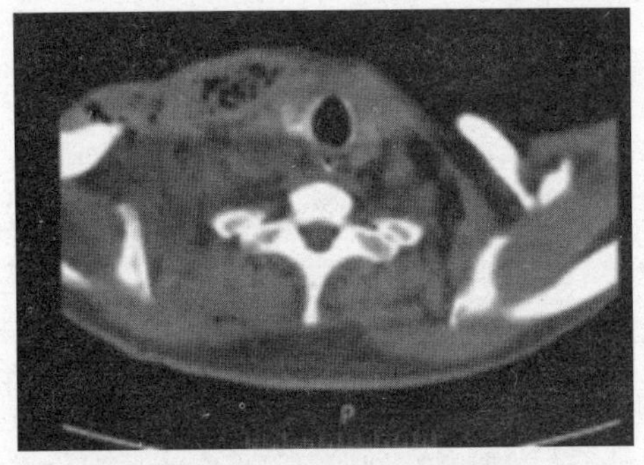

图 1-3-3-10　颈部 CT 示锁骨上、前多发含气腔，脂肪层不连续

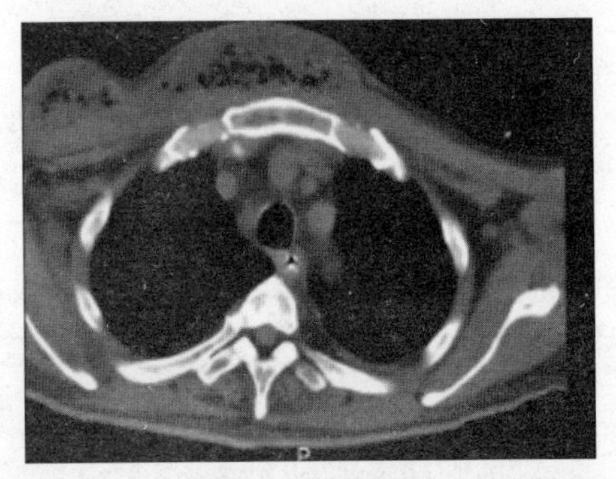

图 1-3-3-11　颈部 CT 示胸壁前多发含气腔，脂肪层不连续

初步诊断：1）颈部脓肿 2）胸壁脓肿 3）急性咽喉炎。

院前治疗：患者发病后于院外进行青霉素和甲硝唑的治疗，并进行穿刺抽脓，病情得到了一定程度缓解。入我院后进行了三次手术治疗。第一次手术为入院第 1 天，于颈部、胸部进行多点位切开引流（图 1-3-3-12），放置引流条，留取脓液送检需氧及厌氧的菌培养、药敏，结果显示无细菌生长，术后因感染性休克、全身状况差，转入 ICU 治疗 2 天。ICU 给予全身支持治疗，并经验性选用广谱抗生素泰能联合斯沃抗感染治疗。第一次手术后每日换药，伤口持续有脓，无好转迹象。考虑到组织内仍广泛存在大量坏死物质，安排第二次手术。第二次手术为入院后第 6 天，彻底清理坏死筋膜及脓液至术腔均为健康组织，颌下较大术腔放置引流条，余伤口放置引流管接负压引流球。切除的坏死筋膜及脓性分泌物，送检细菌培养显示鲍曼不动杆菌、皱褶假丝酵母菌。根据药敏结果选用哌拉西林钠他唑巴坦 + 替加环素抗感染治疗。此次手术后患者全身状况稳定，伤口愈合逐渐好转，脓液逐渐减少（图 1-3-3-13）。为探查及闭合伤口，进行第三次手术。第三次手术为入院第 18 天，清理术腔内少量坏死筋膜及脓液后，缝合伤口，放置引流管接负压引流球。患者住院期间治疗中曾出现右侧声带麻痹、肾功能损伤、电解质代谢紊乱、低蛋白血症、贫血，经治疗后逐渐恢复，痊愈出院（图 1-3-3-14）。

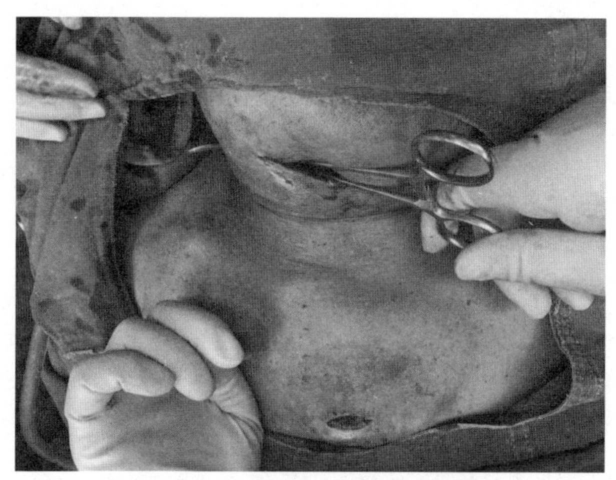

图 1-3-3-12　颈部、胸壁多点切开引流（第一次手术）

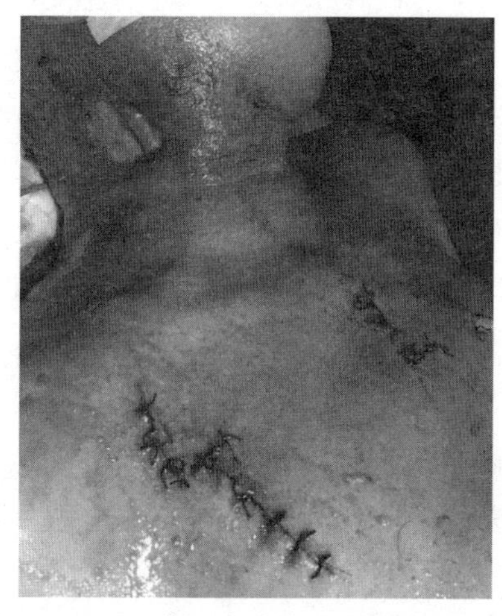

图 1-3-3-13　伤口内清洁，无明显坏死组织（第三次手术前）

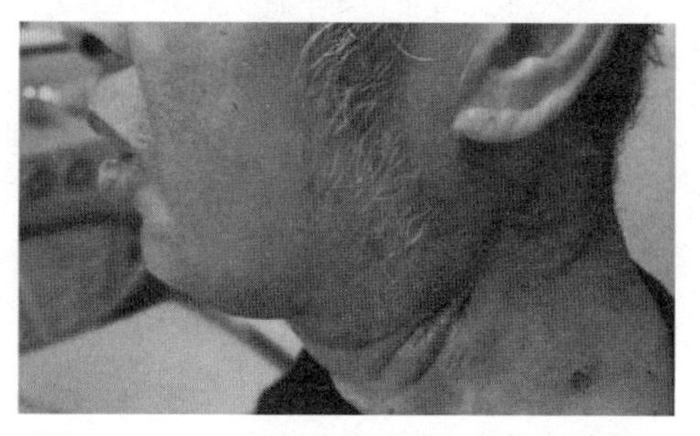

图 1-3-3-14　颈部伤口愈合（出院后 2 周）

【临床诊治解析】

（1）坏死性筋膜炎的诊断往往都是延后的，因为早期表现不具有特异性，与一般感染相似，病人常常表现为轻度的局部软组织感染到重度的颈深部感染和向胸廓的延伸，因此早期诊断并不容易。颈部坏死性筋膜炎可因感染性休克、弥漫性血管内凝血、器官衰竭而出现高死亡率。据报道，死亡率可高达73%，因此诊断时早期怀疑坏死性筋膜炎是有必要的，尤其患者主诉疼痛与临床查体不相符时，有可能是感染区域的神经受累，应尽早考虑坏死性筋膜炎的可能。

（2）在治疗上，我科的经验是对于脓肿及时行B超引导下的穿刺引流。好处在于创伤小、安全性高，预后好，是治疗的首先。但是，坏死性筋膜炎与脓肿不同，穿刺引流效果差。治疗前区分坏死性筋膜炎与脓肿很关键。临床表现上，坏死性筋膜炎全身状况更严重、病变部位的捻发音（提示皮肤和皮下组织存在气泡）、皮肤变色、感觉缺失、坏死、脱落以及出血性的水泡和大疱、与病理征不符的剧痛、毒性特征如心动过速和呼吸急促等临床特征具有诊断价值。B超和CT检查有助于鉴别。此例病人在B超检查后，发现颈部感染广泛且未见确切脓腔，结合CT可见病灶处大量气体，脂肪层不连贯，无论是简单的间隙感染亦或是坏死性筋膜炎，我们都需要及时切开引流，在术中发现颈部感染存在大量坏死的筋膜组织，脂肪消失，肌肉萎缩，明确诊断为坏死性筋膜炎。

（3）坏死性筋膜炎的病理过程是动态的，可能需要多次手术治疗。此例病人第一次术后换药中发现，感染灶的控制并不理想时，意味着还存在未清理或新形成的坏死组织，于是及时安排了第二次清创治疗。第三次清创主要的目的是探查及封闭伤口。在反复彻底的清创和敏感抗生素的治疗下，患者最终痊愈出院。

（4）关注全身状况。坏死性筋膜炎的并发症常常是致命性的，包括纵隔炎、败血症、多器官衰竭。坏死性筋膜炎如不进行干预，死亡率可达到100%。致死因素包括并发症、纵隔炎、血管内凝血。降低死亡率的关键是早期诊断、早复苏、广谱抗生素治疗和积极手术清创。本例患者曾一过性出现肾功能受损、右侧声带麻痹、感染性休克，在积极治疗后逐渐恢复正常。

【专家点评】

坏死性筋膜炎的治疗原则是彻底清创和敏感抗生素的治疗。反复的清创治疗是坏死性筋膜炎治疗的关键，因为筋膜坏死是一个动态的过程，治疗过程中一次清创很难完全处理坏死组织，据文献报道，反复清创率可达50%。本例患者经历3次清创治疗。与颈深部脓肿不同，颈深部脓肿可优先选择创伤小的B超引导下脓肿穿刺治疗，效果好，住院时间短。然而，坏死性筋膜炎范围广泛不适于单点或多点穿刺，而大量坏死组织呈现为固态，引流管难以引出，此时需彻底清创治疗，这个过程往往1次手术难以完成。本例患者首次清创放置的是引流条。第二次清创后缝合伤口接负压引流球，这样能及时引出分泌物，同时使伤口处于始终处于负压状态，有利于组织修复再生。

【总结】

坏死性筋膜炎的诊断依靠临床表现、微生物、影像学、手术。术中探查发现筋膜、皮下组织广泛坏死的组织学诊断是最确切的诊断依据。CNF是病情凶险、发展迅速、死亡率较高的颈部感染性疾病，在诊治时应注意以下几点：①首选颈部CT等影像学检查，根据临床表现、影像学特点，争取早期确诊；②在未明确具体的致病菌之前，应联合利用抗生素覆盖革兰氏阳性、阴性菌及厌氧菌，再根据细菌培养＋药敏调整抗生素；③保持气道通畅是治疗的重点之一，应早期行预防性气管切开术；④早期彻底清创引流是治疗成功的关键，根据感染范围必要时应联合口腔颌面外科、心胸外科等多学科联合手术，术后应密切观察感染控制情况，必要时可多次清创手术；⑤加强全身营养支持，适当镇痛、镇静，呼吸机辅助呼吸，定期复查各种实验室指标，积极防治消化道菌群失调、应激性消化道溃疡出血、脓毒血症、水电解质紊乱、低蛋白血症等并发症。总之，临床医生应提高对该病的认识，早期诊断、合理的抗生素治疗、及时手术彻底清创、合理的营养支持和积极的并发症防治，可以提高该病的疗效，减少并发症和死亡率。

【参考文献】

[1] GOLDSTEINE J C, ANAYA D A, DELLINGERE P. Necrotizing soft-tissue infection: Diagnosis and management[J]. Clin Infect Dis, 2007, 44(5): 705-710.

[2] LEE JW, IMMERMAN SB, MORRIS LG. Techniques for early diagnosis and management of cervicofacial necrotising fasciitis[J].J Laryngol Otol. 2010, 124: 759–764.

[3] KIM KT, KIM YJ, WON LEE J, et al. Can necrotizing infectious fasciitis be differentiated from nonnecrotizing infectious fasciitis with MR imaging[J]. Radiology. 2011, 259: 816–824.

[4] 王家晨，李春香，王建明. 颈部坏死性筋膜炎的早期诊疗进展 [J]. 中国眼耳鼻喉科杂，2021，21(1)：69-73.

[5] 石嘉俪，王颖，周争，等. 颈部坏死性筋膜炎诊治的回顾性分析 [J]，中国耳鼻咽喉颅底外科杂志，2019，25(1)：78-83.

[6] ADEKANYE AG, UMANA AN, OFFIONG ME, et al. Cervical necrotizing fasciitis: management challenges in poor resource environment[J]. Eur Arch Otorhinolaryngol. 2016, 273: 2779–2784.

[7] FAN X, TAO S. Comparison of ultrasound-guided puncture drainage and incision drainage for deep neck abscess[J]. Gland Surg. 2021, 10(4): 1431-1438.

（病例 1、2 唐建勇 何端军 中国人民解放军联勤保障部队第九八三医院；病例 3 曹晖 景志斌 周慧芳 天津医科大学总医院；病例 4 范雪洁 陶树东天津市第三中心医院）

第四节 阻塞性睡眠呼吸暂停低通气综合征外科手术

一、疾病概述

阻塞性睡眠呼吸暂停低通气综合征（obstructive sleepapnea-hypopnea syndrome, OSAHS）是指睡眠时上气道塌陷阻塞引起呼吸暂停和低通气，通常伴有打鼾、睡眠结构紊乱，频繁发生血氧饱和度下降，白天嗜睡、注意力不集中等病症，并可能导致高血压、冠心病、糖尿病Ⅱ型等多器官多系统损害。

（一）病因

OSAHS 的病因尚不完全清楚，目前研究表明本病成因主要为下述三方面因素。

（1）上气道解剖结构异常导致气道不同程度的狭窄。

（2）上气道扩张肌肌张力异常。主要表现为颏舌肌、咽壁肌肉及软腭肌肉张力异常。

（3）呼吸中枢调节功能异常。主要表现为睡眠中呼吸驱动力降低及对高 CO_2、高 H^+ 及低 O_2 的反应阈提高。

某些全身因素及疾病也可通过影响上述三种因素而诱发本病，如肥胖、妊娠期、更年期、甲状腺功能低下、糖尿病等。

（二）临床表现

1. 症状

（1）睡眠中打鼾，随年龄和体重的增加可逐渐加重，呈间歇性，有反复的呼吸暂停现象，严重者夜间有时或经常憋醒，甚至不能平卧睡眠。

（2）白天嗜睡，程度不一，轻者表现为轻度困倦、乏力，对工作生活无明显影响；重者在讲话过程中、驾驶时出现入睡现象；患者入睡快，睡眠时间延长，睡眠后不能解乏。

（3）患者可有晨起后头痛、血压升高。

（4）晨起后咽部明显干燥、异物感。

（5）可有记忆力下降、注意力不集中。

（6）部分重症患者出现性功能减退，夜尿次数明显增多，性格急躁。

（7）合并并发症者可出现相应症状，如夜间心绞痛等。

（8）儿童患者除上述表现外，还有遗尿、学习成绩下降，胸廓发育畸形、生长发育差等。

2. 体征

（1）一般征象：较肥胖或明显肥胖、颈围较大，重症患者有明显嗜睡，在问诊过程中出现反复瞌睡；部分患者有明显的上、下颌骨发育不全。

（2）上气道征象：口咽腔狭窄、扁桃体肥大、软腭组织肥厚、悬雍垂过长肥厚等。有些患者还可发现其他可引起上气道狭窄的因素，如鼻中隔偏曲、鼻息肉、腺样体肥大、舌扁桃体肥大、舌根肥厚等。

（三）诊断

1.OSAHS 诊断依据　患者睡眠时打鼾、反复呼吸暂停，通常伴有白天嗜睡、注意力不集中、情绪障碍等症状，或合并高血压、缺血性心脏病或脑卒中、2 型糖尿病等。同时 PSG 检查 AHI ≥ 5 次 / 小时，呼吸暂停和低通气以阻塞性为主。如有条件以 RDI 为标准。OSAHS 病情程度以 5 ≤ AHI<15 次 / 小时为轻度，15 ≤ AHI<30 次 / 小时为中度，AHI ≥ 30 次 / 小时为重度。低氧血症严重程度以睡眠过程中最低血氧饱和度判定：0.85 ≤睡眠最低血氧饱和度 <0.9 为轻度，0.80 ≤睡眠最低血氧饱和度 <0.85 为中度，睡眠最低血氧饱和度 <0.80 为重度。

2. 定位诊断及病因分析　可应用下述手段评估 OSAHS 上气道阻塞部位和分析可能的病因。

(1)电子鼻咽喉镜 Müller 检查法：可观察上气道各部位截面积、引起气道狭窄的结构性原因。Müller 检查即嘱患者捏鼻、闭口，用力吸气，用以模拟上气道阻塞状态下咽腔塌陷情况。二者结合是评估上气道阻塞部位最为常用的手段。

(2)上气道持续压力测定：即应用含有微型压力传感器的导管自鼻腔置入咽部并达食管，该导管表面含多个压力传感器，分别位于鼻咽、口咽、喉咽、食管等部位，正常吸气时全部传感器均显示一致的负压变化，如气道某一部位发生阻塞，阻塞平面以上的传感器则无压力变化，据此可判定气道阻塞的部位，是目前认为最为准确的定位诊断方法。

3. 头颅 X 线测量　拍摄定位头颅侧位片，主要用于评估骨性气道狭窄。

4. 头颅 CT、MRI　可拍摄上气道各平面的三维结构，清晰并可计算截面积。

5. 药物诱导睡眠纤维或电子鼻咽喉镜检查。

(四)治疗

根据患者主要病因、病情及全身状况，可选择不同的治疗方法。注意即使 AHI 判断病情程度较轻，如合并高血压、缺血性心脏病、脑卒中、2 型糖尿病等相关疾病，应按重度积极治疗。

1. 一般治疗及保健措施　减肥、戒酒、建立侧卧位睡眠习惯。

2. 非手术治疗

(1)无创气道正压通气治疗：包括持续正压通气治疗(continuous positive airway pressure，CPAP)和双水平气道正压通气(bi-level positive airway pressure，BiPAP)，是内科治疗中最有效的方法。

(2)应用口腔矫治器治疗：即睡眠时配戴特定口内装置，将下颌向前拉伸，借以使舌根前移，以扩大舌后隙气道。主要适用于以舌根后气道阻塞为主、病情较轻的患者。长期配戴有引起颞下颌关节综合征的危险。

(3)药物治疗：目前尚无疗效确切的药物。

3. 手术治疗　外科手术治疗是治疗 OSAHS 的重要手段之一，但是，对重度 OSAHS 需要手术治疗时，要特别注意手术的安全性及远期效果的预判[4]。

二、病例介绍

病例 1　OSAHS 患者悬雍垂腭咽成形术后并发急性心肌梗死 1 例

【病例诊疗过程】

患者，男性，58 岁。主因睡眠时打鼾 20 年，加重伴憋气 5 年入院。既往高血压病史 15 年，口服硝苯地平缓释片、倍他乐克治疗；冠心病病史 10 年；否认糖尿病病史。入院查体：体温：36.2 ℃，脉搏：75 次 / 分，呼吸：19 次 / 分，血压：130/90 mmHg。专科查体见咽部黏膜慢性充血，双侧扁桃体II°肥大，软腭及悬雍垂松弛、肥厚，咽侧索肥厚，舌根肥大，咽腔明显狭窄。入院诊断：阻塞性睡眠呼吸暂停低通气综合征、高血压、冠心病。入院后进一步完善多导睡眠监测（PSG）检查，AHI：69.6次/H，以阻塞性为主，最低血氧饱和度：60%。考虑为重度阻塞性睡眠呼吸暂停低通气综合征伴重度低氧血症。患者入院后查血尿便常规，肝、肾功能，血脂，血凝四项，D二聚体，甲功五项等均未见明显异常。胸片提示双肺纹理增多；心电图示广泛导联ST-T改变；心脏超声示左房轻大（37 mm），静息状态下室壁运动未见明显异常，二尖瓣、三尖瓣、主动脉瓣少量返流，左室舒张功能减低，LVEF=59%。肺功能测定提示通气功能正常，中度小气道病变。颈部软组织CT及三维重建检查示口咽部明显狭窄。入院后予无创呼吸机治疗4天，患者适应性良好，但患者拒绝终身佩戴呼吸机治疗，要求手术治疗，住院后第5天全麻下行悬雍垂腭咽成形术，术后当天返回病房予床旁24小时心电、血氧、血压监护，术后第二天凌晨患者间断出现胸闷憋气，随后出现血氧饱和度的明显下降，床旁胸片提示右肺渗出性病变，查心电图可见广泛导联T波倒置，监测心肌酶动态升高，急请心内科会诊，考虑急性心肌梗死，转入心脏内科治疗，在心内科治疗9天后痊愈出院。

【临床诊治解析】

（1）依据患者的主诉、临床表现、PSG检查等，诊断明确；入院相关检查详细，入院后予无创呼吸机治疗，符合OSAHS治疗常规。

（2）完善专科相关检查，明确了主要阻塞部位，有手术适应症；患者拒绝无创呼吸机治疗，予全麻下悬雍垂腭咽成形术治疗，诊疗方案正确。

（3）患者既往高血压、冠心病病史，且术前检查心电图明显异常，但未予足够重视，为围手术期治疗带来隐患；患者术后予床旁24小时心电、血氧、血压监护，及时发现问题，及时进行处理，避免了严重不良事件的发生。

【专家点评】

OSAHS是在睡眠时多种原因的上气道狭窄或阻塞而引起的反复发作的呼吸浅慢或暂停，导致反复发作的低氧、高碳酸血症，严重者甚至发生酸血症，是常见的具有一定潜在危险的疾患，除导致或加重呼吸衰竭外，还是高血压、脑血管意外、心肌梗死的危险因素。有研究认为，OSAHS患者约有50%有冠脉病变，并通过冠脉造影而证实，在呼吸暂停缺氧时，易发生心肌缺血或急性梗死。OSAHS患者术前多有冠心病或频发心绞痛，常因术中心率过快、失血加重心肌缺血、术后疼痛刺激等而诱发，因此对合并冠心病的患者术中应注意控制心率、血压、尽量减少出血、术后镇痛等。本例患者病史长，明确诊断为重度OSAHS伴重度低氧血症，患者夜间睡眠长期处于慢性缺氧状态，术前CPAP治疗不应少于7天；患者既往高血压病史15年，冠心病病史10年，术前心电图检查显示：广泛导联ST-T改变，提示明显异常，应该引起重视，请心内科医生会诊，完善相关检查，进一步评估心脏功能无禁忌症后再进行手术。术前、术中需要保持患者血压、心率平稳。多数UPPP患者术后至少两天内AHI、最低血氧饱和度、氧减指数等指标与手术前相比均无明显改善，甚至较术前更为严重。手术后24 h内由于睡眠剥夺、麻醉剂应用及快速动眼睡眠反弹等潜在危险因素的累积效应，是猝死等并发症最易发生的危险时间段。因此，UPPP患者术后应该进行至少24小时的心电、血氧、血压的监测，以便及时发现问题，及时进行处理，从而避免严重不良事件的发生。

病例 2　重度 OSAHS 患者悬雍垂腭咽成形术 + 舌根射频消融术后并发急性呼吸道梗阻 1 例

【病例诊疗过程】

患者，男性，38 岁。主因睡眠时打鼾 2 年，加重伴憋气半年入院。既往体健。入院专科查体：体型肥胖，BMI 31.5 kg/m^2，鼻腔黏膜慢性充血，鼻中隔偏曲，双侧下鼻甲肥大，中鼻道未见异常新生物，总鼻道狭窄；咽部黏膜慢性充血，双侧扁桃体 II° 肥大，软腭低垂，悬雍垂肥厚，咽侧索松弛、肥厚，舌体肥大，咽腔明显狭窄。PSG 检查，AHI：58 次 /H，以阻塞性为主，最低血氧饱和度：72%。入院诊断：阻塞性睡眠呼吸暂停低通气综合征（重度）、鼻中隔偏曲、慢性肥厚性鼻炎。患者入院后完善术前常规检查，无明显手术禁忌，予 CPAP 治疗 3 天后全麻下行悬雍垂腭咽成形术 + 舌根射频消融术，手术结束全麻清醒后拔管在麻醉复苏室观察约 1 小时后返回病房，继续予心电、血氧、血压监测，患者术后 2 小时突然出现呼吸困难、紫绀、血氧饱和度快速下降等情况，经侧卧、吸出咽腔分泌物，口咽气道置入、面罩加压给氧、地塞米松 10 mg 静脉注射等治疗，0.5 小时后患者彻底清醒，能够自主咳出咽部分泌物，呼吸困难缓解，继续给予静脉抗炎、糖皮质激素、补液支持等治疗，1 周后治愈出院。

【临床诊治解析】

（1）依据患者的主诉、临床表现、PSG 检查等，诊断明确；入院后完善相关术前检查，入院后予无创呼吸机治疗，符合 OSAHS 治疗常规。

（2）完善专科相关检查，患者鼻腔、口咽、舌咽部明显狭窄，有手术适应症且患者要求手术治疗；患者存在多平面狭窄且体型肥胖、病情严重，术前科室讨论后决定予分期手术，先予全麻下悬雍垂腭咽成形术 + 舌根射频消融术，二期再行鼻部手术治疗，诊疗方案正确。

（3）OSAHS 患者咽部术后 24 小时内，因术中手术操作对咽部软组织的牵拉、压舌板对舌根软组织较长时间的挤压等，患者术后腭咽平面软组织往往会明显水肿；全麻术后短时间内麻醉药物残余作用未完全消除而发生舌后坠、下咽部分泌物的潴留或伤口的出血、咳嗽反射不敏感等原因，患者极易出现急性呼吸道梗阻。我们对 OSAHS 患者咽部术后 24 小时内生命体征的监测和护理非常重视：患者从麻醉复苏室返回病房后予侧卧位或半卧头高位，经鼻导管持续低流量吸氧，24 小时监测血压、呼吸、血氧饱和度及心电监护，并作出对症处理；床旁常规备吸引器、气管切开包、口咽通气道和鼻咽通气道、气管插管等；病房 24 小时有值班医生和专业的护士，一旦出现紧急情况，我们可以第一时间进行有效处理，从而避免严重不良事件的发生。

【专家点评】

急性呼吸道梗阻是 OSAHS 围手术期的严重并发症之一，主要发生于全身麻醉诱导、插管期，全身麻醉复苏拔管期及术后 24 小时内。OSAHS 患者多数肥胖且存在明显上呼吸道解剖异常、咽腔狭窄，麻醉诱导后，常规麻醉喉镜下不易暴露会厌和声门而至插管困难。建议在清醒、软性支气管镜引导下经鼻气管插管，困难气道应做好紧急气管切开的准备；近年来，随着可视麻醉喉镜的临床使用，采用麻醉诱导后经鼻腔，在可视麻醉喉镜下均顺利完成气管插管，值得临床推广。全身麻醉复苏拔管期是最容易出现急性呼吸道梗阻的环节之一。拔管过早因肌松药或镇静药的残余作用未完全消除而发生舌后坠；拔管过迟吞咽动作活跃，反复刺激咽喉壁易致喉痉挛，我们的体会是待患者意识清醒、对指令有明确的应答、生命体征平稳、确认咽部伤口没有活动性出血后方可以考虑拔管，拔管前 30 分钟静脉滴注地塞米松 10 mg 以减轻气管导管对喉壁黏膜的刺激，对肥胖患者拔管前先放置口咽或鼻咽通气管，同时辅助吸氧，可减少拔管即时并发症的发生。拔管时手术医师一定要在场，如果发生喉痉挛、窒息等要迅速采取措施：加压给氧，地塞米松静脉输入等，必要时重新插管，插管不成功者，可行紧急环甲膜切开或气管切开。术后 24 小时内，由于 OSAHS 患者术后呼吸道梗阻症状不会立即消除，睡眠时上呼吸道的功能不会即刻改善，局部创面的水肿和渗血、分泌物的潴留、麻醉药物的残留作用等均会加重呼吸困难，应高度警惕急性呼吸道梗阻的发生。因此术后 24 小时内患者生命体征的监护是必要的。如果条件许可，带管去 ICU 病房观察监护 24~48 小时，拔除气管插管后再回耳鼻喉科病房是最安全有效的措施；但医院的 ICU 病房有时床位紧张或患者意愿等原因受到一定的限制，我们采用术后回本科室病房行床旁 24 小时监护，床旁备好常规抢救用品，专业的医师和护士可以及时发现和处理问题。糖皮质激素的应用可以有效减轻上气道水肿，术后常规应用糖皮质激素 3~5 天。镇痛泵有镇静作用，但对呼吸有抑制作用，患者处于嗜睡状态，不利于呼吸，也不便于观察，因此术后慎用或不使用镇痛泵。

病例 3　OSAHS 患者咽部术后并发咽部大出血 1 例

【病例诊疗过程】

患者，男性，43 岁。主因睡眠时打鼾 5 年，加重伴憋气 1 年入院。既往高血压病史 5 年，口服拜新同治疗；糖尿病病史 2 年，口服降糖药治疗。入院专科查体：体型肥胖，BMI 32.1 kg/m^2，咽部黏膜慢性充血，双侧扁桃体Ⅲ°肥大，软腭、悬雍垂松弛、肥厚，舌体肥大，咽腔明显狭窄。PSG 检查，AHI：67 次 /H，以阻塞性为主，最低血氧饱和度：68%。入院诊断：阻塞性睡眠呼吸暂停低通气综合征、高血压、糖尿病。患者入院后完善术前常规检查，控制血压、血糖平稳，无明显手术禁忌，予 CPAP 治疗 3 天后全麻下行悬雍垂腭咽成形术 + 舌根射频消融术，手术顺利，术后予静脉补液、抗炎、消肿、控制血糖、血压等对症治疗。患者术后 6 天内间断有咳痰带血，量不多，检查咽部伤口未见明显活动性出血点，未予特殊处理。术后第 7 天早上 8：00 予咽部伤口间断拆线，9：00 患者剧烈咳嗽后突然呕吐出约 300mL 左右血性分泌物，且不断从口中吐出鲜血，查看咽部伤口，见左侧扁桃体下极处活动性出血，予局部棉球压迫、封闭等对症处理，9：45 患者再次呕吐出约 200mL 左右血性分泌物，立即决定返手术室全麻下探查止血。术中见左侧扁桃体下极创面外侧小动脉活动性出血，予结扎止血，再次全面仔细检查咽部伤口无出血后患者返回病房，继续对症观察治疗 3 天后顺利出院。

【临床诊治解析】

（1）咽部术后出血可分为原发性出血和继发性出血：原发性出血是指在术后24小时内发生的创口出血，一般是由于术中止血不彻底造成；继发性出血是指在手术24小时以后的出血。

（2）本例患者为继发性出血，出血原因：①患者既往高血压病史，且术后血压波动，晨起血压明显升高；②患者既往糖尿病病史，影响患者伤口的愈合；③患者扁桃体Ⅲ°肥大，舌体肥大，咽腔明显狭窄，术中暴露扁桃体下极困难，对活动性出血的小血管没有进行有效结扎，血管回缩导致创面暂时没有出血的假象；术后由于创面感染、裂开，伪膜脱落，咳嗽时使血管内血栓脱落而至出血。

（3）咽部术后出现出血，需要立即有效处理；对于扁桃体下极处的大出血，局麻下止血困难，应该尽早进手术室气管插管全麻下止血。既往曾有患者咽部术后大出血，再次全麻，在麻醉诱导时胃内积血反流而至误吸、甚至窒息及患者麻醉诱导后无自主呼吸、经口气管插管不成功而行紧急气管切开的情况出现，所以我们采用清醒状态下气管插管：经环甲膜穿刺利多卡因2mL行气管内滴入、咽部利多卡因表面麻醉、静脉予止痛药物、控制血压尽量减少伤口的出血等，麻醉医生和手术医生密切配合完成气管插管。全麻满意后充分暴露左侧扁桃体下极，拆除部分缝线，发现下极创面外侧小动脉活动性出血，予结扎止血，创面妥善缝合而止血成功。

【专家点评】

咽部术后大出血是OSAHS围手术期比较常见的严重并发症之一。OSAHS患者由于长期处于缺氧状态和常伴有高血压等疾病，使患者的血管脆性明显增加；又由于患者局部解剖结构的异常，咽部手术中扁桃体下极及舌根部的暴露往往较困难，容易造成术中止血不彻底。扁桃体下极处出血是最常见的部位。手术中注意扁桃体下极切除创面的严密止血，明显出血的血管一定要采用丝线结扎或缝扎，并妥善缝合创面，缝合前后弓时连带扁桃体窝组织一并缝合或分层缝合，不留死腔；避免麻醉复苏、拔管过程中患者的躁动；术后镇痛、止咳、控制血压；静脉抗生素治疗预防伤口感染；注意术后饮食。严重术后出血处理不当，极易危及患者生命，在局麻下如果不能明确有效止血，应该尽早进手术室气管插管全麻下止血。再次全麻下止血的关键环节在于重新麻醉插管过程：手术医生和麻醉医生的密切配合至关重要，咽腔积血不但影响麻醉医生视野，导致插管困难，过多的积血还会导致呼吸困难甚至窒息；应采用清醒状态下插管，或在麻醉诱导患者失去吞吐能力后，助手及时吸出咽腔积血，以保持呼吸道通畅，此为麻醉和止血成功的关键。

【总结】

OSAHS是具有严重潜在危险性的疾病，发病机制复杂，且患者大多体型肥胖、咽腔狭窄，如果认识不足，准备不充分，咽部手术时易导致严重的并发症。心脑血管意外、急性呼吸道梗阻、严重术后大出血是OSAHS围手术期的严重并发症，处理不当可危及患者生命，应该引起高度重视。

（一）诊治经验

（1）建立术前科室讨论制度，严格掌握手术适应症和手术方案。

（2）对重度 OSAHS 患者，最低血氧饱和度低于 50% 的不宜立即手术，应用 CPAP 治疗一段时间，待缺氧状态明显改善后再行手术治疗。

（3）过度肥胖者不宜手术，BMI>30.1Kg/m² 应慎重手术，BMI>35Kg/m² 为手术相对禁忌。

（4）对合并高血压、糖尿病、心脏病等内科系统疾患的 OSAHS 患者，术前给予相应治疗后，待内科疾病基本控制后再行手术。

（5）术前必须要做以下基本检查，这些检查结果基本符合手术要求才能手术，包括 PSG、血、尿常规、肝肾功能、甲状腺功能、血糖、肝胆 B 超、心电图、超声心动图、肺功能、内镜 Muller' s 试验、胸片、上气道 - 食管压力测定等。

（6）心理准备，一定要让病人手术前详细了解手术的基本过程及术后可能出现的不适和痛苦，掌握克服不适的方法。

（二）麻醉的选择

就麻醉期的安全性和可控制性而言，全麻是最佳的选择，需关注的重点有以下几点。

（1）建议在清醒、软性支气管镜引导下经鼻气管插管，困难气道应做好紧急气管切开的准备；近年来，随着可视麻醉喉镜的临床使用，我们的患者采用麻醉诱导后经鼻腔，在可视麻醉喉镜下均顺利完成气管插管，值得临床推广。

（2）控制心血管功能的稳定，因 OSAHS 患者对缺氧、药物的耐受性差，易在术中出现血液动力学不稳定，维持心血管功能稳定至关重要。

（3）呼吸道管理，当完成气管插管并开始机械通气时，应立即观察气道阻力，以此作为基础水平并随时了解气道压力变化，当术中出现气道压力明显高于基础水平时，应仔细查找原因，恢复后再继续进行手术。

（4）麻醉复苏期的风险防范，选择合适的拔管时机是保证围手术期安全的重要环节，关键要防止躁动和呼吸道梗阻。

（三）手术中注意事项

（1）术中要严密止血，明显出血的血管一定要采用丝线结扎或缝扎。

（2）手术时间应控制在 1.5 h 内，防止局部创面、舌水肿及颏舌肌受压时间过长作用减弱等引起气道通气障碍。

（3）如存在多平面狭窄，原则上应分期手术和术式的个性化选择，对多平面结构性狭窄的重度 OSAHS 患者，不建议同期进行鼻腔和腭咽平面手术，舌根低温等离子射频消融术对治疗舌根、舌体肥厚导致的舌后隙狭窄效果非常好，但是，要注意进针部位和深度，避免舌根、舌体组织出血和水肿引起上气道梗阻。

（四）加强术后监护与护理，出现病情变化及时处置

【参考文献】

[1] 孔维佳. 耳鼻咽喉头颈外科学. 第 2 版 [M]. 北京：人民卫生出版社，2010：377-383.

[2] 中华耳鼻咽喉尖颈外科杂志编辑委员会,中华医学会耳鼻咽喉头颁外科学分会咽喉学组. 阻塞性睡眠呼吸暂停低通气综合征诊断和外科治疗指南 [J]. 中华耳鼻咽喉头颈外科杂志,2009,44(2):95-96.

[3] 中国医师协会睡眠医学专业委员会. 成人阻塞性睡眠呼吸暂停多学科诊疗指南 [J]. 中华医学杂志,2018,98(24):1902-1914.

[4] 李树华,暴继敏,石洪金,等. 阻塞性睡眠呼吸暂停低通气综合征围手术期严重并发症的处理及预防 [J]. 中华耳鼻咽喉头颈外科杂志,2010,45(5):359-363.

[5] 中国医师协会睡眠医学专业委员会. 成人阻塞性睡眠呼吸暂停多学科诊疗指南 [J]. 中华医学杂志,2018,98(24):1902-1914.

(杨相立 天津市人民医院)

第五节 儿童重度阻塞性睡眠呼吸暂停的并发症

一、疾病概述

儿童阻塞性睡眠呼吸暂停(obstructive sleep apnea,OSA)是指儿童睡眠过程中频繁发生部分或完全上气道阻塞,干扰儿童的正常通气和睡眠结构而引起的一系列病理生理变化。造成儿童上气道阻塞的主要原因是腺样体和(或)扁桃体肥大,另外还包括婴幼儿喉软化,舌体肥大、牙颌颅面畸形、神经肌肉功能障碍等因素。

(一)儿童 OSA 的临床表现

临床症状包括夜间睡眠憋气、呼吸暂停、张口呼吸、呼吸费力、睡眠不安、遗尿、白天嗜睡、注意力缺陷或多动、学习成绩下降等表现。小年龄儿童出现张口呼吸、反复觉醒、情绪行为异常等。

(二)儿童 OSA 的并发症

OSA 患儿睡眠过程中由于频繁发生的呼吸暂停及低通气,导致血氧饱和度下降,血液碳酸含量过高,睡眠片段化,出现一系列并发症,如颌面发育异常(腺样体面容)、生长发育落后、神经认知损伤、内分泌代谢失调、高血压和肺动脉高压,甚至增加成年期心血管事件的风险等。

(三)儿童 OSA 的诊断标准

多导睡眠监测(polysomnography, PSG)是目前诊断儿童 OSA 的标准方法。采用阻塞性呼吸暂停低通气指数(obstructiveapnea/hypopnea index, OAHI)判定。中国儿童阻塞性睡眠呼吸暂停诊断与治疗指南(2020)将 OAHI > 1 次 /h 作为儿童 OSA 的诊断界值;儿童须同时满足临床标准和多导睡眠监测标准才能被确诊为 OSA。基于 PSG 指标进行 OSA 严重程度分级,轻度为 1 次 /h <OAHI ≤ 5 次 /h,中度为 5 次 /h < OAHI ≤ 10 次 /h,重度为 OAHI > 10 次 /h。另外 AHI、OAI 和最低血氧饱和度对儿童 OSA 的诊断也有重要参考价值。

（四）儿童 OSA 的临床治疗

对于轻度及中度 OSA 患儿，尤其是合并过敏性鼻炎症状的患儿，推荐鼻用糖皮质激素和孟鲁司特钠作为治疗药物；对于中重度 OSA 且明确伴腺样体和（或）扁桃体肥大的患儿，腺样体和（或）扁桃体切除仍为首选推荐。其他治疗包括口腔矫治器、无创正压通气、避免环境烟草暴露，避免过敏原，肥胖患儿可给予减重指导。

二、病例介绍

儿童重度阻塞性睡眠呼吸暂停 1 例

患儿，男，5 岁，主因睡眠打鼾憋气、张口呼吸渐加重 3 年入院。患儿既往反复“上呼吸道感染”，注意力不集中，遗尿，近一年身高体重无明显增加。入院查体：体温：36.8 ℃，脉搏：102 次 / 分，呼吸：26 次 / 分，血压：100/60 mmHg。查体可见神志清楚，精神差，表情略显淡漠，多动烦躁。眼距宽，鼻梁下陷，口微张，上切牙外突，胸廓畸形，漏斗胸，专科检查见咽慢性充血，扁桃体 III 度肿大，舌体肥厚，硬腭高拱，下颌后缩，咽腔狭窄，双侧鼓膜标志内陷，可见积液。鼻内窥镜检查见后鼻孔腺样体肥大，堵塞后鼻孔 90%。声阻抗示双侧 B 型鼓室图，肌反射未能引出。入院后行 PSG 示：重度睡眠呼吸暂停，重度低氧血症，OAHI 29 次 /h，最低氧饱和度 65%。入院诊断：重度阻塞性睡眠呼吸暂停；腺样体肥大；肥大型扁桃体炎；分泌性中耳炎。入院后予无创正压通气（NPPV）治疗 3 天后，于全麻下行低温等离子辅助扁桃体、腺样体切除术，手术顺利，安返病房 ICU。术后常规局部应用鼻喷激素，静脉抗生素预防感染。然患儿仍出现睡眠打鼾憋气，吸气性三凹征明显，低流量吸氧状态下 SiO_2 为 93%，动脉血气分析，PCO_2 54 mmhg，PO_2 68 mmhg，SBC 31.2 mmol/L，$HCO3^-$ 34.2 mmol/L。继无创正压通气（NPPV）治疗，术后第五天打鼾憋气症状明显好转，伤口恢复好出院。术后 3 个月随诊，遗尿症状消失，较前明显活泼。复查 PSG 提示轻度 OSA，轻度低氧血症。声阻抗示双侧 A 型鼓室图，肌反射可引出。患儿胸廓畸形、下颌后缩及口呼吸较前明显改善，正畸科随诊中。

【临床诊治解析】

（1）该患儿以睡眠打鼾憋气、张口呼吸症状入院，PSG 检查提示 OAHI 29 次 /h，最低氧饱和度 65%，重度 OSA 诊断明确。因打鼾憋气病史 3 年，扁桃体和腺样体肥大并发分泌性中耳炎，长时间上气道梗阻出现颌面发育异常，胸廓畸形，遗尿及神经认知损伤等多种并发症，术前对全身情况有完善的全面评估。

（2）手术时机选择。因患儿系重度 OSA，病史时间长，长时间的缺氧导致呼吸中枢对二氧化碳的依赖，不能正常呼吸，这种状态下不宜立即手术，需进行完善的术前评估（包括心、肺及颌面发育等），应用 NPPV 纠正低氧血症后再行手术治疗。

（3）低温等离子辅助扁桃体、腺样体切除术，术后效果明显，但仍存在有胸廓的畸形、下颌后缩及口呼吸等症状，需多学科的合作，颌面外科、胸外科及口腔矫治器治疗（GPS），同时需要长期随访。

【专家点评】

在国际睡眠障碍分类第 3 版及中国儿童 OSA 诊断与治疗指南中均取消了对 OSA“综合征”的称谓，而将其作为一种疾病对待。该患儿因打鼾憋气 3 年病史，长时间的上呼吸道狭窄和呼吸中枢调控功能失调而造成的慢性缺氧和睡眠片段化等，进而引起全身多系统损伤。治疗中不仅对打鼾引起缺氧状态予以关注，对颌面胸廓发育、认知障碍、行为异常、生长发育落后等方面的并发症均要引起重视。

与 OSA 相关的认知障碍可表现在智力、记忆力、注意力和操作能力 4 个方面；持续缺氧会增加肺血管收缩和内皮功能障碍，从而增加对肺动脉高压、肺源性心病和右心衰竭的长期易感性。生长发育期间长期张口呼吸可改变正常的肌力和咬合力平衡，影响颅面生长，造成患儿下颌后缩，上颌狭窄及腭盖高拱等病理生理改变，造成上气道容积减小，加重 OSA 临床症状。

重度 OSAHS 患儿，呼吸中枢已适应了血中长期高 CO_2 和（或）低氧的状态，术后消除呼吸暂停，血氧含量增加，一定程度上会出现中枢性暂停，围手术期 NPPV 治疗有利于增强潮气量，恢复呼吸中枢的调节功能，避免出现严重并发症。

等离子微创手术效果显著，但术后仍有一定比例的儿童存在睡眠呼吸障碍，对有以下特点：患儿手术时年龄 <3 岁；伴随哮喘、鼻部疾病；OAHI>10 次 /h 和（或）最低血氧饱和度 <80%；OSA 家族史的患儿进行术后随诊。

【总结】

儿童 OSA 以间歇性低氧血症和睡眠碎片化为特征表现，是最常见的儿童睡眠问题，如果得不到及时的诊断和有效的干预，将导致一系列严重的并发症，对儿童的健康成长造成极大的危害，因此需要引起父母及社会足够重视。目前 PSG 是诊断 OSA 的金标准。对于腺样体、扁桃体肥大的重度患儿，手术可作首选，围手术期 NPPV 治疗有利于增强潮气量，恢复呼吸中枢的调节功能，避免出现严重术后并发症，术后仍有部分患儿伴有残留症状，对重度 OSA 的患儿尤其需要定期随诊监测。

【参考文献】

[1] 中国儿童 OSA 诊断与治疗指南制订工作组，中华医学会耳鼻咽喉头颈外科学分会小儿学组等. 中国儿童阻塞性睡眠呼吸暂停诊断与治疗指南（2020）[J]. 中华耳鼻咽喉头颈外科杂志，2020，55（8）：729-747.

[2] 中国医师协会耳鼻咽喉头颈外科医师分会. 儿童扁桃体腺样体低温等离子射频消融术规范化治疗临床实践指南 [J]. 临床耳鼻咽喉头颈外科杂志，2021，35（3）：193-199.

[3] 高淑蔚，郭永丽，许志飞. 阻塞性睡眠呼吸暂停综合征儿童腺样体扁桃体切除术后治疗效果及其预测因素的研究进展 [J]. 中华耳鼻咽喉头颈外科杂志，2020，55（6）：630-634.

第六节　舌根部癌

一、疾病概述

舌根癌是指发生于(下咽上区)舌根的上皮恶性肿瘤,男性多见。病理类型以鳞状细胞癌为主,且大多数分化较其他部位癌差;小唾液腺来源的癌少见,如腺癌,腺样囊性癌,肉瘤也少见。

(一)病因

1. 口咽卫生不良　如果不注意口腔卫生,细菌或霉菌易于在口腔内滋生、繁殖,亚硝胺及其前体形成,促成舌根癌的发生。

2. 长期异物刺激　口腔受到牙齿的残根或残冠、锐利的牙尖、不适合的假牙长期刺激的话,也会产生慢性炎症乃至癌变。

3. 长期嗜好烟酒　有烟酒嗜好者舌根癌发病率为不吸烟也不喝酒者的 15 倍。酒精与尼古丁可作为致癌物的溶剂,促使致癌物质进入舌黏膜,易造成舌根癌。

4. 生物致癌因素　人类乳头状瘤病毒与某些类型的舌根癌的发病有关。

5. 黏膜白斑红斑　舌是白斑的好发部位,白斑癌变约占舌根癌的 12.3%,而增生性红斑癌变更是白斑的 4 倍。

(二)临床表现

舌根癌早期症状为舌根部异物感或吞咽疼痛,随肿瘤增长可出现吞咽困难、语言不清及耳深部疼痛。晚期上述症状加重且常表现为舌体固定、流涎、口臭症状。肿瘤易向舌体、会厌及咽旁间隙扩展。发生于舌根侧面的癌易侵犯舌扁桃体沟，75% 的舌根癌就诊时颈部可触及淋巴结,其中 30% 为双侧。二腹肌下淋巴结最早受累。

(三)检查

1. 体格检查　喉镜检查舌根部可见肿块;舌根部触诊可触及质硬、边界不清的无痛性肿块。

2. 影像学检查　MRI 或强化 CT 检查可确定肿瘤大小、浸润深度、临近结构侵犯与否以及引流区淋巴结有无转移等情况。

3. 活体组织检查　对舌根病灶进行病理活检可明确诊断。

(四)诊断

根据病史、临床表现和相关检查进行诊断,确诊依靠组织病理检查。诊断后还应进一步的辅助检查以明确病变范围、周围组织侵袭情况及颈部淋巴结、远处器官是否有转移。

(五)治疗

采用手术、放疗及化疗等综合治疗。根据肿瘤侵犯的范围决定手术入路及手术方式;同期选用择区性或根治性颈淋巴结清扫术。

二、病例介绍

以舌咽神经痛表现的舌根部腺样囊腺癌1例

患者,男性, 51岁。因咽痛3年,伴左侧颌面部疼痛近2年,进行性加重2月,于××06年4月入院。患者3年前无明显诱因出现咽痛,曾在其他医院多次就诊,也曾行纤维喉镜检查,诊断为“慢性咽炎”,给予药物治疗(具体不详),症状无改善。后又应用中医治疗及局部理疗,病情无缓解且渐进性加重,2年前出现左侧颌面部、左侧舌根、左侧外耳道及左侧颈部疼痛,每次发作约10分钟,呈刀割或电击样,吞咽、打哈欠或说话时疼痛加剧,严重影响日常生活。药物治疗后又多次进行纤维喉镜及头颅CT、MRI均未见异常,颈部彩超示颌下腺炎症。诊断为“慢性咽炎、舌咽神经痛”,行口咽部喷利多卡因后,症状暂时缓解,给予抗炎及2%利多卡因、维生素B_{12}及氟美松局部封闭等治疗,症状无缓解,并建议手术治疗,患者拒绝。2月前患者病情进行性加重,于××06年3月就诊于外院神经外科,诊断为“舌咽神经痛”,建议行“舌咽神经切断术”,患者再次拒绝。患者为进一步诊治来我院门诊,经纤维喉镜检查发现舌根部肿物侵及会厌,故收入院。入院后查体左侧耳廓牵拉痛明显,左侧颌下触痛,咽后壁触痛,舌根左侧触痛明显,颈部未触及肿大淋巴结。电子鼻咽喉镜检查示舌根部左侧可见一菜花样肿物,侵及会厌舌面,会厌喉面光滑,双侧声室带表面光滑,动度可,闭合可,双侧梨状窝光滑。初步诊断为1.舌根部肿物 2.舌咽神经痛。行喉部CT(图1-3-6-1)及头颈部MRI示舌根部占位侵及会厌,左侧会厌谷消失,肿物突向口咽腔,邻近舌骨左侧,颈部未见肿大的淋巴结。于××06年4月12日电子鼻咽喉镜下行舌根部肿物钳取活检送病理,病理回报为腺样囊性癌。相关化验检查合格后,交待病情,征得患者及家属同意后,于2006年4月20日行气管切开术、水平部分喉切除术、咽成形术、舌根及肿瘤切除术及双侧颈部淋巴结清扫术,术中见左侧颈内静脉上段、右侧颈内静脉上段及中段各有一淋巴结,均约0.5 cm×0.5 cm大小。术中切除舌骨,沿室带上缘水平切除上半部甲状软骨、会厌及前间隙组织,切除舌根及菜花样肿物,肿物质脆,切除舌根及肿物大小约5 cm×4 cm×3 cm。术后肿物及淋巴结送病理结果回报:1.(舌根)中分化腺样囊腺癌侵及周围肌肉、脂肪、神经及动脉;2.会厌软骨见癌组织侵及;3.舌骨未侵及;4.喉前甲状腺内见癌组织(考虑异位甲状腺可能);5.左侧颈内静脉(上段)淋巴结见癌转移,余淋巴结未见癌转移。术后予抗炎、每日换药等对症治疗,切口愈合好。术后20天选择6 MV加速器术野照射,DT4000CgY/周, 5次/周的放射治疗。患者术后由进食困难逐渐至术后1月时恢复良好。于××06年5月26日出院。出院诊断:舌根部腺样囊性癌$T_3N_1M_O$。2年后病人失访。

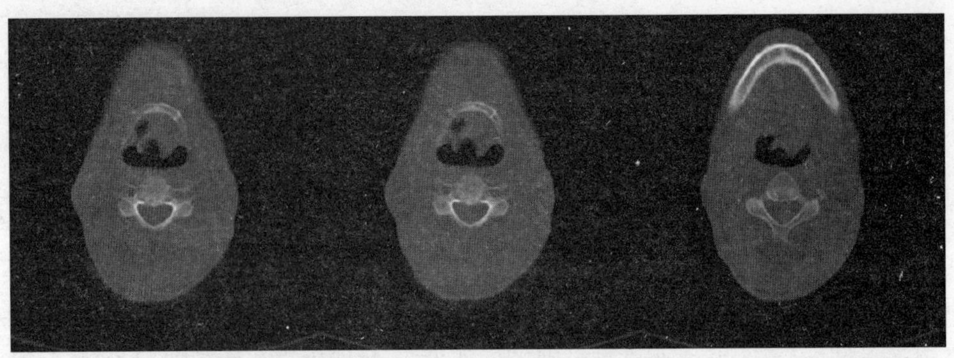

图 1-3-6-1 喉部 CT 示会厌左侧舌根部可见不规则团块状软组织密度影，边界模糊，密度不均匀，左侧会厌谷消失，肿块突向口咽腔致口咽腔狭窄，肿块临近舌骨左侧，舌骨骨质未见明显异常，颈部未见明显肿大淋巴结

【临床诊治解析】

（1）舌根部癌因病变部位隐蔽，早期临床表现缺乏特异性，易漏诊、误诊。

（2）本例患者系舌根部腺样囊性癌，临床症状表现为咽痛，舌咽神经痛，发病 3 年时间先后就诊于多家医院，也多次行纤维喉镜，咽喉 CT 及 MRI 检查，未能早期发现，直到发病近 3 年时纤维喉镜检查时才被发现；考虑该患者发病部位在舌根深部邻近舌咽神经与肌肉处。腺样囊性癌恶性程度比较高，常常沿着神经、血管、肌纤维等纤维组织生长，早期肿瘤体积较小，尤其是浸润性生长，发生在黏膜下较深位置时，喉镜及影像学手段难以发现。

（3）舌根部癌的治疗 早期提倡手术治疗，中晚期采取手术、放疗、化疗等综合治疗。

【专家点评】

（1）临床上对年龄 40 岁以上咽喉不适、异物感、咽痛并有长期吸烟饮酒或肿瘤家族史的患者应常规行电子喉镜检查，舌根也是重点检查部位之一。

（2）对于顽固性的咽喉疼痛、舌咽神经痛，除了治疗之外一定要反复查找原发病因，除外舌根、下咽等部位的恶性肿瘤所致。除了反复进行喉镜检查之外，仔细阅读强化 CT 和强化 MRI，可以尽早发现部位深在的肿瘤。

（3）外科手术切除仍然是目前治疗腺样囊性癌的主要手段。手术方案制定时应比其他恶性肿瘤扩大手术安全缘，术中宜行切缘冷冻切片检查，以确定周围组织是否正常。术后配合放疗及化疗。局部大块切除是根治腺样囊性癌的主要原则。

【总结】

舌根部癌尤其是腺样囊性癌发病部位深在、隐蔽，早期临床表现缺乏特异性，对具有高危因素患者，要高度警惕，应常规行电子鼻咽喉镜及影像学检查，必要时行 PET-CT 检查，如舌根有可疑病变应做组织活检，确定肿瘤性质与范围，对全身也应进行评估，以便制定正确的手术入路、手术方式等综合治疗方案。

【参考文献】

[1] 田勇泉，孙虹，张罗. 耳鼻咽喉头颈外科学. 第 9 版 [M]. 人民卫生出版社，2018：296.

[2] 王天铎. 喉科手术学. 第 2 版 [M]. 人民卫生出版社，2007：399-421.

[3] 黎长江,吴海涛,陶磊,等. 全舌全喉切除治疗晚期舌根癌 3 例 [J]. 中国眼耳鼻喉科杂志,2015,15(2):122-123.

[4] 张虹,王雪凌,裴士庚,等.8 例舌根的治疗体会 [J]. 临床耳鼻咽喉头颈外科杂志, 2007, 21(12):569-570.

(孙露　张淑香　武警特色医学中心)

第七节　首诊急性喉炎的原发性浆细胞白血病

一、疾病概述

(一)急性喉炎

系指“急性单纯性喉炎”(acute simple laryngitis),即以声门为主的喉黏膜急性炎症,为冬、春季喉科常见的疾病之一,常与急性鼻炎、急性咽炎同时存在或继发于上述疾病。

1. 临床表现

1)症状

(1)声嘶:多突然发生,是急性喉炎的主要症状之一。严重者可完全失声。

(2)喉痛:发声时加重,伴有喉部不适、干燥和异物感。

(3)喉部分泌物增多,常有咳嗽,有时分泌物黏稠难以咳出。

(4)成人全身症状较轻,小儿多严重,有发热、畏寒、食欲不振等。

(5)呼吸困难:小儿多有此症状,为吸气性呼吸困难。

(6)常有鼻部、咽部症状。

2)检查 间接喉镜、纤维喉镜检查可见喉部黏膜弥漫性充血,以声门处为主,可向声门下蔓延。早期有黏液性分泌物附着,稍晚有黏液脓性分泌物。声门闭合不全。

一般根据症状和检查,不难确诊,须与喉结核、麻疹性喉炎鉴别。

2. 治疗

(1)抗炎治疗:应给予足够的抗生素及适量的糖皮质激素。

(2)有呼吸不畅或呼吸困难者,应吸氧、吸痰。可以进行雾化吸入,使喉部黏膜保持湿润。

(3)控制用声,使病变的喉部得以休息。

(4)全身支持疗法,尤其小儿更应如此。

(二)原发性浆细胞白血病

原发性浆细胞白血病(primary plasma cell leukemia, PPCL)每年全世界的发病率仅为(0.4~1.2)/10^6,是一种非常罕见的具有高度侵袭性的血液系统恶性肿瘤。PPCL 患者的总体生存(overall survival, OS)时间仅约 12 个月。与多发性骨髓瘤(multiple myeloma, MM)相比,其临床特征及分子生物学特点存在一定差异,而近年来新药联合等多种治疗方法的使用,使PPCL的预后得到了改善。

1. PPCL的诊断　Kyle等最早定义浆细胞白血病,即外周血克隆性浆细胞占有核细胞的20%或以上,或绝对计数>2 ×109 /L。根据临床上有无MM病史,可将PCL分为原发性和继发性两大类。PPCL发生于无MM病史的患者,约占PCL的50 %~70 %;继发浆细胞白血病(secondary plasma cell leukemia, SPCL)则是MM终末期的白血病阶段,约占PCL的30% - 50% ,仅占MM的1%。

2. PPCL的临床及生化特征

1)PPCL的临床特征:与MM及SPCL相比,PPCL的发病年龄更为年轻化,中位发病年龄为53岁,男女比例接近。初诊PPCL患者的体能与MM患者相比更为糟糕,并迅速恶化,其临床表现可兼有急性白血病及MM的特点,贫血、骨痛、乏力、发热、出血等非特异性症状常见。另外,也有报道以皮肤硬结及胸腔占位等起病。与MM相比, PPCL髓外浸润情况更为常见,如肝脾淋巴结肿大、脑膜浸润、胸膜侵犯、软组织/髓外浆细胞瘤等。

2)PPCL的生化特征: PPCL存在高肿瘤负荷, PPCL骨髓浆细胞百分比、血清乳酸脱氢酶、β2 —微球蛋白、肌酐水平较MM要高得多,而血清和尿蛋白电泳亦可发现单克隆免疫球蛋白。

3)PPCL的细胞、免疫学特征

(1)细胞形态学: PPCL骨髓中浆细胞可达80%(37%~100%),分化程度低,细胞质相对较少。少数可表现为淋巴样浆细胞及明显的骨髓抑制,甚至形态学表现为非浆细胞来源。

(2)免疫表型:浆细胞的典型标记(CD38和CD138)在MM和PPCL中几乎100%表达,但某些抗原表达存在差异。

3.PPCL的治疗　目前PPCL的治疗尚缺乏公认的标准方案。人们普遍参照高危多发性骨髓瘤设计整体治疗策略:对于初治患者,通过优化诱导、巩固、维持三个环节提高PPCL的整体疗效;新型的小分子靶向药物、免疫治疗则用于复发难治PPCL的挽救治疗。 PIs联合IMIDs甚至Dara组成的多药联合方案作为诱导方案,然后进行ASCT甚至是tandem ASCT、allo-SCT巩固治疗,最后行PIs联合IMIDs的维持治疗至疾病进展可能是目前PPCL的“最佳”治疗策略。

二、病例介绍

首诊急性喉炎的原发性浆细胞白血病

患者,女性, 39岁,既往贫血史。主诉:咽喉痛20余天,加重伴憋气1周”入院。现病史:患者入院前20余天无明显诱因出现咽喉痛,伴间歇性憋气、咽喉干燥、异物感、咳嗽,无明显声嘶、发热、寒战等。来我院急诊行血常规、喉镜(彩图1-3-7-1)、颈部及胸部CT检查,诊断为“急性喉气管炎”,自行治疗(具体药物不详)1周后,喉痛伴憋气加重,活动后尤其明显,有“喉鸣音”,遂收入院。

入院查体：生命体征平稳，贫血貌，全身皮肤黏膜无出血点及黄染，全身浅表淋巴结未触及肿大。双肺呼吸运动对称，双肺呼吸音粗，未闻及干、湿性啰音。专科查体：咽部黏膜充血，淋巴组织增生，会厌无肿胀，声带黏膜光滑，双侧声门下黏膜红肿明显。

入院诊断：①急性喉炎；②贫血。

入院后查血常规：白细胞计数 13.61 × 10^9 /L ↑、单核细胞百分比 36.10% ↑，HGB102 g/L ↓。尿常规：尿蛋白（+）。生化检查：尿酸 462umol/L ↑。24 小时尿蛋白定量计算结果：1 534 mg/24 h ↑。予莫西沙星抗感染、氢化可的松静滴消炎、布地奈德混悬液雾化及孟鲁斯特钠片治哮喘、依巴斯汀及桉柠蒎化痰对症治疗 1 周后，患者咽喉痛较前好转，仍有咽干、咳嗽、憋气感。复查血常规：WBC 9.19 × 10^9/L，NEU46.8%，MON19.3% ↑，HGB94 g/L ↓，提示抗感染消炎治疗有效，但复查电子鼻咽喉镜检查较前无明显变化。鉴于患者尿蛋白、尿酸等异常结果，不排除患者患有其他系统疾病，故拟进一步完善相关检查，免疫全项检查：IgG 362.00 mg/dL ↓、IgA 31.70.00 mg/dL ↓、IgM 11.10 mg/dL ↓；C3 59.00 mg/dL ↓、C4 9.15 mg/dL ↓；轻链 KAP299.00 mg/dL ↓。α2 球蛋白 8.40% ↓、β1 球蛋白 3.3% ↓、γ 球蛋白 22.40% ↑，发现疑似 M 蛋白带，M 蛋白阳性↑，κ 轻链阴性，λ 轻链阳↑。

继请血液科会诊，行骨髓穿刺及全身骨扫描检查，骨髓病理结果高度提示浆细胞肿瘤。全身骨扫描示：左侧第 10 肋及右侧第 10、11 肋异常示踪剂浓集区；中央骨髓分布区骨骼代谢活跃，考虑血液系统疾病骨骼改变。转入血液科，经过组化、FISH、WM 相关基因检测，结合患者骨穿病理结果，诊断为原发性浆细胞白血病（PPCL）。予 PAD 方案化疗（硼替佐米 2070ug 皮下 d1、d4、d8、d11；地塞米松 20 mg 静滴 d1、d2、d4、d5、D8、d9、d11、d12；多柔吡星脂质体 40 mg d4），1 疗程化疗结束后，复查骨髓病理及免疫全项，λ5 轻链弱阳性，蛋白疑似弱阳性，疗效评价达到完全缓解（CR）；患者无明显不适，故继续行第 2-8 次疗程 PAD 方案（同前）巩固化疗，疗效评价严格完全缓解 sCR；第 9-10 次疗程行 IRD 方案（伊沙佐米 4 mg d1，8，15，来那度胺 25 mg d1-14，地塞米松 20 mg d1，8，15，22）维持性化疗后再次检查：M 蛋白阴性，κ 轻链阴性，λ 轻链阴性。复查喉镜：喉部肿胀隆起完全缓解（彩图 1-3-7-2），患者喉部不适症状消失。目前患者病情平稳，仍在观察随访中。

【临床诊治解析】

（1）本例患者，女性，38 岁，患者主因“喉痛伴憋气”就诊，具有贫血病史，实验室检查见轻度贫血及白细胞计数升高，电子鼻咽喉镜检查发现双侧声带轻充血，声带后部声门下区肿胀隆起明显，临床表现及实验室检查与急性喉炎相似，患者无发热、乏力、出血等不适，不同于常见 PPCL 发病症状，临床不易诊断。

（2）经消炎抗感染治疗，喉痛症状稍缓解，血常规检查提示抗感染治疗有一定效果，但患者症状改善欠佳，复查喉镜，声门下区肿胀隆起无明显改善，实验室检测尿酸异常增高，尿蛋白阳性，考虑全身系统性疾病的可能，故进一步完善免疫相关检查，发现 M 蛋白及 λ 轻链。继而血液科会诊，行骨髓穿刺、全身骨扫描等相关检查确诊为 PPCL。

（3）转血液科行 PAD 方案化疗 1~8 个疗程后，再予 IRD 方案维持性化疗 2 个疗程，患者疗效评价获得严格完全缓解（sCR），至今口服药物维持治疗，血液科门诊定期复查。化疗结束后，电子鼻咽喉镜检查显示喉部肿胀隆起已经得到完全缓解，再次证明这是 PPCL 在喉部的局部表现。

【专家点评】

(1)浆细胞白血病是一种罕见的、具有高度侵袭性的特殊类型的白血病。PCL 是人类最具侵袭性的肿瘤之一。多数患者在诊断时即存在多种预后不良因素，起病症状多样甚至隐匿，疾病进程快，免疫表型及细胞遗传学与 MM 存在一差异，涉及多种分子生物学通路异常，对常规化疗的反应差，生存期短，因此，应及早发现并给予强化化疗方案进行治疗。

(2)由于 PCL 的低发病率，目前关于该疾病的报道主要来源于个案报道和小样本的回顾性研究。此病例以急性喉炎为首发临床表现的原发性浆细胞白血病实属罕见，应该增强临床医生对该病的认识，避免误诊漏诊。

【总结】

本例原发性浆细胞白血病患者以喉炎为首发临床表现就诊，无高热、出血、肝、脾、淋巴结肿大及胸骨压痛等典型血液系统疾病症状，提醒我们在日常临床工作中要高度关注异常的检验指标。需要重视全身疾病在耳鼻咽喉局部的表现，多积累，多思考，打破惯性思维，加强多学科的合作与联系，提倡 MDT 诊疗模式。对疑难罕见疾病及早发现，并通过早期干预而改变其自然病程，使患者获益。

(郭英　周慧芳　天津医科大学总医院)

【参考文献】

[1] CHAULAGAIN CP，DIACOVO MJ，VAN A，et al. Management of primary plasma cell leukemia remains challenging even in the era of novel agents[J]. Clin Med Insights Blood Disord，2021，14：263 485 3 521 999 389.

[2] GONSALVES WI，RAJKUMAR SV，GO RS，et al. Trends in survival of pa- tients with primary plasma cell leukemia：a population-based ana- lysis[J]. Blood，2014，124(6)：907-912.

[3] MUSTO P，SIMEON V，TODOERTI K，et al. Primary plasma cell leukemi-a：identity card 2016[J]. Curr Treat Options Oncol，2016，17(4)：19.

[4] KYLE RA，MALDONADO JE，BAYRD ED. Plasma cell leukemia：report on 17 cases[J]. Arch Intern Med，1974，133(5)：813-818.

[5] IRIUCHISHIMA H，OZAKI S，KONISHI J，et al. Primary plasma cell leu- kemia in the era of novel agents：a multicenter study of the Japanese Society of myeloma[J]. Acta Haematol，2016，135(2)：113-121.

[6] 王迎，张凤奎，井丽萍，等. 23 例原发性浆细胞白血病的临床分析 [J]. 中华血液学志，2005，26(1)：46 - 47.

[7] GUPTA R，NATH AK，SUBBIAN M，et al. Hemorrhagic skin nodules and plaques：a diagnostic clue to underlying primary plasma cell leu-kemia[J]. Indian J Dermatol，2016，61(2)：203 - 205.

[8] IGALA M，BOPAKA RG，KHTABI W，et al. Primary plasma cell leuke- mia presenting as a thoracic mass[J]. Pan Afr Med J,2014；19：39.

[9] USMANI SZ，NAIR B，QU P，et al. Primary plasma cell leukemia：clinical and laboratory presentation，gene-expression profiling and clinical outcome with total therapy protocols[J]. Leukemia,2012,26(11)：2398-2405.

[10] PAVLOVIC A，OSTOJIC KOLONIC S，RADIC KRISTO D，et al. Atypical blast morphology of primary plasma cell leukemia with renal involvement and plasmablasts in urine[J]. Diagn Cytopathol,2015，43(2)：158-162.

第八节　声带麻痹

一、疾病概述

声带麻痹是指支配喉内肌群的运动神经传导通路受损，导致声带的运动障碍，可同时伴有喉的感觉神经障碍，临床表现为声音嘶哑、呼吸困难、呛咳、呼吸及吞咽障碍等，严重者可影响患者生活质量，甚至危及生命。

损伤的原因主要有：①中枢性损伤，如脑出血、脑梗死、脑外伤、帕金森病、延髓肿瘤、脑脊髓空洞症、假性延髓性麻痹、多发性硬化症等；②外周性损伤，包括迷走神经，从脑干及其支配的喉肌通路上任意位置的神经损伤，都可导致声带麻痹。声带麻痹为常见病，是咽喉科的主要疾病之一，国外报道发病率每 1.4/10 万 ~10.9/10 万，症状恢复率报道不一，多数文献报道在 1/3 左右。目前国内尚无流行病学资料。

声带麻痹的类型不同，病因不同，其症状以及恢复情况各不相同。声带麻痹可分为：①单侧声带麻痹，主要表现为不同程度的声音嘶哑，可伴有呛咳、误吸。随着喉返神经自然再生，症状往往可有不同程度的缓解。有些患者甚至症状消失，仅在检查时发现声带麻痹；②双侧声带麻痹以呼吸困难为主要症状，可伴有声嘶、呛咳、误吸，严重者可导致窒息。损伤早期可无呼吸困难，随着声带逐渐内移，使呼吸困难不断加重，甚至窒息死亡；③混合性声带麻痹由于伴有喉上运动神经损伤，声门裂隙增大，如喉上神经感觉分支受损，可以出现咽喉部感觉缺失或异常，咳嗽、呼吸、吞咽困难等症状更重，容易引起吸入性肺炎；④联合性声带麻痹往往比混合性声带麻痹症状更重。因合并其他后组脑神经的运动和感觉神经障碍，严重损害了喉的防御功能和吞咽功能，从而导致严重的误吸，吞咽困难，反复吸入性肺炎。双侧损伤引起的麻痹又称球麻痹，其更容易引起难以恢复的误吸以及吞咽困难。

临床检查是诊断声带麻痹的重要依据，也是分析病因、疾病分类、判断预后的前提。对鉴别诊断及治疗有更重要的指导意义。实验室检查，对不明原因的声带运动障碍需要鉴别诊断，如需要排除关节炎则检测类风湿因子、抗链 O 试验等，排除免疫性疾病，则检测相关的免疫学指标，排除肿瘤性疾病需要检测肿瘤标记物如 EB 病毒，排除鼻咽癌，颈部 CT 或

MRI 排除头颈部或胸部肿瘤，检测微量元素如铅、砷等，特发性声带麻痹可有上呼吸道感染史，但往往病因不明，需要做病毒学检测，细菌培养等明确致病菌，对诊断及鉴别诊断也有帮助。有条件的单位，尽量做喉神经电生理学检查，明确声带麻痹的性质、神经损伤的程度以及评价预后。

基于以上原因，各医疗机构在医疗质量控制方面要特别强调，声带麻痹明确病因学特别重要，尤其是对于咽喉部感染造成的失神经元性疾病，要高度重视，结合血清病毒学检查，基本可以确定感染性疾病，主要是全身或局部给予抗病毒药物，神经营养药物如甲钴胺、维生素 B1、改善微循环药物。针对特殊病因患者给予相应的药物治疗。保证患者安全。

二、病例介绍

病例 1　以单侧声带麻痹为首发的带状疱疹感染 1 例

【病例诊治过程】

患者，男，60 岁，因咽喉疼痛 5 天入院。自诉入院 5 天前过量饮酒后出现咽喉部疼痛，较剧烈，吞咽活动时加重，无声嘶，无呼吸困难，同时伴有头痛及右侧外耳道瘙痒伴耳痛，自觉疼痛不明显，无耳鸣及听力下降。病程过程中猛烈起身或坐起时有头晕症状，无视物旋转，严重时伴有恶心呕吐，呕吐物为胃内容物。始诊于当地区级医院，查喉镜：急性喉炎，右侧声带麻痹，声带白斑？未予药物及其他治疗，3 天前就诊于我院急诊，予甲强龙及左氧氟沙星输液治疗，症状改善不明显，遂收入院。查体：T36.6 ℃，P70 次 / 分，R20 次 / 分，BP125/85 mmHg，内科查体无阳性发现。专科检查：咽喉部黏膜充血，会厌舌面无明显隆起，会厌尖部偏右侧及右侧披裂可见片状白色溃疡面，会厌抬举可，右侧声带麻痹，双侧梨状窝、室带、喉室未见明显异常，颈部淋巴结未触及明显肿大。入院当天患者右侧外耳道可见大量黄色耵聍样物，鼓膜窥不清。入院第三天，患者诉右耳疼痛难忍，伴听力下降，无面瘫，右侧耳廓前上部头皮可见疱疹分布，部分已结痂，耳廓及周围皮肤未见疱疹分布，右侧外耳道内可见大量黄色粘稠分泌物，清理之后外耳道内可见疱疹，并有破溃渗出，肿胀，鼓膜完整标志可。喉 CT 增强扫描未见确切异常强化。头颅平扫提示：双侧基底节区缺血性病变，轻度脑萎缩，副鼻窦炎症。血常规示：单核细胞绝对值 0.63×10^9/L，单核细胞百分比 10.7%，电解质示：钠离子 134.8 mmol/L，氯离子 96.1 mmol/L，葡萄糖 8.05 mmol/L，甲状腺功能：T3 0.90 nmol/L，FT3 2.95 nmol/L。免疫全项、凝血功能、肝肾功能、尿常规、便常规、肿瘤标志物等未见明显异常。给予抗生素莫西沙星抗感染，甲强龙抗炎消肿，抗病毒药物更昔洛韦，夫西地酸乳膏外用，患者有眩晕症状，给予银杏叶、长春西汀等营养神经，改善微循环药物治疗，监测控制血糖。患者入院后第五天，咽喉部溃疡面积未见明显缩小，声带运动欠佳，头晕症状无明显改善，经小组讨论后认为不除外病毒性感染，随即给予病毒血清学检测，提示疱疹病毒滴度较高，给与抗病毒药物更昔洛韦后一周，咽喉部溃疡消失，吞咽疼痛症状消失，声带运动可，闭合可，头晕症状明显改善。

【临床诊治解析】

带状疱疹病毒感染至声带麻痹临床少见，医生专业知识准备不足，声带麻痹鉴别诊断不够深入，病毒血清学检测比较晚。

（1）带状疱疹是一种常见的病毒性皮肤病，由潜伏于机体神经节内的水痘 - 带状疱疹病毒再激活、复制后沿神经传递到皮肤所导致，常于机体免疫力低下时发生，表现为单侧皮肤呈带状分布的红斑，其上簇集丘疱疹、水疱等，可伴烧灼、疼痛感。发生于头面部，发生于咽喉部比较少见，患者为糖尿病病人，发病前有过度饮酒史，这些都能够造成免疫力低下，从而病毒感染。我们前期忽视了这些条件，以为是炎症感染，急性咽喉炎。

（2）鉴别诊断不足，特发性声带麻痹可有上呼吸道感染史，但往往病因不明。我们只想到声带麻痹可能是炎症感染，肿瘤压迫，中枢神经病变，查了脑及颈部 CT，忽视了病毒感染，从而造成病毒血清学检测比较晚，延误了治疗时机。

（3）治疗方案不够规范，在及时规范的系统抗病毒药物治疗的基础上，给予镇静止痛类，免疫调节类、营养神经类药物等也是常用的系统治疗方法。是否使用糖皮质激素存在一定的争议，一般认为糖皮质激素可缓解炎症反应，减轻神经元损伤，进而缓解疼痛有利于预后。但也有研究者认为糖皮质激素具有免疫抑制作用，可引起病毒扩散，不利于预后。

【专家点评】

声带麻痹或者说声带运动障碍是一种临床症状，通常临床医师使用电子喉镜或者间接喉镜观察到一侧或者双侧声带运动障碍，声带固定在旁正中位。造成声带麻痹的原因很多，临床常见的主要有喉返神经的损伤，颈胸部肿瘤的压迫，脑中枢的病变，医源性损伤等等，疱疹病毒造成的单侧声带麻痹比较少见，喉镜下表现为患侧的声带，披裂，会厌部，咽后壁或者侧壁的散在的或者片状的白色溃疡面，很少越过中线至对侧，同时患者可有或者部分伴有喉上神经损伤引起的呛咳，吞咽痛，发音疲劳感等，面神经损伤引起的面神经麻痹，前庭神经损伤引起的眩晕，走路不稳等症状，需要和急性咽喉炎，咽喉霉菌感染，突发性耳聋，脑梗塞等疾病鉴别诊断，病毒血清学检测，PCR 检测等可以明确致病病因。一旦诊断明确，对症治疗往往能够有很好的疗效。由于基层医院缺少病毒学检测设备，不能及时明确诊断，容易误诊误治，延误治疗，需要引起大家的注意。

（牛俊涛　李超　天津医科大学第二医院）

病例 2　不明原因声带麻痹 1 例

【病例诊疗过程】

患者，男性，64 岁，因声音嘶哑伴进食呛咳 2 月，发现鼻咽肿物 1 月入院。2 月前患者无明显诱因出现声音嘶哑伴进食呛咳，伴间歇性头痛，未予重视及治疗，1 月前初次就诊于某医院，纤维喉镜检查提示右侧声带麻痹，PET-CT 提示右侧声带松弛，鼻咽右后壁及邻近右侧咽隐窝软组织增厚，考虑恶性，鼻咽癌可能性大，邻近颅底骨质可疑受累。鼻咽顶部组织取病理回报：黏膜慢性炎症伴淋巴组织增生，免疫组化：CKpan、P63、CD3、CD20、Ki-67（相应+）。外院予抗炎止痛处理后症状无缓解。我院收住院后为进一步查找病因、明确诊断，查免疫相关化验、胃镜、甲状腺超声未见明显异常，电子鼻咽喉镜发现鼻咽顶偏右黏膜稍隆起，表面光滑，右侧声带固定不动（彩图 1-3-8-1）。进一步完善鼻咽增强 MRI 发现右侧咽鼓管圆枕、腭帆张肌、腭帆提肌、头长肌、枕骨斜坡、颈动脉鞘处黏膜下等 T1 信号影于增强后可见明显强化，动态曲线为持续性上升型，考虑非特异性炎性病变（图 1-3-8-2）。根据患者病史、查体及辅助检查考虑诊断：①右声带麻痹，病因待查；②鼻咽非特异性炎性病变？予甲泼尼龙、头孢米诺钠粉针抗炎、消肿治疗 12 天后进食呛咳症状缓解，声音嘶哑无改善。建议患者再次行鼻咽病变咬检手术，患者拒绝。出院 1 月后随访患者声音嘶哑较前无缓解，进食呛咳症状消失，复查电子鼻咽喉镜提示右侧声带麻痹存在，鼻咽增强 MRI 考虑非特异性炎性病变较前进展。

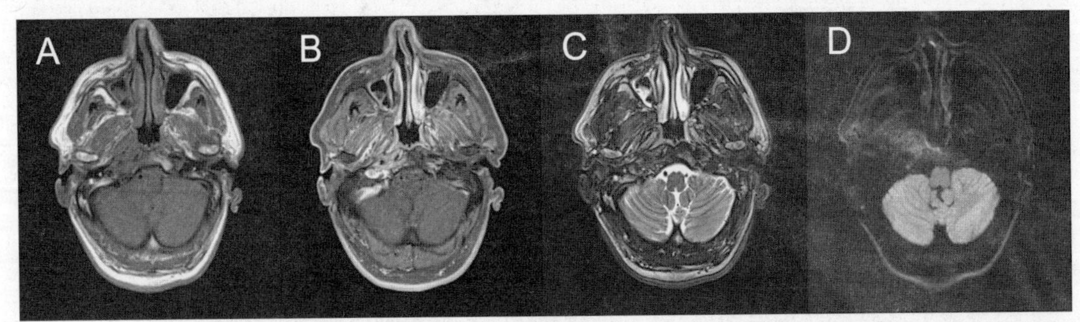

图 1-3-8-2 鼻咽增强 MRI：显示右侧咽鼓管圆枕、腭帆张肌、腭帆提肌、头长肌、枕骨斜坡、颈动脉鞘处黏膜下等 T_1 信号影于增强后可见明显强化，动态曲线为持续性上升型，考虑非特异性炎性病变

【临床诊治解析】

声带麻痹的病因复杂多样，临床症状亦不相同，临床中需规范诊疗。

1）声音麻痹病因复杂，分为中枢性损伤和外周性损伤。前者包括脑出血、脑外伤、帕金森病、延髓肿瘤、脑脊髓空洞症等。后者包括外伤（颅底骨折、颈胸部外伤、医源性损伤等）、肿瘤（鼻咽癌颅底侵犯、颅底副神经节瘤、肺癌、食管癌、甲状腺肿瘤、颈部肿瘤等）、炎症（流感、麻疹、疱疹、梅毒等）、先天性（如 Ortner 综合征）、特发性（不明原因导致的如神经脱髓鞘病变）、其他（放射治疗引起的神经损伤，铅、砷等中毒）。该患者无外伤史，无放射治疗及毒物接触史，相关检查排除肺癌、食管癌、甲状腺肿瘤及颈部肿瘤，仅发现右侧咽鼓管圆枕、腭帆张肌、腭帆提肌、头长肌、枕骨斜坡、颈动脉鞘处黏膜下病变，考虑非特异性炎性病变，且不能明确与声带麻痹的联系。

2）声带麻痹临床表现多样。

（1）单侧声带麻痹主要表现为不同程度的声音嘶哑，可伴有呛咳、误吸。

（2）双侧声带麻痹以呼吸困难为主要症状，可伴有声音嘶哑、呛咳、误吸，严重者可导致窒息。

（3）混合性声带麻痹可出现咽喉部感觉缺失或异常，咳嗽、误吸、吞咽困难等症状重，易引起吸入性肺炎。

（4）联合性声带麻痹可表现为严重的误吸、吞咽困难、反复吸入性肺炎，甚至需长期鼻饲。该患者表现为声音嘶哑，伴饮水进食呛咳，仅为右侧声带麻痹。

3）辅助检查是诊断声带麻痹的重要依据，是分析病因的前提，对疾病鉴别具有重要意义，包括喉镜检查、影像学检查（喉 CT、头 MR、颅底 MR、甲状腺 B 超、吞咽造影等）、实验室检查（免疫学指标、肿瘤标记物、微量元素等）。该患者在我院治疗期间积极完善上述辅助检查，逐步寻找病因。

【专家点评】

声带麻痹是耳鼻咽喉头颈外科的常见病之一，目前国内尚无流行病学资料。声带麻痹是支配喉内肌群的运动神经传导通路受损导致声带的运动障碍，可同时伴有喉的感觉神经障碍。该疾病的不同类型、不同病因、不同发病阶段，其症状各不相同，对于临床中考虑声带麻痹的患者，需积极寻找分析病因，积极完善相关检查，避免漏诊误诊。

【总结】

声带麻痹病因复杂，病程表现不一，除了重视中枢神经病变，颈部，胸部肿瘤占位压迫神经等情况外，要高度重视病毒感染因素，尤其是有免疫力低下病史患者，由于喉镜下表现为溃疡，伪膜生长，容易误诊为急性咽喉炎，一定要做病毒血清学检测，同时重视疱疹病毒引起的喉上神经症状，面神经，前庭神经症状，如吞咽疼痛，呛咳，耳部疼痛，眩晕等，避免和积极处置并发症。病历书写规范。避免发生严重后果。

（熊鑫　杜建群　王巍　天津市第一中心医院）

【参考文献】

[1] 中华耳鼻咽喉头颈外科杂志编辑委员会咽喉组，中华医学会耳鼻咽喉头颈外科学分会咽喉学组，中华医学会耳鼻咽喉头颈外科学分会嗓音学组. 声带麻痹诊断与治疗专家共识 [J]. 中华耳鼻咽喉头颈外科杂志 [J].202 1，56（3）：198-209.

第九节　喉淀粉样变性

一、疾病概述

淀粉样变是一种全身性代谢性疾病，淀粉样蛋白质在不同组织细胞间沉积，沉积的部位不同引起不同的临床表现，根据病变部位及范围，可分为全身性和局部性，局部性淀粉样变最多见于喉部，占喉部良性病变的 0.2%~1.2%，常与喉部肿瘤相混淆。

（一）目前两种理论阐述其发病机理

1. 浆细胞对于炎性抗原的反应。

2. 机体不能清除淋巴组织内浆细胞产生的轻链蛋白，导致蛋白质沉积。

（二）淀粉样变分类

常采用 Symmers 分类：①原发性淀粉样变（局部或全身性）；②继发性淀粉样变（局部或全身性）；③与多发性骨髓瘤相关淀粉样变；④遗传或家族性淀粉样变。依据淀粉样纤维丝形成的前体蛋白类型，又可将淀粉样变分为系统性轻链型淀粉样变性、淀粉样 A 蛋白

(AA)型淀粉样变性、遗传性淀粉样变性等类型。

喉淀粉样变多属原发局部型，偶属全身性局部表现，而口腔及鼻咽部淀粉样变可为全身性病变的局部表现。需排除全身系统性淀粉样变性(如多发性浆细胞瘤、类风湿性疾病、结核及家族性综合征等)，必要时多学科会诊。全身性淀粉样变中系统性轻链型淀粉样变性是临床最为常见的一种类型，可累及全身多个脏器，治疗及预后同局部性病变有很大差异。

(三)临床表现

喉淀粉样变多以声嘶就诊，随病程进展可出现呼吸困难，也可单独或伴随咽部异物感、咳嗽等症状。该病进展缓慢，多数患者多年无明显临床症状。蛋白质沉着可出现不同程度钙化，但此钙化密度较低，散在分布呈沙粒样，可作为 CT 检查中与喉部恶性肿瘤鉴别特点之一。影像学检查可显示病变范围，对选择治疗方法和手术路径有指导意义。喉淀粉样变内镜下通常黏膜光滑完整，黏膜下弥散性或结节状隆起，呈淡红色、黄色不规则斑块，病变沿管壁弥漫浸润性生长，造成声门、声门下狭窄。若病变累及声带，在频闪喉镜下也可显示为声带黏膜波及震动减弱或消失。喉淀粉样变病理切片 HE 染色可见大量均质嗜伊红染物质沉积于细胞间质，通常分布在黏液腺及血管周围的平滑肌、结缔组织处，也可沉积血管壁外层，以血管为中心向周围侵袭，因此病变部位存在一定出血倾向。刚果红染色目前被认为是最特异的组织化学检查，是诊断该疾病的金标准。

(四)治疗

对于局限孤立性喉淀粉样变主要治疗方法是手术切除，早期手术，彻底切除，预后良好。手术应在切除病变与保留和重建喉功能之间平衡，治疗方案须“个体化”。根据病变范围及患者意愿，选择颈外入路喉裂开或支撑喉镜下激光切除，后者目前应用最广。目前尚无恶变的文献报告，部分学者主张对局限性喉淀粉样变，如无临床症状，可暂不行临床干预。全身应用皮质类固醇激素及放疗通常无效。系统性淀粉样变预后差，其中轻链型淀粉样变患者目前中位生存期为 5 年左右。明确诊断后，只有 5%~30% 患者生存期≥ 10 年。系统轻链型淀粉样变患者，治疗主要是应用包括硼替佐米、来那度胺和沙利度胺等药物的化疗，治疗的目的是尽快达到一个充分、长期的血液学缓解。

二、病例介绍

表现为喉肿物的喉淀粉样变 1 例

【病例诊治过程】

患者，男性，45 岁，因“声音嘶哑 1 月”入院，1 个月前饮酒后出现声音嘶哑，伴咽异物感，未予重视，症状持续未缓解，于我院行电子鼻咽喉喉镜检查，见右侧室带肿物，表面光滑，声带活动正常，声门闭合可，影像学检查见喉部局灶性钙化，呈沙粒样，初步诊断“喉肿物”，收入院进一步检查治疗。完善术前化验检查，排除手术禁忌症，排除全身系统性淀粉样变性，全麻下行内镜支撑喉镜下喉肿物活检术 + 肿物切除术，术中切取部分肿物送冰冻病理检查，明确为良性病变，动力系统切除室带肿物，直至可完全暴露右侧声带，彻底止血，完成手术，术后大体病理结果回报为淀粉样变性。术后经抗炎、抑酸、雾化吸入治疗后，恢复良好出院，后期复查术区愈合良好，肿物无复发，声音恢复良好。术前检查见图 1-3-9-1、彩图 1-3-9-2 及彩图 1-3-9-3，术中情况见彩图 1-3-9-4，术后半年随访见彩图 1-3-9-5。

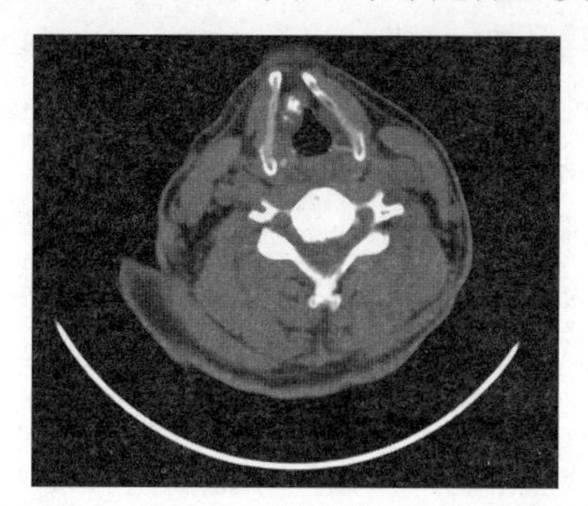

图 1-3-9-1　术前 CT：喉部局灶性钙化，呈沙粒样

【临床诊治解析】

（1）喉淀粉样变性是一种少见的良性疾病。临床特征及影像学检查无特异性，对于内镜下非典型喉肿物表现者，要想到本病可能。

（2）本病需与喉癌鉴别，应与患者充分沟通，术中如为恶性，则按照喉恶性肿瘤切除原则进行，如术中冰冻切片不能提供明确病理诊断结果，则可考虑术后常规石蜡病理确诊后二期手术。

（3）本病病理属性为良性，且很少有恶变趋势，总体策略应趋保守，以保留喉功能为主，制定个性化方案，必要时可分期手术，甚至部分切除结合，有复发可能故长期随访。

【专家点评】

内镜支撑喉镜下喉部良性肿瘤切除术要点。

（一）术前注意事项

1. 术前常规检查

（1）电子鼻咽喉镜检查：结合 NBI 功能查看肿物大小、形态、色泽、质地及范围，动态评估声带的活动度。也可术前局麻电子鼻咽喉镜下完成肿物活检术。

（2）喉部 CT：评估病变范围及周围骨、软骨完整性，必要时行增强 CT 及增强核磁检查，有助于判断病变性质。

（3）如高度怀疑恶性肿瘤，需完善相关全身检查，排除有无淋巴结转移及远处脏器转移。对于基础疾病较多的病人，术前需完善相关全麻术前检查，对于慢性缺氧伴有低氧血症的患者完善动脉血气分析及肺功能检查，治疗基础病，以确保围手术期安全。

2. 知情同意　要充分考虑手术的复杂程度及可能出现的并发症，与患者及家属做好沟通，告知拟定的手术方案、术式，以及术中根据冰冻快速病理回报结果可能更改的术式，需要术中变更方案的告知，每一种手术方案的手术风险，获得患者及家属知情同意后再行手术。

（二）术中注意事项

（1）建议麻醉医师使用 6.5 号气管插管以改善喉部显露范围，插管前喉部喷洒表麻药可减少支撑喉镜刺激引起的心率抑制，酌情加大肌松剂剂量有助于支撑喉镜暴露。心率低于50次/分或心律不齐时须退出喉镜。

（2）无需肩下垫枕，头部应充分后仰。避免上唇或下唇不慎卷入损伤，前切牙松动脱落。

（3）声带前段显露不佳时可按压喉部。

（4）声带手术确保一侧声带前段近前联合处声带黏膜完整，防止术后声带粘连，对于良性肿瘤必要时采用分期手术方法。

（5）术毕术腔妥善止血，仔细检查，尤其是声门下、喉室等部位，防止棉球等异物残留。

（6）退出喉镜时检查会厌是否肿胀，术中可静脉滴注地塞米松或甲泼尼龙。

（7）检查咽侧壁、舌根腭弓交界处，如有损伤，用肾上腺素盐水棉球妥善止血，黏膜撕裂可用可吸收线缝合。

（8）检查牙齿有无松动或脱落，必要时请口腔科台上会诊做固定处理。

（三）术后注意事项

（1）术后密切监测患者生命体征，观察呼吸，防止术后喉阻塞。应用地塞米松、甲泼尼龙等减轻喉内肿胀。

（2）术后出血：咽侧、舌根部位出血用0.1%肾上腺素或过氧化氢溶液棉球压迫止血；喉腔出血一般量不大，给予镇静、止血药物，量多时全身麻醉气管插管止血。

（3）应用抗生素，预防感染。

（4）术后禁声休息1~2周。可结合雾化吸入辅助治疗。

【总结】

对于喉淀粉样变患者一定要详细询问病史，病变组织取活检，刚果红染色为诊断金标准。确诊喉淀粉样变后，须行相应检查排除全身性病变，辅助影像学检查，确定病变范围。根据患者症状、病变范围及自身需求制定“个体化”治疗方案，尽量保留喉功能及患者发音质量，保持呼吸道通畅。内镜支撑喉镜喉肿物切除术不失为一个较好的手术选择，也可选择支撑喉镜显微镜下CO_2激光手术。术后密切随访。

（廉梅　邱新峰　程万民　天津市第五中心医院）

【参考文献】

[1] 郭志华，崔鹏程，赵大庆. 原发性喉淀粉样变性4例及文献回顾[J]. 中国耳鼻咽喉颅底外科杂志，2020：76-79.

第十节　IgG4相关性疾病

一、疾病概述

IgG4相关性疾病（immunoglobulin-G4 related disease，IgG4-RD）是近年来新被定义的一

种由免疫介导的慢性炎症伴纤维化的疾病，主要组织病理表现为以 IgG4+ 浆细胞为主的淋巴、浆细胞浸润，并伴有席纹状纤维化、闭塞性静脉炎和嗜酸性粒细胞浸润。该病几乎可累及身体的各个部位，少数患者仅有单个器官受累，而大多数患者则同时或先后出现多个器官病变。

（一）临床表现

IgG4-RD 是一系统性疾病，可累及全身多个器官和组织，包括唾液腺、胰腺、泪腺、眶周及眶内组织、淋巴结、胆系、肾脏、甲状腺、神经系统、腹膜后、肠系膜、皮肤、肝脏、肺、胸膜、纵隔、心包、动脉、乳腺、前列腺等。显著升高的血清 IgG4 水平和肿块样病灶是本病最常见的临床表现，肿块样病变和持续性免疫炎症反应导致的纤维化可对受累脏器及其周围组织造成压迫和不可逆的损伤，甚至器官功能衰竭。患者可先后或同时出现多个脏器受累，起病症状和临床表现因受累器官不同而复杂多样。不同脏器受累患者临床特点差异较大，患者首诊科室多在普通外科和口腔科，而 67% 的患者在风湿免疫科确诊。此外，本病因肿块样病变易被误诊为肿瘤，导致部分患者接受不必要的手术治疗或放化疗。

（二）辅助检查特点

1. 实验室检查　血清 IgG4。血清 IgG4 水平升高见于绝大多数 IgG4-RD 患者，并非所有 IgG4-RD 患者血清 IgG4 水平均升高，部分 IgG4-RD 患者血清 IgG4 水平可正常。IgG4 与受累器官数量和 IgG4-RD 反应指数（IgG4-RD RI）评分呈正相关，有效治疗后血清 IgG4 水平下降可反映免疫炎症控制，但血清 IgG4 水平升高并不是 IgG4-RD 特异的生物学指标，IgG4 水平升高亦可见于其他多种疾病，如肿瘤、系统性血管炎、慢性感染、过敏性疾病等。与临床表现、影像学检查及病理检查结果等相结合时，IgG4 水平对 IgG4-RD 的诊断仍具有较高的价值，特别是随着血 IgG4 水平升高，其诊断的特异性亦升高，因此检测血清 IgG4 水平仍具有十分重要的临床意义，可作为本病重要的筛查指标。几乎所有患者经糖皮质激素（以下简称激素）或其他有效治疗病情得到控制后，血清 IgG4 水平均显著下降，然而有相当比例的患者 IgG4 水平并不能降至正常，特别是基线时数值较高的患者不易降至正常水平。维持治疗期间 IgG4 升高并不预示疾病复发，但持续进行性升高者复发风险增加，需密切监测。

2. 影像学检查　影像学检查在 IgG4-RD 诊断、鉴别诊断和评估治疗反应方面均具有重要意义。IgG4-RD 可累及全身多个器官和系统，由于该病病程进展较隐匿，早期部分受累部位无相应的症状和体征，故影像学不仅用于评估受累部位的特征、范围和病变活动性，亦有助于发现一些无症状的内脏器官受累。目前 CT 和 MRI 在 IgG4-RD 的诊疗中应用最为广泛，其特征性表现是诊断 IgG4-RD 的重要依据，亦用于评估治疗反应。IgG4-RD 导致的器官损害往往在 CT 表现为器官弥漫性或局灶性肿大，而在 MRI 的 T2 加权像表现为低信号。近年来 18 F- 脱氧葡萄糖 PET/CT（18 F-FDG-PET/CT）在 IgG4-RD 中的应用亦逐渐受到关注。18 F-FDG-PET/CT 所显示的特征性器官受累类型对诊断有很好的提示，同时该检查可辅助进行 IgG4-RD 的鉴别诊断，尤其在受累部位活检难度大，难以进行组织病理学检查时。

3. 组织病理学检查　组织病理学检查是诊断 IgG4-RD 的主要标准之一。2011 年 IgG4-

RD国际研讨会上达成的病理诊断专家共识中，特征性病理表现包括以下两点。

（1）特征性的组织学表现：大量淋巴和浆细胞浸润、席纹状纤维化及闭塞性静脉炎。

（2）IgG4+浆细胞浸润：受累组织中IgG4+浆细胞数升高，IgG4+浆细胞/IgG+浆细胞比值升高。其他常见组织病理学特征包括，管腔未堵塞的静脉炎和嗜酸性粒细胞浸润。

（三）诊断

由于对该病认识时间较短，我国IgG4-RD的整体诊治水平参差不齐，国内亦无相关专家共识或诊治指南。为进一步提高各专业医生对IgG4-RD的认识和规范诊治水平，由中国罕见病联盟与中华医学会风湿病学分会联合组织专家组，在总结国内外经验和研究结果的基础上，推荐依据2011年日本制定的IgG4-RD综合诊断标准及2019年美国风湿病学会（ACR）/欧洲抗风湿病联盟（EULAR）制定的IgG4-RD分类标准进行诊断（表1-3-10-1）。2011年日本制定的IgG4-RD综合诊断标准：（1）临床检查显示1个或多个脏器特征性的弥漫性/局限性肿大或肿块形成；（2）血清IgG4升高（>1 350 mg/L）；（3）组织病理学检查显示：①大量淋巴细胞和浆细胞浸润，伴纤维化；②组织中浸润的IgG4+浆细胞/IgG+浆细胞比值>40%，且每高倍镜视野下IgG4+浆细胞>10个。符合上述3条标准，可确诊。符合上述标准（1）+（3）为可能诊断。符合上述标准（1）+（2）为可疑诊断。IgG4-RD必须与累及脏器的肿瘤相鉴别（如癌，淋巴瘤），与类似疾病相鉴别（如干燥综合征、原发性硬化性胆管炎、Castleman病、继发性腹膜后纤维化、肉芽肿性多血管炎、结节病、变应性肉芽肿性血管炎）等。应用2019年美国风湿病学会（ACR）/欧洲抗风湿病联盟（EULAR）制定的IgG4-RD分类标准（见表1-3-10-1）进行诊断需4步：（1）必须符合纳入标准；（2）不能符合任何一项排除标准；（3）包含项目逐一评分；（4）总分≥20分可诊断。

表1-3-10-1 2019年美国风湿病学会（ACR）/欧洲抗风湿病联盟（EULAR）制定的IgG4-RD分类标准

步骤	内容	是否符合标准
1. 纳入标准	包含以下类型器官的临床或影像学特征[a]，胰腺、唾液腺、胆管、眼睡、肾脏、肺脏、主动脉、腹膜后、硬脑脊膜或甲状腺［利德尔（Riedel）甲状腺炎］，或以上器官不明原因的炎症伴淋巴、浆细館浸润的病理证据	是或否（如果不符合纳入标准，则患者不能进一步考虑为符合IgG4-RD分类标准
2. 排除标准	临床：发热、对激素治疗无客观反应。 血液学：不明原因的白细胞减少症和血小板减少症、外周血嗜酸性粒细胞增多、抗中性粒细胞胞浆抗体（ANCA）阳性（特异性针对蛋白酶3或髓过氧化物酶）、抗SSA抗体或抗SSB抗体阳性、抗双链DNA抗体、抗核糖体蛋白抗体或抗SM抗体阳性、其他疾病特异性自身抗体阳性、冷球蛋白血症。 影像学：怀凝恶性肿瘤或感染，尚未充分证实、影像学进展迅速、长骨病变符合Erdheim-Chester病脾肿大。 病理学：细胞浸润提示恶性肿瘤，尚未充分评估、符合炎性肌纤维母细胞瘤的标记、突出的中性粒细胞炎症、坏死性血管炎、显著的坏死改变、原发性肉芽肿性炎症、巨噬细髋/组织细胞病的病理特征、已知的以下诊断【多中心型Castleman病、克罗恩病或溃疡性结肠炎（如果只存在胰胆病变）、桥本甲状腺炎（如果只有甲状腺受累）】。	是或否（如果符合排除标准，则患者不能进一步考虑为符合IgG4-RD分类标准

续表

步骤	内容	是否符合标准
如果符合纳入标准，同时不符合任何一项排除标准，进行步骤 3		
3. 包含项目	内容	权重（每项中只计入最高权重分数
	病理学	
	无病理信息 密集淋巴、浆细胞浸润	+0 +4
	密集淋巴、浆细胞浸润和闭塞性静脉炎	+6
	密集淋巴、浆细胞浸润和席纹状纤维化伴或不伴闭塞性静脉炎	+13
	免疫组化染色（淋巴结、胃肠道黏膜表面和皮肤的病理检查不计入免疫组化染色评分）： 0~16 分计分如下：（1）0 分：$IgG4^+$ 浆细胞 /IgG^+ 浆细胞比值为 0~40% 或不确定[b]，且 $IgG4^+$ 浆细胞数 / 高倍为 0~9。（2）7 分：① $IgG4^+$ 浆细胞 /IgG^+ 浆细胞比值≥ 41%，且 $IgG4^+$ 浆细胞数 / 高倍为 0~9 或不确定[b]；② $IgG4^+$ 浆细胞 /IgG^+ 浆细胞比值 0~40% 或不确定[b]，且 $IgG4^+$ 浆细胞数 / 高倍≥ 10 或不确定[b]。（3）14 分：① $IgG4^+$ 浆细胞 /IgG^+ 浆细胞比值为 41%~70%，且 $IgG4^+$ 浆细胞数 / 高倍≥ 10。；② $IgG4^+$ 浆细胞 /IgG^+ 浆细胞比值为≥ 71% 或不确定[b]，且 $IgG4^+$ 浆细胞数 / 高倍为 10~50。（4）16 分：$IgG4^+$ 浆细胞 /IgG^+ 浆细胞比值为≥ 71%，且 $IgG4^+$ 浆细胞数 / 高倍≥ 51。	
步骤	内容	权重（每项中只计入最高权重分数
	血清 IgG4 水平	
	正常或未检	+0
	正常 ~<2 倍参考值上限	+4
	2~5 倍参考值上限	+6
	≥ 5 倍参考值上限	+11
	双侧泪腺、腮腺、舌下腺和颌下腺	
	无任何一组腺体受累	+0
	一组腺体受累	+6
	两组或更多腺体受累	+14
	胸部	
	未检查或下列项目均未出现	+0
	CT 示支气管血管（束）周围及间隔线增厚	+4
	影像学显示胸椎旁带状软组织	+10
	胰腺及胆管系统	
		+0
	影像学显示弥漫性胰腺增大（无分叶） 影像学显示弥浸性胰腺增大和包膜样低强化带	+8 +11
	影像学显示胰腺（上述任意一种）和胆管受累	+19
	肾脏	
	未检查或下列项目均未出现	+0
	低补体血症	+6

续表

步骤	内容	是否符合标准
	影像学显示肾盂增厚 / 软组织	+8
	增强 CT 示双侧肾皮质低密度区	+10
	腹膜后	
	未检查或下列项目均未出现	+0
	影像学显示腹主动脉壁野弥漫性增厚	+4
	影像学显示腹动脉以下的主动脉或髂血管周围或前外侧软组织	+8
4. 总分	符合纳入标准，同时不符合任何一项排除标准，累积权重分数≥ 20 分可诊断 IgG4-RD	

注：[a]受累器官肿大或肿瘤样肿块，但以下器官受累常为非肿块病变，（1）胆管，更倾向发生狭窄；（2）主动脉，典型特征是管壁增厚或动脉瘤形成；（3）肺部，常见支气管血管束增厚。[b]在某些待殊情况下，无法清楚地量化染色阳性细胞浸润，但仍可确定细胞数至少 10 个 / 高倍。由于多种原因，通常与免疫染色质量有关，无法精确计算 IgG4+ 浆细胞数，但仍可以将结果分组到适当的免疫染色类别中。

（四）治疗

IgG4-RD 的治疗强调个体化，治疗目标是减轻病灶炎症，维持疾病缓解，保护脏器功能，同时尽量减少治疗相关的不良反应。

1. 激素治疗 可用于疾病的诱导缓解和维持阶段。

（1）诱导缓解治疗：中等剂量激素，相当于泼尼松 30~40 mg/d，是目前最常推荐的起始用量。绝大多数患者激素治疗起效迅速。初始剂量治疗 2~4 周病情有效控制后可规律减量，每 1~2 周减 5 mg，至维持剂量。激素减量速度亦应根据临床病情改善情况、血清学指标变化（如肝肾功能、IgG4 水平等）及影像学结果等进行调整。激素治疗 2~4 周后，如激素治疗无效，需高度警惕其他模拟 IgG4-RD 的疾病，如肿瘤等，应重新审视诊断是否正确。

（2）维持治疗：IgG4-RD 病情复发较常见，众多研究表明，经诱导缓解后，小剂量激素维持治疗可降低复发率，维持治疗时间推荐 1~3 年。

2. 免疫抑制剂与糖皮质激素联合使用 当患者存在单用激素治疗不能充分控制病情，或因疾病持续激素不能递减，或减量过程中疾病反复，以及激素副作用明显时，推荐联合使用激素助减药物，主要包括传统免疫抑制剂和生物制剂。

（1）传统免疫抑制剂包括吗替麦考酚酯、硫唑嘌呤、环磷酰胺、来氟米特、甲氨蝶呤、环孢霉素、他克莫司、6- 巯基嘌呤、沙利度胺、艾拉莫德等。其中，以吗替麦考酚酯和硫唑嘌呤在临床应用最为广泛，这两种药物对 IgG4 相关胰腺炎、胆管炎及硬脑膜受累的患者均被证实有效。

（2）生物制剂：生物靶向治疗在 IgG4-RD 中应用逐渐受到重视。利妥昔单抗为抗 CD20 单克隆抗体，主要用于清除 B 细胞，在初治和复发 IgG4-RD 均取得了较好的疗效。利妥昔单抗可用于传统治疗失败，激素减量过程中复发，存在激素抵抗或不耐受的 IgG4-RD 患者。目前推荐利妥昔单抗的使用方法有两种，静脉输注每周 375 mg/m^2，×4 次；或静脉输注 1 000 mg/ 次 ×2 次，隔 2 周 1 次；用药前可予甲泼尼龙 100 mg 预防输注反应。

3. 手术治疗　当 IgG4-RD 患者特殊部位受累，可能引起压迫等导致器官功能障碍等紧急情况，如药物治疗不能迅速解除时，需采取快速、有效的外科手术或介入治疗进行干预，尽快缓解症状，避免病情进一步恶化，为后续药物治疗创造条件。

二、病例介绍

病例 1　IgG4 相关性疾病

【临床诊疗经过】

患者，女性，53 岁。主诉：咽部不适 2 月余，咽异物感 20 天。患者于入院 2 月前感冒后出现咽部不适，伴咽干、咳嗽、咳黄痰，曾就诊于当地卫生所，考虑为“急性咽喉炎”，予静滴“头孢呋辛”“地塞米松”等抗感染治疗 4 天，症状未见明显缓解。患者入院前 20 天出现咽异物感，伴吞咽哽咽感，偶有进食呛咳。查体：见咽后壁淋巴滤泡、舌扁桃体增生明显。右侧扁桃体Ⅱ°肿大，表面可见坏死物附着。完善胸部 CT：右肺上叶磨玻璃结节影；电子鼻咽喉镜：右侧扁桃体肿物，慢性咽炎；颈部 MR 平扫 + 增强：①右侧腭扁桃体区异常信号，考虑占位，请结合临床；②所示双侧腮腺、颌下腺多发淋巴结显影，部分肿大；颈部超声：右侧颈部淋巴结肿大。外院病理结果：第一次报告：黏膜溃疡，鳞状上皮增生、乳头样增生伴过度角化及坏死，黏膜内淋巴组织增生，肿瘤待排，需免疫组化协诊。第二次报告：黏膜溃疡，鳞状上皮假瘤样增生、乳头样增生、伴过度角化及坏死；黏膜内淋巴组织增生，结合免疫组化不能完全除外淋巴瘤，补充免疫组化及基因检测协诊。免疫组化结果：AE1/AE3（CK）（上皮 +），CK5/6（上皮 +），P40（上皮 +），CD3（+），CD20（+），CD21（FDC+），CD79a（+），CD5（+），CD56（56 C04）*（-），TTF-1（散在 +），GranzymeB（散在 +），CD4（+），CD8（散在 +），CD10*（生发中心 +），Bcl-2（生发中心 -），Ki-67（10%+）。补充报告：EBER 原位杂交：（-）。患者于院外诊断不明确。我院收治后完善相关检查：免疫全项 + 风湿抗体 +IgG 亚类、血沉等免疫相关检查未见确切异常，颈部 CT 平扫 + 增强见（图 1-3-10-1）报告：①口咽右侧壁增厚并局部肿块，双侧颏下间隙、颈动脉间隙、颈后间隙及颈根部多发异常强化肿大淋巴结影，以上考虑肿瘤性病变可能性大；② 右侧会厌豁及梨状窝变浅，右侧杓会厌皱襞增厚。胸部 CT 平扫报告：①右肺上叶磨玻璃密度斑片影，首先考虑感染性病变，请结合临床复查；②考虑两肺支气管炎；③两肺间质纹理增多；④右肺中叶索条影，考虑慢性炎症或肺膨胀不全；⑤主动脉硬化；心腔密度减低，提示贫血；⑥甲状腺情况请结合超声检查。腹部 CT 平扫报告：①左侧肾上腺内侧枝稍饱满，请结合临床及实验室检查，必要时进一步检查；2. 少量盆腔积液。我院病理结果回报：1.（右扁桃体 1）检材为坏死组织和肉芽组织伴多量嗜中性粒细胞浸润，免疫组化染色示 CD20 和 CD3 阳性，TIA 散在弱阳，CD56 阴性，Ki-67 生发中心高表达。②（右扁桃体 2）伴淋巴细淋巴组织增生，局部血管扩张、浆细胞和嗜酸性粒细胞浸润，周围可见少量纤维化，免疫组化染色示 IgG4 阳性细胞 50 个 /HPF，IgG 阳性细胞 60 个 /HPF，IgG4 阳性细胞 / IgG 阳性细胞比值为 83%。结合患者临床表现及我院病理结果最终诊断为：IgG4 相关性疾病。随后经免疫抑制剂 + 糖皮质激素治疗后好转（见图 1-3-10-2）出院，现随访过程中。

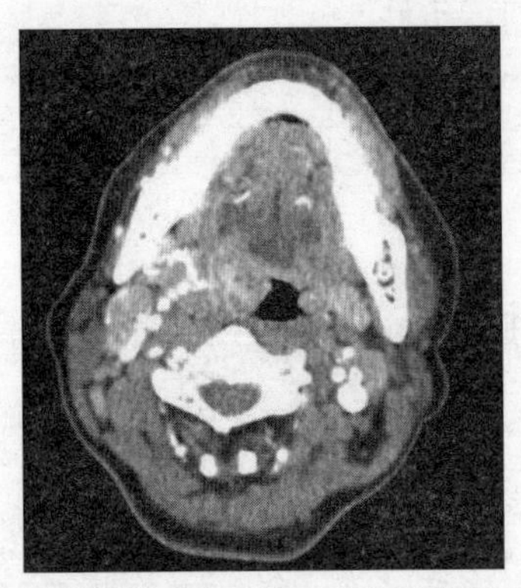

图 1-3-10-1 治疗前颈部 CT 平扫 + 增强

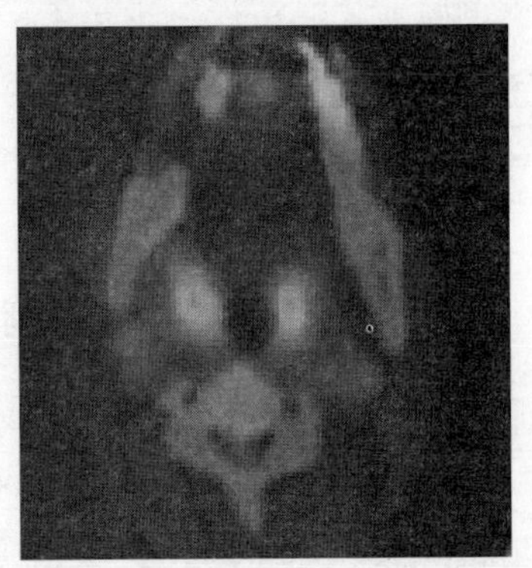

图 1-3-10-2 治疗后 PET-CT，可见肿物缩小

【临床诊治解析】

（1）回顾患者于院外治疗过程，患者有右侧扁桃体肿大，查体所见倾向于恶性改变，完善相关颈部 MR 及颈部超声均指向右侧扁桃体恶性病变，随后完善右侧扁桃体活检再次证实该怀疑诊断。

（2）我院收治后，结合患者扁桃体肿大、颈部淋巴肿大的特点，完善免疫相关检查，均无特征性指向，再次完善病理活检提示：IgG4 阳性细胞 50 个 /HPF，IgG 阳性细胞 60 个 /HPF，IgG4 阳性细胞 / IgG 阳性细胞比值为 83%。最后确诊，给与恰当治疗后好转出院。使患者得到了有效的治疗。

【专家点评】

（1）该病单器官发病、无特异性 IgG4 增高及特征性病理表现时较难诊断，同时临床医师无该疾病的知识储备时也较难诊断该病。

（2）虽然该病具有显著升高的血清 IgG4 水平和肿块样病灶是本病最常见的临床表现，以及特征性病理表现，然而在临床实际应用中国国内对该病认识时间较短，无较为规范及统一的诊断流程，同时血清 IgG4 不是其特征性生物学指标，肿块样病灶易与肿瘤混淆，而深部器官受累或某些受累部位活检难度大时病理检查无法实现，部分受累组织中三个特征性病理表现通常不同时出现，且三个特征在不同受累器官的表现亦不一致。

（3）临床上有多种疾病与 IgG4-RD 的组织病理学表现相似，如慢性感染、淋巴瘤、实体肿瘤、系统性血管炎、结节病、浆细胞型 Castleman 病、罗道病（Rosai-Dorfman 病）、脂质肉芽肿病（Erdheim-Chester 病，ECD）、炎性肌纤维母细胞瘤等。

基于以上原因该病在临床中易被误诊误治，故本文分享一例 IgG4 相关性疾病的诊治，回顾患者治疗经历及诊治疗程，不仅增加临床医师的知识储备，同时在诊断该病时提供了经验。

（张耕 天津医科大学总医院）

病例2　首诊为急性披裂炎的IgG4相关性疾病并发真菌性食道炎1例

【病例诊疗过程】

患者，男性，62岁，主诉：吞咽困难伴发热3天入院。现病史：患者3天前受凉后出现吞咽困难，伴有低热，轻度咽痛，体温未超过38 ℃，否认进食呛咳及声音嘶哑症状，我科门诊行电子喉镜检查提示会厌溃疡，给予抗感染、抗炎对症治疗，患者自觉症状存在加重趋势，再次复查电子喉镜提示咽喉部病变较前加重，以急性会厌炎、会厌溃疡收入我科。发病以来，患者否认呼吸困难，伴有右侧阵发性三叉神经痛性头痛，精神、睡眠良好，进食差，大小便如常，体重无明显变化。既往史：糖尿病病史3年，口服二甲双胍维持治疗，空腹血糖控制在5 mmol/L左右；右侧三叉神经痛病史5~6年，发作不频繁；自身免疫性胰腺炎病史3年余，长期自行口服醋酸泼尼松片1.5片（7.5 mg）1次/日。入院后查体：体温：37.6 ℃，脉搏：74次/分，呼吸：18次/分，血压：170/99 mmHg，心肺腹查体未见明显阳性体征。专科查体：口咽部黏膜急性充血，软腭上抬良好，双侧扁桃体无肿大，表面光滑，未见异常分泌物，悬雍垂居中，咽反射灵敏。间接喉镜下见：会厌急性充血，无明显肿胀，会厌喉面偏右侧可见小溃疡，会厌抬举可，双侧梨状窝可见白色分泌物潴留，右侧为重，双侧声带急性充血，表面光滑，闭合良好。电子喉镜：双侧声带充血，活动好，右侧披裂及右侧杓会厌襞充血肿胀，会厌喉面溃疡，右侧梨状窝积液，左侧梨状窝光滑（彩图1-3-10-3）。初步诊断：①急性会厌炎；②会厌溃疡；③2型糖尿病；④三叉神经痛；⑤自身免疫性胰腺炎。入院后给予头孢类抗生素静滴及激素雾化吸入治疗，复查电子喉镜提示咽喉部黏膜急性充血较前明显好转，右侧梨状窝仍大量分泌物潴留（彩图1-3-10-4）。

系统抗感染治疗1周患者吞咽困难症状并无明显改善，需进一步寻找病因。患者右侧室带及杓会厌襞组织仍肿胀，于内镜下给予活检组织送病理，病理结果排除肿瘤性病变。考虑患者梨状窝分泌物潴留及明显吞咽困难，需要进一步完善电子食道镜及胃镜检查提示：食管中段为主可见大量白色分泌物，刷检除去分泌物其基底红，贲门开放自然，胃窦前壁一处痘疹样糜烂。镜下诊断：真菌性食管炎（彩图1-3-10-5）。给予伏立康唑200 mg，1次/12 h口服抗真菌治疗。经系统抗真菌治疗2周后，患者临床症状明显好转。复查电子喉镜：双侧室带黏膜光滑，喉室无膨隆，双侧声带黏膜光滑，轻度肥厚，右侧声带活动度差，左声带活动好，闭合可，双侧披裂及披裂会厌皱襞黏膜光滑，双侧梨状窝黏膜光滑，无分泌物潴留（彩图1-3-10-6）。出院后继续免疫科随访。

【临床诊治解析】

（1）患者以“吞咽困难”为主诉，同时存在“受凉”诱因，查体见咽喉部黏膜充血、肿胀，临床首先考虑为常见的炎症性病变，给予留取咽拭子细菌培养，同时经验性抗感染用药治疗，但患者临床症状无明显改善，甚至存在加重趋势。回顾相关辅助检查结果：血常规+C反应蛋白：白细胞6.13×10^9/L，中性粒细胞百分比69.26%，淋巴细胞百分比15.84%，单核细胞百分比13.11%，C反应蛋白3.10 mg/L。口咽部咽拭子细菌培养结果：菌群分布草绿色链球菌约60%，奈瑟菌约40%；普通培养无致病菌生长。患者细菌感染指标不突出，需进一步明确病因。

（2）电子喉镜提示右侧杓会厌襞及室带组织较对侧明显肿胀，需警惕占位性病变，因而取病理进一步排查。病理回报：（右室带）材料为小片鳞状上皮；（右梨状窝）鳞状上皮假上皮瘤样增生。患者血清 IgG4 达到 3.09 g/L，结合患者既往自身免疫性胰腺炎病史，考虑存在 IgG4 相关性疾病可能，但该患者激素治疗症状改善不明显。

（3）从解剖结构看喉部与食道相延续，同时患者以吞咽困难为主诉，梨状窝大量分泌物潴留，故完善电子食道镜检查明确邻近器官是否受累。最终明确存在真菌性食道炎，给予抗真菌治疗有效。

【专家点评】

（1）IgG4 相关性疾病，是一种以血清 IgG4 水平升高并伴有 IgG4 阳性浆细胞浸润组织和器官为特征的，免疫介导的慢性炎症伴纤维化的疾病，可以影响多个器官和系统，并致其肿大、组织破坏、甚至衰竭。此例 IgG4 相关性疾病伴真菌性食道炎患者，起初被误诊为“急性披裂炎”，考虑与患者早期临床症状不典型、对 IgG4 相关性疾病认识不足以及长期应用激素的并发症未予重视有关。

（2）真菌病属条件致病菌，免疫力低下是致病的诱发因素。其最常见的诱发因素为未控制好的糖尿病伴酮症酸中毒、白血病、淋巴瘤、肝肾功能低下、放射治疗、严重营养不良、烧伤、尿毒症等，长期应用免疫抑制剂、抗生素、细胞毒类药物及肾上腺皮质激素的患者易患本病。该患者因自身免疫性胰腺炎长期小剂量口服激素，同时存在糖尿病病史，这些均为真菌病发病的危险因素。因此，临床中长期应用激素所导致的真菌感染仍需我们给予足够重视。

【总结】

现多数学者们认为该病可能是一种罕见病，该病不是仅累及单系统的疾病，在诊疗过程需多学科会诊讨论，例如风湿免疫科，影像科，病理科，呼吸科等 MDT 诊治模式，结合本例的诊治过程及分析讨论，希望能为各临床工作者提供新的诊治思维，避免漏诊误诊误治。使病人得到有效的治疗。

（王丽梅　程万民　天津市第五中心医院）

【参考文献】

[1] 张文，董凌莉，朱剑，等.IgG4 相关性疾病诊治中国专家共识 IgG4 相关性疾病诊治中国专家共识 [J]. 中华内科杂志，2021，60（3）：192-206.

[2] YOHAI R A，BULLOCK J D，AZIZ A A，et al. Survival factors in rhino-orbital-cerebral mucormycosis[J]. Surv Ophthalmol，1994，39（1）：3-22.

[3] 姚启风，赵智明，赵春江，等.IgG4 相关疾病诊断与治疗进展 [J]. 河北医学，2017，23（12）：2098-2101.

第十一节　气管切开术

一、疾病概述

气管切开术的过程为切开颈段气管前壁后插入气管套管,患者通过新建立的气道进行呼吸,以解除喉源性呼吸困难、呼吸机能失常、下呼吸道分泌物潴留或防止误吸的一种抢救危重病人的手术。1% 的气管切开患者会发生致命性的气管切开相关并发症,在这些患者中,有多达 1/2 的情况会致命。手术医师有责任确认气管切开相关紧急情况的体征和症状,并提供初步稳定以及可能挽救生命的干预措施。

(一)适应症

1. 喉梗阻　如急性喉头水肿、喉白喉、急性会厌炎等,应于发生青紫或严重呼吸困难前切开较为适宜。上呼吸道梗阻性呼吸困难特征:锁骨上窝、胸骨上窝、肋间隙和上腹部凹陷,并有喘鸣,发绀等缺氧症状。

2. 各种原因造成的下呼吸道分泌物潴留

(1)颅脑外伤、药物中毒、高位截瘫等,出现昏迷、咳嗽反射消失或呼吸肌麻痹,呼吸道内分泌物不能排出而引起下呼吸道阻塞者。

(2)呼吸道烧伤应早期气管切开(12~24 h,组织间液渗出,是水肿的高峰期)。

(3)心、胸及腹部疾病(如多发肋骨骨折),一般情况差、咳嗽无力、不能排出呼吸道分泌物者等。

(4)各种原因所致的呼吸功能衰竭、血氧饱和度下降、二氧化碳潴留,需行人工辅助呼吸,若需长期辅助呼吸而短期内不能拔管者。(气切可以减少气道解剖死腔的 50%)。

(5)破伤风,在病情发展,出现喉分泌物增多时应及时行气管切开。

(二)手术时机的选择

正确掌握气管切开术适应证后,选择气管切开术的时机也是一个极为重要的问题。应根据以下几个方面综合考虑作出最后决定:①呼吸道阻塞的病因;②气管切开的目的;③呼吸困难的程度;④病人全身情况;⑤设备和技术条件;⑥家属对手术目的理解和同意。

1. 呼吸道阻塞的病因及气管切开的目的　呼吸困难,经保守治疗有可能缓解或消除者,应积极保守治疗、严密观察病情变化,如不能很快消除,甚至会进一步加重者,应及早做气管切开术。对昏迷和各种原因引起的下呼吸道分泌物潴留者,为吸除下呼吸道分必物、防止肺部感染、改善呼吸功能,应及早作气管切开术。急性会厌炎病情发展异常迅猛,个别患者可在就诊时、入院途中、甚至在病床上可突然窒息、甚至死亡。因此,对急性会厌炎患者应特别提高警惕。

2. 吸气性呼吸困难分度　不论任何原因引起的 III 度及 IV 度呼吸困难者,均必须急诊手术,不应保守观察。

I 度：安静时无呼吸困难，活动时（走路、玩耍、哭闹）有轻度吸入性呼吸困难症状，如鼻翼煽动、胸骨上窝及锁骨上窝轻度内陷等。

II 度：安静时有轻度吸入性呼吸困难，脉搏正常。

III 度：明显的吸气性呼吸困难，紫绀，三凹征，烦躁不安，脉搏快。

IV 度：呼吸困难最后阶段，面色青灰、口唇发绀、窒息、昏迷、呼吸心跳停止。

3. 病人全身情况　年轻力壮能耐受较长时间的呼吸困难，以及经治疗后呼吸困难缓解机会较大者，气管切开术可暂缓。儿童及年老体衰者耐受呼吸困难较差，以及经治疗后呼吸困难不缓解甚至加重者，应及早作气管切开术。

（三）手术方法

1. 体位　一般取仰卧位，肩下垫一枕头（垫肩），头后仰，下颏 - 喉结 - 胸骨上切迹成一直线，使气管接近皮肤，暴露明显，以利于手术。

2. 术区消毒铺巾

3. 麻醉　一般采用 2% 利多卡因局部麻醉，昏迷、窒息或其他危重病人，可以不用麻醉。（耳鼻咽喉科通常采用 1% 利多卡因 10 mL ＋肾上腺素 3 滴作为局麻用药，同时起止血作用）。

4. 切口　自环状软骨下缘至胸骨上窝一横指处沿颈前正中线切开皮肤。

5. 分离皮下组织　分离皮下组织，显露封套筋膜及白线、如情况危急，可直接切至舌骨下肌群。直钳沿白线向深部上下分离两侧舌骨下肌群，边分离边用拉钩将肌肉牵向两侧，直到显露气管前筋膜及甲状腺峡部。要求拉钩的力量应均匀，边分边摸气管。

分离过程中摸不到气管而“迷失方向”怎么办？因气管越往下位置越深，越难定位。应先找到喉结、环状软骨后再往下“顺藤摸瓜”可较容易辨认气管的位置。

分离过程中遇到甲状腺峡部怎么办？可用中弯在甲状腺前筋膜下缘与气管前筋膜之间将甲状腺峡部游离用拉钩将峡部向上拉以暴露 3-4 气管环，或用止血钳将峡部钳夹切断，断端缝扎。

6. 确定气管并麻醉　向气管内注入 2% 利多卡因 1~2 mL，预防咳嗽，注入前先回抽看有无气泡。

7. 切开前准备　术区充分止血；器械：尖刀、Allis 钳、吸引器、吸痰管；气管套管（铁管或带气囊的塑料管）。

8. 切开气管　在 2~4 气管环处用尖刀“∩”形切开气管（过程中需要 Allis 钳辅助）。

注意：刀尖勿插入过深，以免刺伤气管后壁和食管前壁，引起气管食管瘘。

9. 插入气管套管　插入大小适合，带有管芯的气管套管，插入外管后，立即取出管芯，放入内管。吸痰管吸净分泌物，并检查有无出血。一定要判断气管套管是否在气管内。对有自主呼吸的患者，可用棉签细丝或套管系带放在气管套管上面看有无随呼吸飘动；对无自主呼吸的患者，尤为重要。可用吸痰管吸痰时可插入的深度来判断；按压患者胸部看细丝有无随按压飘动；接呼吸机观察一段时间，了解血氧情况或呼吸机有无报警。

10. 固定气管套管　确定气管套管在气管内后气囊充气，撤掉两侧的拉钩，最后以带子系于颈部,打成死结以牢固固定。(套管固定前需一直用手固定)。

11. 创口处理　切口一般不予缝合(切口过长可缝合一针,缝上不缝下),以免引起皮下气肿。皮下可填塞碘仿沙条一条止血,最后用一块开口纱布垫于伤口与套管之间。

(四)并发症及其防范

1. 皮下气肿　主要由于气管前软组织分离过多、皮肤缝合过紧和术后咳嗽所致。单纯的皮下气肿一般危害不大,无需特殊处理。应警惕皮下气肿的信号性症状意义,其可提示存在纵隔气肿或气胸。

2. 纵隔气肿

(1)术中气管前筋膜分离过多。

(2)喉阻塞时肺内压力增高导致肺泡破裂,空气经肺间质至肺门,进入纵隔。

(3)皮肤切口过低达胸骨上窝或更低。

处理:胸外会诊协助抽气

3. 气胸　少见,手术中损伤胸膜顶所致,由于小儿胸膜顶较高,发生机会较多。许多学者的经验表明,气管切开术前插入气管插管可预防和减少气胸的发生。

4. 术后出血

(1)原发性出血:术中止血不充分,颈前静脉、甲状腺下静脉、甲状腺最下动脉和甲状腺峡为较常见的出血部位。轻者可用一凡士林纱条填塞压迫止血;重者提示可能伤及较大血管,应立即打开伤口探查、止血。

(2)继发性出血:尽管较少见,但后果极为严重,可造成病人迅速死亡。通过改善手术技巧和术后护理可减少发生的机会。头臂干(即无名动脉)是最常见的出血部位。

5. 脱管　床前常规备气管切开包。

二、疾病介绍

气管切开术后继发气管无名动脉瘘 1 例

患者,男性, 60 岁,因意识下降 5 天就诊于我院。患者 50 天前因他人发现意识不清,呼之不应送至当地医院急诊科,头颅 CT 示小脑出血,于该医院住院行颅血肿清除术,以及术后对症支持治疗,于入我院前 27 天在利多卡因局部浸润麻醉下接受气管切开术,术后恢复良好,患者 5 天出现意识下降,查头颅 CT 示脑积水、小脑出血术后,为求进一步诊治至神经外科入院治疗。查体可见浅昏迷,对光反射阳性,肌力检查不配合,生理反射存,病理反射未引出。血常 规示血红蛋白 120 g/L,白细胞、中性粒细胞正常,白蛋白 32.3 g/L。入院诊断为:①脑积水;②小脑出血术后;③ 气管切开术后。 患者入院第 3 天凌晨 4 时 30 分气管切开切口处突发出血,大量鲜血自口、鼻涌出,我院耳鼻咽喉头颈外科会诊予以碘仿纱条填塞止血。于当日 11 : 00 行腰大池引流术,复查血常规示血红蛋白 119 g/L,血小板 441 × 109 /L,白细胞 14.38 × 109 /L,中性粒细胞绝对值 10.40 × 109 /L。脑脊液常规:白细胞 10 × 106 /

L，脑脊液生化：葡萄糖 5.53 mmol/L，蛋白 0.47 g/L，乳酸 2.8 mmol/L，氯 121 mmol/L。患者入院第 4 天神志清醒，痰培养示肺炎克雷伯菌。患者入院第 7 天引出淡黄色脑脊液约 400 mL。患者于入院第 8 天凌晨 5 时 30 分再 次出现气管切开口周出血，予以碘仿纱条填塞加强止血。急查血常规示血红蛋白 83 g/L，血小板 451 × 109 /L，白细胞 12.53 × 109 /L，中性粒细胞绝对值 7.64 × 109 /L。白蛋白 29.4 g/L，钠 128 mmol/L，氯 95 mmol/L。患者于入院第 9 天手术室行气管切开伤口探查止血术，静脉吸入复合麻醉，可视喉镜引导下经口置入内径 7.0 mm 麻醉插管，听诊双肺呼吸音存。患者平卧位，保留气管切开套管在气管内，气囊正常充气状态。去除气管切开伤口内填塞的油纱条，将皮肤切口向下延长至胸骨柄上缘上方 1 cm 处，逐层分离皮下组织至气管前壁，可见甲状腺位于第 3~5 气管软骨环之间，被膜完整，甲状腺下方气管前有明显 的强烈血管样搏动。探查可见部分气管环软化，气管内无明显出血。气管切开套管气囊放气后有大量活动性出血自甲状腺偏右侧下方涌出，即刻将气囊充气，放置 90 cm 长碘仿纱条两根于气管切开伤口内，出血逐步停止。探查考虑术腔内血管搏动明显，应为重要动脉破裂出血，因此决定不再行扩大探查，将患者转送至数字减影血管造影（digital substraction angiography，DSA）室行造影检查以进一步明确出血责任血管。维持全身麻醉状态，在腹股沟横纹下方 1~2 cm 处采用塞丁格（Seldinger）法穿刺右侧股动脉，置入 6 F 股动脉鞘，行主动脉弓、头臂干、双侧颈总动脉和双侧锁骨下动脉造影，见头臂干过度迂曲，其中段上壁略有隆起，考虑其为出血点的可能性大，其他血管未见明显异常，缓慢抽除气管切开伤口之前所填塞的纱条，局部开始活动性出血，同时行头臂干造影，见其中段上壁造影剂溢出，证实该部位为破裂点，将纱条予以填塞后再次造影见头臂干血流通畅，无局部狭窄，无造影剂溢出，证实破裂点压迫稳定，股动脉缝合无出血（图 1-3-11-1，图 1-3-11-2）。术中输注悬浮红细胞 400 mL 与血浆 560 mL。术毕测血压 130/85 mmHg（1 mmHg=0.133 kPa），心率 67 次 /min，血氧饱和度 99%，呼吸 17 次 /min，患者转至外院血管外科继续治疗。对其于外院后续病情进行追踪，术中造影可见覆膜支架未能通过无名动脉破裂口处，予以放气囊拔除气管切开套管可见活动性出血涌出。患者因失血性休克死亡。

【临床诊治解析】

（一）气管切开术后并发症

气管切开术后早期并发症包括原发性出血（术后 24 小时以内）、脱管、气肿（皮下气肿、气胸、纵隔气肿）、感染等。术后晚期并发症包括继发性出血（术后 24 小时以后）、气管狭窄、拔管困难、气管食管瘘形成等。90% 以上致命性的并发症发生于气管切开术后 1 周以后，气管切开造瘘口出血占气管切开并发症的 5%，程度可能为轻微至致命。原发性出血通常与手术本身相关，包括无意的静脉穿刺、误吸和感染。继发性出血中最严重的并发症是发生气管无名动脉瘘（tracheo-innominate artery fistula，TIAF），这是由于气管套管或气囊对气管前壁的长期摩擦、压迫致局部组织缺血、坏死、感染、糜烂、破溃，进一步与无名动脉相接触，引起后者的破裂大出血。TIAF 会导致血液进入气道，引起窒息以及低血容量性休克。TIAF 为一种罕见且致命的并发症，已报道的发病率为 0.1%~1.0%，死亡率超过 90%，传统气管切开术及经皮气管切开扩张术的 TIAF 发病率在 0.3%~4.5%。近 75% 的 TIAF 出血会在气管切开术后 3 周内发生。

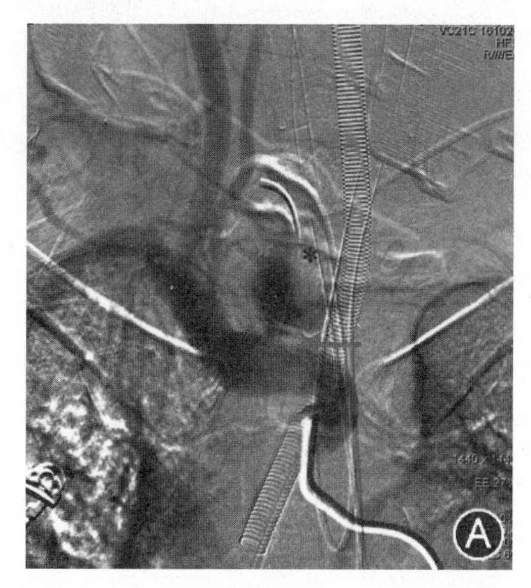

图 1-3-11-1 术中脑血管造影：头臂干中段上壁造影剂于气管无名动脉瘘（箭头）外溢，气管切开套管充盈的情况下仍有造影剂溢出，边界欠清晰（星号）

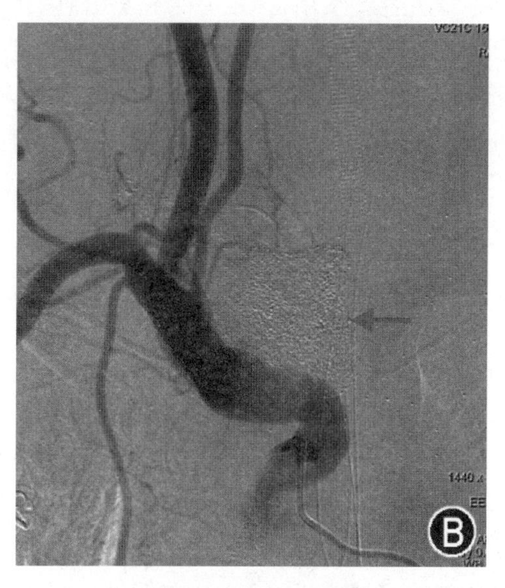

图 1-3-11-2 碘仿纱条填塞后再次造影：见头臂干血流通畅，无局部狭窄，无造影剂溢出，证实破裂点压迫稳定（箭头）填塞的碘仿纱条

（二）无名动脉解剖位置

无名动脉通常于第 7、8 气管软骨环水平越过气管前壁，也有先天性无名动脉异常高位者增加了损伤无名动脉的危险性。无名动脉发生破裂的原因主要包括切口位置低于第 4 气管软骨环，套管尖部或气囊与无名动脉相抵导致对应的气管前壁造成损伤，溃破后引起大出血；置入过长、过粗或弯度过大的气管套管也有可能损伤无名动脉；无名动脉畸形如先天性异常高位、使用激素、切口感染、应用呼吸机、营养不良、吸痰护理不当引起剧烈咳嗽、颈部强直和过度弯曲增加气管壁与气切套管尖端的损伤等也是引起无名动脉破裂的因素。气管套管搏动是诊断本病的主要依据。本例患者于气管切开术后 1 个月余发生 TIAF，考虑其发生原因如下：①手术切口位置低或术中经皮穿刺误入无名动脉；②术后气囊未定期调整压力，致气囊附着处的气管黏膜坏死。本病例在气管切开伤口探查术中发现气管套管强烈的搏动感，而 DSA 也证实了套管与大动脉的连接。

【专家点评】

高达 50% 的 TIAF 出血会有前哨事件发生，如气管切开部位出血、咯血或气道抽吸出血。气管切开后出血超过 10 mL，需高度怀疑前哨出血。气管切开术引起的任何出血，特别是术后 3 周内发生的出血，应考虑为 TIAF 而导致，直至排除推测。其诊断包括支气管镜、胸 CT 或血管造影、扩大暴露。我们认为，应谨慎行支气管镜检查，原因是该检查可能破坏血凝块的稳定。CTA 对瘘管的实际可视化效果不易很好的实现。支气管镜和 CTA 可能不能确诊，任何主要动静脉与气 管前壁的紧密接触在临床情况允许时需完善 DSA 以确定是否进行手术干预。无名动脉止血术多采用胸正中切口纵劈胸骨，视野开阔易于操作，但创伤大,伤口易感染,并有发生胸骨裂开和纵隔炎的风险。如果发生致命性的气管造瘘口出血,应立即评估是否为 TIAF,并为延缓出血采取必要的修复措施。最初方式包括在胸骨切迹向后对无名动脉进行外部加压,并通过过度膨胀气切套管气囊进行内部加压。如果气管切开套管无气囊或气囊过度充气未能控制出血,则应立即进行经口插管,其远端气囊至气管造瘘口可阻止血液进入气道。如果依然无效,于造瘘口处放一手指对胸骨后的无名动脉进行按压 并将经口气管插管放置于气管造瘘口内以保证气道安全。不仅如此,还应迅速建立静脉通道以输血补液防治失血性休克,以上操作都是为了延缓失血,将患者转至手术室或血管介入手术室以明确诊断。治疗 TIAF 的手术方法包括补片封闭瘘孔、结扎或分流 无名动脉、重建无名动脉血流等。

【总结】

鉴于 TIAF 的高死亡率,最理想的控制方法是预防。总结以下经验:①手术时颈部切口不宜过长,手术位置不可低于第 6 气管软骨环,避免气切套管尖端或气囊直接接触无名动脉;②戴管患者应保持正确体位,头部不可过度后仰或扭曲,降低套管尖端对气管壁刺激;③维持气囊内压 25~30 cmH_2O(1 cmH2O=0.098 kPa),并定期调整套囊压力,防止过高压力造成气管黏膜变性坏死,气切套管气囊压力高于 20 mmHg 可能导致气管前壁黏膜坏死;④维持气道湿化以便充分保持呼吸道湿润,避免吸入干燥空气损伤气管黏膜;⑤由于无名动脉破裂出血凶猛,患者在短时间内可丢失大量血液,因此一旦发生 TIAF 应保证及时补充血容量,防治失血性休克。

（卢醒　刘钢　天津市环湖医院）

第十二节　儿童气管、支气管异物

一、疾病概述

气管、支气管异物(Foreign Bodies in the Trachea and Bronchi)是耳鼻喉科常见急症之一,多发于儿童,该病起病急、病情重,甚至危及生命。80% 的患者发生年龄在 1~3 岁,多因该年龄段的儿童处于口欲期,其牙齿发育尚未完全、吞咽协调功能和喉的保护功能差,又因进食时哭闹、嬉笑,口含物品等不良习惯导致该病的发生。

(一)临床表现

按病程可分为:

1. 异物进入期　症状剧烈,突然发生剧烈呛咳、声嘶、憋气、作呕、呼吸困难甚至窒息。

2. 无症状期　时间长短不一,与异物性质、感染程度有关,此时由于症状不典型易漏诊、误诊。

3. 症状再发期　异物刺激和感染引起炎性反应,分泌物增多,咳嗽加重,出现呼吸道炎性反应或高热症状。

4. 并发症期　表现为肺炎、肺不张、哮喘、支气管扩张、肺脓肿、皮下气肿、纵隔气肿气胸等症。

（二）诊断

1. 病史　异物吸入史是诊断呼吸道异物最重要的依据；异物史不明确时，出现突发咳嗽或慢性咳嗽，经治疗无效或治疗有效但病情反复时需注意异物吸入的可能。

2. 体格检查

（1）气管异物：肺部听诊双侧呼吸音粗而对称，可闻及喘鸣音；气管内异物活动时，颈部触诊有拍击感；气管前听诊可闻及拍击音。

（2）单侧支气管异物：肺部听诊常有一侧呼吸音减弱，或可闻及单侧哮鸣音。

（3）双侧支气管异物：常有双侧呼吸音减低，阻塞程度不一致时，呼吸音也可不对称。

（4）并发症期：并发症期有对应体征，如并发肺炎，听诊可闻及干湿啰音；并发肺气肿，叩诊呈鼓音；并发肺不张，叩诊呈浊音，呼吸音可消失。

3. 辅助检查　胸部透视、胸部X线片均能提供气管支气管异物的间接证据；CT检查对气管支气管异物诊断的准确率高达99.8%；支气管镜检查为诊断气管支气管异物的金标准之一。

（三）治疗

1. 紧急处理　对于意识丧失、呼吸心跳骤停的患儿应立即就地实施心肺复苏，开放静脉通道，复苏成功后立即行气管异物取出术；对于出现中重度呼吸困难的患儿应立即给予镇静、吸氧、心电监护，必要时气管插管辅助通气，开放静脉通路，急诊手术；对于出现并发症已影响麻醉安全的患儿，需先治疗相应症状相对稳定后，立即实施手术取出异物。

2. 手术方法

（1）硬质支气管镜下异物取出术：适用于气管、支气管及段支气管异物取出。

（2）直接喉镜下异物取出：适用于喉咽、喉前庭、声门区的气道异物。

（3）可弯曲支气管镜（纤维/电子支气管镜）下异物取出：对于深部支气管、上叶支气管和下叶后基底段支气管异物的取出具有优势。

（4）经气管切开异物取出。

（5）经胸腔镜或开胸手术取异物。

二、病例介绍

婴儿气管异物致呼吸困难1例

患儿，男，8月龄。主因"口含金属波珠链时呛咳后咳喘、憋气2小时"入院。现病史：患儿于入院前2小时口含金属波珠链时呛咳后出现咳喘、憋气，哭闹、活动后症状加重。既往体健，2天前患"感冒"，否认"婴幼儿哮喘"等病史。体格检查：精神反应可，体温37.0 ℃，心率135次/分，呼吸40次/分，血压90/46 mmHg，血氧饱和度（未吸氧）89%~92%，神志清，精神反应差，安静时呼吸稍喘促，口唇微绀，未闻声嘶、拍击音及吸气性喉鸣，呼吸困难二度Ⅰ期，双肺呼吸音粗，双肺呼吸音稍减低，通气欠佳，可闻及痰鸣音。辅助检查：CT胸部仿真虚拟内镜显示左右主支气管、左肺下叶支气管及右肺中叶支气管管腔内异物阻塞，右肺中叶炎性实变（图1-3-12-1）。入院诊断：①气管异物？；②肺炎。即行“全麻下支气管镜检查术+气管内异物取出术”。

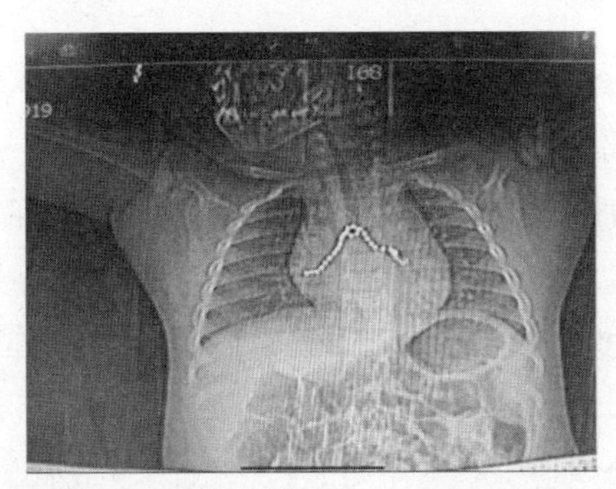

图1-3-12-1 胸部CT仿真虚拟内镜：主支气管、左肺下叶支气管及右肺中叶支气管管腔内异物阻塞，右肺中叶炎性实变

手术经过：麻醉满意后经口置入3.5号电子支气管镜，于气管隆突上可见异物金属波珠链（图1-3-12-2），金属链的中间部位在气管内打折并结扣，金属链的两端分别垂至左、右支气管内。于异物钳夹住异物后拉向气管出口，试图与气管镜同时通过声门取出异物。当金属链接近声门下时，因异物较大卡于声门下不能取出，于是将异物放置在总气道近声门下区，改用直接喉镜充分暴露声门，用异物钳伸入声门下区，钳住异物后，将钳柄作逆时针旋转90°，使异物打折的最宽处与声带平行，通过声门裂顺利取出。取出的异物完整，长约10 cm（图1-3-12-3）。再次置入支气管镜见气管内较多黏稠分泌物，充分抽吸后检查各叶口通畅，无异物残留，术毕。术后诊断：1. 气管异物（金属波珠链）2. 肺炎。

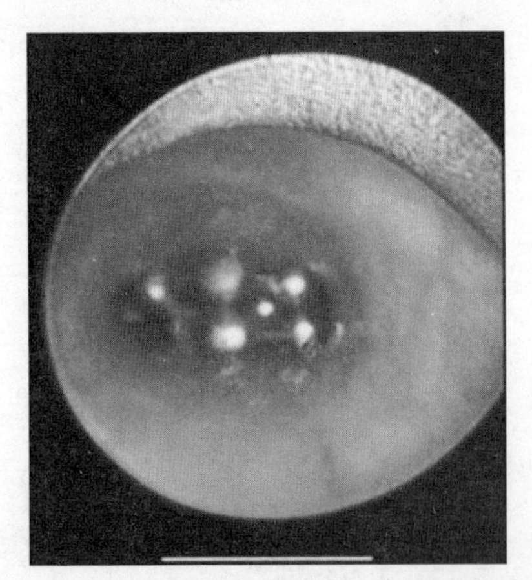

图1-3-12-2 支气管镜：气管隆突上可见异物金属波珠链

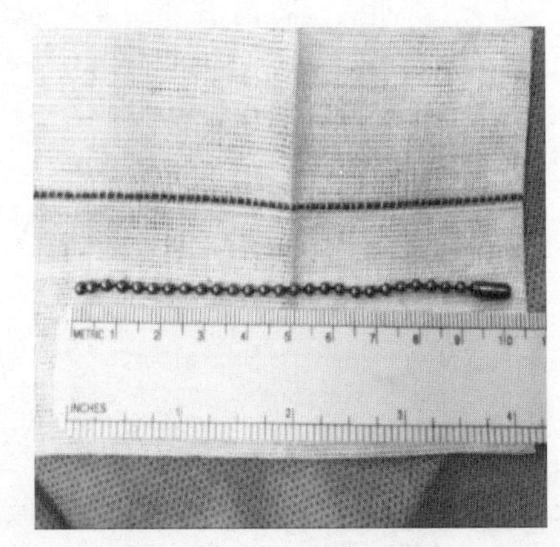

图1-3-12-3 取出的异物

术后予头孢曲松控制感染，口服激素预防喉头水肿，雾化吸入等对症治疗。术后患儿一般情况好，体温正常，咳喘等症状消失，复查胸透未见异物残留、肺炎较前吸收，出院。

【临床诊治解析】

1. 儿童特别是婴幼儿的气道异物易误诊、漏诊，其主要原因是患儿主诉不清、早期的症状体征不典型，因此对有明确异物史的主诉应给予高度重视，影像学检查特别是 CT 胸部仿真虚拟内镜检查对气管支气管异物诊断的准确率高达 99.8%。儿童气管异物应与呼吸道感染性疾病、喘息性疾病、呼吸道占位性病变、喉部、气管及支气管结构性畸形相鉴别，而支气管镜检查是确诊气管异物的金标准。此患儿主因“口含金属波珠链时呛咳后咳喘、憋气 2 小时”入院，异物吸入史明确，查体双肺呼吸音稍减低，呼吸困难二度Ⅰ期。胸 CT 显示支气管管腔内异物阻塞，术中取出异物，气管异物诊断明确。

2. 该患儿年龄小，异物吸入后由于气管、双侧支气管被异物阻塞，已出现呼吸困难，堵塞时间越久，呼吸困难越重，越易导致呼吸衰竭，心力衰竭，随时可危及生命，应尽快行支气管镜检查取出异物，防止其严重的并发症发生。因患儿气道内异物的种类特殊、形状特殊、位置特殊，故在保证患儿生命安全的前提下，术前需制定几种手术方案：一是常规应用支气管镜直接自气管内通过声门取异物，这种按照生理通道取异物的方式，能最大程度的减少对患儿的损伤，保证预后和生活质量。如果这种方法不能成功，需要第二套方案，即气管切开取异物，这种有创的手术方式术后可能出现肺部感染加重，纵隔皮下气肿、气胸，需对症处理提升治疗级别。如果上述两种方案都不成功，只能胸外科开胸手术取异物。同时应与麻醉科沟通，做好全面准备。另外需要充分与患儿家长沟通，交代病情并理解，全力配合治疗，为了保住患儿的生命安全，提前做好一切准备。

3. 特殊情况的处理：儿童气管异物的治疗是急症手术。

（1）对Ⅲ度和Ⅳ度呼吸困难的患儿应立即给予镇静、吸氧、心电监护（必要时气管插管辅助机械通气），开放静脉通路，建立绿色通道，急诊手术。

（2）对支气管异物活动变位引起呼吸困难的患儿应立即将患儿头位向上竖抱扣背，必要时行气管插管将异物推向一侧的支气管后立即急诊手术。

（3）出现并发症的患儿麻醉术前评估存在影响麻醉安全风险的，需先对症治疗并发症，症状消失或明显缓解后，再行异物取出术。

（4）伴发高热、脱水、酸中毒或处于衰竭状态的患儿评估异物尚未引起明显阻塞性呼吸困难者，应先改善全身情况，待病情好转后再实施手术。

（5）意识丧失、呼吸心跳骤停患儿应立即就地实施心肺复苏，开放静脉通路，复苏成功后立即行异物取出术。

【专家点评】

1. 异物吸入史是诊断呼吸道异物最重要的依据。

2. 根据异物在气道的位置、滞留的时间及患儿个体差异的不同其临床表现亦不同。CT 胸部仿真虚拟内镜对气管支气管异物诊断的准确率高达 99.8%，支气管镜检查是诊断气管支气管异物的金标准。

3. 支气管镜手术前应充分评估生命体征、呼吸状态、有无并发症、麻醉的耐受情况及危重程度，以选择适宜手术时机。对疑难或危重的病例应制定多种治疗方案，建立多学科合作,减少并发症。

【总结】

气管支气管异物是儿童常见的急重症之一。该病起病急、病情重,甚至可危及生命。尽早诊断和取出异物是减少并发症和降低病死率的关键。异物吸入史是诊断呼吸道异物最重要的依据,对出现突发咳嗽或反复咳喘、经治疗无效的患儿,需注意异物吸入的可能。由于该病临床表现的多样性,在诊断和鉴别诊断上仍有一定的难度, CT 胸部仿真虚拟内镜对气管支气管异物诊断的准确率高,支气管镜检查是诊断气管支气管异物的金标准。手术方法多以硬质支气管镜、可弯曲支气管镜(纤维 / 电子支气管镜)下取异物,围手术期应密切观察病情变化,及时发现并积极治疗并发症,建立多学科合作,同时对儿童气管支气管异物需要进行宣传和科普教育,提高全民的预防意识,降低气管支气管异物给儿童造成的意外伤害。

(朱悦汀　沈蓓　天津市儿童医院)

【参考文献】

[1] 中华医学会耳鼻咽喉头颈外科学分会小儿学组. 中国儿童气管支气管异物诊断与治疗专家共识 [J]. 中华耳鼻咽喉头颈外科杂志,2018,53(5):325-338.

[2] 孙虹、张罗. 气管、支气管异物. 耳鼻咽喉头颈外科学 [M]. 第九版. 北京:人民卫生出版社,2018:389-394.

第十三节　小儿食管异物

一、疾病概述

食管异物(foreign body in esophagus):是因误咽异物停留于食管内而致病者。是儿童耳鼻喉科的常见急、重症之一。如不及时取出可发生食管感染、穿孔及大出血等并发症,属于临床急症。食管异物的发生与年龄、性别、饮食习惯、进食方式、食管有无病变、精神、神志状态等诸多因素有关。

(一)临床表现

1. 吞咽困难　由于异物嵌顿阻塞或食管炎肿胀及痉挛所致。轻者尚可进食流质或半流质,重者滴水不进。

2. 吞咽疼痛　为食管异物的主要症状。儿童对于疼痛表达不一,多表现为哭闹、拒食,流涎等。如合并感染,则有发热、脱水、酸中毒、营养不良等,甚至出现菌血症等中毒症状,疼痛更为剧烈。

3. 呼吸道症状　异物过大压迫气管可出现呼吸梗阻的表现;腐蚀性异物引起喉部水肿导致呼吸困难;尖锐或腐蚀性的异物,导致食管穿孔时亦可出现呼吸困难。

(二)诊断

1. 询问病史　应尽可能详细了解病史时间,异物种类、形状和性质,误吞后表现出的症状以及有无进食困难、呕吐、发热、呼吸困难等。

2. 检查

（1）咽部检查：确定细小异物如鱼刺、竹签等在咽部的残留，或腐蚀性异物对咽部的腐蚀。

（2）间接喉镜检查：大龄儿童可以配合，可用间接喉镜检查舌根、会厌隙以及梨状窝等部位。食道上段异物或有吞咽困难者，梨状窝有分泌物潴留。

（3）电子喉镜检查：更清楚地检查下咽、喉部及食道入口处异物。

（4）胸部X线片检查：金属、骨头或其他高密度不透光异物的首选，若为透光异物，可行食管泛影葡胺造影检查，不宜行钡餐检查。

（5）颈胸部的CT检查：可较准确判断异物的部位、大小、形状，诊断符合率高。

（6）食管镜检查：通过食管镜检查确诊，术中见到异物可同时取出。食管镜检查是食道异物最为确切的诊治手段。

（三）并发症

1. 食管穿孔　尖锐异物损伤食管壁并发感染或具有腐蚀性的异物腐蚀食管，导致食管穿孔，继而出现颈部皮下气肿，纵隔气肿或气管食管瘘。

2. 感染异物　可造成食管内感染，亦可通过损伤的食管壁造导致食管周围炎、咽后脓肿、皮下脓肿、纵隔脓肿、心包脓肿等。

3. 大血管破裂出血　尖锐异物穿破食管伤及主动脉弓或锁骨下动脉，可引起致命性大出血。

（四）治疗

1. 观察等待　适于可能会逐渐自行进入下消化道的无损伤的食物类异物，并且无呼吸道症状者，如糖块、肉块、馒头等。

2.Foley管取出　适于光滑类异物，比如硬币、棋子、纽扣等。

3. 全麻下食管镜检查及手术取出。

（五）术后处理

（1）根据患儿有无脱水及进食情况给予补液及对症治疗。

（2）根据临床表现及实验室检查判断有无感染，再决定是否使用抗生素。

（3）根据食道镜检查损伤的严重程度（国际常用洛杉矶分级），对食管有糜烂、出血或穿孔等，禁食或置胃管鼻饲饮食：轻度损伤禁食或鼻饲5~7 d，中度损伤禁食或鼻饲2周左右，重度损伤需禁食或鼻饲3~4周。腐蚀性异物取出后高度怀疑术后穿孔者，需禁食或鼻饲3~4周。术后均需复查食管造影（泛影葡胺造影剂），结果正常可进食流质，如仅为小穿孔可适当延长禁食时间，等待其愈合，若长时间未能愈合或一月后仍有较大穿孔者，请胸外科会诊，必要时行食管瘘修补术。

（4）若有其他并发症者如肺部感染、气胸、皮下气肿、纵隔气肿、气管食管瘘等，请相关科室会诊协助治疗。

二、病例介绍

小儿隐蔽性食管嵌顿异物 1 例

患儿，男性，2 岁。主诉：咳嗽发热 13 d，发现食道异物半天入院。现病史：患儿于 13 d 前无明显诱因出现发热，咳嗽，体温波动，最高 38 ℃。当地医院就诊考虑“上呼吸道感染”，予静脉抗感染治疗（具体不详），咳嗽发热未见明显好转，来我院就诊，门诊查胸片示第二胸椎水平消化道阳性异物。患儿自发病来进食好，无流涎，未诉胸痛及咽痛，无吞咽疼痛及吞咽困难症状。入院后查胸 CT 示胸 2 椎体水平食道内片状致密影（见图 1-3-13-1），诊断食管异物，食管炎。入院后立即全麻行硬质食管镜检查术。于食管距门齿约 10 cm，10 点 -11 点位置可见黏膜欠光滑，易出血，未见明显穿孔，食管入口至喷门未见异物。行床旁胸片检查，异物仍位于原位，考虑异物已穿破食管黏膜进入肌层或穿破食管进入纵隔。于是，再次置入食管镜，于距离门齿约 10 cm 黏膜处划开食管黏膜、黏膜下层至肌层见异物被肉芽组织包裹，分离肉芽组织取出异物为“手机卡托”，未见食道穿孔。手术顺利，少量出血，术毕安返。术后严密观察生命指标，头孢曲松静点抗感染治疗，禁食水，补液。患儿一般情况好，无发热、胸痛等症，术后一周复查食道造影未见异常。逐步进食流质，半流质至正常饮食。住院 10 天，痊愈出院。

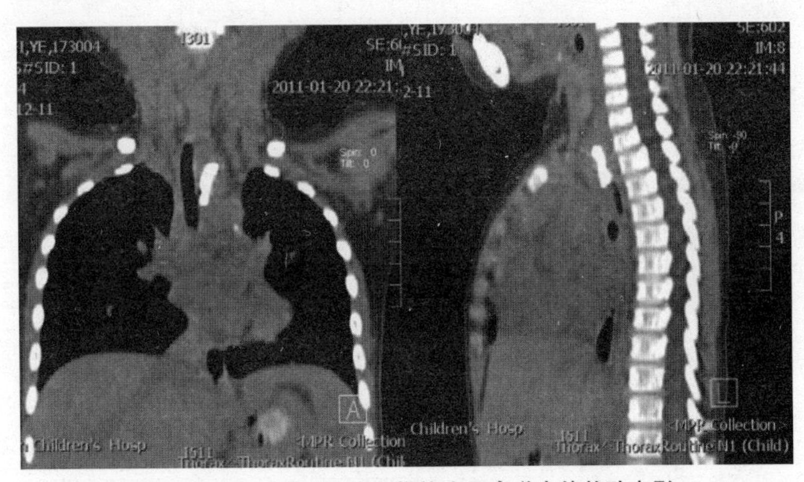

图 1-3-13-1　胸 CT：胸 2 椎体水平食道内片状致密影

【临床诊疗解析】

1. 患儿异物史不明确，发热，咳嗽 13 天，具有隐蔽性。影像学检查确诊食管异物并发食管炎，诊断明确，需立即全麻下行硬质食管镜检查术取异物，防止并发症的发生。

2. 第一次食管镜检查未发现异物，究其原因为异物较大为片状，且异物滞留食管时间长，局部炎症反应重，导致食管糜烂，肉芽组织生长包裹异物，食管镜进入食管后，很可能越过异物不能被直接发现，也不能除外异物穿破食管进入纵隔之可能。在明确异物崁顿的位置后，应尽可能应用食道镜于食管内取异物，即使术中有食管损伤、出血甚至出现食管穿孔等并发症的可能性，相比胸腔镜或开胸手术取异物给患者带来的损伤要小的多。同时应与胸外科合作协助手术。尖锐异物有刺破大血管或感染后腐蚀大血管的危险，不建议在镜下取出。

3. 术后根据患儿有无脱水及进食情况给予静脉补液对症治疗，同时使用抗生素。根据食道镜检查损伤的严重程度（国际常用洛杉矶分级），对食管有糜烂、出血、穿孔等可能者，轻度损伤禁食或鼻饲 5~7 天，中度损伤禁食或鼻饲 2 周左右，重度损伤需禁食或鼻饲 3~4 周。腐蚀性异物取出后高度怀疑术后穿孔者，需禁食或鼻饲 3~4 周。术后均需复查食管造影（泛影葡胺造影剂），结果正常可进食流质，若长时间未能愈合或一月后仍有较大穿孔者，请胸外科行食管瘘修补术。若出现并发症者如肺部感染、气胸、皮下气肿、纵隔气肿、气管食管瘘等，请相关科室会诊协助治疗。

【专家点评】

食管异物为耳鼻喉科常见急症，儿童及老人常见。尽早取出异物，防止并发症的发生，是治疗食管异物的主要原则。对于时间短，光滑规则的食道异物（如硬币，棋子）首选 Foley 管取出。对于时间长，性质不明，有腐蚀性或是已有并发症食道异物，全身麻醉行硬质食管镜检查取异物是首选。如已有大出血纵隔感染等严重并发症，或异物尖锐刺穿食管壁位于主动脉弓处时，应联合心、胸外科共同处理。硬质食道镜检查术后，考虑食道镜本身对食管的损伤，均应绝对禁食水，补液治疗，注意纠正水电解质平衡；考虑合并感染者应用抗生素抗感染；考虑食管壁严重损伤或有穿孔需要长期禁食患者术后需要下胃管，鼻饲饮食。对本病例，在明确异物嵌顿的位置后，应尽可能应用食道镜自食管内取异物，即使术中有食管损伤、出血甚至出现食管穿孔等并发症的可能性，相比胸腔镜或开胸手术取异物给患者带来的损伤要小的多。同时应与胸外科合作协助手术。当我们临床工作出现疑问时应该理论实践相结合，以患者为中心，多学科合作会诊，共同制定最合理的治疗方案，为患者争取最大利益。

【总结】

食管异物是儿童耳鼻喉科的常见急、重症之一，易诊断治疗。由于有些家长不能提供明确的异物史，在就诊的同时应详细了解病史以及有无发热、进食困难、呕吐、拒食、流涎或呼吸困难等症状。食管异物临床表现以消化道症状为主，也有伴随呼吸道症状。CT 检查对食管异物的确诊率较高。食管异物诊断明确应立即在全麻下行食道镜检查取异物，防止并发症的发生，手术应首选硬质食管镜检查取异物。尖锐异物有刺破大血管或感染后腐蚀大血管的危险，不建议在镜下取出。腐蚀性异物取出后可能仍有食管穿孔的风险，术后建议禁食或胃管鼻饲 3-4 周。对于情况复杂或已有并发症的患者，要提倡多学科合作，确定最佳治疗方案。

（孙序元　沈蓓 天津市儿童医院）

【参考文献】

[1]　张亚梅，张天宇. 实用小儿耳鼻咽喉科学 [M]. 北京：人民卫生出版社，2018：424-427.

第十四节 喉乳头状瘤

一、疾病概述

喉乳头状瘤是喉部最常见的良性肿瘤,可发生于任何年龄,但以 10 岁以下儿童多见,目前可分为儿童型及成年型乳头状瘤。儿童型好发于 5 岁前,儿童的乳头状瘤生长较快,常为多发性,极易局部复发并播散,但恶变较少,故又常被称为复发性呼吸道乳头状瘤。成年型多发于 20~40 岁,多为单发,有恶变可能。该病男女发病率差异不大,随年龄增长有一定自限趋势。

(一)病因

现多认为该病是由人乳头状瘤病毒所致,其中以 HPV-6、11 为主,其他少见的有 HPV-16、18、31、33 等。儿童型喉乳头状瘤的发病可能与母亲生殖系统 HPV 感染有关,但目前尚未发现剖宫产可完全杜绝此病的发生。成年型乳头状瘤感染方式可能与幼年时 HPV 感染潜伏或不洁生活方式有关。喉乳头状瘤亦可能与喉的慢性炎性刺激及内分泌失调等因素有关。

(二)病理

喉乳头状瘤为来自上皮组织的肿瘤,为多层鳞状上皮及其下的结缔组织向表面作乳头状突出生长,一般呈单发或多发,为带蒂或广基粉红色分叶状新生物,易出血。光镜下可见肿瘤为指状或叶片状复层鳞状上皮聚集而成的上皮瘤,中心有丰富血管的结缔组织,乳头可出现二级或三级分支,可出现少量角化灶,有时可见明显的挖空细胞。肿瘤基底细胞可增生至上皮层中部,一般不浸润基底膜。儿童型喉乳头状瘤往往多部位生长,可超出喉的界限,在下咽部、气管多处出现,并可局部种植。严重者可在气管末端或左右支气管分叉处生长,有造成呼吸困难甚至窒息的危险。

(三)临床表现

临床表现为进行性声嘶,肿瘤较大者甚至失声,可伴有痰中带血,也可出现喉喘鸣及呼吸困难。由于儿童喉腔较小,肿瘤生长较快,且倾向于多发性,易发生喉阻塞。

喉镜检查可见肿瘤呈淡红色或暗红色,表面不平,呈乳头状。成人病变一般为单发性,儿童多呈广基多发。肿瘤主要发生于声带,可向上波及室带、会厌,也可向下蔓延至声门下、气管。

(四)治疗

目前以手术治疗为主,支撑喉镜下应用 CO_2 激光切除肿瘤是目前最常用且有效的方法之一,也有应用低温等离子切除喉乳头状瘤的报道。儿童型乳头状瘤手术有一定风险,应注意防范。有严重呼吸困难者,可考虑先行气管切开术;术中应注意检查下咽部、声门下区、气管和支气管有无乳头状瘤生长,避免遗漏。手术过程中注意轻柔操作,以免播散,并注意保护正常黏膜。儿童患者易复发,常需反复多次手术,术前应向病人及家属说明情况。

成人乳头状瘤多次复发者,需要注意有癌变的可能。成人喉乳头状瘤,易发生恶变,国内外文献报道其恶变率为 3.0%~30.2%。干扰素及中药等药物治疗有一定的疗效,在国内外有所开展,但效果仍需评估。

二、病例介绍

喉乳头状瘤恶变 1 例

患者,男性,47 岁。

第一次住院情况:主因“声嘶 2 年”以喉肿物入院。入院后行常规检查及化验,在全麻下行支撑喉镜下喉肿物切除术,术中见右侧声带全程乳头状肿物,前联合及声门下呈结节样隆起。术后病理结果回报:(右侧声带及披裂)符合鳞状上皮乳头状瘤,部分区域上皮细胞增生活跃呈轻－中度非典型增生。住院 9 天出院。

第二次住院情况:首次出院 5 年后,患者主因“喘息不能平卧 2 周,加重 1 周”入本院 ICU 病房,给予气管插管,呼吸机辅助通气,病情平稳后,耳鼻喉科会诊后诊断为喉肿物、喉梗阻,行气管切开术,并于支撑喉镜下取活检,术中见喉部乳头状肿物侵及右侧声带、室带、喉室,声门下不能窥及。病理回报:乳头状瘤,不除外恶变。入院后 17 天在全麻下行支撑喉镜下喉肿物激光切除术,术中见喉腔内充满乳头状肿物,喉腔结构不清,病变范围大,支撑喉镜下无法将肿物彻底切除,向患者交代病情并行喉裂开肿物切除术。术后病理:乳头状瘤,局部呈非典型性增生。患者于术后 11 天出院。

第三次住院情况:主因“间断咳血 18 小时”入院,于第二次出院后 20 天再次入院,患者入院前 18 小时咳嗽后出现咳血,量大,就诊于外院耳鼻咽喉科,化验血红蛋白由 117 g/L 降至 100 g/L,给予悬浮红细胞 2u 补充血容量。为求进一步治疗再次就诊于我院。入院后行咽喉 CT 及 MRI(见图 1-3-14-1、1-3-14-2 及 1-3-14-3)。入院后 4 天再次出现出血,不易止,急诊行喉裂开手术,术中见喉腔右侧巨大乳头状肿物,上至右侧室带,下达环状软骨下缘,右侧部分甲状软骨板及环状软骨被破坏,左侧声、室带光滑。手术彻底切除肿物,创面用激光烧灼,因鸦胆子油具有抑菌及抗肿瘤作用,故用鸦胆子油稀释后浸泡术腔,然后将双侧切口缘皮肤与同侧喉腔内黏膜及组织缝合,形成约 5 cm 颈部造瘘口。便于术后观察复发及出血情况。因急诊手术,无法行术中冰冻病理。术后病理报告:乳头状瘤。入院后 8 周发现肿物再次复发,并取病理,结果回报:喉鳞状上皮乳头状瘤伴高分化鳞状细胞癌。3 天后行全喉切除、右侧颈部淋巴结清扫术。术后经过换药,颈部切口愈合良好,于术后 2 周出院。随访患者至今无复发。

咽喉 CT:右侧杓状会厌襞、声带不规则增厚,可见软组织密度团块影突向喉腔内,喉腔明显狭窄,病变累及声门上、声门区及声门下区,甲状软骨右侧内缘骨皮质欠规则,杓状软骨及环状软骨未见明确骨质破坏。

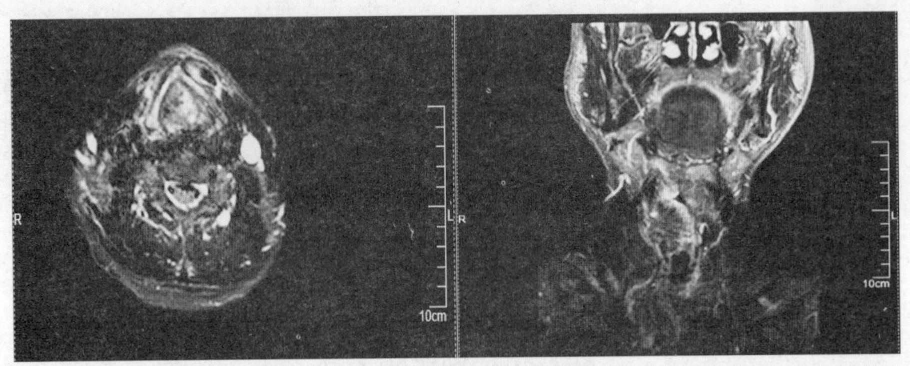

图 1-3-14-1 咽喉 MRI：喉腔充满肿物，T_1WI 等低信号，T_2WI 呈高低混杂信号，肿物侵及右侧杓状软骨、环状软骨

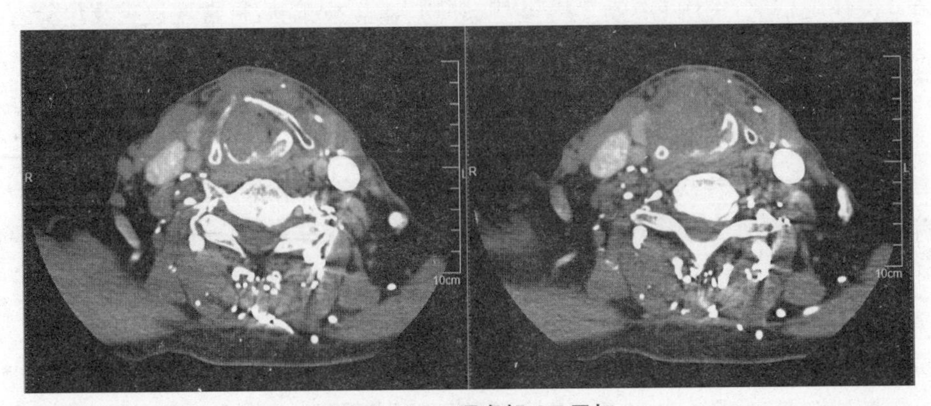

图 1-3-14-2 咽喉部 CT 平扫

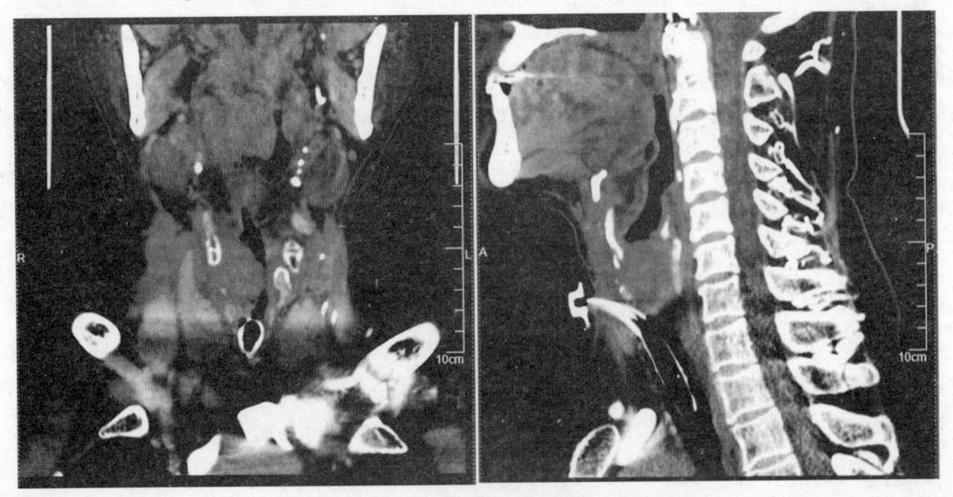

图 1-3-14-3 咽喉部 CT 冠状位及矢状位

【临床诊治解析】

（1）患者成人喉乳头状瘤术后 5 年复发，并于复发术后短期内再次复发，且肿瘤生长迅速，出现大出血，保守治疗止血效果不理想。喉裂开切除肿物止血术式确切可靠。该患者喉

裂开后造瘘利于观察病情变化。

（2）喉乳头状瘤多采用支撑喉镜下激光或等离子切除术，对于复发且范围较大者喉裂开手术是最佳选择。

（3）成人喉乳头状瘤多次复发有恶变可能，该患者于第一次复发后短期内多次复发，高度怀疑恶变，但病理一直没有得到支持，当患者第三次住院出现喉部大出血时，因紧急手术未能行术中冰冻，故给予彻底清除病灶并送病理，因为高度怀疑恶变，且该患者复发的太快，又有大出血故行喉造口术，以便病理结果出来后再决定进一步治疗方案。

【专家点评】

（1）对于成人喉乳头状瘤多次复发、生长极快的患者，应高度怀疑恶变，给予咽喉 CT 及 MRI 检查，必要时行 PET-CT 检查，应反复多次、多点取活检确诊。

（2）病理证实后，依病变范围制定合理的手术治疗方案。

【总结】

对于成人喉乳头状瘤复发、肿瘤范围广、大出血、表面坏死或溃疡、声带固定、淋巴结肿大者要高度警惕其恶变，需多次、多点活检，或全部切除送病理检查，避免误诊或漏诊。

（张国松　张淑香　武警特色医学中心）

第十五节　喉软骨瘤

一、疾病概述

喉软骨瘤在头颈部肿瘤中比较罕见，约占头颈部肿瘤的 0.12%，常见于 30~70 岁人群，男性较多，发病率为女性的 3~5 倍。肿瘤来源于正常软骨或软骨外的胚胎残余，可分为内生型和外生型。内生型喉软骨瘤可源于软骨及骨的实质内，亦可源于胚性残余的软骨细胞。肿瘤可发生于任一喉软骨，但以环状软骨最易受累，约占 70%~75%，其次是甲状软骨和杓状软骨，约占 15%，极少发生于会厌软骨。肿瘤常呈半圆形，灰白色隆起，包膜完整，可对软骨有破坏或压迫。症状常见为声嘶、喘鸣、吞咽障碍及进行性呼吸困难等。外生型可表现为颈部质硬无压痛包块，随吞咽上下活动。

喉软骨瘤的诊断主要依据 X 线或 CT 检查发现小梁状或斑点状钙化征像。病理诊断为其金标准。组织病理为：由分化良好的软骨细胞组成，瘤细胞单个或成群分散在基质中形成软骨瘤细胞窝，每一小叶由纤维血管间质包绕，可见钙化颗粒。

喉软骨瘤的治疗为手术彻底切除。虽大部分肿瘤切除后即可治愈，但依然有 15%~20% 的软骨瘤可局部复发。

二、病例介绍

喉软骨瘤 1 例

患者，男性，58 岁，主诉：间断咳嗽 6 个月，加重伴喘息 3 个月入院。患者入院 6 个月前无明显诱因出现咳嗽，为白色黏痰，就诊于当地诊所，给予抗炎、止咳及化痰等治疗，症状未见明显缓解。在外院行胸部 CT 检查：双肺纹理增粗，左肺尖陈旧性肺结核。诊断为咳嗽变异性哮喘，给予止咳、平喘及激素治疗。症状仍无明显改善并出现喘憋现象。就诊我院收治入院，查体：Ⅲ度呼吸困难，有四凹征，双肺呼吸音稍粗，未闻及干湿啰音及胸膜摩擦音。纤维支气管镜检查（彩图 1-3-15-1）：距声门下约 1.5 cm~2 cm 的右侧壁可见淡红色肿物，表面光滑有血管纹，占据气管腔约 4/5，其下界不能窥视。咽喉 CT：环状软骨右侧可见不规则软组织密度肿块影，向腔内突入，大小约 1.6 cm × 1.5 cm × 2.0 cm，边界部分与环状软骨分界不清，基底宽，密度不均匀，环状软骨局部骨皮质连续性中断，边缘粗糙。先给予患者气管切开缓解呼吸困难。3 天后全麻下手术，沿气管切开口皮肤切口向上延长至环状软骨上缘，暴露环状软骨及环甲膜，纵行切开环状软骨及环甲膜，见肿物附着于右半环状软骨，肿物质脆，易出血。术中冰冻病理检查考虑来自软骨组织的交界性肿瘤。术中行肿物局部彻底切除，创面行电灼，切口缝合。术后病理诊断软骨瘤。术后 12 天行纤维支气管镜检查见：右侧环状软骨表面附着黄白色伪膜，声门下喉腔通畅。患者拔管后出院。6 个月后复查纤维支气管镜未见肿物复发及喉狭窄。随访至今无复发。

【临床诊治解析】

（1）临床上，对于长期咳嗽、咳痰和喘憋，以及药物治疗后无明显缓解的患者，应及时行纤维喉镜及支气管镜检查，除外喉及气管内病变。

（2）喉软骨瘤治疗是手术彻底切除，该肿瘤为良性，术中应尽可能保留喉腔结构和功能。切除方法及范围应依据肿瘤类型、部位、大小及累及范围而定。术后要定期复查内镜，早期发现气道狭窄和病变复发。

（3）喉软骨瘤与喉软骨肉瘤鉴别困难，二者在影像学上较难区分，需依据病理检查，以及肿瘤侵袭、转移、复发等特性进一步鉴别。

【专家点评】

本病较少见。对于临床中出现的以咳嗽、声嘶、喘鸣及进行性呼吸困难等为主要表现的疾病，需及时行喉镜及支气管镜检查发现病变，并应进一步完善影像学及病理检查。建立系统的临床诊治思维，及时明确诊断，认真制定手术治疗方案，避免误诊漏诊。

【总结】

喉软骨瘤是临床上少见的良性肿瘤。结合本病例的诊治过程及分析讨论，提示我们：对于长期咳嗽伴喘憋的病人，应及时完善各项内镜及影像学检查，早期明确诊断，使病人得到有效的治疗。

（刘平　张淑香　武警特色医学中心）

【参考文献】
[1] 黄选兆，汪吉宝. 实用耳鼻咽喉科学 [M]. 北京：人民卫生出版社，1998：499.
[2] YANG SW，LIN CY.A peculiar site of chondroma：the epiglottis [J].Acta Otolaryngol，2005，125（8）：906-909.

第十六节　喉癌

一、疾病概述

喉癌是发生于喉黏膜上皮组织的恶性肿瘤，是头颈部常见恶性肿瘤。绝大多数的喉癌都是鳞状细胞癌，约占 95%，其余的可为腺癌、纤维肉瘤、软骨肉瘤等。喉神经内分泌癌（neuroendocrine carcinoma of the larynx）起源于上皮型神经内分泌细胞，是一种罕见喉恶性肿瘤，欧美国家文献报道其发病率还不到喉恶性肿瘤的 1%，男女性别之比约 4∶1，以 60~70 岁的吸烟男性好发，90% 以上位于声门上区。喉神经内分泌癌分为 4 种类型，包括典型类癌（高分化型）、非典型类癌（中分化型）、小细胞神经内分泌癌（SCNC 低分化型）和大细胞神经内分泌癌（LCNC 低分化型）。

喉神经内分泌癌的临床表现缺乏特异性，与喉鳞状细胞癌相似，在症状、体征、影像学等辅助检查方面无明显差别。少量病例资料证明，喉神经内分泌癌能够分泌降钙素、5- 羟色胺、抗利 尿激素、促肾上腺皮质激素等。然而，几乎没有患者出现典型的副肿瘤综合征（paraneoplastic syndromes），如发热、腹泻或肌肉痉挛。

喉神经内分泌癌的不同亚型虽然临床表现相似，但治疗和预后存在明显差异。喉典型类癌是高分化型的肿瘤，以手术切除治疗为主。喉非典型类癌对放疗敏感性差，建议的治疗方法是根治性手术切除，并行同步放化疗。喉 SCNC 的放化疗效果优于手术治疗，由于缺乏相关的诊疗指南，对化疗药物的选择建议参考肺部非典型类癌和小细胞肺癌。喉 LCNC 为新近重新分类的肿瘤，无相关治疗指南，治疗方案的选择需依靠医生的个人经验。

二、病例介绍

喉神经内分泌癌

患者，男性，64 岁。因患者于入院前 3 个月发现喉部疼痛，痰中带血，偶有轻度吞咽困难，无明显饮水呛咳等不适，1 月余前出现声音嘶哑，后就诊于我院门诊，行喉镜检查示：会厌巨大肿物遮挡呼吸道（彩图 1-3-16-1），行咬检，病理回报：神经内分泌瘤，考虑为中级别，不典型类癌。彩超示：上颈颈前实性肿物。CT 结果示：喉室壁增厚，前壁结节影（图 1-3-16-2）。为求进一步诊治入我院。

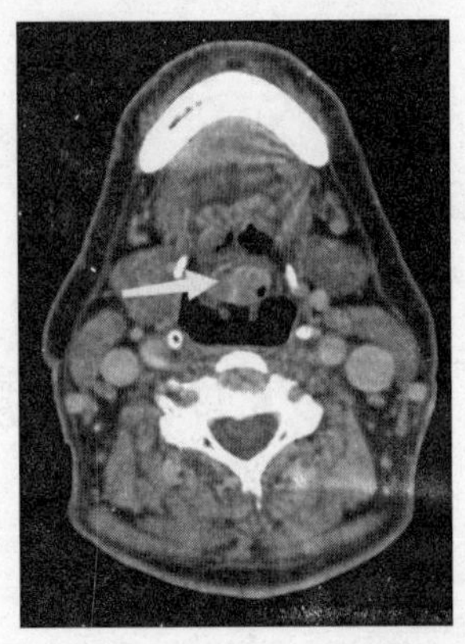

图 1-3-16-2　治疗前强化喉 CT:喉室前壁肿物

诊断:喉神经内分泌癌 $cT_2N_0M_0$。经头颈肿瘤 MDT 团队会诊,建议行手术治疗。根据指南 $T_{1-2}N_0M_0$ 声门上型喉癌建议行预防性颈淋巴结清扫术,考虑该患者肿瘤原发部位为声门上型,但肿瘤跨越中线,若行预防性颈清扫术,需行双侧颈淋巴结清扫术。综合考虑在肿瘤根治的基础上,保留功能,提高生活质量,建议暂不行预防性颈淋巴结清扫术,根据术后病理情况决定辅助治疗。

患者完善术前相关化验检查后,无手术禁忌症,于全麻下行气管切开术 + 水平喉切除术,术后病理:(喉)神经内分泌肿瘤,中级别(G2),伴腺样结构及表型,切缘均(-)。免疫组化:CgA(+),Syn(+),CD56(部分 +),Ki-67(20%+),CK-pan(+),CK8/18(+),CK7(部分 +),P63(-),CK5/6(-)。术后经 MDT 团队会诊,考虑患者喉癌早期、中分化型,切缘均(-),建议密切随诊复查。

术后 2 年复查发现颈部淋巴结肿大。喉镜示:喉部呈术后改变,黏膜光滑,未见新生物(见彩图 1-3-16-3)。增强 CT 示:喉咽呈术后改变,会厌缺如,咽腔形态不规整,双侧杓会厌襞增厚,右侧为著,右侧梨状窝显示不良,喉室左前壁结节样增厚。颏下、双颌下腺区及腮腺区、双颈部及双锁骨上、气管周围多发淋巴结,较大者短径约 1.6 cm(见图 1-3-16-4, 1-3-16-5)。穿刺病理示:(颈左上淋巴结穿刺活检)考虑癌,建议加做免疫组化辅助诊断。(颈右中淋巴结穿刺活检)考虑癌,建议加做免疫组化辅助诊断。

经 MDT 团队会诊,于全麻下行双颈淋巴结清扫术。术后病理:(喉神经内分泌肿瘤术后,颈双侧淋巴结清扫标本)区域淋巴结可见肿瘤转移,分组如下:左 2 区 1/8,左 3 区 0/9,左 4 区 0/6,右 2 区 0/9,右 3 区 2/6,右 4 区 0/10;免疫组化:CK7(部分 +),P63(-),P40(-),Syn(+), CgA(+), CD56(+), Ki-67(热区约 20%+)。术后予以同步放化疗,放疗计划:CTV1 6000cGy/30f; CTV2 5100cGy/30f。同步希美纳(注射用甘氨双唑钠)增敏治疗,按期给予依托泊苷 + 顺铂方案同步化疗。患者定期复查未见复发、转移。

【临床诊治解析】

(1)喉神经内分泌癌临床症状无特异性,明确诊断需依靠病理。不同病理分型治疗与预后存在明显差异,因此术前明确病理诊断尤为重要。

(2)对恶性程度不高的 cN0 喉癌患者可暂不行预防性颈淋巴结清扫术,但术后仍需重视随诊与定期复查。

(3)喉癌的诊疗中应重视 MDT 多学科诊疗,综合评估,制定最优诊疗方案。在肿瘤根治性治疗的同时,保留患者功能,提高患者生活质量。

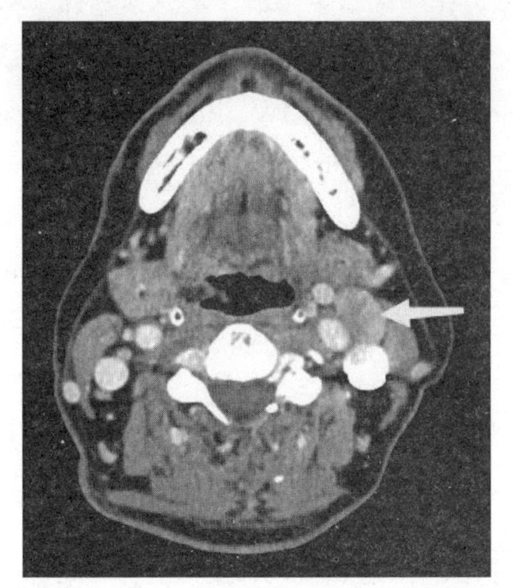

图 1-3-16-4　术后 2 年强化 CT:右颈淋巴结(箭头)

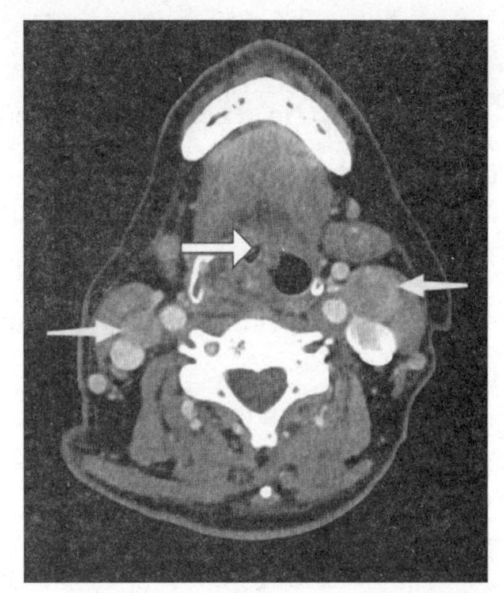

图 1-3-16-5　术后 2 年强化 CT:双颈淋巴结(箭头)及原发灶术区(箭头)

【专家点评】

喉癌综合治疗的要点如下。

(一)术前注意事项

(1)术前检查需完备,包括喉镜、强化 CT 或 MRI、彩超检查,综合评估喉癌的范围与深度,以及淋巴结转移情况,以确定手术范围。

(2)术前明确病理诊断至关重要,不同病理分型,对放疗、化疗敏感度差异大,治疗与预后存在明显差异。

(二)术中注意事项

(1)术中对喉功能的保留:术中在保证肿瘤根治性切除的前提下,保证切缘阴性,尽量保留喉发音功能,提高患者生活质量。

(2)术中快速冰冻病理:喉癌手术,需要经术中快速冰冻病理,明确切缘情况,才能确定手术切除范围,绝不可以无视切缘情况,凭个人经验判断决定手术范围。

(3)颈部淋巴结清扫:对喉癌 cN0 患者,根据肿瘤原发部位、病理分型,决定是否行预防性颈淋巴结清扫。cN+ 患者根据原发部位、范围及淋巴结转移情况等,选用适当的单侧或双侧颈淋巴结清扫术,需按照颈部淋巴结分区清扫,杜绝“摘草莓”式颈部淋巴结摘除。

【总结】

喉部肿瘤病理类型多为鳞状细胞癌,罕见病理类型所占比例仅约 5%。但这类病例,因病理类型特殊治疗预后存在明显差异。故临床诊疗过程中需提高警惕,治疗前明确病理分型,根据病理分型,制定治疗方案。喉癌的治疗是以手术治疗为主的综合治疗,包括术前新辅助化疗、术后辅助放化疗以及免疫与靶向治疗，治疗过程中应重视全程MDT会诊管理。根据疾病的病理分型、分期，依据指南选择合适的治疗方案，是提高喉癌治愈率，延长生命，提高生活质量的根本。

（王红玲　王旭东　天津医科大学肿瘤医院）

【参考文献】

[1] BARNES L. Neuroendocrine tumours. In：Barnes L，Eveson JW，Reichart P，Sidransky D，editors. Pathology and Genetics. Head and Neck Tumours. World Health Organization Classification of Tumours[J]. Lyon，France：IARC Press；2005，135–139.

[2] EL-NAGGAR AK，CHAN JKC，TAKATA T，et al. The fourth edition of the head and neck World Health Organization blue book：editors' perspectives[J]. Hum Pathol，2017，66：10-12.

[3] 毛泽凡，陈曦，程雷，等. 喉神经内分泌癌的研究进展 [J]. 山东大学耳鼻喉眼学报，2021.06.

第十七节　声门下腺样囊性癌致喉梗阻

一、疾病概述

声门下区为声带下缘以下至环状软骨下缘以上区域内的喉腔。作为喉部肿物，声门下区肿物临床比较少见，多以个例报告的形式进行阐述。由于特殊的解剖结构和位置特点，早期声门下肿物常无明显临床症状，起病隐匿，而晚期临床症状常比较危急，容易延误诊治而危及生命。因而对于相关病例的总结讨论，有助于该病临床诊疗经验的积累和提升。

无论良性还是恶性喉肿瘤，依据组织病理来源，可以分为鳞状上皮来源和非鳞状上皮来源。在头颈部恶性肿瘤中，鳞状细胞癌更为常见，虽然声门下型喉癌在头颈部恶性肿瘤中发生率低，但是声门下恶性肿瘤中仍以鳞状细胞癌为主。考虑到声门下区黏膜除了被覆鳞状上皮外，还存在大量小涎腺，因而除了鳞状上皮来源肿瘤，声门下区肿物的鉴别诊断中还要考虑到小涎腺来源的肿瘤，包括多形性腺瘤、恶性多形性腺癌、腺样囊性癌、肌上皮癌、腺泡细胞癌、黏液表皮样癌、基底细胞腺癌等。其中肌上皮癌、腺泡细胞癌尚无喉部发病的报道。下面就喉部发病的小涎腺来源肿瘤进行简单介绍。

（一）多形性腺瘤

多形性腺瘤又称为混合瘤，为来源于涎腺的良性肿瘤，多发生于大涎腺，也可发生于鼻腔、口腔、咽、喉、气管的小涎腺。喉部虽有丰富的小涎腺分布，但是喉多形性腺瘤很少见。喉多形性腺瘤多数位于声门下区，其外观多成圆形、椭圆形，表面平滑或呈结节状。因组织结构形态和细胞形态的多样性，病理诊断上需要与肌上皮瘤、基底细胞腺癌、恶性多形性腺瘤、腺样囊性癌进行鉴别。该肿瘤生长缓慢，如肿瘤位于声门下区，早期常无症状；如位于声门区，早期可表现为声音嘶哑；如位于声门上区，可表现为喉部“异物感”。随着肿瘤逐渐增大，可表现为不同程度的呼吸困难。手术治疗为其主要治疗手段，在尽量保证喉功能的前提下，尽可能完整切除。该病有复发可能，反复发作的多形性腺瘤有恶变倾向，进展为恶性多形性腺瘤，但是喉多形性腺瘤来源于小涎腺，复发率和恶变率低于大涎腺多形性腺瘤，甚至有长期随访无复发的病案报道。

（二）腺样囊性癌

腺样囊性癌为来源于涎腺的恶性肿瘤，最常见于腮腺、颌下腺及腭部的小涎腺，喉部的腺样囊性癌十分罕见，占喉恶性肿瘤的 0.25%。该肿瘤生长缓慢，具有嗜神经性，常沿神经扩散，少有淋巴结转移，易远处转移。腺样囊性癌多呈圆形或结节状，边界不清，活动度差，与周围组织粘连，切面呈灰白或灰黄色，质稍硬。组织病理学上由 2 种上皮成分构成，包括导管上皮、肌上皮，瘤体组织中可见明显的神经周或神经内侵犯。肿瘤症状与发病部位和病程相关，早期可表现为局部无痛性肿块，随着病程延长，因其存在嗜神经性而出现间断性或持续性疼痛，因而喉腺样囊性癌患者除了声音嘶哑、呼吸困难等情况，还可出现喉痛症状。由于组织结构存在部分相似性，鉴别诊断与多形性腺瘤相同。该肿瘤具有嗜神经性，易远处转移，治疗以局部广泛切除或根治性手术为主。术后配合放疗可减少复发、控制疾病发展。术后放疗指征包括：阳性切缘；神经周围浸润；肿瘤分化差；颈部淋巴结转移。

（三）黏液表皮样癌

黏液表皮样癌为来源于腺管上皮细胞的恶性肿瘤，可发生于身体的不同部位，如子宫、膀胱、卵巢、涎腺、咽、鼻腔、食管等，其中腮腺最为常见，原发于喉部的黏液表皮样癌十分罕见，其中 60% 为声门上型，30% 为声门型，声门下型不到 10%。组织病理学上，黏液表皮样癌由黏液细胞、表皮样细胞、中间细胞构成。由于部分黏液表皮样癌由多形性腺瘤恶变而来，组织病理学上需与腺样囊性癌相鉴别。喉黏液表皮样癌缺乏临床症状的特异性，起病隐匿，多表现为黏膜局部的膨胀隆起，早期诊断存在困难，随着病程进展，依据发病部位不同，可出现喉异物感、声音嘶哑、呼吸困难等症状。目前多采用手术为主，术后放疗为辅的联合治疗方案，预后与肿瘤分期、淋巴结转移等均相关。

（四）基底细胞瘤

基底细胞瘤为涎腺少见的良性上皮肿瘤，主要发生在大涎腺，以腮腺居多，发生于喉部者仅报道 1 例。多以缓慢增长的无痛性肿物为特征，边界清楚。早期患者常无症状，随着疾病进展，不同部位的肿瘤会出现异物感、声音嘶哑、呼吸困难等不同症状。该病发病率极低，但有恶变为腺样囊性癌可能，在保留喉功能前提下手术完整切除为主要治疗方案。

二、病例介绍

声门下腺样囊性癌致喉梗阻 1 例

患者，男性，54 岁，因“喉痛、咳嗽伴憋气 2 月余”就诊。为间断性咽喉疼痛，伴刺激性干咳,发音可诱发,伴憋气、声音嘶哑及咽喉异物感,无咳痰、咳血、呕吐、吞咽困难等情况,不伴低热盗汗、发热寒战、反酸烧心等症状,就诊于耳鼻喉门诊,动态喉镜检查,提示"声门及声门下肿物"(彩图1-3-17-1)。建议入院手术治疗,患者拒绝。自行布地奈德雾化吸入及中药治疗2周(具体不详),于剧烈咳嗽后憋气症状突然加重而再次就诊,动态喉镜检查提示"喉梗阻"(彩图1-3-17-2)。查体:T 36.2 ℃,P 96次/分,R 24次/分,BP 160/90mmHg,SaO_2% 92%,神清。专科检查:喉鸣音(+),三凹征(+),Ⅲ度呼吸困难。

吸气位声门下可见菜花样肿物,粉红色,后联合及左侧声带突受累。

声门区可见菜花样肿物,表面附着血性分泌物双侧室带及声带均窥视不清。

考虑患者病情危急,紧急局麻下行经皮旋转气管切开术。术中穿刺针于颈前抽出陈旧性血性液体15mL,无法穿刺定位气管位置。因难以判断陈旧性血性液体与声门区及声门下区肿瘤关系,以及声门下气道综合情况,故紧急行颈部CT检查(平扫+强化),提示:①声门及声门下区软组织密度影;考虑占位性病变;②甲状腺两侧叶及峡部肿大,且密度不均(图1-3-17-3)。考虑为结节性甲状腺肿囊性变挤压气管导致的定位困难,穿刺抽出的陈旧性血性液体为甲状腺囊肿内液体,遂改为传统气管切开术治疗。

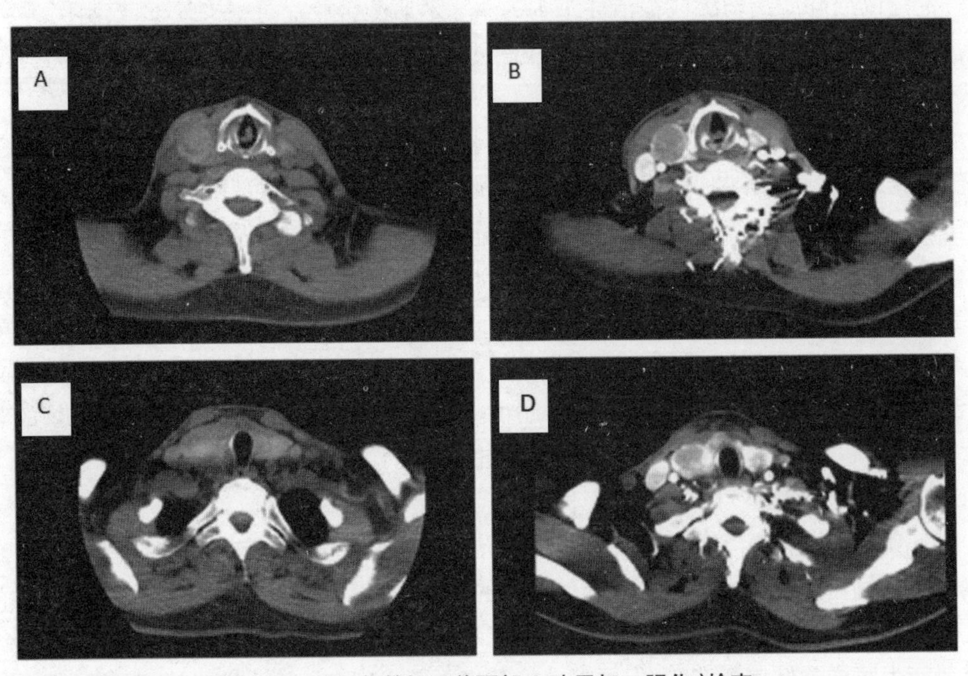

图1-3-17-3 气管切开前颈部CT(平扫+强化)检查

声门区可见软组织密度影(A平扫B强化)。双侧甲状腺密度欠均匀,提示结节性甲状腺肿囊性变(C平扫D强化)。

术后常规抗感染、消肿、止疼、止血、气管护理等支持治疗。术后1日复查动态喉镜,肿物较前明显缩小(彩图1-3-17-4)。综合患者病史、喉镜检查动态表现,难以解释疾病演变过程。故再次详细追问患者病史,得知患者既往结节性甲状腺肿十余年,规律复查甲状腺B超(TI-RADS分级3级)。患者于喉梗阻症状出现前10余日,行自体干细胞(NK细胞,natural killer cell)的体外扩增和回输治疗,处于细胞毒性作用期。考虑患者疾病演变可能与干细胞治疗、剧烈咳嗽及肿瘤特性等综合因素相关。

声门下区肿物较前一日气管切开术前明显缩小，血性分泌物明显减少。

待患者病情平稳，进一步完善择期手术术前检查及准备后，全麻下行支撑喉镜下喉肿物切除术（等离子辅助）治疗。术中冰冻结果提示涎腺源性肿瘤伴变性坏死，分型多考虑多形性腺瘤。因多形性腺瘤易复发，且有恶变可能，故局部广泛切除肿物。术后石蜡病理结果提示：腺样囊性癌（管状型），神经未见侵犯，切检组织边缘未见肿瘤（彩图1-3-17-5）。因瘤体局限，未侵犯神经，切缘阴性，术前颈部CT（平扫＋强化）未提示颈部淋巴结转移，且患者对生活质量要求较高，强烈要求保留喉功能，故术后未行放疗，并适时拔管恢复喉功能。至截稿，患者规律复查，未见局部复发（彩图1-3-17-6）和远处转移。

左侧声带突及声门下区黏膜光滑，局部可见瘢痕形成，未见明显隆起、新生物。

【临床诊治解析】

（1）急症气管切开手术术前准备不充分：术前准备的欠缺主要体现在两个方面。一是患者病史采集不够全面，未获知患者结节性甲状腺肿病史以及干细胞治疗的相关信息；二是未及时行颈部CT检查，未对疾病范围、程度进行系统性预判。在气管切开术中，出现实际情况与现有的对疾病的评估认识不对等的情况出现，为手术的选择和操作造成干扰。

（2）导致患者病情变化迅速的原因：结合患者病史、病程进展、术后病理结果，考虑患者喉梗阻情况可能与干细胞治疗、肿瘤生长的位置和性质、剧烈咳嗽的病史等因素综合作用的结果有关。NK细胞是机体重要的免疫细胞，与抗肿瘤、抗病毒感染和免疫调节有关，能够识别、杀伤靶细胞。患者本就存在声门下病变，经自体NK细胞体外扩增、回输后，出现细胞毒性作用，导致瘤体体积增大、实质坏死，鉴于声门空间有限，增大的瘤体挤占气道截面积，刺激声门出现剧烈咳嗽，导致瘤体破溃，进一步阻塞声门而出现急性喉梗阻情况。而患者声门下肿物的快速自行修复也可能与干细胞治疗相关。

（3）术后病理提示罕见病例：声门下肿物在喉部肿瘤中并不多见，且起病隐匿，为诊断和治疗带来一定困难。而患者术中冰冻提示多形性腺瘤，后病理结果提示为腺样囊性癌，在喉部肿瘤中为罕见病例，同时无论在病理鉴别诊断、疾病治疗方面，均存在一定难度。腺样囊性癌首选根治性手术治疗，由于喉部功能复杂而重要，患者对生活发音质量及治疗要求较高，且病变局限，在局部复发和远处转移的风险下，采取了局部切除的保喉治疗方案，需要后续的密切随访观察。

（4）动态喉镜的评估：对于咽喉疾病而言，动态喉镜的及时评估十分重要。由于在患者治疗过程中适时进行动态喉镜的评估，才能及时掌握患者声门下肿物的动态变化趋势，为明确诊断、完善治疗提供方向。

【专家点评】

（1）喉腺样囊性癌是罕见的涎腺源性恶性肿瘤，发生于声门下者更是罕见，加之早期症状的隐匿性，出现症状时往往病情危急，为疾病的临床评估、诊断和治疗增加难度，极易误诊误治，更需要提高对此类疾病的认识，并在术后注意观察、随访。

（2）病史的采集和手术前较为全面的评估是临床医生的基本技能，也是医疗活动中需要遵守的重要原则。尤其在紧急情况下,更要注意临床工作中细节问题把控。

(3)咽喉部结构具有其特殊性,作为重要的呼吸通道,声门下的占位性病变引起喉梗阻的可能性,需要在工作中提高对此类疾病的警惕性。

【总结】

本例属罕见病例,临床表现不具特异性,加之紧急情况下,为挽救生命患者病史采集不全,为临床诊治工作增加困难,急诊术中手术操作和后续治疗造成困扰。在治疗过程当中,及时调整手术完善病史,并积极查阅相关病案报道,成功解除患者喉梗阻后,又最大限度保留喉功能的同时,切除病变组织。本案病虽然诊断和治疗经过相对曲折,影响医疗因素较多,但及时发现线索,梳理疾病发展过程,保证了后续治疗方案的制定和患者预后。

(傅德慧　黄永望　天津医科大学第二医院)

【参考文献】

[1] OKADA S, TAMURA E, SHIBUYA M, et al. A Case of Laryngeal Myxoma in the Subglottic Area[J]. Koutou, 2014, 26(2):132-135.

[2] ZALD PB, WEBER SM, SCHINDLER J. Adenoid cystic carcinoma of the subglottic larynx: a case report and review of the literature.[J]. Ear Nose & Throat Journal, 2010, 89(4):27-32.

[3] MA Y, ZHOU B, WANG S. Large lipoma in the subglottic larynx: a case report[J]. The Journal of international medical research, 2020, 48(6):605-609.

[4] PARK SJ, LEE YH, LEE KY, et al. A Solitary Fibrous Tumor of the Subglottic Larynx: Case Report and Literature Review[J]. Balkan Medical Journal, 2016, 33(6):698.

[5] HEIDARIAN A, WENIG BM. The Most Common Mistake in Laryngeal Pathology and How to Avoid it[J]. Head and Neck Pathology, 2021, 15(1):130-137.

[6] SUN T, AKALIN A, DRESSER K, et al. The Utility of MYB Imunohistochemistry (IHC) in Fine Needle Aspiration (FNA) Diagnosis of Adenoid Cystic Carcinoma (AdCC) [J]. Head and Neck Pathology, 2020:1-6.

[7] LIONELLO M, CANAL F, PRESOTTO, et al. Laryngeal adenoid cystic carcinoma: Radical or conservative surgery? [J]. American Journal of Otolaryngology, 2021, 42(2): 102-109.

[8] MOKHTARI S. Clinical Features and Differential Diagnoses in Laryngeal Mucoepidermoid Carcinoma[J]. Clinical Medicine Insights. Pathology, 2012, 5:132-136.

[9] FRISCH M, HJALGRIM H, OLSEN JH, et al. Risk for subsequent cancer after diagnosis of basal-cell carcinoma. A population-based, epidemiologic study[J]. Annals of internal medicine, 2019, 125(10):815-821.

第十八节　喉癌术后感染

一、疾病概述

喉癌是头颈部常见恶性肿瘤，占头颈肿瘤的13.9%，占全身肿瘤的2.1%。手术治疗是其主要的治疗手段。喉癌手术因咽喉并非无菌环境、手术范围大、手术时间长、部分手术需行气管切开术、分泌物容易污染伤口等原因，喉癌术后感染率较高。喉癌术后感染是影响治疗效果，延长住院时间，增加医疗费用，影响医患关系，甚至是致患者死亡的重要因素之一。喉癌术后感染主要为伤口感染、咽瘘、呼吸道感染等。

二、病例介绍

喉癌术后复杂伤口感染治疗成功的临床经验与教训1例

患者，男性，65岁，主因呛咳、咽部异物感两个月入院。患者既往高血压病史10年、糖尿病病史6年，4年前曾因颈部血管狭窄行颈部的支架手术。患者门诊喉镜：会厌明显增厚，会厌喉面可见肿物隆起，呈菜花状，黏膜糜烂，会厌动度差，双侧室带黏膜光滑，双侧声带黏膜光滑，声带动度可，闭合佳。入院后表面麻醉下行会厌肿物活检术，术后病理回报考虑为鳞状细胞癌。喉部增强CT：注入对比剂后，双侧杓会厌皱襞弥漫性不规则增厚可见明显均匀强化，与周围组织分界清晰。双侧声带，室带未见异常强化影，咽后壁未见明显增厚，未见异常强化影。双侧颈部可见散在小淋巴结影，未见异常强化，考虑会厌癌，双侧颈部散在淋巴结。根据患者的病理及喉部增强CT、喉镜等相关检查，考虑为声门上癌，患者在全麻下行水平半喉切除术＋颈部淋巴结清扫＋气管切开术。术后病理回报：1.会厌中分化鳞状细胞癌，免疫组化：CD34(-)，D2-40(-)2.区域淋巴结可见癌转移(2/26)：右侧颈内静脉下段2/2，3.舌骨及甲状软骨未见肿瘤侵犯，切缘阴性。诊断为声门上癌 $T_2N_1M_0$ Ⅲ期。术后伤口放置引流管，伤口加压包扎，引流管术后72小时后拔除，引流液体较少，七天后间断拆线。术后给予抗感染、补液、鼻饲营养、化痰等治疗，并监测空腹及三餐后血糖，每日监测三次血压，患者术后第九天突然伤口出现褐色分泌物，从伤口流出，味臭，考虑伤口出现感染，检查伤口发现伤口周围形成窦道，但未与咽喉相通，立刻用双氧水和生理盐水冲洗伤口，检查血常规提示细菌感染，将分泌物送细菌培养，为表皮葡萄球菌，对现用抗生素不敏感，给予更换抗生素，伤口加压包扎。患者术后血糖控制一直欠佳，请内分泌科多次会诊，调整血糖用药，并请营养科调整鼻饲量及成分。患者更换抗生素，伤口每日用复合溶葡萄球菌酶消毒剂和生理盐水冲洗伤口，及时清除切口内缝线后感染仍未能好转，之后左侧颏下肿胀，触之较硬，之后再次形成另一处窦道，并局部扩大清创并放置引流条，伤口每日换药。之后考虑抗生素使用已达 14 天，复查血常规正常，停用抗生素，伤口每日用复合溶葡萄球菌酶消毒剂冲洗伤口后加压包扎，并积极控制血糖，伤口一个月后逐渐好转，分泌物逐渐减少，窦道基本愈合后患者拔出鼻饲管，患者进食稍呛咳，逐渐适应后进食正常，之后进行放射治疗，待放疗结束后拔出气管套管后患者呼吸正常，患者随访 3 年余，未有复发及转移，颈部伤口愈合良好。

【临床诊治解析】

患者考虑为声门上型喉癌，行水平半喉切除术 + 双侧颈部淋巴结清扫 + 气管切开术。术后患者颈部切口出现感染，形成多个窦道，伤口流脓、延期愈合，术后需长期换药，增加患者住院时间及费用，分析形成原因。

（1）手术损伤较大，时间较长，喉癌手术并非无菌手术，手术时间长增加伤口暴露使大量致病菌得以定植。创伤性操作也会破坏组织的完整性，降低机体抵抗力，增加了致病菌的侵袭机会和路径。

（2）术后伤口引流欠佳，术后引流量少，术后 48 小时内仅有少量血液引流出来，考虑可能引流管受压，引流不通畅，造成伤口渗血未完全流出，存于伤口内，造成伤口感染。

（3）患者高龄、有糖尿病、高血压等基础疾病病史，自身健康条件较差，属于院内感染的高危人群。术后请内分泌科多次会诊，调整血糖用药，患者血糖逐渐恢复正常后，伤口愈合加快。

（4）患者术后气管切开并进行鼻饲，一直进食欠佳，考虑患者手术创伤较大，术后营养欠佳，请营养科调整鼻饲量及成分。

（5）切口感染出现分泌物后未及时给予伤口开放、引流，以至于感染加重，周围形成多处窦道，之后将窦道开放、保证引流通畅后，伤口感染逐渐好转，说明伤口出现感染应早期开放，保证引流通畅。

【专家点评】

喉癌术后伤口感染的防范要点。

（1）规范手术操作、增加无菌观念、熟练外科手术操作的基本技术、以尽量缩短手术时间。喉癌术后感染与手术时间的长短有明显关系，术毕置负压引流管可减少组织间积血。

（2）做好手术前准备，严格掌握手术指征，积极治疗患者的基础疾病及相关合并症，增强患者机体抵抗力，降低合并症对术后伤口感染的影响。

（3）喉癌手术部位处于咽部，术后因伤口疼痛等因素造成吞咽困难，口腔内分泌的唾液经常积聚在伤口处，容易引起伤口感染，围手术期加强患者的口腔清洁卫生，及时吸除口腔内分泌物，定时用漱口液漱口，减少口腔菌群对口咽部伤口的污染与侵袭。

（4）增强患者的营养摄入，并鼓励患者尽早下床活动，以利于咽喉及下呼吸道的分泌物排除。

（5）术后定期对患者的分泌物进行细菌培养及药敏试验，指导临床合理用药，一旦发现感染，尽早明确病原菌，根据药敏结果指导用药。

【总结】

喉癌是头颈部最常见的恶性肿瘤，治疗以手术为主的综合治疗，喉癌术后切口感染是常见的术后感染，感染会增加患者住院时间及费用，因此应引起重视。重视病人的围手术期管理。特别是老年人有既往基础疾病病史的时候，围手术期应重视慢性疾病造成的影响，手术中精细手术操作、加强术后管理，减少并发症的产生。一旦感染出现，需要积极处理，以免感染加重。

（王敏　任海棠　天津市天津医院）

【参考文献】

[1] 孔维佳，周梁. 耳鼻咽喉头颈外科学 第 3 版 [M]. 北京：人民卫生出版社，2015：502-508.
[2] 刘邦华，孔维佳，杨成章. 喉癌术后感染的调查分析 [J]. 中华医院感染学杂志，2005，15（10）：1134-1136.

第十九节　喉肉瘤

一、疾病概述

喉原发肉瘤是一种罕见的疾病，占喉部恶性肿瘤的不到 1%。喉肉瘤属高度恶性，病因仍然不清楚，其发病率在男性和老年人中更为常见。

（一）病理特点

1）肿瘤质软，表面光滑，呈淡红色，其中央区常有坏死性出血。其周围与正常组织有较明显的界限，早期可有不完全的假包膜，到晚期常浸润至周围组织。显微镜下检查，可见分化不成熟的肉瘤细胞，呈分散排列而较少成团，间质内血管丰富，其管壁甚薄，有时血管壁直接由肉瘤细胞构成，因此易发生血行转移，最易转移至肺，而淋巴转移较少。

2）喉部肉瘤中超过 50% 是纤维肉瘤，其次常见的是喉软骨肉瘤，骨肉瘤、脂肪肉瘤、未分化多形性肉瘤、滑膜肉瘤和横纹肌肉瘤是非常罕见的。从生长相对缓慢的肿瘤（软骨肉瘤）到恶性高的肿瘤（未分化多形性肉瘤），肉瘤具有广泛的组织学形态和临床生物学行为，肉瘤具有局部区域破坏性，并且有很强的转移能力。

3）临床上，Jaromir 等分析喉肉瘤数据和文献综述数据，根据每种组织亚型喉肉瘤的恶性潜能将喉肉瘤分为三组。

（1）1 型喉肉瘤：预后良好。包括软骨肉瘤、肌纤维母细胞肉瘤、平滑肌肉瘤、血管肉瘤。

（2）2 型喉肉瘤：有中等存活数据。包括卡波西肉瘤、纤维肉瘤、脂肪肉瘤。

（3）3 型喉肉瘤：预后不良。包括横纹肌肉瘤、未分化肉瘤、滑膜肉瘤、腺泡软组织肉瘤。

（二）临床表现

最常见的症状表现为进行性声音嘶哑，肿瘤特征是快速生长，常于数月内堵塞声门，产生呼吸困难和 / 或喘鸣甚至窒息。因此，呼吸困难和喘鸣、咳嗽亦是喉肉瘤的常见症状。

肿瘤可以生长在喉的任何部分，但最常位于声带、室带和 / 或环状软骨，呈圆形光滑肿块，可遮盖声门，甚至侵及一侧的杓会厌襞、梨状窝等处。

（三）诊断

（1）喉镜检查可以提供喉部状况和判断喉部梗阻类型。肿瘤大体外观多样，呈灰白色、白色或淡红色，外生型或浸润型，菜花样、溃疡状或息肉样，表面粗糙或光滑，带蒂或广基底等。喉肉瘤位于声带时，极易被误诊为息肉。当声门息肉样新生物进展较快时应警惕喉肉瘤的发生。

（2）CT、MRI 和超声可以显示肿块的大小、扩散和转移。

（3）活组织检查病理报告是喉部肿瘤确诊的主要依据，标本可以在间接喉镜、直接喉镜下或纤维喉镜下采集，应注意钳取肿瘤的中心部位。常规病理必须结合免疫组织化学检查才能明确诊断。

（四）治疗

（1）喉肉瘤的治疗方案，目前国内、国际比较公认的仍是手术切除。由于喉肉瘤临床罕见且生物学行为不十分明确，无论原发部位如何，手术完整切除病灶并保留足够的安全切缘是治疗喉肉瘤的首选方案，如果有颈部淋巴结转移，应同期进行颈部淋巴清扫术，术后辅以放化疗。

（2）对于无法耐受手术的，或手术无法彻底切除的病人，选择放疗或化疗。然而由于缺乏大数据的临床研究，放射治疗和化学治疗疗效尚有争议。

（3）免疫治疗和靶向药物对于一些肉瘤显示出一定的疗效，这也许可以为今后喉肉瘤的治疗提供新的方向。

（五）生存期

通常，头颈部肉瘤的生存率比肢体肉瘤要低。根据文献资料，头颈部软组织肉瘤患者 5 年生存率在 32%~75% 之间。

二、病例介绍

喉肉瘤 1 例

患者，男性，62 岁，主因音哑 3 月入院。患者既往吸烟史 40 余年，饮酒史 20 余年，3 月前出现音哑症状，于我院就诊，行纤维喉镜检查示：右侧声带中部外生型肿物，表面不光滑，右侧声带前中部黏膜不光滑，表面可见白色伪膜附着，前联合及左侧声带光滑（见彩图 1-3-19-1）。入院后完善术前准备后，于入院后 3 天行全麻支撑喉镜下行右声带肿物切除术，术后病理考虑：喉肉瘤。随后行颈部、胸部及腹部 CT 检查未见转移，建议行喉全切除术，患者及家属不同意全喉摘除。于入院后第 11 天行右侧喉垂直半切除、右侧颈淋巴结清除、气管切开术，术后病理示右声带纤维肉瘤，右颈部淋巴结 1 枚未见转移。诊断：喉肉瘤 $T_2N_0M_0$。手术后 4 周开始行颈部根治性放射治疗，剂量 70Gy。此次入院治疗共 3 个月后出院。出院后 2 月余发现复发，喉内肿物自环甲膜侵出至喉外，局部间断出血，于是第二次住院治疗，行两个周期 AM 方案化疗，具体为异环磷酰胺 2.0 g D1-D5+ 表柔比星 40 mg D1，D2，并给予安替罗尼治疗，治疗后喉外肿物坏死脱落，喉内肿物未见增大。化疗结束后，于本市三甲专科医院行全喉切除术 + 颈部淋巴结清扫术（双侧颈Ⅱ、Ⅲ、Ⅳ、Ⅴ、Ⅵ区淋巴结）+ 胸大肌皮瓣修复术，术后病理示喉纤维肉瘤，颈部淋巴结未见癌转移，切缘（-），基底（-）。术后一月余，肿物复发自颈部伤口侵出，患者出现发热、咳嗽、呼吸困难，胸部 CT 考虑双肺转移瘤，恶性胸水，肺感染，给予靶向药物治疗、抗感染、胸腔穿刺及对症治疗，之后患者病情进展恶化，1 个月后发生心肺功能衰竭死亡。

【临床诊治解析】

初诊时患者病史 3 个月，组织病理学诊断明确，病变局限于一侧声带，前后进行了两次手术（喉部分和喉全切除术），由于肉瘤的恶性度高，两次术后均复发。病变特点在早中期主要表现为局部肿物的快速生长和复发，至晚期出现肺转移。虽采取了及时的手术，但是肿瘤进展迅速，效果不佳。

患者第一次术后进行了放疗，之后肿瘤复发，一定意义上说明肿瘤对放疗不敏感，复发后进行了化疗和靶向治疗，对肿瘤有一定的疗效，肿瘤组织发生了坏死，生长得到控制。

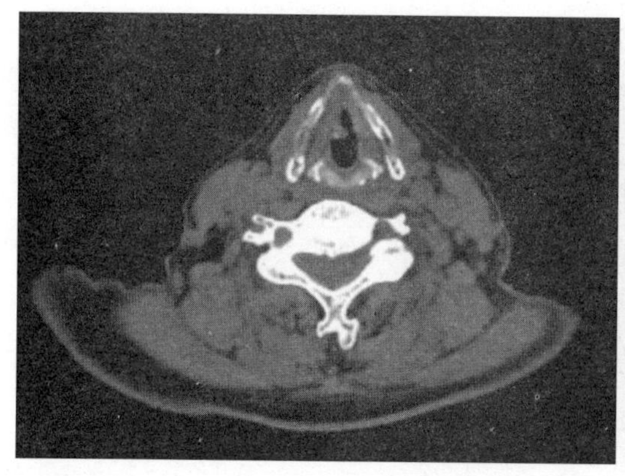

图 1-3-19-2　颈部 CT 示右侧声带前中 1/3 交界处结节

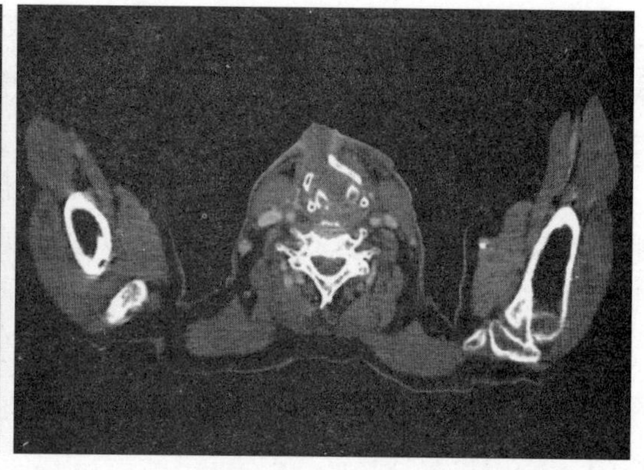

图 1-3-19-3　颈部强化 CT 示喉肉瘤复发，通过缺如的右侧甲状软骨板及颈前部分软组织突出于皮肤轮廓之外，病灶呈轻至中度强化，表面欠光整

【专家点评】

喉纤维肉瘤是喉部恶性肿瘤的罕见疾病，属高度恶性，病因尚不清楚，其发病率在男性和老年人中更为常见。

喉纤维肉瘤恶性度高，肿瘤进展迅速，一经确诊，根治性喉部切除手术，或喉全切除术，保留足够的安全界限是首选的治疗方案。根据手术的情况，可以进行放疗、化疗和靶向治疗。而后者疗效尚有争议。

【总结】

保留足够正常切缘的根治性手术是治疗喉肉瘤的首选方法。推荐的手术类型是根治性喉全切除术或次根治性喉部分切除术。对于高危肉瘤，可以进行诱导放疗、化疗和靶向治疗。

（刘翔　天津市人民医院）

【参考文献】

[1] JAROMIR ASTL，RICHARD HOLY，INNA TUCKOVA，et al. Sarcomas of the Larynx：One Institution's Experience and Treatment Protocol Analyses[J].Medicina（Kaunas），2021，57（3）：192.

[2] JOSE G. MANTILLA，HAODONG XU，ROBERT W. Ricciotti.Primary Sarcomas of the Larynx：A Single Institutional Experience with Ten Cases[J].Head Neck Pathol.202 0，14（3）：707–714.

第二十节　下咽癌

一、疾病概述

下咽癌是发生于梨状窦、咽后壁和环后区的恶性肿瘤；绝大多数为鳞状细胞癌，占所有头颈部鳞状细胞癌的 3%~5%。2012 年中国肿瘤登记年报显示下咽癌年发病率为 0.29/10 万，全球范围内下咽癌发病呈缓慢下降趋势。

下咽癌生物学行为恶劣，侵袭性强，易于黏膜下浸润，约 60% 下咽癌沿黏膜下侵犯。由于解剖部位特殊，其发病隐匿，早期难以被发现。随着疾病进展，晚期会出现咽痛、声音嘶哑、进食哽噎等症状。文献报道约 4%~20% 下咽癌合并原发性食管癌。

下咽癌颈部淋巴结转移出现较早，一半患者以颈部肿块作为首发症状；淋巴结转移率高，转移率约为 60%~80%。下咽癌颈部淋巴结转移以ⅡA、ⅡB 及Ⅲ区最为多见，其次为Ⅳ区，Ⅰ、Ⅴ、Ⅵ区转移较少见。

放疗、手术是早期下咽癌的主要治疗手段，能够获得满意的肿瘤根治效果；早期下咽癌可选择单纯放疗，放疗后若残存肿瘤病灶根据实际情况选择部分下咽 / 咽喉切除，保留下咽及喉功能。早期下咽癌也可直接局部切除，可选择经口 CO_2 激光手术、低温等离子手术、机器人手术等微创手术方式。大部分下咽癌患者就诊时已为中晚期，根治性切除的同时，尽量保留功能是中晚期下咽癌的治疗原则。

下咽癌预后差距大，Ⅰ期五年生存率在 70% 以上，但临床上很难发现早期下咽癌患者。Ⅱ-Ⅲ期五年生存率在 50%~60%，Ⅲ-Ⅳ期五年生存率在 30%~40%。

二、病例介绍

下咽癌 1 例

患者，男，61 岁。患者无明显诱因出现咽异物感，伴咽部疼痛，声嘶，无发热、呛咳等不适，无憋气等表现，就诊于外院检查发现“下咽肿物”。后来我院门诊就诊，喉镜检查示：左侧披裂及左侧杓会皱襞可见结节样隆起肿物，累及环后及左侧梨状窝，肿物表面黏膜粗糙，糜烂（见彩图 1-3-20-1），双侧声带黏膜光滑，动度可，闭合可。咬检病理示：（左侧披裂及左侧杓会皱襞咬检）至少为乳头状鳞状上皮原位癌，局灶浸润性癌不能除外，取材表浅，请结合临床。CT 检查示：左侧杓会厌皱襞增厚并可见结节影，增强检查可见不均匀强化，整体范围约 2.2 cm × 1.7 cm；左侧梨状窝浅钝（见图 1-3-20-2）。彩超检查示：左颈部多发淋巴结，考虑炎性可能性大。食道镜、胃镜检查示：慢性胃炎。患者既往吸烟 40 年，20 支 /d，偶有饮酒。

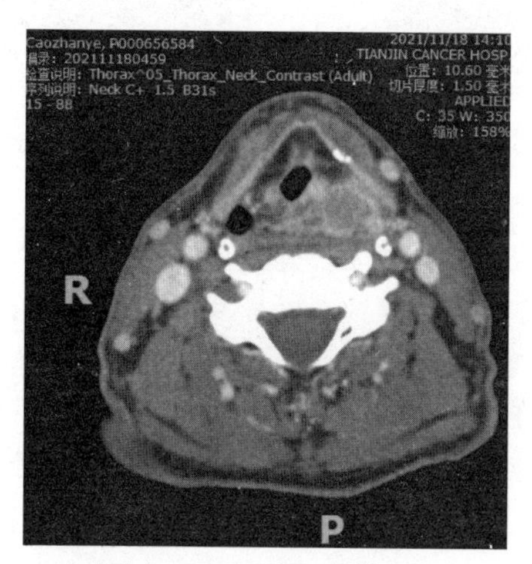

图 1-3-20-2　喉 CT（轴位）

诊断：下咽癌 cT2 N0M0。早期下咽癌根据指南建议手术治疗或放疗，患者要求根治性治疗的同时，有强烈的保喉意愿，经我院头颈肿瘤 MDT 团队会诊，建议给予诱导化疗，根据化疗效果决定下一步治疗方案。患者入组临床试验，给予患者 2 周期新辅助化疗，具体方案：特瑞普利单抗 + 紫杉醇（白蛋白结合型）+ 顺铂。复查 CT 检查示：左侧杓会厌皱襞增厚并可见结节影，增强检查可见不均匀强化，整体范围约 2.0 cm × 1.1 cm，左侧杓会厌皱襞增厚及结节范围较前缩小（见图 1-3-20-3）。喉镜检查示：下咽左半肿物范围较前明显缩小，左侧披裂肿胀增厚、粗糙，左侧梨状窦肿胀尚光滑，右侧披裂及梨状窦光滑（见彩图 1-3-20-4）。继续给予一周期化疗，再次复查 CT 示：左侧杓会厌皱襞稍增厚并强化不均，左侧杓会厌皱襞病变范围较前缩小（见图 1-3-20-5）。喉镜示：左侧披裂肿胀增厚、局部粗糙，左侧梨状窦肿胀尚光滑（见彩图 1-3-20-6）。

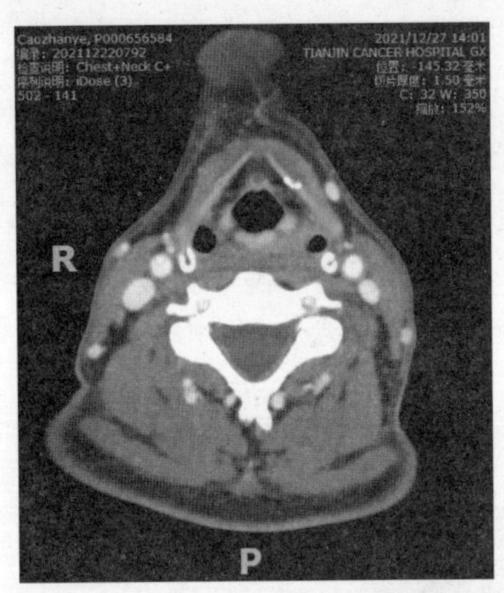

图 1-3-20-3 化疗后第一次复查喉 CT

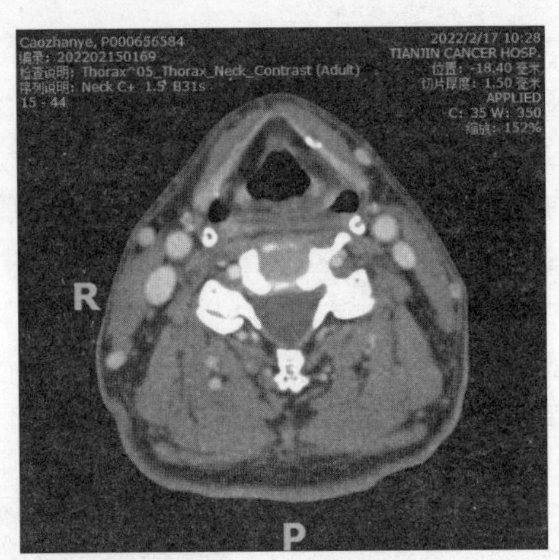

图 1-3-20-5 再次化疗后复查喉 CT

疗效评价 PR,根据临床试验设计,结合患者保喉意愿,行支撑喉镜下左侧披裂及杓会厌皱襞肿物切除术。术中按治疗前肿物范围切除病变组织,切缘术中送冰冻,均为阴性。病理示:可见残留低分化鳞状细胞癌,直径约 0.2 cm,侵及表皮下 0.1 cm,送检披裂内侧、外侧切缘及基底均(-)。术后行放射治疗,放疗计划:瘤床区定义为 GTVtb,外扩 5 mm 形成, pGTVtb,处方剂量 66Gy/33f; PTV1 包括 GTVtb,双颈Ⅱ、Ⅲ区外扩 3 mm 形成,处方剂量 60.06Gy/33f; PTV2 包括Ⅳ区及气管上,外扩 3 mm 形成 PTV2,处方剂量 50.96Gy/28f。定期复查,未见复发转移。

【临床诊治解析】

下咽癌治疗是多学科的综合治疗,多项前瞻性临床研究显示新辅助化疗可提高下咽癌的保喉率,但未能改善总人群的远期生存。免疫治疗在复发转移性头颈部鳞癌的应用,患者长生存获益明显。免疫在新辅助化疗的前期相关研究显示免疫新辅助治疗可明显提高病理缓解率,病理缓解与长生存呈正相关。前期探索研究显示,免疫联合化疗在头颈部鳞癌新辅助治疗的应用,在改善局部控制的同时,可提高长期生存获益。

【专家点评】

喉咽癌综合治疗的要点

(1)下咽癌因解剖结构特殊,对喉功能影响大,手术前需综合评估病情,结合患者文化水平、经济状况制定治疗方案。

(2)术前食道镜、喉镜的检查非常重要,全面了解食道、胃部情况,避免漏诊。

(3)诱导化疗较单纯放疗、手术可改善患者保喉率,虽总人群在长期生存上无明显获益,但可明显改善患者生活质量。诱导化疗后,部分患者肿瘤缩小可实现肿瘤降期,降低手术难度,实现喉功能保留。部分患者肿瘤退缩后,原本无法手术的患者可转化为可手术治疗,这部分患者可达到更好的局部治疗,以改善远期预后。

【总结】

下咽癌生物学特性差,临床病期晚,预后不良。中晚期下咽癌的治疗原则是有效提高患者生存的前提下,强调保留喉功能,提高患者生存质量。 中晚期下咽癌以综合治疗为治疗策略，强调 MDT 多学科诊疗，推荐中晚期下咽癌首选诱导化疗，下咽癌诱导化疗缓解后可选择基于放疗的多种治疗方案：单纯放疗，同步放化疗。手术治疗仍是中晚期下咽癌治疗不可或缺的治疗手段，根据患者病变合理选择术式。免疫联合化疗在新辅助治疗的应用有望在有效控制局部病灶的同时，为患者带来长生存获益。

（王红玲 王旭东 天津市肿瘤医院）

【参考文献】

[1] YOANN POINTREAU, PASCAL GARAUD, SOPHIE CHAPET, et al. Randomized trial of induction chemotherapy with cisplatin and 5-fluorouracil with or without docetaxel for larynx preservation[J]. J Natl Cancer Inst. 2009 Apr 1;101(7):498-506.

[2] JEAN LOUIS LEFEBVRE, YOANN POINTREAU, FREDERIC ROLLAND, et al. Induction chemotherapy followed by either chemoradiotherapy or bioradiotherapy for larynx preservation: the TREMPLIN randomized phase II study[J]. J Clin Oncol. 2013,31(7):853-859.

[3] RICHARD GREIL, et al.202 0ESMO. Abstract 915MO.

[4] UPPALURI R. et al. Presented at ASCO Annual Meeting. June 4-8, 2021. Abs 6008

（王红玲 王旭东 天津市肿瘤医院）

第二十一节 下咽及食道上端癌

一、疾病概述

（一）下咽癌

原发于喉咽部（也称下咽）的恶性肿瘤少见。在原发性喉咽恶性肿瘤中，绝大多数（约95%）为鳞状细胞癌，约 70% 为低分化鳞癌。喉咽癌多发生在梨状窝，其次为喉咽后壁，环后区最少，梨状窝癌和喉咽后壁癌多发生在男性，而环后癌则多发生在女性。喉咽癌的好发年龄为 50~70 岁。

1. 临床表现

（1）咽喉部异物感是喉咽癌患者最常见的初发症状，患者常在进食后有食物残留感。此症状可单独存在达数月之久，因而常易被患者或医师忽视而误诊或误治。

（2）吞咽疼痛，起初疼痛较轻，以后逐渐加重，梨状窝癌或喉咽侧壁癌多为单侧咽痛，且多能指出疼痛部位。癌肿侵犯软骨或软组织，或肿瘤合并感染时，则疼痛加剧，且可向耳部放射。

（3）吞咽不畅或进行性吞咽困难，肿瘤增大到一定体积，阻塞喉咽腔或侵犯食管入口时常出现吞咽不畅感或进行性吞咽困难，合并颈段食管癌时更明显。

（4）声嘶，肿物侵犯喉部，累及声带；或侵犯声门旁间隙；或侵犯喉返神经时均可出现声嘶，且常伴有不同程度的呼吸困难。

（5）咳嗽或呛咳，因声带麻痹、喉咽组织水肿或肿瘤阻塞咽腔，在吞咽时唾液或食物可误入气管而引起呛咳，严重时可发生吸入性肺炎。肿瘤组织坏死或溃疡时常出现痰中带血。

（6）颈部肿块，约1/3的患者因颈部肿块作为首发症状而就诊，肿块通常位于中颈或下颈部，多为单侧，少数为双侧，肿块质硬，无痛，且逐渐增大。

7. 喉咽癌晚期，患者常有贫血、消瘦、衰竭等恶病质表现。肿瘤侵犯颈部大血管时可发生严重的出血。

2. 诊断　喉咽癌的早期尤其缺乏特异性临床表现，因而易被误诊为咽炎或咽喉神经官能症，因此，凡是年龄在40岁以上，长期咽部异物感或吞咽疼痛，尤其是伴有颈部淋巴结肿大者，均需常规检查喉咽、喉部，尤其是要仔细观察喉咽各解剖区有无肿瘤，注意局部黏膜有无水肿，梨状窝有无饱满及积液。必要时需行X线拍片、CT、MRI检查，以便早期发现病变，避免误诊。

3. 治疗　喉咽癌的治疗以综合治疗为主。结合病变部位、患者年龄、保喉要求等制定个性化治疗方案。早期喉咽癌，推荐手术治疗，术后根据危险因素决定是否行放疗。中晚期喉咽癌，可行诱导化疗后，根据化疗效果，决定行手术治疗或同步放化疗；诱导化疗可提高喉咽癌患者的保喉生存率，诱导化疗达到完全缓解的患者，10年生存率高于直接手术的患者。

（二）颈段食管癌

食管癌是严重威胁人类健康的恶性肿瘤，全世界约60%食管癌发生在中国，食管癌约占我国癌症死亡人数的23%。食管癌绝大多数为鳞状细胞癌，其次为腺癌。食管癌多发生在食管中1/3段，下1/3段次之，上1/3段较少见。

1. 临床表现　颈段食管癌的早期症状不明显，可有吞咽不适、异物感、饮食习惯改变、疼痛感等非特异性症状，中晚期症状主要是进行性吞咽困难，严重时无法进食水。肿瘤晚期向外侵袭可出现持续性疼痛，累及喉返神经可出现持续性声音嘶哑等。因为颈段食管解剖位置的特殊性，临床上容易误诊或漏诊，应该引起重视。

2. 诊断　食管癌诊断应包括组织病理学诊断，病变部位以及TNM分期，以无创影像学检查为主。食管钡餐造影、食管内镜检查、颈部和上纵隔增强CT和MRI扫描。

3. 治疗　颈段食管癌的治疗比较棘手，手术切除仍然是最有效的治疗手段。手术的适应症包括全身情况可耐受手术，无远处转移，无食管外受侵表现。晚期下咽癌广泛侵及颈段食管时，需要咽、喉和食管全切除，以及一期重建。重建方法有带血管蒂的胸大肌肌皮瓣、游离空肠血管吻合、胃上提胃咽吻合、带血管蒂结肠段等，术后须辅助放化疗，不宜手术的患者亦可行放疗、化疗、免疫等综合性治疗。

二、病例介绍

病例1　下咽及食道上端癌

【病例诊治过程】

患者，男性，46岁，因咽痛、吞咽困难1月余，声嘶5天入院。入院前1个月患者出现咽痛、吞咽困难，伴饮水呛咳。曾于当地医院行胃镜检查：食道进镜 25 cm~39 cm 食道黏膜糜烂，余未见异常，诊断为反流性食管炎、慢性胃炎，给予对症治疗，无好转。入院前 5 天患者出现声嘶，于我院就诊，行纤维喉镜检查：会厌光滑，左侧声带 2/3 可见白色伪膜，右侧声带肥厚充血，双侧声带动度可，闭合差，双侧梨状窝黏膜光滑。诊断为左侧声带肿物（彩图 1-3-21-1），收入院治疗。入院后行喉 CT：左侧声带结节样影；颈部淋巴结增大，考虑炎性（图 1-3-21-2、1-3-21-3）。颈部淋巴结彩超：双侧颌下淋巴结肿大，考虑炎性。于全麻下行支撑喉镜显微镜下声带肿物激光切除术，术中见双侧声带白色角化附着，钳取肿物后用激光切除残余肿物。术后病理结果回报为增生的鳞状上皮，轻 - 中度非典型增生伴大量不全角质物并霉菌感染。患者术后声嘶好转，但吞咽困难、饮食梗阻感症状无好转。行胃镜检查：食道入口狭窄，内镜不能通过。行咽喉及食道上端 MRI 检查，结果回报：咽、喉及食道上端均未见明显异常（图 1-3-21-4、图 1-3-21-5）。为排除下咽及食道占位，行金属食道镜检查，术中食道镜经口咽达左侧梨状窝见食道入口黏膜肿胀，黏膜光滑，未见明显肿物，钳取黏膜活检，术后病理回报为慢性炎症，食道入口狭窄，直径约 1 cm，食道镜不能通过。考虑患者单纯喉部真菌感染不能造成患者进行性加重的吞咽困难，故考虑其他原因，例如环咽肌痉挛，给予口服颠茄片，用药后吞咽困难仍无好转，请消化科会诊再次行无痛胃镜检查及食道狭窄扩张术，食道入口狭窄，内镜不能通过，用导入扩张导丝，依次用 7 mm、9 mm、11 mm、13 mm、15 mm 萨式扩张器对狭窄部位进行扩张，扩张后内镜插入顺利，所见黏膜光滑。为明确病因，建议患者行超声内镜检查，寻找食道入口狭窄原因，患者拒绝，自动出院。术后 1 月复查行纤维喉镜检查示：会厌光滑，披裂间黏膜水肿，环后隙黏膜膨隆，淡红色。双侧声带光滑动度好（彩图 1-3-21-6），考虑下咽部占位。建议患者住院进一步诊治，患者及家属拒绝。出院 1 个月后患者因吞咽困难逐渐加重再次就诊，并入院胸外科治疗。行食管 MRI：食管入口稍下方（颈 5 椎体）水平至胸 1 锥体下缘食管壁呈类梭形增厚，以右后方增厚为著，病变与周围组织界限欠清，病变上下最大径约 47.9 mm，颈部未见明显增大淋巴结。故结合病人症状、影像诊断及消化科内镜活检病理报告为腺癌，考虑下咽及食道上端癌 $T_{4b}N_0M_0$（图 1-3-21-7、图 1-3-21-8）。随后在全麻下行下咽、食管上端及肿物切除、全喉切除永久气管造瘘、结肠代食管口咽底部吻合术及周围淋巴结清扫术，术中见肿瘤位于下咽部后壁，向前侵及喉部及甲状腺右叶，与喉后壁粘连，不易分开，肿瘤下端与食管粘连，不易分开，给予全喉、下咽及部分食道连同肿物彻底切除。术后病理回报：下咽食管连接部后壁低分化腺癌，侵及后壁肌层外结缔组织，上下切缘未见癌浸润，喉部未见癌浸润，气管壁右侧及甲状腺右叶内侧可见癌浸润。食管气管右侧周围淋巴结 2 枚均呈反应性增生。术后予伤口局部换药、抗感染、补液及营养支持等对症治疗，患者病情恢复良好，建议根治性切除术后辅助放疗或同步放化疗，患者拒绝，电话随访 6 月后失访。

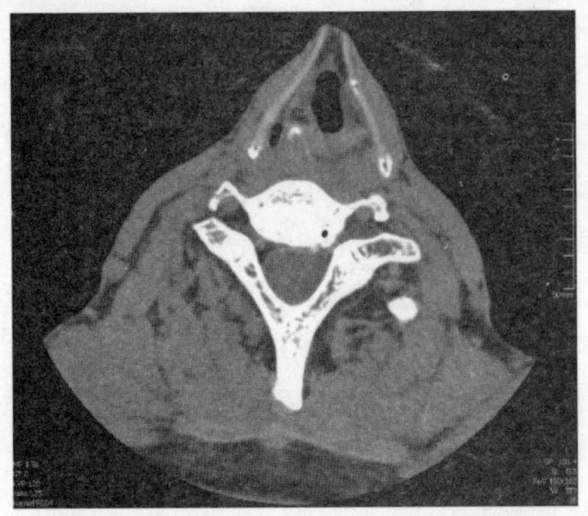

图 1-3-21-2　喉 CT:左侧声带结节样影

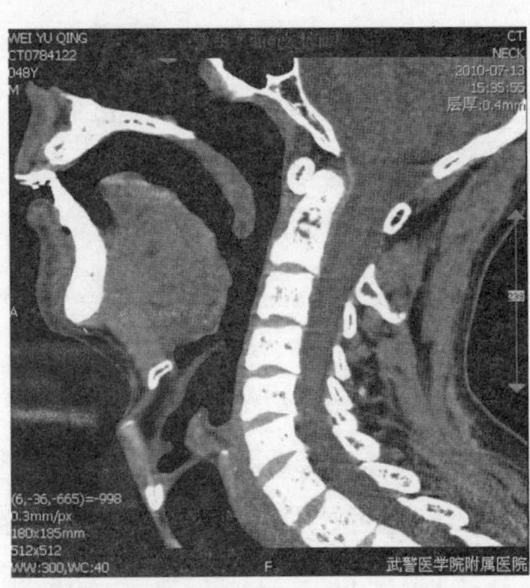

图 1-3-21-3　喉 CT:左侧声带结节样影;颈部淋巴结增大

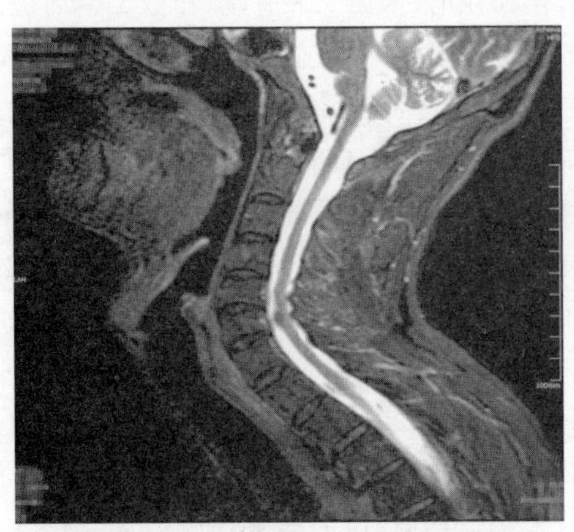

图 1-3-21-4　咽喉及食道上端 MRI:咽、喉及食道上端均未见明显异常

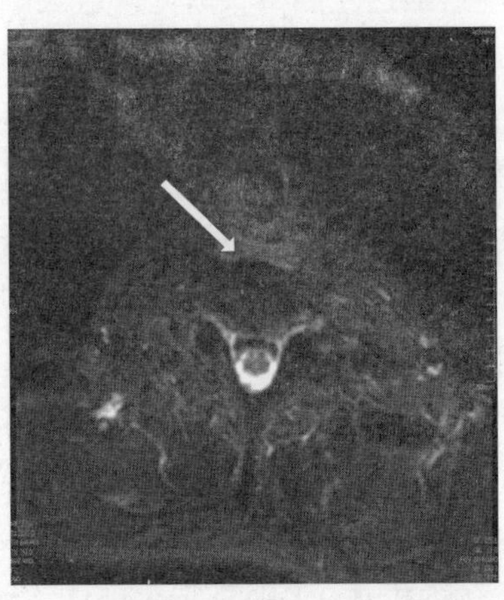

图 1-3-21-5　咽喉及食道上端:咽、喉及食道上端(箭头所示)均未见明显异常

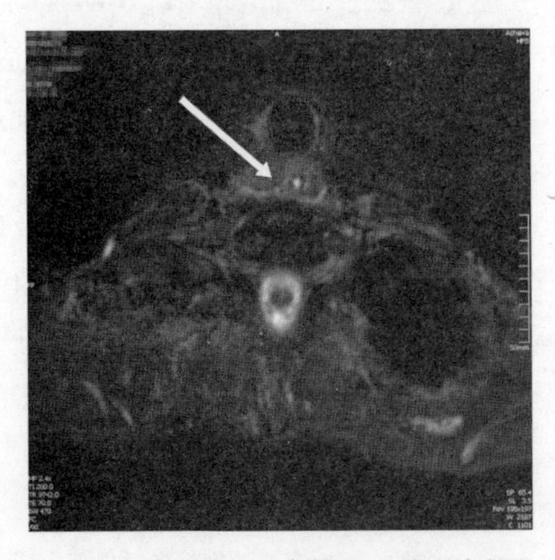

图 1-3-21-7　食道 MRI:食管入口稍下方(颈 5 椎体)水平至胸 1 锥体下缘食管壁呈类梭形增厚(箭头所示),考虑食管上端癌侵及下咽

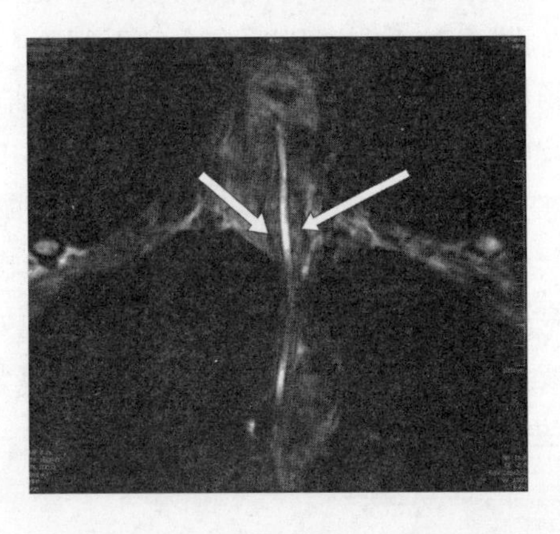

图 1-3-21-8　食道 MRI:食管入口稍下方(颈 5 椎体)水平至胸 1 锥体下缘食管壁呈类梭形增厚(箭头所示),考虑食管上端癌侵及下咽

【临床诊治解析】

（1）食道上端癌早期临床症状大多不典型，临床表现为不同程度的吞咽不畅，归纳为4种：①吞咽时轻微哽噎感（43.8%）；②吞咽时食管内疼痛（38.6%）；③胸骨后隐痛、胀闷不适（24.3%）；④吞咽时食管内异物感（14.8%）。食道的早期病变会有上述症状的原因，一般认为这些微小癌灶的周围常伴有不同程度的炎症，刺激局部黏膜导致神经性运动失调或局部痉挛。中老年人往往感觉迟钝，食道癌早期难以发现，一旦症状明显时，往往已到晚期；有时患者不能准确描述症状，从而误导医师；此外中老年人往往合并有高血压病、冠心病、糖尿病、脑血管病、颈椎病、前列腺增生等，易掩盖食道癌的症状。该患者入院时就已出现明显吞咽困难，考虑为肿瘤本身压迫食道的机械性梗塞所致，该患者合并声嘶、呛咳，这与食物滞留食管入口处，易误吸入气管有关。

（2）下咽癌约95%以上为鳞癌，少见小涎腺来源的腺癌以及恶性黑色素瘤、恶性淋巴瘤和软组织肉瘤等。而食道癌也以鳞癌最多见，食道癌的组织病理类型鳞癌占90%以上，鳞癌起源于食管鳞状上皮，内镜下表现为管壁僵硬，黏膜充血、糜烂或溃疡，缺乏光泽，灰白色，呈突起样肿物，触之易出血，狭窄严重时可造成镜体通过受阻。而食道腺癌的发病率仅占5%左右，尤其发生在食道上端的腺癌更为少见，食管腺癌由鳞状上皮转化为与胃内上皮类似的腺上皮，当这个部分发生异型增生与癌变，就会发生食管腺癌，也可为下咽部腺癌向下发展侵及食道上端。但随着生活习惯的改变，食道腺癌的发病率也有升高趋势。

（3）医学影像在食管癌的诊断与治疗决策中发挥重要作用，CT及MRI主要表现为管壁呈环状或不规则增厚，可形成肿块向腔内或者腔外，管腔变小。其中食管内镜超声是诊断早期食管癌、决定是否适合内镜微创治疗的主要方法。CT、MRI、PET-CT及食管内镜超声可综合用于确定食管癌根治性手术适应证及禁忌证，也可用于食管癌治疗（辅助放化疗）效果评价及随访。

（4）手术治疗是食道腺癌的主要治疗方式，对于晚期患者应该给予术前或放疗前行诱导化疗或同步放化疗。术后肿瘤复发及淋巴结转移是食道腺癌死亡率的重要原因，术后5年生存率仅为13%~15%。

【专家点评】

下咽及食管上端癌在生物学行为上具有沿黏膜或黏膜下扩散的特点，80%以上的病变呈浸润性生长，易侵犯周围结构如口咽、喉和颈段食道，并出现受侵部位临床症状。早期诊断困难，本例患者病变侵犯食管入口处黏膜下，且位于后壁环咽肌处，非常隐蔽，腺癌的特点是在肌层的表面浸润性生长，因此早期影像学上很难出现肿瘤征象，对于无明显诱因出现吞咽困难、食道狭窄的患者既使内镜检查、食道钡餐、CT及MRI检查未发现明显肿瘤迹象，仍不能排除下咽癌、食道上端癌，尽早行PET-CT检查以发现病变；或行动态观察，嘱咐患者密切随访，定期行内镜检查及MRI检查，以便作出正确的诊断和治疗。患者的依从性也至关重要。

（王晓蕾　张淑香　武警特色医学中心）

病例2 下咽癌 CHP 手术1例

【病例诊疗过程】

患者,男性，56岁,主因“吞咽疼痛5月余,发现下咽肿物20天”入院。患者于5个月前无明显诱因出现吞咽疼痛,偶有呛咳及痰中带血,无呼吸困难。于20天前在外院行喉镜检查,诊断为下咽肿物。遂来我院住院治疗。患者既往2017年因“右侧口底鳞癌”在本市专科医院行口底肿物扩大切除+全颈淋巴结清扫术,术后(2月)放疗50Gy。患者入院时电子喉镜检查(见彩图1-3-21-9)左侧披裂可见菜花样肿物,累及左侧室带,左侧声带固定黏膜尚光滑,左侧梨状窝变浅,黏膜肿胀。右侧披裂及梨状窝光滑,右侧室带、右侧声带及前联合黏膜光滑,右侧声带动度可。影像学检查(PET-CT):右侧口底癌术后改变,喉咽左侧壁软组织结节，FDG代谢增高,考虑肿瘤灶,(建议喉镜检查,)双侧颈根部数枚淋巴结，FDG代谢增高,需警惕淋巴结转移,(建议密切随访或穿刺活检,)鼻咽左侧壁稍增厚,FDG摄取增高,考虑炎症;院外病理:(左披裂咬检)鳞状上皮原位癌,取材表浅,不除外浸润癌(结合临床)。胃镜检查:(进镜15 cm)可见会厌左侧肿物,会厌右侧光滑,因阻力较大,胃镜未能进入食管,窥见食管入口光滑。颈部强化CT示(见图1-3-21-10):①声门及声门上区(左侧)占位性病变;②左颈根部结节灶,考虑肿大淋巴结;③口底结构紊乱,下颌骨牙槽突骨质不规则,考虑术后改变。初步诊断为:下咽癌 $T_3N_0M_0$ Ⅲ期。手术方案:喉环状软骨上部分切除术(CHP)+颈部淋巴结清扫术+气管切开术。术中冰冻:(会厌切缘)鳞状上皮高级别异形增生,(前、后、深)切缘均阴性。术后病理:(部分喉)中分化鳞状细胞癌,侵及横纹肌组织,脉管内可见癌栓;会厌未见癌侵及,局灶被覆上皮轻度异型增生;(左颈部淋巴结)未见转移癌(0/7)。患者术后1周时出现咽瘘,换药半月咽瘘愈合,术后3个月拔管,目前术后随访一年,电子喉镜检查(见彩图1-3-21-11)手术创面光滑,患者可正常经口饮食,偶有呛咳。

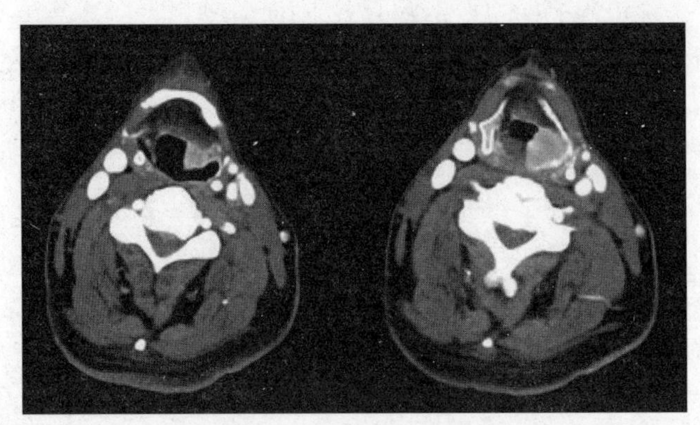

图1-3-21-10 手术前颈部强化CT

【临床诊治解析】

(1)手术方式选择:本次手术采用CHP手术方式,本病例中患者TNM分期为 $T_3N_0M_0$ Ⅲ期,术前电子喉镜检查会厌舌面黏膜光滑,术中发现会厌喉面受累及,术中冰冻结果回报:会厌缘高级别异形增生,采用CHP手术方案。患者口底癌手术后舌体的功能受到影响,本次行 CHP 手术，术后吞咽功能恢复是一大难题，而患者术后 3 个月即顺利拔除胃管，恢复了吞咽功能，提高了生存质量。

（2）避免咽瘘的发生：患者行 CHP 手术后 1 周出现咽瘘，患者既往有头颈部手术史及术后放疗史，颈部瘢痕较多，组织粘连较严重，本次手术再次行颈淋巴清扫术，术后咽瘘发生率增加，伤口愈合困难，术后要加强营养支持，充分引流，尽量避免咽瘘的发生。

（3）CHP 手术后是否行放化疗：患者 TNM 分期为 $T_3N_0M_0$，术后病理回报切缘阴性，淋巴结未见转移癌，根据《下咽癌外科手术及综合治疗专家共识》，患者术后未做放化疗。

（4）排除原有肿瘤复发：患者两年前有口底癌病史要首先排除原有肿瘤复发的可能，患者做 PET-CT 检查口底为术后改变，并未见明显复发迹象。

【专家点评】

（1）近年来，随着肿瘤治疗理念改变，喉功能的保留已是喉癌治疗的核心和关键。而喉环状软骨上部分切除术在确保肿瘤完全切除的基础上保留喉的功能，且不需要永久性气管造瘘，并在不影响生存率和局部控制率的前提下，有效改善患者的生活质量，得到广泛应用。此术式由 Majer 和 Rieder 在 1959 年首次提出，至 20 世纪 90 年代 Laccourreye 将这一技术成熟并规范化，包括环状软骨 - 舌骨固定术（cricohyoidopexy，CHP）、环状软骨 - 舌骨 - 会厌固定术（cricohyoidoepiglottopexy，CHEP）、气管 - 环状软骨 - 舌骨 - 会厌固定术（tracheocricohyoidoepiglottopexy，TCHEP）三种基本术式。本病例采取的手术方案是环状软骨 - 舌骨固定术（cricohyoidopexy，CHP），CHP 是切除双侧室带、喉室、声带及甲状软骨板、环甲膜、会厌及会厌前间隙，保留环状软骨与至少一侧杓状软骨，将环状软骨与舌根吻合。本病例病变累及左侧杓会厌皱襞、左侧会厌及左侧梨状窝内侧壁，符合 CHP 手术的切除范围。

（2）本术式的优势：①拔管率。由于此术式保留了环状软骨，所以术后拔管率高，且无需永久性气管造瘘，极大的改善了患者的生存质量；②吞咽功能改善。吞咽功能是评价喉环状软骨上部分切除术术后疗效及生存质量的重要指标之一。研究表明超过 75% 的患者吞咽功能在 3 个月内可以恢复；③发声功能改善。喉环状软骨上部分切除术至少保留了一侧杓状软骨，所以在杓状软骨的代偿性增生作用下，术后修复的新喉发声功能会得到一定程度的改善。总之，改良环状软骨上喉部分切除术较传统手术更简单、安全，在确保完整切除肿瘤的基础上，保留患者的吞咽、呼吸和发声功能，提高了生存质量，该术式值得进一步研究和推广应用。

【总结】

下咽恶性肿瘤及食道上段癌早期症状不明显，位置隐蔽，易漏诊误诊。下咽癌初诊患者最常见的主诉是咽痛，吞咽时加剧，常常向耳根部放射。吞咽不畅或困难提示肿瘤已累及食管入口或颈段食管，当仅能进流食时提示颈段食管受侵严重，故食管镜不易通过。因此对于可疑患者，多次行 CT、MRI 或 PET-CT 检查可进一步了解及明确肿瘤侵犯的情况，必要时应反复多次进行病理检查，并注意密切随访。

（刘静　李超　天津医科大学第二医院）

【参考文献】

[1]　许建华，郑正荣，许双塔等.86 例早期食管癌临床诊治探讨 [J]. 中国肿瘤临床，2008，35

（10）:547-550

[2] 郑迎春,陈雪玉,李建美. 下咽癌延误诊断 32 例原因分析 [J]. 中国误诊学杂志，2010，10（33）:8204

[3] 葛海英,孙妞妞.134 例早期食管癌的临床病理分析 [J]. 中国伤残医学，2013，21（7）：201-202

[4] 田东,付茂勇,赵泽良等. 食管腺癌临床病理特征及影响预后的因素 [J]. 现代肿瘤医学，2013,21（8）:1748-1753

[5] Japan Esophageal Socirty.Esophagus（2017）14:1-36

【病例 2　参考文献】

[6] 中华耳鼻咽喉头颈外科杂志编辑委员会 中华医学会耳鼻咽喉头颈外科学分会头颈外科学组。下咽癌外科手术及综合治疗专家共识 [J]. 中华耳鼻咽喉头颈外科志志，2017，52（01）:16-24.

[7] 李晓明. 不断强化喉癌治疗中喉功能保留的理念和策略 [J]. 中华耳鼻咽喉头颈外科杂志，2012，47（7）：529-531.

[8] 黄素红，关中，彭解人，等. 喉环状软骨上部分切除术后患者生活质量评估 [J]. 中国耳鼻咽喉头颈外科，2011，18（10）：513-515.

第二十二节　巨大梭形细胞脂肪瘤

一、疾病概述

咽喉部脂肪瘤是一种罕见的间质细胞良性肿瘤,多于成年发病,且男性 > 女性。肿瘤由脂肪细胞及结缔组织构成。表面光滑,大小不一,色微黄或略带红色,质软而有弹性,有蒂或无蒂。大者呈分叶状。肿瘤多位于会厌,杓会厌壁,梨状窝等处。病理学检查切面呈淡黄色,有完整薄层纤维性包膜,内有小梁分隔的脂肪小叶。瘤细胞主要为成熟的脂肪细胞,偶见少数脂肪母细胞。瘤内一般血管不多,有时可见灶性黏液变性、钙化或骨化。组织病理学上还包括几种特殊类型的脂肪瘤,其分别是梭形细胞脂肪瘤、血管脂肪瘤、多形脂肪瘤、血管肌脂瘤和良性棕色脂肪瘤,而原发于下咽部的仅有梭形细胞脂肪瘤有过报道。梭形细胞脂肪瘤镜下主要由增生的梭形细胞、成熟脂肪细胞和多少不等的绳索样胶原纤维组成,间质黏液变性，CD34 强阳性为其特点。

（一）临床表现

视肿瘤之部位及大小而定。小者常无症状,大者可有声嘶,吞咽困难或呼吸困难。带蒂的脂肪瘤可阻塞声门致窒息。放射影像学检查（CT）可见肿瘤为低密度软组织影,因此 CT 不仅能帮助估价肿瘤的范围,也有助于对肿瘤的性质作出诊断。

（二）诊断及鉴别诊断

病理诊断为金标准。对脂肪瘤及其他类型脂肪瘤的诊断并不困难,重要的是将脂肪瘤与高分化脂肪肉瘤加以鉴别。脂肪瘤多有包囊,且多由统一的成熟脂肪细胞组成,形状及大小变异极小,无成脂细胞。脂肪肉瘤一般发生于软组织深部,极少从皮下脂肪组织发生,这与脂肪瘤恰好相反,肉眼观脂肪肉瘤的病变差异很大,可似一般脂肪瘤或呈粘液样外观似鱼肉样,多数为分叶状,在周边的假包膜周围有较细小的瘤结节,因此手术时如撕破假包膜或切除不彻底,往往会造成术后复发。脂肪肉瘤镜下形态多种多样,最多见的脂肪肉瘤其瘤细胞呈小梭形,胞浆内有细小的脂肪气泡,肿瘤细胞间有大量粘液基质。分化差的脂肪肉瘤主要由小圆形细胞构成,其中可见到含脂肪空泡的脂肪母细胞。

(三)治疗

不管下咽脂肪瘤是哪种类型,手术切除均是首选的治疗方法。对较小的脂肪瘤可通过支撑喉镜手术切除,对较大肿瘤则多采取颈侧切开进路。不管采用哪种手术方法,都要尽可能将肿瘤切除干净,以免复发。如有复发,多因手术切除不彻底,同时应警惕有否恶变,可通过组织病理作进一步检查诊断。

二、病例介绍

病例1 下咽巨大梭形细胞脂肪瘤1例

【病例诊治过程】

患者,男性,56岁,因“发现口腔肿物脱出1天”就诊于耳鼻咽喉科急诊。该患者于1天前饮酒后呕吐时,发现一肿物自口腔脱出,无法回纳,伴有吞咽困难,稍憋气。电子喉镜:可见巨大光滑肿物脱出于口外,从左侧梨状窝穿出,似有根部位于咽后壁披裂水平,根部下边缘不明确(见彩图1-3-22-1)。查颈部CT平扫+增强提示:口咽腔至会厌偏左侧可见不规则混杂软组织密度影,向前突入口腔,向后延伸至颊部,口咽左侧明显受压,口咽腔局部变窄,肿物下端食道扩张,增强检查呈明显不均匀强化,其内可见明显强化血管影及无强化脂肪密度影(见图1-3-22-2)。急诊以“下咽肿物”收住入院。

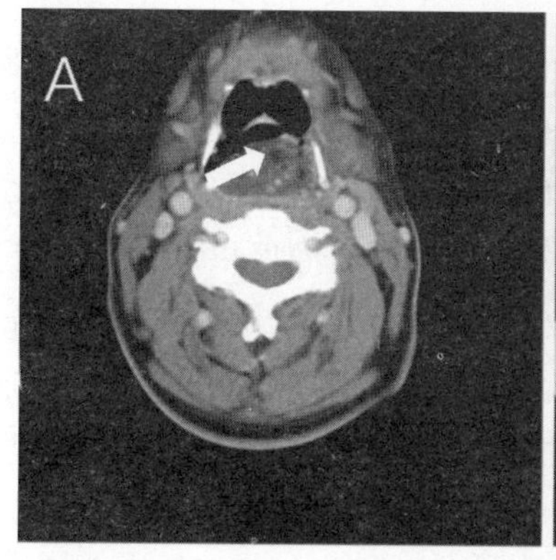

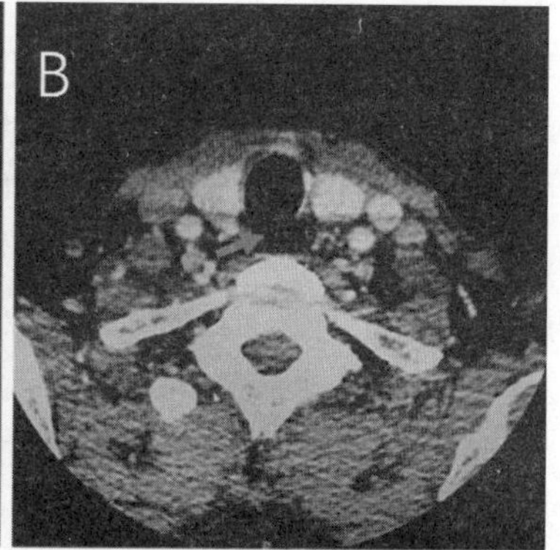

图1-3-22-2 颈部CT平扫+增强 A:箭头显示口咽腔至会厌偏左侧不规则混杂软组织密度影 B:箭头提示肿物下端食道扩张

入院当日行气管切开全麻下支撑喉镜下等离子下咽肿物切除术，术中见口腔内脱出肿物，质韧、灰白色、分叶状，血供丰富，等离子切除部分肿物送冰冻病理回报：良性肿瘤，遂行分块切除。等离子分次切除肿物，肿物呈实性，富含结构异常血管结构，肿物基底位于环后下咽后壁偏左侧，广基，自肿物基底将肿物切除。肿物大小约 6 cm × 10 cm。术中出血约 50 mL。术后病理回报：梭形细胞脂肪瘤（见彩图 1-3-22-3）。

术后 1 周复查电子喉镜：术区白膜生长良好。术后 2 周患者恢复良好，可经口进食，无吞咽困难，无呼吸困难，遂行气管瘘闭合术，术后患者顺利出院。术后 5 月复查电子喉镜：喉及下咽无异常（彩图 1-3-22-4）。

【临床诊治解析】

（1）判断肿物来源，选择手术径路：患者肿物自口腔吐出，需要判断肿物基底位于哪个部位。如位于口咽，可经口用全麻开口器进行手术；如位于下咽，需经口用全麻支撑喉镜下进行手术；如肿物基底位于食道内，需联合消化科或胸外科选择食道镜或开胸手术，切除肿物。

（2）及时解除喉梗阻：患者间或有憋气症状，需要预防喉梗阻的发生。结合肿物的来源，选择解除喉梗阻的方法。如肿物单纯位于口咽，可将肿物拉出，固定在口外，避免肿物堵塞气道，可暂不进行气管切开。如肿物位于下咽，或食道呕出无法回纳，有随时堵塞气道的可能，需尽快行气管切开，避免窒息的发生。如肿物位于食道中、下段，肿物可压迫阻塞胸段气管，普通长度气管切开套管无法达到胸段气管解除梗阻，需准备加长的气管切开套管或进行气管插管解除梗阻。本病历中，患者已有喉梗阻表现，且肿物较大，堵塞部分声门，全麻经口插管难度极大，风险很高，无论从缓解症状角度考虑，还是手术风险角度考虑，均有全麻前行气管切开的必要。

（3）选择合理的手术方案：血运如此丰富的肿物，术中出血量很少，归因于使用低温等离子手术。低温等离子射频消融术具有视野清晰、创伤小、出血少的优势，并且同时包含了切割、止血、消融、冲洗与吸引等功能，操作方便，保证了手术视野清晰，从而避免对组织的损伤，能够大大减轻病人的痛苦和缩短康复周期。

【专家点评】

下咽原发的脂肪瘤极其罕见，约占下咽、喉良性肿瘤的 0.6%，其中梭形细胞脂肪瘤更加罕见。疾病的诊断并不复杂，根据喉占位引起的症状及喉镜检查发现的表面光滑、根部位于下咽的肿物，结合颈部的影像学检查，可初步判断，金标准为病理免疫组化的结果。下咽脂肪瘤虽然是良性肿瘤，但由于其发生的部位，可能导致严重的后果，如堵塞声门引起突发的喉梗阻。本病例中患者已有呼吸困难的症状，且喉镜中可以看出，巨大肿物导致声门暴露极其困难，这些都会使手术及麻醉插管风险增加，因此，全麻术前气管切开，对保证患者生命安全非常必要。手术是治疗脂肪瘤首选的治疗方法，术中的难点在于找到肿物根部，彻底切除肿物，以免复发。

（曹晖　景志斌　周慧芳　天津医科大学总医院）

病例2　喉部巨大纤维脂肪瘤1例

【病例诊疗过程】

患者，男性，47岁，主因“吞咽困难1年余”入院。入院前3月出现夜间睡眠憋醒，伴咽异物感及声音嘶哑。行电子鼻咽喉镜检查提示：食道入口边缘见一囊性肿物，表面光滑。左咽侧至左杓会厌皱襞光滑肿物隆起，掩盖左梨状窝及喉前庭（见彩图1-3-22-5），双声带黏膜光滑，活动良好。颈部未触及明显肿物及肿大淋巴结。

外院颈部MR平扫所见：梨状窝水平咽腔类椭圆信号影，边界清，5 cm×3 cm×2 cm大小，内见线样低信号分隔，压脂序列呈明显低信号，局部咽腔明显变窄。提示梨状窝水平咽腔脂肪瘤。

经术前准备后于全麻下行显微支撑喉镜下CO_2激光左咽侧肿物切除术，术中见下咽左侧壁巨大囊性肿物，6 cm×3 cm×2 cm大小，上起左咽会厌皱襞及同水平左咽侧壁，下至左杓会厌皱襞及左梨状窝入口，部分经左杓会厌皱襞脱垂至喉前庭，掩盖大部分喉入口。双声室带黏膜光滑。

术中与麻醉师积极配合，经口可视喉镜下顺利全麻插管，经口置入直达喉镜暴露左下咽肿物，将耦合了CO_2激光的手术显微镜对准下咽肿物，用CO_2激光3 W将左下咽肿物沿被膜逐步完整切除，因肿物较大，需多次调整喉镜视野，术中仅有数毫升出血，肿物基底创面出血点以电凝止血。手术顺利。术中情况参见彩图1-3-22-6、彩图1-3-22-7。标本情况见彩图1-3-22-8。术后病理：（左杓会厌皱襞）纤维脂肪瘤。

术后无出血，第2天患者经口进食半流食无呛咳，无声音嘶哑，术后3天出院。术后1月门诊复查，无吞咽困难、声音嘶哑、咽异物感等主诉，夜间睡眠无憋醒（见彩图1-3-22-9）。

【临床诊治解析】

脂肪瘤是常见的良性肿瘤，是由正常的脂肪细胞聚集而成的，通常质地柔软。如果其内含有较多的纤维组织成分，则其质地较韧，称之为纤维脂肪瘤。关于纤维脂肪瘤的形成，有假说认为是由于胚胎发育过程中受外界因素影响，导致组织移位或变异而形成的。纤维脂肪瘤表面光滑，大小不一。一般多发于肩、背、臀、四肢的皮下部位，头颈部少见，目前见到有甲状腺纤维脂肪瘤的病例报道。位于咽喉部纤维脂肪瘤更为少见。国内最早的文献报道见于1955年，目前已有文献报道显示咽喉部的纤维脂肪瘤可发生于扁桃体，会厌披裂皱襞、声门下等处。临床表现视肿瘤的部位及大小而定，小者常无症状，肿瘤增大到一定程度，可能会出现咽喉部阻感，说话口齿不清，语音反流，呼吸不畅，带蒂的肿瘤甚至可能阻塞声门致窒息。

咽喉部的纤维脂肪瘤的诊断，在结合患者症状、体征检查的基础上，通过喉镜、CT、MRI等影像学方法可协助诊断并定位。主要需要同咽喉部的其他占位性病变相鉴别，例如喉息肉、咽喉部其他良性肿物如会厌囊肿，咽喉部恶性肿瘤相鉴别。咽喉部纤维脂肪瘤通常为实性、扁球状带蒂种物，有的呈分叶状，中等硬度，表面光滑，呈淡黄色或灰白色。生长缓慢。最终确诊有赖于病理结果。

手术是咽喉部纤维脂肪瘤首选治疗方法，瘤体小者可通过支撑喉镜手术切除，对较大肿瘤者多采取颈侧切开径路切除肿瘤，同时需要行气管切开术保证气道安全。充分的术前评估是手术成功的关键。

咽喉部纤维脂肪瘤为良性，目前文献报道所见均没有复发。

【专家点评】

咽喉部纤维脂肪瘤临床上较为少见。本例中，患者行喉镜检查所见肿物呈典型的纤维脂肪瘤外观，结合 CT 和 MR 等影像学检查评估肿物性质考虑为良性肿瘤，初步诊断并不困难，但最终确诊需要术后病理的支持。

本病例主要难点在于治疗方案 - 手术术式的选择。因为瘤体较大，已经出现了吞咽困难的症状，病情继续发展有引起窒息危及生命的风险，因此本例中手术是首选治疗方法。对于咽喉部巨大纤维脂肪瘤来说，关键在于切除术式的选择。这有赖于充分的术前评估。主要手术方式有两种：显微支撑喉镜下 CO_2 激光手术或颈侧切开径路手术。采用显微支撑喉镜下 CO_2 激光手术具有微创的优势，但对较大肿瘤者可能难以切除，本例在术前评估时，通过 MR 初步测量了肿物大小，肿物大小明显超过了支撑喉镜的管径，因此手术有一定难度，有可能需要术中更改术式。这就需要医生在术前与患者及家属进行充分的沟通，使其了解改为颈侧切开径路手术同时行气管切开术可能带来的风险及并发症。同时由于肿物较为巨大，属于困难气道插管，术前也需要联系麻醉师会诊评估，做好充分的准备，这也是手术成功的重要前提之一。

手术过程中，因肿瘤体积较大，单视野下无法一次切除，需多次调整喉镜视野，要求耐心细致，逐步操作。肿物基底创面出血点均以电凝止血。每视野操作均需要充分止血后再调整至下一视野，可以避免因为出血反复调整视野影响手术效率。

【总结】

咽喉部脂肪瘤是一种罕见的间质细胞良性肿瘤。临床表现视肿瘤之部位及大小而定。小者常无症状，大者可有声嘶，吞咽困难或呼吸困难。带蒂的脂肪瘤可阻塞声门致窒息。影像学检查（CT）可见肿瘤为低密度软组织影。金标准为病理学诊断。病理学检查切面呈淡黄色，有完整薄层纤维性包膜，内有小梁分隔的脂肪小叶。瘤细胞主要为成熟的脂肪细胞，偶见少数脂肪母细胞。瘤内一般血管不多，有时可见灶性黏液变性、钙化或骨化。手术切除均是首选的治疗方法，不管采用哪种手术方法，都要尽可能将肿瘤切除干净，以免复发。

（阮宏莹　扈启迪天津市第一中心医院）

【参考文献】

[1] 张连山，高志强，张炎. 下咽脂肪瘤的临床及病理表现 [J]. 中国医学科学院学报 1997，19：78-79.

[2] 付明亮，刘汉强，窦艳玲，等. 喉脂肪瘤 1 例 [J]. 西南军医，2014，16（6）：720-720.

[3] RODRIGUEZ RA，SAUSSEZ S，DEMAESSCHALCK T，et al. Hibernoma：a rare case of adipocytic tumor in head and neck[J]. BMC Ear Nose Throat Disord，2017，17：13.

[4] TEMSAMANI H，HEMMAOUI B，BENARIBA F. Giant epiglottic cyst：Is tracheosto-

my essential? [J]. Acta Otorrinolaringol Esp, 2016. 67(1): e6-e7
[5] KOIZUMI T, YANE K, YAMANAKA T, et al. A method of transoral finger dissection for a giant epiglottic lipoma[J]. Case Rep Otolaryngol, 2014, 640 704.
[6] 张国梁,高海河,孙广滨. CO_2 激光显微手术治疗巨大会厌脂肪瘤 1 例 [J]. 中国耳鼻咽喉头颈外科杂志,2018,25(11): 623.

第二十三节　原发性甲状腺淋巴瘤合并乳头状癌

一、疾病概述

甲状腺淋巴瘤是一类甲状腺原发的淋巴瘤,临床上较为少见,约占甲状腺恶性肿瘤的2%~8%,约占结外淋巴瘤的 1%~3%,以中老年女性居多。甲状腺淋巴瘤确切病因及发病机制目前尚不清楚,免疫缺陷、感染、物理或化学因素、遗传倾向均可能参与其中,目前发现可能与甲状腺炎具有一定关系,考虑其可能源于慢性淋巴细胞性甲状腺炎的活跃的淋巴细胞,因为此类甲腺炎激活 B 淋巴细胞分泌的相关抗体,引起甲状腺中的淋巴组织发生增生继而出现恶变。故目前考虑慢性淋巴细胞性甲状腺炎可能是原发性甲状腺淋巴瘤的前期病变。

(一)临床表现

颈部肿块是最常见的临床表现,对于高度恶性淋巴瘤,其肿块可表现为短期内迅速增大,约 25%~30% 患者出现颈部相关解剖结构受压迫或浸润症状,如呼吸困难、声音嘶哑、喘鸣、吞咽困难等。

(二)临床分期及病理分类

根据 1971 年 Ann Arbor 会议淋巴瘤分期标准,可分为 4 期:①ⅠE:甲状腺淋巴瘤伴或不伴周围软组织侵犯;②ⅡE:甲状腺淋巴瘤侵及同侧纵隔淋巴结;③ⅢE:甲状腺淋巴瘤侵及纵隔两侧淋巴结和 / 或脾;④ⅣE:甲状腺淋巴瘤播散至其他结外部位。

根据 WHO 淋巴瘤分类,甲状腺淋巴瘤可分为:①非霍奇金淋巴瘤(NHL):包括弥漫性大 B 细胞淋巴瘤(DLBCL)、结外边缘区 B 细胞淋巴瘤(MZBL)/ 低度恶性黏膜相关组织淋巴瘤(MALT)、MZBL 伴大细胞转化型 /DLBCL 和 MZBL 混合型淋巴瘤、滤泡性淋巴瘤(FL)、髓外浆细胞瘤等;②霍奇金淋巴瘤。

根据恶性程度,可将甲状腺淋巴瘤进一步分为:①低度恶性组 / 惰性淋巴瘤:如 MALT、FL 和髓外浆细胞瘤;②高度恶性组 / 侵袭性淋巴瘤:如 MZBL 伴大细胞转化型淋巴瘤和 DLBCL。临床上常见的类型是 DLBCL 和 MALT 淋巴瘤, DLBCL 占 70% 以上,预后较差; MALT 约占 10%~30%,表现为存在淋巴上皮病变,甲状腺滤泡中存在淋巴瘤细胞, MALT 淋巴瘤的侵袭性较弱,恶性度低,治疗效果较好。

(三)影像学检查

常用的影像学检查包括 B 超、CT 和 MR 等,均缺乏特异性,其主要作用是可协助确定病变范围、侵犯情况，便于临床分期。超声主要特征为甲状腺单叶或双叶呈弥漫性增大，粗糙不均，回声减低，内可见潜在多个低回声区，边界欠清，欠规则，可见部分呈条索状强回声，可伴有颈部淋巴结肿大。超声影像常可分为3型：结节型、弥漫型及混合型。MALT超声影像多表现为弥漫型，混合型淋巴瘤表现为弥漫型伴多发结节型，DLBCL超声影像表现多样。CT表现为不规整低密度影，呈团块样，边界欠清，包膜不光整，增强扫描可见网格样、不均匀强化，包膜呈部分欠完整，可见气管或食管受压推移。MRI表现为T2WI弥漫稍高信号的病灶背景中显示细条或小片状的低信号区，增强后表现为轻度强化背景中见多发细条样的明显强化灶。PET-CT检查主要是判断双颈部、纵隔及双侧肺门及全身淋巴结情况，便于分期。

（四）诊断

原发性甲状腺淋巴瘤的症状、体征、影像学表现均缺乏特异性，术前诊断困难，最后诊断需依靠病理学确诊。细针穿刺细胞学检查具有快速、微创的特点，成为甲状腺结节诊断的常规项目，但对甲状腺淋巴瘤的诊断作用局限，主要原因是穿刺组织量小，与慢性淋巴细胞性甲状腺炎区分困难。故细胞学检查仅可用于初筛，继而用粗针活检或手术活检，但是粗针活检仍有缺点，主要是较难对肿瘤整个取检，尤其对于合并MALT及弥漫大B细胞的淋巴瘤，可见手术取材活检仍难以在短时间内被取代。

（五）治疗

甲状腺淋巴瘤的最佳治疗争议很大，缺少大样本的前瞻性研究。目前治疗主要根据肿瘤的亚型、分期、患者全身状况，按照淋巴瘤的治疗原则进行。现在的观点认为放疗和化疗方案对甲状腺淋巴瘤治疗较敏感。DLBCL临床恶性程度较高，一般采用利妥昔单抗+CHOP方案化疗，以及联合放射治疗。MALT淋巴瘤如果肿瘤早期局限，可采用单一治疗模式，如手术或放疗。手术在治疗中作用逐渐弱化，目的主要是缓解或者解除肿瘤压迫，缓解呼吸困难、吞咽困难等症状，或用于诊断。

（六）甲状腺乳头状癌

甲状腺癌的发病率在全部恶性肿瘤中不足4%，在头颈恶性肿瘤中其发病率却居首位。乳头状癌为甲状腺癌最常见的组织学类型，其预后良好，10年生存率90%以上。目前认为超声检查可作为甲状腺癌术前筛查及确定分期的首选检查方法。超声引导下细针穿刺抽吸活检（FNAB）取材成功率和诊断准确率更高，有利于甲状腺乳头状癌的明确诊断。治疗方法主要包括：手术治疗、术后^{131}I治疗、TSH抑制治疗。目前主要术式包括：全/近全甲状腺切除术和甲状腺腺叶、峡叶切除术、中央区和非中央区淋巴结清扫术。

（七）多原发癌

多原发癌是指同一患者体内同一或不同的组织发生2种或2种以上，并经病理证实的原发性恶性肿瘤。目前多采用1932年Warren提出的诊断标准：①每个肿瘤必须经病理证实为恶性肿瘤；②每个肿瘤有其独特的病理形态；③排除转移或复发的可能。根据不同原发肿瘤的发生时间，间隔6个月以内称为同时性多原发癌；超过6个月称为异时性多原发癌。

二、病例介绍

原发性甲状腺淋巴瘤合并乳头状癌

患者,男性,35岁。主因"憋气2个月,吞咽不畅10余天"入院。无音哑、呛咳,无手足抽搐、麻木,无心悸、发热、盗汗、体重减轻及二便异常。无家族史,既往无亚急性甲状腺炎、结节性甲状腺肿等病史。查体:发育营养正常。甲状腺左叶可触及6.0cm×5.0cm×3.5 cm质韧、边界欠清,表面光滑、无压痛肿物,吞咽时随气管活动欠佳。双颈未触及明显肿大淋巴结。胸部CT、腹部B超扫描未见异常。颈部B超扫描回报:甲状腺左叶及峡部弥漫性增大,被膜不平,回声减低,粗糙不均,内可见多个低回声区,边界不清,不规则,局部可见条索状强回声。甲状腺右叶饱满(以前后径为著),回声粗糙、不均匀,未见明显肿物影。左颈VI区可见肿大淋巴结,最大0.8cm×0.6 cm。(图1-3-23-1、1-3-23-2)。颈部CT回报:甲状腺左叶明显增大,密度减低,气管受压向对侧移位,不除外气管、食道受压。颈部未见明显肿大淋巴结影。(图1-3-23-3)外院行细针穿刺抽吸活检回报:可见挤压组织及大量淋巴细胞。实验室回报:血沉、血常规、血生化、肝、肾功能、凝血常规、病毒筛查、肿瘤标志物未见明显异常。甲状腺功能回报:游离三碘甲腺原氨酸(FT3)、游离甲状腺素(FT4)、三碘甲腺原氨酸(T3)、甲状腺素(T4)正常,促甲状腺素(TSH)升高,甲状腺球蛋白抗体(TGAb)升高,抗甲状腺过氧化物酶抗体(TPOAb)正常。患者男性,甲状腺左叶肿物,出现压迫症状,发病时间较短,入院后初步诊断:①甲状腺肿物(左叶),恶性不除外;②慢性淋巴细胞性甲状腺炎。

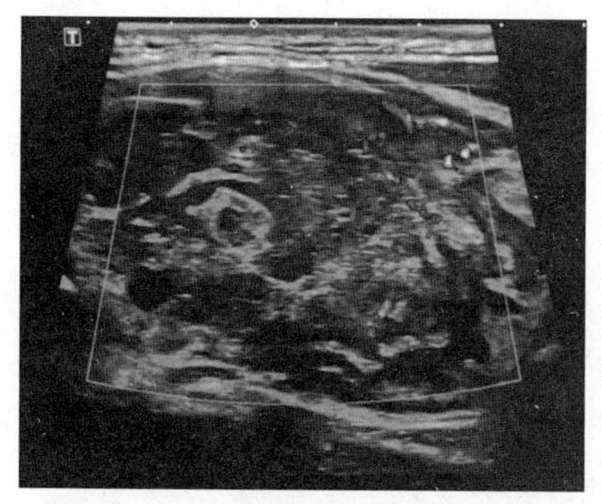

图1-3-23-1 甲状腺超声:甲状腺左叶及峡部弥漫性增大,被膜不平,回声减低,粗糙不均,内可见多个低回声区,边界不清,不规则,局部可见条索状强回声

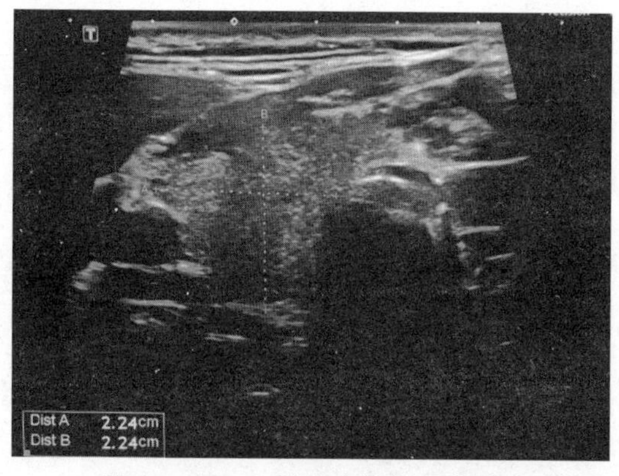

图1-3-23-2 甲状腺超声:甲状腺右叶饱满(以前后径为著),回声粗糙、不均匀,未见明显肿物影

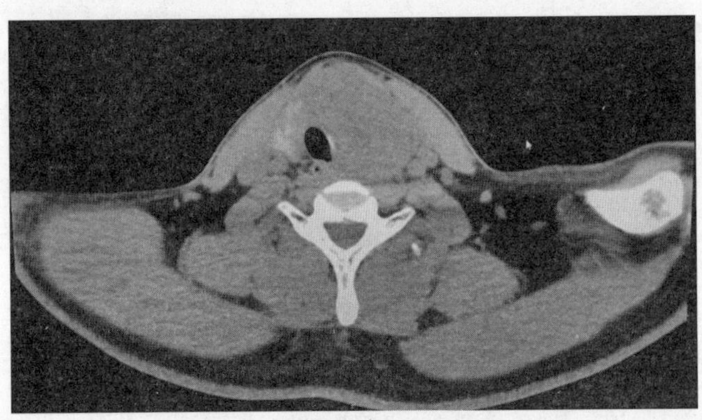

图 1-3-23-3 CT 表现:甲状腺左叶明显增大,密度减低,气管受压向对侧移位,不除外气管、食道受压,颈部未见明显肿大淋巴结影

建议患者术前行粗针穿刺活检病理,患者拒绝,故行甲状腺左叶及肿物切除,术中冰冻活检,必要时行淋巴结清扫术。经过充分术前准备,全麻,取颈前区弧形切口,甲状腺术中见:甲状腺左侧及峡叶可见肿物,质韧偏硬,几乎占据整个甲状腺左叶,肿物与气管、食管、喉返神经部分粘连,将左叶及峡叶肿物一并切除,肿物送冰冻活检病理回报:可见大量小圆蓝染细胞,考虑甲状腺恶性肿瘤,不除外淋巴瘤,具体待石蜡。将左侧中央区淋巴结一并切除送病理。甲状腺右叶质韧,未触及明显肿物,保留甲状腺右叶。切除的甲状腺左叶术后病理:肿物剖面表现:灰白、实性呈鱼肉样改变,边界欠清,几乎占据整个左腺叶及峡叶(彩图 1-3-23-4)。镜下可见:大的、高度异型的不成熟淋巴细胞弥漫性分布,或在纤维组织中见破碎的大的异型细胞,周围甲状腺组织常伴萎缩及纤维化改变(彩图 1-3-23-5)。免疫组化:CD20(+), CD79a(+), CD10(+), CD5(部分+), CyclinD1(+), CD23(-), CD3(灶性+), CEA(-), Syn(-), S-100(-), TdT(-), CK19(+), TPO(-), Galectin-3(+), Ki67 增殖指数 80%。病理诊断:符合侵袭性 B 细胞淋巴瘤,侵及包膜。左颈中央区淋巴结检见一枚淋巴结转移性甲状腺乳头状癌。其余 6 枚淋巴结未见肿瘤转移。患者术后恢复良好,术后 1 周拆线后转入淋巴瘤科进一步治疗。

【临床诊治解析】

1. 患者青年男性,颈部甲状腺肿物 2 个月内迅速增大同时出现气管、食管受压表现,不除外甲状腺恶性肿瘤可能,在影像学缺乏特异性表现时,病理诊断尤为重要。目前通常在术前行细针穿刺抽吸活检,但可能由于该患者同时具有慢性淋巴细胞性甲状腺炎,所以术前细针穿刺抽吸活检回报并没有恶性肿瘤诊断。可见甲状腺淋巴瘤是缺乏典型病理特征的小细胞肿瘤,术前细针穿刺抽吸活检诊断有一定的难度,尤其不易与慢性淋巴细胞性甲状腺炎相区别。手术活检对于明确疾病类型,指导进一步治疗具有积极的作用。尤其当细针穿刺抽吸活检不能明确诊断时,手术活检是确诊的关键,同时可以取得确切的诊断及获得淋巴瘤的组织学亚型与级别。

2. 手术切除原发甲状腺肿瘤的意义一是可以解除肿瘤对气管、食管压迫症状,同时明确病理性质,指导进一步治疗。同期同一入路切除同侧中央区淋巴结,不增加手术并发症情况下,可以明确周围淋巴结情况,明确分期,减少淋巴结恶变出现并发症。这例患者恰好发现同侧中央区淋巴结转移性甲状腺乳头状癌，如果不切除可能出现该淋巴结对放、化疗不敏感，持续增大再次出现压迫症状的不利情况，所以该患者得到了进一步明确而有效的治疗。

【专家点评】

本例患者是一例甲状腺多原发癌患者，同时这两种肿瘤的治疗方向不同，一个是放化疗为主，一个是手术为主。该患者甲状腺左叶及峡叶原发灶肿瘤病理为侵袭性 B 细胞淋巴瘤，原发灶并未发现乳头状癌肿瘤表现，但左侧中央区淋巴结病理却发现转移性甲状腺乳头状癌，而甲状腺右叶术前影像及术中触诊并未发现明显肿瘤表现，我们推测可能甲状腺左叶和峡叶最初存在这两种病理类型的多原发癌，随着肿瘤发展，甲状腺淋巴瘤恶性程度较高，生长较快，覆盖了乳头状癌，最终在原发灶上我们只能发现甲状腺淋巴瘤，而只能在淋巴结上发现甲状腺乳头状癌病理表现。当然也有可能甲状腺右叶存在较小甲状腺乳头癌，由于受到患者存在桥本氏甲状腺炎干扰术前影像学未发现该肿物，故此患者术后仍需要密切积极随访甲状腺右叶及颈部淋巴结。如患者经过放化、疗后，甲状腺右叶及颈部淋巴结出现肿物，并持续变大，应考虑甲状腺乳头状癌可能，积极取病理活检明确诊断，必要时再次行手术治疗。

【总结】

甲状腺淋巴瘤侵袭性高、预后较差，往往早期症状不典型，临床缺乏特异性，易误诊，治疗方案以手术结合放、化疗是最好的选择。甲状腺乳头状癌，尤其是微小癌，由于体积小，发病隐匿，常与其他甲状腺疾病共存，临床容易漏诊，但预后良好，手术治疗效果好。甲状腺淋巴瘤并甲状腺癌罕有报道，虽然属于双原发肿瘤，但根据各自不同的生物学特性及治疗原则制定不同治疗方案，由于临床后果主要由淋巴瘤引起，应以治疗淋巴瘤为优先原则，首选手术治疗，术后给予放化疗等综合治疗。

【参考文献】

[1] KATNA R，SHET T，SENGAR M，et al.Clinicopathologic study and outcome analysis of thyroid lymphomas：experience from a tertiary cancer center[J].Head Neck，2013，35(2)：165-171.

[2] MALLOY KM.Cunnane MF.Pathology and cytologic features of thyroid neoplasms[J]. Surg Oneol Clin N Am. 2008,17(1):57-70.

[3] JEON EJ，SHON HS，JUNG ED. Primary mucosa-associated lymphoid tissue lymphoma of thyroid with the serial ultrasound findings[J]. Case Rep Endocrinol，2016，2016：5 608 518.

[4] OTA H，ITO Y，MATSUZUKA F，et al.Usefulness of ultrasonography for diagnosis of malignant lymphoma of the thyroid [J].Thyroid,2006,16(10):983-987.

[5] 刘陶文，陈森，邱小芬，等. 甲状腺原发性乳头状癌及弥漫性大 B 细胞恶性淋巴瘤 1 例报告 [J]. 中国肿瘤临床，2004,39(11):655-656.

[6] WOJTCZAK B，SUTKOWSKI K，BOLANOWSKI M，et al. The prognostic value of fine-needle aspiration biopsy of the thyroid gland-analysis of results of 1078 patients[J].

Neuro Endocrinol Lett, 2012, 33(5):511-516.

（刘磊　陶树东　天津市第三中心医院）

第二十四节　甲状腺血管肉瘤

一、疾病概述

(一)定义

血管肉瘤是一种少见的属于血管内皮的恶性肿瘤,为不规则互相吻合的血管形成的肉瘤。

头部和颈部皮肤的血管肉瘤最常见,预后很差，5 年生存率为 10%~20% 。甲状腺血管肉瘤极为少见,目前全球报道仅有 60 余例。

(六)病因和发病部位

其病因不明,最被广泛接受的假设是,长期存在的结节性甲状腺肿反复出血和梗死,出现新生血管形成,导致内皮细胞恶性转化。血管肉瘤多发生于皮肤、软组织、腹膜后间隙、四肢、乳腺、内脏等,约 1/4 在头颈,在甲状腺中发生少见。

(七)临床表现

血管肉瘤的临床表现常具有非特异性。肠血管肉瘤的常见症状包括腹部不适、恶心、呕吐和排便习惯改变。原发性心脏血管肉瘤最常见的症状是呼吸困难，86% 的患者表现为心包疾病或充血性心力衰竭。甲状腺血管肉瘤的临床表现与一般甲状腺结节相似,颈前触及肿大肿物,或超声发现甲状腺结节。

(八)诊断

目前对血管肉瘤的诊断主要还是依靠临床和组织学表现，在一些较复杂的病例中可以辅以免疫组化技术和细胞超微结构特点的检查,活检组织学检查是目前明确诊断唯一的可靠方法。为明确诊断免疫组化分析是必须的，CD31 是最可靠的诊断标志。除了各种血管内皮标记(ECSC R，TIE1，CD34，CDH5，ESAM),大多数骨上皮血管肉瘤还表达上皮标记(即角蛋白、细胞角蛋白、高分子量角蛋白和上皮膜抗原)和 Ⅷ 因子相关抗原。血管肉瘤在影像学上(超声、CT、MRI 等)无特异性,常被误诊为其他甲状腺恶性肿瘤。可以通过术前超声引导下甲状腺细针穿刺活检术,病理进行诊断,诊断很有挑战性因为细胞的不足、坏死组织的出现,或因为医师没有意识到该病。

(九)治疗

1. 手术治疗　根治性手术切除是治疗的首选。扩大切除虽值得推荐但因血管肉瘤的侵袭性、多发性且病人在手术时常已有转移往往难以实现,大多数头颈部血管肉瘤患者并不适合外科扩大切除。颈部淋巴结转移率约为 3%,只在有明显颈部淋巴结转移表现及淋巴结转移高危时行颈清扫。

2. 放射治疗　大范围切除后的辅助放疗是治疗局部病变的基本方式。根治性放疗对于无法进行化疗和手术的头颈部血管肉瘤患者有效，主要用于高级别肉瘤、切缘阳性、病变大于 5 cm 和复发病灶。总照射剂量低级别肉瘤为 6 000 cGy，高级别肉瘤 6 500 cGy。

3. 化疗　化疗对该病有效，可以用于术前的诱导化疗、也可用于术后的辅助治疗及复发的姑息治疗。基于阿霉素或紫杉醇的化疗对于已有转移的患者有效且非常必要。

4. 靶向治疗及免疫治疗　二期临床试验说明索拉菲尼单药可有效抑制血管肉瘤。PI3K/Akt 途径的靶向药物对软组织及骨血管肉瘤都有益。免疫药物云芝糖肽可以做为单药使用显著降低发病率和死亡率。

二、病例介绍

甲状腺血管肉瘤

患者刘 ××，男性，59 岁，主因“发现甲状腺肿物 1 月”入院。患者 1 月前无意发现颈部肿大，吃较硬食物时有吞咽阻挡感，无其他不适。到当地医院检查，发现左侧甲状腺肿物。近 10 天来自觉发音稍有嘶哑，无呼吸困难和吞咽困难。既往糖尿病病史，余均无明显异常。查体：甲状腺左叶中上部触及一约 5 cm × 3 cm 肿物，质硬，边界欠清，表面不光滑，甲状腺右叶未触及明显肿物。甲状腺超声：甲状腺左叶囊实性占位伴钙化，甲状腺右叶及峡部多发实性结节。颈部超声：左颈部淋巴结可见，左侧颈内静脉及其属支血栓形成可能。增强 CT（见图 1-3-24-1）：左侧甲状腺占位性病变，考虑甲状腺癌可能性大，左侧颈内静脉瘤栓形成。未行甲状腺穿刺活检术。入院后考虑甲状腺癌，建议行 PET-CT 了解有无远处转移，家属拒绝 PET-CT 检查。全麻下行全甲状腺切除术 + 术中冰冻病理 + 双颈部淋巴结清扫术，术中所见：甲状腺左叶 20 cm × 20 cm × 10 cm 大小，肿物约 6 cm × 5 cm × 3 cm 大小，肿物侵出甲状腺被膜，与周围组织粘连严重，侵犯左侧颈内静脉、左喉返神经和颈前带状肌，颈总动脉被挤向外侧，左颈内静脉和甲状腺上动脉内可见瘤栓形成，甲状腺右叶 6 cm × 5 cm × 3 cm 大小，内含多发质硬小肿物，左侧颈动脉鞘 2、3、4 区可见成串肿大淋巴结，最大直径 0.8 cm，左 6 区肿大淋巴结与肿瘤融合为一体。术中冰冻病理（彩图 1-3-24-2）：甲状腺左叶恶性肿瘤，不能明确来源。术后病理（见彩图 1-3-24 -2）：甲状腺左叶血管肉瘤，淋巴结未见转移。术后患者拒绝放疗和化疗，随访 4 年因为肋骨转移、肺转移去世。

【临床诊治解析】

患者术前超声、CT 示颈内静脉瘤栓形成，考虑甲状腺癌可能性大，术中冰冻病理：甲状腺左叶恶性肿瘤，不能明确来源。术中发现甲状腺上动脉、颈内静脉内都有大量瘤栓形成，血管内出现瘤栓，要想到血管肉瘤的可能性。术后常规病理，行免疫组化：CD31（+），CD34（+），VIII（+）确定为甲状腺血管肉瘤。CD31 是最可靠的诊断标志，其他标志物 ERG，TIE1，CD34，Factor VIII，FLI-1，CK，EMA，CAM5.2，Tg，都有助于血管肉瘤的诊断。最终诊断：甲状腺血管肉瘤（T4aN1aM1）。晚期甲状腺血管肉瘤，首选手术切除，术后放疗和化疗，该患者拒绝了术后治疗，4 年后死于远处转移。

【专家点评】

患者因甲状腺肿物住院，术前检查考虑到甲状腺恶性肿瘤的可能性，术中发现甲状腺上动脉、颈内静脉内大量瘤栓，术中冰冻病理只是确定为恶性肿瘤，未能确定详细的病理类型，遂行全甲状腺切除 + 颈部淋巴结清扫术，术后病理免疫组化确定为血管肉瘤。原发性甲状腺血管肉瘤是罕见的高度恶性的肿瘤，易误诊。熟悉其临床病理学特征，应用免疫组化学血管内皮标志物检查肿瘤细胞不同程度阳性表达 CD31，ERG，FLI-1，CD34，Factor VIII 相关抗原，广谱细胞角蛋白，明确血管肉瘤的诊断。此病治疗目前提倡手术 + 放疗（化疗）综合治疗为主。大多数患者死于全身转移，此患者术后 4 年死于肺、肋骨转移。

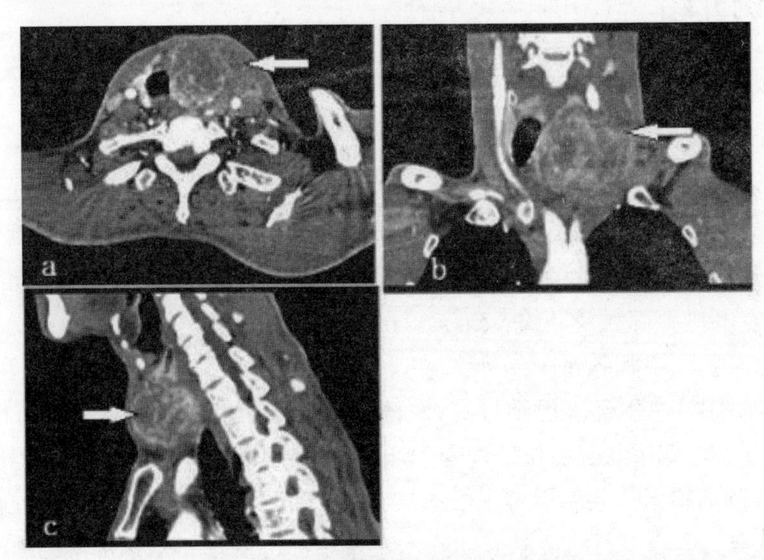

图 1-3-24-1 增强 CT：甲状腺左叶肿块，推压左侧颈总动脉，考虑甲状腺癌，伴左侧颈内静脉癌栓形成，左侧Ⅵ区淋巴结转移

a：轴位；b：冠状位；c：矢状位

【总结】

甲状腺恶性肿瘤包括常见的乳头状癌、滤泡状癌、髓样癌、未分化癌，还包括一些少见的病理类型，如鳞癌、转移癌、血管肉瘤、肌上皮癌等，临床工作中，要意识到这些复杂疾病的存在，才能提高诊断准确率，减少误诊漏诊，更好为患者服务。

（魏先锋　李丽　天津市第一中心医院）

【参考文献】

[1] KONDAPALLI A，REDD L，DEBLANCHE L，et al. Primary angiosarcoma of thyroid[J]. BMJ Case Rep，2019，12：e228862.

[2] LI H，LI HX，ZHU Y，et al. Clinicopathologic study of primary angiosarcoma of thyroid[J]. Zhonghua Bing Li Xue Za Zhi，2016，45：364-367.

[3] HUANG SH，WU SC. Primary Angiosarcoma of the Thyroid in an Asian Woman：A Case Report with Review of the Literature[J]. Case Rep Pathol，2020，9 068 506.

[4] SUROV A，GOTTSCHLING S，WIENKE A，et al. Primary Thyroid Sarcoma：A Systematic Review[J]. Anticancer Res，2015，35：5185-5191.

第二十五节　甲状腺手术

一、疾病概述

甲状腺疾病主要分为甲状腺肿瘤、甲状腺肿、甲状腺功能异常和甲状腺炎症四大类，需要手术治疗的主要是甲状腺肿瘤和结节性甲状腺肿，少部分单纯性甲状腺肿和甲状腺功能亢进也需要手术治疗，甲状腺炎症性疾病一般不需要手术治疗。其中甲状腺肿瘤和结节性甲状腺肿在临床上往往以甲状腺“结节”“肿块”“肿物”“占位性病变”的模糊诊断出现，这其中的许多患者需要手术治疗。甲状腺局部解剖复杂，周围分布着重要神经、血管以及甲状旁腺，因神经和甲状旁腺损伤的症状立竿见影，手术后很快就表现出来。在甲状腺二次手术时，前次手术导致结缔组织的瘢痕性粘连，使甲状腺及周边的神经、血管和组织的游离过程难度增加，损伤喉返神经、甲状旁腺、食道、气管的风险加大，一旦损伤会导致患者病情更加复杂，威胁患者生命安全。甲状腺肿瘤和甲状腺肿的“结节”“肿块”往往需要术中诊断，现代循证医学告诉我们，不能仅凭个人经验决定手术方案，要以术中活检的病理诊断为依据。近年来由于专业的分化，不同医院科室的设置的差异，甲状腺手术已经从传统的普通外科演化为甲乳科、头颈外科，也有些医院把甲状腺外科归为耳鼻喉科。以往很少开展甲状腺手术的一些医院，特别是二级医院也开展了复杂的甲状腺手术。

基于以上原因，各医疗机构在医疗质量控制方面要特别强调，无论哪个学科或科室，开展甲状腺手术都要遵守甲状腺外科的诊疗规范；对以往很少开展甲状腺复杂手术的科室和医生要加强培训和准入管理，绝不可急于求成；要恪守医学伦理的基本原则，保证患者安全。

二、病例介绍

病例 1　甲状腺次全切除术后死亡

【病例诊治过程】

患者，女性，56 岁，因心悸、乏力、怕热、多汗、手足震颤 10 个月，于 ×× 年 7 月 19 日收入某市医院。诊断：结节性甲状腺肿并甲亢。经术前准备后于 7 月 30 日在全麻下行双侧甲状腺次全切除术，手术结束后在复苏室至 12 时 30 分后返回病房。回病房后监测显示血压升高，14 时 35 分患者血压 170/112 mmHg，颈部稍肿胀，颈部引流管引出少量血性液。15 时患者出现呼吸困难、有痰咳不出，颈部切口肿胀明显，血压 160/100 mmHg，心率 120 次 / 分。考虑为颈部切口血肿形成，予切口拆线，清除切口血肿，清除血肿约 200 mL。同时予吸痰、呼吸囊辅助呼吸，无效后改行气管插管，15 时 15 分出现心跳停止，随即行心肺复苏，15 时 25 分心跳复苏成功，患者仍呈深昏迷状态。后转入 ICU 治疗，患者一直呈昏迷状态，最后因缺氧性脑病、肺部感染等原因导致 MODS，于 ×× 年 11 月 7 日死亡。

【临床诊治解析】

术前准备不足，术后出血处理不及时，患者经抢救无效死亡。

（1）患者既往有高血压病史，入院后体温单记录显示一直处于高血压状态，医生在手术前并未对患者血压进行适当控制，增加了手术后创面出血的风险。

（2）在行双侧甲状腺次全切除手术后，患者发生颈部切口血肿压迫气管引发呼吸困难，因床边没有备气管切开包，未能及时解除血肿对气管的压迫，导致患者因气管受压的缺氧状态不能及时缓解。

（3）患者术后因颈部切口出血导致呼吸困难、心跳骤停，最终发生不可逆缺氧性脑病的主要原因，也是最终导致多发脏器功能衰竭及死亡的主要原因。

病例 2　甲状腺癌术后甲状旁腺功能低下

【病例诊治过程】

患者，男性，43 岁，因双侧甲状腺多发肿物两次入住某医院。×× 年 8 月 21 日手术，先行甲状腺左叶术中冰冻病理检查（乳头状癌），行甲状腺左叶切除术 + 左中央区淋巴结清扫 + 右侧腺叶肿物切除术，术后双侧甲状腺病理诊断均为乳头状癌。×× 年 11 月 20 日再次手术，行右甲状腺全切除 + 右中央区淋巴结清除术。二次术后第三天，患者出现麻木、手足抽搐等表因。以甲状旁腺功能低下诊断，于 2012 年 11 月 27 日收住院治疗，经药物治疗后出院。出院后长期口服用药替代甲状旁腺功能。六年后患者在化验甲状旁腺激素结果为 <0.32 pmol/L，并显示低钙血症。

【临床诊治解析】

手术过程不规范，术中未行病理检查，二次手术时机选择欠妥。

（1）第一次手术违反术中诊断原则，没有对甲状腺右叶肿物进行术中冰冻病理检查，没有及时诊断出右甲状腺乳头状腺癌。

（2）在第一次术后得知右甲状腺肿物病理诊断为乳头状腺癌后，应尽早行漏诊甲状腺癌后的补救手术，而该病例迟至三个月后才实施补救手术，再次失去了对右侧甲状腺癌较佳治疗时机。

（3）两次手术记录均没有记载为避免甲状旁腺损伤，术中认真寻找甲状旁腺的过程，也没有描述患者甲状腺局部解剖有其复杂性。因此，两次手术的术者没有尽到避免甲状旁腺损伤的责任。

病例 3　甲状腺术后双侧声带麻痹

【病例诊治过程】

患者，女性，63 岁，主因“体检发现甲状腺肿块 1 月余”入住某医院。高血压病史两年，药物控制可，入院时 T 36.5 ℃，P 80 次 / 分，R 18 次 / 分，BP 120/80 mmHg。入院后 B 超示：甲状腺左侧叶上部探及大小约 2.3 cm × 1.6 cm × 1.5 cm 囊实性结节，结节实性部分示 CDFI：血流分布尚正常。入院初步诊断：甲状腺肿块。入院后 3 天在全麻下术中探查见：甲状腺左叶可扪及多枚质硬结节，较大约 5 cm × 4 cm × 4 cm，甲状腺右叶可及多枚质硬结节，较大约 3 cm × 3 cm × 2 cm，行双侧甲状腺次全切除术。在气管前方建立隧道，离断峡部，分离左叶甲状腺上极，结扎甲状腺上动脉，分离甲状腺下极，暴露喉返神经，离断甲状腺下动脉，次全切除甲状腺左叶。同样切除右叶。术中送快速病理示：（左叶）结节性甲状腺肿伴纤维化钙化结节；（右叶）结节性甲状腺肿。创面彻底止血，残腔放置引流管。术后拔管后出现呼吸困难，考虑气管痉挛，予以再次插管后转入 ICU。当日 19：53 患者神志及肌力恢复后，拔除气管导管时出现喉喘鸣，呼吸费力，改行经口明视气管插管术，接呼吸机行机械辅助通气，喉鸣音消失，呼吸困难好转。外科会诊排除由于颈部出血引起气管压迫致呼吸困难。手术次日多学科会诊后，急诊在全麻下行颈部探查术，术中探查发现颈部创面无渗血、积液。左、右喉返神经未见明确损伤。探查左侧颈部创腔可见近肺尖处少量气体溢出，请胸外科会诊，给予胸腔穿刺出少量气体。耳鼻喉科行纤维支气管镜检查发现喉部轻度水肿，左侧声带收缩幅度欠佳，建议给予面罩吸氧对症处理。二次手术后患者转入 ICU 治疗，期间患者喉鸣音明显，药物治疗无明显缓解，患者神志清楚，自主呼吸急促，患者憋喘难以忍受，口唇稍绀，躁动明显，血氧饱和度降低明显。耳鼻喉科于当日下午行床边紧急气管切开，接呼吸机支持通气。第一次术后第 11 天更换气管插管，尝试堵管失败。耳鼻喉科电子喉镜示双侧声带麻痹，转入耳鼻喉科继续治疗。第一次术后第 13 天在全麻下行直达喉镜显微镜下右侧声带切除 + 右侧杓状软骨切除术。第一次术后第 16 天（右声带切除手术后第 3 天），病理报告示：（甲状腺左叶）双侧结节性甲状腺肿，左叶局部纤维化、钙化；送检切除杓状软骨为涎腺及软骨组织，间质纤维组织增生伴慢性炎细胞浸润，局灶血管扩张充血，局灶衬覆复层鳞状上皮。右声带切除手术后第 16 天患者出院，出院情况：声音嘶哑症状缓解，气管套管在位通畅。后于上次出院后 20 天以声带麻痹收入耳鼻喉科，入院时已试堵管十余天，此次入院后 2 天行气管瘘闭合术，手术后 5 天出院。多次复查双侧声带麻痹存在。

【临床诊治解析】

手术操作错误导致严重副损伤。

（1）医生对甲状腺局部解剖及手术要点缺乏基本了解，术中操作错误，没能有效地保护好双侧喉返神经导致损伤，以及壁层胸膜损伤。

（2）因术者对局部解剖不熟悉，未尽到保护喉返神经的注意义务和实施有效保护。二次手术也未能仔细探查已经损伤的双侧喉返神经，丧失了一次损伤后早期修复喉返神经的机会。

（3）手术结束，在拔出气管插管后患者很快出现呼吸困难、声带麻痹，医生没有意识到可能是双侧喉返神经损伤所导致，丧失了及早发现并给予相应处理的最佳时机。

（4）在距第一次手术仅 3 周时间行右侧声带切除 + 右侧杓状软骨切除术，适应证把握手术时机过早，丧失了进一步评估喉返神经功能恢复可能性的机会。

【专家点评】

甲状腺手术并发症的防范要点如下。

(一)术前注意事项

1. 喉镜检查声带功能　请耳鼻喉科检查声带功能,一旦术后出现声音嘶哑或声带麻痹,用以判断是否由于手术导致。

2. 高血压的控制　作为手术准备对轻度高血压可以不做降压处理,一般给手术带来的风险很低,较高或严重高血压需要在术前降至一定程度,减少术中及术后风险,包括术中及术后的手术创面出血。

3. 气管正侧位像　对甲状腺中度以上肿大,或胸骨后甲状腺肿,此项检查用于术前判断气管受压的情况,巨大甲状腺肿长期压迫气管可以引起气管软化,在次全切除双侧甲状腺后,可以立即或较短时间内出现气管塌陷,导致患者在拔出气管插管后出现呼吸困难或窒息。

4. 甲亢患者手术前要准备充分

(1)目前对原发性及继发性甲亢首选治疗是药物治疗,其次是碘 131 放射治疗,最后才是手术治疗,除非患者有呼吸困难等紧急情况。

(2)对于具有手术适应征的患者在手术前准备中,要特别重视心率和基础代谢率的控制,在服用碘剂之前基础代谢率和心率如果不达标准,绝不能贸然手术,避免术后引发甲状腺危象。

(3)在术前准备开始服用碘剂,因为一些特殊原因不能手术的情况下,不能突然停止碘剂服用,要按照之前每日每次变化一滴的量,继续递减服用,直至服用至可以停止服用碘剂为止。

5. 必要的颈部淋巴结穿刺活检　对高度怀疑甲状腺癌伴颈部淋巴结转移的患者,应于术前行 1 个或数个淋巴结穿刺活检,明确是否已经发生单侧(同侧、对侧)或双侧淋巴结转移,以便综合考虑进行手术、放射治疗等多种治疗手段的评估,制定最佳治疗方案。髓样癌和未分化癌进展很快,一般不考虑手术治疗。对已经发生双侧或对侧淋巴结转移的乳头状腺癌,往往需要考虑融入 I^{131} 放射治疗的治疗方案。

6. 术前交代知情同意　要充分考虑到甲状腺手术术中选择术式的不确定性及手术风险,特别是甲状腺再次手术、甲状腺癌加颈廓清术后复发再手术等,要充分考虑到手术的复杂程度和发生副损伤的风险,术前要充分告知患者及家属。术中出现了术前没有考虑到的新情况或术前交代不充分的,术中一定要追加病情交代,获得患者家属知情同意前提下,再行手术。

7. 每一次手术前复习一次手术学　养成一个严谨的诊治习惯,对外科医生而言,坚持每次手术前都要认真复习一次手术学,关注手术的每一个步骤,对避免术中并发症发生的描述段落,更要认真复习。

(二)术中注意事项

1. 术中对喉返神经的保护　术中对喉返神经的最佳保护方法就是把手术侧甲状腺段游

离出喉返神经,直视下保护。也可以试试术中进行喉返神经监测,以了解术中喉返神经是否受到损伤,怎样的损伤。

2. 术中快速冰冻病理检查　大多数甲状腺占位性病变患者的手术,需要经术中快速冰冻病理检查结果出来后,才能确定手术方案,绝不可以无视术中病理诊断,凭个人经验判断决定手术方式。对于具有炎症性的诊断,只要没有恶性肿瘤并存,除峡部压迫气管需要离断松解、峡部切除、结节活检外,一般不行甲状腺腺叶切除性手术,如确有必要切除部分或大部分甲状腺组织,一定要取得家属的知情和同意。

3. 甲状旁腺的保护　切除包括甲状腺中部以上的大部切除或次全切除,乃至甲状腺全切除手术,必须做好甲状旁腺的保护。甲状旁腺位于双侧甲状腺中部偏上的背侧,一般左右叶各有两枚旁腺。为了在切除甲状腺组织时避免切除或损伤甲状旁腺,必须坚持两个原则。一是"囊内操作"切除甲状腺组织,即在切除甲状腺组织时,保留甲状腺后面的甲状腺真被膜,在真被膜内侧面切除甲状腺组织,这样的操作一般不会切除或损伤附着在甲状腺后侧真被膜外面的甲状旁腺。二是在切除甲状腺组织后,一定要在切除的甲状腺组织的相应部位,寻找可能被切除的甲状旁腺,一旦发现甲状旁腺或类似甲状旁腺的组织,排除癌组织后,要将甲状旁腺的组织种植在胸锁乳突肌里。

4. 切除甲状腺组织后止血　切除甲状腺组织后,除个别活动性血管出血需要单独缝扎止血外,主要靠缝合甲状腺创面时将残余甲状腺组织内翻缝合压迫止血,不留甲状腺内残腔。

5. 双侧喉返神经损伤导致呼吸困难或窒息　全麻下双侧甲状腺次全或全切除手术相对容易出现双侧喉返神经损伤,一旦发生,大多在拔出气管插管后很快出现呼吸困难或窒息,有部分患者在苏醒恢复室、回病房途中或到达病房时间不长开始出现症状。

（三）术后注意事项

1. 床旁常规备气管切开包　按照术后医疗护理常规,甲状腺手术患者床旁要摆放气管切开包,以备急用。甲状腺手术颈部残腔内要放置引流管,术后有少量血性液体流出属于正常,如果流出量较大,或颈部较前明显肿胀,一旦考虑到出血的可能,要及时、果断拆开切口缝线,避免或缓解呼吸困难,再紧急推进手术室做止血处理。

2. 尽早判断喉返神经损伤　尽早发现喉返神经损伤,请耳鼻喉科确认损伤程度,以便积极采取有效补救措施,最大限度减少对患者的损害。

3. 及早发现甲状旁腺低功　手术后勤看患者,通过问诊、查体等方式,及早做出甲状旁腺低功的判断,采取补救措施,特别是补充钙剂等方式,减少及缓解肌肉抽搐发作频度和程度。

4. 重视并做好病历书写　鉴定过程中判定诊治过程是否符合规范,主要是依据病历资料,涉及手术的尤其要详细记录手术主要步骤,充分证据证明手术操作规范,避免不必要的纠纷。

【总结】

随着甲状腺外科手术增多,并发症的出现不可避免。遵循指南、规范、共识和临床路径,可有效保证患者手术安全。重视病人的术前、术中、术后管理。及时有效的医患沟通，了解患方的预期和需求，充分告知，共同决策手术治疗方案。有潜在风险的防范及处置预案，精细手术操作、注重功能保护，加强术后管理、避免和积极处置并发症。病历书写规范。避免发生严重后果。

【参考文献】

[1] 天津市医学会医学鉴定分会等. 甲状腺外科的警示 [J]. 中华医学会医疗安全警讯，2020，8(2)：1-27.

（周慧芳　天津医科大学总医院）

第二十六节　晚期甲状腺癌非手术综合治疗

一、疾病概述

甲状腺癌是最常见的甲状腺恶性肿瘤，可分为乳头状腺癌、滤泡状腺癌、髓样癌和未分化癌四种病理类型，除这些常见类型外，在甲状腺可发生鳞状细胞癌、恶性黑色素瘤、软组织肉瘤等其他组织类型的恶性肿瘤。分化型甲状腺癌的治疗是以手术为主，辅助 ^{131}I、TSH 治疗，复发转移难治型经上述治疗后仍未控制可选择靶向治疗。

晚期甲状腺癌内科治疗进展包括放射性核素治疗、内分泌治疗、靶向药物治疗等。

（一）放射性核素治疗

对于无法手术的患者，在病灶摄取 ^{131}I 的前提下，^{131}I 是有效治疗方法之一。甲状腺术后评估，如果存在影像学或肉眼可见的病灶残留，能手术切除的尽量手术切除，如果不能切除或切除不彻底，可考虑行 ^{131}I 治疗。如果合并以下任一条件，建议行 ^{131}I 治疗：①肉眼可见的甲状腺外侵犯；②原发肿瘤直径 >4 cm；③术后非刺激性 Tg>5-10ng/mL；④大体积或超过 5 个淋巴结转移。

（二）内分泌治疗

TSH 抑制治疗是通过大剂量外源性甲状腺素的应用改善患者甲状腺功能低下的症状，同时也可抑制促甲状腺素对甲状腺癌细胞增殖的刺激，从而抑制癌肿复发、转移。甲状腺癌患者是否应用促甲状腺激素抑制治疗应根据术后的复发危险度分层来判定，相关因素包括病理类型、包膜侵犯、多中心性、年龄、性别等。

（三）甲状腺癌靶向药物治疗

目前国内外多个指南认为，手术、^{131}I 以及 TSH 抑制治疗无效性或存在治疗禁忌的进展性复发或转移 DTC 患者可考虑接受分子靶向药物治疗。索拉非尼治疗已应用临床，且有效性和安全性得到印证。仑伐替尼是继索拉非尼之后，获得 FDA 批准用于治疗进展性局部晚期或转移性 R-AIR-DTC 的第二个分子靶向药物。安罗替尼已获得中国国家药品监督管理局批准用于甲状腺髓样癌、无法手术的碘治疗抵抗的局部晚期或转移性分化型甲状腺癌。

随着越来越多的新的靶点的发现，与之对应的分子靶向药物开始进入临床试验期，因此甲状腺癌的分子靶向治疗也将迎来新的希望。

（四）体外放射治疗

目前无任何证据证明，放射治疗对分化型甲状腺癌有效，仅在经手术、^{131}I、靶向等治疗均无效下，可尝试应用。采用外放疗治疗甲状腺癌时，最好由多学科团队来决策，多学科团队在决策何时将外放疗纳入个体病人的治疗计划时，应仔细权衡潜在获益与预期急性和慢性毒性。

（五）^{125}I 粒子植入治疗

^{125}I 粒子植入治疗为不能再次手术、^{131}I 治疗不可控及不适合靶向治疗的持续或复发病灶提供了一种可选择的手段。

二、病例介绍

患者，女，55 岁，因“甲状腺癌术后 10 年，活动后呼吸困难 8 月”入院。患者入院前 10 年因甲状腺癌在黑龙江某医院行“甲状腺乳头状癌根治术”。3 年前患者出现活动后呼吸困难，在天津某医院就诊，诊断为“气管转移性甲状腺癌”行手术治疗，但具体手术方式不详。入院前 8 个月再次出现活动后呼吸困难，伴有咳嗽、咳痰、痰中带血，曾到多家医院就诊，均考虑甲状腺癌晚期未给予治疗。之后呼吸困难渐进性加重，为进一步治疗来我科就诊并收入院。查体：颈部呈术后改变，术区可见长约 9 cm 瘢痕，右叶甲状腺区域可触及约 2 cm × 2 cm × 3 cm 大小肿物，无触痛，与周围组织粘连，固定，活动差，无血管杂音，未触及搏动感。颈部未触及明显肿大淋巴结。吸气性呼吸困难（II 度）。喉镜检查：会厌形态正常，抬举可，双侧声带充血，活动好，闭合可。因患者呼吸困难未行气管镜检查。术前外院活检病理：甲状腺乳头状癌。颈部 MRI（图 1-3-26-1）：右甲状腺区肿物伴钙化，气管壁明显受压，气道变窄，向左移位。甲状腺彩超：甲状腺右叶切除术后，右侧叶区多发低回声结节，考虑 TI-RADS 5 级。完善全身检查未见远处转移。患者目前甲状腺癌复发压迫气管造成呼吸困难，结合彩超、核磁等相关检查及既往两次手术情况，仔细评估手术有不能完全切除可能性，术中气管修复困难及术后肿瘤复发等风险，并反复与患者沟通，患者不愿承担手术风险拒绝手术，要求先解决呼吸道梗阻，再考虑肿瘤下一步治疗。遂于入院后 1 天行气管切开、气管造瘘口成形术，术中见肿物环绕气管超过 2/3，于是在甲状腺峡部正中断开并切除气管前肿瘤组织，暴露 2 至 5 气管环并纵行切开，见 3、4、5 气管环肿瘤组织已侵入气管内，结合影像学检查侵犯气管长约 3.1 cm，切除部分气管环及气管内肿物，形成气管瘘，将切口皮肤稍作游离后，并切除部分颈前带状肌，将皮肤向气管瘘口内折，与气管壁缝合，形成纵向长条形大的开放性瘘口，长约 4.5 cm，置入气管套管。术后病理回报：甲状腺乳头状癌，侵及管壁。诊断：甲状腺乳头状癌（$T_4N_0M_0$）。经肿瘤多学科会诊并尊重患者家属意见决定放疗，采取调强外照射技术，放射靶区包括甲状腺肿物及双颈淋巴结引流区，单次剂量为 2Gy，总次数 30 次，放疗过程较为顺利，完成总剂量为 60Gy，结束后复查肿瘤明显退缩，达到有效控制，造瘘口开放良好，无需带管。之后定期门诊复查 4 年，复查颈部 CT（图 1-3-26-2）肿瘤无进展，现已 6 年，电话随访患者生存情况良好。

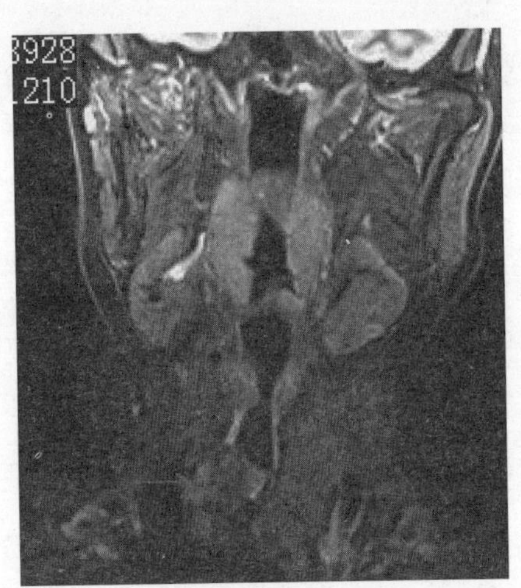

图 1-3-26-1　治疗前颈部 MR 显示肿瘤压迫气管（如箭头所示）

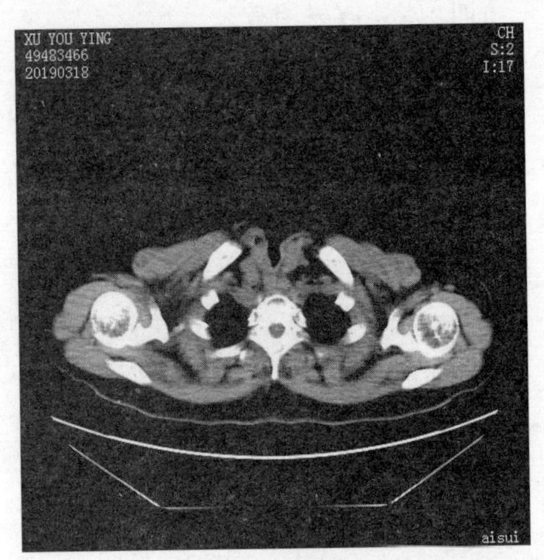

图 1-3-26-2　治疗 4 年后颈部 CT 检查，肿瘤无进展，气管瘘口开放良好

【临床诊治解析】

该病例甲状腺乳头状癌复发侵犯气管，诊断明确，之前已行两次手术，入院时出现二度吸气性呼吸困难，入院后首先完善颈部核磁、彩超等检查，仔细评估并向患者交代手术风险、术后并发症及预后，患者家属拒绝手术，征求患者家属同意后行气管切开，有意将气管造瘘口残余气管壁与颈部皮肤缝合，造成永久性开放，解决了呼吸道梗阻问题。然后给予营养支持纠正低蛋白。同时组织肿瘤多学科会诊，由耳鼻喉头颈外科、肿瘤内科、放疗中心、放射科医生共同参与，尊重患者意见制定了体外放疗的治疗方案。放疗过程中每周复查血常规，根据白细胞情况给升白对症处理，积极预防处理放疗期间的皮肤反应，密切观察放疗期间的消化道反应，给抑酸、止吐、保护胃黏膜治疗。通过上诉的措施患者顺利完成整个放疗计划，无严重不良反应。复查颈部 CT、颈部彩超肿瘤明显控制。放疗结束后嘱患者定期复查，随访 6 年肿瘤持续无进展。

【专家点评】

1. 晚期甲状腺癌指肿瘤扩散突破甲状腺包膜，并不同程度累及颈部器官和 / 或颈部淋巴结转移的甲状腺癌，或者多次手术后复发性甲状腺癌。

2. 为了研究甲状腺癌侵犯颈段气管与患者预后的关系将气管受累程度分为 5 级：0 级：肿瘤限于包膜内，无气管受累；Ⅰ级：肿瘤超出包膜，接近气管软骨的外软骨膜，但未侵蚀软骨或者进入气管环间区；Ⅱ级：肿瘤侵蚀软骨或侵入软骨环间区；Ⅲ级：肿瘤通过软骨或者软骨间区进入至气管黏膜的固有层，但黏膜上皮尚正常；Ⅳ级：肿瘤侵入气管腔内，呈结节或溃疡状。该病例气管侵犯程度属于Ⅳ级，一般预后差。

3. 晚期甲状腺癌，国内外的治疗原则均以手术为主，术后辅以 ^{131}I 治疗以及长期促甲状腺激素（TSH）抑制治疗，对于部分放射性碘治疗不敏感的患者可进行体外放射治疗、靶向治疗。该病例两次手术后复发侵犯气管,手术难度大,不易切尽,气管修复困难,采用体外放射治疗手段却取得了不错效果,今后工作中可以开展临床试验,印证疗效。

4. 甲状腺肿瘤侵犯气管导致气道梗阻,是晚期甲状腺恶性肿瘤发生呼吸困难的首要原因。此时患者一般情况差、麻醉插管风险大、气管切开困难且肿瘤极易发生出血加重梗阻进而导致患者失去治疗机会,所以根据患者情况尽早行气管切开非常必要。本病例在气管造瘘时由于肿物原因,较常规气切多切开 2 个气管环,局部皮肤内折并缝合后,一方面便于肿瘤直接放射性照射,另一方面佩戴气管套管 1 年后复查造瘘口无明显挛缩,之后患者未带套管,便于护理。

5. 晚期甲状腺恶性肿瘤的局部侵袭性和转移性涉及多个学科,各学科间专业知识的限制使得肿瘤治疗方案的制定需要多学科团队协作。甲状腺肿瘤的多学科团队协作模式应以头颈外科为主导,内分泌科、核医学科、影像科、放疗科、病理科和肿瘤内科等共同参与。

【总结】

综上所述,在当今晚期甲状腺癌的治疗中,以手术为主的多学科规范化综合治疗已获共识。不论是保守性手术、根治性手术,还是以缓解症状为目的的姑息治疗以及术后的补充治疗,均依赖于肿瘤准确的分期和评估,以及对这些治疗方案利弊的充分了解。通过多学科讨论选择合理的治疗策略,在这些讨论中,找到肿瘤的治疗与并发症的平衡点,了解患者的疾病状态、合并症和合理诉求,避免治疗不足或过度治疗。未来随着对颈部重要器官,如气管、喉、食管功能重建的深入研究与实践,对肿瘤发生基础更深入的认识,晚期甲癌患者将有着更长的生存时间与生活质量。

(杨静芬　何端军　中国人民解放军联勤保障部队第九八三医院)

【参考文献】

[1] 中国临床肿瘤学会指南工作委员会甲状腺癌专家委员会. 中国临床肿瘤学会(CSCO)持续/复发及转移性分化型甲状腺癌诊疗指南-2019[J]. 肿瘤预防与治疗, 2019, 32(12):1051-1079.

第二十七节　腮腺神经内分泌癌手术治疗

一、疾病概述

神经内分泌癌(neuroendocrine carcinomas, NECs)是分化程度不同的恶性上皮神经内分泌肿瘤,包括高度异质性肿瘤,其特点是存在神经内分泌颗粒,具有典型的形态学和免疫组织学特征,且发病情况与特定的解剖位置有关。全身各部位均可发病,最常见于肺部,头颈部神经内分泌癌发病率低,主要发病在喉部,其次为唾液腺,约占腮腺恶性肿瘤 < 1 %,小涎腺恶性肿瘤的 3.5%。

唾液腺神经内分泌癌分为大细胞型和小细胞型,属于唾液腺恶性肿瘤差分化癌。其中腮腺神经内分泌癌发病率低、早期诊断困难、恶性度高,早期即可发生转移,预后差。目前发病原因尚不清楚,可能与接触放射线有关,另外,病毒感染,长期暴露在烟雾或灰尘中,接触化学物品等职业易患此病。

(一)临床表现

患者常以发现以耳垂为中心的无痛性肿块为主诉症状,早期多以无痛性者居多,少数发现时有疼痛表现,生长较快,病程较短,可出现程度不等的面瘫,有的以面瘫为主诉就诊。大多数肿物呈球形或不规则形,质地较硬,界限不清,随着肿物的发展可累及邻近的组织结构和其表面的皮肤而破溃,可有少量的出血或血性液体流出。中晚期可以发生颈部主要是Ⅰ区、Ⅱ区的淋巴结转移,并可以出现骨、肝、肺和脑等远处转移。

(二)检查方法

常用彩超、CT、MRI 检查,腮腺造影、肿物针吸细胞学检查、病理活检等酌情使用。

(三)诊断

结合患者病史、症状、体征及腮腺 CT 或核磁,组织病理诊断可确诊。

(四)治疗

由于腮腺神经内分泌癌罕见,没有明确的治疗方案可以遵循。目前治疗方案包括手术、放疗、化疗、生物治疗等。

1. 手术治疗　手术治疗为首选方法。对于腮腺恶性肿瘤的手术应遵循和其他恶性肿瘤相同的手术原则,即要有足够的安全缘。为了彻底的切除肿瘤,可切除腮腺的全部腺叶。有面神经麻痹或术中见面神经穿过瘤体时应牺牲面神经,然后再考虑神经移植。术中见面神经紧邻肿瘤但仍可分离,临床无面神经麻痹征象时,可以保存面神经,但术后需放疗。腮腺神经内分泌癌术式可采取保留或不保留面神经的腮腺全叶切除 + 肿物切除 + 同侧功能性颈淋巴清扫术等。

2. 放疗或化疗　放疗是除手术切除外较有效的治疗方法,术后放疗可以减少复发;因对化疗不甚敏感,故化疗一般不作为腮腺神经内分泌癌的主要治疗方法,仅作为手术治疗的辅助治疗和晚期失去手术机会的病例的姑息性治疗。

3. 生物治疗　神经内分泌肿瘤的生物治疗主要包括干扰素治疗和生长抑素类似物治疗。

二、病例介绍

腮腺神经内分泌癌 1 例

患者,女性,60 岁,主因发现左侧耳屏前腮区包块 5 个月入院。患者入院前 5 个月无意间发现左侧腮区小包块,直径约 0.4 cm,质硬,无疼痛及其他不适,未重视。之后肿物逐渐增大,尤以近 1 月来明显增大,伴压痛,无面部麻木,无口眼歪斜等不适症状。为进一步诊治而来我院,门诊以“腮腺肿物(左)”收入院。专科查体:左侧耳屏前腮区扪及直径约为 2.0 cm

圆形肿物，表面无红肿及破溃，表面光滑，质硬，活动差，界限清晰，压痛(+)。颈部未触及肿大淋巴结。彩超提示：左耳前腮腺实质内可探及一低回声结节，范围约 1.7 cm×0.94 cm，边界欠清，无明显包膜，CDFI 其内及周边可见血流信号。CT 提示(图 1-3-27-1)：上下颌骨骨质结构完整，骨质形态正常，未见明显骨质结构异常征象。左腮腺可见大小约 1.6 cm×1.3 cm×2.0 cm 卵圆形软组织团块，与前方左侧咬肌分界不清，周围软组织层次欠清楚，皮下脂肪间隙模糊。双侧颌下可见多发软组织结节影。于入院后 3 天在全麻下行保留面神经的腮腺浅叶加肿物切除术。术中冰冻病理示：左腮腺低分化癌，腮腺内淋巴结可见转移。术中所见：肿物局限于腮腺浅叶，界限不清，无完整包膜，与面神经眼支有粘连，但易分离。术后病理示(彩图 1-3-27-2)：左腮腺神经内分泌癌(G3)，淋巴结转移(1/5)。免疫组化结果：Syn(+++)、CD56(+++)、TTF-1(-)、CK7(-)、CK20(-)、Ki-67(约 20%)。术后全身 PET-CT 检查未发现肿瘤远处转移。术后恢复良好，术后 10 天出院，在外院对腮腺局部及同侧颈部 I、II 区淋巴结进行了根治性放疗，放疗剂量为 60Gy。患者每 6~12 个月来我科门诊复查，已随访 5 年，未见局部肿瘤复发及与远处转移。

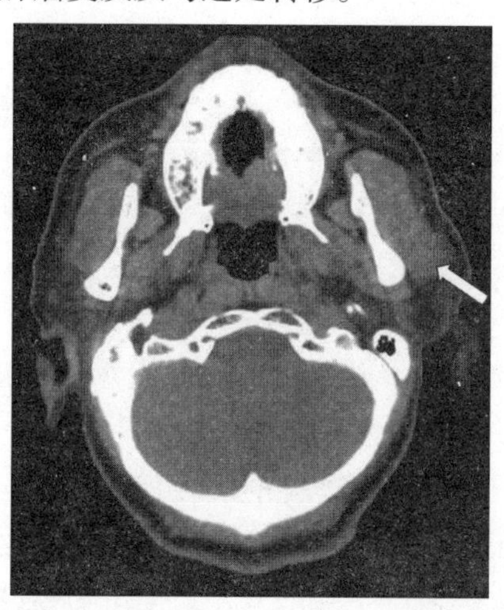

图 1-3-27-1 CT 示：左腮腺可见大小约 1.6 cm×1.3 cm×2.0 cm 卵圆形软组织团块，与前方左侧咬肌分界不清，周围软组织层次欠清楚，皮下脂肪间隙模糊

【临床诊治解析】

1. 该例腮腺肿瘤患者病史较短，治疗比较及时。患者早期发现无痛性肿块，虽因自身疏忽大意，以为“炎性”包块短期内可自行消退，未行任何诊治，但当出现短期内肿瘤增长较快，且伴有局部疼痛时患者及时就诊，大小未超出 3.0 cm，附近淋巴结及远处器官未出现转移，治疗结果良好。

2. 腮腺肿瘤多数为良性肿瘤，影像学检查对区分良恶性方面，CT 优于彩超，MRI 优于 CT，当出现边界不清、与周围组织粘连等影像时，提示恶性可能。其他术前辅助检查，如腮腺造影，临床不常用。术中冰冻病理应作为腮腺手术的常规，对区分良恶性、决定手术范围起决定性作用。腮腺神经内分泌癌确诊需依靠组织病理和超微病理检查，上皮源性免疫组化标记物有细胞角蛋白、癌胚抗原、上皮细胞膜抗原等；神经内分泌肿瘤共有标记物有神经元特异性烯醇化酶（NSE）、嗜铬素和突触素，神经细胞粘附分子 CD56 等；免疫组织化学 CK、NSE、Syn 及 CD56 等多呈阳性表达，与该例患者术后病理免疫组化结果一致，超微病理可发现内分泌颗粒。

3. 手术时除了整块切除肿瘤、留出必要的安全距离外，如果肿瘤大小直径小于 3.0 cm，明确没有涉及到深叶，深叶可以不切。术前没有面瘫症状，术中能完整分离面神经的，可以保留面神经，颈部 I、II 区淋巴结术前影像学检查未发现肿大的，可以局部清扫或不清扫，术后辅以放疗，亦可收到良好效果。

【专家点评】

1. 发病特点　腮腺神经内分泌癌是一种成人疾病，仅极少数病例发生在儿童，大多数患者年龄 60~80 岁，很少小于 40 岁。男性更易受累，尤其是吸烟男性患者。最常见的临床表现是快速增长的腮腺区肿块，大多数肿瘤在出现时直径大于 2.0 cm，也有少数肿瘤发现时较小，可能是由于其位置表浅，因此容易被发现。由于腮腺神经内分泌癌是一种高级别恶性肿瘤，具有高级别恶性生物学和组织学行为，常有局部和远处转移趋势，肿瘤在发现时多为晚期，伴远处和淋巴结转移。研究报道，腮腺神经内分泌癌远处转移率为 7.3%~67%，故全身 PET-CT 检查是有必要的。

2. 腮腺神经内分泌癌的诊断　腮腺神经内分泌癌因发病率低，常规病理学诊断有困难，光镜下难以辨别，只有通过免疫组化染色或超微结构分析，发现神经内分泌颗粒或特殊染色阳性，才能最后确诊。术中应常规冰冻切片，虽然组织病理学不能确诊，但可以区分良恶性，对术式及切除范围有指导意义。术前针吸细胞学易出现误诊，准确率低。超声引导下的腮腺穿刺活检可提高诊断率。鉴别诊断主要区分是原发癌还是由其他器官如肺转移到腮腺的。

3. 腮腺神经内分泌癌的预后　腮腺神经内分泌癌属于低分化癌，恶性程度较高，整体预后差，生存率低。单纯手术治疗的患者局部复发高达 75%，手术结合放疗患者，复发率可降至 20%。单纯手术治疗患者 3 年生存率为 25%，手术结合放疗患者 3 年生存率可达 80%，5 年生存率为 29.2%，预后优于其他部位小细胞癌。以下因素可能会影响预后：①原发肿瘤直径大于 3.0 cm 时预后差，是对预后影响最大的因素；② CK20 阴性时预后更差；③神经内分泌标记物免疫活性降低，阳性表现的数目少时，预后更差；④血清中神经元烯醇化酶和胃泌素释放肽前体（pro-G R P）水平升高者，与复发有关，随访过程中注意定期复查。

【总结】

此病例提醒我们在接诊腮腺肿瘤患者时，尽管临床上腮腺多见良性肿瘤，但仍需要仔细询问病史及查体，尤其是彩超、CT 及 MRI 等影像学检查，高度怀疑腮腺恶性肿瘤时，积极鼓励患者尽早手术，方可保留部分面神经功能并获得满意疗效。

（于涛　何端军　中国人民解放军联勤保障部队第九八三医院）

【参考文献】

[1] 冯小琼，邵贝贝. 颌面部神经内分泌癌的研究进展 [J]. 河南医学研究，2020，29（7）：3-4.

[2] EL-NAGGAR AK, CHAN JKC, GRANDIS J R , et al.WHO pathology and genetic classification of tumors of head and neck tumours[M].4th,ed.Lyon: IA R C Press,2017,1-347.

第二十八节　腮腺转移癌

一、疾病概述

腮腺肿瘤是常见的涎腺肿瘤,但腮腺转移癌少见,其发生率约0.2%~3.2%。腮腺内含有20~30个淋巴结,汇集耳廓区、外耳道、中耳、颞区、鼻根区、眼睑等区域的淋巴液,因此可发生转移癌。腮腺内转移癌的原发癌以头颈癌常见,同侧的眼睑、前额和颞部头皮、后颊部和外耳为寻找原发癌的重点区域。其中约有80%的转移癌为鳞癌、恶性黑色素瘤和鼻咽癌。少数锁骨下器官癌也可以转移到腮腺内。

腮腺内的转移癌一般发生于腺体的浅叶前份内,而腮腺混合瘤和腺淋巴瘤多发生于腮腺的浅叶后份和下极。术前常不会考虑到腮腺内转移癌,行腮腺切除后经组织病理检查才证实为转移癌。细针穿刺细胞学检查是腮腺内转移癌常见的检查方法,结合患者的肿瘤史,可以在术前做出腮腺内转移癌的诊断。腮腺内转移癌的治疗方法基本同腮腺原发癌,即全腮腺切除、选择性和治疗性颈清术,一般术后辅加放疗和化疗。如颈部未发现转移或可疑的肿大淋巴结,也可不必行预防性颈清术或仅行区域上颈选择性颈清术。

二、病例介绍

睑板腺癌腮腺转移

患者,女性, 68岁,于7月前检查发现腮腺肿物,于外医院行肿物切除术,具体术式不详,术后病理考虑:腮腺低分化癌。于我院会诊病理示:(右腮腺、颈部)低分化癌,结合免疫组化考虑为涎腺来源低分化浸润性导管癌,建议临床检查除外乳腺病变转移可能。行乳腺钼靶及核磁检查,未见恶性病变。2月前发现右颈部及耳前多发肿物,约枣核大小,肿物逐渐增大至约红枣大小,质硬,伴疼痛。无面部麻木、鼓腮漏气及流涎等症状。后就诊于我院门诊,B超示:“右颈、右耳前、右腮腺区多发淋巴结 -- 考虑恶性”。后入我院住院进行治疗。CT示:临床提示右侧腮腺癌术后,右腮腺术区、睑颊部皮下及右颈动脉鞘区多发结节,强化不均,局部与胸锁乳突肌分界不清,部分边界不清,呈融合状。左侧腮腺及双颌下腺密度未见明显异常。双锁上及左颈、左颌下及颏下多发小淋巴结,未见明确肿大淋巴结。所示甲状腺双侧叶未见明确异常密度灶。声门上下、口咽及喉咽腔结构清楚,鼻咽顶后壁未见明显增厚,双侧上颌窦内低密度影(见图1-3-28-1)。

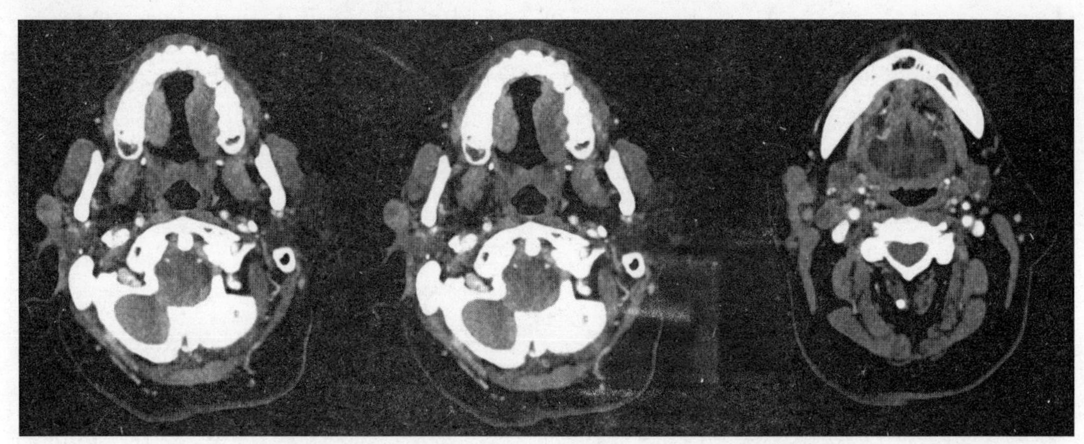

图 1-3-28-1 CT 示：右侧腮腺癌术后，右腮腺术区、睑颊部皮下及右颈动脉鞘区多发结节，强化不均，局部与胸锁乳突肌分界不清，部分边界不清，呈融合状，双锁上及左颈、左颌下及颏下多发小淋巴结

追问患者病史，诉 2 年前右上眼睑肿瘤切除史，具体病理不详。结合病史，考虑睑板腺癌腮腺转移。PET-CT 检查全身未见其他病灶。完善术前相关化验检查后，无手术禁忌全麻下行右全腮腺 + 颌下腺切除 + 上颈部淋巴结清扫术，术后病理：(右腮腺)腺癌，结合形态及免疫组化结果倾向低分化浸润性导管癌，请结合临床全身检查排除转移来源可能。颌下腺(-)，右腮腺切缘(-)区域淋巴结未见癌转移，可见癌结节，分组如下：右 1 区 0/4 并见癌结节 1 枚，右 2 区 0/9，右 3 区 0/11。免疫组化：CK7(+)，CK8/18(+)，AR(-)，CK20(-)，P63(-)，Her-2(-)，Ki-67(60%)，GATA3(-)，S-100(-)，GCDFP-15(-)。术后行放射治疗，治疗计划：PTV 处方剂量 50.96/28f。定期复查未见复发、转移。

【临床诊治解析】

腮腺汇集耳廓区、外耳道、中耳、颞区、鼻根区、眼睑等区域的淋巴液，上述区域肿瘤可转移至腮腺。区别原发性的和转移来的肿瘤，对整体治疗十分关键。转移灶位于腮腺淋巴结内，或为边界清楚的肿块，患者身体他处有已经治愈消失的或同时存在的原发的同种癌。

【专家点评】

腮腺转移癌的要点如下。

(一)术前注意事项

1. 鉴别肿瘤来源　腮腺原发恶性肿瘤与转移恶性肿瘤治疗方案、预后有差别。因此术前明确肿瘤性质与来源十分重要性，诊疗过程中要重视病史以及全身查体，特别是淋巴引流区域。患者首次腮腺手术时，未考虑到转移癌可能，手术切除范围不够，术后未予放疗辅助。治疗强度弱、复查随诊不及时是导致术后复发的重要原因。

2. 重视全身检查　腮腺转移癌易发生远处转移，术前需明确全身转移情况，行 PET-CT 检查，根据原发灶及转移情况，制定最佳治疗方案的。

(二)术中注意事项

(1)腮腺内转移癌的手术范围基本同腮腺原发癌，即全腮腺切除、选择性和治疗性颈清术。如颈部未发现转移或可疑的肿大淋巴结，也可不必行预防颈清术或仅行区域上颈选择性颈清术。

（2）对于远离面神经的腮腺恶性肿瘤，一般做肿瘤加全腺叶切除。术中切忌将肿瘤切破，以免造成种植性复发。对于恶性程度高、肿瘤明显侵犯面神经或者其他周围组织者，将肿瘤连同神经，甚至包括咬肌和颌骨一并切除。

【总结】

腮腺恶性肿瘤，尤其是位于腮腺浅叶前份的肿瘤，要重视额面部查体情况，尤其是手术治疗史，警惕腮腺转移癌。腮腺转移癌多位于耳前区，肿块形态不规则，较硬，活动度差，可为多个结节。同侧头皮、眉额、眼睑等部位可发现肿块，或有这些部位恶性肿瘤治疗的病史，有时伴有颈部淋巴结肿大。腮腺转移癌较原发癌预后差，治疗与随诊强度均应高于原发腮腺癌。腮腺转移癌手术方法与腮腺原发肿瘤相同，术后需辅助放射治疗。另外，腮腺转移癌术后应密切随诊，随诊频率高于原发腮腺癌，随诊中需重视全身转移情况，定期行全身评估。

（王红玲　王旭东　天津市肿瘤医院）

【参考文献】

[1] 高明. 头颈肿瘤学 [M]. 第 3 版. 北京. 科学技术文献出版社，735-743，1128.

[2] National Comprehensive Cancer Network（NCCN）. Version 3.202 1，04/27/21，2021.

[3] ALLEN YOUNG. Malignant Salivary Gland Tumors[M]. In：StatPearls [Internet]. Treasure Island（FL）：StatPearls Publishing.

第二十九节　腮腺舍格伦综合征

一、疾病概述

舍格伦综合征一般指干燥综合征。干燥综合征是一个主要累及外分泌腺体的慢性炎症性自身免疫病，又名自身免疫性外分泌腺体上皮细胞炎或自身免疫性外分泌病。临床除有唾液腺和泪腺受损功能下降而出现口干、眼干外，尚有其他外分泌腺及腺体外其他器官的受累而出现多系统损害的症状。其血清中则有多种自身抗体和高免疫球蛋白血症。本病分为原发性和继发性两类。

（一）流行病学特征

原发性干燥综合征属全球性疾病，在我国人群的患病率为 0.3%~0.7%，在老年人群中患病率为 3%~4%。本病女性多见，男女比为 1:9~20。发病年龄多在 40~50 岁。也见于儿童。

（二）临床表现

1. 局部表现

（1）口干燥症因唾液腺病变，使唾液黏蛋白缺少而引起下述常见症状。

（2）干燥性角结膜炎此因泪腺分泌的黏蛋白减少而出现眼干涩、异物感、泪少等症状，严重者痛哭无泪。部分患者有眼睑缘反复化脓性感染、结膜炎、角膜炎等。

（3）其他浅表部位如鼻、硬腭、气管及其分支、消化道黏膜、阴道黏膜的外分泌腺体均可受累,使其分泌较少而出现相应症状。

2. 系统表现

除口、眼干燥表现外,患者还可出现全身症状,如乏力、低热等。约有 2/3 患者出现系统损害。

(三)诊断方法

1. 泪腺功能检查

(1)施墨试验(Schirmer test)。

(2)结膜、角膜活体染色。

(3)泪膜破裂时间(tear breakup time)低于 10 秒者正常眼为 7. 9%,舍格伦综合征为 86.4%;大于 10 秒者正常为 92. 1%,舍格伦综合征仅为 13. 6%。因此可将 10 秒作为界限,低于 10 秒为舍格伦综合征诊断标准,和国际标准一致。2. 唾液腺功能检查:唾液量测定和唾液化学,腮腺造影,核素检查。

2. 活体组织检查　舍格伦综合征腮腺活检可有典型的腺泡萎缩、淋巴细胞浸润、导管上皮增殖呈肌上皮岛表现。

3. 化验及免疫学检查

(四)治疗

1. 药物治疗

1)促腺体分泌药物

(1)目的:促进唾液分泌,仅适合于腺体尚有一定分泌功能的轻型患者。

(2)常用药物:无禁忌证如消化道溃疡、支气管哮喘或闭角型青光眼的情况下,口服毛果芸香碱或西维美林;环戊硫酮片、溴己新片和乙酰半胱氨酸等。

2)人工泪液及其相关制剂

(1)目的:可以替代泪液,缓解眼睛干涩的症状。

(2)常用药物:玻璃酸钠滴眼液、羧甲基纤维素滴眼液等。

3)甾体消炎止痛药

(1)目的:抗炎镇痛,缓解患者症状。

(2)常用药物:塞来昔布、洛索洛芬钠等。

4)糖皮质激素

(1)目的:快速阻断炎症反应。

(2)常用药物:泼尼松、甲泼尼龙等。

5)免疫抑制剂

(1)目的:主要作用是抑制异常的免疫反应,用于控制病情。

(2)常用药物:羟氯喹、甲氨蝶呤、来氟米特、吗替麦考酚酯、硫唑嘌呤、环磷酰胺、环孢素、艾拉莫德等。

6)生物制剂

(1)目的:调节免疫反应,用于脏器病变严重、常规治疗疗效不佳时。

（2）常用药物：利妥昔单抗、贝利木单抗等

7）植物药

（1）目的：缓解患者症状，治疗疾病。

（2）常用药物：白芍、雷公藤。

2. 手术治疗　对于类肿瘤型舍格伦综合征可采用手术治疗，切除受累腺体，以防止恶性变。单发性原发性病变，腺体破坏严重，或继发感染明显者，也可考虑手术切除患侧腮腺。

二、病例介绍

腮腺舍格伦综合征 1 例

患者，女性，69 岁，主因“发现右耳下方肿物 1 年余”入院。既往甲状腺功能减退、干燥综合症史。入院前半年余发现右耳下方肿物，偶有疼痛感，遂就诊于当地医院诊断为“右侧腮腺多发结节”。入院前我院门诊行彩超示：右侧腮腺下极异常所见，考虑淋巴上皮病，伴其旁多发肿大淋巴结。为进一步手术治疗以“右侧腮腺肿物”收住院。入院查体：右侧腮腺区饱满，右耳后下方肿物隆起，约 3.0 × 2.0 cm 大小，边界清，质中等，无压痛，活动差。颈部未触及明显肿大淋巴结。右侧腮腺 B 超所示右侧腮腺下极异常所见，结节型淋巴上皮病？（见图 1-3-29-1）。颌下腺 B 超回报：双侧颌下腺回声增粗，左侧颌下腺体积偏小。（见图 1-3-29-2）颈部 CT 所示：右侧腮腺区多发结节，淋巴结肿大，占位？左侧腮腺部结节（见图 1-3-29-3），同时提示左侧颌下腺体积缩小。

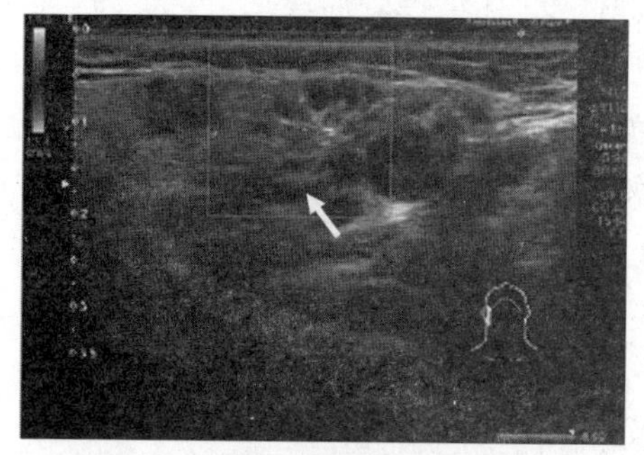

图 1-3-29-1　右侧腮腺下极异常所见，结节型淋巴上皮病

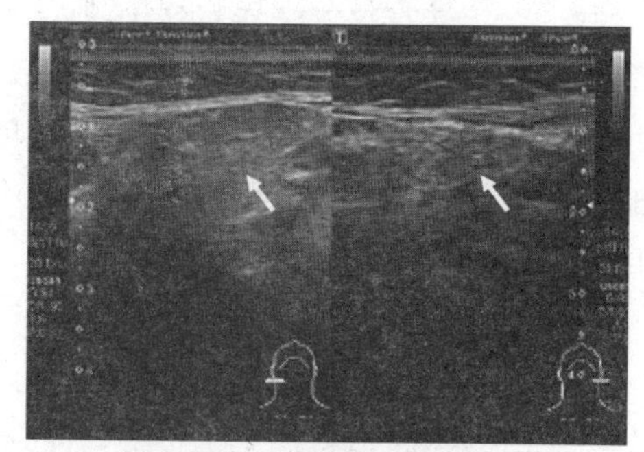

图 1-3-29-2　双侧颌下腺回声增粗，左侧颌下腺体积偏小

完善血化验及相关检查后，无明显手术禁忌，于 20×× 年 5 月 14 日在全麻下行右侧腮腺病变切除术，术中见右侧腮腺浅叶后下方可见多发光滑新生物，被膜光滑，形态呈类圆形，内含少量清亮渗出液。将肿物连同腮腺浅叶完整切除，探查面神经无损伤。术后 7 天拆线，伤口一期愈合，无面瘫。术后病理回报：（右腮腺）结合形态及免疫组化结果，考虑 Mikuliez 病 / 舍格林综合征；建议必要时做基因重排排除淋巴组织增生疾病。嘱患者风湿免疫科进一步综合治疗。

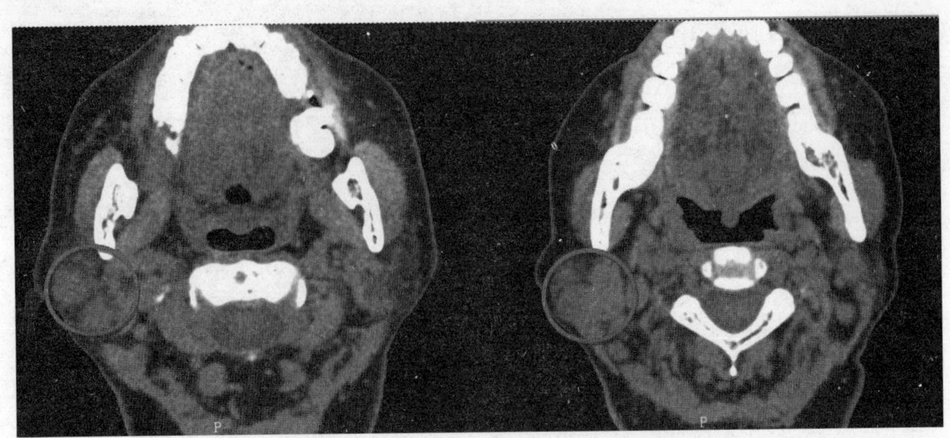

图 1-3-29-3 颈部 CT 所示：右侧腮腺区多发结节，淋巴结肿大，占位？

【临床诊治解析】

（1）本例患者为老年女性，既往曾明确诊断为干燥综合征。本次住院双侧颌下腺 B 超及颈部 CT 均考虑双侧颌下腺缩小，符合该病特征。

（2）以右侧腮腺肿物为主要表现。专科检查：右侧腮腺区饱满，右耳后下方肿物隆起，约 3.0 × 2.0 cm 大小，边界清，质中等，无压痛，活动差。颈部未触及明显肿大淋巴结。故不除外肿瘤型舍格伦综合征。

（3）邹兆菊等对 115 例舍格伦综合征的腮腺造影表现分为四种类型：①腺体形态正常，排空功能差，占 7%；②典型的末梢导管有程度不等的扩张，伴或不伴有主导管扩张表现，占 53.9%；③向心性萎缩，仅见主导管及少数分支导管显影，末梢腺组织不显示，占 6.1%；④肿瘤样改变，主导管及分支导管移位，腺泡有占位性改变，如良性肿瘤所见，占 5.2%。本例患者超声表现与第④种类型相吻合。

（4）无明显手术禁忌，行全麻下右侧腮腺肿物切除术，病理检查表现为腺泡萎缩、淋巴细胞浸润、导管上皮增殖呈肌上皮岛，与本病相符，最终明确诊断。后续参照风湿免疫科关于干燥症的诊治原则进行进一步治疗。

【专家点评】

本病较罕见，在我国人群的患病率为 0.3%~0.7%。对于临床中出现的腮腺肿物，应该充分结合全身症状、既往病史进行综合性判断。若高度怀疑此病，可与口腔科、风湿免疫科建立 MDT 团队，多学科会诊讨论共同制定诊疗方案，避免漏诊误诊误治。

【总结】

腮腺肿瘤在临床并不少见，但本病所占比例并不多见，结合本例患者诊疗思路，应首先对肿物进行定位检查（B 超、CT 等），此外还应对患者既往病史、全身状况进行综合评估，拟定治疗方案。

（李宏宏　陶树东　天津市第三中心医院）

【参考文献】

[1] 张文，厉小梅，徐东，等. 原发性干燥综合征诊疗规范 [J]. 中华内科杂志，2020，04：269-

276.

[2] 邹兆菊,张祖燕,华红. 舍格伦综合征患者腮腺造影追踪观察 [J]. 中华口腔医学杂志,1996,2:18-21.

第三十节 颈部肿瘤

一、疾病概述

颈部肿瘤分良性和恶性,良性肿瘤以甲状腺腺瘤、唾液腺多形性腺瘤最常见,其次为神经鞘膜瘤、神经纤维瘤、神经纤维瘤病、血管瘤、脂肪瘤及纤维瘤等;恶性肿瘤又分为原发性和转移性恶性肿瘤,以转移性恶性肿瘤占多数,其原发部位大多数来自头颈部。原发性恶性肿瘤主要包括恶性淋巴瘤和神经源性恶性肿瘤。以下介绍几种颈部神经源性肿瘤,如神经鞘膜瘤、神经纤维瘤、节细胞神经瘤和神经源性恶性肿瘤。

(一)神经鞘膜瘤

神经鞘膜瘤(neurilemmoma)起源于神经鞘膜的施万细胞,多发于迷走、颈交感神经及舌咽神经。肿块较小时,常无症状,较大时压迫神经,出现相应的神经受压症状。肿块多为椭圆形,生长缓慢,有完整包膜,左右活动好,上下活动(即沿神经干走行方向)差,很少发生恶变。目前唯一有效的治疗方法是手术切除,多采用经颈外进路。对于神经起源的肿瘤,尽管采用了囊内剥离的方法切除,仍难以保留神经的连续性,易出现神经损伤。

(二)神经纤维瘤

神经纤维瘤(neurofibroma)起源于神经鞘内,可发生于感觉神经、运动神经或交感神经,为一种生长缓慢的孤立性肿块,无明显包膜,有恶变可能。镜下瘤组织主要由施万细胞及神经纤维细胞组成,细胞呈梭形,瘤细胞间充满大量胶原纤维及黏液或黏液样物质,有时在瘤内可见到轴突,这是区别于神经鞘膜瘤的主要要点之一。其临床表现与神经销膜瘤极其相似,诊断和治疗同神经鞘膜瘤。

(三)节细胞神经瘤

节细胞神经瘤(ganglioneuroma, GN)是交感神经系统非常罕见的良性神经源性肿瘤。多发于腹部/骨盆(后纵隔、后腹膜和肾上腺),颈部是最少见的部位,起源于颈部迷走神经的更是罕见,到目前为止,既往共报道了 9 例是起源于颈部迷走神经的副神经节细胞神经瘤。组织病理学上,节细胞神经瘤主要由大量的黏液基质、成熟神经节细胞、施万细胞组成,胞浆丰富,组织间隙大。通常临床表现为无症状颈部肿块,可发生于任何年龄,尤其好发于儿童和青年人中,女性更常见。超声、CT、MRI 等影像学检查甚至细针穿刺细胞学检查均不易做到精确的术前诊断,容易被误诊,术后标本病理组织学检查为确诊节细胞神经瘤的“金标准”,手术彻底切除是确诊和治疗节细胞神经瘤的主要手段,术后预后良好。

（四）神经源性恶性肿瘤

颈部神经源性恶性肿瘤很少见，主要包括神经纤维肉瘤和神经纤维瘤恶变。前者常与丛状神经纤维瘤或神经纤维瘤同时发生，后者多由丛状神经纤维瘤和神经纤维瘤病恶变所致。其共同临床特点是肿瘤生长迅速，侵犯周围组织，可出现局部疼痛，触之质硬、不活动或活动受限，可出现远处转移。宜广泛手术切除，术后放疗或化疗，预后较差。

二、病例介绍

颈部迷走神经副神经节瘤 1 例

患者，男性，38 岁，因“发现颈部肿物 2 月余”入院。无憋气、声嘶、咳嗽、呛咳及吞咽困难等不适，未经任何治疗。门诊相关检查已完善，外院颈部彩超：右侧前外侧软组织深层囊性包块，考虑良性，囊肿感染伴内出血可能；本院颈部软组织彩超：右侧颈动脉外侧等回声结节；本院颈部软组织强化 CT（图 1-3-30-1）：右侧颈动脉管周围囊性病变，鳃裂囊肿？（具体描述为右侧颈动脉管周围可见囊状低密度肿块影，密度较均，边界清，增强检查未见确切强化，CT 值约 35HU，最大横截面积约为 4.1 cm × 2.8 cm）。查体：生命体征正常，神清语畅；右颈侧中上部可触及肿物，约鸽蛋大小，无触痛，活动度差；动态喉镜下双侧声带光滑，对称、动度好，双侧梨状窝无潴留。结合术前 B 超及强化 CT 结果，考虑颈部肿物为囊性病变，故采取颈外进路颈深部肿物切除术。

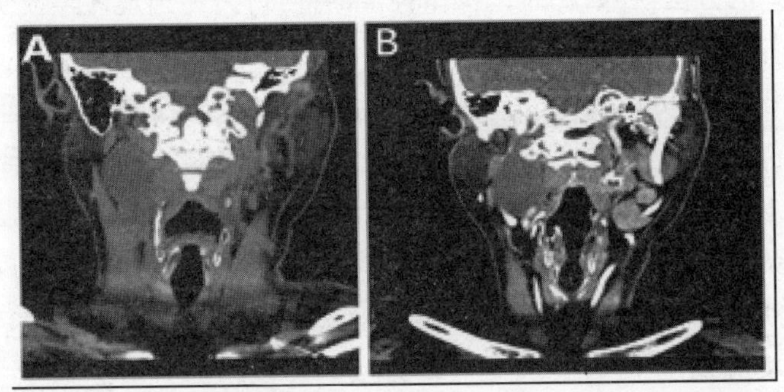

图 1-3-30-1　CT 扫描示右侧颈动脉管周围病变（A：平扫　B：强化）

术中见肿物不像囊肿一样界限明显，而且质较硬，故行肿物穿刺，未能吸出囊液，取少许组织送冰冻回报见少许纤维囊壁组织。为便于观察周围组织，扩大切口，探查肿物系来源于迷走神经，肿物被包裹于迷走神经束中，神经束受压被膜化，遂沿着神经纵轴于肿物中部切开，取少许组织再次送冰冻回报未见神经鞘瘤典型形态，不除外其他神经源性病变。术中多次与家属沟通后，行保留迷走神经肿物切除术，保留了被膜化的迷走神经束。

术后标本病理检查所见：肿瘤大小 4.5 cm × 3 cm × 2 cm，切面半透明均质肿物，似果冻状，符合节细胞神经瘤（彩图 1-3-30-2）。术后出现严重的声音嘶哑及轻度的饮水呛咳，无心率加快、吞咽障碍，无睑裂、瞳孔变小，伸舌无偏斜等，喉镜显示右侧声带麻痹（声带固定于旁正中位)，数日后饮水呛咳恢复正常，右侧声带仍固定于旁正中位，术后两周开始行嗓音矫治，在呼吸训练和放松训练的基础上做了半吞咽发 boom 音训练、狗喘气训练后发 hou 音训练、推喉头发音、发声力量训练等等，经过约 4 个月的嗓音训练，声带基本恢复正常运动，患者声音完全恢复正常，到目前为止，肿物未复发。

【临床诊治解析】

1. 术前检查误导　患者术前没有肿瘤压迫迷走神经造成迷走神经损伤的症状，而且，术前各项检查均提示囊性病变，故认为是颈部囊肿。由于检查的误导，造成术前重视程度不够，与患者的术前交代不全面，造成术中及术后的被动。

2. 术前 B 超及 CT 表现误诊为囊肿的原因　节细胞神经瘤常规超声通常表现为边界清楚、有高回声包膜、回声较均匀的低回声或无回声肿块，易与囊肿相混淆，故缺乏特异性常规超声表现；CT 误诊的原因为肿瘤包膜完整，边界清晰，多呈卵圆形，肿瘤因含大量的黏液基质，密度可以较低，有时与囊肿密度和信号相似，易误诊为囊性病灶，且增强扫描时强化程度不明显。本例术后病理明确后再仔细阅强化 CT 片，发现肿瘤有轻度的延迟强化。

3. 术中过程曲折　术中如果按照囊肿将周围组织离断后切除，将会造成迷走神经永久性损伤。当发现肿物界限不清、穿刺未能吸出囊液时，便开始怀疑术前的诊断，第一次送冰冻见少许纤维囊壁组织，仍不能明确性质，从病理结果看似乎仍偏重于囊肿，难道是囊肿纤维化了？继续选择离断周围组织将"囊肿"切除了？按照囊肿的术式，起初手术切口较小，经慎重考虑，决定扩大切口，探查肿物来源于迷走神经，肿物呈包裹于神经束中生长，这时候为没有离断周围组织将"囊肿"完整切除感到庆幸。那么，来源于颈部迷走神经的肿物会是什么性质的呢？良性的？恶性的？故再次送冰冻。

4. 术后病理提示罕见病例　颈部起源于迷走神经的神经源性肿瘤比较罕见，病理分型多是神经鞘瘤(最多见)和神经纤维瘤，术中第二次冰冻提示未见神经鞘瘤典型形态，不除外其他神经源性病变。即在术中不能明确肿瘤良恶性的情况下，进行了保留迷走神经肿瘤切除术。冒着肿瘤切不干净的风险，尽最大可能保留了迷走神经的功能。术后病理回报节细胞神经瘤。

5. 嗓音矫治时机的选择　虽然术中将肿瘤从神经束中完整剥离，神经束无损伤，但可能因为术区肿胀等其他原因，术后出现了长时间的声带麻痹。但是，经过我们及时、规范的嗓音训练，终于还给了患者一个清脆的嗓音。术后 2 周便开始进行嗓音矫治，训练至 2 月余时，右侧声带开始出现轻度的运动，以杓区为著，训练满 3 个月时，右侧声带运动接近正常，训练共进行了 4 个月，声音基本完全恢复。患者职业系律师，对声音要求较高，经过及时、规范的嗓音训练，患者的声音由极其沙哑到清脆悦耳，嗓音完全恢复。所以说，不但术中要仔细保留迷走神经，而且，对于造成声带麻痹的患者，一定要及早地进行规范的嗓音矫治。

【专家点评】

(1)颈部节细胞神经瘤是罕见的神经源性良性肿瘤，发生于头颈部迷走神经者更是罕见，术前影像学检查极易误诊，术后需注意随访。

(2)术中一定要尽量保护好周围和可疑的神经组织，不能盲目切除，也可以反复做冰冻,通过病理证实肿瘤的性质,以防出现严重的并发症。术后严密观察,当出现神经损伤症状时,需及早进行干预,尤其是嗓音矫治对神经损伤后嗓音的恢复有一定的康复作用。

【总结】

本例属罕见病例,临床表现不具特异性,影像学表现不典型,极易误诊,给术中手术操作造成困扰。在报道的所有累及迷走神经的节细胞神经瘤病例中,术后都出现了声带麻痹的并发症,即使手术时将迷走神经的分裂端缝合在一起,也会出现同侧声带的永久性术后瘫痪,都遗留有声嘶的存在。本案病例术中操作慎重,发现疑虑及时更改术式,尽全力保留可疑的神经组织,术后嗓音矫治及时,过程虽曲折艰辛,但结局是圆满的。

(高晓葳　黄永望　天津医科大学第二医院)

【参考文献】

[1] 孙虹,张罗. 耳鼻咽喉头颈外科学 [M]. 第 9 版. 北京:人民卫生出版社,2018:427-431.

[2] G B TODD, S E BROOKS. Ganglioneuroma of the vagus nerve[J]. J Laryngol Otol, 1973, 87(10): 979-989.

[3] D C JOHNSON, M TELEG, R C EBERLE. Simultaneous occurrence of a ganglioneuroma and a neurilemmoma of the vagus nerve: a case report[J]. Otolaryngol Head Neck Surg, 1981, 89(1): 75-76.

[4] JAIMANTI BAKSHI, ABDUL WADOOD MOHAMMED, SAUDAMINI LELE, et al. Ganglioneuromas involving the hypoglossal nerve and the vagus nerve in a child: Surgical difficulties[J]. Ear Nose Throat J, 2016, 95(2): E22-24.

第三十一节　锁骨上动脉岛状皮瓣修复颈部缺损

一、疾病概述

根据国际癌症研究机构最新数据显示, 2020 年中国新增头颈癌患者达 14.2 万,并呈现稳定上升趋势,死亡人数近 7.5 万。头颈癌中, 90% 以上属鳞状细胞癌,七成以上患者确诊时已经处于中晚期阶段。目前头颈部恶性肿瘤治疗仍是以手术为主的综合治疗。头颈部具有较为复杂的解剖和功能结构,涉及呼吸、发音、咀嚼、吞咽等功能,在切除肿瘤的同时常常会使患者部分或全部丧失这些功能,严重影响生活质量。因此,修复头颈外科手术缺损一直是极具挑战性的热点问题。

目前头颈部缺损修复的主力军为带蒂及游离皮瓣。带蒂皮瓣主要包括胸大肌皮瓣、斜方肌皮瓣等,其优点:制备容易,皮瓣成活率高,缺点:创伤大,这些皮瓣往往比较臃肿,同时供区并发症比较明显。游离组织瓣主要包括游离前臂皮瓣、游离股前外侧皮瓣等,优点:可提供薄的、有弹性的、血管良好的组织来覆盖较大缺损。缺点:包括手术时间较长、需要显微外科技术、创伤较大、患者选择存在一定条件,且需要复杂的术后监测和经验丰富的团队来完成，血管危象发生率较局部皮瓣高。最近的临床研究及应用表明，在没有显微外科技术的团队条件下，锁骨上动脉岛状皮瓣是一个较理想的选择。

（一）解剖学基础

锁骨上动脉岛状皮瓣血供来源于锁骨上动脉，研究表明，锁骨上动脉的来源虽然存在变异，但多数来自颈横动脉。颈横动脉有两个主要分支：浅支锁骨上动脉供应皮肤，深支供应斜方肌。锁骨上动脉有 2 条伴行静脉：一条汇入颈横静脉，另一条汇入颈外静脉。锁骨上动脉起始点平均直径在 1.0 mm~1.5 mm，其体表解剖标志位于胸锁乳突肌后缘、颈外静脉和锁骨中段所围成的三角区域内（图 1-3-31-1），它从颈横动脉分出后行向肩锁关节方向。锁骨上动脉的血管分布可从锁骨上区延伸至肩、三角肌腹内侧。该皮瓣的感觉神经源于 C3 或 C4 的颈丛浅支——锁骨上神经，支配颈部、肩部及同侧上胸壁的皮肤感觉。

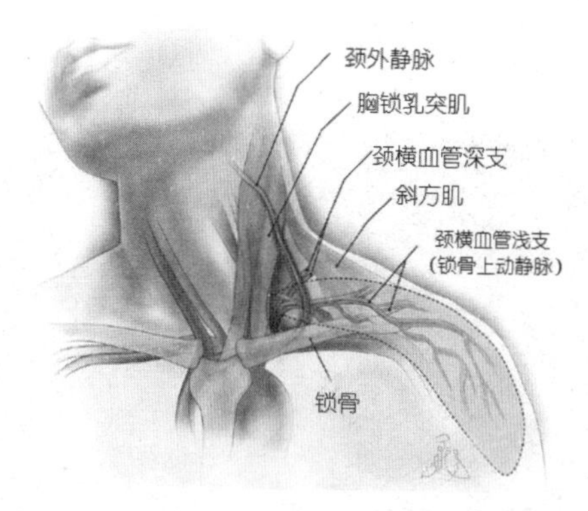

图 1-3-31-1 锁骨上动脉岛状皮瓣血供解剖学基础

（二）皮瓣制备

1. 皮瓣设计 术前多普勒超声或 CTA 或 DSA（尤其是颈部放疗后患者）确定锁骨上动脉的起点和行程。评估受区软组织缺损情况，以锁骨上动脉为轴设计皮瓣，皮瓣一般设计为梭形，面积为缺损的 1.5 倍为宜。皮瓣前界可至锁骨及三角肌前缘；后界可至斜方肌前缘及肩胛冈；外侧界为肩峰并可延伸至上臂外侧；内侧界为颈根部锁骨上动脉穿出点近侧，大小一般为 4~8 cm 宽，10~20 cm 长。

2. 皮瓣的制备 患者取仰卧位，垫肩置于肩胛骨下方以充分暴露锁骨上区，头部朝向皮瓣获取部位的对面。按术前设计好的皮瓣大小切开皮肤、皮下组织、颈阔肌、颈深筋膜浅层并直达三角肌表面。在三角肌表面由皮瓣远端向近端解剖，颈深筋膜浅层保留在皮瓣内。分离至锁骨时应靠近锁骨操作，以免损伤颈横动、静脉。切断、结扎颈横动脉进入斜方肌的深支，皮瓣得以充分游离、松解。皮瓣解剖至中三分之一时，可通过透视法辨识皮瓣血供蒂，也可使用手持多普勒确认。根据所要覆盖的缺损和所需的旋转弧，仔细解剖血管蒂直到它的起点。术中解剖并保护副神经直到其进入斜方肌。皮瓣制备好后将皮瓣直接旋转或经隧道旋转至受区。供区切口通常可直接拉拢缝合，若有张力，切口充分分离后拉拢缝合。如果皮瓣超大（>22 cm）供区缺损可植皮闭合。在缝合颈根部时宜将皮层和深部斜角肌拉拢缝合，消灭死腔，供区和受区均放置负压引流，但应注意避免靠近血管蒂，以免造成对其压迫。

二、病例介绍

锁骨上岛状皮瓣在放疗后颈部缺损修复中的应用

患者,男，57 岁。主因“发现喉鳞癌行放化疗后 5 年,声音嘶哑半年余”入院。专科检查:右侧声门区可见表面凹凸不平肿物,表面可见伪膜样物附着,左侧声带前部窥不清,右侧声带固定,声门隙变小。双侧梨状窝黏膜尚光滑。颈部皮肤质地较硬,颈前正中甲状软骨至环状软骨水平可见暗红色皮肤隆起,边界不清,中间稍软,周围较硬,与周围组织粘连,无压痛,无皮温升高。双颈未触及明显肿大淋巴结。辅助检查:颈部 CT 平扫 + 强化:①声带、前联合以及邻近皮下软组织肿物,伴甲状软骨侵蚀,符合声带癌表现;②肿物邻近皮下局限性积气,请结合临床(图 1-3-31-2)。颈横动脉 DSA 显示左侧锁骨上动脉血管优势偏向(图 1-3-31-3)。

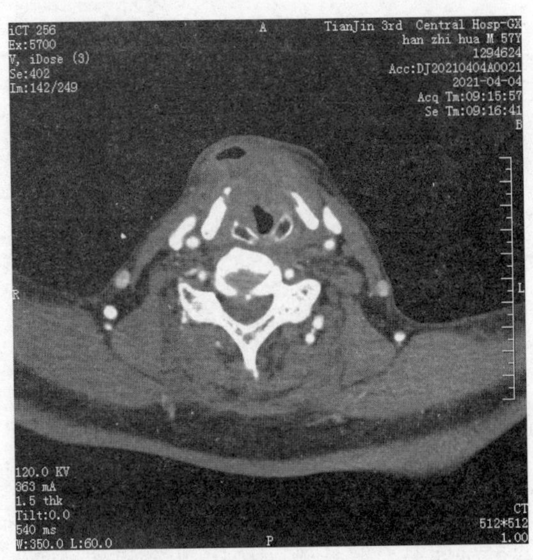

图 1-3-31-2　颈部 CT 平扫 + 强化

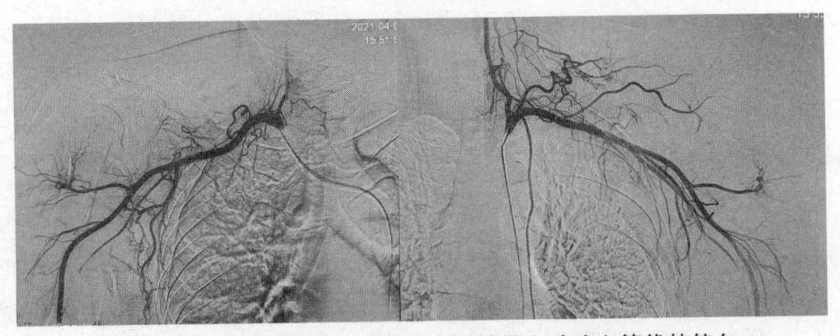

图 1-3-31-3　颈横动脉 DSA 示左侧锁骨上动脉血管优势偏向

治疗经过:术前经病理活检确诊鳞癌后,全麻下行全喉切除术 + 气管造瘘成型术 + 左侧锁骨上皮瓣修复术，术后皮瓣成活良好（图 1-3-31-4，图 1-3-31-5）。术后病理：（喉）高分化鳞状细胞癌（最大径 3 cm），侵及外膜，切缘均阴性。

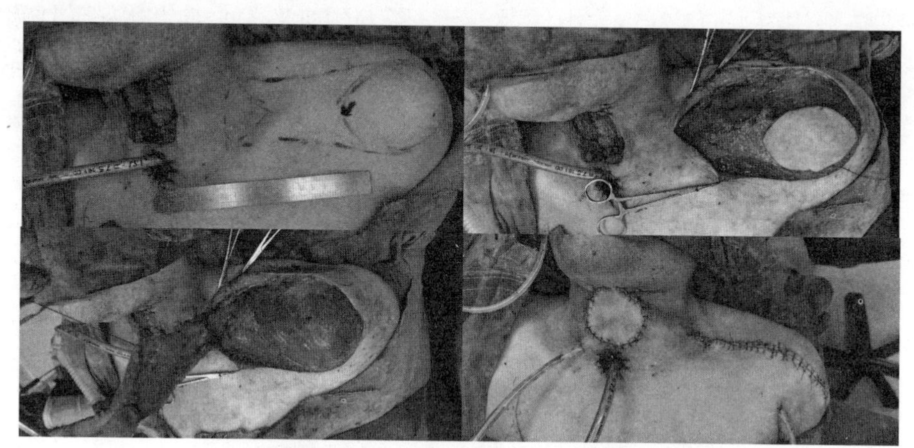

图 1-3-31-4　全喉切除术 + 气管造瘘成型术 + 左侧锁骨上皮瓣修复术术中

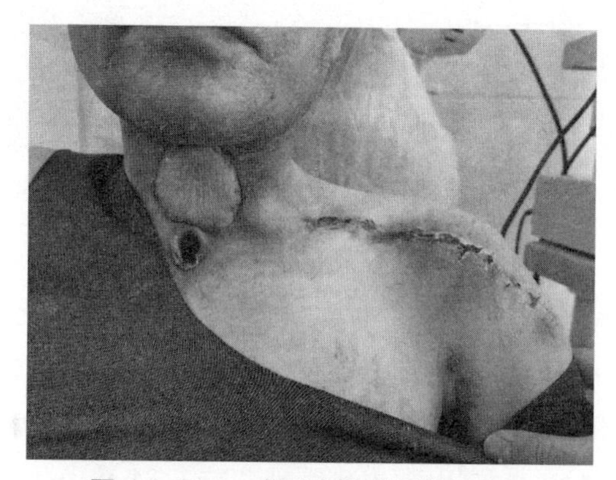

图 1-3-31-5　术后皮瓣成活情况良好

第二次住院情况：患者于术后 20 余天出现，再次入院紧急手术探查见左侧扁桃体下极下方约 2 cm 处咽侧壁活动性出血点，考虑手术吻合口裂开出血，予以缝扎止血，输全血 800mL 纠正贫血，术后继续纠正贫血、低蛋白血症，抗感染、补液支持治疗，患者恢复顺利，咽部未再出血，术后 10 天经口进食无异常予以出院。

第三次住院情况：患者于上次出院 2 周后主因“发热 3 天，颈部破溃、流液 1 天”入院。入院后留取脓性分泌物送细菌培养 + 药敏，细菌培养肺炎克雷伯菌肺炎亚种及金黄色葡萄球菌；给予敏感抗生素抗感染治疗，脓腔彻底清创冲洗，置入负压引流管。感染逐渐控制，脓性分泌物逐日减少并拔除引流管出院。

第四次住院情况：于上次出院 20 余天后主因“颈前气管造瘘口周围皮肤红肿 2 周，加重 1 周”入院。专科查体：皮瓣与颈部皮肤缝合处右下方可见一瘘孔形成，瘘道形成，长度约 3 cm，沿瘘道方向切开皮瓣 3 cm，可见多量感染絮状软组织局部粘连，予以清除可见絮状软组织，以生理盐水冲洗术腔，内置引流管，负压吸引，术后顺利拆线拔管。

第五次住院情况：患者于上次出院 2 月后以“喉癌术后颈前气管造瘘口处红肿，皮瓣局部瘘孔形成”入院。全麻下行颈部探查术 + 皮下组织清创引流术，术中所见：颈前皮瓣下方可见一脓腔，范围约 4 cm × 3 cm 大小，层次位于皮瓣与颈前肌之间，向上达皮瓣上端约平舌骨水平，并可见一窦道形成与咽腔相通，周围可见残留线结，脓腔内可见大量肉芽样组织，及少许脓性分泌物。沿原皮瓣手术切口右侧切开，将皮瓣右侧部分掀起，彻底清创后缝合关闭咽瘘口。于脓腔内置入引流管接负压吸引（见图 1-3-31-6）。术后定期换药，按期拆线，出院后定期门诊随访复查至今已半年余，颈部皮瓣成活良好，经口进食顺利，无咽瘘及其他并发症发生。

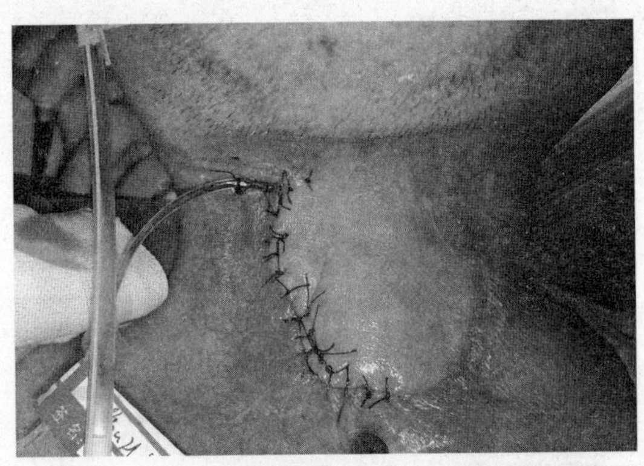

图 1-3-31-6 颈部探查术 + 皮下组织清创引流术后于脓腔内置入引流管接负压吸引

【临床诊治解析】

（1）本病例为晚期喉癌复发病例，侵犯甲状软骨，侵及皮下，且既往行过颈部放射性治疗（剂量 55Gy）。考虑到放射会导致照射区域的血管闭塞和血液供应不良。故颈部缺损修复首选局部带蒂皮瓣。锁骨上皮瓣较传统胸大肌皮瓣制备相对简单，时间短，创伤小。因其供血动脉锁骨上动脉直径较小，应用常规血管超声或 CTA 检查因敏感性较低，且需要检查医师丰富的经验才能识别，故存在判断错误可能。颈横动脉 DSA 检查相较前两者，无论在敏感性还是特异性上均存在明显优势，其缺点是费用稍高，但对于颈部放疗后存在血管纤维化可能的病例，DSA 检查对于判断锁骨上血管是否存在及优势偏向是皮瓣能否成活的关键。

（2）本病例术后皮瓣成活良好，但术后出现下咽部伤口裂开出血及皮瓣下方咽瘘导致的反复感染，脓腔形成，经数次清创探查引流后，才发现皮瓣深层咽瘘部位，予以缝合瘘口后最终治愈。出现上述并发症的主要原因是放射治疗后，组织再生能力明显受损。因此出现第二次住院时扁桃体下级处吻合口裂开出血的并发症，患者继而出现低蛋白血症，营养不良等，这些因素均影响伤口周围组织生长愈合，也是导致咽瘘发生的主要因素。

【专家点评】

锁骨上动脉岛状皮瓣厚度适中、且无毛发，与头颈部皮肤在颜色、纹理、质地等高度相似，制备简单、供区并发症少，因而是重建头颈部缺损的理想选择，目前已成功用于头颈部各种类型的缺损，包括面颈部、口腔、口咽、下咽的皮肤和黏膜缺损。颈部放疗后出现的乏血管化的皮肤软组织缺损，首选局部皮瓣修复，应用锁骨上动脉岛状皮瓣修复，术前 DSA 检查显示其独特优势，术中切除保证安全切缘是关键，术后抗感染、营养支持、改善微循环是保障。本例患者由于前期一直无咽瘘的典型表现（例如经引流管引出食物残渣等），且咽瘘口位于皮瓣下方，故第三、四次住院未能及时发现咽瘘。第五次住院将皮瓣部分掀起，仔细探查才发现瘘口部位，予以确切缝合关闭后，颈部感染及脓腔未再发生。

【总结】

头颈肿瘤术后软组织缺损的重建必须充分考虑其解剖、功能和美容等多方面的需求，所以选择厚度适中、与受区纹理肤色相似的皮瓣是修复头颈部缺损的理想工具。头颈修复在向着数字化、精准化方向发展的同时，未来皮瓣研究也将在供区的功能保留和受区的器官功能重建方面加大研究力度。以期减少皮瓣供区的损伤，而受区器官的功能恢复无限接近正常，比如恢复咽喉黏膜的感觉，保留重建皮瓣的感觉功能，从而提高患者的生活质量。

【参考文献】

[1] SUNG，H. FERLAY，J. SIEGEL，R. Global cancer statistics 2020：GLOBOCAN estimates of incidence and mortality worldwide for 36 cancers in 185 countries，2021 Feb 4.

[2] 柴玥，董梅. 头颈部鳞状细胞癌的内科治疗 [J]. 国际肿瘤学杂志，2019，46（2）：94-97.

[3] ZOU X，WANG SL，LIU YP，et al. A curative-intent endoscopic surgery for postradiation nasopharyngeal necrosis in patients with nasopharyngeal carcinoma[J]. Cancer Commun（Lond），2018，38（1）：74.

（郝凯飞 陶树东 天津市第三中心医院）

第二篇　耳鼻咽喉科常见疾病诊疗指南概要

第一章　耳部疾病诊疗指南

第一节　新生儿及婴幼儿早期听力检测及干预指南概要

一、前言

新生儿听力筛查是早期发现新生儿听力障碍,开展早期诊断和早期干预的有效措施,是减少听力障碍对语言发育和其他神经精神发育的影响,促进儿童健康发展的有力保障。2004 年国家卫生部颁发了《新生儿听力筛查技术规范》, 2010 年专家组对规范进行了修订。国家卫生和计划生育委员会"新生儿疾病筛查听力诊断治疗组"专家 2018 年共同编写了《婴幼儿听力损失诊断与干预指南》。该指南分为听力损失诊断和听力损失干预两大部分,内容包含诊断标准、原则、方法及综合评估,干预指导原则、方法和效果评估。该指南主要为从事此项工作的临床医生、听力和言语康复等相关领域的专业工作者提供指导性意见,进一步规范我国婴幼儿听力损失的的诊断和干预工作,全面提高听障患儿的康复效果。

二、《新生儿听力筛查技术规范与技术流程》

(一)新生儿听力筛查技术规范

听力筛查技术规范要求筛查机构:设置 1 间通风良好、环境噪声≤ 45 dB(A)的专用房间,并配备诊察床。诊治机构:至少设置 2 间隔声室(含屏蔽室 1 间),符合国家标准(GB/T16403、GB/T16296),设置诊室和综合用房各 1 间。筛查机构设备要求需具有筛查型耳声发射仪和 / 或自动听性脑干反应仪,以及数据录入、上传及分析使用的计算机并接驳网络。新生儿听力筛查诊治机构需具备的仪器设备见表 2-1-1-1。

表 2-1-1-1　新生儿听力筛查诊治机构需具备的仪器设备

设　　备	用　　途
诊断型听觉诱发电位仪	评估听力损失的程度、性质及听力康复效果
诊断型耳声发射仪	
诊断型声导抗仪(含 226 Hz 和 1000 Hz 探测音)	
诊断型听力计,声场测试系统(用于行为观察测听、视觉强化测听、游戏测听和言语测听)	
计算机并接驳网络	数据管理(保留结果原始数据)

（二）新生儿听力筛查技术流程（图 2-1-1-1）

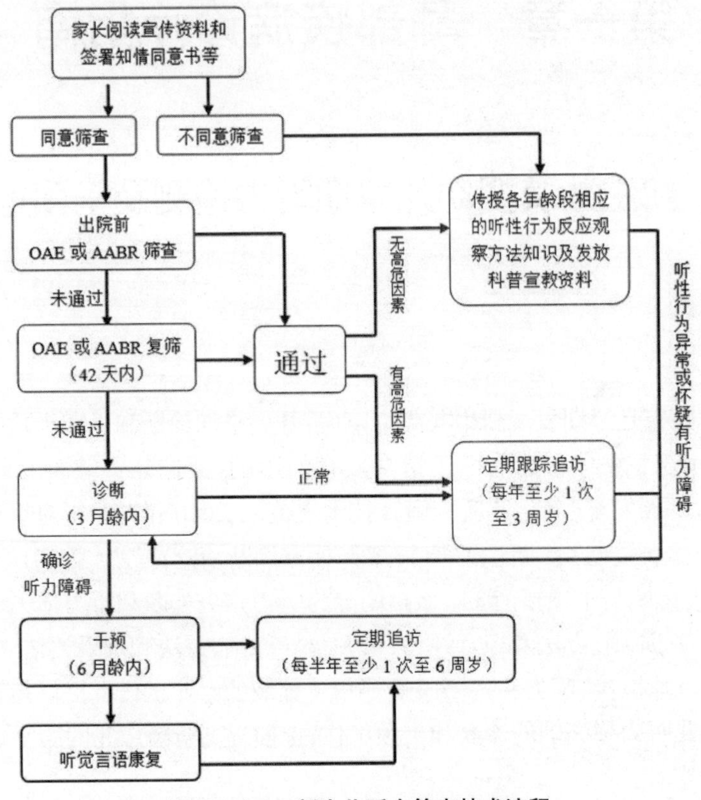

图 2-1-1-1 新生儿听力筛查技术流程

1. 筛查

（1）正常出生新生儿实行两阶段筛查：出生后 48 小时至出院前完成初筛，未通过者及漏筛者于 42 天内均应当进行双耳复筛。复筛仍未通过者应当在出生后 3 个月龄内转诊至省级卫生行政部门指定的听力障碍诊治机构接受进一步诊断。

（2）新生儿重症监护病房婴儿出院前进行自动听性脑干反应（AABR）筛查，未通过者直接转诊至听力障碍诊治机构。

（3）具有听力损失高危因素的新生儿，即使通过听力筛查仍应当在 3 年内每年至少随访 1 次，在随访过程中怀疑有听力损失时，应当及时到听力障碍诊治机构就诊。新生儿听力损失高危因素：①新生儿重症监护病房（NICU）住院超过 5 天；②儿童期永久性听力障碍家族史；③巨细胞病毒、风疹病毒、疱疹病毒、梅毒或毒浆体原虫（弓形体）病等引起的宫内感染；④颅面形态畸形，包括耳廓和耳道畸形等；⑤出生体重低于 1500 克；⑥高胆红素血症达到换血要求；⑦病毒性或细菌性脑膜炎；⑧新生儿窒息（Apgar 评分 1 分钟 0~4 分或 5 分钟 0~6 分）；⑨早产儿呼吸窘迫综合征；⑩体外膜氧；⑪机械通气超过 48 小时；⑫母亲孕期曾使用过耳毒性药物或袢利尿剂、或滥用药物和酒精；⑬临床上存在或怀疑有与听力障碍有关的综合征或遗传病。

2. 诊断

（1）复筛未通过的新生儿应当在出生 3 个月内进行诊断。

（2）筛查未通过的 NICU 患儿应当直接转诊到听力障碍诊治机构进行确诊和随访。

（3）听力诊断应当根据测试结果进行交叉印证，确定听力障碍程度和性质。疑有其他缺陷或全身疾病患儿，指导其到相关科室就诊；疑有遗传因素致听力障碍，到具备条件的医疗保健机构进行遗传学咨询。

（4）诊断流程：①病史采集；②耳鼻咽喉科检查；③听力测试，应当包括电生理和行为听力测试内容，主要有：声导抗（含 1 000 Hz 探测音）、耳声发射（OAE）、听性脑干反应（ABR）和行为测听等基本测试；④辅助检查，必要时进行相关影像学和实验室辅助检查。

3. 干预　对确诊为永久性听力障碍的患儿应当在出生后 6 个月内进行相应的临床医学和听力学干预。

4. 随访

（1）筛查机构负责初筛未通过者的随访和复筛。复筛仍未通过者要及时转诊至诊治机构。

（2）诊治机构应当负责可疑患儿的追访，对确诊为听力障碍的患儿每半年至少复诊 1 次。

（3）各地应当制定追踪随访工作要求和流程，并纳入妇幼保健工作常规。妇幼保健机构应当协助诊治机构共同完成对确诊患儿的随访，并做好各项资料登记保存，指导社区卫生服务中心做好辖区内儿童的听力监测及保健。

5. 康复

（1）对使用人工听觉装置的儿童，应当进行专业的听觉及言语康复训练。定期复查并调试。

（2）指导听力障碍儿童的家长或监护人，到居民所在地有关部门和残联备案，以接受家庭康复指导服务。

三、2018 版《婴幼儿听力损失诊断与干预指南》

婴幼儿听力损失诊断与干预流程见图 2-1-1-2。

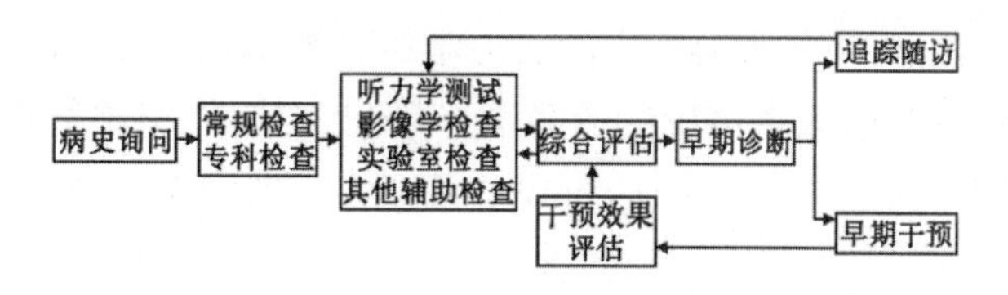

图 2-1-1-2　婴幼儿听力损失诊断与干预流程

（一）听力损失的诊断

本《婴幼儿听力损失诊断与干预指南》关注的目标性听力损失为所有婴幼儿先天性、双侧或单侧永久性(感音神经性、传导性和混合性)听力损失,语言频率(500、1 000、2 000、4 000 Hz)平均听力损失在30~40 dB以上。

1. 诊断标准

本指南推荐的“听力正常范围”标准如下:①声导抗测试鼓室图正常;②短声听性脑干反应测试V波反应阈≤ 35 dB nHL; ③畸变产物耳声发射(DPOAE)各分析频率点幅值在正常范围内且信噪 比≥ 6 dB,瞬态诱发耳声发射(TEOAE)各频率段相关系数大于50%,总相关系数大于70%;④行为测听听阈在相应月(年)龄的正常范围内。

2. 诊断原则

(1)听力测试组合:应根据婴幼儿年龄和认知发育情况,选择适合该个体的客观听力检查和主观行为测听项目进行组合测试。

(2)交叉验证:任何单一测听结果必须有其他听力测试结果的支持,只有经过多项测试结果的相互验证,才能明确诊断。此外,还应结合婴幼儿日常对声音的反应情况。

(3)连续性:婴幼儿的听觉系统处在发育期,评估和诊断应有连续性,不能孤立地看待单次诊断结果。建议3岁之前每3~6个月随访1次,之后每年随访1次,直至6岁。

(4)仪器设备校准和测试环境:仪器设备校准及测试环境应遵循相应国家标准(参考GB/T16403和GB/T16296)。

(5)多学科合作:婴幼儿听力损失往往和全身状况相关,故应实行多学科合作原则,共同全面评估患儿的发育问题。

3. 诊断方法

(1)采集病史:病史采集包括母亲妊娠期有无感染及用药史、患儿出生时情况、新生儿听力筛查情况、监护人观察婴幼儿日常对声音的反应情况、言语发育、智力和肢体运动发育情况,患病及其他器官的异常和用药史。此外,还应包括家族史和其他听力损失的高危因素。

(2)体格检查:体格检查包括常规体检和耳鼻咽喉专科检查。常规体检又包括一般情况、生长发育和伴随畸形,要关注皮肤、毛发、颅面、眼、颈、心脏和肾脏等,以排除各种伴有听力损失的综合征;专科体检要注意外耳、耳道、鼓膜和软硬腭等情况。

(3)听力学测试:包括主观听力测试(行为测听)和客观听力测试(生理学测试)两大类。目前婴幼儿行为测听包括行为观察测试、视觉强化测听、游戏测听、纯音听阈测试以及言语测听;生理学测试包括声导抗及声反射、诱发性耳声发射、听觉诱发电位以及听觉稳态诱发反应等。用于确定婴幼儿听力损失的听力学组合测试见表2-1-1-2,以评估每侧听觉通路的完整性,评价整个言语频率范围的听敏度,确定听力损失的类型。根据婴幼儿听觉发育不同阶段的特点,分为出生至6个月和6个月至3岁的两个年龄段,分别进行听力诊断评估。

表 2-1-1-2　婴幼儿听力组合测试项目

类别	测试项目	备注
基本测试项目	婴幼儿行为测听	小于6月龄用行为观察法;大于6月龄用视觉强化测听;2.5岁以上用游戏测听
追加测试项目	声导抗	小于7月龄婴儿使用1000 Hz和226 Hz探测音;7~12月龄使用226 Hz和/或1000 Hz探测音;大于12月龄使用226 Hz探测音
	耳声发射	包括瞬态诱发耳声发射和畸变产物耳声发射
	短声及短纯音 ABR	短声ABR反应阈大于35 dB HL时,需加做短纯音ABR测试
	骨导短声 ABR	当声导抗鼓室图结果异常或短ABR反应阈大于35 dB HL时
	听觉稳态诱发反应(ASSR)	当短声ABR和/或短纯音ABR引不出时
	微音器电位(CM)	采用正负(反转)极性法测试,用于鉴别诊断听神经病
	短潜伏期负反应	用于鉴别诊断大前庭水管综合征

(4)影像学检查:一般采用高分辨率CT薄层扫描,了解有无中耳、内耳及内听道畸形,双侧听力损失患儿建议常规行此检查。为减少放射线对婴幼儿的辐射损伤,6月龄以下不常规推荐。MRI有助于了解内耳膜迷路、蜗神经及脑发育情况,对内耳高分辨CT扫描无异常发现的单侧或双侧极重度聋儿,推荐行此检查。该检查对人工耳蜗植入术前蜗神经的形态评估具有重要价值。

(5)实验室检查:检查母亲和婴幼儿的血、尿有助于发现先天性或早期的感染,如风疹病毒、巨细胞病毒、梅毒和弓形体等感染。综合征型听力损失,也需要进行相关实验室检查以帮助确诊。

(6)其他检查:遗传因素约占先天性听力损失的50%以上,有条件时,推荐耳聋基因检测和相关病因学诊断。

4. 综合评估　对于确诊为听力损失的婴幼儿,还应进行耳科和其他医学评估,以明确病因。此外,还应明确听力损失是单侧还是双侧,是永久性还是暂时性,为临床治疗和干预提供参考。医学评估主要结合病史、儿童期发生永久性听力损失的家族史,鉴别是否为合并早发或者迟发性永久性听力损失的综合征,必要时行全身体格检查、影像学检查以及实验室相关检查。

5. 听力损失的诊断

听力损失诊断包括听力损失程度、性质和病因。

(1)听力损失的程度:听力损失程度的判定,是选择恰当干预方案的前提。推荐用500 Hz、1 000 Hz、2 000 Hz和4 000 Hz的平均听阈来进行听力损失的分级。26~30 dB HL为轻度,31~60 dB HL为中度,61~80 dB HL为重度,80 dB HL以上为极重度听力损失。

(2)听力损失的性质:听力损失可分为传导性、感音神经性和混合性听力损失。

（3）听力损失的病因。

6. 追踪随访

针对听力诊断异常或听力损失高危的婴幼儿，应进行定期随访。听力诊断异常的婴幼儿，3 岁前每 3~6 个月随访并评估 1 次；通过新生儿听力筛查，但伴有听力损失高危因素的婴幼儿，3 岁以内每年至少做 1 次诊断性听力学评估。

注：对家长不同意筛查以及通过 / 复筛，且无高危因素的婴幼儿，应向家长传授各年龄段相应的听性行为反应观察方法和知识，发放科普宣教材料，一旦发现听性行为异常或怀疑有听力损失，应及时进行诊断。对通过初 / 复筛但有高危因素的婴幼儿，以及未通过复筛但在诊断程序中评估为正常听力范围的婴幼儿，因其在成长过程中发生迟发性听力损失的概率要高于正常儿童，故应定期跟踪追访（每年至少 1 次直至 6 岁），一旦发现听性行为异常或怀疑有听力损失，应及时进行诊断。

（二）听力损失干预

在儿童成长发育过程中，对外界声音的感受、对言语的感知以及语言的形成从一出生就开始了。对先天性听力损失婴幼儿而言，早期发现（1 个月内）、及时诊断（3 个月内）和尽早（6 个月内）采取积极有效的干预措施，加以科学的听觉言语康复训练，可使其获得正常或接近正常的言语发育，最终融入主流社会。

1. 干预指导　原则“早期干预”是尽可能早地给永久性听力损失儿童提供个性化的干预，包括听力补偿、听觉言语康复、行为康复治疗以及教育等相关项目。早期干预建议遵循以下原则：①在患儿家长知情同意的前提下给予指导，使其理解早期干预的意义；②对已确诊患儿应尽早验配助听器和 / 或植入人工耳蜗；③助听器使用 3~6 个月后，如果收效甚微或无效，应尽早行人工耳蜗植入；④双侧干预模式优于单侧；⑤倡导干预方案个性化；⑥密切观察，定期追踪随访，注重干预前后的效果评估。

注：单侧听力损失的干预：对于单侧听力损失婴幼儿的干预尚存在诸多争议，但已有研究表明，单侧听力损失对患儿的全面发育也是有影响的，通过验配助听器或人工耳蜗植入可能会帮助部分患儿改善交流情况。因此，建议对此类婴幼儿给予高度关注，密切随访。

2. 干预方法及手段

（1）助听器验配。

（2）人工耳蜗植入：对于重度或极重度感音神经性听力损失的婴幼儿，植入年龄一般推荐 12 个月左右。术前患儿能配戴 3~6 个月助听器并进行听力康复训练，则有助于术后言语能力的提高。推荐双模干预模式（一侧人工耳蜗植入，对侧使用助听器）及双侧人工耳蜗植入。

（三）骨传导助听器 外、中耳发育畸形的婴幼儿需要采用骨传导助听装置

干预效果评估　听力干预的效果评估可了解患儿干预后在言语及语言发展、行为认知和学习等方面 能力的改善程度，从而判断干预措施是否有效。应根据患儿年龄、认知水平及行为能力等采用不同的评估方式，并坚持长期监测。长期的评估监测主要分为听觉能力、语言能力和学习能力等三方面，内容包括听力学、婴幼儿交往能力、神经或情感发育水平、认知发育水平以及学业发展水平的持续评价。

（张静　周慧芳　天津医科大学总医院）

【参考文献】

[1] 中华人民共和国卫生部办公厅. 卫生部关于印发“新生儿疾病筛查技术规范(2010 年版)”的通知. 卫妇社发 [2010]96 号 [S].2010.

[2] 国家卫生和计划生育委员会新生儿疾病筛查听力诊断治疗组. 国家卫生和计划生育委员会新生儿疾病筛查听力诊断治疗组 [J]. 中华耳鼻咽喉科杂志,2018,53(3):181-188.

第二节　婴幼儿听神经病谱系障碍评估与管理的实践指南概要

一、引言

听神经病谱系障碍 / 听神经病(Auditory Neuropathy Spectrum Disorder/Auditory Neuropathy)是上个世纪 90 年代发现的一种复杂的听觉功能障碍性疾病。新生儿听力初筛后出现听性脑干反应(Auditory Brainstem Response, ABR)在高强度刺激下引不出或波形严重异常,且耳声发射(OtoAcoustic Emission, OAE)和 / 或耳蜗微音电位(Cochlear Microphonic, CM)存在测试结果,提示螺旋神经节神经元前反应存在,而螺旋神经节神经元反应不存在或异常,表明耳蜗外毛细胞的功能相对正常,但内毛细胞到脑干的听觉传导通路上的某些部位功能受损。1996 年 Starr 教授命名这种疾病为听神经病(Auditory Neuropathy)。本指南是英国听力学协会(British Society of Audiology, BSA)于 2019 年推出的新版指南,国内该领域专家同年将该指南译成中文发表于国内期刊,本指南用于评估、诊断和管理疑似听神经病谱系障碍的婴幼儿。

(一)定义和术语

发病机制目前有两种假设:一是神经同步性受损,另一种是活化神经纤维减少。1996 年,“听神经病”由 Starr 等首次描述,亦有人倾向于“听神经失同步化”、“听觉同步不良”或“听觉不匹配”“突触区域听觉障碍”“外毛细胞持续性放电”“神经性听觉损失”,这些术语更倾向于描述听觉系统障碍而非特定的病理位置。为了涵盖这些不同的观点,在以前版本的指南中采用术语“听神经病 / 听神经失同步化”。在 2008 年意大利科莫举行的国际指南发展会议上,采用“听神经病谱系障碍(ANSD)”这一术语并达成共识。该术语表达出了此疾病多样的临床表现、预后和潜在的病因。同时听神经病(AN)这一术语仍在使用。

(二)流行病学特征

既往研究显示,ANSD 约占永久性听力损失的十分之一。虽然 ANSD 大多在新生儿重症监护室(NICU)的婴幼儿中发现,但在正常婴儿人群中亦有一定比例。目前许多新生儿听力筛查项目仅在 NICU 的婴儿中进行 ANSD 筛查,而并不对正常产房婴幼儿提供 ABR

筛查。因此正常产房婴儿中的 ANSD 婴儿可能通过了新生儿听力筛查,导致患儿不能被及时发现。正常产房 ANSD 的病例可能会在后续的家庭或医疗观察中被发现。因此应保留这些转诊途径以进行听力学评估。

(三)高危因素

新生儿期 ANSD 的高危因素包括:①极早产(<28 周妊娠);②低出生体重 / 胎儿宫内生长受限;③重度高胆红素血症,也称为核黄疸,需换血疗法治疗;④缺氧性缺血性脑病 / 脑室内出血(在长期辅助通气 / 严重败血症的婴儿中可能发生);⑤缺氧;⑥人工通气;⑦呼吸窘迫;⑧耳毒性药物。患有 ANSD 的儿童通常有 NICU 住院史。

(四)病因

ANSD 可由多种病因引起,遗传因素和后天因素均可导致。其中遗传因素引起 ANSD 可以分为综合征型和非综合征型。可能的遗传因素包括: *DFNB*9 基因突变,编码突变 otoferlin(*OTOF*)蛋白; *DFNB*59 基因突变,编码突变 pejvakin 蛋白;另一种蛋白质编码基因 *DIAPH*3 发生突变,可导致常染色体显性非综合征型听神经病或 *AUNA*1; *ATP*1 *A*3 基因突变,可以引起迟发型 ANSD;家族性听觉发育迟缓;迟发性神经退行性疾病;代谢异常,如枫糖尿病;线粒体疾病; *OPA*1 基因突变,导致迟发型 ANSD 和由视神经萎缩引起的视力丧失;核黄素转运蛋白缺乏基因(*RFVT*2 和 *RFVT*)发生突变,引起伴随 ANSD 的迟发性感觉运动神经病变。

(五)病变部位

ANSD 病变部位可分为如下几个部分。

(1)影响内毛细胞和带状突触的突触前病变。

(2)影响无髓鞘听神经树突的突触后病变。

(3)影响螺旋神经节细胞及其髓鞘轴突和树突的突触后病变。

(4)影响听觉脑干的中枢神经通路病变。

(六)自然病程与预后

ANSD 对儿童听觉能力的影响因人而异,在很大程度上是不可预测的。

二、评估

(一)核心评估

评估的详细信息和流程图见图 2-1-2-1。

(二)暂时性 ANSD

ANSD 的一个关键问题是区分永久性 ANSD 与发育迟缓(或暂时性 ANSD),特别是在 NICU 的婴幼儿中。为了帮助区分神经发育迟缓与其他因素导致的 ANSD,在做出明确的初步诊断之前应尽可能重复 ABR 测试。该检查最好于校正年龄 8~10 周左右时进行(即通常在第一次 ABR 检测后的 2 个月左右)。在稍大的年龄时再进一步重复进行 ABR 测试有助于明确诊断。此建议有助于疾病个性化管理,故应考虑在 12~18 个月左右复查。

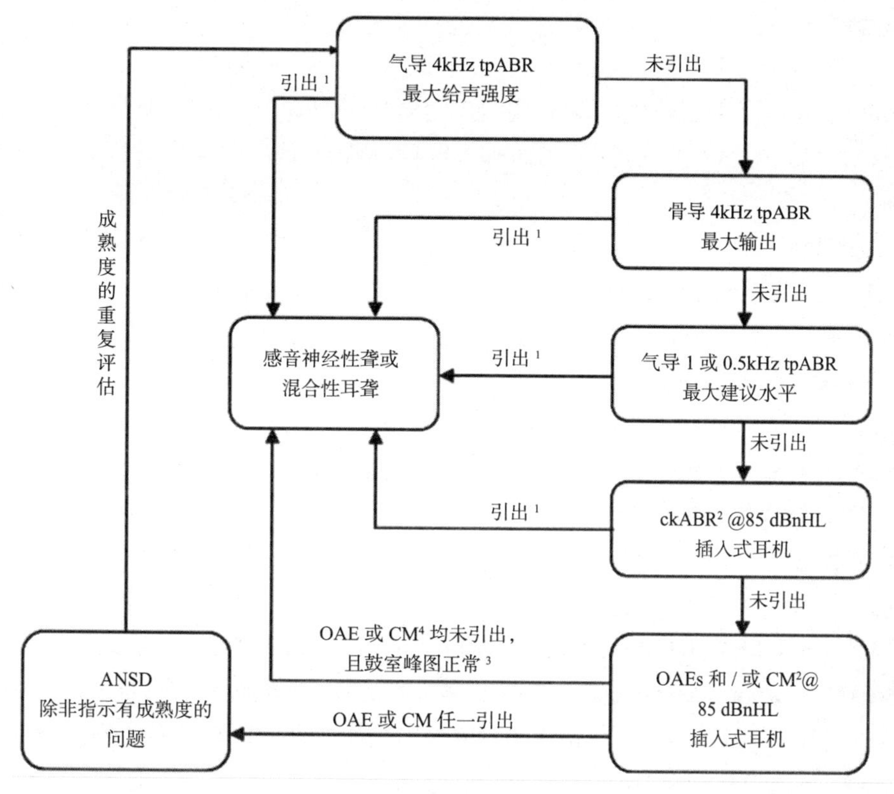

图 2-1-2-1　ANSD 评估流程图

1. ABR“引出”指在合理的潜伏期范围内具有可识别的波形分化；2. 另一种测试顺序是 CM 测试优先于 Click 短声 ABR(ck-ABR)；3. 如果有中耳积液的证据，ANSD 不能被排除；4. OAE 和 CM 的缺失并不能完全排除 ANSD 的可能，但当两者都缺失时，有理由判断为传统的听力损失；有报道指出在一些 ANSD 病例中，OAE 和 / 或 CM 会随着时间而消失

(三)测试顺序和结果解读

若 4 kHz 气导 tp ABR(Tone Pip Auditory Brain stem Response)(最大给声强度未引出反应，进行骨导 4 kHz 的最大给声强度下 tp ABR 测试，如果 ABR 能够引出且波形分化正常，那么提示存在混合性听力损失，不指向 ANSD 的诊断。如果骨导 ABR 未引出反应，则继续在低频(0.5 或 1 kHz)于最大给声强度进行气导 tp ABR 测试如果 ABR 能够引出且波形分化正常，则主要考虑感音神经性听力损失。如果低频 tp ABR 未引出，则于最大给声强度下进行 ckABR 测试。如果 ABR 能够引出且波形分化正常，则主要考虑感音神经性听力损失。若 ckABR 未引出，则于 85 dB nHL 进行 CM 和 / 或 OAE 测试。

研究显示，许多 ANSD 患者 CM 存在，但 OAE 记录不到。这可能中耳状态有关。此外发现 OAE 可随时间推移逐渐消失，引起这种现象的原因尚未 明确。因此，所有 OAE 未引出且 ABR 最大给声刺 激表现为异常的儿童应进行 CM 测试。如果已经有可靠的诊断性 OAE 结果，则 CM 测试不是必须进行的项目。

三、干预

ANSD 儿童的管理需要家庭参与，同时采用多学科团队协作。我们建议团队成员应该包括 儿科听力师、医学专业人员（听力医师，耳鼻喉科顾问或儿科医生）、言语治疗师、聋儿教师和神经学专家。

（一）信息和支持

ANSD 预后的不确定性是与父母和家庭沟通的难题。持续的沟通、支持与鼓励，同时为家长提供相关信息对 ANSD 成功管理至关重要。

（二）持续的听力学评估

ANSD 儿童的听力学表现可能会呈现波动性特征。因此，需要持续和定期监测听觉状态（行为阈值，功能性听阈，电生理和中耳功能）、听觉、言语、语言和一般发育情况。

（三）沟通能力的监测和评估

语言和沟通能力的监测和评估是管理的决定性因素。虽然目前还没有针对 ANSD 的专用问卷，但现有的问卷也适用于 ANSD 儿童的早期评估，包括：婴幼儿有意义听觉整合量表（Infant Toddler Meaningful Auditory Integration Scale，IT-MAIS），听觉行为分级标准（Categories of Auditory Performance，CAP），父母评估孩子听说能力表现量表（Parent Evaluation of Aural/oral performance of Children，PEACH），小龄儿童听觉发展问卷（LittlEARs auditory questionnaire，LEAQ）等。

（四）干预 / 辅助沟通

1. 沟通模式　具体的沟通模式应该根据家庭的需求和愿望来确定，同时也需要考虑儿童的发育情况。对于大多数 ANSD 儿童，使用包含视觉信息的沟通模式更为合适（例如，听觉结合唇读和手势的模式，综合听觉、视觉、手语等多模式的综合交流，手语等）。为了给儿童沟通和语言发展奠定基础，这些方法可以在行为听阈和孩子的"真实"听阈获得之前开始早期实施。

2. 传统助听器　越来越多的研究显示，许多行为阈值升高的 ANSD 患儿能从助听器获益。有研究报道，大约 50% 的 ANSD 患儿有显著的获益（Rance 等，1999）。因此，助听器干预的环节不可忽视。然而，行为听阈接近正常的患儿可否获益于助听器仍存在争议，因此行为听阈明确提高的患儿才应建议进行助听器干预。关于是否使用助听器进行干预，应基于可靠的行为阈值和听觉皮层诱发电位（cortical auditory evoked potential，CAEP），同时要结合家长和早期干预者提供的儿童对声音的行为反应，综合作出决定。

3. 无线听力辅助设备　ANSD 患儿在安静环境中言语识别能力尚可，但噪声环境中言语识别困难，无论其是否佩戴助听器，无线听力辅助设备可能对其有一定益处。

4. 人工耳蜗植入（Cochlear Implant，CI）　文献表明，越来越多的 ANSD 患儿受益于 CI 植入，当患儿行为听阈显示为重度 / 极重度听力损失，和 / 或无法从助听器获益时，应考虑 CI 植入。CI 干预前进行助听器佩戴的过程非常重要。行为听阈并不是确定 ANSD 儿童是否适合接受 CI 植入的最佳指证，ANSD 儿童行为听阈即便仅表现为轻度听力损失，若无其他有效干预手段，也可为 CI 植入适应证。确诊为 ANSD 的患儿，一旦对其听觉反应 / 交流 / 言语 / 语言发展有强烈的担忧，应尽快转诊至人工耳蜗植入中心进行评估。不可以单纯根据 ABR 结果将 ANSD 患儿转诊至人工耳蜗植入中心，而应依据综合行为测试和观察结果考虑转诊。鉴于有报道表明，一些 ANSD 患儿的听觉功能随时间的推移有明显改善，故在听力测试结果稳定并有明确证据显示为永久性 ANSD 之前，不应做出 CI 植入的决定。然而，这些测试可以作为 CI 植入前评估的一部分进行，以免造成延误。部分 ANSD 儿童由遗传因素（OTOF 基因突变）导致，表现为极重度听力损失，CI 效果良好，这类儿童可与常规极重度听力损失儿童一样在早期进行 CI 植入。另外研究表明 ATP1 A3 突变导致的迟发型 ANSD 也可获得良好的 CI 效果。然而对于干预者的挑战是如何尽早的明确哪些 ANSD 儿童能够获益于 CI，并排除暂时性 ANSD。

5. 病因学检查　持续的医学（包括神经学）评估必不可少。部分婴儿可能已经明确了神经学的诊断，而大部分经新生儿听力筛查中怀疑为 ANSD 的婴儿，潜在的神经异常为表现出的首要指证。因此推荐对于诊断为 ANSD 的儿童应该由经验丰富的耳内科医师、儿科医师、儿科神经学专家共同进行评估。

6. 单侧 ANSD 的管理

（1）新生儿测试表明对侧耳为 SNHL 的单侧 ANSD：对侧耳有重度 / 极重度听力损失（即 ABR 缺失 / 严重异常，外毛细胞无正常功能）时应谨慎对待，因为他们可能实际上是双侧 ANSD 的病例。建议对“非 ANSD”侧进行助听干预，但是在有明确的行为测试结果证实为永久性极重度 SNHL 或 ANSD 之前，不应为任何一侧耳进行 CI 植入。

（2）单侧 ANSD，对侧听力正常：对该类儿童的听力、交流、言语和语言发育进行持续监测至关重要。单侧 ANSD 儿童也应转诊进行病因学诊断。单侧 ANSD 儿童具有较高的蜗神经畸形的概率，但并非所有蜗神经畸形病例都会表现为 ANSD。建议单侧 ANSD 儿童影像学检查首选 MRI。明确蜗神经的状态，可以指导对患儿的干预。蜗神经发育不良的儿童 CI 干预后效果较差。影像学检查提示蜗神经发育不全的儿童，鉴于影像学评估并非提示神经纤维完全缺失，因此这部分儿童 CI 和听性脑干植入都是可以考虑的干预手段。

7. 暂时性 ANSD 的管理　对于暂时性 ANSD 儿童，至少应在学龄前期监测其交流能力。如果条件允许，我们建议由听力学家每年进行监测。

四、结语

以上为英国听力学协会 2019 年推出的新版《婴幼儿听神经病谱系障碍评估与管理的实践指南》内容概要，关于我国对于听神经病谱系障碍 / 听神经病的研究方面，早在 1992 年我国的顾瑞教授等将其称为低频中枢感音神经性耳聋（Central low frequency sensorineural hearing loss）发现了该疾病，并在 2007 年组织了我国耳科学专家的共识论坛。之后在疾病诊断研究方面，在按亚型或按病变部位的分类方法上，在基于遗传学研究的精确定义本病的内涵方面上，在开发分类和评分系统及个性化干预方面上均有我国研究的贡献与特色，在我国本领域专家的共同努力下，将于近期发布基于我国临床实践，适合我国临床操作的中文版《听神经病的临床实践指南》，我们共同期待此版指南的发布，推进对本病更为深入的认识和标准化进程。

（张静　周慧芳　天津医科大学总医院）

【参考文献】

[1] 王洪阳，于澜，张梦茜，等. 婴幼儿听神经病谱系障碍评估与管理的实践指南（一）[J]. 中华耳科学杂志，2020，8（2）：416-420.

[2] 王洪阳，于澜，张梦茜，等. 婴幼儿听神经病谱系障碍评估与管理的实践指南（二）[J]. 中华耳科学杂志，2020，8（3）：618-625.

第三节　先天性外中耳畸形临床处理策略专家共识（2015 年）概要

先天性外中耳畸形（microtia and atresia，MA）也称小耳畸形，是面部最主要的出生缺陷之一，常涉及耳廓、外耳道、中耳甚至内耳，可单独或联合发生。临床表现多样，包括耳廓畸形如耳廓发育不良、残缺、皱缩、皮赘甚至无耳畸形；外耳道闭锁或狭窄；中耳畸形如听骨链畸形、面神经畸形等；部分伴有颌骨发育畸形（半面短小）。除影响外观之外，通常伴有传导性为主的听力损失。MA 多为散发，致病因素众多，发生机制不清。MA 会影响患儿的听觉言语和心理发育，需要合理的治疗及康复策略以减少其对患儿早期言语发育和社会适应的不良影响。

MA 的处理需要对畸形耳廓进行再造整形手术，同时也包括听力重建和康复，是耳外科和整形外科共同关注的难点和热点。外耳道成形或再造重建听力传导，对耳外科医师的严峻挑战在于：①再造鼓膜的形态与有效振动面积的形成，再造鼓膜的上皮化与外侧移位，再造外耳道的狭窄与长期护理等；②畸形听骨链的松解与重建方式及术后粘连的预防与处理，以及如何有效地进行术中面神经和听力的功能保护；手术适应证和不同手术方法的选择，各类助听装置的选择及其与手术方式的协调等。

同样，耳廓的整形与再造对整形外科医师而言，既是对手术技术的考验也是对审美意识的挑战。Eduard Zeis 早在 1838 年就提出了耳廓再造的两个决定性因素即合适的耳廓支架材料与覆盖耳廓支架的软组织，至今仍然是需要进一步解决的难题。在目前外耳再造技术的基础上如何使再造耳廓逼真、生动，同时降低手术的难度和对患者的创伤，仍然需要在支架材料和外覆皮肤的选择上探索与创新。

2014 年 3 月由中华耳鼻咽喉头颈外科杂志编委会耳科组、中华医学会耳鼻咽喉头颈外科学分会耳科学组、中华医学会整形外科学分会耳再造学组联合主办的“耳廓再造与听力重建—基础与临床研究论坛”汇聚了国内该领域的大部分专家学者，对该领域的热点问题进行了广泛和深入的交流与讨论，与会专家提出了宝贵的意见和建议。

一、小耳畸形的整复与再造策略

（一）手术前评估

目前 Marx 分型（1926）仍然是常用的耳廓畸形分类方法：① I 型为轻度畸形，耳廓稍小、结构清晰可辨；② II 型为中度畸形，耳廓较小、结构部分保留；③Ⅲ型为重度畸形，仅存部分耳廓软骨和耳垂；Ⅳ型为无耳畸形。

Nagata 分型法也是临床重要的参考依据，同时需要评估患侧的面部发育状态、皮肤的松紧与厚薄程度以及发际位置等。由于先天性耳廓畸形多伴耳道闭锁或狭窄，宜尽早做耳道、中耳和内耳的形态及听力学评估。疑有听力问题常规进行耳科会诊，行听力学检查或耳部 CT 检查。评估内容包括耳廓畸形、耳道闭锁或狭窄、中耳畸形、内耳畸形、听力、是否伴有胆脂瘤及其并发症等。伴有双耳听力下降的患儿应尽早进行无创性助听干预。

（二）全耳廓再造

目前耳廓再造手术最常用的支架材料首选自体肋软骨，肋软骨不足或根据患者的意愿，多孔高密度聚乙烯（porous high-density polyethylene，Medpor）可作为补充选择。常用的全耳廓再造技术主要包括：①自体肋软骨分期耳再造法；②颞浅筋膜瓣 I 期耳再造法；③乳突区皮肤扩张分期（或 I 期）耳再造法。

1. 技术与方法

（1）自体肋软骨分期耳再造法：1959 年 Tanzer 报道分期耳廓再造技术。Brent 将自体肋软骨耳廓再造技术分为四期：

I 期：自体肋软骨雕刻耳支架及植入；

II 期：耳垂转位；

Ⅲ期：颅耳角的再造或立耳；

Ⅳ期：耳屏再造、耳甲腔重塑。

通常自体肋软骨为患耳对侧的第 6、7、8 肋软骨。为防止肋软骨切取后胸廓的畸形发育，Brent 主张保留联合部的上缘嵴及胸骨柄的连接处，以防残余的肋软骨外翘。软骨之间拼接固定用 4-0、5-0 的尼龙线，所有的线结固定于耳支架的底部。尼龙线的外露概率和可能遇到的麻烦远小于钢丝。

Nagata、Firmin 采用的两期全耳廓再造是目前较理想的方法。Nagata 提出“W”形切口设计，I 期行全耳廓再造及耳垂转位，Ⅱ期行颅耳角再造。Nagata 法再造耳廓的外形、结构与正常耳廓更为接近，而且两期手术减少了手术次数和患者的风险。

（2）颞浅筋膜瓣耳再造法：此法将颞浅筋膜瓣转移并覆盖自体肋软骨或 Medpor 制作的耳廓支架上，在颞浅筋膜表面植皮。颞浅筋膜瓣通常用于困难的 I 期或Ⅱ期全耳廓再造，通常选用颞浅动脉和颞浅静脉作为供应血管。此瓣既不能太厚（影响外观），也不能太薄（影响血运）。常见的并发症包括：筋膜瓣坏死、损伤面神经额支出现面神经麻痹、耳廓支架（软骨或 Medpor）外露感染。

（3）乳突区皮肤扩张分期耳再造法：乳突区皮肤扩张方法有多种技术，其基本原理：I 期将扩张器置入残耳后方乳突皮下，随后进行注水扩张，直至获得足够覆盖耳廓支架的皮肤；Ⅱ期行耳廓支架埋入。该方法的优点是避免了植皮手术，尤其适用于发际过低、皮肤过厚或过紧者。

2. 耳廓支架材料　耳廓支架材料首选自体肋软骨，Medpor 是重要的人工替代材料。自体肋软骨的优点是无异物排斥反应、再造耳廓可以耐受轻微外伤；缺点是可能出现气胸、肺不张、胸部畸形等胸部供肋软骨区并发症。Medpor 具有不吸收变形，易塑形加工，避免取肋软骨带来的创伤及其并发症等优点；缺点为不耐摩擦和压迫，有排异问题，外伤后容易出现部分支架外露和感染等。

3. 耳廓再造手术时机的选择　全耳廓再造手术通常选在 6 周岁以后，患儿发育良好，身高 1.2 m 以上，胸围（剑突平面）大于 55 cm。该年龄段患儿能够提供足量的肋软骨用于雕刻耳廓支架，且对侧耳廓发育已接近成人，可以作为制作耳廓支架的模板。Nagata 法选择的手术年龄是 10 岁或胸围超过 60 cm。

4. 耳廓赝复体（义耳）修复法　通常用于不愿意采用自体肋软骨或人工材料支架进行全耳廓再造，或全耳廓再造手术失败，或因外伤、烧伤等原因耳部瘢痕严重、无条件进行自体组织耳廓再造，或超过采用自体肋软骨耳廓再造适合年龄的患者。

目前的义耳常采用种植体植入颅骨作为长期使用的固定平台（种植耳），通过磁力装置或卡扣与义耳固定。义耳修复耳廓畸形虽然外形逼真，但由于材料易老化，需要每 3~4 年更换一次，才能保持比较漂亮的色泽。

二、外耳道成形与中耳畸形听力重建策略

伴有外耳道闭锁 / 狭窄（congenitM aural atresia）和 / 或中耳畸形，存在传导性听力损失的 MA 患者，需要通过手术重建听力。目前有两类方法：一类是外耳道成形术（congenital aural atresiaplasty）以及鼓室成形术；另一类是人工听觉植入，包括骨锚式助听器（bone—anchored hearing aid，Baha）、振动声桥（vibrant sound bridge）和骨桥（bone bridge）等。

（一）外耳道成形、中耳畸形听力重建手术

1. 外耳道成形术　非常具有挑战性，其复杂性和风险性为耳显微外科最困难的手术之一。手术应该由熟悉并掌握鼓室成形术、面神经手术、内耳开窗术、镫骨切除术及取皮植皮术的耳科医生实施。

1883 年 Kiesselbach 施行了世界上第一例外耳道成形术，但术后发生了面神经麻痹，由于当时仅能到达鼓窦，无法常规进入中耳腔，故无法提高患者听力。1947 年美国的 Pattee 发现镫骨的固定源于闭锁板与锤骨和砧骨的融合，将锤骨和砧骨取出后，镫骨活动良好，术后听力提高。

随着 Wollstein 和 Zollner（1952）将现代鼓室成形术引入外耳道成形，越来越多的耳科医生开始施行这类手术。Altmann（1955）将外耳道闭锁 / 狭窄分为三型，其后 De la Cruz、Schuknecht 等学者又提出不同的分型，作为手术选择的参考依据。对于双侧外耳道闭锁，学

者们一致认为应尽早干预，以减少双耳听力障碍对言语发育的影响，但对于一侧听力正常的外耳道闭锁患者是否应该进行干预，尤其是手术治疗，则一直存在争议。部分学者认为正常的单耳听力不影响言语和智力的发育，应该等到患儿成年后由自己决定是否施行手术，但外耳道狭窄者或存在胆脂瘤破坏中耳甚至内耳者应尽早手术治疗。目前多认为单侧听力下降仍会影响部分言语发育，需早期进行听力干预和言语矫治。Jahrsdoeffer（1978）和De la Cruz等（1985，2003），对轻度畸形的单侧外耳道闭锁/狭窄患者施行了手术，并取得良好的结果，这类患者的手术成功几率较大。对于外耳道骨性闭锁者，施行外耳道再造有效改善听力的机会较小，且并发症多，目前多持慎重态度。

2. 术前评估　包括查体、纯音测听和中内耳薄层CT等。依据Jahrsdoerfer评分系统对患者进行术前评估，6分以上可考虑行外耳道成形术（评分愈高，术后听力提高机会愈多），5分及5分以下者不建议手术。Lambert则对Jahrsdoerfer评分7分及7分以上的患者才实施外耳道成形术。对于单侧外耳道闭锁/狭窄伴有对侧重度感音神经性聋，以及不适合或不愿施行该手术的双侧外耳道闭锁/狭窄患者可以植入Baha或佩戴软带Baha。

3. 手术时机　多数学者认为应该选择在6岁以后，因为此时颞骨气化已大部分完成，患急性中耳炎机会减少，可以获得准确的听力结果指导术前评估以及术前术后容易配合等，除非发现合并外耳道胆脂瘤而需要在6岁之前手术。如果需要进行耳廓整形手术，应先施行耳廓整形手术或有计划地分期实施手术，这是近年来整形外科和耳外科医生达成的重要共识。因为耳廓整形手术的成功依赖于周围皮肤和皮瓣的血运，而耳道手术的切口会破坏耳廓周围的皮瓣血运。

4. 外耳道成形的手术径路与方法　手术径路分为前方径路和经乳突径路。前方径路由Jahrsdoerfer在1978年首次报道，又称为上鼓室鼓窦切开入路，该径路的优点包括重建的外耳道形态接近正常状态，能最大限度地减少乳突气房的开放，循上方的硬脑膜和前方的颞下颌关节窝作为标志可以避免损伤锥区段走行异常的面神经；经乳突径路与开放性鼓室成形术相似，多已放弃。手术切口的选择取决于外耳道闭锁/狭窄的分型及手术径路的选择，采用耳内耳甲切口应作为首要的选择方案。再造外耳道要比正常外耳道大，以减小术后发生外耳道再狭窄的概率，通常直径约1.5 cm。采用裂层皮片植皮覆盖听骨链和外耳道为最常用的方法。术后听力提高的效果会随着时间延长有所下降，总体来讲效果比植入Baha差。

5. 手术并发症　严重并发症包括面神经麻痹和感音神经性听力损失，常见并发症包括外耳道感染、鼓膜外移、外耳道狭窄、听骨链固定等，少见并发症有颞下颌关节功能障碍、涎腺瘘管等。外耳道感染是术后最常见的并发症，新造外耳道的移植皮肤缺乏耵聍腺分泌耵聍的保护和正常外耳道的自净功能是术后容易发生感染的诱因之一。由于术后外耳道再狭窄、感染，鼓膜外移，听骨链固定伴传导性聋等原因，大约30%~50%的患者需要修正手术。修正手术面临与首次手术相同的风险且效果较差。

（二）人工听觉植入技术

1. 骨锚式助听器（Baha）　将声音信号收集并放大后经植入颅骨的钛合金植入体振动颅骨，通过骨传导的方式刺激耳蜗毛细胞，从而提高植入者听力。Baha分为植入部分和体外部分：植入部分是钛合金植入体和基座，其钛合金植入体可以与颅骨发生骨性融合，体外部分则固定在基座上。

（1）Baha 主要适应证：是传导性聋、混合性聋以及单耳全聋，而且患者无法佩戴气导助听器或无法通过佩戴气导助听器提高听力。几乎所有外耳道闭锁/狭窄伴传导性聋或混合性聋的 MA 患者都是 Baha 植入的合适人选，具体要求为骨导阈值≤ 45 dBHL，言语识别率≥ 60%。单侧和双侧外耳道闭锁/狭窄均是植入 Baha 的适应证，双侧标准是双耳骨导差值小于 10 dB，单侧标准是健康耳骨导≤ 20 dBHL。

（2）Baha 植入手术时机：因为钛植入体的植入深度要求达到 3~4 mm，所以儿童颅骨厚度要发育到 3 mm 以上才能植入 Baha。正常儿童 3 岁以后颅骨的厚度才能发育到 3 mm 以上。美国和加拿大批准的 Baha 植入的最低年龄是 5 岁，法国虽然没有明确规定植入年龄，但要求患儿的颅骨厚度至少要达到 3 mm。对于 Treacher-Collins 综合征，因常常伴有颅骨发育迟缓，需要等到 4 岁或 5 岁以后才能手术。在 3~5 岁植入 Baha 前，需要使用软带 Baha 来改善听力，避免因听力障碍影响言语发育。软带 Baha 与传统骨导助听器相比，具有稳定、舒适，易被患儿接受等优点。

（3）Baha 植入对声音定位功能的改善程度 目前仍存在争议，有研究认为单侧外耳道闭锁/狭窄患者患侧植入 Baha 后，声音定位能力并无提高。Baha 植入术后的并发症主要有植入体脱落和皮肤并发症，其他还有术中出血、硬脑膜或乙状窦损伤等。罕见并发症有硬脑膜脓肿、局部神经瘤等。

2. 振动声桥　是一种中耳植入式助听装置（也称人工中耳），是通过电磁感应原理将声音信号收集后转化为飘浮金属传感器（floating mass transducer，FMT）的振动信号，经听骨链、卵圆窗或圆窗将声音信号传入内耳的一种装置。如果患者中耳腔解剖条件允许，建议将植入的 FMT 放置在可振动的听骨链上。2008 年国际上专家共识公布的儿童和成人振动声桥植入适应证包括感音神经性、混合性或传导性听力损失。先天性外耳道闭锁/狭窄患者振动声桥植入的术前评估可采用 Jahrsdoerfer 评分系统，4~9 分的患者均可以成功植入。Frenzel 等提出的新评估标准也是重要的参考。研究表明，先天性外耳道闭锁/狭窄患者植入振动声桥后听力有明显改善。

3. 骨桥　目前在我国还处于临床验证阶段，被认为是 Baha 和振动声桥的一种替代方案或新的补充技术。

（杨东　周慧芳　天津医科大学总医院）

【参考文献】

[1] 中华耳鼻咽喉头颈外科杂志编辑委员会耳科组，中华医学会耳鼻咽喉头颈外科学分会耳科学组，中华医学会整形外科学分会耳再造学组，等. 先天性外中耳畸形临床处理策略专家共识 [J]. 中华耳鼻咽喉头颈外科杂志，2015，50（3）：182-186.

第四节　中耳炎临床分类和手术分型指南(2012年)概要

一、中耳炎临床分类

(一)分泌性中耳炎

(二)化脓性中耳炎

1. 急性化脓性中耳炎

2. 慢性化脓性中耳炎

(1)静止期

(2)活动期

(三)中耳胆脂瘤

(四)特殊类型中耳炎

1. 结核性中耳炎

2. AIDS 中耳炎

3. 梅毒性中耳炎

4. 真菌性中耳炎

5. 坏死性中耳炎

6. 放射性中耳炎

7. 气压性中耳炎

二、中耳炎并发症

(一)颅外并发症

1. 颞骨外并发症

(1)耳周骨膜下脓肿

(2)Bezold 脓肿

(3)Mouret 脓肿

2. 颞骨内并发症

1)周围性面神经麻痹

2)迷路炎

(1)迷路瘘管

(2)化脓性迷路炎

(3)岩尖炎

（二）颅内并发症

1. 硬脑膜外脓肿

2. 硬脑膜下脓肿

3. 脑膜炎

4. 乙状窦血栓性静脉炎

5. 脑脓肿

（1）大脑脓肿

（2）小脑脓肿

6. 脑积水

三、中耳炎后遗疾病

（一）不张性/粘连性中耳炎

（二）鼓室硬化

（三）中耳胆固醇肉芽肿

（四）隐匿性中耳炎

四、中耳炎手术分型

（一）鼓室成形术

Ⅰ型：单纯鼓膜成形，不需要重建听骨链

Ⅱ型：底板活动，镫骨上结构存在

Ⅲ型：底板活动，镫骨上结构缺如

（二）中耳病变切除术

1. 乳突切开术

2. 乳突根治术

3. 改良乳突根治术（Bondy 手术）

（三）中耳病变切除 + 鼓室成形术

1. 完壁式乳突切开 + 鼓室成形术

2. 开放式乳突切开 + 鼓室成形术

3. 完桥式乳突切开 + 鼓室成形术

4. 上鼓室切开 + 鼓室成形术

（四）其他中耳炎相关手术

1. 鼓室探查术

2. 耳甲腔成形术

3. 外耳道成形术

4. 外耳道后壁重建术
5. 乳突缩窄术
6. 中耳封闭术

（杨东　周慧芳　天津医科大学总医院）

【参考文献】

[1] 中华医学会耳鼻咽喉头颈外科学分会耳科学组，中华耳鼻咽喉头颈外科杂志编辑委员会耳科组. 中耳炎临床分类和手术分型指南（2012）[J].201 3,48（1）:5.

第五节　儿童分泌性中耳炎诊断和治疗指南（2021年）概要

一、前言

分泌性中耳炎（otitis media with effusion，OME）是儿童期最常见的耳科疾病，是儿童听力损失的主要病因之一，学龄前儿童是高发人群。其病因学与病理生理机制复杂，临床表现多样，急性期可出现耳痛、耳鸣、耳闷、自听过强、耳内异常声响等症状。患儿言语表达能力有限，家长很难及时发现，故多就诊延迟。分泌性中耳炎长期不愈可造成患儿言语发育迟缓、学习成绩下降等危害。

本指南适用于12岁及以下儿童，旨在为临床医生提供明晰的指导与建议，规范诊疗流程，降低医疗成本，提高我国儿童分泌性中耳炎的整体诊疗水平。

二、定义

分泌性中耳炎是指不伴有急性炎性表现的中耳积液。根据病程长短可分为急性分泌性中耳炎（<3个月）和慢性分泌性中耳炎（≥3个月）两种类型。病程计算：①从发病时开始（如能明确发病时间）；②从诊断之日开始（如不能明确发病时间）。

三、流行病学

儿童分泌性中耳炎的发病情况在不同地区和不同年龄段之间存在差异。我国部分地区的流行病学调查显示，儿童分泌性中耳炎的检出率为1.16%~30.7%。据统计，约90%的学龄前儿童至少罹患过一次分泌性中耳炎，其中50%发生在1岁之前，到2岁时该比例升至60%以上。3岁以内儿童分泌性中耳炎的发病率为11.7%~20.8%1，7岁时发病率则降至2.68%~8.13%。儿童分泌性中耳炎具有自限性，多数可在3个月内自行好转，约半数以上患儿的中耳积液可在6~10周内吸收；约40%可反复发作，5%~10%病程可能持续超过1

年或更长。

四、发病机制

儿童分泌性中耳炎的病因及发病机制尚未完全阐明,目前认为与多种因素导致的咽鼓管功能障碍有关。其他可能的致病因素包括感染、免疫、环境和遗传因素等。

(1)咽鼓管功能障碍:解剖学因素、咽鼓管阻塞、咽鼓管黏膜病变、局部发育异常等。

(2)感染因素:最常见的细菌为肺炎链球菌、流感嗜血杆菌和卡他莫拉菌,其次为金黄色葡萄球菌等。最常检出的病毒为呼吸道合胞病毒、腺病毒、鼻病毒和冠状病毒。

(3)免疫因素:变态反应、免疫球蛋白缺乏等。

(4)其他因素:婴幼儿分泌性中耳炎可能与胃食管反流有关,此外被动吸烟、肥胖、内分泌疾病、哺乳姿势不当或过度使用安抚奶嘴也可能是诱发因素。

五、临床表现

(一)症状

儿童分泌性中耳炎临床表现各异,约半数患儿可无明确主诉,多数为单耳发病。

1. 听力异常

(1)部分患儿可主诉听力下降,但多数学龄前患儿不典型,也可出现耳内异响、自听增强和/或随体位改变的听力变化。

(2)病程较长者可有行为异常或注意力不集中等表现。

(3)婴幼儿患者可表现出对言语和环境声应答迟缓。

2. 耳部不适　少数患儿可有耳闷、不适感等非特异性表现。

3. 耳痛　多为一过性。

4. 头昏不适和走路不稳　少数患儿可有前庭症状和平衡异常。

(二)体征

(1)早期鼓膜松弛部或紧张部周边血管呈放射状扩张。

(2)鼓膜内陷,光锥分散或消失,锤骨柄向后上方移位,锤骨短突外凸。

(3)鼓膜色泽发暗或呈琥珀色,反光增强。

(4)可见气液平面或气泡形成,积液量较多时可表现为鼓膜膨隆。

(5)部分患儿可见鼓膜前上象限内陷袋或呈现锤骨柄轮廓化。

(6)长期鼓室负压或合并粘连时可见鼓膜凹陷,甚至与鼓岬粘连。

六、检查

（一）耳镜检查

1. 耳内镜　观察鼓膜形态、位置、色泽、透明度，有无气泡或气液平面；还可观察鼓膜有无内陷袋、萎缩或角化物聚集。

2. 鼓气耳镜　观察鼓膜动态变化。

（二）行为测听

应根据患儿年龄选择适合的行为测听：7 月龄 ~2.5 岁婴幼儿可采用视觉强化测听，2.5~5 岁儿童可采用游戏测听。5 岁以上儿童可行纯音听阈测试。

（三）声导抗测试

声导抗测试是分泌性中耳炎诊断和预后判断的重要检测手段，下列情形首选鼓室声导抗测试。

（1）不耐受或不配合耳镜检查。

（2）鼓气耳镜无法密封外耳道。

（3）外耳道狭窄无法窥及鼓膜（如唐氏综合征）。

（4）鼓气耳镜检查结果不确定。

（5）分泌性中耳炎高危患儿。

（6）治疗前后的客观评估。

（四）客观测听

对于难以配合主观听阈测试的患儿可行听性脑干反应（ABR）测试。

（五）鼻及鼻咽部检查

观察鼻腔、鼻咽部、咽鼓管咽口及腺样体情况。

（六）影像学检查

不常规推荐，必要时可行颞骨 CT 检查。

七、听力学特点与评估

（一）声导抗测试

通过分析鼓室压力与顺应性之间的关系，对鼓膜活动度、咽鼓管功能和声反射进行客观评估。

1. 鼓室导纳图　根据探测音的不同可分为低频、高频及宽频声导抗测试。建议 6 月龄以下婴儿使用 1 000 Hz 探测音检查，7~12 月龄婴儿使用 226 Hz 和 / 或 1 000 Hz 探测音，12 月龄以上幼儿使用 226 Hz 探测音。有条件者可行宽声导抗测试。

2. 声反射　声反射是评价鼓室功能正常与否的指标之一，通常能引出镫骨肌反射，即可排除传导性听力损失，但某些轻度病变，如咽鼓管通气不良、分泌性中耳炎早期等，亦可引出镫骨肌反射。结合纯音听阈测试更能准确判断是否存在传导性听力损失。

（二）纯音听阈测试

1. 临床意义　分泌性中耳炎的典型表现为纯音测听气-骨导差。由于该检查的非特异性，其结果不宜单独作为分泌性中耳炎的诊断依据，但可用于评估听力损失的程度及疗效评价。

2. 结果判断　基于患儿平均纯音听阈水平，听力损失程度可分为以下级别。

（1）临界听力：平均听阈 15~25 dBHL，必要时复查听力。

（2）轻度听力损失：平均听阈 26~40 dBHL，这一程度的听力损失会影响患儿言语-语言的发育，如随访 3 个月分泌性中耳炎持续存在、且未行鼓膜置管，需重新评估其听力。

（3）中度听力损失：平均听阈 41~60 dBHL，应进行综合听力学评估。超过 50 dBHL 的听力损失很少由分泌性中耳炎单独引起，通常与其他中耳或内耳病变有关。诊断儿童分泌性中耳炎，当鼓室导纳图与纯音测听结果一致时，即可做出诊断；而当二者出现矛盾时，应选择其他相关辅助检查，如骨气导 ABR，必要时可考虑颞骨 CT 检查，综合分析以得出正确结论。

（三）ABR

对于难以配合的患儿，可在镇静下进行 ABR 测试。分泌性中耳炎患儿可表现为 ABR 阈值升高，Ⅰ~Ⅴ波潜伏期延长，骨气导阈值差 >10 dB。当 ABR 气导反应阈和骨气导阈值差升高并伴有Ⅰ波潜伏期延长时，高度提示中耳异常，这对于婴儿中耳功能的鉴别诊断具有重要意义。

（四）耳声发射（OAE）

OAE 不是诊断分泌性中耳炎的特异性指标，可借助 OAE 结果辅助评估病情和疗效。

综上所述，听力学检查结果可为明确诊断、疗效评估以及预后分析提供参考依据。

八、诊断与鉴别诊断

（一）诊断

依据病史和临床表现，结合耳科查体及相关听力学检查，可确立分泌性中耳炎的诊断，其要点如下。

1. 出现听力下降、自听增强，或随体位改变的听力变化（与鼓室积液黏度及液量有关）。

2. 不伴急性中耳感染的耳部症状和体征（如急性耳痛、耳溢液等）。

3. 耳镜检查发现中耳积液表现。

4. 声导抗检查鼓室图呈 B 或 C 型曲线，6 月龄以下患儿 1000 Hz 探测音检测无正向峰。

5. 纯音听阈测试通常提示患耳轻或中度传导性听力损失。

6. ABR 检查 I~V 波潜伏期延长，气导反应阈升高、存在气骨导差。

（二）鉴别诊断

1. 急性化脓性中耳炎　由致病微生物侵犯中耳黏膜所导致的中耳急性感染，表现为发热、耳痛，耳部检查有鼓膜充血等感染征象。二者均能导致中耳腔积液，但分泌性中耳炎积液多为非感染性，且耳痛较轻或无。

2. 先天性中耳畸形　包括听骨链畸形（如缺失、中断、固定）等。对于鼓膜完整的传导性听力损失患儿，排除分泌性中耳炎后需考虑本病，颞骨 CT 有助于鉴别，确诊需手术探查。

3. 先天性中耳胆脂瘤　常为传导性听力损失，耳镜检查可见鼓膜完整，多可见鼓膜内侧白色团块影，既往无耳部手术、耳溢液史，可有急性中耳炎、分泌性中耳炎病史。诊断依赖于影像学检查及手术探查。

4. 脑脊液耳鼻漏　对于鼓膜完整的脑脊液漏，可出现类似分泌性中耳炎鼓室积液的临床表现。根据头部外伤史、有或无反复脑膜炎病史、实验室及相关影像学检查可加以鉴别。

5. 胆固醇肉芽肿　通常为分泌性中耳炎的后遗疾病，鼓膜呈蓝色或蓝黑色（亦称特发性血鼓室），可通过颞骨 CT 鉴别。

6. 急性耳气压损伤　多在感冒未愈或咽鼓管功能不良时乘飞机或潜水时发生，表现为耳痛、鼓膜充血、鼓室积液以及暂时性听力下降，病史有助于鉴别。

7. 粘连性中耳炎　可与慢性分泌性中耳炎并存，但其病史较长，听力损伤较重，且伴有鼓室粘连表现。

8. 其他　鼓室积血、颈静脉球高位、鼓室球体瘤等可有蓝鼓膜表现，除常规耳镜、听力学和声导抗检查外，应根据病史和影像学诊断加以鉴别。

九、治疗及干预

（一）医学观察

分泌性中耳炎为自限性疾病，有较高自愈率。病史 3 个月以内且不伴高危因素的患儿应避免不必要的医学干预。

（二）药物治疗

1. 糖皮质激素　目前存在争议，但确有变态反应表现时可考虑酌情使用。鉴于口服激素的不良反应，更推荐鼻用剂型。

2. 抗生素　在无明确合并感染证据时，不推荐常规使用。

3. 抗组胺药　分泌性中耳炎患儿缺少变态反应证据时，不推荐常规使用。

4. 黏液促排剂　患儿鼻腔及鼻咽部分泌物增多或较黏稠时，可酌情使用。

5. 减充血剂　对改善分泌性中耳炎症状并无确切效果，且有不良反应，不推荐使用。

（三）手术治疗

1. 鼓膜置管

1）适应证：单侧或双侧 OME 病程超过 3 个月，鼓室图呈 B 型或 C 型，符合下列情况之一可行鼓膜置管。

（1）患耳听力损失≥25 dB HL，有气骨导差，或影响言语交流与学习。

（2）检查发现鼓膜明显内陷、粘连和/或积液。

（3）6个月内发作≥3次，或1年内发作≥4次。

2）通气管的选择：临床常用的通气管包括T型管和钮扣管等，建议：

（1）患儿≤6岁选择T型管，>6岁可选择钮扣管。

（2）无法按时复诊者建议选用钮扣管。

（3）伴有变应性鼻炎者初次置管时可采用T型管。

（4）鼓膜内陷者应首选钮扣管。

（5）鼓膜完全内陷，鼓室空间窄小者可选用T型管。

3）安放位置：通常置于鼓膜紧张部前方或后下方，避免鼓膜后上方置管，且不应靠近鼓环。

4）并发症及处理：并发症包括耳漏、鼓膜穿孔、内陷和胆脂瘤形成及鼓室硬化，处理原则如下。

（1）术后保持耳道清洁干燥。

（2）出现耳漏可使用抗生素滴耳液滴耳，亦可将糖皮质激素滴耳液与抗生素滴耳液联合使用；不推荐常规全身应用抗生素；不建议有耳漏时即取出通气管。

（3）长期不愈的鼓膜穿孔可择期行鼓膜修补术。

（4）鼓膜内陷袋和胆脂瘤形成应择期手术。

（5）鼓室硬化一般不予处理。

5）术后随访：置管后每3个月复诊一次，观察通气管是否通畅、有无移位或脱落。

6）留置时间：通气管应留置12~18个月，低龄儿童或多次复发者留置时间应酌情延长。部分通气管可自然脱落，逾期未脱落者需取管。

7）再次置管：鼓膜置管术后复发、通气管堵塞或提前脱出但疾病未愈者，需再次置管。

2. 腺样体切除　腺样体切除可降低通气管提前脱管率、缩短中耳积液持续时间、降低重复置管的概率。

1）适应证：≥4岁患儿符合下列条件之一，建议鼓膜切开或置管同期行腺样体切除：

（1）伴有反复发作的鼻窦炎、鼻咽炎。

（2）反复发作。

（3）再次鼓膜置管。

（4）其他符合腺样体切除的指征，<4岁患儿腺样体切除的临床获益较差，除非具备腺样体手术指征（如腺样体肥大、阻塞性睡眠呼吸暂停或伴有鼻窦炎等），一般不推荐手术。

2）禁忌证：

（1）先天性腭咽闭合功能不全（如腭裂、腭咽部括约肌麻痹以及肌张力减退等）。

（2）后天性腭咽闭合功能不全（如外伤、肿瘤等造成口咽部损伤等）。

（3）某些神经系统病变（如腭麻痹、面神经麻痹、多发性神经纤维瘤病等）为相对禁忌证。

3. 鼓膜穿刺与切开

1)鼓膜穿刺(抽吸积液):穿刺孔道保留时间短,且难以无痛操作,故不推荐用于治疗儿童。

2)鼓膜切开:因造孔多于7~10天愈合,不建议常规用于儿童。激光鼓膜造孔可使造孔边缘创面凝固,短期内不易愈合,可选择性使用。

4. 术后随访

1)观察内容:

(1)检查鼓膜通气管位置是否正常,有无脱落、堵塞。

(2)术后听力及言语交流情况。

2)随访间隔:建议置管术后至少每3个月复诊1次。

(四)咽鼓管吹张

年龄>2岁患儿可由家长协助使用波氏球或自动咽鼓管吹张器吹张,治疗2~4周后复诊。当合并急性上呼吸道感染、慢性鼻窦炎和急性中耳炎时应避免咽鼓管吹张。

(五)助听器

通常不建议验配助听器,如果伴有其他相关疾病,经过规范治疗无法改善听力,患儿存在影响言语发育的潜在风险时,可酌情考虑佩戴助听器。

(六)随访与评估

1. OME高危患儿应每间隔1~2个月随访1次。

(1)观察鼓膜有无内陷、不张,是否存在内陷囊袋等。

(2)听力学检查(包括声导抗、行为测听等)。

(3)必要时观察鼻咽部情况。

2. 非OME高危患儿建议每3个月随访评估1次,观察内容同上。

十、健康教育

应在诊治的同时做好相关知识普及,做到早发现、早诊治、早康复。

(一)控制病因

告知家长OME的发生与变应性鼻炎、腺样体肥大、上呼吸道感染、空气污染、被动吸烟及咽喉反流等多种因素有关,应积极治疗原发疾病,减少复发。

(二)配合随访

1. 多数患儿经过3个月的观察可自行缓解或痊愈,但需跟踪随访,尤其是分泌性中耳炎高危患儿。

2. 已行鼓膜置管的病例,需告知避免污水入耳引起感染,定期复诊,了解通气管是否通畅,有无脱落及康复情况。

（三）提供咨询

随访时应询问治疗过程及有关听力、言语变化及生活质量等情况，并提供相应咨询。

（许轶 周慧芳 天津医科大学总医院）

【参考文献】

[1] 中华耳鼻咽喉头颈外科杂志编辑委员会，中华医学会耳鼻咽喉头颈外科学分会小儿学组. 儿童分泌性中耳炎诊断和治疗指南（2021）[J]，中华耳鼻咽喉头颈外科杂志，2021，56（6）：556-567.

第六节　突发性聋的诊断和治疗指南（2015 年）概要

急性特发性感音神经性听力损失，也称突发性聋或特发性突聋，为了规范名称，本指南统一命名为突发性聋（简称突聋）。1997 年和 2006 年我国曾分别制定过《突发性聋诊断依据和疗效分级》及《突发性聋诊断和治疗指南》两个指南，2007 年中华医学会耳鼻咽喉头颈外科学分会和中华耳鼻咽喉头颈外科杂志编辑委员会联合组织了全国突发性聋多中心前瞻性随机临床研究，在大量随机、对照研究数据的基础上，参考德国和美国新版突发性聋诊疗指南及最新研究进展，并结合我国实际国情，对我国 2006 版突发性聋诊疗指南进行了再次修订，以规范国内突聋的诊治。

一、定义

72 h 内突然发生的、原因不明的感音神经性听力损失，至少在相邻的两个频率听力下降 ≥ 20 dBHL。

注：原因不明是指还未查明原因，一旦查明原因，就不再诊断为突发性聋，此时突发性聋只是疾病的一个症状。

二、分型

突发性聋根据听力损失累及的频率和程度，建议分为：高频下降型、低频下降型、平坦下降型和全聋型（含极重度聋）（表 2-1-6-1）。

表 2-1-6-1　突发性聋分型

分型	特点
低频下降型	1 000 Hz（含）以下频率听力下降，至少 250、500 Hz 处听力损失 ≥ 20 dBHL。
高频下降型	2 000 Hz（含）以上频率听力下降，至少 4000、8000 Hz 处听力损失 ≥ 20 dBHL。
平坦下降型	所有频率听力均下降，250-8 000 Hz（250、500、1 000、2 000、3 000、4 000、8 000 Hz）平均听阈 ≤ 80 dBHL。

续表

分型	特点
全聋型（含极重度聋）	所有频率听力均下降，250-8 000 Hz（250、500、1 000、2 000、3 000、4 000、8 000 Hz）平均听阈≥ 81 dBHL。

注：中频下降型突发性聋（听力曲线 1 000 Hz 处有切迹）我国罕见，可能为骨螺旋板局部供血障碍造成 Coni 器缺氧损伤所致，多与遗传因素相关，目前暂不单独分型（可纳入低频下降型）。

三、病因及发病机制

突发性聋的病因和病理生理机制尚未完全阐明，局部因素和全身因素均可能引起突聋，常见的病因包括：血管性疾病、病毒感染、自身免疫性疾病、传染性疾病、肿瘤等。一般认为，精神紧张、压力大、情绪波动、生活不规律、睡眠障碍等可能是突聋的主要诱因。

目前较公认的可能发病机制包括：内耳血管痉挛、血管纹功能障碍、血管栓塞或血栓形成、膜迷路积水以及毛细胞损伤等。不同类型的听力曲线可能提示不同的发病机制（图 2-1-6-1），在治疗和预后上均有较大差异。

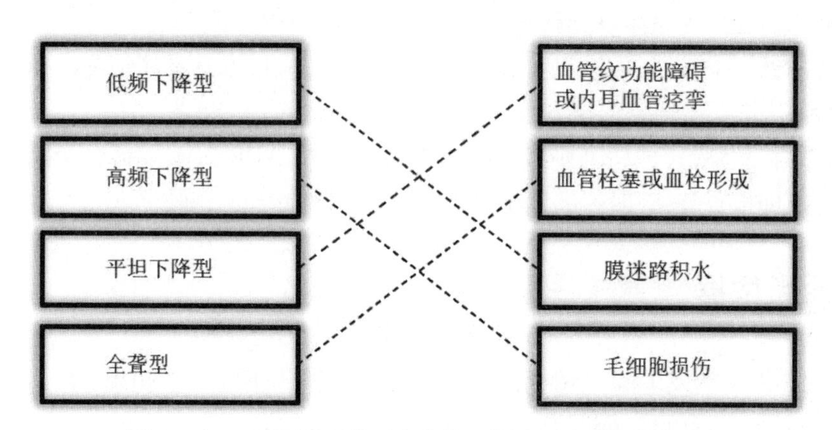

图 2-1-6-1　不同类型的听力曲线可能提示不同的发病机制

四、临床表现

1. 突然发生的听力下降。
2. 耳鸣（约 90%）。
3. 耳闷胀感（约 50%）。
4. 眩晕或头晕（约 30%）。
5. 听觉过敏或重听。
6. 耳周感觉异常（全聋患者常见）。
7. 部分患者会出现精神心理症状，如焦虑、睡眠障碍等，影响生活质量。

五、检查

(一)必须进行的检查

1. 耳科检查　包括耳周皮肤、淋巴结、外耳道及鼓膜等。

2. 音叉检查　包括 Rinne 试验、Weber 试验以及 Schwabach 试验。

3. 纯音测听　包括 250、500、1 000、2 000、3 000、4 000 及 8 000 Hz 的骨导和气导听阈。

4. 声导抗检查　包括鼓室图和同侧及对侧镫骨肌声反射。

5. 伴有眩晕时,应进行自发性眼震检查,并根据病史选择性地进行床旁 Dix-hallpike 试验和 /Roll 试验。

(二)可能需要进一步完善的检查(应根据具体情况选择)

1. 其他听力学检查　如耳声发射、听性脑干反应(ABR)、耳蜗电图、言语测听等。

2. 影像学检查　包含内听道的颅脑或内耳 MRI,应注意除外听神经瘤等桥小脑角病变;根据病情需要可酌情选择颞骨 CT 检查。

3. 实验室检查　血常规、血生化(血糖、血脂、同型半胱氨酸等)、凝血功能(纤维蛋白原等)、C 反应蛋白等。

4. 病原学检查　支原体、梅毒、疱疹病毒、水痘病毒、HIV 等。

5. 对伴有眩晕需要进一步明确诊断和治疗的患者,应根据其具体情况选择进行前庭和平衡功能检查。

注:对于有设备噪声或较强刺激声的检查(如 MRI、ABR 等),除因怀疑脑卒中等紧急情况而必须立即检查外,一般不推荐在发病 1 周内安排检查。

六、诊断依据

1. 在 72 h 内突然发生的,至少在相邻的两个频率听力下降≥ 20dBHL 的感音神经性听力损失,多为单侧,少数可双侧同时或先后发生。

2. 未发现明确病因(包括全身或局部因素)。

3. 可伴耳鸣、耳闷胀感、耳周皮肤感觉异常等。

4. 可伴眩晕,恶心、呕吐。

七、鉴别诊断

1. 突发性聋首先需要排除脑卒中、鼻咽癌、听神经瘤等严重疾病,其次需除外常见的局部或全身疾病,如梅尼埃病、各种类型的中耳炎、病毒感染如流行性腮腺炎、耳带状疱疹(Hunt 综合征)等。

2. 双侧突发性聋需考虑全身因素,如免疫性疾病(自身免疫性内耳病、Cogan 综合征等)、内分泌疾病(甲状腺功能低下等)、神经系统疾病(颅内占位性病变、弥散性脑炎、多发性硬化等）、感染性疾病（脑膜炎等）、血液系统疾病（红细胞增多症、白血病、脱水症、镰状细胞贫血等）、遗传性疾病（大前庭水管综合征、usher 综合征、Pendred 综合征等）、外伤、药物中毒、噪声性聋等。

八、治疗

中国突发性聋多中心临床研究数据显示：根据听力曲线分型对突发性聋的治疗和预后具有重要指导意义；改善内耳微循环药物和糖皮质激素对各型突聋均有效，合理的联合用药比单一用药效果要好；低频下降型疗效最好，平坦下降型次之，而高频下降型和全聋型效果不佳。

（一）基本治疗建议

1. 突聋急性发作期（3 周以内）多为内耳血管病变，建议采用糖皮质激素 + 血液流变学治疗（包括血液稀释、改善血液流动度以及降低黏稠度 / 纤维蛋白原，具体药物有银杏叶提取物、巴曲酶等）。

2. 糖皮质激素的使用

（1）口服给药泼尼松每天 1 mg/kg（最大剂量建议为 60 mg），晨起顿服；连用 3 d，如有效，可再用 2 d 后停药，不必逐渐减量，如无效可以直接停药。

（2）激素也可静脉注射给药，按照泼尼松剂量类比推算，甲泼尼龙 40 mg 或地塞米松 10 mg，疗程同口服激素。

（3）激素治疗首先建议全身给药，局部给药可作为补救性治疗，包括鼓室内注射或耳后注射。鼓室内注射可用地塞米松 5 mg 或甲强龙 20 mg，隔日 1 次，连用 4~5 次。耳后注射可以使用甲强龙 20~40 mg，或者地塞米松 5~10 mg，隔日 1 次，连用 4~5 次。如果患者复诊困难，可以使用复方倍他米松 2 mg（1mL），耳后注射 1 次即可。对于有高血压、糖尿病等病史的患者，在征得其同意，密切监控血压、血糖变化的情 况下，可以考虑全身酌情使用糖皮质激素或者局部给药。

3. 突发性聋可能会出现听神经继发性损伤，急性期及急性期后可给予营养神经药物（如甲钴胺、神经营养因子等）和抗氧化剂（如硫辛酸、银杏叶提取物等）。

4. 同种类型的药物，不建议联合使用。

5. 高压氧的疗效国内外尚有争议，不建议作为首选治疗方案。如果常规治疗效果不佳，可考虑作为补救性措施。

6. 疗程中如果听力完全恢复可以考虑停药，对于效果不佳者可视情况延长治疗时间。对于最终治疗效果不佳者待听力稳定后，可根据听力损失程度，选用助听器或人工耳蜗等听觉辅助装置。

（二）分型治疗推荐方案

全聋型、高频下降型、平坦下降型的痊愈率较低，尤应尽早积极治疗。

1. 低频下降型

（1）由于可能存在膜迷路积水，故需要限盐，输液量不宜过大，最好不用生理盐水。

（2）平均听力损失 <30 dB 者，自愈率较高，可口服给药，包括糖皮质激素、甲磺酸倍他司汀、改善静脉回流药物（如马栗种子提取物）等，也可考虑鼓室内或耳后注射糖皮质激素（甲泼尼龙、地塞米松或复方倍他米松等）；听力损失≥ 30 dB 者，可采用银杏叶提取物 + 糖皮质激素静脉给药。

（3）少部分患者采用（2）方案治疗无效，和 / 或耳闷加重，可给予降低纤维蛋白原（如巴曲酶）及其他改善静脉回流的药物治疗。

2. 高频下降型

（1）改善微循环药物（如银杏叶提取物等）+ 糖皮质激素。

（2）离子通道阻滞剂（如利多卡因）对于减轻高调耳鸣效果较好。

（3）可考虑使用营养神经类药物（如甲钴胺等）。

3. 全频听力下降者（包括平坦下降型和全聋型）：建议尽早联合用药治疗。

（1）降低纤维蛋白原药物（如巴曲酶）。

（2）糖皮质激素。

（3）改善内耳微循环药物（如银杏叶提取物等）。

九、疗效判定

（一）疗效分级

1. 痊愈 受损频率听力恢复至正常，或达健耳水平，或达此次患病前水平。

2. 显效 受损频率听力平均提高 30 dB 以上。

3. 有效 受损频率听力平均提高 15~30 dB。

4. 无效 受损频率听力平均提高不足 15 dB。

（二）判定方法说明

1. 国内外对突发性聋疗效判定的指标包括：①痊愈率；②有效率；③各下降频率听力提高的绝对值；④听力提高的比例；⑤言语识别率。本指南建议计算痊愈率和有效率。

2. 全频听力下降（包括平坦下降型和全聋型），需要计算所有频率的听阈值；而高频下降型和低频下降型只需要计算受损频率的听阈值即可。

十、预后

1. 低频下降型预后较好，全聋型和高频下降型预后较差。

2. 听力损失的程度越重，预后越差。

3. 发病一开始就全聋或接近全聋者，预后差。

4. 开始治疗的时间越早，预后越好。

5. 复发主要出现在低频下降型。

6. 伴有眩晕的全聋型患者预后不佳。

（郭英　周慧芳　天津医科大学总医院）

【参考文献】

[1] 中华耳鼻咽喉头颈外科杂志编辑委员会. 突发性耳聋诊断治疗指南（2015）[J]. 中华耳鼻咽喉头颈外科杂志，2015，（50），6：443-447.

第七节　欧洲多学科耳鸣指南：诊断、评估和治疗（2019年）概要

一、前言

主观性耳鸣由听觉系统中的异常活动引起，病因复杂，缺乏行之有效的标准化评估、治疗和转诊途径，在社会造成巨大的心理、社会和经济负担，故有必要制定统一的评估、治疗主观性耳鸣的准则。为了建立一致的成人主观性耳鸣评估、治疗方案，优化转诊路径，制定标准化流程，减少过度和不足的评估和治疗等，特制定《欧洲多学科耳鸣指南：诊断、评估和治疗》（以下简称"指 南"）。本指南应用时需要识别耳鸣患者临床相关情况，为患者提供合理的个性化治疗途径。

二、定义

耳鸣指在无外界声源时，耳内或颅内感知有一种或多种声音，分为客观性耳鸣和主观性耳鸣。

三、流行病学

因使用不同的耳鸣定义、研究对象等，对耳鸣患病率的研究存在方法学问题。大多数研究报告保守估计成人耳鸣患病率为 10%~19%。约 1/3 的老年人存在对耳鸣的长期感知。耳鸣通常与听力损失、噪声暴露、老龄化和压力有关。据不同研究报道，耳鸣患者中声敏感的患病率是 40%~86%。

四、发病机制

耳鸣相关理论模型，包括适应理论、神经生理学模型、恐惧回避模型、认知模型等。耳鸣病理生理学的大部分信息来源于动物研究：首先，耳鸣与在听觉系统的某一层面上产生的

“异常”神经活动有关;其次,与耳鸣有关的信号被解释为听觉感知,并可能与痛苦有关。指南认为,耳鸣多与一定程度的耳蜗损伤有关。

一种假说认为耳鸣感知和耳鸣相关的不适是由条件反射机制引起的;另一种假说认为耳鸣相关的活动只有在与自我意识和显著性大脑网络联合激活下才成为有意识的感知。其他不同的假说认为胼胝体下区域受损等导致抑制门控机制可能不会阻断包括耳鸣相关活动在内的无关正确信息。

五、临床分类

根据病程可分为:

1. 急性耳鸣:病程在3个月内。

2. 亚急性耳鸣:病程在3～6月内。

3. 慢性耳鸣:病程≥6个月。

六、临床特点

(一)耳鸣特征

耳鸣可以是任何声音,单一响声或者多种声响并存,比如铃声、嗡嗡声、嘶嘶声等。耳鸣声大小可持续不变,也可变化。耳鸣声既可持续,也可间歇;可在单耳、双耳或颅内闻及。

(二)耳鸣患者中可能出现的并发症

可引发的并发症包括听力和前庭功能障碍、情绪障碍、焦虑障碍、对严重压力的适应和调节障碍,最常见为焦虑、抑郁和失眠。压力越大,出现并发症的可能性就越大。如怀疑存在心理并发症,应由合适的专家(心理学家、心身专家、精神科医生或神经科医生)进行进一步评估、治疗。

七、诊断与评估

耳鸣是与多种疾病相关的一种症状,除了耳源性,还要除外身体其他部位可能的因素(如心血管疾病、代谢因素、药物因素、血液疾病、心理因素、创伤性因素等)。病因大都不明,许多临床方法是致力于帮助患者应对耳鸣,而不是针对病因治疗耳鸣。

(一)病史

1. 耳鸣病史

(1)发病:耳鸣什么时候发生;有无噪声损伤、压力、近期生活事件、急性疾病或其他等最重要的临床相关因素;是突然发作还是症状出现后逐渐加重?

(2)调节:耳鸣能否通过口面部、颈部或眼部运动、头部位置、下颌运动、下颌肌肉张力、体力活动等方式调节?

(3)耳鸣的严重程度或影响:耳鸣是否会干扰日常生活(入睡困难、工作中断、可怕的反应、认知—注意问题、负面影响)。应使用调查表从患者主观体验及对耳鸣的焦虑与抑郁进行程度分级。此外,耳鸣感知的分级也很重要:耳鸣是否只能在安静环境中感知还是嘈杂环境也能感知;耳鸣是否会被外界噪声掩盖或增大;耳鸣的响度是否变化?

2. 相关病史　耳、鼻、咽喉、骨科(颈椎)、口腔科(下颌骨)、内科(甲状腺、高血压、贫血)、精神障碍(心理或精神疾病)等相关疾病。耳毒性药物(如化疗、抗疟疾药物)、长期使用抗抑郁、抗焦虑药物等。职业史、兴趣/休闲活动、噪声暴露、头部/颈部创伤、社会活动、教育史、近期生活事件等个人史。

(二)临床评估

1. 完整的耳鼻咽喉检查、尤其耳镜检查(耳内镜检查)排除耵聍、鼓膜穿孔、中耳炎分泌物、慢性中耳炎、中耳新生物以及任何其他病理情况。同时,须考虑特殊的耳鸣原因如腭肌痉挛、颞下颌关节紊乱等,排除耳鸣的可能病因。

2. 全面的听力学评估　听力损失评估、声导抗、正常声音的感知灵敏度(或听觉过敏)、平衡/头晕/眩晕问题等。

3. 全面的诊断检查　包括纯音测听、言语测听、耳鸣感知评估(例如响度、音调和最小掩蔽预估)、响度不适阈、声导抗和镫骨肌反射。对博动性耳鸣宜进行颈动脉听诊。

(三)心理评估

使用量表评估耳鸣的严重程度,量表如下:

1. 耳鸣障碍量表(tinnitus handicap inventory, THI)

2. 耳鸣问卷(tinnitus questionnaire, TQ)

3. 耳鸣反应量表(tinnitus reaction questionnaire, TRQ)

4. 耳鸣严重指数量表(tinnitus severity index, TSI)

5. 耳鸣残疾评估量表(tinnitus handicap questionnaire, THQ)

6. 耳鸣严重程度量表(tinnitus severity questionnaire, TSQ)

7. 耳鸣功能指数量表(tinnitus functional index, TFI)

(四)鉴别诊断

1. 单侧耳鸣和/或不对称听力损失行听性脑干反应和/或核磁共振检查。

2. 标准(常规)频率听力正常的耳鸣患者进行高频测听。

3. 用于声音敏感度分级或助听装置时进一步行响度不适程度评估。

4. 进行残留抑制实验以评估声音对耳鸣的短期影响。

5. 在正常标准听力图和怀疑耳蜗功能障碍的情况下行瞬态诱发耳声发射和/或畸变产物耳声发射检查。

6. 在平衡/头晕/眩晕问题并存时进行冷热实验及前庭功能检测。

7. 在安静的环境中进行颈部功能性诊断,用于检测躯体感觉耳鸣中的耳鸣调节。

8. 考虑与颈椎病变相关的躯体感觉耳鸣时行颈椎影像学检查。

9. 存在颞下颌关节功能障碍或者磨牙症时进行颞下颌关节检查等牙科检查。

八、治疗方案

主观性耳鸣病因不明,目前主要的干预方法是让患者应对、适应耳鸣。

(一)药物治疗

指南对此明确提出了反对意见,但建议等级为弱。原因是目前没有证据证明专门治疗耳鸣的药物有效,而有证据表明这些药物存在潜在的严重副作用。

1. 急性耳鸣　普遍采用的治疗方法与突聋的治疗方法一致。如果耳鸣急性发作且不伴听力损失,不推荐激素疗法,但患者发作时的心身因素在治疗中起关键作用。临床治疗方法(如鼓室内注射激素)对于治疗耳鸣并没有任何作用。

2. 慢性耳鸣　目前没有任何药物可被推荐用于治疗慢性耳鸣。与耳鸣相关的精神类并发症(如焦虑、抑郁)可能需要药物治疗,但未被诊断为抑郁的耳鸣患者不应用抗抑郁药。

(二)听力损失干预

助听器对听力障碍有显著益处,伴听力损失的耳鸣患者,指南建议使用助听器来处理听力损失,无听力损失耳鸣患者不应使用助听器。仅建议人工耳蜗植入用于符合听力损失标准的患者。

(三)神经刺激疗法

神经刺激疗法包括侵入性和非侵入性,机制尚不明确。常见的非侵入性治疗包括经颅电刺激、迷走神经刺激(经皮),经颅磁刺激和声学协调复位神经调节。侵入性治疗包括迷走神经刺激(可植入装置)、皮质表面刺激和深部脑刺激。除反对重复性经颅磁刺激外,因缺乏证据证明其他神经刺激疗法对耳鸣的有效性,所以对其他神经刺激治疗均无建议。

(四)认知行为疗法(CBT)

认知行为疗法(cognitive-Behavioral therapy, CBT)其目的是改变功能失调的行为和信念,以减少症状,改善日常生活功能,并最终促进从疾病中恢复。该疗法用于治疗耳鸣已研究几十年,并被证明其在减少耳鸣的严重性或痛苦程度及改善耳鸣相关恐惧、认知问题及日常生活功能等方面有效。CBT 对耳鸣的有效性和安全性有高水平的证据,强烈建议。

(五)其他治疗方法

耳鸣习服疗法(tinnitus retaining therapy, TRT)和声治疗,均无建议。有证据证明 TRT 及声治疗的有效性,但很少有高水平的证据证明它们的有效性。声音疗法(包括掩蔽声以及环境背景声)可能对快速缓解有用,但对长期治疗并没有深远的意义。

(郭英　周慧芳　天津医科大学总医院)

【参考文献】

[1] 卢兢哲,钟萍. 欧洲多学科耳鸣指南:诊断、评估和治疗 [J]. 听力学及言语疾病杂志, 2020, 28(1):110-114.

第八节　人工耳蜗植入工作指南(2013年)概要

人工耳蜗是一种可以帮助听力障碍人士恢复听力和言语交流能力的生物医学工程装置,人工耳蜗植入是医学和康复领域中的一项新技术且随着科技发展不断更新,因此在适应证选择、术前评估、手术、术后调机和听觉言语康复等方面都需要一份可供参考的指南。

人工耳蜗植入涉及到医学、听力学、生物医学工程学、教育学、心理学和社会学等诸多领域,需要医师、听力学家、言语病理学家、言语治疗师、康复教师、工程技术人员及家长等共同组成人工耳蜗植入小组,协同开展工作。

一、适应证的选择(患者的选择标准)

人工耳蜗植入主要用于治疗双耳重度或极重度感音神经性聋。

(1)语前聋患者的选择标准:①植入年龄通常为12个月~6岁。植入年龄越小效果越佳,但要特别预防麻醉意外、失血过多、颞骨内外面神经损伤等并发症。目前不建议为6个月以下的患儿植人人工耳蜗,但脑膜炎导致的耳聋因面临耳蜗骨化的风险,建议在手术条件完备的情况下尽早手术。6岁以上的儿童或青少年需要有一定的听力言语基础,自幼有助听器配戴史和听觉言语康复训练史;②双耳重度或极重度感音神经性聋。经综合听力学评估,重度聋患儿配戴助听器3~6个月无效或者效果不理想,应行人工耳蜗植入;极重度聋患儿可考虑直接行人工耳蜗植入;③无手术禁忌证;④监护人和/或植入者本人对人工耳蜗植入有正确的认识和适当的期望值;⑤具备听觉言语康复教育的条件。

(2)语后聋患者的选择标准:①各年龄段的语后聋患者;②双耳重度或极重度感音神经性聋,依靠助听器不能进行正常听觉言语交流;③无手术禁忌证;④植入者本人和/或监护人对人工耳蜗植入有正确的认识和适当的期望值。

二、手术禁忌证

1. 绝对禁忌证　内耳严重畸形,例如Michel畸形;听神经缺如或中断;中耳乳突急性化脓性炎症。

2. 相对禁忌证　癫痫频繁发作不能控制;严重精神、智力、行为及心理障碍,无法配合听觉言语训练。

三、特殊情况人工耳蜗植入临床实践的指导性建议

(1)脑白质病变又称脑白质营养不良,是一组主要累及中枢神经系统白质的病变,其特点为中枢白质的髓鞘发育异常或弥漫性损害。如果MRI发现有脑白质病变,需进行智力、

神经系统体征及 MRI 复查。如果智力、运动发育无倒退，除听力、言语外其他系统功能基本正常，神经系统检查无阳性锥体束征或者体征无变化，MRI 脑白质病变区无高信号（DWI 像）；动态观察（间隔大于 6 个月）病变无扩大，可考虑人工耳蜗植入。

（2）听神经病（听神经病谱系障碍）是一种特殊的神经性耳聋，为内毛细胞、听神经突触和 / 或听神经本身功能不良所导致的听力障碍。听力学检测有其典型特征，表现为耳声发射（OAE）和 / 或耳蜗微音电位（CM）正常而听性脑干反应（ABR）缺失或严重异常。目前，人工耳蜗植入对多数听神经病患者改善听觉有效，但部分患者可能无效或者效果较差，因此术前必须告知患者和 / 或监护人相关风险。

（3）双侧人工耳蜗植入：双侧植入可以改善声源定位功能、安静和背景噪声下的言语理解能力，有助于获得更自然的声音感受，促进听觉言语和音乐欣赏能力的发展。可以选择双侧同时植入或顺序植入，顺序植入两次手术间隔越短，越有利于术后言语康复。

（4）具有残余听力者的人工耳蜗植入：具有残余听力者，尤其是高频陡降型听力损失者适合采取保留残余听力的电极植入方式，术后可以选择声电联合刺激模式，但术前须告知患者和 / 或监护人术后残余听力有下降或丧失的风险。

（5）内耳结构异常者的人工耳蜗植入：与人工耳蜗植入相关的内耳结构异常包括共同腔畸形、耳蜗发育不良、耳蜗骨化、内听道狭窄等，多数患者可施行人工耳蜗植入，但术前应组织病例讨论，术中谨慎处理，推荐使用面神经监测。术后效果个体差异较大。

（6）慢性中耳炎伴有鼓膜穿孔者的人工耳蜗植入：慢性中耳炎伴有鼓膜穿孔者如果炎性反应得到控制，可选择一期或分期手术。一期手术是指在根治中耳乳突病灶、鼓膜修补（或乳突腔自体组织填塞和外耳道封闭）的同时行人工耳蜗植入；分期手术是指先行病灶清除、修复鼓膜穿孔或封闭外耳道，3~6 个月后再行人耳蜗植入。

四、术前评估

（一）病史采集

通过询问病史了解可能的发病原因。耳科病史重点放在听力损失的病因和发病过程，应了解患者的听力史、耳鸣与眩晕史、耳毒性药物接触史、噪声暴露史、全身急慢性感染史、耳科既往史、听力损失家族史、助听器配戴史、发育因素（全身或局部的发育畸形、智力发育等）和其他病因（如癫痫和精神状况等）。

听力损失患儿还应包括母亲妊娠史、生产史、小儿生长史、言语发育史等。此外还应了解患者的言语 - 语言能力（如发音清晰度、理解能力、表达能力等）以及改善交流的愿望。

（二）耳部检查：括耳廓、外耳道和鼓膜等

（三）听力学及前庭功能检查

1. 检查项目

（1）纯音测听：包括气导和骨导阈值；6 岁及以下小儿可采用小儿行为测听法，包括行为观察、视觉强化测听和游戏测听。

（2）声导抗：包括鼓室图和镫骨肌反射。

（3）听觉诱发电位：包括ABR、40 Hz听觉事件相关电位或听性稳态反应（ASSR），以及耳蜗微音电位检查。

（4）耳声发射：畸变产物耳声发射或瞬态诱发耳声发射。

（5）言语测听：可分为言语识别率和言语识别阈测试，根据患者的年龄和言语认知水平选用适宜的开放式和/或闭合式言语测试材料。

（6）助听效果评估：助听器优化选配后的助听听阈测试和/或言语识别测试。

（7）前庭功能检查（有眩晕病史且能配合检查者）。

（8）鼓岬电刺激试验（必要时）。

（四）听力学入选标准

1. 语前聋患者　需进行主观和客观综合听力学评估。客观听力学评估：短声ABR反应阈值>90 dBnHL，40 Hz听觉事件相关电位1 kHz以下反应阈值>100 dBnHL，听性稳态反应2 kHz及以上频率阈值>90 dBnHL；耳声发射双耳均未通过（听神经病患者除外）。

主观听力学评估：行为测听裸耳平均阈值>80 dBHL；助听听阈2 kHz以上频率>50 dBHL；助听后言语识别率（闭合式双音节词）得分≤70%，对于不能配合言语测听者，经行为观察确认其不能从助听器中获益。

2. 语后聋患者　双耳纯音气导平均听阈>80 dBHL的极重度听力损失；助听后听力较佳耳的开放短句识别率<70%的重度听力损失。

3. 残余听力　低频听力较好，但2 kHz及以上频率听阈>80 dBHL，配戴助听器不能满足交流需要者，可行人工耳蜗植入；对于检测不到任何残余听力的患者，应向本人或监护人说明术后听觉康复效果欠佳的风险。

（四）影像学评估

常规行颞骨薄层CT扫描、内耳及颅脑MRI，必要时行耳蜗三维重建。

（五）言语、语言能力评估

对有一定语言经验或能力的患者，可做言语、语言能力评估，包括言语清晰度、理解能力、语法能力、表达能力和交往能力；对于小于3岁、无法配合的婴幼儿可采用“亲子游戏”录像观察及问卷调查的方法进行评估。

（六）儿童心理、智力及学习能力评估

3岁以上儿童可选用希-内学习能力测验（中国聋人常模修订版），3岁以下儿童可选用格雷费斯心理发育行为测查量表（中国婴幼儿精神发育量表，MDSCI）。对疑有精神智力发育迟缓（希-内学习能力评估智商<67分，格雷费斯测验精神发育商<70分）或有异常心理行为表现的患儿，建议到专业机构行进一步观察、诊断和鉴定。

社会文化型智力低下者可考虑人工耳蜗植入；而非社会文化型智力低下，或多动症、自闭症（孤独症）以及其他精神智力发育障碍的患儿，应向家长讲明此类疾病可能会给术后康复带来的困难，帮助家长建立客观合理的心理期望值。

(七)儿科学或内科学评估:行全身体格检查和相关的辅助检查

(八)家庭和康复条件评估

术前应该使患者本人和/或监护人以及教师了解人工耳蜗植入后听觉言语康复训练的重要性,帮助患者本人和/或监护人树立正确的期望值,并对语前聋患儿术后如何进行康复训练及康复地点的选择做好准备,合理进行科学的康复安置。

五、人工耳蜗植入手术

(一)对手术医师的要求

手术医师应该具备较丰富的中耳乳突显微手术经验并参加过系统的人工耳蜗手术专业培训,且在有经验的医师指导下独立完成20例以上人工耳蜗植入手术。

(二)对手术室及基本设备的要求

手术室应具备良好的无菌手术条件,具备手术显微镜、耳科电钻等相关设备。

(三)术前准备

1. 术前谈话由手术医师和听力师进行,需使患者和/或监护人充分了解手术中可能发生的危险和并发症,了解人工耳蜗植入带来的收益和风险,并在手术知情同意书上签字。

2. 人工耳蜗植入手术属Ⅱ类切口,围手术期应常规使用抗生素,手术准备、全身麻醉准备和术前用药同其他手术。

(四)手术操作步骤和方法

常规采用耳后切口、经乳突面隐窝入路、耳蜗开窗或圆窗进路,具体操作可按照各类型人工耳蜗装置的相关要求执行。

(五)术中监测

根据所使用的人工耳蜗装置进行电极阻抗测试和电诱发神经反应测试,以了解电极的完整性和听神经对电刺激的反应。

(六)手术后的处理

手术后行影像学检查判断电极位置,余同一般耳科手术。

(七)手术并发症

常见并发症有鼓膜穿孔、外耳道损伤、味觉异常、眩晕、耳鸣、面肌抽搐或疼痛、感染、头皮血肿、脑脊液漏、面神经麻痹、脑膜炎、颅内血肿、植入体移位或脱出、皮瓣坏死等,应根据相应情况积极处理。

(八)开机和调试

1. 通常术后1~4周开机,一般开机后的第1个月内调机1~2次,之后根据患者情况安排时间,待听力稳定后适当延长调试间隔,最终1年调机1次。开机和调试方法及步骤可按照各产品的技术要求执行。如果对侧耳可从助听器获益,建议尽早验配助听器。

2. 对调机听力师的要求:应具备良好的听力学和人工耳蜗基础知识,并经过专业培训。婴幼儿的调试应由有经验的听力师完成。

（九）手术效果评估

手术成功应包括以下几个方面：①切口愈合良好；②影像学检查，电极植入位置正确；③开机和调试后患者有主观或客观的听性反应。

六、植入后听觉言语康复

人工耳蜗植入者术后必须进行科学的听觉言语康复训练。通过科学有效的听觉言语康复训练，培建和完善其感知性倾听、辨析性倾听、理解性倾听的能力，促进其言语理解、言语表达和语言运用能力的发展。

语前聋患者需要制定系统的听觉言语康复方案，在注重听语技能培建的同时，养成良好的听语习惯，提高听觉言语交流能力，促进身心全面发展。语后聋患者则着重进行听觉适应性及言语识别训练。

（一）康复目标

1. 康复目标的制定应以阶段性康复评估为依据。

2. 康复目标的内容应涵盖听觉、言语、语言、认知及沟通等。

3. 康复目标的表述要明确、具体，有可观察性。

（二）康复模式

儿童人工耳蜗植入者的家长或监护人应在康复机构的专业指导之下掌握必备的听觉言语康复知识与技能，主动实践，努力成为听障儿童康复教育全过程的支持者、引导者、伴随者，实现康复效果最大化。成人人工耳蜗植入者可依据医生建议到指定康复机构接受听觉适应性训练和言语识别训练指导。

（1）机构康复：人工耳蜗植入儿童可在康复机构接受全日制学前康复教育、听能管理及听觉言语康复个别强化训练。

（2）社区家庭康复：低龄人工耳蜗植入儿童可选择以机构为指导，采用亲子同训、预约单训及家庭指导计时服务等形式，实施听觉言语康复训练。

（3）随班就读：鼓励有一定听觉语言能力的人工耳蜗植入儿童进入普通幼儿园、普通学校随班就读。

（三）康复原则

1. 坚持持续的听能管理、定期对人工耳蜗康复效果进行评估及每日晨检，确保聆听效果处于优化状态。

2. 提供规范的康复设施，优化声学环境，营造优听条件。

3. 强调“以听为主”，建立听觉中枢优势，合理应用视觉、触觉等辅助手段，达到对声音的察知、辨别、识别及理解的听觉训练目标。

4. 遵循儿童语言习得规律，从言语理解入手，努力结合日常生活情景，注重培养语言运用能力。

5. 在语言学习过程中，重视言语生成环节——呼吸、发音、构音等方面存在的问题，并加以矫治，以提高语音清晰度。

6. 坚持以康复评估为导向，采用诊断教学的方法，实现听觉言语康复训练的个性化服务。

7. 坚持全面康复理念，融合健康、科学、语言、艺术、社会等学前儿童的五大发展领域，促进人工耳蜗植入儿童的全面发展。

（四）康复评估

（1）植入耳声场评估：通过听力重建后听阈测试，了解每一频率听力重建后的听敏度。测试频率包括 0.5、1、2 及 4 kHz。

（2）言语听觉能力评估：通过人工耳蜗植入者的听觉言语识别来评价其听觉能力，以达到了解听中枢处理和听觉径路全过程的目的，评估结果可用于指导听觉训练方案的制订。内容包括声调识别、声母识别、韵母识别、双音节词识别、短句识别等测试。

（3）语言能力评估：通过对人工耳蜗植入儿童言语发音水平、理解能力、表达能力、使用能力、语法能力的评估，获知其语言发展水平及对应的语言年龄，以此为据了解康复效果，确定语言学习起点，明确语言发展目标，制订康复计划。

（4）调查问卷评估：对于言语—语言能力尚不足以完成上述听觉、言语及语言能力评估的人工耳蜗植入儿童，可采访密切接触该儿童的家长或教师，完成调查问卷评估。

推荐问卷：有意义听觉整合量表（MAIS），婴幼儿有意义听觉整合量表（IT-MAIS）；父母评估孩子听说能力表现（PEACH）、教师评估孩子听说能力表现（TEACH）；有意义使用言语量表（MUSS）；普通话儿童词汇发展量表（MCDI）。对于大样本的长期疗效观察，可以分别采用听觉能力分级问卷（CAP）和言语可懂度分级问卷（SIR）对植入者的听觉感知和言语表达能力作出评估。

对于人工耳蜗植入前后生活质量的评估，推荐使用 Nijmegen 人工耳蜗植入量表（NCIQ）。

（杨东　周慧芳　天津医科大学总医院）

【参考文献】

[1] 中华耳鼻咽喉头颈外科杂志编辑委员会，中华医学会耳鼻咽喉头颈外科学分会，中国残疾人康复协会听力语言康复专业委员会. 人工耳蜗植入工作指南（2013）[J]. 中华耳鼻咽喉头颈外科杂志 2014，49（2）：89-92.

第九节　梅尼埃病诊断及治疗指南（2017 年）概要

一、前言

梅尼埃病（Ménières disease，MD）是常见的耳源性眩晕疾病，为规范和提高我国梅尼埃病的临床诊疗工作，2017 年中华耳鼻咽喉头颈外科杂志编辑委员会和中华医学会耳鼻咽喉头颈外科学分会出台了新版《梅尼埃病诊断和治疗指南(2017)》。此指南的制定基于循证医学证据，是在对梅尼埃病临床研究结果进行谨慎、认真地分析与评估后，所做出的最佳临床决策。

二、定义

梅尼埃病是一种原因不明的、以膜迷路积水为主要病理特征的内耳病，临床表现为发作性眩晕、波动性听力下降、耳鸣和(或)耳闷胀感。

三、流行病学

文献报道的梅尼埃病发病及患病率差异较大，发病率(10~157)/10万，患病率(16~513)/10万。女性多于男性(约1.3：1)，40~60岁高发。儿童梅尼埃病患者约占3%。部分梅尼埃病患者存在家族聚集倾向。文献报道双侧梅尼埃病所占比例为2%~78%。

四、病因、发病机制及诱因

梅尼埃病病因不明，可能与内淋巴产生和吸收失衡有关。目前公认的发病机制主要有内淋巴管机械阻塞与内淋巴吸收障碍学说、免疫反应学说、内耳缺血学说等。通常认为梅尼埃病的发病有多种因素参与，其诱因包括劳累、精神紧张及情绪波动、睡眠障碍、不良生活事件、天气或季节变化等。

五、临床表现

梅尼埃病是发作性眩晕疾病，分为发作期和间歇期。

(一)眩晕

发作性眩晕多持续20 min至12 h，常伴有恶心、呕吐等自主神经功能紊乱和走路不稳等平衡功能障碍，无意识丧失；间歇期无眩晕发作，但可伴有平衡功能障碍。双侧梅尼埃病患者可表现为头晕、不稳感、摇晃感或振动幻视。

(二)听力下降

一般为波动性感音神经性听力下降，早期多以低中频为主，间歇期听力可恢复正常。随着病情进展，听力损失逐渐加重，间歇期听力无法恢复至正常。

(三)耳鸣及耳闷胀感

发作期常伴有耳鸣和(或)耳闷胀感。疾病早期间歇期可无耳鸣和(或)耳闷胀感，随着病情发展，耳鸣和(或)耳闷胀感可持续存在。

六、诊断

MD 的诊断分为临床诊断和疑似诊断。

(一)临床诊断

1. 诊断标准

(1)2 次或 2 次以上眩晕发作,每次持续 20 min 至 12 h。

(2)病程中至少有一次听力学检查证实患耳有低到中频的感音神经性听力下降。

(3)患耳有波动性听力下降、耳鸣和(或)耳闷胀感。

(4)排除其他疾病引起的眩晕,如前庭性偏头痛、突发性聋、良性阵发性位置性眩晕、迷路炎、前庭神经炎、前庭阵发症、药物中毒性眩晕、后循环缺血、颅内占位性病变等;此外,还需要排除继发性膜迷路积水。

2. 临床分期　根据患者最近 6 个月内间歇期听力最差时 0.5、1.0 及 2.0 kHz 纯音的平均听阈进行分期。梅尼埃病的临床分期与治疗方法的选择及预后判断有关。双侧梅尼埃病,需分别确定两侧的临床分期。一期:平均听阈≤ 25 dB HL;二期:平均听阈为 26~40 dB HL;三期:平均听阈为 41~70 dB HL;四期:平均听阈 >70 dB HL。

(二)疑似诊断

1. 诊断标准

(1)2 次或 2 次以上眩晕发作,每次持续 20 min 至 24 h。

(2)患耳有波动性听力下降、耳鸣和(或)耳闷胀感。

(3)排除其他疾病引起的眩晕,如前庭性偏头痛、突发性聋、良性阵发性位置性眩晕、迷路炎、前庭神经炎、前庭阵发症、药物中毒性眩晕、后循环缺血、颅内占位性病变等;此外,还需要排除继发性膜迷路积水。

七、检查

(一)基本检查

包括耳镜检查、纯音测听和声导抗检查。

(注:在 MD 病的早期,纯音测听结果通常为低频感音神经性耳聋,听力水平呈现波动性下降,并随病情进展可累及到全频。声导抗检查双耳鼓室压图为“A”型,同对侧声反射通常可引出且反射阈值降低,可表现为重振现象。)

(二)根据情况可以选择的检查项目

1. 听力学检查　包括脱水剂试验、耳蜗电图、耳声发射(Otoacoustic Emission,OAE)、听性脑干反应(Auditory Brainstem Response,ABR)等。

(注:脱水剂试验可选用甘油试验,甘油试验为患者早晨空腹状态接受首次纯音听阈检查,随即口服甘油溶液后每隔 1 h 复测一次纯音听阈,连续检测三次,结果判断标准:在服用甘油后,患耳 250 Hz、500 Hz、1000 Hz 出现以下情况均为阳性:①平均听阈下降≥ 15 dB;②

任何单一频率下降≥ 15 dB;③有 3 个或 3 个以上频率的阈值下降≥ 10 dB。MD 患者耳蜗电图可表现为 SP/AP 的振幅比 >0.4。耳声发射则表现为反应幅值下降或未引出,提示由于 MD 膜迷路积水,引起迷路内压力升高导致耳蜗外毛细胞功能不良; ABR 潜伏期测试可有助于排除蜗后病变。)

2. 前庭功能检查　包括自发性眼震、凝视眼震、视动、平稳跟踪、扫视、位置试验、冷热试验、旋转试验、摇头试验、头脉冲试验、前庭自旋转试验、前庭诱发肌源性电位(Vestibular Evoked Myogenic Potential, VEMP)、主观垂直视觉 / 主观水平视觉等。

(注:部分 MD 患者可出现自发性眼震,部分冷热试验可表现为半规管低频功能低下。梅尼埃病患者可表现为 VEMP 阈值升高或缺失, MD 患者凝视眼震、视动、平稳跟踪、扫视试验等中枢性视眼动检查较少出现异常。)

3. 平衡功能检查　静态或动态姿势描记、平衡感觉整合能力测试以及步态评价等。

4. 耳鸣检查　耳鸣声调及强度匹配检查。

5. 影像学检查　首选含内听道 - 桥小脑角的颅脑 MRI,有条件者可行钆造影内耳膜迷路 MRI 成像。

(注:内听道 - 桥小脑角的颅脑 MRI 排除听神经瘤等占位性病变,耳膜迷路钆造影 MRI 成像是 MD 膜迷路积水的直接证据。)

6. 病因学检查　包括免疫学检查、变应原检查、遗传学检查、内分泌功能检查等。

八、治疗

治疗目的为减少或控制眩晕发作,保存听力,减轻耳鸣及耳闷胀感。

(一)发作期的治疗

治疗原则为控制眩晕、对症治疗。发作期治疗方法如下。

1. 前庭抑制剂　包括抗组胺类、苯二氮卓类、抗胆碱能类以及抗多巴胺类药物,可有效控制眩晕急性发作,原则上使用不超过 72 h。临床常用药物包括异丙嗪、苯海拉明、安定、氯苯甲嗪、普鲁氯嗪、氟哌利多等。

2. 糖皮质激素　如果急性期眩晕症状严重或听力下降明显,可酌情口服或静脉给予糖皮质激素。

3. 支持治疗　如恶心、呕吐症状严重,可加用补液支持治疗。

注:对诊断明确的患者,按上述方案治疗的同时可加用 甘露醇、碳酸氢钠等脱水剂。

(二)间歇期的治疗

治疗原则为减少、控制或预防眩晕发作,同时最大限度地保护患者现存的内耳功能。间歇期治疗方法如下。

1. 患者教育　向患者解释梅尼埃病相关知识,使其了解疾病的自然病程规律、可能的诱发因素、治疗方法及预后。做好心理咨询和辅导工作,消除患者恐惧心理。

2. 调整生活方式　规律作息,避免不良情绪、压力等诱发因素。建议患者减少盐分摄

人,避免咖啡因制品、烟草和酒精类制品的摄入|。

3. 倍他司汀　可以改善内耳血供、平衡双侧前庭神经核放电率以及通过与中枢组胺受体的结合,达到控制眩晕发作的目的。

4. 利尿剂　有减轻内淋巴积水的作用,可以控制眩晕的发作。临床常用药物包括双氢克尿噻、氨苯蝶啶等,用药期间需定期监测血钾浓度。

5. 鼓室注射糖皮质激素　可控制患者眩晕发作,治疗机制可能与其改善内淋巴积水状态、调节免疫功能等有关。该方法对患者耳蜗及前庭功能无损伤,初始注射效果不佳者可重复鼓室给药,以提高眩晕控制率。

6. 鼓室低压脉冲治疗　可减少眩晕发作频率,对听力无明显影响。其治疗机制不清,可能与压力促进内淋巴吸收有关。通常先行鼓膜置通气管,治疗次数根据症状的发作频率和严重程度而定。

7. 鼓室注射庆大霉素　可有效控制大部分患者的眩晕症状(80%~90%),注射耳听力损失的发生率约为10%~30%,其机制与单侧化学迷路切除有关。对于单侧发病、年龄小于65岁、眩晕发作频繁、剧烈,保守治疗无效的三期及以上梅尼埃病患者,可考虑鼓室注射庆大霉素(建议采用低浓度、长间隔的方式),治疗前应充分告知患者发生听力损失的风险。

8. 手术治疗　包括内淋巴囊手术、三个半规管阻塞术、前庭神经切断术、迷路切除术等。适应证为眩晕发作频繁、剧烈,6个月非手术治疗无效的患者。

(1)内淋巴囊手术:包括内淋巴囊减压术和内淋巴囊引流术,手术旨在减轻内淋巴压力,对听力和前庭功能多无损伤。适应证:三期及部分眩晕症状严重、有强烈手术意愿的二期梅尼埃病患者。鉴于晚期梅尼埃病患者常发生内淋巴囊萎缩和内淋巴管闭塞,因此四期梅尼埃病患者不建议行内淋巴囊手术。

(2)三个半规管阻塞术:可有效控制梅尼埃病的眩晕发作,机制尚未明确,部分患者的听力和前庭功能可能会受到损伤。适应证:原则上适用于四期梅尼埃病患者;对于部分三期患者、内淋巴囊手术无效、言语识别率小于50%且强烈要求手术者也可以行该手术治疗。

(3)前庭神经切断术:旨在去除前庭神经传入,手术完全破坏前庭功能,对听力可能会产生影响。适应证:前期治疗(包括非手术及手术)无效的四期梅尼埃病患者。

(4)迷路切除术:旨在破坏前庭终器,手术完全破坏听力及前庭功能。适应证:无实用听力、多种治疗方法(包括非手术及手术)无效的四期梅尼埃病患者。

(三)前庭和听力康复治疗

治疗梅尼埃病,在控制眩晕的基础上,应尽可能地保留耳蜗及前庭功能,提高患者生活质量。

前庭康复训练:是一种物理治疗方法,适应证为稳定、无波动性前庭功能损伤的梅尼埃病患者,可缓解头晕,改善平衡功能,提高生活质量。前庭康复训 练的方法包括一般性前庭康复治疗(如Cawthorne-Cooksey练习)、个体化前庭康复治疗以及基于虚拟现实的平衡康复训练等。

听力康复:对于病情稳定的三期及四期梅尼埃病患者,可根据听力损失情况酌情考虑验配助听器或植入人工耳蜗。

（四）治疗方案的选择

基于梅尼埃病的病程、各种治疗对眩晕的控制率以及对听力的影响等因素，本指南对梅尼埃病治疗方案进行了总结（表 2-1-9-1），在进行对内耳功能有潜在损伤的治疗前，需根据患者意愿综合考虑并充分告知。

表 2-1-9-1　梅尼埃病治疗方案的选择

临床分期	治疗方案
一期	患者教育，改善生活方式，倍他司汀，利尿剂，鼓室注射糖皮质激素，前庭康复训练
二期	患者教育，改善生活方式，倍他司汀，利尿剂，鼓室注射糖皮质激素，低压脉冲治疗，前庭康复训练
三期	患者教育，改善生活方式，倍他司汀，利尿剂，鼓室注射糖皮质激素，低压脉冲治疗，内淋巴囊手术，鼓室注射庆大霉素，前庭康复训练
四期	患者教育，改善生活方式，倍他司汀，利尿剂，鼓室注射糖皮质激素，低压脉冲治疗，鼓室注射庆大霉素，三个半规管阻塞术，前庭神经切断术，迷路切除术，前庭康复训练

注：对于部分眩晕发作频繁、剧烈，有强烈手术意愿的二期患者也可以考虑行内淋巴囊手术；对于部分眩晕发作频繁、剧烈，内淋巴囊手术无效，言语识别率小于 50%，强烈要求手术的三期患者也可考虑行三个半规管阻塞术。

九、疗效评定

（一）眩晕疗效评定

1. 梅尼埃病眩晕发作次数（需排除非梅尼埃病眩晕发作）　采用治疗后 18~24 个月期间眩晕发作次数与治疗之前 6 个月眩晕发作次数进行比较，按分值计。得分 =（结束治疗后 18~24 个月期间发作次数 / 开始治疗之前 6 个月发作次数）× 100。

根据得分值将眩晕控制程度分为 5 级：A 级，0 分（完全控制）；B 级，1~40 分（基本控制）；C 级，41~80 分（部分控制）；D 级，81~120 分（未控制）；E 级，>120 分（加重）。

2. 眩晕发作的严重程度及对日常生活的影响　从轻到重，划分为 5 级：0 分，活动不受眩晕影响；1 分，轻度受影响，可进行大部分活动；2 分，中度受影响，活动需付出巨大努力；3 分，日常活动受限，无法工作，必须在家中休息；4 分，活动严重受限，整日卧床或无法进行绝大多数活动。

3. 生活质量评价　可采用头晕残障问卷（Dizziness Handicap Inventory，DHI）等量表进行评价。

（二）听力疗效评定

以治疗前 6 个月最差一次纯音测听 0.5、1.0、2.0 kHz 的平均听阈减去治疗后 18~24 个月期间最差一次的相应频率平均听阈进行评定。A 级：改善 >30 dB 或各频率听阈 30 dB 或各频率听阈 <20 dB HL，B 级：改善 15~30 dB；C 级：改善 0~14 dB；D 级：改善 <0 dB。

双侧梅尼埃病，应分别进行听力评定。

（三）耳鸣评价

耳鸣是梅尼埃病的伴随症状，部分患者的耳鸣可影响其生活质量。通过耳鸣匹配或掩蔽试验可以了解耳鸣声的特征。改良的患者“耳鸣痛苦程度”分级如下：0级，没有耳鸣；1级，偶有（间歇性）耳鸣，但不影响睡眠及工作；2级，安静时持续耳鸣，但不影响睡眠；3级，持续耳鸣，影响睡眠；4级，持续耳鸣，影响睡眠及工作；5级，持续严重耳鸣，不能耐受。

此外，可以采用耳鸣残障问卷（tinnitus handicap inventory，THI）等量表评价耳鸣对患者生活质量的影响。

（张静　周慧芳　天津医科大学总医院）

【参考文献】

[1] 中华耳鼻咽喉头颈外科杂志编辑委员会，中华医学会耳鼻咽喉头颈外科学分会. 梅尼埃病诊断和治疗指南 [J]. 中华耳鼻咽喉头颈外科杂志，2017，53（3）：167-172.

第十节　良性阵发性位置性眩晕诊疗指南（2017年）概要

一、前言

良性阵发性位置性眩晕（Benign paroxysmal positional vertigo，BPPV）俗称“耳石症”，是外周性眩晕疾病谱系中最常见的发作性眩晕。近十余年来，随着对耳石症认识的不断深入，新的临床证据、检查技术和治疗手段不断涌现，随之也出现了临床诊断的随意性和泛化，如何准确地诊断和提高有效的治疗该疾病是我们面临的现实问题。因此，中华耳鼻咽喉头颈外科杂志编辑委员会和中华医学会耳鼻咽喉头颈外科学分会在参考借鉴国外最新指南的同时，结合中国国情，制定出台了《良性阵发性位置性眩晕的诊断和治疗指南（2017）》，以期规范、完善国内BPPV的诊疗工作。

二、定义

BPPV是一种相对于重力方向的头位变化所诱发的、以反复发作的短暂性眩晕和特征性眼球震颤为表现的外周性前庭疾病，常具有自限性，易复发。

三、流行病学

BPPV检查技术的快速发展和诊断标准的不断完善导致不同时期的流行病学数据差异较大，目前为止报道的年发病率为（10.7~600）/10万，年患病率约1.6%，终生患病率约2.4%。BPPV占前庭性眩晕患者的20%~30%，男女比例为1：1.5~1：2.0，通常40岁以后高发，且发病率随年龄增长呈逐渐上升趋势。

四、临床分类

目前尚无统一的分类标准，可按照病因和受累半规管进行分类。

（一）按病因分类

（1）特发性 BPPV 病因不明，约占 50%~97%。

（2）继发性 BPPV 继发于其他耳科或全身系统性疾病，如梅尼埃病、前庭神经炎、特发性突聋、中耳炎、头部外伤、偏头痛、手术后（中耳内耳手术、口腔颌面手术、骨科手术等）以及应用耳毒性药物等。

（二）按受累半规管分类

（1）后半规管 BPPV 最为常见，约占 70%~90%，其中嵴帽结石症约占 6.3%。

（2）外半规管 BPPV（水平半规管 BPPV）约占 10%~30%。根据滚转试验（roll test）时出现的眼震类型可进一步分为向地性眼震型和离地性眼震型，其中向地性眼震型占绝大部分。

（3）前半规管 BPPV 少见类型，约占 1%~2%。

（4）多半规管 BPPV 为同侧多个半规管或双侧半规管同时受累，约占 9.3%~12%。

五、发病机制

BPPV 确切的发病机制尚不清楚，目前公认的学说包括以下两种。

（一）管结石症（cananlithiasis）

椭圆囊囊斑上的耳石颗粒脱落后进入半规管管腔，当头位相对于重力方向改变时，耳石颗粒受重力作用相对半规管管壁发生位移，引起内淋巴流动，导致壶腹嵴嵴帽偏移，从而出现相应的体征和症状。当耳石颗粒移动至半规管管腔中新的重力最低点时，内淋巴流动停止，嵴帽回复至原位，症状及体征消失。

（二）嵴帽结石症（cupulolithiasis）

椭圆囊囊斑上的耳石颗粒脱落后黏附于壶腹嵴嵴帽，导致嵴帽相对于内淋巴的密度改变，使其对重力敏感，从而出现相应的症状及体征。

六、临床表现

典型的 BPPV 发作是由患者相对于重力方向改变头位（如起床、躺下、左右翻身、低头或抬头）所诱发的、突然出现的短暂性眩晕（通常持续不超过 1 min）。其他症状可包括恶心、呕吐等自主神经症状，头晕、头重脚轻、漂浮感、平衡不稳感以及振动幻视等。

七、诊断

（一）诊断标准

1. 相对于重力方向改变头位后出现反复发作的、短暂的眩晕或头晕（通常持续不超过1 min）。

2. 位置试验中出现眩晕及特征性位置性眼震。

3. 排除其他疾病，如前庭性偏头痛、前庭阵发症、中枢性位置性眩晕、梅尼埃病、前庭神经炎、迷路炎、上半规管裂综合征、后循环缺血、体位性低血压、心理精神源性眩晕等。

（二）眼震特征

1. 概述

（1）潜伏期：管结石症中，眼震常发生于激发头位后数秒至数十秒，而嵴帽结石症常无潜伏期。

（2）时程：管结石症眼震短于1 min，而嵴帽结石症长于1 min。

（3）强度：管结石症呈渐强，渐弱改变，而嵴帽结石症可持续不衰减。

（4）疲劳性：多见于后半规管BPPV。

2. 各类BPPV位置试验的眼震特点

1）后半规管BPPV：在Dix-Hallpike试验或侧卧试验（side-lying test）中患耳向地时出现带扭转成分的垂直上跳性眼震（垂直成分向上，扭转成分向下位耳），由激发头位回复至坐位时眼震方向逆转。

2）外半规管BPPV：

（1）眼震分型：①水平向地性：若双侧滚转均可诱发水平向地性眼震（可略带扭转成分），持续时间 <1 min，则可判定为漂浮于外半规管后臂内的管石症；②水平离地性：双侧滚转试验均可诱发水平离地性眼震（可略带扭转成分），若经转换手法或能自发转变为水平向地性眼震，持续时间 <1 min，则可判定为漂浮于外半规管前臂内的管石症；若诱发的水平离地性眼震不可转换，持续时间≥1 min，且与体位维持时间一致，则可判定为外半规管嵴帽结石症。

（2）患侧判定：滚转试验中水平向地性眼震诱发眼震强度大、持续时间长的一侧为患侧；水平离地性眼震中诱发眼震强度小、持续时间短的一侧为患侧。当判断患侧困难时，可选择假性自发性眼震（pseudo-spontaneous nystagmus）、眼震消失平面（null plane）、低头 - 仰头试验（bow and lean test）、坐位 - 仰卧位试验（1ying-down test）等加以辅助判断。

（3）前半规管BPPV：在Dix-Hallpike试验或正中深悬头位试验（straight head-hanging test）中出现带扭转成分的垂直下跳性眼震（垂直成分向下，扭转成分向患耳），若扭转成分较弱，可仅表现为垂直下跳性眼震。

（4）多半规管BPPV：多种位置试验可诱发相对应半规管的特征性眼震。

注释：描述眼震垂直方向时，向上为指向眶上缘，向下为指向眶下缘。眼震扭转方向是以眼球上极为标志、其快相所指的方向。

（三）诊断分级

1. 确定诊断

1）相对于重力方向改变头位后出现反复发作的、短暂的眩晕或头晕。

2）位置试验可诱发眩晕及眼震，眼震特点符合相应半规管兴奋或抑制的表现：

（1）后半规管 BPPV：患耳向地时出现带扭转成分的垂直上跳性眼震（垂直成分向上，扭转成分向下位耳），回到坐位时眼震方向逆转，眩晕及眼震持续时间通常不超过 1 min。

（2）外半规管 BPPV：双侧位置试验均可诱发水平向地性或水平离地性眼震。

3）排除其他疾病。

2. 可能诊断

（1）相对于重力方向改变头位后出现反复发作的、短暂的眩晕或头晕，持续时间通常不超过 1 min。

（2）位置试验未诱发出眩晕及眼震。

（3）排除其他疾病。

注释：病史符合 BPPV 诊断，但位置试验未诱发出眩晕及眼震，可能是 BPPV 已自愈或反复处于激发头位导致的疲劳现象，择期复查位置试验可能会有助于提高诊断的准确性。

3. 存在争议的综合征

（1）相对于重力方向改变头位后出现反复发作的、短暂的眩晕或头晕。

（2）位置试验诱发出的眼震不符合相应半规管兴奋或抑制的表现、难以和中枢性位置性眼震相鉴别，或多个位置试验中出现位置性眼震、但无法确定责任半规管，或同时出现外周和中枢性位置性眼震，或位置试验中出现眩晕、但未观察到眼震。

注释：存在争议的综合征是指具有位置性眩晕的症状、但可能不是 BPPV 的一类疾病，包括前半规管管结石症、后半规管嵴帽结石症、多半规管管结石症等，对此类患者需要重点和中枢性位置性眩晕相鉴别。

4. 轻嵴帽是近年来新提出的一种外周性位置性眩晕学说，可部分解释持续向地性位置性眼震（direction.changing positional nystagmus，DCPN）的产生，但尚需进一步验证。此类眩晕多源于外半规管，其临床特征包括：双侧滚转试验中出现持续 DCPN，且无潜伏期、无疲劳性；低头位及俯卧位时水平眼震向患侧，仰卧位时水平眼震向健侧，可以找到眼震消失平面。考虑轻嵴帽时，需排除中枢病变。

八、检查

（一）基本检查

BPPV 的基本检查为位置试验。

（二）可选检查

1. 前庭功能检查　包括自发性眼震、凝视眼震、视动、平稳跟踪、扫视、冷热试验、旋转试验、摇头试验、头脉冲试验、前庭自旋转试验、前庭诱发肌源性电位、主观垂直视觉 / 主观水平视觉等。

2. 听力学检查　包括纯音测听、声导抗、听性脑干反应、耳声反射、耳蜗电图等。

3. 影像学检查　包括颞骨高分辨率 CT、含内听道 - 桥小脑角的颅脑 MRI。

4. 平衡功能检查　包括静态或动态姿势描记、平衡感觉整合能力测试以及步态评价等。

5. 病因学检查　包括钙离子、血糖、血脂、尿酸、性激素等相关检查。

九、治疗

（一）耳石复位

耳石复位是目前治疗 BPPV 的主要方法，操作简便，可徒手或借助仪器完成，效果良好。复位时应根据不同半规管类型选择相应的方法（表 2-1-10-1）。多半规管 BPPV，采用相应的复位手法依次治疗各半规管 BPPV，优先处理诱发眩晕和眼震更强烈的责任半规管，一个半规管复位成功后，其余受累半规管的复位治疗可间隔 1~7 d 进行。手法复位操作困难的患者，可选择耳石复位仪辅助复位。

表 2-1-10-1　良性阵发性位置性眩晕（BPPV）耳石方案

受累半规管	诊断试验	复位手法
后半规管 BPPV	Dix-Hallpike 试验、侧卧试验	Epley 法、改良 Epley、Semont 法
外半规管 BPPV	滚转试验	管结石症：Barbecue 法、Gufoni 法（向健侧）
前半规管 BPPV	Dix-Hallpike 试验、正中深悬头位试验	Yacovino 法

（二）药物治疗

原则上药物并不能使耳石复位，但鉴于 BPPV 可能和内耳退行性病变有关或合并其他眩晕疾病，下列情况可以考虑药物辅助治疗。

1. 当合并其他疾病时，应同时治疗该类疾病。

2. 复位后有头晕、平衡障碍等症状时，可给予改善内耳微循环的药物，如倍他司汀、银杏叶提取物等。

3. 因前庭抑制剂可抑制或减缓前庭代偿，故不推荐常规使用。

（三）手术治疗

对于诊断清楚、责任半规管明确，经过 1 年以上规范的耳石复位等综合治疗仍然无效且活动严重受限的难治性患者，可考虑行半规管阻塞等手术治疗。

（四）前庭康复训练

前庭康复训练是一种物理训练方法，通过中枢适应和代偿机制提高患者前庭功能，减轻前庭损伤导致的后遗症。前庭康复训练可作为 BPPV 患者耳石复位的辅助治疗，用于复位无效以及复位后仍有头晕或平衡障碍的病例，或在复位治疗前使用以增加患者对复位的耐受性。如果患者拒绝或不耐受复位治疗，那么前庭康复训练可以作为替代治疗。

十、疗效评估

（一）评估指标

1. 主要评估指标　位置性眩晕（主观评估）。

2. 次要评估指标　位置性眼震（客观评估）。

3. 辅助评估指标　生活质量，最常用评估工具是头晕残障问卷（dizziness hadcap inventory，DHI）。

注释：疗效评估以患者的主观感受为主，如位置性眩晕消失则可认为临床治愈；如仍有位置性眩晕或头晕，则再行位置试验，根据位置性眼震的结果综合判断疗效。

（二）评估时机

可根据不同临床需求选择相应的时间点进行疗效评估（表 2-1-10-2）。

表 2-1-10-2　BPPV 疗效评估

评估类型	评估时间	评估目的
即时评估	初始治疗完成后 1 天	评价耳石复位疗效
短期评估	初始治疗完成后 1 周	评价耳石复位、前庭康复训练和药物治疗的综合疗效
长期评估	初始治疗完成后 1 个月	评价综合治疗的疗效，验证初步诊断的正确性并进行必要的补充诊断或修订诊断

（三）疗效分级

治愈：位置性眩晕消失。

改善：位置性眩晕和（或）位置性眼震减轻，但未消失。

无效：位置性眩晕和（或）位置性眼震未减轻，甚至加剧。

注：位置性眩晕及眼震需符合确定 BPPV 的诊断标准。

（苏娟　周慧芳　天津医科大学总医院）

【参考文献】

[1] 中华耳鼻咽喉头颈外科杂志编辑委员会，中华医学会耳鼻咽喉头颈外科学分会. 良性阵发性位置性眩晕诊断和治疗指南（2017）[J]. 中华耳鼻咽喉头颈外科杂志，2017，52（3）：173-177.

第十一节　中国特发性面神经麻痹诊治指南（2016 年）概要

特发性面神经麻痹也称 Bell 麻痹，是常见的脑神经单神经病变，为面瘫最常见的原因。该病确切病因未明，可能与病毒感染或炎性反应等有关。临床特征为急性起病，多在 3 天左右达到高峰，表现为单侧周围性面瘫，无其他可识别的继发原因。该病具有自限性，但早期合理的治疗可以加快面瘫的恢复，减少并发症。

一、诊断

(一)临床特点

1. 任何年龄、季节均可发病。

2. 急性起病,病情多在3天左右达到高峰。

3. 临床主要表现为单侧周围性面瘫,如受累侧闭目、皱眉、鼓腮、示齿和闭唇无力,以及口角向对侧歪斜;可伴有同侧耳后疼痛或乳突压痛。根据面神经受累部位的不同,可伴有同侧舌前2/3味觉消失、听觉过敏、泪液和唾液分泌障碍。个别患者可出现口唇和颊部的不适感。当出现瞬目减少、迟缓、闭目不拢时,可继发同侧角膜或结膜损伤。

诊断特发性面神经麻痹时需要注意:

(1)该病的诊断主要依据临床病史和体格检查。详细的病史询问和仔细的体格检查是排除其他继发原因的主要方法。

(2)检查时应要特别注意确认临床症状出现的急缓。

(3)注意寻找是否存在神经系统其他部位病变表现。

(4)注意询问既往史,如糖尿病、卒中、外伤、结缔组织病、面部或颅底肿瘤以及有无特殊感染病史或接触史。

(二)实验室检查

1. 对于特发性面神经麻痹的患者不建议常规进行化验、影像学和神经电生理检查。

2. 当临床需要判断预后时,在某些情况下,神经电生理检测可提供一定帮助。

(三)诊断标准

1. 急性起病,通常3天左右达到高峰。

2. 单侧周围性面瘫,伴或不伴耳后疼痛、舌前味觉减退、听觉过敏、泪液或唾液分泌异常。

3. 排除继发原因。

(四)鉴别诊断

在所有面神经麻痹的患者中,70%左右为特发性面神经麻痹,30%左右为其他病因所致,如吉兰-巴雷综合征(格林巴利综合征)、多发性硬化、结节病、糖尿病周围神经病等。

对于急性起病的单侧周围性面瘫,在进行鉴别诊断时,主要通过病史和体格检查,寻找有无特发性面神经麻痹不典型的特点。特发性面神经麻痹不典型表现包括:双侧周围性面瘫;既往有周围性面瘫史,再次发生同侧面瘫;只有面神经部分分支支配的肌肉无力;伴有其他脑神经的受累或其他神经系统体征。

二、治疗

(一)药物治疗

1. 糖皮质激素　对于所有无禁忌证的16岁以上患者,急性期尽早口服使用糖皮质激素治疗,可以促进神经损伤的尽快恢复,改善预后。通常选择泼尼松或泼尼松龙口服, 30~60 mg/d,连用 5 天,之后于 5 天内逐步减量至停用。发病 3 天后使用糖皮质激素口服是否能够获益尚不明确。儿童特发性面神经麻痹恢复通常较好,使用糖皮质激素是否能够获益尚不明确;对于面肌瘫痪严重者,可以根据情况选择。

2. 抗病毒治疗　对于急性期的患者,可以根据情况尽早联合使用抗病毒药物和糖皮质激素,可能会有获益,特别是对于面肌无力严重或完全瘫痪者;但不建议单用抗病毒药物治疗。抗病毒药物可以选择阿昔洛韦或伐西洛韦,如阿昔洛韦口服每次 0.2~0.4 g,每日 3~5 次,或伐昔洛韦口服每次 0.5~1.0 g,每日 2~3 次;疗程 7~10 天。

3. 神经营养剂　临床上通常给予 B 族维生素,如甲钴胺和维生素 B_1 等。

(二)眼部保护

当患者存在眼睑闭合不全时,应重视对患者眼部的保护。由于眼睑闭合不拢、瞬目无力或动作缓慢,导致异物容易进入眼部,泪液分泌减少,使得角膜损伤或感染的风险增加,必要时应请眼科协助处理。建议根据情况选择滴眼液或膏剂防止眼部干燥,合理使用眼罩保护,特别是在睡眠中眼睑闭合不拢时尤为重要。

(三)外科手术减压

关于外科手术行面神经减压的效果,目前研究尚无充分的证据支持有效,并且手术减压有引起严重并发症的风险,手术减压的时机、适应证、风险和获益仍不明确。(建议参考《耳鼻咽喉头颈外科学》贝尔面瘫章节)。

(四)神经康复治疗

可以尽早开展面部肌肉康复治疗。

在国内临床上,经常采用针灸和理疗等方法来治疗特发性面神经麻痹,但是不同的专家对针灸和理疗的疗效和时机尚持不同意见,还需要设计更加严格的大样本临床试验进行证实。

三、预后

大多数特发性面神经麻痹预后良好。大部分患者在发病后 2~4 周开始恢复, 3~4 个月后完全恢复。在面肌完全麻痹的患者,即使未接受任何治疗,仍有 70% 在发病 6 个月后也可以完全恢复。部分患者可遗留面肌无力、面肌联带运动、面肌痉挛或鳄鱼泪现象。

附:表 2-1-11-1 为 House-Brackmann 面神经功能分级标准

表 2-1-11-1　House-Brackmann 面神经功能分级标准

分级	程度	大体观	静止状态	运动状态		
				额	眼	口
Ⅰ	正常	各区面肌运动正常	正常	皱额正常	闭眼正常	正常对称

续表

分级	程度	大体观	静止状态	运动状态		
				额	眼	口
Ⅱ	轻度	仔细检查时有轻度的面肌无力， 可有非常轻的联带运动	面部对称，肌张力正常	皱额正常	稍用力 闭眼完全	口角轻度 不对称
Ⅲ	中度	明显的面肌无力，无面部变形， 可有联带运动，面肌挛缩或痉挛	面部对称，肌张力正常	皱额减弱	用力后 闭眼完全	口角用最大力 后轻度不对称
Ⅳ	中重度	明显的面肌无力和 / 或面部变形 有明显联带运动	面部对称，肌张力正常	皱额不能	闭眼 不完全	口角用最大力后 不对称
Ⅴ	重度	仅有几乎不能察觉的面部运动	面部不对称	皱额不能	闭眼 不完全	口角轻微运动
Ⅵ	完全麻痹	无运动	面部明显不对称	皱额不能	闭眼不能	口角无运动

【参考文献】

[1] 中华医学会神经病学分会，中华医学会神经病学分会神经肌肉病学组，中华医学会神经病学分会肌电图与临床神经电生理学组，等. 中国特发性面神经麻痹诊治指南 [J]. 中华神经科杂志，2016，49（2）：84-86.

（杨东　天津医科大学总医院）

第二章　鼻部疾病诊疗指南

第一节　中国变应性鼻炎诊疗指南(2015年)概要

一、前言

近年来AR成为主要的呼吸道慢性炎性疾病,患病率显著增加,给患者的生活质量和社会经济带来严重影响,临床上各种诊疗措施应运而生。国内外20多年来AR临床指南已更新数次,对中国AR临床诊疗的规范化起到促进和推动作用,但在实际应用中仍有诊断和治疗不规范等诸多现象,不仅影响疗效,且造成医疗费用的巨大消耗。

二、定义

变应性鼻炎(allergic rhinitis, AR)是机体暴露于变应原后主要由IgE介导的鼻黏膜非感染性慢性炎性疾病。

三、流行病学

变应性鼻炎(Allergic rhinitis, AR)是临床最常见的慢性鼻病,影响着全世界40%人口的生活质量,已成为全球性的健康问题。自2005年我国首次开展成人AR全国流行病学调查后, 2011年调查结果显示国内成人AR的自报患病率已经从2005年的11.1%上升到17.6%,最低为成都9.6%,最高为上海23.9%。

四、发病机制

变应原的吸入可诱导特应性个体区域引流淋巴结和鼻腔局部产生特异性IgE,特异性IgE与鼻黏膜的肥大细胞和嗜碱粒细胞表面的IgE受体相结合,形成致敏状态;当机体再次接触相同变应原时,变应原与肥大细胞和嗜碱粒细胞表面的IgE结合,活化了肥大细胞和嗜碱粒细胞,导致组胺和白三烯等炎性介质释放,导致鼻痒、打喷嚏、清水样涕等症状,该过程称为速发相反应。组胺还可导致炎性介质(白三烯、前列腺素和血小板活化因子等)进一步释放,鼻黏膜水肿导致鼻塞,该过程称为迟发相反应。AR发作时P物质和神经肽降钙素基因相关肽(GRPC)明显升高,与鼻腔高反应性密切相关。AR的发病与遗传和环境的相互作用有关。非 IgE 介导的炎性反应也参与了 AR 的发生发展。哮喘发病过程中的支气管组织重塑较重，AR 鼻腔组织的重塑较轻微。研究显示，某些患者在缺乏全身致敏的情况下（变应原 SPT 和血清特异性 IgE 均阴性）也会出现类似于经典 AR 的临床表现，其鼻黏膜存在特异性 IgE，变应原鼻激发试验阳性，这被称为“局部变应性鼻炎”。

五、临床分类

（一）按变应原种类分类

1. 季节性 AR　症状发作呈季节性，常见致敏原为花粉、真菌的季节性吸入物变应原。花粉过敏引起的季节性 AR 也称花粉症。不同地区的季节性变应原暴露的时间受地理环境和气候条件等因素影响。

2. 常年性 AR　症状发作呈常年性，常见致敏原为尘螨、蟑螂、动物皮屑等室内常年性吸入物变应原，以及某些职业性变应原。

（二）按症状发作时间分类

1. 间歇性 AR　症状发作 <4 天 / 周，或 < 连续 4 周。

2. 持续性 AR　症状发作≥ 4 天 / 周，且≥连续四周。

（三）按疾病严重程度分类

1. 轻度 AR　症状轻微，对生活质量（包括睡眠、日常生活、工作和学习；下同）未产生明显影响。

2. 中重度 AR　症状较重或严重，对生活质量产生明显影响。

六、诊断

（一）临床表现

1. 症状　AR 的典型症状为阵发性喷嚏、清水样涕、鼻痒和鼻塞。可伴有眼部症状，包括眼痒、流泪、眼红和灼热感等，多见于花粉过敏患者。40% 的 AR 患者可合并支气管哮喘。

2. 体征　AR 发作时最主要的体征是双侧鼻黏膜苍白、肿胀，下鼻甲水肿，鼻腔有多量水样分泌物。眼部体征主要为结膜充血、水肿，有时可见乳头样反应。伴有哮喘、湿疹或特应性皮炎的患者有相应的肺部、皮肤体征。

（二）实验室检测

1. 皮肤试验　变应原皮肤试验是确定 IgE 介导的 I 型变态反应的重要检查手段，称为变应原体内检测，主要方法包括皮肤点刺试验（skin prick test，SPT）和皮内试验。SPT 具有高敏感性和较高特异性，对 AR 的诊断提供有价值的证据。患者对某种变应原产生超敏反应，则 20 min 内在皮肤点刺部位出现风团和红斑，与阴性对照比较，风团平均直径 >3 mm 判定为 SPT 阳性。应注意的是，SPT 的结果会受到一些药物的影响，特别是口服 H1 抗组胺药、抗抑郁药和外用糖皮质激素，因此在行皮肤试验前应注意停药时间。

2. 血液检查

(1)血清总 IgE 检测:变应性疾病、自身免疫病、免疫系统缺陷病、寄生虫感染以及其他一些因素(如种族)均可使体内总 IgE 水平增加,不能作为 AR 的诊断依据。

(2)血清特异性 IgE 检测:即变应原体外检测,在变应性疾病的诊断中被广泛使用。特异性 IgE 检测适用于任何年龄的患者,不受皮肤条件的限制,其与 SPT 具有相似的诊断性能,但各有特点。通常,血清特异性 IgE 水平的临界值为 0.35 kU/L,≥ 0.35 kU/L 即为阳性,提示机体处于致敏状态。血清特异性 IgE 水平可以客观反映机体的致敏情况,阳性结果可明确主要致敏变应原。

3. 鼻激发试验　当患者病史和临床表现高度怀疑 AR,而 SPT 及血清特异性 IgE 检测为阴性,或查出多种变应原致敏,需要寻找关键致敏原时,可进一步行鼻激发试验,是诊断 AR 的"金标准",对于 SPT 及血清特异性 IgE 阴性的局部 AR 患者,更是一种最佳的确诊手段。进行鼻激发试验时,应该两侧鼻腔同时进行。记录激发试验后产生的症状,并与客观检查结果(鼻分泌物的量、鼻阻力或气流的变化等)进行综合评价。

4. 其他检查　包括鼻分泌物涂片、鼻灌洗液中特异性 IgE 测定、血清变应原组分特异性 IgE 检测、外周血嗜碱性粒细胞活化试验等。

(三)诊断标准

诊断依据为:①症状:打喷嚏、清水样涕、鼻痒和鼻塞等症状出现 2 个或以上,每天症状持续或累计在 1 h 以上,可伴有流泪、眼痒和充血等眼部症状;②体征:常见鼻黏膜苍白、水肿,鼻腔水样分泌物;③变应原检测:至少一种变应原 SPT 和 / 或血清特异性 IgE 阳性。AR 的诊断应根据患者典型的过敏病史、临床表现以及与其一致的变应原检测结果而作出。

七、预防与治疗

AR 的治疗原则包括环境控制、药物治疗、免疫治疗和健康教育,概括地形容为"防控结合,四位一体"。AR 的治疗方法包括对因治疗和对症治疗,前者目前主要采用变应原特异性免疫治疗,后者包括药物治疗和外科治疗等。

(一)避免接触变应原

对于经常暴露于高浓度室内变应原(尘螨、动物皮屑等)的 AR 患者,在环境评估之后,建议采用多方面措施避免接触尘螨和宠物。应用花粉阻隔剂对尘螨过敏的常年性 AR 患者的鼻部症状和生活质量有明显改善作用。对花粉过敏的 AR 患者,最好避开致敏花粉播散的高峰期。在自然暴露于花粉的环境中,患者使用特制的口罩、眼镜、鼻腔过滤器、花粉阻隔剂及惰性纤维素粉等可减少致敏花粉吸入鼻腔或与结膜接触。

(二)药物治疗

1. 糖皮质激素

(1)鼻用糖皮质激素(intranasal corticosteroids , INCSs):INCSs 是 AR 的一线治疗药物,其强力的抗炎特性直接影响 AR 患者鼻腔炎症的病理生理机制。INCSs 是目前治疗 AR

最有效的药物,临床推荐使用。INCSs 不但显著减轻 AR 鼻部症状(包括喷嚏、鼻痒、流涕和鼻塞),且显著改善 AR 患者的生活质量和睡眠质量。持续治疗或者最低维持剂量的持续治疗效果明显优于间断治疗。INCSs 显著改善嗅觉功能,眼部症状哮喘控制水平和肺功能。

INCSs 的安全性和耐受性良好,常见的副作用是局部不良反应,包括烧灼感、鼻腔干燥、刺痛、鼻出血、咽炎和咳嗽等,症状多为轻度。INCSs 对儿童的生长发育总体上无显著影响,应用 INCSs 长期治疗时,注意定期监测儿童身高。

(2)口服糖皮质激素:口服糖皮质激素是 AR 的二线治疗药物,临床需要慎重和酌情使用。对于中-重度常年性 AR 患者或者季节性 AR 开始阶段如无法控制严重鼻塞,可考虑短期口服糖皮质激素,宜选择安全性和耐受性较好的剂型,剂量按患者体重计算(0.5~ 1.0 mg/kg),早晨顿服,疗程 5 - 7 d,可以突然停药,不需撤药。必须注意全身使用糖皮质激素的不良反应,避免用于儿童、老年人以及有糖皮质激素禁忌证的患者。

(3)注射糖皮质激素:肌肉、静脉或鼻甲内注射糖皮质激素由于其显著的副作用,临床上不予推荐。

2. 抗组胺药

抗组胺药与组胺共有的乙胺基团 X-CH_2-CH_2-N 可以直接阻断组胺与 H1 受体的结合,发挥拮抗组胺作用,也称 H1 受体拮抗剂。第二代抗组胺药具有一定的抗炎作用。

1)口服抗组胺药　第二代抗组胺药为 AR 的一线治疗药物。这类药物起效快速,作用持续时间较长,能明显缓解鼻部症状特别是鼻痒、喷嚏和流涕,对合并眼部症状也有效,但对改善鼻塞的效果有限。

2)鼻用抗组胺药　AR 的一线治疗药物,临床推荐使用,对鼻塞症状的缓解有明显的疗效 。一般每天用药 2 次,疗程不少于 2 周。鼻用抗组胺药比口服抗组胺药起效更快,通常用药后 15~30 min 即起效。鼻用抗组胺药安全性好,苦味为主要不良反应,发生率在 1.4%~16.7% 之间。其他不良反应少见,包括鼻腔烧灼感、鼻出血、头痛和嗜睡等。鼻用抗组胺药孕期使用的安全性尚缺乏数据。

3)抗白三烯药　抗白三烯药为非激素类抗炎药,又称为白三烯调节剂,可分为白三烯受体拮抗剂和白三烯合成抑制剂 2 类,广泛用于治疗气道变态反应性疾病。推荐使用口服白三烯受体拮抗剂作为治疗 AR 的一线药物。白三烯受体拮抗剂的安全性和耐受性良好,不良反应较轻微,主要为头痛、口干、咽炎等。对鼻喷糖皮质激素治疗后鼻部症状(主要是鼻塞)未得到良好控制的中 - 重度 AR 患者,推荐联合使用白三烯受体拮抗剂以增强疗效。

4)肥大细胞膜稳定剂

(1)鼻用肥大细胞膜稳定剂:儿童及成人 AR 的二线治疗药物,临床酌情使用。鼻用肥大细胞膜稳定剂耐受性和安全性好,可用于儿童、孕妇或哺乳期妇女,用药后的不良反应有鼻部刺痛、烧灼感、头痛、喷嚏、嗅觉改变等副反应,罕见副作用有鼻出血、皮疹等。

(2)口服肥大细胞膜稳定剂:儿童及成人 AR 的二线治疗药物,临床酌情使用,代表药物有曲尼司特、酮替芬、吡嘧司特钾、四唑色酮等。

5)减充血剂　减充血剂有两种,一种为非选择性的拟交感胺类包括肾上腺素和麻黄碱，目前较少应用。第二种为咪唑啉类，包括萘甲唑啉、赛洛唑啉、羟甲唑啉等，是常用的鼻腔减充血剂。局部减充血剂为国内外指南推荐治疗鼻炎的二线药物。

6）抗胆碱能药　鼻用抗胆碱能药有效控制流涕，还可改善鼻塞、鼻痒和喷嚏等，为AR的二线治疗药物，临床酌情使用。常用药物为异丙托溴铵和苯环喹溴铵。鼻用抗胆碱能药很少全身吸收，无明显全身性抗胆碱能作用，但青光眼或前列腺肥大患者应慎用。局部除可有鼻黏膜干燥、出血等不适外，对鼻腔黏液纤毛传输功能无影响。

7）中药　AR属于中医"鼻鼽"的范畴，祖国医学通过辨证论治，将其分为肺气虚寒、脾气虚弱、肾阳不足、肺经伏热等类型。中草药与安慰剂相比显著降低持续性AR患者的鼻部症状总评分及改善AR患者的生活质量，中药治疗AR的确切效果还需要通过高质量、大样本、多中心临床研究加以证实。

8）鼻腔盐水冲洗　鼻腔盐水冲洗是一种安全、方便、价廉的治疗方法，通常用于鼻腔和鼻窦炎性疾病的辅助治疗。

（三）特异性免疫治疗

特异性免疫治疗主要适用于尘螨过敏导致的中 - 重度持续性AR，合并其他变应原数量少（1~2种），最好是单一尘螨过敏的患者。皮下免疫治疗（SCIT）通常在5岁以上的患者中开展，舌下免疫治疗（SLIT）可以放宽到3岁。ARIA指南建议在疾病初期即可开展特异性免疫治疗，持续3年以上，无需以药物治疗失败为前提。

1. 皮下免疫治疗　特异性变应原皮下免疫治疗经历了100余年历史，其临床疗效已得到充分的论证，并可调节患者全身免疫功能，由此阻断或逆转疾病自然进程。儿童患者早期开展皮下免疫治疗，对疾病的预后具有特殊重要的意义。皮下免疫治疗可分为常规免疫治疗和快速免疫治疗，后者又可分为集群免疫治疗和冲击免疫治疗。目前国内临床应用较多的是常规免疫治疗和集群免疫治疗。

在过敏性疾病患者的诊疗过程，专科医师应评估是否皮下免疫治疗适应证和禁忌证，如患者接受，则签署知情同意。然后确定详细的皮下免疫治疗常规或集群治疗方案，总疗程一般为3年，3年以后可以根据患者意愿继续维持2年或以上。

皮下免疫治疗可能出现局部或全身不良反应，其中最应受到高度重视的是严重过敏反应。需要频繁注射，每次均要求患者去医院就诊，限制了皮下免疫治疗的临床应用。

皮下免疫治疗不良反应可分为局部不良反应和全身不良反应。局部反应主要包括局部瘙痒、风团、肿胀、硬结、坏死等。红肿反应一般24 h内自行消退，不影响治疗；如果连续发生红肿反应，提示剂量过大，应予减量并予局部对症处理。

2. 舌下免疫治疗　舌下免疫治疗是一种给药途径完全不同于皮下免疫治疗的新型特异性免疫治疗方法。推荐舌下免疫治疗作为治疗AR患者的一线治疗手段，具有无创性、高效性和安全性等多方面的优势。

舌下免疫治疗（SLIT）的不良反应也包括局部不良反应和全身不良反应，从1986年正式应用到临床开始，SLIT在全球范围内的应用中无死亡病例的报道，常规用药情况下也没有发生过过敏性休克。临床最常见的SLIT局部不良反应主要发生在口腔，最常见的包括口内麻木、瘙痒感和肿胀，一般出现在用药后 30 min 内；其次是胃肠道反应，包括胃痛、恶心和腹泻等，一部分患者出现这类情况可能与剂量有关，减量后症状消失，部分患者会出现局部皮疹或疲劳感，绝大部分患者可以自行缓解或给予对症药物后很快缓解。

（四）外科治疗

外科治疗为 AR 的辅助治疗，手术方式主要有两种类型：以改善鼻腔通气功能为目的的下鼻甲成形术及鼻中隔矫正术和以降低鼻黏膜高反应性为目的的神经切断术。AR 的外科治疗应在个体化的前提下坚持以下原则：严格掌握手术适应证和禁忌证；进行充分的术前评估，包括疾病严重度和患者心理评估；微创操作。

外科手术的适应证与禁忌证包括以下。

1. 适应证　中 - 重度持续性 AR，经规范化药物治疗和 / 或免疫治疗，鼻塞和流涕无改善，有明显体征，影响生活质量；不愿意或不能长期用药；中 - 重度持续性 AR 伴哮喘，经规范化药物治疗和 / 或免疫治疗，鼻炎和哮喘控制不良；鼻腔有明显的解剖学变异，伴功能障碍。

2. 禁忌证　有心理精神疾病或依从性差；全身情况差，不能耐受手术；年龄小于 18 岁或大于 70 岁；有出血倾向、凝血功能障碍；未经过常规药物治疗或免疫治疗；鼻炎症状加重期；哮喘未控制或急性发作期；合并原发性免疫源性疾患（如干燥综合征）或泪液分泌试验等结果异常。

下鼻甲成形术主要术式有下鼻甲部分切除术、黏骨膜下切除术、骨折外移术及等离子射频消融术等。鼻中隔矫正术以功能性矫正为主。神经阻断术主要术式有鼻内镜下翼管神经切断术和翼管神经分支切断术，另外还有筛前神经切断术等。

（五）健康教育

WHO 提出，对变应性疾病患者的健康教育可以分为三个方面：首诊教育、强化教育（随诊教育）以及家庭和看护人员教育。ARIR 提出宣教内容还应介绍 AR 的三级预防措施，对于儿童 AR 患者，应做好与监护人的沟通，使其正确理解该病的发作因素和临床特点，以及对学习能力、生活质量及下呼吸道的影响（尤其是可诱发哮喘），从而增强治疗依从性。

（印志娴　刘钢天津市环湖医院）

【参考文献】

[1] 中华耳鼻咽喉科杂志编委会，顾之燕（整理）. 变应性鼻炎诊断和疗效评定标准 [J]. 中华耳鼻咽喉科杂志，1991，26（3）：134.

[2] 中华医学会耳鼻咽喉科分会，中华耳鼻咽喉科杂志编辑委员会. 变应性鼻炎诊断标准及疗效评定标准（1997 年修订，海口）[J]. 中华耳鼻咽喉科杂志. 1998，33（3）：134-135.

[3] 中华耳鼻咽喉头颈外科杂志编辑委员会，中华医学会耳鼻咽喉科分会. 变应性鼻炎的诊治原则和推荐方案（2004 年，兰州）[J]. 中华耳鼻咽喉头颈外科杂志. 2005，40（3）：166-167.

[4] 中华耳鼻咽喉头颈外科杂志编委会鼻科组，中华医学会耳鼻咽喉头颈外科学分会鼻科学组. 变应性鼻炎诊断和治疗指南（2009 年，武夷山）[J]. 中华耳鼻咽喉头颈外科杂志.

2009,44(12):977-978.

[5] 中华耳鼻咽喉头颈外科杂志编辑委员会鼻科组,中华医学会耳鼻咽喉头颈外科学分会鼻科学组. 变应性鼻炎诊断和治疗指南(2015 年,天津)[J]. 中华耳鼻咽喉头颈外科杂志. 2016,51(1):6-24.

第二节　中国小儿变应性鼻炎诊疗指南(2019 年)概要

一、前言

儿童过敏性鼻炎(allergic rhinitis, AR)患者的过敏症状对生活质量有很大的影响。由于儿童 AR 患者症状易与普通感冒混淆,从而造成很多患儿发病后没有得到及时、正确的诊断和治疗。如何规范性诊治儿童 AR,以及减轻该病对儿童生活质量的影响就显得尤为重要。在临床实践中对儿童特别是婴幼儿 AR 的诊断和治疗仍存在不规范的问题。因此,中国医师协会儿科医师分会儿童耳鼻咽喉专业委员会基于国内外 AR 诊疗相关指南、临床研究的新进展,并结合儿童耳鼻咽喉科和儿童呼吸科资深专家的临床诊治经验,撰写了适合国情的《儿童过敏性鼻炎诊疗——临床实践指南》。该指南阐述了儿童 AR 如何进行规范化诊疗,并希望能向儿科、耳鼻咽喉科,特别是基层医师提供相应的指导性建议。

二、定义

儿童过敏性鼻炎(allergic rhinitis, AR),也称儿童变应性鼻炎,是机体暴露于变应原后发生的、主要由免疫球蛋白 E(IgE)介导的鼻黏膜非感染性炎性疾病,是常见的过敏性疾病之一。

三、流行病学

儿童 AR 已经成为儿童主要的呼吸道炎性疾病,发病率高。我国儿童 AR 患病率为 15.79%(95% CI: 15.13~ 16.45),其中华中地区患病率高达 17.20%,华南地区为 15.99% 、西北地区为 15.62% 、台湾地区为 15.33%、西南地区为 15.07%、华北地区为 14.87%, 华东地区患病率最低为 13.94% ,且逐年增高。

四、发病机制

儿童 AR 是主要由 IgE 介导的 I 型变态反应, 其主要病理机制为抗原进入致敏个体内,引起相关炎症介质释放和炎症细胞聚集,进而引发一系列症状。

大多数抗原为吸入性抗原，以尘螨和花粉最常见。研究发现，在18月龄的婴儿中即有尘螨过敏导致的AR。当抗原进入黏膜后，与聚集在鼻黏膜肥大细胞表面的高亲和力IgE受体(FcεRI)相结合，引起肥大细胞分泌炎性介质(如组胺和白三烯)刺激鼻黏膜的感觉神经末梢和血管，兴奋副交感神经，这一过程称为速发相反应，最终引发鼻痒、打喷嚏、清水样涕等症状。组胺等炎性介质的释放诱导血管内皮细胞、上皮细胞等表达或分泌黏附分子、趋化因子及细胞因子等，募集和活化嗜酸粒细胞等免疫细胞，导致炎性介质的进一步释放，炎性反应持续和加重，鼻黏膜出现明显组织水肿导致鼻塞，这一过程称为迟发相反应。

五、临床分类

(一)按症状发作时间分类

1. 间歇性AR：症状发作<4 d/周，或<连续4周。

2. 持续性AR：症状发作≥4 d/周，且≥4周。

(二)按过敏原种类分类

1. 季节性AR　症状发作呈季节性，常见的致敏原包括花粉、真菌等季节性吸入物过敏原。花粉过敏引起的季节性AR也称花粉症。不同地区的季节性过敏原暴露时间受地理环境和气候条件等因素影响。

2. 常年性AR　症状发作呈常年性，常见致敏原包括尘螨、蟑螂、动物皮屑等室内常年性吸入物过敏原，以及某些职业性过敏原。

(三)按症状严重程度分类

1. 轻度AR　症状轻，对生活质量(包括睡眠、日常生活、学习，下同)未产生明显影响。

2. 中-重度AR　症状较重或严重，对生活质量产生明显影响。

根据发病特点，按症状发作时间和严重程度分类的方法较为适用于儿童。

六、诊断

(一)临床表现

1. 家族过敏史　过敏性疾病家族史会增加儿童AR发生的风险，如父母患有过敏性疾病，孩子发生过敏性鼻炎的风险增加3.44倍。若患儿有过敏史(如对动物毛发、螨虫等过敏)，发生AR的风险也会增加。因此，在诊断儿童AR时，应积极询问家族史和典型的过敏史，结合临床表现和其他检测方法进行准确诊断。

2. 症状　儿童AR的典型四大症状为喷嚏、清水样涕、鼻痒和鼻塞。婴幼儿可见鼻塞，可伴随张口呼吸、打鼾、喘息、喂养困难、揉鼻揉眼。学龄前期以鼻塞为主，可伴有眼部症状和咳嗽。学龄期以清水样涕为主，可伴有眼部症状和鼻出血。

3. 体征　儿童AR发作时可能出现的典型体征以双侧鼻黏膜苍白、水肿，鼻腔有水样分泌物。眼部体征主要为结膜充血、水肿。婴幼儿常伴有湿疹，可伴有哮喘。除此以外，还可能出现以下表现。

（1）“过敏性黑眼圈”或“熊猫眼”（panda eyes）：指下眼睑由于慢性充血变黑，黑色的深度与病程和疾病严重程度相关。AR 幼儿的表现可能不明显。

（2）“过敏性敬礼症”（allergic salute）：指患儿为缓解鼻痒和使鼻腔通畅而用手掌或手指向上揉鼻的动作。

（3）“过敏性皱褶”（allergic crease）：指患儿经常向上揉搓鼻尖导致外鼻皮肤表面出现的横行皱纹。

（二）实验室检测

1. 皮肤试验　过敏原皮肤试验是确定 IgE 介导的Ⅰ型变态反应的重要检查手段，称为过敏原体内检测，主要方法有皮肤点刺试验（skin prick test，SPT）和皮内试验。SPT 具有高敏感度和较高特异度，一般均在 80% 以上，可为 AR 的诊断提供有价值的证据，临床推荐使用该方法诊断儿童 AR。检测前 2 周内服用抗组胺药、白三烯受体拮抗剂、糖皮质激素可能影响检测结果。

2. 血液检查　血液检查主要是 IgE 检测，包括血清总 IgE 和血清特异性 IgE 检测。2 岁以下以食物过敏原为主，婴幼儿血清学检查更容易操作。

（1）血清总 IgE 检测：由于过敏性疾病、寄生虫感染以及其他一些因素（如种族）均可增加体内总 IgE 水平，故总 IgE 检测对 AR 的诊断价值较低。而且约 1/3 的常年性 AR 患者血清总 IgE 值在正常范围。

（2）血清特异性 IgE 检测：即过敏原体外检测，适用于任何年龄的患者，不受皮肤条件的限制，与 SPT 具有相似的诊断性能，但各有特点。通常血清特异性 IgE 水平 $\geqslant$ 0.35 kU/L 即为阳性，提示机体处于致敏状态。

3. 鼻分泌物检查　包括鼻分泌物涂片、鼻灌洗液中特异性 IgE 测定等。鼻分泌物涂片采用伊红美蓝染色（瑞氏染色），高倍显微镜下嗜酸粒细胞比例 >0.05 为阳性。鼻灌洗液中过敏原特异性 IgE 测定对儿童 AR 的鉴别诊断有一定临床价值。

（三）诊断标准

儿童 AR 的诊断标准应根据患儿家族史和典型过敏史、临床表现以及与其一致的实验室检测结果制定。

1. 症状　喷嚏、清水样涕、鼻痒和鼻塞出现 2 个或以上。每天症状持续或累计在 1 h 以上，可伴有呼吸道症状（咳嗽、喘息等）和眼部症状（包括眼痒、流泪、眼红和灼热感等）等其他伴随疾病症状。

2. 体征　常见鼻黏膜苍白、水肿，鼻腔水样分泌物。

3. 实验室检测　过敏原检测至少 1 种过敏原 SPT 和（或）血清特异性 IgE 阳性；鼻分泌物检测高倍显微镜下嗜酸粒细胞比例 >0.05 为阳性。

由于婴幼儿皮肤点刺或者血清特异性 IgE 检测阴性率较高，同时婴幼儿 NAR 的发病率较低，因此婴幼儿 AR 的诊断，皮肤点刺或者血清特异性 IgE 检测可不作为必要条件，仅根据过敏史、家族史，典型的症状及体征即可诊断。

七、预防与治疗

儿童 AR 治疗需要防治结合，防治原则包括环境控制、药物治疗、免疫治疗和健康教育。儿童 AR 的防治应采取阶梯治疗模式（见表 2-2-3-1）。

表 2-2-3-1 儿童 AR 的防治采取阶梯治疗模式

儿童 AR 的防治采取阶梯治疗模式	
中重度儿童 AR 患者	1. 全程避免接触变应原和健康教育
	2. 鼻用糖皮质激素、抗组胺药物、白三烯受体拮抗联合治疗
	3. 生理盐水灌洗
	4. 特异性免疫治疗
	5. 手术治疗
轻度儿童 AR 患者	1. 全程避免接触变应原和健康教育
	2. 抗组胺药物治疗
	3. 生理盐水灌洗
	4. 特异性免疫治疗

（一）避免接触过敏原

室外过敏原不能完全避免，室内过敏原则可以避免。对于经常暴露于高浓度室内过敏原的 AR 患儿，在环境评估之后，建议采用多方面措施避免接触过敏原。对花粉过敏的 AR 患儿，最好避开致敏花粉播散的高峰期，以减少症状发作。

（二）药物治疗

轻度间歇性儿童 AR 采取抗组胺药物治疗，中 - 重度间歇性和持续性儿童 AR 采取鼻用糖皮质激素、抗组胺药物或（和）白三烯受体拮抗剂联合用药。

1. 抗组胺药物　抗组胺药与组胺有共同的乙胺基团，可与 H1 受体结合，使活性受体向非活性受体转换，进而拮抗组胺发挥生物学效应。

（1）口服抗组胺药：第二代抗组胺药为儿童 AR 的一线治疗药物，临床推荐用于儿童患者的治疗。这类药物起效快速，持续作用时间较长，能显著改善鼻痒、喷嚏和流涕等鼻部症状，对合并眼部症状也有效，改善鼻塞的效果有限。一般每天只需用药 1 次，疗程不少于 2 周。5 岁以下年幼儿童推荐使用糖浆。目前，临床上儿童 AR 常用的口服二代抗组胺药物为氯雷他定及西替利嗪。第二代口服抗组胺药能有效控制轻度和一部分中 - 重度间歇性儿童 AR。对于严重的、持续性发病的患儿，可与鼻用激素联用。抗组胺药物不但可以治疗过敏性疾病，还能减少呼吸道病毒感染和喘鸣次数，在哮喘的二级预防中有非常重要的作用。伴有湿疹、眼部过敏症状的患儿更适用口服抗组胺药治疗。

（2）鼻用抗组胺药：鼻用抗组胺药物起效快，临床上季节性、常年性、间歇性发作的患儿可使用该类药物。

2. 鼻用糖皮质激素　其抗炎作用为非特异性，对各种炎性疾病均有效，可持续控制炎性反应状态。鼻用糖皮质激素是儿童AR的一线治疗药物，对儿童AR患者的大多数鼻部症状包括喷嚏、流涕、鼻痒和鼻塞均有显著改善作用，主要用于中重度儿童AR。中重度间歇性儿童AR使用鼻用糖皮质激素的每个疗程原则上不少于2周；中重度持续性儿童AR联合应用抗组胺药每个疗程4周以上。掌握正确的鼻腔喷药方法可以减少鼻出血的发生，应指导患儿避免朝向鼻中隔喷药。

3. 白三烯受体拮抗剂　白三烯受体拮抗剂选择性地与半胱氨酸白三烯CysLT1受体结合，通过竞争性阻断半胱氨酰白三烯的生物活性而发挥作用，更为适用于学龄前期鼻塞较重的患儿。对于中重度AR患儿，白三烯受体拮抗剂可作为联合用药，特别是与鼻用糖皮质激素一起使用。一部分并发哮喘的患儿可受益于此药。

4. 肥大细胞膜稳定剂　肥大细胞膜稳定剂为儿童AR的二线治疗药物，临床酌情使用。其中，色甘酸钠和曲尼司特临床较常用，对缓解儿童AR的喷嚏、流涕和鼻痒症状有一定效果。

5. 减充血剂　对于有严重鼻塞症状的AR患儿，可短期局部使用减充血剂，连续使用不超过1周。临床不推荐口服减充血剂（伪麻黄碱等）常规治疗AR。

6. 中药　某些中草药成分具有抗过敏、抗炎和免疫调节作用，其中草药香叶醇（geraniol）成分具有抗过敏、抗炎作用。

（三）鼻腔冲洗

鼻腔盐水或海水冲洗是一种安全、方便的治疗方法，通常用于鼻腔和鼻窦炎性疾病的辅助治疗，更适用于婴幼儿，一般在其他鼻用药物之前使用。使用生理盐水或高渗盐水或海水进行鼻腔冲洗，可清除鼻内刺激物、过敏原和炎性分泌物等，减轻鼻黏膜水肿，改善黏液纤毛清除功能。

（四）免疫治疗

该疗法是针对IgE介导的Ⅰ型变态反应性疾病的对因治疗，即给予患者逐步增加剂量的过敏原提取物（治疗性疫苗），诱导机体免疫耐受，使患者在再次接触相应过敏原时症状明显减轻，甚至不产生临床症状。免疫治疗应选择具有明确AR病史、变应原阳性的患者，即变应原诱导的AR患者。皮下注射降低了免疫治疗在学龄期和学龄前期儿童中的依从性和接受率。免疫治疗具有改变自然病程、控制症状、减少用药、减少哮喘等并发症、预防过敏原种类增加的优点。不足之处在于：费用高、可能发生全身及局部不良反应、处置频率高、疼痛、起效慢。

1. 皮下免疫治疗　在儿童AR早期开展皮下免疫治疗，对疾病的预后具有重要意义。除鼻部症状明显改善外，接受皮下免疫治疗的患者新出现过敏原致敏的数量明显少于药物治疗的患者。值得注意的是，不同种类的过敏原疫苗的剂量尚未统一，其疗效和安全性有差别。因此，宜在确保治疗安全性的前提下，根据患儿的病情调整治疗方案，避免发生全身及局部不良反应。5岁以下儿童不推荐使用皮下免疫治疗，主要因为儿童存在交流困难，以及免疫注射为有创治疗，较小的儿童难以接受。

2. 舌下免疫治疗　舌下免疫治疗是一种经口腔黏膜给予过敏原疫苗，使患者逐渐实现免疫耐受的特异性免疫治疗方法。大量国内外临床研究以及系统评价和荟萃分析证实了其对 AR 和哮喘的疗效及安全性。用于舌下免疫治疗的过敏原疫苗有滴剂和片剂两种剂型。国内目前可供临床使用的舌下含服标准化过敏原疫苗仅有粉尘螨滴剂一种，故对花粉等其他种类过敏原致敏的 AR 患者尚不能进行有针对性的免疫治疗。

（五）手术治疗

对于大龄儿童 AR 经药物保守治疗无效的，特别是鼻塞症状加重、需进行外科手术治疗的，推荐对双侧下鼻甲黏膜下行低温等离子射频消融术，缓解鼻塞症状。研究证实，低温等离子射频消融技术治疗常年性儿童变应性鼻炎，疗效显著，有利于减轻鼾症伴过敏性鼻炎患儿术后应激反应，改善通气功能，且创伤小、疼痛轻、恢复快，安全有效。

八、健康教育

健康教育在儿童 AR 的防治体系中具有十分重要的意义。儿童 AR 的健康教育可以分为 3 个方面：首诊教育、强化教育（随诊教育）以及家庭和看护人员教育。主要内容包括。

（1）过敏知识的普及，让患儿了解 AR 的病因、风险因素、疾病进程以及潜在危害。

（2）告知患儿过敏原检查的必要性和主要检测方法。

（3）指导患儿或监护人如何进行良好的环境控制，避免接触或尽可能少接触过敏原。

（4）介绍药物和免疫治疗的疗效、疗程和潜在的不良反应，指导患儿用药以及治疗方案的调整。

（周慧芳　天津医科大学总医院）

【参考文献】

[1] 中国医师协会儿科医师分会儿童耳鼻咽喉专业委员会. 儿童过敏性鼻炎诊疗 - 临床实践指南 [J]. 中国实用儿科杂志，2019，34（3）：169-175.

第三节　非变应性鼻炎诊断和治疗指南概要

一、前言

鼻炎可分为变应性鼻炎和非变应性鼻炎，这种分类以是否变应原特异性 IgE 介导作为主要依据。非变应性鼻炎是一组鼻部炎症性疾病的总称，一般而言，除变应性鼻炎外的各类型鼻炎均可纳入非变应性鼻炎的范畴。但非变应性鼻炎涵盖多种鼻炎类型，其病因复杂，病理机制也不尽相同，使其在定义、命名和分类等方面一直存在不同意见，因此，为了增强对非变应性鼻炎的认识，提高规范化诊断和治疗水平，提出以下诊断和治疗建议。

二、流行病学

目前有关非变应性鼻炎患病状况的流行病学研究，从数量和质量上都不及变应性鼻炎。血管运动性鼻炎是非变应性鼻炎中最常见的类型，约占 61%~71%。美国的调查资料显示，血管运动性鼻炎的患病率约为 4%；国内尚缺乏流行病学资料。

三、发病机制

非变应性鼻炎发病机制尚不十分清楚，目前主要有以下几种假说。

1. 鼻黏膜上皮损伤　各种刺激物、感染等因素对鼻黏膜上皮的损伤可引起上皮通透性增加，继而有可能导致对感觉神经末梢、血管和腺体的刺激增加，表现为鼻炎症状。干冷空气被认为血管运动性鼻炎的一个典型诱发因素。

2. 神经源性反应　非变应性鼻炎是由交感神经和（或）副交感神经功能障碍引起的一种高反应性鼻病。鼻黏膜上皮受到多种理化因素刺激，其信号在向中枢传递的同时，还可以沿感觉神经末梢借助轴索反射逆向传递至附近的感觉神经，诱发多种炎性神经肽的释放，加重局部血管扩张、炎性渗出及腺体分泌。

3. 鼻黏膜局部炎性反应　传统观点认为，非变应性性鼻炎属于非 IgE 介导的高反应性鼻病。但最近的研究发现，一部分非变应性性鼻炎患者变应原鼻激发试验和鼻腔局部特异性 IgE 阳性，但没有全身变态反应的证据。因此，非变应性鼻炎可能是一个由局部 IgE 介导的鼻黏膜炎性反应性疾病，但与全身变态反应的内在联系尚不清楚。

四、诊断及鉴别诊断

非变应性鼻炎的诊断依靠临床症状、体征和实验室检查，但无特异性诊断方法，多以排除法进行诊断。

1. 临床症状　鼻塞、（向前或向后）流涕、喷嚏和鼻痒等临床症状中至少出现 1 个并反复发作，一般为连续出现 2 天以上，每天累计持续时间应在 1 h 以上，常年性慢性鼻炎的病程每年应该在 9 个月以上。物理、化学（温度、湿度、气压、刺激性气味等环境因素）或精神、心理因素可以诱导症状发作。

2. 体征　鼻黏膜一般呈充血状态，也可表现为苍白；下鼻甲肿胀，可以伴有清水样或白色黏性分泌物。

3. 实验室检查

（1）变应原皮肤点刺试验阴性。

（2）变应原血清特异性 IgE 检测阴性。

（3）血常规检查嗜酸粒细胞比例 <5%，鼻分泌物涂片嗜酸粒细胞计数比例 <5%。鼻分泌物涂片采用伊红美蓝染色（瑞氏染色）。

4. 鉴别诊断　应除外变应性、感染性、职业性、妊娠性、激素性、药物性及非变应性鼻炎伴嗜酸粒细胞增多综合征等其他类型的鼻炎。

五、治疗

非变应性鼻炎发病可有多种诱发因素，治疗时应仔细询问病史，关注环境温度和湿度的变化、患者的精神状态、其他疾病治疗及现在服用的药物等对病情的影响，规避诱发因素，制订合理的个体化治疗方案，首选药物治疗。

1. 药物治疗

（1）鼻用糖皮质激素：具有显著的局部抗炎、抗水肿作用，可有效改善鼻部症状，对缓解鼻塞效果较好。治疗血管运动性鼻炎的用药剂量可参考其治疗变应性鼻炎的剂量。应考虑每个患者的具体情况，进行个体化治疗，可按需给药。

（2）抗组胺药：具有一定的抗炎作用，鼻用或口服抗组胺药物有助于缓解部分临床症状，对缓解喷嚏、流涕效果较好。可与鼻用糖皮质激素联合应用。

（3）鼻用抗胆碱能药：主要用于缓解严重的流涕症状，但对鼻塞无显著改善作用。

（4）减充血剂：鼻用减充血剂（肾上腺素能类药物）可减轻鼻塞症状，但长期使用会导致药物性鼻炎，建议连续用药不超过 7 d。禁用萘甲唑林（滴鼻净、鼻眼净）。口服减充血剂可引起全身不良反应，不推荐使用。

2. 外科治疗　如伴有鼻腔结构异常，并经规范化药物治疗 6~9 个月，主要症状无明显缓解，可考虑外科干预。下鼻甲黏膜下部分切除或减容术对改善鼻腔通气和降低鼻黏膜反应性有一定效果。

慎重选择翼管神经切断术等以阻断神经传导为主的手术方式。

3. 其他治疗　可以选择中医中药、理疗等方法，临床疗效有待进一步观察。

六、疗效评价

可采用患者主观评价和临床客观评价。

1. 主观评价　视觉模拟量表（visual analogue scale，VAS）已被广泛用于评价鼻塞、流涕、喷嚏、嗅觉障碍等鼻部常见症状，也同样可用于非变应性鼻炎症状严重程度的主观评价。患者接受治疗前采用 VAS 进行单个鼻部症状评分和病情总体评分。无症状：0 分；轻度：1~3 分；中度：>3~7 分；重度：>7~10 分。治疗后再次进行 VAS 评分，并与治疗前比较。

2. 客观评价　主要包括鼻内镜检查、鼻阻力和鼻声反射测量等方法。

（张强　刘钢　天津市环湖医院）

【参考文献】

[1] 中华耳鼻咽喉头颈外科杂志编辑委员会鼻科组. 中华医学会耳鼻咽喉头颈外科学分会鼻科组. 血管运动性鼻炎诊断和治疗建议（2013 年，苏州）[J]. 中华耳鼻咽喉头颈外科

杂志，2013，48(11)：884-885.
[2] 董震. 非变应性鼻炎一个有待于进一步认识的疾病 [J]. 中华耳鼻咽喉头颈外科杂志，2010，45(12)：969-971.
[3] 中华耳鼻咽喉头颈外科杂志编辑委员会鼻科组. 非变应性鼻炎诊断和治疗专家论坛 [J]. 中华耳鼻咽喉头颈外科杂志，2010，45(12)：972-975.
[4] 张罗与韩德民. 非变应性鼻炎诊断和治疗概述 [J]. 中华耳鼻咽喉头颈外科杂志，2010(12)：976-981.

第四节 中国慢性鼻窦炎诊断和治疗指南(2018年)概要

一、前言

慢性鼻窦炎(chronicrhinosinusitis，CRS)是耳鼻咽喉头颈外科的常见病，众所周知，CRS伴鼻息肉(chronic rhinosinusitis with nasalpolyps，CRSwNP)或不伴鼻息肉(chronic rhinosinusitis without nasalpolyps，CRSsNP)会影响患者的健康生活质量，包括对身体、社会、情感、心理、性、认知或经济特征影响幸福感的方方面面，甚至引发心理精神障碍，带来了沉重的经济负担和社会隐患。

为此，中国医师协会耳鼻咽喉专业委员会基于国内外CRS诊疗相关指南、临床研究的新进展，并结合耳鼻咽喉科资深专家的临床诊治经验，撰写了适合国情的《中国慢性鼻窦炎诊疗——临床实践指南》。该指南阐述了CRS如何进行规范化诊疗，并希望能向耳鼻咽喉科，特别是基层医师提供相应的指导性建议。

二、定义

CRS是鼻部和鼻窦黏膜的慢性炎性疾病，病程持续超过12周。

三、分型

CRS在临床上可以分为两种类型：①慢性鼻窦炎不伴鼻息肉(chronic rhinosinusitis without nasalpolyps，CRSsNP)；②慢性鼻窦炎伴有鼻息肉(chronic rhinosinusitis with nasal polyps，CRSwNP)，又分为非嗜酸粒细胞性CRSwNP和嗜酸粒细胞性CRSwNP，这是目前国际广泛采用的分型模式，简便实用。

四、流行病学

近年来，CRS 被列为最常见的慢性病之一，影响 10.9% 的欧洲人、13.4% 的美国人和 8% 的中国人。中国人群中总体患病率为 8%，其中广州 8.44%、北京 4.18%、乌鲁木齐 9.24%、武汉 9.76%、长春 10.23%、淮安 4.56%、成都 9.38%。CRS 患者中 11.2% 伴哮喘，27.3% 伴气道高反应。在需手术治疗的 CRS 患者中，气道高反应的发生率为 45.4%，哮喘的发生率为 10.4%，且嗅裂及上鼻道区域的息肉和息肉样黏膜水肿与气道高反应及哮喘的发生相关。

五、发病机制

慢性鼻窦炎多因对急性鼻窦炎治疗不当，或对其未予彻底治疗以致反复发作迁延不愈，使之转为慢性。此为本病之首要病因。

（一）发病相关因素

主要包括病原微生物、环境污染物、纤毛运动障碍、变态反应、外伤、囊性纤维化和宿主方面的因素，比如，窦口鼻道复合体解剖发育异常、免疫缺陷、阿司匹林耐受不良等等。

（二）病理机制

慢性鼻窦炎大致可分为 2 类，即卡他性和化脓性，后者多见。前者多表现为黏膜水肿，剧烈者可形成局限性隆起或息肉；鼻窦的骨质不受炎症侵犯；分泌物多呈黏液性或黏液脓性，少数呈浆液性；病程久者在分泌物中可出现大量胆固醇结晶。后者表现为上皮层可能出现区域性缺损及肉芽形成；鼻窦的骨质可能受到侵蚀，发生成骨及破骨变化；增生性病变和萎缩性病变有时可并存；分泌物呈脓性。

（三）免疫病理学特点

多种结构细胞、免疫细胞和炎性介质参与 CRS 发病（图 2-2-4-1）。CRS 的免疫病理学特点可影响疾病的临床表型、治疗反应和预后。各种免疫病理学特征在不同类型 CRS 中的分布差异见（表 2-2-4-1）。

IL 为白细胞介素；TSLP 为胸腺基质淋巴细胞生成素；ILC2 为 II 型固有淋巴细胞；OX40 L 为肿瘤坏死因子超家族成员；PD-L1 为程序性死亡因子配体 -1；Th 为 T 辅助细胞；OPN 为骨桥蛋白；IFN-γ 为干扰素 -γ。

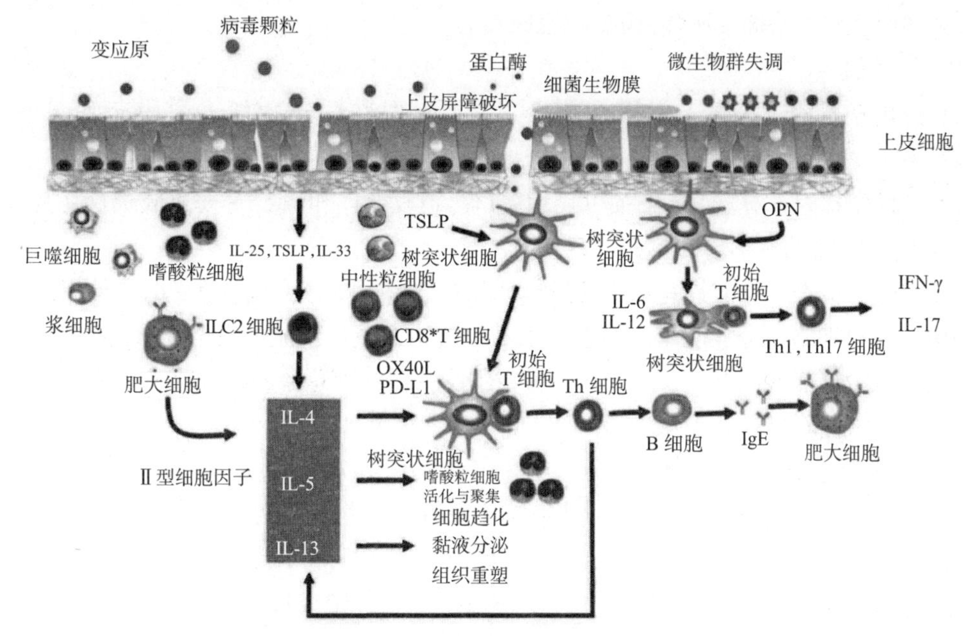

图 2-2-4-1 参与慢性鼻窦炎发病的细胞和炎性介质

表 2-2-4-1 各种免疫病理学特征在不同类型慢性鼻窦炎中的分布差异

免疫病理学特征	非嗜酸粒细胞性 CRSwNP	嗜酸粒细胞性 CRSwNP	CRSsNP
合并哮喘发生率	低	较高	低
合并阿司匹林耐受不良	不常见	相对常见	不常见
基本病理学特征	组织形态以水肿的黏液间质和腺体构成,中性粒细胞炎症较显著	组织形态主要为水肿的黏液间质,腺体数量较少,显著的嗜酸粒细胞性炎症	组织形态以腺体型为主,部分可表现为明显的纤维化,大部分表现为非嗜酸粒细胞性炎症,中性粒细胞性炎症最显著
CD8+T 细胞反应	数量增加,毒性减弱, Tc1/Tc17 极化	数量增加,毒性减弱, Tc2 极化	数量增加
CD4+T 细胞反应	Th1/Th2/Th17 混合反应,Treg 细胞下调	Th2 极化:Treg 细胞下调	Thl/Th2/Thl7 混合反应
局部免疫球蛋口	IgG、IgA 升高	IgG、IgA、IgE 升高	-

注:CRSwNP 为慢性窦炎伴鼻息肉;Tc 为细胞毒性 T 细胞;Th 为 T 辅助细胞;Treg 细胞为调节性 T 细胞;CRSsNP 为慢性鼻窦炎不伴鼻息肉;- 为无数据

六、诊断

(一)临床表现

1. 主要症状 鼻塞,黏性或黏脓性鼻涕。

2. 次要症状　头面部胀痛，嗅觉减退或丧失。

（二）检查

1. 鼻内镜检查　来源于中鼻道、嗅裂的黏性或黏脓性分泌物，鼻黏膜充血、水肿或有息肉。

2. 影像学检查　鼻窦 CT 扫描可显示窦口鼻道复合体和（或）鼻窦黏膜炎性病变。MRI 对不同类型 CRS 的鉴别诊断具有一定意义。

3. 实验室检查　目前具有临床可操作性和对预后判断有较明确意义的是外周血和病理组织中嗜酸粒细胞百分比。考虑组织嗜酸粒细胞占总炎性细胞的百分比大于 10%，则该组织表现为嗜酸粒细胞性炎症。外周血嗜酸粒细胞占白细胞总数的百分比大于 5.65% 作为诊断嗜酸粒细胞性 CRSwNP 的截断值。

（三）诊断标准

1. 诊断时以上述两种或两种以上相关症状为依据，其中主要症状中的鼻塞、黏性或黏脓性鼻涕必具之一。

2. 诊断时依据临床症状、鼻内镜检查、鼻窦 CT 扫描结果进行，在有条件的单位可以进行实验室检查，从而细化免疫病理学诊断分型，鼻窦 CT 检查不能作为 CRS 诊断的唯一依据。

（四）病情评估

对患者病情作整体评估的主要目的是为了查找病因和诱发因素，判断病变类型、范围及严重程度，并据此选择恰当的治疗方式，以及对治疗效果和预后进行评估：临床上可结合评估目的和实际情况选择相应方法。

1. 主观病情　按照视觉模拟量表（visual analogue scale，VAS）评分将病情分为：轻度 0~3 分；中度 >3~7 分；重度 >7~10 分（图 2-2-4-2）；若 VAS>5 分，则表示患者生活质量受到影响。也可采用鼻腔鼻窦结局测试 22（sino-nasal outcome test-22，SNOT-22）量表进行评估。

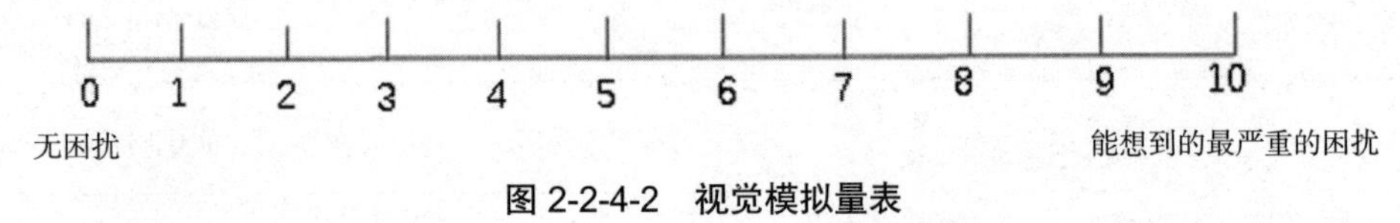

图 2-2-4-2　视觉模拟量表

注：VAS 为患者对病情严重程度的主观评价，在评价整体严重程度时，要求患者根据问题在 VAS 标尺上

2. 客观病情评估

（1）评估嗅觉障碍：CRS 嗅觉障碍的发生率为 61%~83%，目前应用较多的嗅觉心理物理测试方法包括 T&T 嗅觉计测试、Sniffin´ Sticks 嗅棒测试和宾夕法尼亚大学嗅觉识别测试。对于经药物和（或）手术治疗后嗅觉功能仍未恢复的患者，可行嗅觉事件相关电位、嗅通路 MRI、功能磁共振成像检查，以排除嗅通路结构及嗅中枢功能异常。

（2）评估病变范围：使用鼻窦 CT 扫描 Lund-Mackay 评分法（表 2-2-4-2）。

（3）鼻内镜检查量化评估：采用 Lund-Kennedy 评分法（表 2-2-4-3）。

（4）鼻窦骨质变化的评估：CRS 患者骨炎的发生率为 33.83%~53.89%，CT 上表现为骨质的增生性变化或骨质吸收骨炎是导致难治性鼻窦炎的一个重要原因也是其持续性炎症的一个发源地，因此应重视鼻窦骨质变化的评估。目前推荐使用鼻窦整体骨炎评分系统（global osteitis scoring scale，GOSS，表 2-2-4-4）。

表 2-2-4-2 鼻窦 CT 扫描 Lund-Mackay 评分表

鼻窦系统	左侧	右侧
上颌窦		
前组筛窦		
后组筛窦		
蝶窦		
额窦		
窦口鼻道复合体		
每侧总分		

注：评分标准（分）：①鼻窦：0= 无异常，1= 部分浑浊，2= 全部浑浊；②窦口鼻道复合体：0= 无阻塞，2= 阻塞；③每侧 0~12，总分 0~24

表 2-2-4-3 鼻内镜检查 Lund-Kennedy 评分表

特征	侧别	基线	3 个月	6 个月	1 年
息肉	左				
	右				
水肿	左				
	右				
鼻漏	左				
	右				
瘢痕	左				
	右				
结痂	左				
	右				

注：评分标准（分）：①息肉：0= 无息肉，1= 息肉仅在中鼻道，2= 息肉超出中鼻道；②水肿：0= 无，1= 轻度，2= 严重；③鼻漏：0= 无，1= 清亮、稀薄鼻漏，2= 黏稠、脓性鼻漏；④瘢痕：0= 无，1= 轻，2= 重（仅用于手术疗效评定）；⑤结痂：0= 无，2 轻，2= 重（仅用于手术疗效评定）；每侧 0~10，总分 0~20

表 2-2-4-4 鼻窦整体骨炎评分系统（GOSS）

分值	鼻窦骨质变化
1 分	窦壁骨炎范围≤ 50%，骨炎厚度 <3 mm

续表

分值	鼻窦骨质变化
2分	窦壁骨炎范围≤ 50%，骨炎厚度 3~5 mm
3分	窦壁骨炎范围≤ 50%，骨炎厚度 >5 mm；或 窦壁骨炎范围 >50%，骨炎厚度 <3 mm
4分	窦壁骨炎范围 >50%，骨炎厚度 3~5 mm
5分	窦壁骨炎范围 >50%，骨炎厚度 >5 mm
注：每个鼻窦得分范围 0~5 分，所有鼻窦（双侧额窦、前组筛窦、后组筛窦、上颌窦、蝶窦）得分相加得出总分（0~50 分）	
骨炎分级：<5 分为 1 级（无意义骨炎）；5~20 分为 2 级（轻度骨炎）；21~35 分为 3 级（中度骨炎）；>35 分为 4 级（重度骨炎）	

（五）鉴别诊断

1. 真菌性鼻窦炎　真菌性鼻窦炎的分类见图 2-2-4-3。

侵袭性真菌性鼻窦炎，急性暴发者起病急，病变向眼眶、颅内迅速侵犯，短时间即可出现鼻面部肿胀、突眼或失明、眶尖综合征以及颅内并发症，病死率高。鼻腔常可见大片组织坏死形成的黑色或褐色物质。真菌球型鼻窦炎为临床常见类型，以上颌窦和蝶窦多见，鼻窦 CT 可见窦腔骨质破坏和窦内密度增高并斑点状钙化影。变应性真菌性鼻窦炎，鼻窦 CT 表现为窦腔扩大和窦内片状毛玻璃样密度增高影。

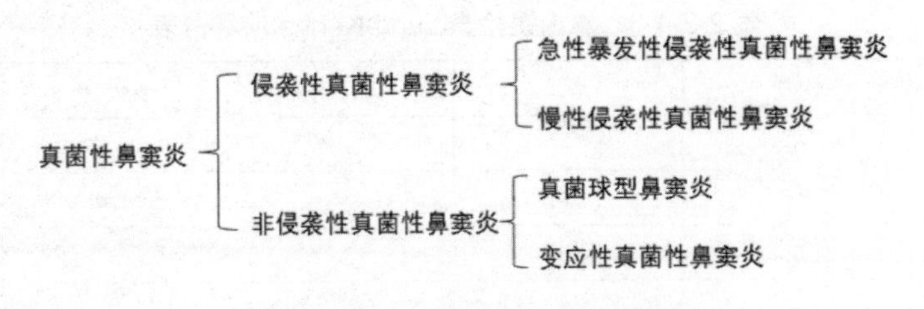

图 2-2-4-3　真菌性鼻窦炎的分类

2. 后鼻孔息肉　最常见的是上颌窦后鼻孔息肉，源自上颌窦内水肿的黏膜；其次是蝶窦后鼻孔息肉；其他起源部位少见。对糖皮质激素治疗不敏感，手术是唯一的治疗方法，但术后易复发。

3. 鼻内翻性乳头状瘤　属上皮源性良性肿瘤，多单侧发病，鼻内镜检查可见鼻腔内淡粉红色分叶状或息肉样新生物。CT 上多表现为单侧鼻腔鼻窦内软组织密度影，其中常可见小气泡影；肿瘤起源部位可表现为骨质增生或毛玻璃样改变，可引起周围骨质吸收破坏并侵犯眶内和颅底。MRI 增强扫描表现为自起源部位向周边放射状的“脑回征”，确诊需行组织病理学检查。

4. 鼻咽纤维血管瘤　是一种少见的鼻咽部良性肿瘤，多见于青春期男性。首发症状为鼻出血和鼻塞。鼻内镜检查可见鼻腔和鼻咽部暗红色或灰红色肿物，触之质韧。鼻窦 CT 可显示翼突根部骨质破坏，软组织密度肿瘤向蝶窦、翼腭窝侵犯。MRI 可清晰显示肿瘤大小、侵及范围和部位。CT 和 MRI 增强扫描可见明显强化。

5. 鼻腔鼻窦恶性肿瘤 鼻腔和鼻窦恶性肿瘤并不常见，主要包括嗅神经母细胞瘤、鳞状细胞癌（鳞癌）、腺样囊腺癌、黑色素瘤、未分化细胞癌等，以鳞癌最为多见。鼻窦 CT 和 MR1 有助于诊断和鉴别诊断。

6. 其他 脑膜脑膨出、脑膜瘤、动脉瘤样骨囊肿等前颅底良性病变易被误诊为鼻息肉，需仔细鉴别，特别应防止误诊为鼻息肉行手术切除，进而造成医源性脑膜炎或者脑脊液鼻漏。

七、药物治疗

（一）糖皮质激素

是 CRS 药物治疗体系中最重要的药物，主要包括全身（口服）和局部（鼻用）两种用药方式。

1. 鼻用糖皮质激素 临床推荐鼻用糖皮质激素作为 CRS 的一线首选治疗药物，疗程不少于 12 周。CRS 患者术前应用鼻用糖皮质激素可以改善症状，减少手术出血；术后应用鼻用糖皮质激素可以减少复发。鼻用糖皮质激素一般每天使用 1~2 次。每侧鼻腔至少 100 μg，需长期持续用药（>12 周）以维持疗效，术后患者通常在第一次清理术腔后开始用药，根据术腔恢复情况，持续用药 3~6 个月。

2. 口服糖皮质激素 临床仅推荐对 CRSwNP 患者，尤其是严重复发性鼻息肉患者，可给予短期口服糖皮质激素治疗。

口服糖皮质激素分为短疗程和序贯疗法两种方式。

（1）短疗程：剂量相当于泼尼松 0.5-1.0 mg/（kg · d）或 15~30 mg/d，空腹顿服，疗程 10-14 d，无需逐渐减量，可直接停药。

（2）序贯疗法：剂量相当于泼尼松 5~10 mg/d，晨起顿服，连续口服 1~6 个月。适用于伴有哮喘、严重变态反应、阿司匹林耐受不良及变应性真菌性鼻窦炎等患者。建议选择甲泼尼龙口服，安全性和耐受性较好。全身使用糖皮质激素需注意禁忌证，密切观察用药过程中可能发生的不良反应。

（二）大环内酯类药物

大环内酯类药物主要应用于常规药物治疗效果不佳、无嗜酸粒细胞增多、血清总 IgE 水平不高，且变应原检测阴性的 CRSsNP 患者。临床推荐小剂量 14 元环大环内酯类药物长期口服，疗程不少于 12 周。

成人剂量为 250 mg/d（常规剂量的 1/2）。对于鼻黏膜炎症比较明显的患者，例如黏膜充血肿胀明显、分泌物较多，可以先使用常规剂量（500 mg/d）治疗 1 周，待病情缓解后再改为小剂量（250 mg/d）长期用药，疗程 3~6 个月。

（三）抗菌药物

CRS 稳定期不推荐抗菌药物治疗，针对 CRS 急性发作，轻症患者酌情使用抗菌药物。重症患者首选口服阿莫西林或头孢呋辛酯，疗程 7~10 d；备选治疗包括口服阿莫西林 / 克拉维酸、头孢克洛、头孢丙烯或左氧氟沙星等。备选治疗包括:①甲氧西林敏感金黄色葡萄球菌(MSSA)感染者,采用苯唑西林静脉注射;②甲氧西林耐药金黄色葡萄球菌(MRSA)感染者,选择万古霉素、去甲万古霉素或替考拉宁静脉注射,用药 7~10 d。

(四)抗组胺药和抗白三烯药

对于伴有 AR 的 CRS 患者,临床推荐应用第二代口服抗组胺药或鼻用抗组胺药,疗程不少于 2 周;对于伴有支气管哮喘、阿司匹林耐受不良、嗜酸粒细胞增多的 CRS 患者,口服抗白三烯药在综合治疗中可发挥积极作用,疗程不少于 4 周。

(五)黏液溶解促排剂

在 CRS 的综合治疗中,临床推荐黏液溶解促排剂作为辅助治疗药物。

(六)减充血剂

持续性严重鼻塞和 CRS 急性发作时,患者可短期使用鼻腔局部减充血剂,疗程 <7 d。临床不推荐全身应用减充血剂。

(七)鼻腔冲洗

鼻腔盐水冲洗作为单一疗法或辅助治疗对成人和儿童 CRS 均有效,还可用作难治性鼻窦炎的长期治疗,以及妊娠期 CRS 的维持治疗。CRS 患者术后早期进行鼻腔盐水盥洗对于清除鼻腔结痂和防止粘连具有良好的效果。临床推荐使用,疗程不少于 4 周。

八、手术治疗

CRS 经过不少于 12 周的规范化药物治疗无效后,可根据病变范围进行相应部位的内镜鼻窦手术(endoscopicsinussurgery, ESS)。手术的主要目的是切除鼻腔鼻窦不可逆病变,重建鼻腔鼻窦通气引流,促使黏膜炎症消退,促进黏膜腺体和纤毛清除功能的恢复。

术后随访,定期复查鼻内镜进行鼻腔局部处理。

九、疗效评价

(一)生活质量评估

临床通常采用“健康相关生活质量”作为慢性疾病评价的指标。可以采用健康调查简表(SF-36)或 SNOT-22 进行评估。

(二)疗效评定

CRS 疗效评定分主观评价和客观评价两个方面。主观评价推荐采用视觉模拟量表(VAS)评分法,客观评价推荐采用鼻内镜检查 Lund-Kennedy 评分法和鼻窦 CT 检查 Lund-Mackay 评分法。药物治疗的近期疗效评定不少于 3 个月,远期疗效评定不少于 1 年;手术治疗的近期疗效评定不少于 1 年,远期疗效评定不少于 3 年。

十、健康教育

CRS 是鼻部慢性炎性疾病，需要患者提高对疾病的认识，接受规范化诊治，提高对治疗的依从性。一方面主要围绕 CRS 发生发展的病因病理、临床表现、诊断治疗、疗效评价和预后等进行，使患者对疾病有比较全面的了解；另一方面是专门针对 CRS 预防控制中的若干重要问题进行宣教，例如生活方式干预、疾病与精神心理的关系、用药依从性、手术后复发、治疗的长期性与慢病管理等。总之，针对 CRS 的健康教育是一项系统化的课题，需要医患双方的共同努力，其目的是推进和提高临床规范化诊治水平。

（张强　张海　天津市环湖医院）

【参考文献】

[1] 中华耳鼻咽喉头颈外科杂志编委会，中华医学会耳鼻咽喉头颈外科学分会鼻科学组. 慢性鼻 - 鼻窦炎诊断和治疗指南（2008 年. 南昌）[J]. 中华耳鼻咽喉头颈外科杂志.2009. 44（1）：6-7.

[2] 中华耳鼻咽喉头颈外科杂志编辑委员会鼻科组. 中华医学会耳鼻咽喉头颈外科学分会鼻科学组. 慢性鼻 - 鼻窦炎诊断和治疗指南（2012. 昆明）[J]. 中华耳鼻咽喉头颈外科杂志.2013，48（2）：92-94.

[3] 中华耳鼻咽喉头颈外科杂志编辑委员会鼻科组. 中华医学会耳鼻咽喉头颈外科学分会鼻科学组. 慢性鼻 - 鼻窦炎诊断和治疗指南（2018）[J]. 中华耳鼻咽喉头颈外科杂志.2019，54（2）:92-94.

[4] 田勇泉. 耳鼻咽喉头颈外科学（第 8 版）[M]. 北京：人民卫生出版社，2013.

第五节　儿童急性感染性鼻 - 鼻窦炎诊疗—临床实践指南（2015 年）概要

一、前言

急性感染性鼻 - 鼻窦炎是儿童期的常见病、多发病，泛指由病毒、细菌等病原微生物引起的鼻腔和鼻窦黏膜部位的急性感染。儿童时期普通感冒多发，加之空气污染等因素的影响，急性感染性鼻 - 鼻窦炎患病率高达 5%~6%。众所周知，鼻 - 鼻窦炎与 Kartagener 综合征有关联，重度感染性鼻 - 鼻窦炎与眼眶周围蜂窝组织炎和颅内感染也有密切关系。更有近年研究表明，鼻 - 鼻窦炎与儿童慢性咳嗽有关，以往称之为鼻后滴漏综合征（PNDS）、现更名为上气道咳嗽综合征（UACS）的原因之一就是鼻 - 鼻窦炎。可以看出，急性感染性鼻 - 鼻窦炎越来越得到儿科医师的重视。

本“指南”参考国内外的相关文献，根据“循证医学”的原则，并汲取国内资深专家的临床实践经验编写而成。“指南”适用于 18 岁以下的儿童，以期指导各级医疗机构对儿童急性感染性鼻-鼻窦炎的规范诊治。

二、定义

急性感染性鼻-鼻窦炎是指由病毒、细菌等原微生物所引起的鼻腔和鼻窦黏膜部位的急性感染，症状持续但不超过12周或脓涕伴有高热（体温≥39 ℃）持续至少3 d，但需排除其他因素（特别是下呼吸道感染）所导致的发热。

三、诊断

（一）症状

主要症状包括鼻塞、黏（脓）性鼻涕、颜面部疼痛或头痛，严重者多伴发热。症状特点：年龄越小则全身症状越明显，病毒性鼻-鼻窦炎者鼻部感染症状一般在10 d之内缓解；细菌性则症状通常持续10 d以上仍无改善，且在疾病初期多出现严重症状包括脓涕、高热（体温≥39 ℃）和头痛等。

（二）体征

鼻甲黏膜充血肿胀、鼻腔及鼻道有黏（脓）性分泌物、并可见咽后壁黏（脓）性分泌物附着、颜面部鼻窦部位压痛等。

（三）辅助检查

1. 鼻内镜检查　鼻内镜检查是诊断的重要手段，适用于任何年龄段的儿童。镜下可见下鼻甲黏膜充血与肿大，总鼻道、鼻底、后鼻孔及下鼻甲表面有黏性或脓性分泌物，多来源于中鼻道或嗅裂，部分患者可见腺样体增大。

2. 鼻窦CT扫描　CT扫描显示窦口鼻道复合体或鼻窦黏膜病变。不建议常规进行鼻窦CT扫描，特别是小年龄患儿（<6岁），但有以下情况可考虑检查：①有颅内、眶内或软组织脓肿等并发症征象者；②足量抗菌药物按疗程治疗效果不佳者；③反复发作者；④怀疑鼻-鼻窦部有良性或恶性新生物。

3. 病原菌检测　诊断急性细菌性鼻窦炎的金标准是鼻窦穿刺液菌群浓度≥10 000单位/mL，然而此微生物样本提取需作窦腔穿刺，临床缺乏可操作性，不列作儿童鼻-鼻窦炎的常规检查手段，但有下列情况需行细菌学检查：①病情严重，甚至出现中毒症状者；②抗菌药物治疗48~72 h仍无改善者；③有免疫缺陷者；④出现眶内或颅内并发症者；⑤有免疫缺陷者；⑥出现眶内或颅内并发症者。

四、治疗

治疗原则：儿童急性感染性鼻-鼻窦炎以药物保守治疗为主，进行综合性治疗，根据其相对重要性依次如下。

（一）抗菌药物

细菌、真菌和非典型微生物所致的急性原发或继发感染性鼻 - 鼻窦炎有使用抗菌药物的指征。鼻 - 鼻窦炎常见的细菌病原有肺炎链球菌、流感嗜血杆菌和卡他莫拉菌等。有效和安全是选择抗菌药物的首要原则，鼻 - 鼻窦炎有使用抗菌药物指征者应以口服给药为主要途径，不强调抗菌药物联合使用。推荐选用口服阿莫西林 - 克拉维酸 7：1 制剂，或选择大环内酯类抗生素，如口服阿奇霉素等。一线药物耐药者，可选用第 2 代或第 3 代头孢菌素。高热、有中毒症状、合并眶内或局部软组织脓肿、呕吐造成药物摄入困难者等可选择静脉途径使用上述抗菌药物。

（二）鼻用糖皮质激素

鼻用糖皮质激素具有抗炎、抗水肿作用，特别是对于症状较严重的急性期鼻 - 鼻窦炎可缓解症状，鼻用糖皮质激素的应用以晨起喷药为好，疗程 2~4 周。

（三）鼻腔冲洗

使用生理盐水或高渗盐水或生理性海水冲洗鼻腔，可有效缓解鼻黏膜急性期水肿、刺激鼻黏膜纤毛活性、增加鼻腔分泌物清除速率，并可以缓解临床症状，提高患儿生活质量。根据不同年龄患者的依从性，可以选择冲洗、滴注或雾化的方式。其用法为每日 3~4 次，持续 2 周。

（四）抗组胺药及白三烯受体拮抗剂

相当一部分急性感染性鼻 - 鼻窦炎患儿存在明确的变态反应因素，特别是伴有变应性鼻炎者，可全身或鼻腔局部使用第 2 代抗组胺药物，以鼻用抗组胺药物为好，也可口服白三烯受体拮抗剂，疗程一般不少于 2 周。对于伴有哮喘的患者，首选口服白三烯受体拮抗剂。

（五）黏液促排剂

黏液促排剂可稀化呼吸道黏液并改善纤毛活性，主要应用在慢性期，但对急性期也有效，予推荐使用，疗程至少 4 周。

（六）鼻用减充血剂

对急性严重的鼻阻塞者，可适当间断、短时间（7 d 以内）使用低浓度鼻黏膜减充血剂，有利于解除鼻窦引流通道的阻塞，改善鼻腔通气和引流。

五、疗效评估

药物保守治疗是否有效，需要进行系统的评估，提出进一步处理方案，但儿童受年龄限制，描述症状及感受可能存在不确定性，因此要根据患儿和（或）监护人的主诉，结合鼻镜检查所见进行综合评估。疗效评估参照国内外文献及国内资深专家临床实践经验，进行制定和选择，每 2~4 周评估 1 次，不少于 3 个月。

（一）主观评估

儿童症状量化评估推荐使用视觉模拟量表（visual analogue scale，VAS），将其病情分为轻度、中度，以及重度的主观评价，若 VAS 主观判断 >5 分，则症状较为严重，表明患者的生活质量受到影响，需对其生活质量进行评估，表 2-2-5-1 是生活质量评估量表（适合 4~18 岁儿童），在进行评估时，应考虑到儿童的理解和表达能力需结合家长的意见。

表 2-2-5-1 儿童急性鼻 - 鼻窦炎患者生活质量量表

生活质量	影响非常大	有影响	偶尔有	影响小	无影响
对睡眠、休息影响	a	b	c	d	e
对学习情况影响	a	b	c	d	e
对日常生活及活动影响	a	b	c	d	e
与同龄人交往影响	a	b	c	d	e
对情绪、心态影响	a	b	c	d	e
经济承受能力	a	b	c	d	e
对家长造成精神负担	a	b	c	d	e

注：请在近 3 个月中由于鼻窦炎所造成的生活状况对应的字母上打"√"，a. 影响非常大；b. 有影响；c：偶尔有；d：影响小；e：无影响

（二）客观评估

表 2-2-5-2 所示的"鼻内镜检查客观量化评估表"是采用 Lund-Kennedy 评分法和国内专家临床实践经验相结合针对儿童急性鼻 - 鼻窦炎制定的客观评分法；1~3 分为轻度，4~7 分为中度，8~10 分为重度。评分标准：鼻腔充血：0 ＝无，1 ＝轻度，2 ＝严重；鼻甲水肿：0 ＝无，1 ＝轻度，2 ＝严重；鼻漏咽部：0 ＝无，1 ＝清亮、稀薄鼻漏，2 ＝黏稠、脓性鼻漏；中道积涕：0 ＝无，1 ＝轻，2 ＝重；涕痂：0 ＝无，1 ＝轻，2 ＝重。（每侧 0~10，总分 0~20）。

表 2-2-5-2 儿童鼻内镜检查客观量化评估表（分）

特征	侧别	基线	1 个月	2 个月	3 个月
鼻腔充血	左	—	—	—	—
	右	—	—	—	—
鼻甲水肿	左	—	—	—	—
	右	—	—	—	—
鼻漏咽部	左	—	—	—	—
	右	—	—	—	—
中道积涕	左	—	—	—	—
	右	—	—	—	—
鼻腔涕痂	左	—	—	—	—
	右	—	—	—	—
总分	—	—	—	—	—

注：— 表示具体数值

根据上述量化表对患儿定期进行主客观评估，由此可不间断地微调治疗方案，以期尽早治愈。

（沈蓓 天津市儿童医院）

【参考文献】

[1] 中国医师协会儿科医师分会儿童耳鼻咽喉专业委员会. 儿童急性感染性鼻 - 鼻窦炎诊疗 - 临床实践指南（2014 年制订）[J]. 中国实用儿科杂志，2015，30（7）：512-514.

第六节 嗅觉障碍专家共识（2017 年）概要

一、前言

嗅觉是对气味的感知，在人的社会交往及日常生活中起着重要作用。嗅觉障碍会影响人们的生活质量、社会交往、营养物质摄入，甚至威胁生命安全。此外，嗅觉障碍还与神经退行性疾病、情感障碍和精神性疾病等相关；老年性嗅觉障碍和高死亡率相关。然而，由于嗅觉障碍检查方法繁多且不统一，临床上只有少部分患者的嗅觉障碍得到了准确诊断和有效治疗。

在本共识中，我们总结既往的文献，综合阐述各种嗅觉障碍的病因和发病机制，以及如何进行规范化的诊断和治疗。其目的是向临床医师提供相应的指导性建议及规范化术语，按照患者的临床特点制定个体化的诊疗措施，提高疗效并减少医疗成本。

二、定义

嗅觉障碍是指在气味感受、传导及信息分析整合过程中，嗅觉通路各环节发生器质性和（或）功能性病变，导致的气味感知异常。嗅觉障碍包括嗅觉定量障碍及定性障碍，前者包括嗅觉减退、嗅觉丧失（失嗅）和嗅觉过敏，后者包括嗅觉倒错和幻嗅。

（1）嗅觉减退是指对气味感受、识别、辨别能力下降。

（2）嗅觉丧失是指不能感知任何性质的气味。

（3）嗅觉过敏是指对一种或多种气味异常敏感。

（4）嗅觉倒错是指对气味性质感知的扭曲。

（5）幻嗅是指在没有气味刺激时产生的虚幻的气味感知。

三、流行病学

嗅觉障碍的自报患病率为 1.4%~40.0%。而用嗅觉心理物理测试获得的嗅觉障碍患病率为 4.7%~27.0%；国内嗅觉障碍人群的自报患病率为 2.4%，尚缺乏心理物理测试的嗅觉障碍患病率数据。年龄是影响嗅觉功能最主要的因素,国外 65 岁以上老年人群嗅觉障碍自报患病率可高达 40%。国内 60 岁及以上居民自报嗅觉障碍患病率为 8.49%,且随年龄增加而升高。

国内外研究均报道上感后嗅觉障碍、炎症性嗅觉障碍、外伤性嗅觉障碍是临床上引起嗅觉障碍的常见病因。其所占比例分别为(国内 / 国外)29.3%/36%,26.4%/30%,14.3%/18%。

四、发病机制及临床分类

嗅觉障碍按解剖部位或性质通常分为以下四类。

1. 传导性嗅觉障碍　指气味分子到达嗅觉受体受阻,导致的嗅觉减退或失嗅。如鼻腔鼻窦炎症、鼻中隔偏曲、鼻腔鼻窦肿物、鼻腔异物等均可影响气味分子与嗅觉受体的结合。

2. 感觉神经性嗅觉障碍　指嗅上皮和(或)嗅神经受损导致的嗅觉障碍。如病毒感染、化学毒物等引起的嗅上皮损伤;头部外伤引起的嗅神经的挫伤或离断等。

3. 中枢性嗅觉障碍　指嗅觉高级中枢受损导致的嗅觉障碍。如先天性嗅觉障碍、神经退行性变、脑或神经肿瘤、颅内手术等导致的嗅觉高级中枢损伤。

4. 混合性嗅觉障碍　以上两种或三种部位损伤所致的嗅觉障碍。

临床上按照病因主要将嗅觉障碍分为以下 9 种类型:鼻 - 鼻窦炎相关嗅觉障碍、上呼吸道感染(上感)后嗅觉障碍、外伤性嗅觉障碍、先天性嗅觉障碍、老年性嗅觉障碍、神经系统疾病相关性嗅觉障碍、毒物 / 药物性嗅觉障碍、其他病因导致的嗅觉障碍(如鼻颅底手术、肿瘤等所致嗅觉障碍)、特发性嗅觉障碍(指无明确已知的病因所致的嗅觉障碍)。

五、诊断

(一)病史采集

嗅觉障碍患者的病史对于其病因鉴别很有价值,因此应仔细询问患者的发病诱因、病程、嗅觉和味觉损伤情况、对生活质量的影响、治疗情况、疾病转归、伴发疾病、外伤史、手术史、刺激性物质接触史、过敏史、家族史、特殊用药史等。

(二)专科检查

应完善耳鼻咽喉头颈外科的专科检查。通过鼻内镜可以直观地观察鼻腔的解剖结构(有无畸形、解剖异常等),需着重检查中鼻道及嗅裂区的通畅程度及黏膜状态(有无充血、水肿、异常分泌物、干痂、新生物等)。

(三)主观评估及心理物理测试

1. 嗅觉障碍的主观评估是指受试者自报嗅觉功能障碍的程度。可采用视觉模拟量表(visual analogue scale, VAS)、Likert 问卷进行评估,或者作为相关疾病临床评估中的一部分。对于嗅觉障碍单一疾病的患者来说,嗅觉障碍调查问卷(questionnaire of olfactory disorders,QOD)与其他问卷或主观参数相比,能够更好地区分嗅觉丧失和嗅觉减退的类型。

2. 嗅觉心理物理测试通过受试者对气味刺激的回答来判定其嗅觉功能，主要包括气味阈值测试（odor threshold test，OTT）、气味辨别能力测试（odor discrimination test，ODT）和气味识别能力测试（odor identification test，OIT）。临床应用最多的是气味察觉阈和识别能力测试，气味察觉阈是指受试者刚能察觉到某种气味的最低浓度；气味识别能力测试是指受试者能确切指出所闻到的某种气味名称的能力。

目前应用较多的嗅觉心理物理测试方法包括 T & T 嗅觉计测试（T & T olfactometer test）、嗅棒测试（Sniffin' Sticks test）和宾夕法尼亚大学嗅觉识别测试（University of Pennsylvania smell identification test，UPSIT）。

（1）T & T 嗅觉计测试：是以嗅素稀释倍数作为定量分析依据的嗅觉功能检查方法，可同时检测嗅觉察觉阈和嗅觉识别能力。应用的试剂包含 5 种不同嗅素，分别为苯乙醇（花香 - 玫瑰花香味）、甲基环戊烯酮（焦糊 - 甜焦糊味）、异戊酸（汗臭 - 臭袜子味）、十一烷酸内酯（果香 - 熟桃子味）和三甲基吲哚（臭 - 粪臭味）。每种嗅素分为 8 种不同的浓度级别，从低浓度到高浓度分别记为 -2、-1、0、1、2、3、4、5 的分值。先测试察觉阈，后测试识别阈，依次由低浓度到高浓度进行顺序检测。以刚能察觉气味刺激作为嗅觉察觉阈，以刚能分辨气味的最低浓度作为嗅觉识别阈。取受试者对 5 种嗅素识别阈的平均值作为判定标准，根据其识别阈值将嗅觉功能分为 6 级：小于 -1 为嗅觉亢进；-1~1 为嗅觉正常；1.1~2.5 为嗅觉正常或轻微下降；2.6~4.0 为嗅觉中度减退；4.1~5.5 为嗅觉严重减退；5.6 以上为失嗅。

（2）Sniffin' Sticks 嗅棒测试：是国际上广泛使用的一种心理物理学嗅觉功能检测方法，由气味察觉阈（odor threshold，T）、气味辨别能力（odor discrimination，D）和气味识别能力（odor identification，I）测试 3 部分组成。① T 值测试用正丁醇或苯乙醇作为嗅剂，使用共 16 组浓度不同的嗅棒对受试者依次由低浓度到高浓度进行顺序检测，每组包含 2 支空白对照和 1 支不同浓度的嗅棒，最低浓度能察觉者为 16 分，最高浓度不能察觉者为 1 分，以此类推。② D 值测试共包含 16 组、每组 3 支嗅棒，受试者须从 3 支嗅棒中分辨出与其他 2 支气味不同的嗅棒，所有组均能辨别为 16 分，均不能辨别为 0 分，以此类推。③ I 值测试包含 16 种不同气味的嗅棒，受试者闻完每支嗅棒后，从给出的 4 个选项中选择 1 个认为最接近所闻到气味的选项，选对 1 种得 1 分。T 值、D 值和 I 值 3 项测试的得分相加即为 TDI 总分（图 3）。TDI 用来评估嗅觉功能，总分为 48 分，由于嗅觉功能随着年龄的增加而降低，青年人大于 30.12 分为正常，小于或等于 30.12 分为嗅觉障碍，其中 16~30 分为嗅觉下降，小于 16 分为失嗅。

（3）UPSIT 宾夕法尼亚大学嗅觉识别测试：是目前美国临床最常用的嗅功能心理物理学检测方法。将 40 种嗅素分别置于 10~50 μm 的胶囊内，再分装在按不同气味编排的 4 本小册子中，每册包括 10 页，每页有 1 个气味胶囊，印有 4 项供选答案。受试者用铅笔划破胶囊，嗅闻后从 4 个选项中进行选择，答对 1 种气味记 1 分。根据受试者得分对嗅觉功能进行评价，35~40 分为嗅觉正常、15~34 分为嗅觉减退，小于 15 分为嗅觉丧失。

其他的嗅觉心理物理测试还有康乃狄克化学感觉临床研究中心（Connecticut Chemosensory Clinical Research Center，CCCRC）嗅功能检查法、斯堪的纳维亚嗅觉鉴别测试（Scandinavian odor-identification test，SOIT）等。

（四）客观评估方法

嗅觉障碍的客观检查主要有事件相关电位（event-relatedpotentials，ERPs）、嗅通路磁共振成像（olfactory pathway magnetic resonance imaging）、功能磁共振成像（functional magnetic resonance imaging，fMRI），正电子发射型计算机断层显像（positron emission tomography/computed tomography，PET-CT）等技术。

1. 事件相关电位（ERPs） 包括嗅觉事件相关电位（olfactory event-relatedpotentials，oERPs）及三叉神经事件相关电位（trigeminal event-related potentials，tERPs），分别是由嗅觉刺激及三叉神经刺激引起的中枢神经系统的生物电反应。气味刺激鼻腔嗅神经元或三叉神经元后，按照国际标准 10/20 法在头皮特定部位收集放大的特异脑电信号，应用计算机叠加技术，获得 oERPs 或 tERPs。ERPs 包括 P1、N1、P2、N2、P3 以及迟发正电位复合波。研究普遍认为 P1、N1、P2、N2 的潜伏期与波幅可反映气味信息的初级处理过程，P3 及以后的迟发复合波可反映对气味的认知过程。其中 N1、P2 波的引出率最高，因此多采用 N1、P2 波的潜伏期及波幅作为 ERPs 的指标。魏永祥等总结了国人正常成年人 oERPsN1、P2 波的潜伏期及波幅，潜伏期延长、波幅变小均可提示嗅觉功能受损。

2. 影像学检查

1）鼻腔鼻窦薄层 CT（冠状面、横断面、矢状面），应注意观察嗅裂开放的状态及嗅裂区是否有异常软组织密度影。而嗅通路 MRI 对于嗅裂区黏膜状态、嗅球、嗅束、嗅沟的显示有着重要作用（图 4）。

2）嗅通路 MRI 检查的推荐方案：

（1）成像范围：原则上包括嗅球及嗅束全长以及额叶前部。

①横断面：切面平行于前颅底，自胼胝体下缘至上鼻甲下缘。

②冠状面：切面垂直于前颅底，自额窦前缘至垂体后缘。

③矢状面：切面平行于左右嗅束，扫描宽度约为 4 cm，包含嗅球和嗅束。

（2）成像线圈：相控阵头线圈或头颈联合线圈。

（3）层厚和间距：层厚 1.00~3.00 mm，层间距 0~1.00 mm。

（4）成像序列：

①平扫：轴位 T1WI 及 T2WI、冠状位 T2WI（层厚 1.0 mm）、矢状位 T2WI（层厚 1.0 mm）。

②如怀疑脑实质损伤，建议加扫全脑重 T2 加权序列（T2* 序列）或 T2 加权液体衰减反转恢复序列（FLAIR 序列）轴位（5 mm）；怀疑嗅通路肿瘤性病变需进一步明确病变性质时，行弥散加权成像（DWI）和动态增强扫描。

3）功能性成像研究包括 PET-CT 和 fMRI，这两种技术都是利用脑血流量的变化来绘制大脑对于刺激的活动变化。由于 PET-CT 检查需注射放射性同位素且价格较高，目前相关研究较少；fMRI 的应用研究相对普及，但仍未作为临床常规检查。

六、预防与治疗

（一）病因治疗

对于病因明确的嗅觉障碍患者，应针对原发疾病采取相应的治疗措施。

（二）药物治疗

目前文献已报道的治疗嗅觉障碍的药物有多种，其中被证实有一定疗效的药物包括糖皮质激素、维生素 A、银杏叶提取物、柠檬酸钠缓冲液等。需要指出的是，在鼻腔局部用药时，传统的滴鼻或鼻喷治疗方式使药物主要沉积于中鼻道及下鼻道，很难直接作用于嗅区黏膜。在使用治疗嗅觉障碍的滴鼻剂时，推荐患者处于侧躺位。在使用鼻喷剂时，喷射雾化比普通喷雾治疗更有效。上述两种方法可以明显增加嗅裂区黏膜药物沉积，从而更为有效地改善嗅觉功能。

糖皮质激素用于治疗炎症性、外伤性和上感后嗅觉障碍的报道较多，其中以炎症性嗅觉障碍的治疗效果最佳。临床以泼尼松为例，通常推荐口服小到中等剂量（0.5~1.0 mg · kg-1·d-1），短程治疗（小于 1 个月）。同时可联合银杏叶提取物、维生素 A 等，效果优于单独用药。鼻喷糖皮质激素可作为辅助治疗。

鼻腔局部应用维生素 A10000U/d，连续使用 8 周对上感后嗅觉障碍有一定效果，但口服使用无改善上感后及外伤性嗅觉障碍患者嗅觉功能的作用。

（三）手术治疗

手术治疗可以纠正异常的解剖结构和（或）清除病变，如鼻中隔偏曲、嗅裂区息肉等解除鼻腔阻塞性病变。伴或不伴鼻息肉的慢性鼻 - 鼻窦炎（chronic rhinosinusitis，CRS）经手术治疗后，部分患者的嗅觉功能可得到改善，但也有部分患者术后嗅觉功能不能改善甚至降低。

（四）嗅觉训练

嗅觉训练是指患者主动反复嗅吸各种类型的嗅剂，以提升嗅觉功能的治疗方法。嗅觉训练是目前有 1 A 级证据支持的治疗手段。自 2009 年德国 Hummel 教授发现嗅觉训练可改善嗅觉障碍患者嗅觉功能后，多项研究证实上感后、外伤性、特发性及神经退行性疾病相关嗅觉障碍均可通过嗅觉训练得到改善。目前认为嗅觉训练可诱导脑部神经重塑，增加嗅球体积，但其改善嗅觉功能的具体机制有待深入研究。嗅觉训练主要使用苯乙醇（玫瑰）、桉叶醇（桉树）、香茅醛（柠檬）、丁香酚（丁香）4 种气味，每种气味嗅 10 s 左右，两种嗅剂间隔 10 s。每次训练时长 5 min，每天早餐前及晚睡前各训练 1 次，至少训练 12 周。嗅觉训练可明显改善嗅觉识别、辨别能力，对嗅觉察觉阈有轻度改善作用。早期进行嗅觉训练可更好地提升嗅觉功能。多项研究发现延长嗅觉训练时间、增加嗅剂种类、提高嗅剂浓度甚至使用随机浓度的精油均可提高嗅觉功能的改善率。推荐嗅觉障碍患者早期应用多种类、高浓度愉快嗅剂进行不低于 16 周的嗅觉训练。

（五）其他治疗

目前针对中医药、针灸治疗嗅觉障碍的报道不多，确切的治疗效果仍需规范的临床试验的探索，需要综合辩证施治。

（杭伟　刘钢　天津市环湖医院）

【参考文献】

[1] 中华耳鼻咽喉头颈外科杂志编辑委员会鼻科组，中华医学会耳鼻咽喉头颈外科学分会鼻科学组. 嗅觉障碍诊断和治疗专家共识（2017年）[J]. 中华耳鼻咽喉头颈外科杂志，2018，53（7）：484-494.

第三章　咽喉部疾病诊疗指南

第一节　阻塞性睡眠呼吸暂停低通气综合征诊断和外科治疗指南概要

一、定义

阻塞性睡眠呼吸暂停低通气综合征（obstructive sleep apnea-hypopnea syndrome，OSAHS）是指睡眠时上气道塌陷阻塞引起呼吸暂停和低通气，通常伴有打鼾、睡眠结构紊乱，频繁发生血氧饱和度下降，白天嗜睡、注意力不集中等病症，并可能导致高血压、冠心病、糖尿病Ⅱ型等多器官多系统损害。

呼吸暂停（apnea）是指睡眠过程中口鼻气流停止（较基线水平下降≥ 90%），持续时间≥ 10 s。

低通气（hypopnea）是指睡眠过程中口鼻气流较基线水平降低≥ 30%，并伴动脉血氧饱和度（arterial oxygen saturation，SaO_2）下降≥ 0.04，持续时间≥ 10 s；或者是口鼻气流较基线水平降低≥ 50%，并伴 SO_2 下降≥ 0.03 或微觉醒，持续时间≥ 10 s。

呼吸努力相关微觉醒（respiratory effort related arousal，RERA）是指未达到呼吸暂停或低通气标准，但有≥ 10 s 的异常呼吸努力并伴有相关微觉醒。

呼吸暂停低通气指数（apnea-hypopnea index，AHI）是指平均每小时睡眠中呼吸暂停和低通气的次数。

呼吸紊乱指数（respiratory disturbance index，RDI）是指平均每小时睡眠中呼吸暂停、低通气和呼吸努力相关微觉醒的次数。

二、诊断依据

（一）OSAHS 诊断依据

患者睡眠时打鼾、反复呼吸暂停，通常伴有白天嗜睡、注意力不集中、情绪障碍等症状，可合并高血压、缺血性心脏病或脑卒中、糖尿病Ⅱ型等。多导睡眠监测（polysomnography，PSG）AHI ≥ 5 次 /h，以阻塞性呼吸事件为主。如有条件以 RDI 为标准。

（二）OSAHS 病情程度和低氧血症严重程度判断依据

1. OSAHS 病情程度　以 5 ≤ AHI<15 次 / 小时为轻度，15 ≤ AHI<30 次 / 小时为中度，

AHI ≥ 30 次 / 小时为重度。

2. 低氧血症严重程度以睡眠过程中最低血氧饱和度判定 0.85 ≤睡眠最低血氧饱和度 <0.9 为轻度，0.80 ≤睡眠最低血氧饱和度 <0.85 为中度，睡眠最低血氧饱和度 <0.80 为重度。

以 AHI 为标准对 OSAHS 病情程度进行评判，应注明低氧血症程度，即使 AHI 判断病情程度较轻，如合并高血压、缺血性心脏病或脑卒中、糖尿病Ⅱ型等，也应按重度进行治疗。

（三）嗜睡程度判断依据

1. 嗜睡是 OSAHS 主要的症状之一，其严重程度判定依据如下。

（1）轻度：嗜睡症状仅见于久坐时或不需要多少注意力的情况下，而且不一定每天存在，对社交和职业活动仅有轻度妨碍；Epworth 嗜睡量表（Epworth sleep scale，ESS）评分 ≤ 12 分。

（2）中度：嗜睡每天存在，发生于轻微体力活动或中等程度注意力的情况下（如开车、开会或看电影时等），对社交和职业活动有中度妨碍；ESS 评分 13~17 分。

（3）重度：嗜睡每天存在，发生于重体力活动或需高度注意力的情况下（如开车、谈话、进食或步行时等），严重妨碍社交和职业活动；ESS 评分 18~24 分。

三、疗效评定依据

（一）随访时间

近期随访至少 6 个月，长期随访至少 1 年，必须有 PSG 监测结果。

（二）疗效评定

（1）治愈指 AHI<5 次 /h。

（2）显效指 AHI<20 次 /h 且降低幅度≥ 50%。

（3）有效指 AHI 降低幅度≥ 50%。在判定疗效时，除 AHI 指标外，应考虑主观症状程度和低氧血症的变化。

四、OSAHS 治疗

（一）OSAHS 多科综合治疗模式

多学科综合治疗模式包括：长期行为干预，持续正压通气（continuous positive airway pressure，CPAP），口腔矫治器和外科治疗等。合并较重心脑血管疾病等重症者，宜首先推荐 CPAP 治疗。

（二）OSAHS 围手术期治疗

1.OSAHS 患者术前评估和准备

1）术前评估

（1）OSAHS 围术期风险评分系统。

A：OSA 严重程度（如无法进行睡眠研究则参考临床症状）（0~3 分），无 =0 分，轻度 =1 分，中度 =2 分，重度 =3 分；

B：手术和麻醉因素（0~3 分），局部或周围神经阻滞麻醉下的浅表手术，无镇静药 =0 分，中度镇静或全身麻醉浅表手术，椎管内麻醉（不超过中度镇静）外周手术 =1 分，全身麻醉外周手术，中度镇静的气道手术 =2 分，全身麻醉大手术或气道手术 =3 分；

C：术后阿片类药物使用（0~3 分），不需要 =0 分，低剂量口服阿片类药物 =1 分，大剂量口服、肠外或神经轴性阿片类药物 =3 分，

总分：A 项目分值 +B 或 C 项目中较高分值者（0~6 分）。需要注意的是，此系统未经临床验证，仅作为指导和临床判断，应用于评估个别患者的风险。如患者术前已有持续气道正压通气（CPAP），且在术后将继续使用，则可减去 1 分；如轻或中度 OSAHS 患者静息时 $PaCO_2$>50 mmHg，则应增加 1 分；评分为 4 分的 OSAHS 患者引发围术期风险增加；评分为 5 分以上者则围术期风险显著增加。

（2）困难气道评估。①详细询问气道方面的病史；②颜面部畸形，如小下颌畸形、下颌后缩畸形、舌骨位置异常等；③上呼吸道解剖异常，如口咽腔狭小、扁桃体腺样体肥大、舌体肥大等；④结合 Mallampati 分级、直接或间接喉镜检查、影像学检查等结果综合判断。

（3）重要器官功能评估。对心脑血管系统、呼吸系统和肾脏功能等受累的严重程度进行评估，同时进行相应的治疗，使受损器官达到较好的功能状态。

2）术前准备

（1）患者准备。术前准备旨在改善或优化 OSAHS 患者围术期的身体状况，包括术前 CPAP 治疗，下颌前移矫正器或口腔矫治器及减肥等措施。

（2）麻醉物品与监测设备。术前必须准备好完成困难插管的各种导管与设备，备好麻醉机、具有 SpO_2、BP、ECG 和 $PETCO_2$ 的监测仪，同时还应备有血气分析仪、转运呼吸机以及必要的血液动力学监测仪。

2.OSAHS 患者术中管理

（1）术中监测：主要包括呼吸功能、循环功能、麻醉深度及术中可能发生的并发症等，尤其在麻醉诱导和苏醒期。

（2）麻醉方法：选择气管内插管全身麻醉为宜，且全身麻醉复合神经阻滞可以改善预后。

（3）气道管理：所有 OSAHS 患者均应考虑存在困难气道，实施麻醉诱导时，推荐患者取头高斜坡位。

（4）麻醉药物：麻醉药物如镇静药、安眠药、阿片类药物和肌松药加重气道的不稳定性，抑制中枢对低氧和高碳酸血症的敏感性，减弱呼吸肌功能，从而导致更频繁和严重的呼吸暂停，同时因手术应激、心血管反应等使接受大手术的患者面临较高风险。

（5）循环功能及内环境稳定管理：术中应控制一定麻醉深度、严密监测血压、心律、心电图 ST-T 改变等。定期检测动脉血气，了解有无 CO_2 蓄积、电解质及酸碱平衡等变化，以确保组织氧合与灌注。

3.OSAHS 患者术后管理

（1）术后疼痛管理：采取不同作用机制的镇痛药物，多途径、多模式的镇痛方法更为安全可靠，主要包括非阿片类镇痛药、局麻药行区域性镇痛和使用长效局麻药或通过持续性外周神经阻滞。对需额外给予阿片类药物镇痛的患者，应使用最低有效剂量，并密切监测呼吸氧合变化。应尽量避免同时使用镇静剂，并备好各类拮抗药。

（2）气道正压通气（CPAP）治疗：对术前依从 CPAP 治疗的 OSAHS 患者，建议术后采用 CPAP 治疗。对未诊断为 OSAHS 或诊断为 OSAHS 但不依从或不耐受 CPAP 的患者，建议在发生低氧血症、气道梗阻、呼吸暂停或通气不足时使用 CPAP 治疗。

（3）PACU 管理：OSAHS 患者麻醉苏醒期管理重点为维持充足的氧合及气道通畅、合理判断拔管时机及防止相关并发症发生。多数患者在达到常规出 PACU 标准后还应再监测至少 1 h。重症 OSAHS 患者，或轻中度 OSAHS 患者但具有明显困难气道表现、接受咽颚成型术或联合正颌外科手术以及手术过程不顺利的患者，术后可能出血或发生气道梗阻的患者，均需保留气管内导管。带管在 ICU 或 PACU 治疗，直至患者完全清醒，并确保无活动性出血、大量分泌物和上呼吸道水肿等情况，在侧卧位、半卧位或其他非仰卧位下拔管。拔管后若有可能，应保持半直立体位。

（4）病房管理：患者应持续监测 SpO_2 和通气情况，尽可能脱离辅助供氧、避免仰卧位和镇痛药，并在睡眠期间维持 CPAP 治疗。脱离高风险的标准：①对阿片类镇痛药和镇静药的需求低；②维持清晰的精神状态；③自由采取睡眠体位，睡眠时成功恢复 CPAP 治疗或口腔矫正器治疗；④氧合充足，即在清醒和睡眠时，呼吸室内空气时 SpO_2>90%。

（三）OSAHS 外科治疗主要方法

1. 鼻腔手术　若存在因鼻腔解剖结构异常和鼻腔炎性疾病引起的通气障碍，可依据病变部位行不同鼻腔手术治疗，包括：鼻中隔偏曲矫正、鼻息肉切除、鼻腔扩容术等。单独鼻腔手术并不能有效降低 AHI，故不推荐作为 OSAHS 的一线治疗；鼻腔手术有助于降低鼻腔阻力从而提高 CPAP 治疗依从性，但需注意保证鼻腔支架的稳定性，推荐术后再次行压力滴定调整相关参数后继续 CPAP 治疗。

2. 扁桃体及腺样体切除术　对于扁桃体Ⅱ度及以上肥大的成人 OSAHS 患者，单纯扁桃体切除术可显著改善患者的客观及主观指标，短期（1~6 个月）手术有效率可达 85%，短期手术治愈率可达 57%。推荐术前 AHI<30 次 /h 的扁桃体肥大患者行单纯扁桃体切除术；建议对患者进行鼻咽喉镜检查，发现腺样体明显肥大时，建议同期行腺样体切除手术。

3. 悬雍垂腭咽成形术（UPPP）　UPPP 是目前应用最广泛的治疗成人 OSAHS 的术式，适合于阻塞平面在口咽部，黏膜组织肥厚致咽腔狭小，悬雍垂肥大或过长，软腭过低过长，扁桃体肥大或腭部狭窄为主者。长期手术有效率（>6 个月）为 40%~50%。不推荐瘢痕体质、未成年患者行该手术治疗，对于语音要求高的患者，如演员、歌唱家等应谨慎行该手术。目前对于 UPPP 疗效的预测方法很多，其中 Friedman 分型系统对 UPPP 手术疗效的预测最为经典。近年来随着对 OSAHS 患者气道形态的认识加深，我国学者以扁桃体分度、SaO_2<90% 时间占总睡眠时间的比例以及舌骨下缘距下颌骨下缘的垂直距离 3 项指标建立

了基于国人数据的“TCM 手术疗效评分预测系统”，应用该评分预测系统所得 TCM 总分，以 14、17、22 为临界分层，其手术有效率分别为 100%、76.3%、48.1% 和 10.0%。

4. 软腭植入术　软腭植入术可能对轻中度 OSAHS 患者有效，但该项治疗目前在国内尚未广泛开展，远期疗效有待进一步观察。

5. 舌根及舌骨手术　舌根手术主要包括舌根射频消融术及舌根部分切除术。相关研究结果提示，对存在舌根平面狭窄阻塞的患者，舌根射频消融术疗效往往不如舌根悬吊术有效，但这二者差异并不显著。舌根部分切除术的手术疗效较舌根射频消融术可能更高。单纯舌部分切除术的手术成功率约 60.0%，手术治愈率约 22.6%。

舌骨悬吊或舌悬吊术较少单独应用于 OSAHS 治疗。舌骨悬吊术作为舌根平面阻塞 OSAHS 患者的外科治疗手段之一，可作为多层面手术的一部分用于治疗轻度至中度 OSAHS。

6. 舌下神经刺激治疗　舌下神经刺激治疗是通过固定于舌下神经远端的电极，在吸气开始前放电刺激颏舌肌使舌体前伸以扩大舌后气道的治疗方式。该项治疗目前在国内尚未开展，国外相关研究结果提示该项治疗对患者主、客观指标均有较好改善，但远期疗效有待进一步观察。

7. 牵引成骨术　牵引成骨术通过将骨切开后应用牵引装置缓慢牵拉使截骨间隙中形成新骨从而达到延长骨骼的目的，临床广泛应用于颅颌面骨畸形的整复。其通过骨延长或扩张，不但能恢复或显著改善颅颌面形态，也可显著扩大上气道以治疗颅颌骨畸形继发的 OSAHS。颅颌骨畸形继发的 OSAHS，包括 Crouzon 综合征、Apert 综合征、Pfeiffer 综合征等，Pierre Robin 序列征、第一、二鳃弓综合征、Treacher Collins 综合征、颞颌关节强直小下颌畸形等。

8. 单颌手术　上颌骨的大小和位置决定鼻腔、鼻咽腔和腭咽腔的空间，下颌骨的形态则是口腔、腭咽腔、舌咽腔和喉咽腔形态的关键因素。上或下颌骨的发育不良或后缩会导致上气道的狭窄或阻塞。通过颌骨截骨前移，牵拉附着于颌骨的软组织，扩大气道容积和改变咽壁顺应性。适用于单颌畸形继发 OSAHS，如小下颌或上颌。单颌手术一般包括上颌 Lefort Ⅰ截骨前移和（或）中线劈开扩弓及下颌矢状劈开（SSRO）前移术。

9. 双颌前移术　双颌前移术是颌骨畸形、肥胖伴严重 OSAHS 患者的主要方法，也为各种 OSAHS 手术失败的后续治疗手段。足够幅度的颌骨前移（>10 mm）能使整个上呼吸道得到显著的拓展，使严重颌骨畸形伴 OSAHS 患者颌面形态恢复正常，甚至可达到 OSAHS 治愈的效果。对肥胖伴严重 OSAHS 患者或其他手术失败患者也有显著疗效，手术成功率 >90%。对于微凸面型的东方人群，大幅度颌骨前移会造成颌面部继发畸形，目前已发展改良术式。对严重肥胖（BMI>40 kg/m²）的重度 OSAHS 患者进行双颌前移治疗效果有限，可考虑行减重治疗。

10. 减重代谢手术（BMS）　BMS 在减重的同时，能有效改善患者上气道塌陷，减轻和消除呼吸暂停事件。腹腔镜微创手术在术后早期的病死率及并发症发生率方面明显低于开腹手术，故 BMS 强烈推荐行腹腔镜手术。如腹腔镜胃袖状切除术（LSG）或腹腔镜 Roux-

en-Y 胃旁路术（LRYGB）。

11. 气管切开术　气管切开术是首先被用于治疗 OSAHS 的术式，手术成功率几乎是 100%，目前仍被用作某些重度患者的最后治疗手段。但由于可导致生活质量下降，推荐在无其他治疗选择或临床紧急情况下考虑此操作。

（张涛　杨相立　天津市人民医院）

【参考文献】

[1] 中华耳鼻咽喉头颈外科杂志编辑委员会. 阻塞性睡眠呼吸暂停低通气综合征诊断和外科治疗指南 [J]. 中华耳鼻咽喉头颈外科杂志，2009，44（2）：95-96.

[2] 中华医学会麻醉学分会五官科麻醉学组. 阻塞性睡眠呼吸暂停患者围术期麻醉管理专家共识（2020 修订版）快捷版 [J]. 临床麻醉学杂志，2021，37（2）：196-99.

[3] 中国医师协会睡眠医学专业委员会. 成人阻塞性睡眠呼吸暂停多学科诊疗指南 [J]. 中华医学杂志，2018，98（24）：1902-14.

第二节　中国儿童阻塞性睡眠呼吸暂停诊断与治疗指南（2020 年）概要

一、前言

儿童阻塞性睡眠呼吸暂停（obstructive sleep apnea，OSA）是指儿童睡眠过程中频繁发生部分或完全上气道阻塞，干扰儿童的正常通气和睡眠结构而引起的一系列病理生理变化。OSA 作为儿童睡眠呼吸障碍（sleep - disordered breathing，SDB）疾病中危害最为严重的疾病，因其较高的患病率和严重的远期并发症，越来越受到家长和社会的重视。2012 年美国儿科学会指南指出儿童 OSA 患病率为 1.2%~5.7%，2010 年中国香港地区报道儿童 OSA 的患病率为 4.8%。与成人 OSA 不同，造成儿童上气道阻塞的主要原因是腺样体和（或）扁桃体肥大；此外，肥胖、颅面畸形、神经肌肉疾病等因素也可能与儿童 OSA 的发病有关。儿童 OSA 如果得不到及时的诊断和有效的干预，将导致一系列严重的并发症，如颌面发育异常（腺样体面容）、行为异常、学习障碍、生长发育落后、神经认知损伤、内分泌代谢失调、高血压和肺动脉高压，甚至增加成年期心血管事件的风险等。故儿童 OSA 的早发现、早诊断和早干预对改善预后意义重大。

二、指南的目标人群

本指南适用于 1~18 岁、与腺样体和（或）扁桃体肥大或肥胖等相关的睡眠呼吸暂停患儿。不适用于中枢性睡眠呼吸暂停综合征或低通气综合征患儿；不适用于 OSA 合并其他疾病患儿（如唐氏综合征、严重颅面畸形、神经肌肉疾病、慢性肺部疾病、镰状细胞病、代谢性疾病或喉软化症)。

三、指南的使用人群

各等级医院从事睡眠呼吸疾病相关工作的临床医师、护理人员、技术人员及相关教学、科研工作人员。

四、指南相关临床问题

(一)指南诊断相关临床问题

1. 在儿童 OSA 的诊断中,哪些临床症状和体征需要重点关注?

在症状方面,推荐首先关注有无打鼾以及打鼾的频率,其中打鼾≥ 3 晚 / 周需要重点关注。推荐关注睡眠憋气、呼吸暂停、张口呼吸、呼吸费力、睡眠不安、遗尿、白天嗜睡、注意力缺陷或多动、学习成绩下降等表现。小年龄儿童应关注张口呼吸、反复觉醒、情绪行为异常等。

在体征方面,推荐重点关注腺样体肥大、扁桃体肥大、腺样体面容以及肥胖。无论是单一或联合多个症状和体征,与多导睡眠监测(PSG)相比都不能可靠地诊断儿童 OSA,推荐结合其他诊断方法来提高诊断的准确性。

此外还需重视对于 OSA 患儿全面的上气道阻塞评估,包括是否合并变应性鼻炎、鼻中隔偏曲、鼻咽部肿物、咽喉部占位或肿瘤等疾病。

2. 在 PSG 指标中,对儿童 OSA 具有直接诊断意义的关键指标是什么,其诊断的推荐界值是多少?

在问题 1 相关症状的基础上, PSG 是儿童 OSA 的标准诊断方法。推荐 OAHI>1 次 /h 作为儿童 OSA 的诊断界值,利于早期发现需要干预治疗的睡眠呼吸障碍患儿;另外 AHI、OAI 和最低血氧饱和度对儿童 OSA 的诊断也有重要参考意义。

本指南的推荐意见从 OSA 定义的病因出发,强调阻塞性因素是引起 OSA 患儿一系列病理生理变化的根源问题,故仍将 OAHI 作为诊断 OSA 的主要客观指标,而非 AHI。

3. 如何基于 PSG 指标来制订 OSA 严重程度分级?

建议基于 PSG 指标进行 OSA 严重程度分级,参考标准如下:轻度: 1 次 /h<OAHI ≤ 5 次 /h;中度:5 次 /h<OAHI ≤ 10 次 /h;重度:OAHI>10 次 /h。

不推荐使用扁桃体大小等指标进行 OSA 的严重程度分级。

4. 便携或简易替代诊断工具(如脉氧仪)的诊断价值如何?

推荐使用 PSG 进行儿童 OSA 诊断。

对于没有条件开展 PSG 的机构,建议临床医生使用脉氧仪等经过临床验证的便携式睡眠监测设备,并充分结合病史、体格检查及问卷等临床信息进行综合诊断,必要时转诊到上级医疗机构完善 PSG 进行确诊。

5. 常用的儿童 OSA 相关问卷或量表如儿童睡眠问卷（PSQ）、阻塞性睡眠呼吸暂停 18 项生活质量调查表（OSA-18）的诊断价值如何？

不建议单独应用 PSQ 或 OSA-18 量表作为 OSA 患儿的诊断工具，需结合病史、体格检查及睡眠监测设备以增加问卷诊断的特异度。

（二）指南治疗相关临床问题

1. OSA 患儿腺样体和（或）扁桃体切除术的手术适应证是什么？

扁桃体和（或）腺样体切除术目前是儿童 OSA 的一线治疗方法之一，特别对于中、重度 OSA 患儿而言，在内镜或影像学综合评估上气道情况（包括鼻、鼻咽部、口咽、喉咽和喉部）后，临床检查符合扁桃体和（或）腺样体肥大且无手术禁忌时，是其首选治疗方式，同时患儿症状和家长为患儿解决症状的诉求应当同样被重视。对于轻度 OSA（1 次 /h<OAHI ≤ 5 次 /h）患儿，在充分评估病因后，需要给予适当的临床干预，进行药物对症治疗，特别是针对鼻部、咽部症状的治疗；同时给予必要的睡眠姿势健康指导，肥胖患儿可给予减重指导。

关于患儿手术时年龄，2017 年 ERS 的 1~23 月龄儿童阻塞性睡眠呼吸紊乱官方声明指出，3 岁以下患儿术后需要住院监测，行腺样体切除术的患儿最小年龄为 3 月龄，行腺样体和扁桃体切除术的最小年龄为 6 月龄。

对于腺样体肥大和扁桃体肥大的形态学评估方法，本指南参考扁桃体肥大和腺样体肥大分别以 Brodsky 的扁桃体 5 分度法及腺样体 4 分度法为依据，判定标准扁桃体占据口咽宽度 >50% 为扁桃体肥大、腺样体阻塞后鼻孔面积 >50% 为腺样体肥大。对于具有扁桃体和（或）腺样体肥大的极度肥胖患儿，临床医师应权衡扁桃体和（或）腺样体切除术的风险（包括：主要风险如麻醉并发症、术后呼吸衰竭、出血、腭咽关闭不全、鼻咽狭窄，次要风险如疼痛、术后脱水等）与其他治疗的利弊。对于不符合扁桃体和（或）腺样体肥大的 OSA 患儿，更需进行详尽的口腔、鼻腔、喉部等上气道情况评估以及神经肌肉病等全身问题的排查，以了解阻塞平面和阻塞原因，必要时请相关科室协助诊疗。

2. OSA 患儿术后疾病持续存在的危险因素有哪些？

肥胖是儿童 OSA 术后疾病持续存在的危险因素，可使用 PSG 或者借助便携或简易替代诊断工具评估术后 OSA 持续存在状态，必要时的补充治疗包括无创正压通气（noninvasive positive pressure ventilation，NPPV）、口腔矫治、减重等。

伴随疾病（哮喘和变应性鼻炎）和 OSA 家族史不增加术后 OSA 持续存在的风险，但临床医生仍需注重对 <3 岁、伴随疾病、重度 OSA 或者低氧血症、相关家族史的 OSA 患儿进行术后评估和气道管理。此外，对于疾病严重程度（基于 PSG）和腺样体和（或）扁桃体肥大等解剖因素不匹配的患儿，如腺样体和（或）扁桃体明显肥大但无频繁睡眠呼吸暂停事件，或者睡眠呼吸事件频繁但扁桃体和（或）腺样体却无明显肥大的患儿，尤需注意术后上气道综合评估。

3. 鼻用糖皮质激素及白三烯受体拮抗剂治疗儿童 OSA 的疗效和安全性如何？

对于轻、中度 OSA 患儿，结合腺样体及扁桃体评估情况，推荐鼻用糖皮质激素或孟鲁司特钠作为治疗药物，以降低睡眠呼吸事件，改善症状评分，并定期随诊评估药物疗效和可能出现的不良反应。

关于联合用药，在评估腺样体及扁桃体后，对于轻、中度 OSA 患儿，建议使用鼻用糖皮质激素联合孟鲁司特钠进行治疗，并定期随诊评估药物疗效和可能的不良反应。

对于使用药物后无效或停药后再次出现症状的 OSA 患儿，建议在上气道综合评估基础上，进行其他治疗。

4. OSA 患儿使用无创正压通气（NPPV）的指征、疗效和远期不良反应有哪些？

对于有外科手术禁忌证、不伴腺样体和（或）扁桃体肥大、腺样体和（或）扁桃体切除后 OSA 持续存在以及选择非手术治疗的 OSA 患儿，在完善上气道综合评估后，推荐 NPPV 作为一种有效治疗方法。

推荐重度 OSA 患儿使用 NPPV 作为治疗方案之一。

对于接受 NPPV 的患儿，推荐在 PSG 下调整呼吸机参数，并定期评估参数设置的适宜性。

OSA 患儿使用 NPPV 可产生鼻部症状、眼睛刺激症状和皮肤破损等轻微不良反应，如长期使用，可造成颅面发育异常，推荐定期评估。

5. 口腔矫治（口腔矫正器）在儿童 OSA 治疗的疗效和安全性如何？

对于可能合并口腔及颌面发育问题的 OSA 患儿，尤其是不伴有腺样体和（或）扁桃体肥大、术后 OSA 持续存在、不能手术或不能耐受 NPPV 治疗的 OSA 患儿，建议进行口腔评估，必要时进行口腔矫治器治疗（GPS）。

经评估后，需要进行口腔矫治器治疗的 OSA 患儿，建议根据牙颌畸形的类型和气道阻塞部位选用上颌扩弓治疗或下颌前导矫治。上颌扩弓治疗轻、中度 OSA 患儿有效，特别是对于腭中缝骨性愈合前的患儿效果较好。下颌前导矫治对于轻度至重度 OSA 患儿均有一定效果，推荐在青春发育期前采取治疗，6 个月及以上的长期治疗优于短期治疗。

6. 减重对于肥胖 OSA 患儿的疗效如何？

对于超重或肥胖的 OSA 患儿，临床医师应推荐行为和饮食干预以控制体重。

（沈蓓　天津市儿童医院）

【参考文献】

[1] 中国儿童 OSA 诊断与治疗指南制订工作组，中华医学会耳鼻咽喉头颈外科学分会小儿学组等. 中国儿童阻塞性睡眠呼吸暂停诊断与治疗指南（2020）[J]. 中华耳鼻咽喉头颈外科杂志，2020，55（8）：729-747.

第三节　咽喉反流性疾病诊断与治疗专家共识（2015 年）概要

咽喉反流与许多耳鼻咽喉头颈外科疾病密切相关，其引起的咽喉反流性疾病（laryngopharyngeal reflux disease，LPRD）症状和体征无特异性，国内外仍缺乏统一的诊断和治疗标准，在临床诊疗过程中存在认识不足或过度诊断、治疗不规范等情况。为此，国内咽喉科专家参考国内外诊疗文献,共同讨论制订本专家共识,目的是规范 LPRD 的诊断和治疗,为制订《咽喉反流性疾病的诊断与治疗指南》奠定基础。

一、定义

(一)LPRD 是指胃内容物反流至食管上括约肌以上部位,引起一系列症状和体征的总称。临床表现为咽喉部异物感、持续清嗓、声嘶、发音疲劳、咽喉疼痛、慢性咳嗽、呼吸困难、喉痉挛、哮喘等症状,以及声带后连合区域黏膜增生、肥厚,声带弥漫性充血、水肿,严重时出现肉芽肿、喉室消失、声门下狭窄等喉部体征。

(二)咽喉反流(laryngopharyngeal reflux)是指胃内容物反流至食管上括约肌以上部位(包括鼻腔、口腔、咽、喉、气管、肺等)的现象。

二、诊断依据

(一)通过详细地询问病史和喉镜检查,对照反流症状指数评分量表(reflux symptom index, RSI)和反流体征评分量表(reflux finding score, RFS)可作出初步诊断(表 2-3-3-1 及表 2-3-3-2)。若 RSI > 13 分和 / 或 RFS >7 分,可诊断为疑似 LPRD。这些患者可以进行至少 8 周的质子泵抑制剂(proton pump inhibitor, PPI)治疗,如有效可以确诊。

(二)24 h 喉咽食管 pH(或阻抗 -pH)监测和咽部 pH 监测(DX-pH)是目前客观诊断手段。

1. 24 h 喉咽食管 pH(或阻抗 -pH)监测诊断指标:24 h 咽喉酸反流事件≥ 3 次或喉咽部 pH 值 <4 总时间≥ 1% 或 24 h 内喉咽反流面积指数(reflux area index, RAI)> 6.3 即可诊断。

2. 咽部 pH 监测(DX-pH)诊断指标:直立位时 Ryan 指数 >9.41 和 / 或卧位时 >6. 79 即可诊断。

(三)胃镜检查对 LPRD 的诊断和鉴别诊断有帮助。食管测压有助于查找 LPRD 的致病原因,对诊断和治疗有一定指导作用。

(四)本共识推荐的 LPRD 简易诊疗流程(见图 2-3-3-3)。

表 2-3-3-1 反流症状指数评分量表

在过去几个月哪些症状困扰你?	0 分 = 无症状 5 分 = 非常严重					
声嘶或发音障碍	0	1	2	3	4	5
持续清嗓	0	1	2	3	4	5
痰过多或鼻涕倒流	0	1	2	3	4	5
吞咽食物、水或药片不利	0	1	2	3	4	5

续表

<table>
<tr><td rowspan="2">在过去几个月哪些症状困扰你？</td><td colspan="6">0 分 = 无症状</td></tr>
<tr><td colspan="6">5 分 = 非常严重</td></tr>
<tr><td>饭后成躺下后咳嗽</td><td>0</td><td>1</td><td>2</td><td>3</td><td>4</td><td>5</td></tr>
<tr><td>呼吸不畅或反复窒息发作</td><td>0</td><td>1</td><td>2</td><td>3</td><td>4</td><td>5</td></tr>
<tr><td>烦人的咳嗽</td><td>0</td><td>1</td><td>2</td><td>3</td><td>4</td><td>5</td></tr>
<tr><td>咽喉异物感</td><td>0</td><td>1</td><td>2</td><td>3</td><td>4</td><td>5</td></tr>
<tr><td>烧心、腹痛、胃痛</td><td>0</td><td>1</td><td>2</td><td>3</td><td>4</td><td>5</td></tr>
<tr><td></td><td colspan="6">总分：</td></tr>
</table>

表 2-3-3-2　反流体征分量表

<table>
<tr><td rowspan="2">假声带沟</td><td>0= 无</td><td rowspan="5">弥漫性喉水肿</td><td>0= 无</td></tr>
<tr><td>2= 存在</td><td>1= 轻度</td></tr>
<tr><td rowspan="3">喉室消失</td><td>0= 无</td><td>2= 中度</td></tr>
<tr><td>2= 部分</td><td>3= 重度度</td></tr>
<tr><td>4- 完全</td><td>4= 堵塞</td></tr>
<tr><td rowspan="3">红斑 / 充血</td><td>0= 无</td><td rowspan="5">后联合增生</td><td>0= 无</td></tr>
<tr><td>2= 局限于杓状软骨</td><td>1= 轻度</td></tr>
<tr><td>4= 弥漫</td><td>2= 中度</td></tr>
<tr><td rowspan="6">声带水肿</td><td>0= 无</td><td>3= 重度</td></tr>
<tr><td>1= 轻度</td><td>4= 堵塞</td></tr>
<tr><td>2= 中度</td><td rowspan="2">肉芽肿</td><td>0= 无</td></tr>
<tr><td>3= 重度</td><td>2= 存在</td></tr>
<tr><td rowspan="2">4= 任克间隙水肿</td><td rowspan="2">喉内粘稠粘液附着</td><td>0= 无</td></tr>
<tr><td>2= 存在</td></tr>
<tr><td colspan="2"></td><td colspan="2">总分：</td></tr>
</table>

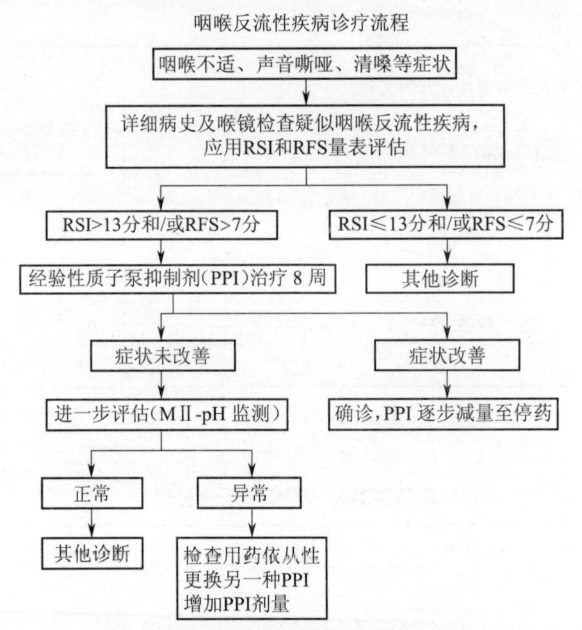

图 2-3-3-1 咽喉反流性疾病诊疗流程图

注:LPRD:咽喉反流性疾病;RSI:反流症状指数评分;RFS:反流体征评分;PPI:质子泵抑制剂;II-pH 监测:多通道腔内阻抗 -pH 监测

三、治疗原则

(一)一般治疗

改变不良生活方式和饮食习惯。

(二)内科治疗

抑酸治疗是最常用的内科治疗方法。目前首选药物为 PPI,其他药物包括 H2 受体阻滞剂、促胃肠动力剂、胃黏膜保护剂等。

1. 质子泵抑制剂　推荐的治疗方案如下:① PPI 给药剂量与时间: PPI 标准剂量,每天 2 次,饭前 30~60 min 服用,症状消失后逐渐减量至停药;②用于诊断性治疗的患者, PPI 建议至少应用 8 周, 8 周后评估治疗效果,有效者可以确诊并继续用药,无效者建议行 24 h 喉咽食管 pH 监测等检查,进一步明确诊断或除外诊断;③对疗效不佳者,关注患者用药依从性,优化 PPI 使用(包括增加剂量或更换 PPI)。

2. 促胃肠动力药　必要时加用促胃肠动力剂。

3.H2 受体阻滞剂　用于不能耐受或不适合 PPI 治疗的患者,或用于维持治疗。必要时睡前可加用一次 H2 受体阻滞剂。

(三)外科治疗

如果积极内科药物治疗有效,但停药后反复复发的患者,或因酸反流所致危及患者生命的并发症持续存在时,可考虑行增加食管下括约肌张力的外科治疗。

四、疗效评估

治疗中、治疗后可以随时评估疗效，症状好转程度用视觉模拟评分法（visual analogue scale，VAS）评分。

显效：症状基本消失，RSI ≤ 13 分。

有效：症状改善 50% 以上，RSI 降低，但仍 >13 分。

无效：症状无好转，RSI 无降低。

（黄永望　天津医科大学第二医院）

【参考文献】

[1] 中华耳鼻咽喉头颈外科杂志编辑委员会咽喉组，中华医学会耳鼻咽喉头颈外科学分会咽喉学组. 咽喉反流性疾病诊断与治疗专家共识（2015 年）[J]. 中华耳鼻咽喉头颈外科杂志，2016，51（5）：24-326.

第四节　喉气管狭窄诊断与治疗专家共识（2018 年）概要

随着危重患者和喉气管外伤患者救治中呼吸机辅助呼吸技术的广泛应用，喉气管狭窄的发生率也明显增加。由于喉气管狭窄患者的致病原因、损伤部位和严重程度各不相同，因而没有一种手术方式可用于所有患者。医生会依据患者的病情和医师的个人经验选择不同的治疗方案。因此，制订一个喉气管狭窄诊断和治疗专家共识对于规范该病的诊治，提高治愈率很有必要。

一、定义

喉气管狭窄是指由各种原因造成的喉气管软骨支架畸形、塌陷或缺损，喉气管黏膜瘢痕形成或黏膜下组织增生导致呼吸困难的一种疾病。

本共识讨论的狭窄可同时合并单侧、双侧声带固定，但不包括单纯声带麻痹、恶性肿瘤侵及喉气管、儿童喉气管软化、纵隔肿瘤或大血管畸形压迫气管所致的狭窄。

二、病因

常见病因为长时间气管内插管机械通气、颈部外伤，其次为喉气管手术后，如喉乳头状瘤、喉癌、气管切开术后等。喉气管特异性感染，如结核、梅毒也可遗留狭窄。儿童先天性喉气管狭窄通常由环状软骨畸形导致。成人不明原因的狭窄往往与自身免疫性疾病有关，一般发展缓慢。

三、临床表现

主要表现为呼吸困难和声音嘶哑。呼吸困难的严重程度与狭窄的程度和病情发展快慢有关，其临床表现可根据喉阻塞呼吸困难分度来判断。喉部受损常有声嘶表现，严重者可以失音。已做气管切开者表现为堵管困难、不能拔管。少数患者可伴有误咽。

四、检查

电子或纤维喉镜检查是最基本的检查方法，可以对狭窄部位和严重程度做出初步判断并观察声带运动情况，同时可排除口、鼻、咽部阻塞性病变。部分不能配合局部麻醉（局麻）下检查的患者，特别是儿童患者，需要在全身麻醉（全麻）保留自主呼吸和不保留自主呼吸两种情况下对气道作详细检查和评估，排除肿瘤、心血管畸形导致的外源性狭窄或喉、气管、支气管软化。

喉气管侧位X线片或CT检查可显示会厌、甲状软骨、喉室、声门下区域、环状软骨、气管腔等结构，对判断狭窄部位及测量狭窄长度有帮助。轴位CT还可显示正常管腔和狭窄部位管腔的横截面大小，以此评估狭窄程度并判断软骨的缺失程度。螺旋CT虚拟成像有助于了解气管切开口周围管腔宽度。必要时可行增强CT和MRI以显示是否存在喉气管本身占位性病变、异常的纵隔血管或气管外包块压迫气道。

对于不明原因的喉气管狭窄患者需要做与自身免疫性疾病相关的检查，如抗中性粒细胞胞质抗体等，以排除相关疾病。

五、诊断

对于有上述临床表现，经检查有明确的喉和/或气管狭窄的患者即可做出诊断。

六、分类

1. 喉狭窄　分为声门上、声门、声门下及联合狭窄。
2. 气管狭窄　以胸骨上切迹为界分为颈段气管狭窄和胸段气管狭窄。
3. 喉气管狭窄　喉、气管均有狭窄。

七、严重程度

声门上和声门区狭窄目前尚无统一的严重程度分度，多以描述狭窄部位为主，如声门前部狭窄，声门区闭锁等。

声门下和气管狭窄国际上以Myer-Cotton分度方法为主。一度狭窄：管腔阻塞面积占总面积的 0~50%；二度狭窄：管腔阻塞面积占总面积的 51%~70%；三度狭窄：管腔阻塞面积占总面积的 71%~99%；四度狭窄：管腔完全闭塞。一、二度属轻度狭窄，三、四度属重度狭窄。该方法简单明了，易于临床医师掌握，故本共识推荐使用该分度方法。

欧洲喉科学会建议在 Myer-Cotton 分度基础上加上狭窄部位，用 a、b、c、d 字母表示，以说明狭窄范围。a 表示狭窄累及一个部位，可以是声门上、声门、声门下、气管 4 个部位中的任何一个。b 表示累及 2 个部位，c 表示累及 3 个部位，d 表示累及 4 个部位。合并有其他严重全身性疾病或先天性畸形，则用“+”号表示。这一方法更为细致地描述了狭窄的范围和严重程度，但评估上也相对复杂些，可供我们参考。

八、治疗

1. 目标　以解除狭窄，建立通畅的气道为主要目标，同时尽可能保留和改进发音以及吞咽保护功能。改善通气的各种手术方式有时会损害喉的其他功能，术前应与患者充分沟通，使其对治疗效果有一个合理的期望值。

2. 手术分类　喉气管狭窄手术方式较多，应根据病因、狭窄部位和严重程度选择不同的术式。总体来说可分为内镜下手术和开放手术两大类。

内镜下手术是在内镜监视下用显微手术器械、激光等切除瘢痕或用球囊扩张狭窄部位，扩大管腔的微创手术。内镜下手术具有创伤小、住院时间短的优点，但适应证有限。目前推荐的适应证是 Myers-Cotton 一度和二度狭窄，及部分较轻的三度狭窄。对于部分孤立的或薄膜状闭锁的喉气管狭窄，可以选择内镜下激光、显微器械等做切除或球囊扩张治疗。激光去除瘢痕后，根据管腔宽畅程度选择合适的 T 型硅胶管或其他支撑器经气管造瘘口放入，以防瘢痕挛缩后再狭窄。内镜下治疗还可作为开放式手术后的辅助治疗，如内镜下去除肉芽组织等。下列情况不建议内镜下治疗：①明显的软骨支架缺损；②环周状的瘢痕且长度 >1 cm；③有多次内镜下治疗失败病史。

开放手术适用于内镜下手术失败、声门下和气管 Myers-Cotton 三、四度狭窄的患者。开放手术分为两类，喉气管重建术和环气管或气管部分切除术。前者是用自体软骨或肌皮瓣等组织加宽狭窄处气道，后者是切除狭窄段气道后将正常气道端对端吻合。一般来说，软骨支架较完整的喉气管狭窄可选用喉气管重建术，而环状软骨和气管支架严重缺损的患者往往表现为重度声门下和气管狭窄，应选择环气管或气管部分切除术。

3. 手术方式　为便于指导临床操作，下面按狭窄部位叙述手术方式。

（1）声门上狭窄：声门上狭窄通常由舌骨、甲状舌骨膜处外伤或下咽腐蚀伤引起。舌骨骨折后与会厌一起向后移位，导致喉入口狭窄，同时可伴有甲状软骨上切迹骨折。手术方式可以采取喉裂开入路，切除变形的会厌软骨根部和瘢痕，将会厌前拉固定在甲状软骨上缘。会厌与下咽粘连形成的狭窄，可以经舌骨下咽进路（或在支撑喉镜下用 CO_2 激光）切除瘢痕。遗留创面较大的需要用游离黏膜或刃厚皮片修复。这类狭窄通常需要放置上端加塞子的 T 型硅胶管支撑。

(2)声门区狭窄:声门区狭窄可分为前部、后部狭窄和完全闭锁3种情况。声门区前部狭窄可由外伤致甲状软骨骨折、黏膜撕裂,或气管插管引起。若瘢痕未超过声带下缘,后连合正常,可选择内镜下手术。切开瘢痕制作黏膜瓣,反向翻转缝合,使声带两侧游离缘创面分离。也可用喉刀或CO_2激光直接切开瘢痕,放置喉模或支撑器。声门区后部狭窄包括杓间区和后连合狭窄,常伴有一侧或双侧杓状软骨固定。双侧杓状软骨固定时需要在切除瘢痕的同时切除一侧杓状软骨。也可用环状软骨后壁裂开加肋软骨移植的方法,使后连合变宽。无论内镜还是开放手术,往往都需要支撑器支撑。裸露的创面可由黏膜瓣、游离黏膜或皮肤覆盖。声门区完全闭锁常伴有声门下狭窄,需喉裂开按声门下狭窄进行治疗。

喉癌术后引起的狭窄,建议选择胸舌骨肌皮瓣治疗。做过根治剂量放疗的患者不建议开放手术治疗。

(3)声门下和颈段气管狭窄:偏一侧的孤立狭窄或环周狭窄长度较短(一般<1 cm)的声门下或气管狭窄可以选择内镜下治疗。用CO_2激光、显微器械放射状切开瘢痕组织,也可用等离子刀、氩气刀或动力吸切器等切除,放置支撑器。内镜下治疗失败应改用开放手术修复。二、三度狭窄的患者适合用喉气管重建的方法。切开气管前壁后在黏膜下切除瘢痕组织,尽量保留健康黏膜,用肋软骨、甲状软骨、胸舌骨肌皮瓣、胸锁乳突肌锁骨膜瓣等自体组织加宽管腔。三、四度狭窄的患者适合用环气管部分切除术,前提是狭窄上缘距离声带下缘至少3 mm以上,以便吻合时不损伤声带。

单纯气管完全闭锁者应首选狭窄段气管切除端端吻合术。该术式的禁忌证与需要切除的气管长度有关。原则上,切除长度>5 cm(儿童为气管全长的1/3)无法进行端端吻合的,应视为手术禁忌证,而这类患者目前尚无理想的治疗方法,可长期放置T型管作为姑息治疗。气管切除的长度应根据患者年龄、颈部长短及后仰程度而定,年龄越大、颈部后仰程度越差,可切除气管长度越短。

4. 支撑器　支撑器主要指T型硅胶管,不建议用镍钛合金网状支架或其他金属支架。下列情况推荐放置支撑器:①需要支撑移植的软骨、骨或肌皮瓣,防止其塌陷,或希望将错位的软骨片固定在所希望的位置;②需要将移植的黏膜上皮或皮肤贴附固定在移植部位;③有两个相对的创面需要分离,防止粘连;④在缺乏软骨支架的重建部位维持管腔宽畅,等待瘢痕形成。

支撑器留置时间视病情严重程度和手术方式而定。如果软骨支架比较完整,可以放置3个月左右。如果软骨支架缺损较多,则需放置12个月或更长时间。

放置T型管时,其上端位置应根据狭窄部位来定。如果狭窄位于声门上则其上端应加塞子以防误咽。狭窄位于声门和声门下时其上端应在室带上缘平面。单纯气管狭窄其上端可放在环状软骨弓平面以下,若要超过该平面,则需放在室带上缘平面而不能放在弹性圆锥区,以防磨出肉芽造成新的狭窄。

拔除支撑器时,成人可在局部麻醉(局麻)下,儿童应在全身麻醉(全麻)下进行,谨防T管断裂断端坠入造成气管异物。拔除后应立即在气管造瘘口内插入大小合适的金属气管套管并堵管观察1~3个月,无呼吸困难可拔除气管套管并封闭瘘口。不能堵管者应行喉气管镜检查以明确原因。如为原狭窄处再次狭窄则应考虑重新手术；如为气管造瘘口上方肉芽堵塞，则可用咬钳去除肉芽组织。

5. 手术时机　有严重呼吸困难而又未行气管切开者应先行气管切开，解除气道梗阻后再考虑进一步治疗。已行气管切开者应选择合适的手术时机。外伤和气管插管引起者常有颅脑外伤、脑出血或脑梗、严重心肺疾病等原发疾病，应待病情稳定至可以耐受全麻手术时再行治疗。有中枢神经系统疾病的患者应很好地评估其吞咽功能，以免解除气道狭窄后出现严重误咽。对于非特异或特异性炎症引起者，如复发性多软骨炎、Wegener 肉芽肿、结核、梅毒等患者，应行保守治疗待病情控制后再行外科治疗。喉癌术后喉狭窄原则上应在术后 3 年无复发时再考虑手术治疗，对急于拔除气管套管以提高生活质量的患者，也可提前手术，但应做好充分的沟通工作。

6. 术后处理　术后处理应注意以下 6 项内容。

（1）术后监测生命体征 12~24 h，如有呼吸困难、出血等并发症应及时查明原因并处理。

（2）给予抗生素治疗至伤口拆线，酌情使用止血药。

（3）全麻清醒后应及时将 T 型硅胶管支管堵塞，使患者经口鼻呼吸，防止 T 型管内痰液形成干痂。支管内插金属气管套管的患者可经套管呼吸。

（4）每日雾化吸入治疗 3~6 次。

（5）鼻饲饮食 1 周。

（6）环气管或气管部分切除术后的患者，应保持颏胸位 1 周以减少吻合口处张力。

7. 手术并发症及处理　手术并发症的处理应注意以下 4 项。

（1）呼吸困难：多数呼吸困难的发生与 T 型硅胶管有关。常见的原因是 T 型管位置或粗细不合适，导致上下端磨出肉芽，阻塞管腔。应在手术室内全麻下调整 T 型管的位置或换成粗细合适的 T 型管并去除肉芽。如果是管腔内痰痂引起的呼吸困难，需要拔出 T 型管清理痰痂后重新放入，这一过程也应在手术室内进行。儿童患者如果术后即出现呼吸困难，应警惕是否出现气胸，需作胸部 X 线片检查并做相应处理。

（2）出血：术后持续咳出新鲜血液或伤口持续渗血应到手术室止血。通常为环杓后肌裂开或环状软骨板裂开后止血不彻底引起，部分原因可能与喉气管裂开后缝合不严密有关。

（3）误咽：T 型管上端位置过高，超过杓状软骨平面会出现误咽。可先行吞咽功能训练，如仍呛咳则需调整 T 型管高度至室带上缘平面。少数患者在拔除 T 型管后出现误咽，可能与术前即存在的声带麻痹或后组颅神经损伤、中枢性吞咽功能障碍有关。对预期可能出现误咽的患者，可事先在 T 型管的上端加塞子，从支管内插入金属气管切开管保持呼吸通畅。

（4）皮下气肿：喉气管重建术中若喉气管壁缝合不严，术后咳嗽严重时会出现皮下气肿。轻者可观察，较重者可拆除气管造瘘口下端缝线数针，减轻气体进入皮下组织的压力，同时密切观察有无呼吸困难。

总之，喉气管狭窄的治疗依然是一项棘手的工作，特别是对于缺乏经验者来说，失败的风险很大。提高治疗效果的关键是术前对狭窄的性质和严重程度有正确的评估并依此选择合适的手术方式。期待本共识能为临床医生处理该病时提供指导，使喉气管狭窄的治疗更加规范化，从而提高一次手术成功率，造福患者。

（黄永望 天津医科大学第二医院）

【参考文献】

[1] 中华医学会耳鼻咽喉头颈外科学分会咽喉学组，中华医学会耳鼻咽喉头颈外科学分会嗓音学组，中华医学会中华耳鼻咽喉头颈外科杂志编辑委员会咽喉组. 喉气管狭窄诊断与治疗专家共识 [J]. 中华耳鼻咽喉头颈外科杂志，2018，53（6）：410-413.

第五节 中国儿童气管支气管异物诊断与治疗专家共识（2018 年）概要

气管支气管异物是儿童常见的急重症之一。该病起病急、病情重，甚至可危及生命。尽早诊断和取出异物是减少并发症和降低病死率的关键。

一、病因

气管支气管异物的病因与儿童生理心理发育、家庭看护、医源性等多种因素有关。3 岁以下儿童磨牙未萌出，咀嚼功能不完善，吞咽协调功能和喉的保护功能不健全，喜欢口含玩物，以上均可导致本病的发生。看护不当时，可以造成昏迷患儿误吸。内源性异物如塑形支气管炎、肉芽等也是本病的成因。

二、临床表现

（一）气管异物

异物进入期，症状剧烈，突然发生剧烈呛咳、憋气、作呕、呼吸困难甚至窒息；特征性症状有撞击声、拍击感，哮鸣音。常有持续性或阵发性咳嗽。查体：活动性异物于颈部气管可听到异物拍击音和喘鸣音；肺部听诊双侧呼吸音对称、减弱，可闻及干湿啰音及哮鸣音；颈部触诊，可有异物碰撞振动感（拍击感）。

（二）支气管异物

症状变化较大，有的异物在支气管内数年可无症状，但若堵塞双侧支气管，可短时间内出现窒息死亡。查体：患侧胸部视诊可有呼吸动度减低，单侧肺不张者可有胸廓塌陷；触诊语颤减低；有阻塞性肺气肿者，叩诊呈鼓音；有肺不张者，叩诊呈浊音；听诊一侧肺部呼吸音减弱，可闻及啰音或哮鸣音。

三、病程分期

（一）异物进入期

患儿有呛咳、喉喘鸣、憋气、作呕和痉挛性呼吸困难等症状。

（二）无症状期

时间长短不一，与异物性质、感染程度有关，此时由于症状不典型易漏诊、误诊。

（三）症状再发期

异物刺激和感染引起炎性反应，分泌物增多，咳嗽加重，出现呼吸道炎性反应或高热症状。

（四）并发症期

表现为肺炎、肺不张、哮喘、支气管扩张、肺脓肿等。

四、诊断及鉴别诊断

主要根据异物吸入病史或可疑病史及典型症状，辅以必要的体格检查和影像学检查确诊；对疑难病例，可行诊断性内镜（硬质或可弯曲内镜）检查确诊。

（一）诊断

1. 病史　异物吸入史是诊断呼吸道异物最重要的依据；当出现突发咳嗽或慢性咳嗽，经治疗无效或治疗有效但病情反复时，以及同一部位的反复肺炎或肺脓肿也需注意异物吸入的可能。

2. 体格检查

（1）气管异物：肺部听诊双侧呼吸音粗而对称，可闻及喘鸣音；气管内活动异物时，颈部触诊有拍击感；气管前听诊可闻及拍击音。

（2）单侧支气管异物：肺部听诊常有一侧呼吸音减弱，或可闻及单侧哮鸣音。

（3）双侧支气管异物：常有双侧呼吸音减低，阻塞程度不一致时，呼吸音也可不对称。

（4）并发症期：并发症期有对应体征，如并发肺炎，听诊可闻及干湿啰音；并发肺气肿，叩诊呈鼓音；并发肺不张，叩诊呈浊音，呼吸音可消失。

3. 辅助检查

（1）胸部透视：胸部透视可动态观察肺部情况。x 线透视下可观察到纵隔摆动和心影反常大小，如右支气管异物可以出现吸气时纵隔右摆表现，这是支气管异物的间接证据。

（2）胸部 x 线片：胸部 x 线片可将异物分为不透 x 线和透 x 线两大类。直接征象：是不透 x 线的异物本身显影，多见于金属、鱼刺、骨块等异物。间接征象：透 x 线的异物可通过间接征象来确定，如阻塞性肺气肿、肺不张、肺部片状影等，是气管支气管异物诊断的间接证据。

（3）CT 扫描：CT 检查见气管内异物影、高密度影、肺气肿、肺不张等认为是阳性结果。三维重建能显示支气管树的连贯性，异物所在位置表现为连续性中断。CT 仿真模拟成像可显示异物轮廓、大小、部位也可以显示与支气管黏膜、支气管周围组织的关系。多层螺旋 CT（multi-slice CT，MSCT）对气管支气管异物诊断的准确率高达 99.8%。

（4）支气管镜检查：支气管镜检查为诊断气管支气管异物的金标准之一，可直接明确诊断并了解异物大小、形态、性状及所处位置。

（二）鉴别诊断

1. 呼吸道感染性疾病　常见呼吸道感染性疾病如急性喉炎、肺炎等有咳嗽、气促、声嘶、喉鸣甚至呼吸困难等表现，需与气管支气管异物鉴别，但此类疾病多有呼吸道感染病史，无明显异物吸入史，积极抗炎治疗多可获得满意疗效。胸部影像学检查（如 CT）、支气管镜检查有助于鉴别。

2. 喘息性疾病　患哮喘等喘息性疾病的患儿，以反复发作的喘息、咳嗽为主要临床表现，肺部查体可闻及哮鸣音，呼吸音减低，影像学表现可有纵隔心影反常大小、肺气肿，常易与气管异物混淆。需注意喘息诱因，若经平喘治疗有效，可以进行鉴别。

3. 呼吸道占位性病变　呼吸道占位性病变可引起声音嘶哑、喉鸣、气促、吸气性呼吸困难等临床表现，如喉乳头状瘤、气管及支气管肿瘤等，进行鉴别时需注意有无明确异物吸人病史，是否症状逐渐加重。通过纤维支气管镜和胸部 CT 等影像学检查可鉴别。

4. 喉部、气管及支气管结构性畸形　喉蹼、气管及支气管狭窄等先天性畸形。喉、气管支气管继发瘢痕狭窄。可导致患儿出现声音嘶哑、喉鸣、气促、呼吸困难等，需与气管支气管异物进行鉴别，相应的病史是鉴别要点之一。喉镜、支气管镜及影像学检查可助鉴别。

五、手术前评估

（一）生命体征评估

包括患儿神智、呼吸、血压、脉搏、血氧饱和度的评估等。除常规体格检查外，可辅助心电监测。

（二）呼吸状态评估

评估患儿就诊时呼吸状态，是否有呼吸困难，呼吸困难的程度，确定患儿的危急程度。

（三）并发症的评估

评估患儿是否合并心血管、神经系统等基础疾病；评估患儿是否有肺炎、肺不张、气胸、纵隔和 / 或皮下气肿等术前并发症及其严重程度；结合症状变化、实验室检查、影像学检查判断是否存在呼吸功能衰竭、心脏功能衰竭等。

（四）麻醉评估

术前需要评估患儿的麻醉耐受情况，是否为困难气道以及已有的并发症对麻醉的影响。

（五）手术时机选择及危重程度评估

1. 危症病例　气管或双侧支气管异物，手术前已有Ⅲ度或Ⅳ度呼吸困难的为危症病例，应进行紧急处理。

2. 重症病例　手术前已出现高热、皮下气肿、胸膜炎、气胸、纵隔气肿、肺炎、肺不张、胸腔积液、心功能不全等并发症但未出现明显呼吸困难的为重症病例。针对并发症先予以控制性治疗，病情平稳后实施手术，在此过程中应密切观察患儿病情变化并随时做好手术准备，一旦加重，应紧急手术。

3. 一般病例　尚未出现明显并发症的为一般病例。准备手术时需注意异物变位的发生，应完善术前检查后及时实施手术。

六、治疗

（一）紧急处理

（1）Ⅲ度和Ⅳ度呼吸困难的患儿应立即给予镇静、吸氧、心电监护（必要时气管插管辅助机械通气），开放静脉通路，建立绿色通道，急诊手术。

（2）支气管异物活动变位引起呼吸困难的患儿应立即将患儿头位向上竖抱扣背，促使异物落于一侧支气管，立即准备急诊手术。

（3）出现皮下气肿、纵隔气肿或气胸等并发症的患儿麻醉术前评估存在影响麻醉安全风险的，需先治疗肺气肿或气胸，实施胸腔闭式引流或皮下穿刺排气，待积气消失或明显缓解后，再行异物取出术；如果气肿继续加重且患儿出现呼吸衰竭，应在矫正呼吸、循环衰竭的同时，立即实施手术取出异物。

（4）伴发高热、脱水、酸中毒或处于衰竭状态的患儿评估异物尚未引起明显阻塞性呼吸困难者，应先改善全身情况，待病情好转后再实施手术。

（5）意识丧失、呼吸心跳骤停患儿应立即就地实施心肺复苏，开放静脉通路，复苏成功后立即行异物取出术。

（二）麻醉方法

麻醉方法的选择：均选用全身麻醉，可保留自主呼吸或给予肌松药。

（三）手术方法

（1）直接喉镜下异物取出：适用于在喉咽、喉前庭、声门区的气道异物。有诱发迷走神经兴奋，导致心跳骤停风险。可以通过表面麻醉减少局部刺激。

（2）硬质支气管镜下异物取出：硬质支气管镜可提供良好的气道保障，维持足够的视野，对于大型、嵌顿、特殊异物的暴露及钳取更具有优势。适用于气管、支气管及段支气管异物。对段支气管以下的异物，以及存在气管、支气管、段支气管狭窄的患儿，该方法取出异物相对困难。

（3）可弯曲支气管镜（纤维 / 电子支气管镜）下异物取出：对位于深部支气管、上叶支气管和下叶后基底段支气管异物的取出具有优势。可弯曲支气管镜本身会占据相对较窄的儿童气道，在维持通气方面不如硬质支气管镜。

（4）经气管切开异物取出：异物体积大且形态特殊，无法有效钳取异物，有窒息危险，通过声门困难或对声门区造成严重损伤（如大珍珠等，经过声门区时反复滑脱）等情况下可采用气管切开方式取异物。

(5)经胸腔镜或开胸手术取异物:位于肺内、异物形态不规则,异物在支气管内停留时间过长,或大量炎性肉芽组织阻塞气管腔,或包裹异物,或异物粘连严重,内镜试取失败,强行钳取会有严重并发症。

七、围手术期并发症的表现及处理

(一)喉水肿

出现喉水肿时,立即给予糖皮质激素、氧疗、雾化等治疗,出现重度喉梗阻保守治疗无效时,需及时行气管插管或气管切开术。

(二)喉、支气管痉挛

表现为喉鸣、呼吸困难,严重的出现窒息。需立即解除病因,加深麻醉,托起下颌,经面罩或气管插管行正压通气缓解呼吸困难。

(三)气胸、纵隔气肿和皮下气肿

气胸、纵隔气肿是危险并发症,早期识别,评估严重程度,及时处理非常重要。若不影响手术安全,尽快取出异物。若出现呼吸困难、心力衰竭、气胸时立即锁骨中线第2肋间穿刺,同时请胸外科会诊,及时行胸腔闭式引流;纵隔气肿、皮下气肿时可行皮下穿刺或纵隔切开引流。术中避免使用正压通气或高频通气,术后常需住院观察。

(四)急性肺水肿和心衰

肺水肿和心衰表现为面色灰白,口唇发绀,大汗,常咯出泡沫痰,严重时口鼻腔可涌出大量粉红泡沫痰。两肺内可闻及广泛的水泡音和哮鸣音,心尖部可听到奔马律。x线片可见典型蝴蝶形大片阴影由肺门向周围扩展。治疗及处理原则应及时采取强心利尿等措施,如增加左心室心搏出量、减少肺泡内液体渗入,以保证气体交换,必要时行气管插管;气道异物取出后继续心电监护,一旦病情变化及时处理并请相关科室会诊协助诊治。

(五)肺炎

气管支气管异物可导致肺炎发生,表现为咳嗽、咳痰,间断或持续发热。应尽早手术取出异物。术中脓性分泌物较多时,可在异物取出后进行肺泡灌洗,术后按支气管肺炎继续治疗。

(六)肺气肿

肺气肿表现为咳嗽、呼吸困难、呼吸音降低等,异物诊断明确后应尽早手术,解除阻塞。异物取出后,肺气肿可自行缓解。

(七)肺不张

异物阻塞支气管,可导致不同程度的肺不张,表现为胸闷、气促、呼吸困难等,一侧肺不张可表现为患侧肋间隙变窄,气管及心脏向患侧移位。需要及时行支气管镜检取出异物,多数肺不张可自行缓解。对于缓慢形成或存在时间较久的肺不张,引起频繁感染和咯血者,考虑手术切除不张的肺叶或肺段。

（八）支气管扩张

异物导致支气管扩张的主要症状有慢性咳嗽、咳脓痰和反复咯血，高分辨率CT扫描是主要的诊断方法。对异物导致的支气管扩张症需及时取出支气管异物，改善支气管阻塞，积极控制感染，清除气道分泌物，对于受损严重的肺段或肺叶导致频繁咯血且保守治疗无效的需行手术治疗。

（九）脓胸

支气管异物所致脓胸的治疗首先要及时清除异物，控制感染，引流脓液，促使肺复张。及时正确、有效引流胸膜腔脓液是主要措施。仍然不能控制可考虑经胸腔镜或开胸行胸膜剥离术，同时给予足够的营养支持。

（十）气管食管瘘

呼吸道异物出现气管食管瘘并发症比较罕见。主要表现为反复咳嗽、咳痰，进饮食后咳嗽加剧、发绀或哽气，瘘口较大可咳出食物残渣；常并发支气管炎、肺炎。一经诊断，应立即停止经口进食水，留置鼻胃管、肠内营养或深静脉肠外营养支持；足量、敏感的抗生素控制肺部感染；保守治疗无效时，请呼吸介入科置入支架，内镜下烧灼治疗，或者请胸外科开胸手术治疗。

（十一）支气管出血

支气管出血是常见的并发症。少量出血可局部以肾上腺素棉片或硬质支气管镜唇局部压迫止血；如果无效可采用氩等离子体凝固治疗。

（十二）窒息或心脏骤停

窒息、心脏骤停是最危险的并发症，是造成死亡的主要原因，需争分夺秒立即抢救，维持气道畅通，进行心肺复苏。如果异物取出前出现窒息，应立即面罩加压给氧，可直接喉镜下迅速钳取异物；异物取出困难，立即经气管插管将异物从主气道推入一侧，加压给氧，改善机体缺氧状况。异物取出过程中出现窒息，需判断出现原因，对症处理同时给予心肺复苏。心肺复苏成功后视全身状况尽快行手术治疗，术后转入重症监护室（ICU）继续治疗。

八、健康教育

（一）预防宣教

教育儿童不要养成口内含物的习惯；当口含食物时，不要引逗儿童哭笑；发生呕吐时，应把头偏向一侧，避免误吸；咽部有异物时设法诱导其吐出，不可用手指挖取；小于3岁儿童应尽量少吃干果、豆类。小件物品应放在儿童拿不到的地方，年幼儿童需在监护下玩耍。

（二）院前紧急处理

气管异物的院前急救，对挽救患儿生命，缓解窒息，为异物取出赢得时间，对误吸异物出现呼吸困难、窒息时，应用徒手急救即海姆立克急救法。一旦发生异物吸入则应迅速将患儿送至有条件取气管异物的医院。途中注意尽量减少各种刺激，避免患儿哭闹、咳嗽，保持安静。若患儿出现严重吸气性呼吸困难、发绀、意识障碍，可用16号针头环甲膜穿刺，暂时缓解窒息状态。

（沈蓓　天津市儿童医院）

【参考文献】

[1] 中华医学会耳鼻咽喉头颈外科学分会小儿学组. 中国儿童气管支气管异物诊断与治疗专家共识 [J]. 中华耳鼻咽喉头颈外科杂志，2018，53（5）：325-338.

第六节　喉白斑诊断与治疗专家共识（2018年）概要

喉白斑（laryngeal　leukoplakia）表现为喉黏膜不易擦去的白色病灶，多发生于声带黏膜，又称声带白斑。1877年，Schwimmer首次将“白斑”一词用于描述口腔黏膜不同部位的白色病变，1880年Durant率先将“喉白斑”用于患者的诊断，1920年Pierce首次对喉白斑病进行了详细的阐述，1923年Jackson首次提出喉白斑为癌前病变这一概念。既往将喉白斑完全等同于癌前病变这一观点有失偏颇，目前国内外病理学家与临床医生已有共识，喉白斑仅是一个临床诊断，其病理学类型差异较大。但喉白斑在诊断与治疗上仍存在争议，诊断不统一、治疗不规范等问题诸多。为此，由中华耳鼻咽喉头颈外科杂志编委会咽喉组牵头，中华医学会耳鼻咽喉头颈外科学分会嗓音学组、咽喉学组和头颈外科学组召集近百位国内专家学者，参考国内外研究文献和多个国外学会的共识草案，广泛征询国内本领域诸多专家意见后，经过多次研讨达成此共识。现就喉白斑的病因、组织病理学分类标准、诊断及治疗策略、预后及随访等进行阐述。

一、基本概念

喉白斑是一个临床诊断，表现为喉黏膜白色斑或斑片状改变，偶有红色病变，范围往往局限于声带，病灶隆起或平坦，表面光滑或粗糙，边界往往较清晰。其病理表现各异，有呈炎症改变或鳞状上皮增生、不同级别的异型增生、原位癌，甚至是癌变。

喉癌前病变（laryngeal precancerous lesions）：是多种形式的鳞状上皮细胞单纯增生、异型增生及组织结构紊乱，最终有可能演变为鳞状细胞癌的黏膜上皮病变。喉白斑、喉角化症、喉厚皮病、慢性肥厚性喉炎、喉乳头状瘤等都属于癌前病变。其中喉白斑是最为常见的喉癌前病变。

二、病因及发病机制

喉白斑的病因尚不完全清楚，多与喉黏膜的长期慢性刺激相关，其中年龄、吸烟、饮酒、咽喉反流与喉白斑、喉癌前病变及喉癌的发生有明确的关系。人乳头状瘤病毒（human papilloma virus，HPV）在喉白斑组织中检测到的比例甚少，因此HPV感染的致病作用仍缺乏有力证据支撑。此外，环境污染，如长期接触多环芳烃类化合物、工业灰尘、石棉或清漆等致癌物、嗓音滥用、慢性炎症、某些维生素如 A、C、E 等缺乏或微量元素摄入不足、激素失衡等在喉白斑的发生发展过程中有一定的作用。喉白斑从黏膜的异型增生直至演变成癌的病理机制较为复杂，是一个多步骤的渐进演变进程，染色质不稳定性诱导促癌驱动基因的活化启动了一系列信号转导通路，激活相关转录基因，导致细胞分子和形态结构的改变，细胞增殖、分化、凋亡等功能调控失常。虽然有研究发现有一些分子生物学标志物与喉白斑的异型增生程度或癌变相关，但缺乏大样本前瞻性研究数据支撑，尚未应用于临床。随着对喉白斑及其癌变研究的深入，有望发现有意义的预测分子标记物和潜在的治疗靶点。

三、病理分类

目前临床上对于喉癌前病变的病理组织学分类方法主要有世界卫生组织（WHO）的鳞状上皮异型增生分类法、欧洲病理学会的 Ljubljana 分类法即鳞状上皮内病变（squamous intraepithelial lesion，SIL）分类法、鳞状上皮内瘤变（squamous intraepithelial neoplasia，SIN）分类法以及喉上皮内瘤变（laryngeal intraepithelial neoplasia，LIN）分类法在（见表 2-3-6-1）。上述四种分类方法在命名、诊断标准等相关概念方面有相似之处，四者之间有一定的对应关系，但并非完全等同（表 1）。由于这些分类方法是基于不同的基本概念和命名体系，也导致了研究者之间结果的一致性较差。Ljubljana 分类法在预测病变转归方面有较好的价值，但 WHO 分类法在研究者之间的一致性最高，也是目前国际上应用最多的病理分类标准，故推荐采用 WHO 分类法应用于喉白斑的病理诊断分类。

正常喉黏膜为非角化鳞状上皮，当组织结构紊乱合并细胞异型性变化，则称为异型增生（dysplasia）。WHO 分类法根据上皮细胞异型增生程度分级，能较好地反映病变的生物学行为。具体分级如下。

（1）单纯鳞状上皮细胞增生（simple squamous cell hyperplasia）：指细胞数量的增多，而组织结构上细胞分层规则，细胞无异型性改变。

（2）轻度异型增生（mild dysplasia）：指组织结构紊乱和细胞异型增生局限于上皮下 1/3 处。

（3）中度异型增生（moderate dysplasia）：组织结构紊乱和细胞异型增生延伸至上皮中 1/3 处。

（4）重度异型增生（severe dysplasia）：组织结构紊乱和细胞异型增生超过上皮 2/3 处。

（5）原位癌（carcinoma in situ）：全层或几乎全层细胞结构紊乱伴有明显的细胞异型增生。

国内各家医院的病理学分类方法并未统一，故本共识保留上述四种分类方法。但不管用哪种分类标准，仍然有一定主观性，尤其是在轻度和中度异型增生之间，难以区分上皮基底层细胞核形状和大小的变异。而轻中度异型增生和重度异型增生及原位癌较易区分，故采用“低级别（轻中度异型增生）”和“高级别（重度异型增生及原位癌）”划分的二分法应用较为广泛。由于喉白斑的组织病理学分类对恶性转变的风险判断有较大的参考价值，风险级别越高预示癌变可能性越大。因此,我们推荐根据喉白斑患者的病理检查结果,采用“低危组(轻中度异型增生)”和“高危组(重度异型增生及原位癌)”进行划分,以期更好地规范诊断、治疗、随访等临床实践。

表 2-3-6-1 喉癌前病变的四种病理组织学分类方法

WHO 分类法	SIL 分类法	SIN 分类法	LIN 分类法
单纯鳞状上皮细胞增生 轻度异型增生 中度异型增生 重度异型增生 原位癌	良性单纯性增生 良性异常增生(轻度不典型增生) 潜在恶性病变(中度不典型增生) 高度潜在恶变(重度不典型增生) 原位癌	增生/角化性病变 SIN1(轻度上皮内瘤变) SIN2(中度上皮内瘤变) SIN3(重度上皮内瘤变)/原位癌)	无不典型性的角化症 UN1(伴有轻度异型增生的角化症) LIN2(伴有中度异型增生的角化症) LIN3(伴有重度异型增生的角化症以及原位癌)

四、临床表现

喉白斑尽管属于喉癌前病变,但在组织病理学上,既有炎性病变,又有癌前病变,甚至癌变。因此,在临床治疗前需要对其良恶性及恶变倾向做出一个基本判断,避免对良性病变的过度治疗及对恶性潜能高的病变漏诊误治,为治疗策略的制订提供依据。

1. 症状　通常以声音嘶哑为首发症状,病程往往较长。还可表现为咽喉部不适、异物感、发音易疲劳、慢性咳嗽等。

2. 体征　喉白斑的喉镜所见各异,与病理分类之间有一定的关联性。

病变多发于声带,单侧病变多于双侧,可累及前连合;范围可局限为单个病灶,也可表现为多个病灶或者融合波及声带全长,累及喉室、室带等其他部位甚为少见。病变表面平坦光滑、边界清晰、呈斑或斑片状的白色病变,大多为良性病变如炎症或低中级别异型增生。病变呈斑块状、疣状或乳头状,表面隆起粗糙、多个病灶融合、边界模糊的白色病变、或合并红斑或溃疡,往往提示有异型增生,甚至高级别异型增生,乃至癌变。

五、辅助检查与功能评估

喉白斑的病因复杂、表现多样,详细的病史询问、辅助检查和功能评估,对于喉白斑的诊断、治疗方法的选择、预后的评估均有很高的临床价值。其中喉镜检查及病理学检查最为重要,是诊断的必需检查。

(一)喉镜检查

(1)硬质(rigid laryngoscopy)或纤维/电子喉镜检查(fibrolaryngoscopy)是观察喉部病变的基本检查,也是诊断喉白斑的必备条件。检查报告应如体征中所描述的那样详细记录病变的性状、范围、大小、表面粗糙与否、有无溃疡与出血等，还应记录声带运动及声门闭合情况。此外，动态（频闪）喉镜（stroboscopy）及窄带成像（narrow band imaging，NBI）等检查对病变性质的评估、疾病的病因判断及治疗方案的选择有重要的指导意义。

（2）动态喉镜检查：可观察喉白斑患者声带黏膜波及振动特征，喉白斑如为浅层病变（轻中度异型增生），只对黏膜波有影响。当病变向深层发展时（重度异型增生及原位癌）将影响到声带黏膜波的产生，甚至影响到声带振动的幅度与周期。黏膜波缺失或声带振动减弱不规则提示存在侵袭性病变的可能，鉴别喉癌前病变和喉癌的特异度和敏感度均约为95%，故强烈推荐该项检查。

（3）NBI技术：通过滤除红光增加黏膜表层细微结构和黏膜下血管的对比度和清晰度，有助于微小癌灶的早期发现与判断，有利于鉴别诊断喉炎症、喉癌前病变和早期喉癌。NBI内镜下观察到的上皮内毛细血管襻（intraepithelial papillary capillary loop，IPCL）走行清晰，多见于良性病变；明显扩张迂曲的IPCL，形态不规则，口径不一，形态多样密集的棕色斑点，多见于重度异型增生甚至癌变。

（4）自体荧光内镜（autofluorescent endoscopy）：是一项早期诊断喉癌前癌变和喉癌的微创检查，敏感性较高，通常表现为肿瘤细胞无法发出绿色荧光。

（二）病理学检查

1. 活组织检查（活检）　是明确喉白斑病理性质的唯一方法，但并非所有喉白斑患者均接受活检。建议有以下情况之一者作活检：①喉镜检查发现病变表面粗糙、范围较广者，尤其是合并红斑或合并溃疡者；②频闪喉镜、NBI等检查提示喉癌前病或恶变可能性较大者；③保守治疗无效或密切观察怀疑癌变者；④外科治疗后癌前病变处或癌变处怀疑复发者；⑤白色病变性质需要鉴别诊断者；⑥高度怀疑高级别癌前病变，应多点活检或予以病变全切除后分为多个部分分别做病理学检查。

2. 活检方法　可采用门诊纤维/电子喉镜局麻活检术，能提供早期的诊断方向。多个病灶或融合成广泛病变的喉白斑，建议尽可能作多点反复活检，以了解病变性质和程度。然而，高度怀疑中重度异型增生甚至癌变者，也可以全麻显微支撑喉镜下行病变全层切除，作术中冰冻或活检，以明确诊断，并达到治疗的目的。

（三）嗓音的主观评估及客观声学测试

可量化疾病对喉功能的影响，评估疾病发展程度，评价治疗效果，因此是喉白斑非常重要的常规检查方法。结合我国国情，建议作嗓音主观评估，有条件的单位开展客观声学测试。

（四）咽喉反流评估

喉白斑疑为咽喉反流所致，建议首先通过详细询问病史和喉镜检查，参照反流症状指数（reflux symptom index，RSI）量表和反流体征评分（reflux finding score，RFS）量表初步诊断，有条件者采用pH监测明确诊断。

（五）影像学检查

病变影响声带运动或高度怀疑恶变者，建议行影像学检查（CT、MRI），目的是评估病变范围、部位及病变特征，为疾病的诊断提供帮助。

六、诊断与鉴别诊断

根据临床表现可诊断喉白斑，结合辅助检查可更好地区别喉白斑属于炎症、良性增生，还是喉癌前病变，甚至癌变。需注意与喉角化症、喉厚皮病、慢性肥厚性喉炎、喉结核、喉真菌病、喉癌等疾病相鉴别，怀疑为癌前病变或癌变者，以及喉部病变难以鉴别诊断者，建议行活检以明确病理诊断。病理诊断建议采用 WHO 病理分类法。

七、治疗

（一）治疗原则

喉白斑的治疗策略是尽可能解除病因或对病因治疗。轻中度异型增生者可保守治疗及密切观察，无效甚至加重者可手术治疗；重度异型增生及原位癌者尽早接受外科治疗；复发者尽早活检，癌变者扩大切除范围。目的是彻底去除病灶，最大程度改善或恢复嗓音功能。

（二）保守治疗

喉黏膜局部水肿、增厚、表面光滑平坦、病程较短的喉白斑，大多数属于良性增生或低级别异型增生。另外，活检证实为轻中度异型增生者，建议选择保守治疗 1~2 个月，有效者继续治疗和密切随访，无效者建议选择手术。

（1）建议患者避免刺激诱导因素，严格戒烟戒酒，补充维生素，健康饮食等。

（2）可酌情采用糖皮质激素雾化吸入。

（3）明确有咽喉反流或疑似患者，建议给予抗反流治疗，例如质子泵抑制剂（proton-pump inhibitor，PPI），根据具体情况可辅助使用胃肠动力药物。

（4）中医药对喉白斑的治疗有一定的作用。可根据患者体质和症状表现，辨证选用化痰散结、活血祛瘀的中药饮片和中成药。

（5）嗓音训练：嗓音滥用在喉白斑的发生发展过程中有一定的作用，建议有条件的单位对此类患者进行嗓音健康宣教并进行嗓音训练，术后嗓音训练对嗓音质量的恢复也有促进作用。

（三）手术治疗

手术是喉白斑最主要的治疗手段，适应证包括：①活检明确是“低危组”癌前病变，但经保守治疗无效者；②临床高度怀疑高级别异型增生或癌变者，切除病变的同时可完成病理学检查；③高级别异型增生以上的病变术后复发者。

喉白斑的手术治疗原则是保证病变切除的前提下，尽可能地改善或恢复嗓音功能。因此，外科处理应尽量在手术显微镜或内镜辅助下完成。应根据病理组织学诊断选择病变切除的范围；轻中度异型增生仅切除黏膜上皮组织；重度异型增生及原位癌切除需深达声韧带层；一旦术中冰冻检查或术后病理诊断明确为癌变时，则根据侵犯的深度及范围，同期或二期行部分声带切除术。如双侧病变累及前连合，可以一期手术，也可以在首次切除一侧病变3~4周后二期手术切除另外一侧，以降低术后前连合创面粘连的风险。

（1）支撑喉镜冷器械病损切除术：推荐在手术显微镜辅助下使用冷器械切除喉白斑病变，可采用撕皮或剥皮术（stripping/decortication）处理喉白斑，尽量采用黏膜微瓣切除术（mucosal microflap resection），可辅助黏膜下生理盐水注射完成切除术中尽可能保护正常黏膜组织及声韧带；切除的创面能够缝合者，建议尽量采用显微缝合技术消灭创面，最大程度地恢复嗓音质量。

（2）支撑喉镜 CO_2 激光病损切除术：推荐在手术显微镜辅助下使用CO2激光切除病变，适用于所有级别异型增生的喉白斑。前提是病变可在支撑喉镜下充分暴露。由于国内尚没有激光手术切除声带范围及深度分类的统一标准，推荐采用欧洲喉科学会工作委员会（2000年）提出的显微镜下声带切除术分类标准指南。“低危组”病变推荐采用I型即黏膜下声带切除术（subepithelial cordectomy）；“高危组”病变推荐采取II型即韧带下声带切除术（subligmental cordectomy），对于术中冰冻或病理提示有局灶癌变者可行III型即经声带肌的声带部分切除术（transmuscular cordectomy），甚至更大范围的切除。

八、预后与随访

喉白斑的癌变风险率通常随着异型增生程度的增加而升高，癌变率8%~22%，癌变转化时间1.8~14.4年（平均5.8年），癌变的转化时间与异型增生的程度无关。病变范围、级别都是喉癌前病变复发和癌变的高风险因素，但重度异型增生者也能通过保守治疗保持病变稳定状态甚至消退。

喉白斑的随访策略迄今尚无国际统一标准。基于喉白斑的癌变潜能和不同治疗方法都有较高的复发率，参考国外随访策略，推荐以下要点。

（一）风险度

喉白斑术后均应评估患者的风险度，根据风险度确定患者随访的间隔时间。

1. 高危病变

（1）WHO分类为重度异型增生/原位癌。

（2）轻度或中度异型增生伴以下一项或多项：①持续吸烟；②持续嘶哑；③内镜下病变明显。

2. 低危病变　轻度或中度异型增生且病变不明显或嘶哑不明显或不吸烟者。

（二）随访时间

1. 高危患者　随访间隔应与早期喉癌相似，第1年每2-3个月1次，第2年每3~4个月1次，第3年后每4~6个月1次。

2. 低危患者　每6个月随访1次，至少随访2年；之后，可在发音变化或其他可疑症状出现时就诊。

（三）控制高危因素

严格控制癌变的高危险因素如吸烟、饮酒、咽喉反流等。

（四）复发病例及时进行活检

根据癌前病变病理分级，可按照初发病例继续处理，但需关注对因治疗，密切随访，高级别异型增生及可疑癌变者应及时外科干预及综合治疗。

喉白斑的处理流程见图 2-3-6-1。

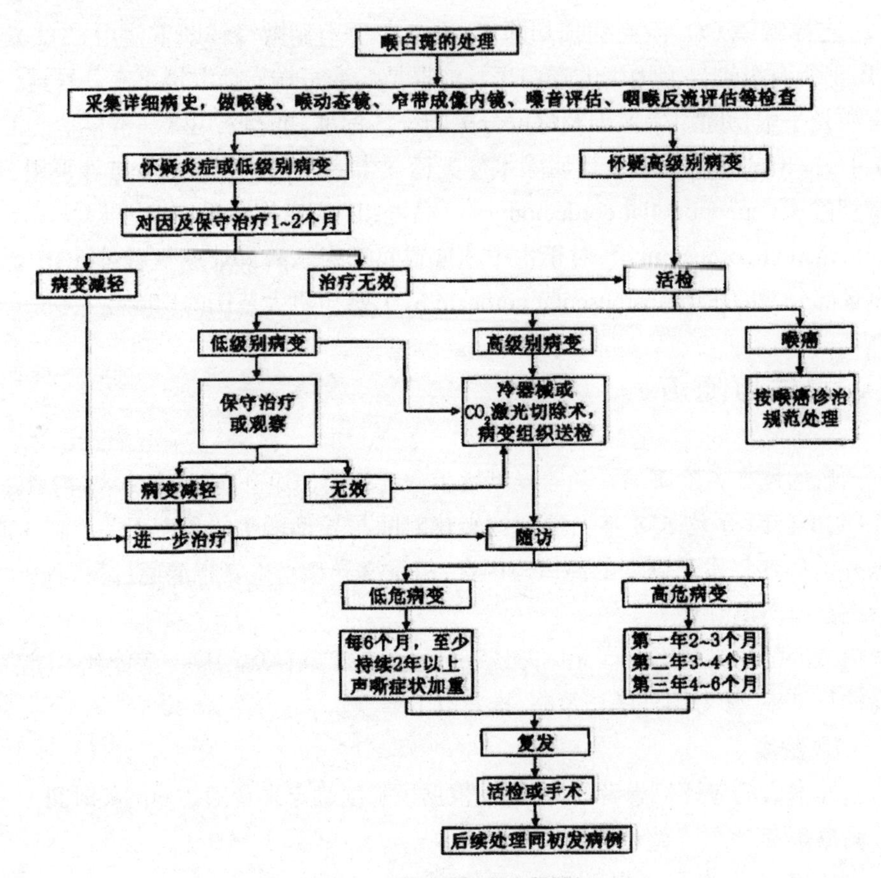

图 2-3-6-1 喉白斑处理流程图

（黄永望 天津医科大学第二医院）

【参考文献】

[1] 中华耳鼻咽喉头颈外科杂志编辑委员会咽喉组，中华医学会耳鼻咽喉头颈外科学分会嗓音学组，中华医学会耳鼻咽喉头颈外科学分会咽喉学组，等. 喉白斑诊断与治疗专家共识 [J]. 中华耳鼻咽喉头颈外科杂志，2018，53（8）：564-569.

第四章　头颈部肿瘤诊治指南

第一节　鼻咽癌诊疗指南概要

鼻咽癌是起源于鼻咽黏膜上皮的恶性肿瘤，发病有明显的地域性，我国华南、西南各省高发，男女发病率之比为2.4~2.8∶1，40~59岁为发病高峰。鼻咽癌有种族易感性及家族高发倾向，是一种多基因遗传病，目前较为肯定的致病因素为EB病毒感染、化学致癌因素或环境因素、遗传因素。近年来研究发现促进鼻咽癌发生发展的基因组变化包括：NF-κB负调节剂的多功能丧失突变，复发性遗传损伤（包括CDKN2 A/CDKN2B丧失），染色质修饰和DNA修复CCND1扩增，TP53突变，PI3K/MAPK信号通路突变等。

鼻咽癌的诊治应重视多学科团队（Multidisciplinary Team，MDT）的作用，特别是局部晚期或复发转移鼻咽癌患者，MDT原则应该贯穿治疗全程。

一、临床表现

回吸性血涕、耳鸣及听力下降、鼻塞、头痛、面部麻木、复视为鼻咽癌的主要症状，少数可出现鼻咽大出血。鼻内镜检查可见鼻咽外生性肿物，黏膜下型的肿瘤，可以见到鼻咽黏膜隆起，结构不对称。鼻咽癌颈部淋巴结转移率达60%~80%，晚期可侵犯颅神经，出现眶上裂症候群、眶尖症候群、垂体蝶窦症候群、海绵窦综合征、舌颈静脉孔症候群、下神经孔症状、腮腺后间隙综合征。

二、辅助检查

（1）一般检查：血尿便常规、肝肾功能、电解质、血糖、凝血功能、甲状腺功能、血浆EBV DNA拷贝数等。

（2）鼻咽镜检查：鼻咽癌多发生于鼻咽顶后壁及侧壁，咽隐窝为最好发部位注意有无鼻腔、口咽侵犯，并可通过活检确诊。

（3）影像学检查：鼻咽原发灶及颈部淋巴结首选平扫+强化MRI检查，应包括T1、T2、T1增强、抑水、抑脂、弥散DWI序列。颅底CT用于诊断颅底骨破坏情况。颈部上腹超声、胸腹CT、腹部MRI、全身骨显像可选择性用于排除区域及远处转移，具有较高转移风险的患者可检查PET-CT。

（4）口腔、口咽、听力、视力、心脏、内分泌、生殖等相应专科检查。

三、诊断和分期

（1）诊断依据症状、体征、EBV DNA、影像学和明确的病理学，分期标准参见 UICC/AJCC 第八版。

（2）组织学分型 依据 WHO 分类（2017 版），分为角化型、非角化型和基底细胞样鳞癌。其他类型包括腺癌、腺样囊性癌、黏液表皮样癌以及恶性多形性腺瘤。

四、治疗原则

早期鼻咽癌单纯放疗，局部晚期放疗联合顺铂同期化疗是首选治疗（见表 2-4-1-1）。

表 2-4-1-1　鼻咽癌治疗原则

分期	分层	I 级推荐	II 级推荐
T1 N0		单纯放疗（2 A 类）	
T1 N1/T2 N0-1	适宜使用顺铂患者	单纯放疗（2 A 类） 放疗 + 顺铂（1B 类）	
	不适宜使用顺铂患者	单纯放疗（2 A 类）	
T1-2 N2-3/ T3-4，任何 N	适宜使用顺铂患者	放疗 + 顺铂（1 A 类） 诱导化疗→放疗 + 顺铂（1 A 类）	放疗 + 顺铂→辅助化疗（1B 类）
	不适宜使用顺铂患者	单纯放疗（2 A 类） 放疗 + 卡铂（2 A 类）	放疗 + 耐达铂（1B 类） 放疗 + 奥沙利铂（1B 类） 放疗 + 西妥昔单抗 / 尼妥珠单抗（2 A 类）

注：不适宜使用顺铂定义：年龄 >70 岁、PS>2、听力障碍、肾功能不全（肌酐清除率 <50mLmin）、具有 >1 级的神经病变。

五、放射治疗

（一）放疗前准备

口腔护理，拔除龋齿、残根，摘除金属牙套，终止妊娠。

（二）模拟定位

取仰卧位，头先进，选择合适的头枕，头颈肩热塑面罩加发泡胶体位固定。强化 CT 扫描，从头顶至胸骨切迹下 3 cm，注意扫描范围应包全人体轮廓及体位固定装置，层厚 2~3 mm。

（三）靶区勾画

推荐定位 CT、MRI 和 PET-CT 影像融合勾画靶区。

（1）大体肿瘤靶区（Gross Tumor Volume，GTV）：体检、内镜、影像学所见的肿瘤原发灶和转移淋巴结及其邻近受侵犯组织边界，包括鼻咽肿瘤靶区（Gross Tumor Volume of Nasopharynx，GTVnx）和转移淋巴结靶区（Gross Tumor Volume of Lymph Node，GTVnd）。

（2）临床靶区（Clinical Target Volume，CTV）：有潜在局部区域复发转移危险的区域：CTVnx（高危 CTV）：GTVnx 外扩 5 mm。CTV1（中危 CTV）：包括 GTVnx 外扩 10 mm、GTVnd、颅底、全部鼻咽黏膜、咽旁间隙、翼突、枕骨斜坡、椎前软组织及有较高区域复发转移危险的淋巴结引流区（II、III、Va、VIIa、VIIb），视原发灶侵犯情况包括后组筛窦、蝶窦、上颌窦后壁、Ib 区。CTV2（低危 CTV）：有较低区域复发转移危险的选择性、预防性照射的淋巴结引流区（IV、Vb）。

（3）诱导化疗后 GTV 根据实际影像范围勾画，颅底骨质受侵范围按化疗前勾画，CTV1 至少要包括原软组织浸润范围。

（4）计划靶区（Planning Target Volume，PTV）为避免摆位误差带来的靶区漏照或危及器官（Organ at Risk，OAR）误照，需要在 CTV 和 OAR 外放一定边界形成计划靶区 PTV 和计划危及器官体积（Planning Risk Volume，PRV）作为剂量评价的目标体积。PTV 推荐在 CTV 基础上外扩 3 mm 形成 PGTVnx、PGTVnd、PTV1、PTV2。脊髓外放 5 mm 、脑干、视神经、视交叉分别外放 2 mm 形成相应的 PRV。

靶区勾画及外扩应注意避开邻近重要危及器官、空气和解剖屏障（见彩图 2-4-2-1）。

（四）放疗剂量 PGTVnx/PGTVnd

70Gy/33-35 次，PTV1：60Gy/30-33 次，PTV2：50-54Gy/25-30 次，各个危及器官剂量控制在限制范围以内（见表 2-4-1-2）。

表 2-4-1-2　危及器官剂量限制参考

优先级别	危及器官	剂量限制	优先级别	危及器官	剂量限制
I	脑干 PRV	Dmax<54Gy	III	腮腺	V30<50%，Dmean<26Gy
	视神经 PRV	Dmax<54Gy		口腔	V40<50%
	视交叉 PRV	Dmax<54Gy		颌下腺	V40<50%
	颈髓 PRV	Dmax<45Gy		内耳	Dmean<45Gy
II	颞叶	V54<5%		中耳	Dmean<45Gy
	晶体	Dmax<9Gy		喉	Dmean<40Gy
	眼球	Dmax<30Gy		气管	Dmean<40Gy
	下颌骨	V60<10%		食管	V40<50%
	颞颌关节	Dmax<66Gy		咽缩肌	Dmean<45Gy
	垂体	Dmax<66Gy		甲状腺	Dmean<45Gy
	臂丛神经	Dmax<66Gy			
各正常组织剂量限制可以依据病情和家属治疗意愿适当调整。					

（五）放疗质控

1. 计划评估　医生需要在 CT 图像上逐层及在三维方向观察等剂量线的分布，100% 处方剂量应覆盖 >95% 靶区，PTV 内最低剂量为 95% 左右的处方剂量，低于 93% 处方剂量体积不能超过 PTV 的 1%,最大剂量为处方剂量的 107%~110%,注意靶区外是否有高于处方剂量的热点存在。

正常组织应达到剂量限值要求,每层最大剂量点尽量远离 OAR,视神经视交叉、脊髓、脑干损伤可致失明、截瘫和危及生命,保护级别最高。

2. 剂量验证　放疗计划执行前需经过点剂量和相对剂量验证。

3. 图像引导放射治疗(Image-Guided Radiotherapy, IGRT)　在精确放射治疗过程中实施 IGRT,可以最大限度地监测和纠正每次放疗的摆位误差,个体化调整计划靶区外放,建议所有接受根治性放疗的鼻咽癌患者,都应给予每日 IGRT。

六、化疗

表 2 4 1-3　鼻咽癌化疗原则

化疗模式	I 级推荐	II 级推荐	III 级推荐
诱导化疗	多西他赛 + 顺铂 +5-FU(1A 类) 吉西他滨 + 顺铂(1A 类)	顺铂 +5-FU(1B 类) 顺铂 + 卡培他滨(1B 类)	I/II 级推荐诱导化疗方案 + 西妥昔单抗 / 尼妥珠单抗(2B 类)
	多西他赛 + 顺铂(2A 类)		
同期化疗	顺铂(1A 类)	奈达铂(1B 类) 奥沙利铂(1B 类) 卡铂(2A 类)	I/II 级推荐同期化疗方案 + 西妥昔单抗 / 尼妥珠单抗(2B 类)
辅助化疗	节拍卡培他滨(1A 类) 顺铂 +5-FU(1A 类)	顺铂 + 卡培他滨(1B 类) 吉西他滨 + 顺铂(2A 类)	卡培他滨(2B 类) 替加氟(2B 类) 优福定(2B 类) 替吉奥(2B 类)

七、复发转移鼻咽癌

经根治性放疗后肿瘤全消,距治疗结束 >6 个月,局部或区域再次出现与原肿瘤病理类型相同的肿瘤称为复发鼻咽癌,鼻咽癌区域复发率为 10%~15%,病理诊断是确诊复发的金标准。局部区域复发鼻咽癌首选手术治疗,术后切缘阳性者补充放疗。复发距首次放疗间隔时间 >1 年的患者,可再程放疗, OAR 的限量是再程放疗的难点,目前尚无统一的标准。局部区域复发合并转移鼻咽癌,在转移灶得到良好控制后可考虑复发病灶的放疗。无手术和放疗适应证的患者,推荐参加临床试验。

远处转移占鼻咽癌治疗失败的 80%,临床常见的转移部位有肝、肺和骨。某些转移灶获取病理诊断较难,需结合影像学检查结果尤其是功能学影像(骨扫描、PET-CT)和 EBV DNA 等作出判断。全身系统治疗(4~6 程)的基础上,对于肿瘤控制良好的患者,推荐积极使用手术、放疗、介入治疗等局部治疗方式同时处理转移灶和原发病灶。寡转移是介于局部侵犯和广泛转移之间的过渡状态，转移能力较弱，转移部位和数目有限，通常定义为<5个转移灶。寡转移鼻咽癌在原发灶根治性放疗的基础上积极处理转移病灶，部分患者或能达到治愈。

八、特殊类型鼻咽癌

鼻咽腺癌对放疗不敏感，手术完整切除是首选。青少年儿童鼻咽癌罕见，遗传易感性是引起儿童鼻咽癌的主要因素。放疗剂量：>10岁儿童放疗剂量以50~72Gy为宜，<10岁者，应在总剂量基础上减少5%~10%。

九、放疗全程管理

鼻咽癌常见的放疗急性并发症包括放射性黏膜炎、放射性皮炎、放射性涎腺损伤、急性耳损伤等，放疗期间注意射野内皮肤及软组织的保护，张口及转颈锻炼，净化口腔鼻腔。鼻咽癌患者放化疗期间，应强化营养咨询，经口进食困难者，可采用鼻饲管或经皮内镜下胃造口进行营养治疗，胃肠功能障碍患者，应采取肠外营养或肠外＋肠内联合治疗。晚期并发症包括中枢神经损伤，正常组织纤维化、坏死等，由于鼻咽癌患者生存期较长，放疗计划设计时必须充分保护正常组织，避免出现远期并发症。

十、随访

鼻咽癌治疗后应终生随访，第1~3年内，每3个月复查1次，3~5年每6月复查一次。治疗后的随访包括详细的体格检查、血液学检查、完整的头部和颈部影像学检查、鼻咽镜检查、EBV　DNA监测，肝、肺、骨检查，及时发现早期的复发和/或转移。康复指导也是随访期的重要内容，颈部区域放疗后，每6~12个月复查甲状腺功能。放疗结束后仍应注意保护射野内皮肤及软组织，继续加强张口及转颈的功能锻炼，保持鼻腔/鼻咽腔的清洁，定期行口腔和牙齿评估及言语、听力、吞咽功能、营养和心理状态评估。

（王佩国　天津医科大学肿瘤医院）

【参考文献】

[1] 赫捷，李进，马军，等. 中国临床治疗学会（CSCO）头颈部肿瘤诊疗指南2021（下册）[M]. 北京：人民卫生出版社，2021，11.

[2] 中国医师协会放射肿瘤治疗医师分会，中华医学会放射肿瘤治疗学分会. 中国鼻咽癌放射治疗指南（2020版）[J]. 中华肿瘤防治杂志，2021，28（3）：167-177.

[3] 国家癌症中心/国家肿瘤质控中心. 鼻咽癌靶区勾画和计划设计指南. 2021，12

[4] 中国抗癌协会鼻咽癌专业委员会. 转移性鼻咽癌治疗专家共识[J]. 中华放射肿瘤学杂志，2018，27（1）：23-27.

[5] 中国抗癌协会鼻咽癌专业委员会. 鼻咽癌复发、转移诊断专家共识 [J]. 中华放射肿瘤学杂志,2018,27(1):7-15.

第二节 喉癌诊疗指南(2021 年)概要

一、前言

喉癌是发生于喉腔黏膜的恶性肿瘤,是耳鼻咽喉科常见疾病,病理类型多为鳞状细胞癌。喉癌的发病率有逐年增高的趋势,并且具有区域差别,华北、东北地区为高发区,城市比农村发病率高。CSCO 指南基于循证医学证据、兼顾地区发展差异、药物和诊疗手段的可及性及肿瘤治疗的社会价值,制定更适合我国临床实际的常见肿瘤的诊断和治疗指南。CSCO 指南的制定,要求每一个临床问题的诊疗意见根据循证医学证据和专家共识度形成证据类别,同时结合产品的可及性和效价比形成推荐等级。证据类别高、可及性好的方案,作为Ⅰ级推荐;证据类别较高、专家共识度稍低,或可及性较差的方案,作为Ⅱ级推荐;临床实用,但证据类别不高的,作为Ⅲ级推荐。CSCO 指南主要基于国内外临床研究成果和 CSCO 专家意见,确定推荐等级,以便于大家在临床实践中参考使用。

二、定义

喉癌是发生于喉腔黏膜的恶性肿瘤,是耳鼻咽喉科常见疾病,病理类型多为鳞状细胞癌。

三、流行病学

喉癌发病率为 2.1/10 万,占头颈部肿瘤的 5%~10%,是头颈部常见的恶性肿瘤,在头颈部肿瘤中排在第三位。喉癌的病死率为 1.1/10 万。

四、病因

(一)吸烟

众所周知,烟草是喉癌、肺癌等呼吸道肿瘤以及各种肿瘤的“通敌”,整个呼吸道肿瘤都与吸烟有关。

(二)饮酒

慢性酒精摄入与喉癌的发生有关,饮酒的人患喉癌的危险度是不喝酒的 1.5~4.4 倍。

（三）病毒感染

人乳头状瘤病毒（HPV）作为一种常见的感染，对大多数人来说，不会引起严重病变问题，可自行消失。如果它没有消失，以喉乳头状瘤在人体内生长，进一步发展可转变为癌。

（四）环境因素

接触如粉尘污染、甲醛、硫酸雾等，可导致喉癌风险增高。

（五）性激素

喉癌患者雄性激素水平相对较高，雌性激素水平降低。喉癌发病率男性明显高于女性，可能与男性体内的雄激素水平有关。

（六）微量元素缺乏

水果或者蔬菜中的某些微量元素是体内一些酶的重要组成部分。体内微量元素缺乏，如锌、硒等元素缺乏会导致酶结构和功能改变，影响到细胞正常的生长，可能诱发基因突变。

五、临床与影像诊断

表 2-4-2-1　临床与影像诊断

内容	Ⅰ级推荐	Ⅱ级推荐	Ⅲ级推荐
临床诊断	头颈部体检 原发灶增强 CT 原发灶增强 MRI 颈部增强 CT	PET/CT	颈部 B 超
影像分期	原发灶增强 CT 原发灶增强 MRI 颈部增强 CT 胸部增强或平扫 CT 腹部 B 超或增强 CT	PET/CT 骨扫描	
获取组织或细胞学技术	经口或内镜下肿块活检 颈部淋巴结穿刺或活检		

原发灶的增强 CT 或 MRI 是诊断头颈部肿瘤的常用手段，二者各有利弊。

（1）CT 具有简便、快速和普及性强的优点，其缺点是具有一定的放射性辐射，并且不适合碘过敏或肾功能严重不全的患者。

（2）MRI 的软组织分辨率较 CT 显著提高，同时具有多种显像参数。MRI 的缺点在于费时和价格相对昂贵，不适合具有金属植入，以及患有幽闭综合征的患者。此外，对于喉和下咽器官，容易由于不自主吞咽动作造成伪影。

（3）颈部是头颈部肿瘤最常见的淋巴结转移区域，颈部增强 CT 是标准的分期手段，特别是对于特征性的淋巴结坏死具有良好的分辨能力。

（4）颈部 B 超具有较高的假阳性和假阴性，通常不作为淋巴结转移的诊断依据，但可用于初步筛查或淋巴结的引导穿刺。

(5)肺部是头颈部肿瘤最常见的远处转移部位,胸部CT是标准的分期手段,并且有助于判断肺部其他合并疾病,如慢支肺气肿等。

(6)PET/CT主要采用1 F-FDG作为示踪剂,近年来在头颈部肿瘤领域进行了广泛的研究。对于原发病灶,由于PET/CT通常结合低剂量平扫CT,因此其分辨率不如增强CT,并且具有一定的假阳性率和假阴性率。而对于颈部淋巴结和远处转移,荟萃分析显示PET/CT具有一定的优势。前瞻性研究显示,在常规分期手段上结合PET/CT改变了13.7%的患者治疗策略,尤其对于诊断NO具有很高的阴性预测价值,从而改变了22%的颈部淋巴结清扫方式。对于颈部淋巴结转移而原发病灶不明的头颈部鳞癌, PET/CT较CT或MRI具有较高的敏感性。

(7)头颈部肿瘤的原发灶诊断主要依赖经口或内镜下肿块活检,而淋巴结穿刺或活检有助于分期诊断。

六、TNM分期

(一)原发肿瘤(T)

1. 声门上型

T_x 原发肿瘤无法评价

T_0 无原发肿瘤证据

Tis 原位癌

T_1 肿瘤局限在声门上的1个亚区,声带活动正常

T_2 肿瘤侵犯声门上1个以上相邻亚区,侵犯声门区或声门上区以外(如舌根、会厌谷、梨状窝内侧壁的黏膜),无喉固定

T_3 肿瘤局限在喉内,有声带固定和/或侵犯任何下述部位:环后区、会厌前间隙、声门旁间隙和/或甲状软骨内板

T_4 中等晚期或非常晚期局部疾病

T_{4a} 中等晚期局部疾病肿瘤侵犯穿过甲状软骨和/或侵犯喉外组织(如气管、包括深部舌外肌在内的颈部软组织、带状肌、甲状腺或食管)

T_{4b} 非常晚期局部疾病

肿瘤侵犯椎前筋膜,包绕颈动脉或侵犯纵隔结构

2. 声门型

T_x 原发肿瘤无法评价

T_0 无原发肿瘤证据

Tis 原位癌

T_1 肿瘤局限于声带(可侵犯前联合或后联合),声带活动正常

T_{1a} 肿瘤局限在一侧声带

T_{1b} 肿瘤侵犯双侧声带

T_2 肿瘤侵犯至声门上和 / 或声门下区，和 / 或声带活动受限

T_3 肿瘤局限在喉内，伴有声带固定和 / 或侵犯声门旁间隙，和 / 或甲状软骨内板

T_4 中等晚期或非常晚期局部疾病

T_{4a} 中等晚期局部疾病

肿瘤侵犯穿过甲状软骨和 / 或侵犯喉外组织（如气管、包括深部舌外肌在内的颈部软组织、带状肌、甲状腺或食管）

T_{4b} 非常晚期局部疾病

肿瘤侵犯椎前筋膜，包绕颈动脉或侵犯纵隔结构

3. 声门下型

T_x 原发肿瘤无法评价

T_0 无原发肿瘤证据

Tis 原位癌

T_1 肿瘤局限在声门下区

T_2 肿瘤侵犯至声带，声带活动正常或活动受限

T_3 肿瘤局限在喉内，伴有声带固定

T_4 中等晚期或非常晚期局部疾病

T_{4a} 中等晚期局部疾病

肿瘤侵犯环状软骨或甲状软骨和 / 或侵犯喉外组织（如气管、包括深部舌外肌在内的颈部软组织、带状肌、甲状腺或食管）

T_{4b} 非常晚期局部疾病

肿瘤侵犯椎前筋膜，包绕颈动脉或侵犯纵隔结构

（二）区域淋巴结（N）

1. 临床 N（cN）

N_x 区域淋巴结无法评价

N_0 无区域淋巴结转移

N_1 同侧单个淋巴结转移，最大径≤ 3 cm，并且 ENE（-）

N_2 同侧单个淋巴结转移，最大径 >3 cm，≤ 6 cm，并且 ENE（-）；或同侧多个淋巴结转移，最大径≤ 6 cm，并且 ENE（-）；或双侧或对侧淋巴结转移，最大径≤ 6 cm，并且 ENE（-）

N_{2a} 同侧单个淋巴结转移，最大径 >3 cm，≤ 6 cm，并且 ENE（-）

N_{2b} 同侧多个淋巴结转移，最大径≤ 6 cm，并且 ENE（-）

N_{2c} 双侧或对侧淋巴结转移，最大径≤ 6 cm，并且 ENE（-）

N_3 单个淋巴结转移，最大径 >6 cm，并且 ENE（-）或任何淋巴结转移，并且临床明显 ENE（+）

N_{3a} 单个淋巴结转移，最大径 >6 cm，并且 ENE（-）

N_{3b} 任何淋巴结转移，并且临床明显 ENE（+）

【注释】可以采用 "U" 或 "L" 的标识分别代表环状软骨下缘水平以上的转移（U）或以

下的转移(L)

2. 病理N(pN)

N_x 区域淋巴结无法评价 NO 无区域淋巴结转移

N_1 同侧单个淋巴结转移，最大径≤ 3 cm，并且 ENE(-)

N_2 同侧单个淋巴结转移，最大径≤ 3 cm，并且 ENE(+)；或最大径 >3 cm，≤ 6 cm，并且 ENE(-)；或同侧多个淋巴结转移，最大径≤ 6 cm，并且 ENE(-)；或双侧或对侧淋巴结转移，最大径≤ 6 cm，并且 ENE(-)

N_{2a} 同侧或对侧单个淋巴结转移，最大径≤ 3 cm，并且 ENE(+)；或最大径 >3 cm，≤ 6 cm，并且 ENE(-)

N_{2b} 同侧多个淋巴结转移，最大径≤ 6 cm，并且 ENE(-)N2c 双侧或对侧淋巴结转移，最大径≤ 6 cm，并且 ENE(-)

N_3 单个淋巴结转移，最大径 >6 cm，并且 ENE(-)；或同侧单个淋巴结转移，最大径 >3 cm，并且 ENE(+)；或多发同侧、对侧或双侧淋巴结转移，并且其中任意一个 ENE(+)；或对侧单个淋巴结转移，无论大小，并且 ENE(+)

N_{3a} 单个淋巴结转移，最大径 >6 cm，并且 ENE(-)

N_{3b} 同侧单个淋巴结转移，最大径 >3 cm，并且 ENE(+)；或多发同侧、对侧或双侧淋巴结转移，并且其中任何一个 ENE(+)；或对侧单个淋巴结转移，无论大小，并且 ENE(+)

(三)远处转移(M)

M_0 无远处转移

M_1 有远处转移

(四)总体分期

见表 2-4-2-2。

表 2-4-2-2 总体分期

	T	N	M
0期	Tis	N_0	M_0
Ⅰ期	T_1	N_0	M_0
Ⅱ期	T_2	N_0	M_0
Ⅲ期	T_{1-2}	N_1	M_0
	T_3	N_{0-1}	M_0
ⅣA期	T_{1-3}	N_2	M_0
	T_{4a}	N_{0-2}	M_0
ⅣB期	T_{4b}	任何N	M_0
	任何T	N_3	M_0
ⅣC期	任何T	任何N	M_1

七、治疗

（一）早期喉癌的治疗

表 2-4-2-3　早期喉癌的治疗

分期	分层	Ⅰ级推荐	Ⅱ级推荐	Ⅲ级推荐
$T_{1\text{-}2}N_0$	适宜手术患者	手术（2A 类） 单纯放疗（2A 类）		
	不适宜手术患者	单纯放疗（2A 类）		

注释：不适宜手术定义：患者身体条件不允许或由于各种原因拒绝手术。

（1）早期喉癌应采用手术或单纯放疗的单一治疗模式，系统性综述显示二者的总体疗效相近。治疗方式的选择应基于肿瘤的大小、位置、手术后可能的功能障碍、手术或放疗医生的治疗水平和经验，强烈建议多学科综合治疗团队对发音功能、生活质量和治疗结果做出完整评估（治疗的有效性、功能维持、并发症等）后决定。

（2）手术方式可选择开放或经口入路切除原发灶，经口手术能够提供更好的功能保护，有条件可选择 TLM（经口激光显微手术）或 TORS（经口机器人手术）。早期喉癌累及声带前联合的治疗模式目前存在争议，荟萃分析显示无论采用 TLM 还是放疗均是局部复发的高危因素，开放性手术较 TLM 可能有较高的局控率。目前缺乏开放性手术与放疗的对照研究，指南对于放疗的推荐大多基于功能保护上的优势。

（3）早期声门型喉癌极少发生颈部淋巴结转移，因此无需进行颈部淋巴结清扫；而对于声门上型喉癌，则需要进行双颈部Ⅱ~Ⅳ区的选择性颈部淋巴结清扫。患者术后病理或组织学检测提示有高危因素时，需行术后放疗或放化疗，术后放疗的剂量通常为 60~66Gy。

（4）根治性放疗前患者应进行饮食、言语和口腔的评估，放疗剂量通常为 66~70Gy。放疗靶区勾画应基于增强 CT，MRI 扫描可作为很好的辅助参考。早期声门型喉癌放疗靶区原则上包括原发灶即可，无需行预防性颈淋巴结引流区的照射。对于声门上型喉癌，放疗靶区包括原发灶和双颈部Ⅱ~Ⅳ区淋巴结。放疗计划应至少采取三维适形，推荐调强放疗（IMRT）。

（二）局部晚期喉癌的治疗

见表 2-4-2-4。

表 2-4-2-4 局部晚期喉癌的治疗

<table>
<tr><th>分期</th><th>分层 1</th><th>分层 2</th><th>Ⅰ级推荐</th><th>Ⅱ级推荐</th><th>Ⅲ级推荐</th></tr>
<tr><td rowspan="4">T1-2 N_{1-3}/T_3 任何 N</td><td rowspan="2">适宜手术患者</td><td>适宜使用顺铂患者</td><td>手术 ± 放疗 / 放化疗(2A 类)
放疗 + 顺铂(1A 类)
诱导化疗→单纯放疗(1A 类)</td><td>放疗 + 西妥昔单抗(1B 类)
诱导化疗 →放疗 + 西妥昔单抗(2A 类)</td><td></td></tr>
<tr><td>不适宜使用顺铂患者</td><td>手术(2A 类)</td><td>放疗 + 西妥昔单抗(1B 类)
单纯放疗(2A 类)</td><td></td></tr>
<tr><td rowspan="2">不适宜手术患者</td><td>适宜使用顺铂患者</td><td>放疗 + 顺铂(1A 类)
诱导化疗 →单纯放疗(1B 类)</td><td>放疗 + 西妥昔单抗(1B 类)</td><td></td></tr>
<tr><td>不适宜使用顺铂患者</td><td>单纯放疗(2A 类)</td><td>放疗 + 西妥昔单抗(1B 类)</td><td></td></tr>
<tr><td rowspan="3">T_4 任何 N</td><td>适宜手术患者</td><td></td><td>手术 + 放疗 / 放化疗(2A 类)</td><td></td><td></td></tr>
<tr><td rowspan="2">不适宜手术患者</td><td>适宜使用顺铂患者</td><td>放疗 + 顺铂(1A 类)
诱导化疗 →单纯放疗(1B 类)</td><td>放疗 + 西妥昔单抗(1B 类)</td><td></td></tr>
<tr><td>不适宜使用顺铂患者</td><td>单纯放疗(2A 类)</td><td>放疗 + 西妥昔单抗(1B 类)</td><td></td></tr>
</table>

注释:不适宜手术定义:患者身体条件不允许、由于各种原因拒绝手术或肿瘤负荷过大无法切除;不适宜使用顺铂定义:患者年龄 >70 岁、PS>2、听力障碍、肾功能不全(肌酐清除率 <50mL/min)或具有 >1 级的神经病变。

(1)对于局部晚期喉癌患者,除了 T_{1-2} 和部分 T_3 病灶以外,大部分患者的手术治疗需要包括全喉切除术,通常需要联合术后放疗或放化疗。颈部手术应根据淋巴结转移部位采用选择性或根治性双颈部淋巴结清扫,至少包括Ⅱ~Ⅳ区,必要时(如 T_4)包括Ⅴ区。术后辅助放疗应在术后 6 周内进行,具有一般高危因素者(T_{3-4}、N2-3、周围神经浸润)建议术后单纯放疗,切缘阳性 / 不足或淋巴结包膜外侵者建议同期放化疗。研究显示,有淋巴结包膜外侵和 / 或镜下手术切缘距病灶 <1 mm 者接受了术后同期放化疗较单纯放疗者有明显的生存获益。

(2)对于原发灶分期 T_4 的患者,由于放疗的保喉和治疗效果欠佳,对于有手术切除可能的患者,强烈建议手术治疗。此外,ASCO 指南建议对于广泛的 T_3、T_4 病灶或者治疗前已经有喉功能严重受损的患者,全喉切除术可能具有更好的生存率和生活质量。而对于其他有保喉意愿的患者,放疗联合顺铂是常用的治疗模式。对于不适宜使用顺铂的患者,可采用放疗联合西妥昔单抗。放疗剂量通常为 66~70Gy,可分别联合顺铂(100 mg/m²,每 3 周一次,连续 3 次)或每周一次的西妥昔单抗(400 mg/m²,第 1 周, 250 mg/m²,第 2~8 周)。对于不适宜接受同期药物治疗的局部晚期患者可接受单纯放疗,特别是对于同期治疗生存获益不明确的高龄患者(>70 岁)。对于接受根治性放疗的 N2-3 患者, 3 个月后的 PET/CT 对于残留病灶具有很高的诊断价值,如果显示完全缓解,则无需进行颈部淋巴结清扫。对于放疗 / 同期放化疗后肿瘤残留或局部复发的患者,推荐有条件者接受挽救性手术,手术方式通常为全喉切除术。

（3）诱导化疗是另一种喉保留的治疗策略，如果化疗后肿瘤达到完全或部分缓解，这部分患者后续接受单纯放疗或同期联合西妥昔单抗，否则接受全喉切除术。标准的诱导化疗方案是 TPF（多西他赛 75 mg/m²，第 1 天；顺铂 75 mg/m²，第 1 天；5-FU750 mg/m²，第 1~5 天；每 3 周重复，连续 3 个周期）。此外，对于肿瘤负荷过大无法切除或分期 T_4 或 N_{2c}-N_3 的患者，也可以考虑行诱导化疗联合放疗的序贯治疗，在缩小肿瘤负荷同时，有可能降低远处转移的风险。

（王红玲　王旭东　天津医科大学肿瘤医院）

【参考文献】

[1] 中国临床肿瘤学会指南工作委员会. 中国临床肿瘤学会（CSCO）头颈部肿瘤诊疗指南[M]. 北京：人民卫生出版社，2021：8，10-12，28-33，62-66.

第三节　喉咽癌诊疗指南（2021 年）概要

一、前言

喉咽癌又名下咽癌，虽然不常见，但因其部位隐蔽，早期难以发现，多数患者就诊时已为晚期，5 年生存率仅 30%，预后差。因下咽癌的治疗涉及到发音、呼吸、吞咽、等功能，治疗原则应在最大程度保证肿瘤局部控制的情况下，尽量保留喉功能，提高患者生活治疗。诊治应特别重视多学科团队（MDT）的作用，治疗方案的制定要综合考虑肿瘤部位、分期、病理类型，以及患者年龄、职业、文化教育程度、家庭环境等，制定个体化的治疗方案。

二、定义

喉咽癌是发生于喉咽的恶性肿瘤，分三个亚区，即梨状窝、环状软骨后和下咽后壁，病理类型多为鳞状细胞癌。

三、流行病学

下咽癌的发病率未 0.17/10 万 ~0.8/10 万，占头颈部恶性肿瘤的 1.4%~5%。根据 1992 年世界卫生组织的统计，下咽癌每年发病率在美国白人中为 1.1/10 万，在美国黑人为 2.8/10 万，在美国华人中为 0.5/10 万。2012 年中国肿瘤登记年报显示下咽癌年发病率为 0.29/10 万。

四、病因

下咽癌的确切病因至今并不清楚。已经认识到的是,下咽癌的发生与某些生活习惯密切相关。吸烟,饮酒是下咽癌的主要病因,营养缺乏,如缺铁、缺乏维生素 C 等与下咽癌的发生相关。特定病毒感染如 EB 病毒、人乳头状瘤病毒感染可能与下咽癌相关。职业暴露,如从事职业暴露于石棉、化学溶剂、多环芳烃、镍金属提炼、异丙醇生产、硫酸、木屑、电离辐射等可能是促癌因素。

五、临床与影像诊断

见表 2-4-3-1。

表 2-4-3-1 喉咽癌临床与影像诊断

内容	Ⅰ级推荐	Ⅱ级推荐	Ⅲ级推荐
临床诊断	头颈部体检 原发灶增强 CT 原发灶增强 MRI 颈部增强 CT	PET/CT	颈部 B 超
影像分期	原发灶增强 CT 原发灶增强 MRI 颈部增强 CT 胸部增强或平扫 CT 腹部 B 超或增强 CT	PET/CT 骨扫描	
获取组织或细胞学技术	经口或内镜下肿块活检 颈部淋巴结穿刺或活检 食管胃十二指肠镜	全身麻醉下全消化道内镜下检查并活检	

原发灶的增强 CT、MRI、PET/CT、内镜下肿块活检、淋巴结穿刺或活检是诊断头颈部肿瘤的常用手段。由于下咽癌有较高的食管累及或食管癌第二原发,建议分期检查时常规行食管胃十二指肠镜检查。此外,全上消化道检查有助于头颈鳞癌患者同时性第二原发肿瘤的发现。

六、TNM 分期

原发肿瘤(T)

T_x 原发肿瘤无法评价

T_0 无原发肿瘤证据 Tis 原位癌

T_1 肿瘤局限在下咽的某一解剖亚区且最大径≤ 2 cm

T_2 肿瘤侵犯一个以上下咽解剖亚区或邻近解剖区

T_3 肿瘤最大径 >4 cm 或半喉固定或侵犯食管

T_4 中等晚期或非常晚期局部疾病

T_{4a} 中等晚期局部疾病

肿瘤侵犯甲状 / 环状软骨、舌骨、甲状腺或中央区软组织 *

T_{4b} 非常晚期局部疾病

肿瘤侵犯椎前筋膜，包绕颈动脉或侵犯纵隔结构

【注释】中央区软组织包括喉前带状肌和皮下脂肪

区域淋巴结（N）

临床 N（cN）

N_x 区域淋巴结无法评价

N_0 无区域淋巴结转移

N_1 同侧单个淋巴结转移，最大径≤ 3 cm，并且 ENE（-）

N_2 同侧单个淋巴结转移，最大径 >3 cm，≤ 6 cm，并且 ENE（-）；或同侧多个淋巴结转移，最大径≤ 6 cm，并且 ENE（-）；或双侧或对侧淋巴结转移，最大径≤ 6 cm，并且 ENE（-）

N_{2a} 同侧单个淋巴结转移，最大径 >3 cm，≤ 6 cm，并且 ENE（-）

N_{2b} 同侧多个淋巴结转移，最大径≤ 6 cm，并且 ENE（-）

N2c 双侧或对侧淋巴结转移，最大径≤ 6 cm，并且 ENE（-）

N_3 单个淋巴结转移，最大径 >6 cm，并且 ENE（-）或任何淋巴结转移，并且临床明显 ENE（+）

N_{3a} 单个淋巴结转移，最大径 >6 cm，并且 ENE（-）

N_{3b} 任何淋巴结转移，并且临床明显 ENE（+）

【注释】可以采用 "U" 或 "L" 的标识分别代表环状软骨下缘水平以上的转移（U）或以下的转移（L）

区域淋巴结（N）

病理 N（pN）

N_x 区域淋巴结无法评价 NO0 无区域淋巴结转移

N_1 同侧单个淋巴结转移，最大径≤ 3 cm. 并且 ENE（-）

N_2 同侧单个淋巴结转移，最大径≤ 3 cm，并且 ENE（+）；或最大径 >3 cm，≤ 6 cm，并且 ENE（-）；或同侧多个淋巴结转移，最大径≤ 6 cm，并且 ENE（-）；或双侧或对侧淋巴结转移，最大径≤ 6 cm，并且 ENE（-）

N_{2a} 同侧或对侧单个淋巴结转移、最大径≤ 3 cm，并且 ENE（+）；或最大径 >3 cm，≤ 6 cm，并且 ENE（-）

N_{2b} 同侧多个淋巴结转移，最大径≤ 6 cm，并且 ENE（-）

N_{2c} 双侧或对侧淋巴结转移，最大径≤ 6 cm，并且 ENE（-）

N_3 单个淋巴结转移，最大径 >6 cm，并且 ENE（-）；或同侧单个淋巴结转移，最大径 >3 cm，并且 ENE（+）；或多发同侧、对侧或双侧淋巴结转移，并且其中任意一个 ENE（+）；或

对侧单个淋巴结转移，无论大小，并且 ENE(+)

N_{3a} 单个淋巴结转移，最大径 >6 cm，并且 ENE(-)

N_{3b} 同侧单个淋巴结转移，最大径 >3 cm，并且 ENE(+)；或多发同侧、对侧或双侧淋巴结转移，并且其中任何一个 ENE(+)；或对侧单个淋巴结转移，无论大小，并且 ENE(+)

远处转移(M)

M_0 无远处转移

M_1 有远处转移

表 2-4-3-2 下咽癌总体分期

	T	N	M
0 期	Tis	N_0	M_0
Ⅰ期	T_1	N_0	M_0
Ⅱ期	T_2	N_0	M_0
Ⅲ期	T_{1-2}	N_1	M_0
	T_3	N_{0-1}	M_0
ⅣA 期	T_{1-3}	N_2	M_0
	T_{4a}	N_{0-2}	M_0
ⅣB 期	T_{4b}	任何 N	M_0
	任何 T	N_3	M_0
ⅣC 期	任何 T	任何 N	M_1

七、治疗

早期下咽癌的治疗见表 2-4-3-3。

表 2-4-3-3 早期下咽癌的治疗

分期	分层	Ⅰ级推荐	Ⅱ级推荐	Ⅲ级推荐
T1-2 N0	适宜手术患者	手术(2A 类) 单纯放疗(2A 类)		
	不适宜手术患者	单纯放疗(2A 类)		

注：不适宜手术定义：患者身体条件不允许或由于各种原因拒绝手术。

早期下咽癌应采用手术或单纯放疗的单一治疗模式，回顾性分析显示二者的总体疗效相近。治疗方式的选择应基于肿瘤的大小、位置、手术后可能的功能障碍、手术或放疗医生的治疗水平和经验，强烈建议多学科综合治疗团队对生活质量和治疗结果做出完整评估(治疗的有效性、功能维持、并发症等)后决定。手术方式可选择开放或经口入路切除原发灶，经口手术能够提供更好的功能保护，有条件可选择 TLM 或 TORS。早期下咽癌具有隐置性的颈淋巴结转移，因此除了原发灶切除外，需进行同侧Ⅱ~Ⅳ区的选择性颈部淋巴结清扫。如原发灶位于或靠近中线如咽后壁、环后隙或梨状窝内侧壁时，则应考虑对侧清扫以得到对侧颈淋巴结的实际分期。患者术后病理或组织学检测提示有高危因素时，需行术后放疗或放化疗，术后放疗的剂量通常为60~66Gy。

根治性放疗前患者应进行饮食、言语和口腔的评估，放疗剂量通常为66~70Gy。放疗靶区勾画应基于增强CT，MRI扫描可作为很好的辅助参考，放疗靶区包括原发灶和Ⅱ~Ⅳ区颈部淋巴结。原发灶为单侧可行同侧颈部淋巴结的预防性照射，如原发灶位于或靠近中线如咽后壁、环后隙或梨状窝内侧壁，则考虑双颈部照射。放疗计划应至少采取三维适形、推荐调强放疗（IMRT）。

局部晚期下咽癌的治疗，见表2-4-3-4。

表2-4-3-4　局部晚期下咽癌的治疗

分期	分层1	分层2	Ⅰ级推荐	Ⅱ级推荐	Ⅲ级推荐
T1-2 N1-3/T3任何N	适宜手术患者	适宜使用顺铂患者	手术 ± 放疗/放化疗（2A类） 放疗+顺铂（1A类） 诱导化疗→单纯放疗（1A类）	放疗+西妥昔单抗（1B类） 诱导化疗→放疗+西妥昔单抗（2A类）	
		不适宜使用顺铂患者	手术（2A类）	放疗+西妥昔单抗（1B类） 单纯放疗（2A类）	
	不适宜手术患者	适宜使用顺铂患者	放疗+顺铂（1A类） 诱导化疗→单纯放疗（1B类）	放疗+西妥昔单抗（1B类）	
		不适宜使用顺铂患者	单纯放疗（2A类）	放疗+西妥昔单抗（1B类）	
T4任何N	适宜手术患者		手术+放疗/放化疗（2A类）		
	不适宜手术患者	适宜使用顺铂患者	放疗+顺铂（1A类） 诱导化疗→单纯放疗（1B类）	放疗+西妥昔单抗（1B类）	
		不适宜使用顺铂患者	单纯放疗（2A类）	放疗+西妥昔单抗（1B类）	

注：不适宜手术定义：患者身体条件不允许、由于各种原因拒绝手术或肿瘤负荷过大无法切除；

不适宜使用顺铂定义：患者年龄>70岁、PS>2、听力障碍、肾功能不全（肌酐清除率<50mL/min）或具有>1级的神经病变。

【注释】

对于局部晚期下咽癌患者，除了T1和部分T2病灶以外（手术治疗参照前一节），大部分患者的手术治疗需要包括全喉切除术，通常需要联合术后放疗或放化疗。颈部手术应采用选择性或根治性清扫淋巴结，如为N2c期或原发灶位于或靠近中线，如咽后壁、环后隙或梨状窝内侧壁，应考虑对侧颈部清扫。术后辅助放疗应在术后6周内进行，具有一般高危因素者（T3-4、N2-3、脉管侵犯、周围神经浸润），建议术后单纯放疗，切缘阳性/不足或淋巴结包膜外侵者建议同期放化疗。研究显示，有淋巴结包膜外侵和/或镜下手术切缘距病灶

<lmm 者，接受了术后同期放化疗较单纯放疗者有明显的生存获益。

对于原发灶：分期 T4 的患者，由于放疗的保喉和治疗效果欠佳，对于有手术切除可能的患者，强烈建议手术治疗。而对于其他有保喉意愿的患者，放疗联合顺铂是常用的治疗模式。对于不适宜使用顺铂的患者，可给予放疗联合西妥昔单抗。放疗剂量通常为 66~70Gy，可分别联合顺铂（100 mg/m^2，每 3 周一次，连续 3 次）或每周一次的西妥昔单抗（400 mg/m^2，第 1 周，250 mg/m^2，第 2~8 周）。对于不适宜接受同期药物治疗的局部晚期患者可接受单纯放疗，特别是对于同期治疗生存获益不明确的高龄患者（>70 岁）。对于接受根治性放疗的 N2-3 患者，3 个月后的 PET/CT 对于残留病灶具有很高的诊断价值，如果显示完全缓解，则无需进行颈部淋巴结清扫。对于放疗 / 同期放化疗后肿瘤残留或局部复发的患者，推荐有条件者接受挽救性手术。

诱导化疗是另一种喉保留的治疗策略，如果化疗后肿瘤达到完全或部分缓解，这部分患者后续接受单纯放疗或同期联合西妥昔单抗，否则接受全喉切除术。标准的诱导化疗方案是 TPF（多西他赛 75 mg/m^2，第 1 天；顺铂 75 mg/m^2，第 1 天；5-FU750 mg/m^2，第 1~5 天；每 3 周重复，连续 3 个周期）。此外，对于肿瘤负荷过大无法切除或分期 T4 或 N2c-N3 的患者，也可以考虑行诱导化疗联合放疗的序贯治疗，在缩小肿瘤负荷同时，有可能降低远处转移的风险。针对这部分患者，与直接同期放化疗相比，诱导化疗只有在一项前瞻性随机研究中显示能够改善生存，而该研究由于采用 2 × 2 随机设计（部分患者接受放疗联合西妥昔单抗）使得结果难以准确解读。

（王红玲　王旭东　天津医科大学肿瘤医院）

【参考文献】

[1] 中国临床肿瘤学会指南工作委员会. 中国临床肿瘤学会（CSCO）头颈部肿瘤诊疗指南[M]. 北京：人民卫生出版社，2021：8，10-12，28-33，62-66.

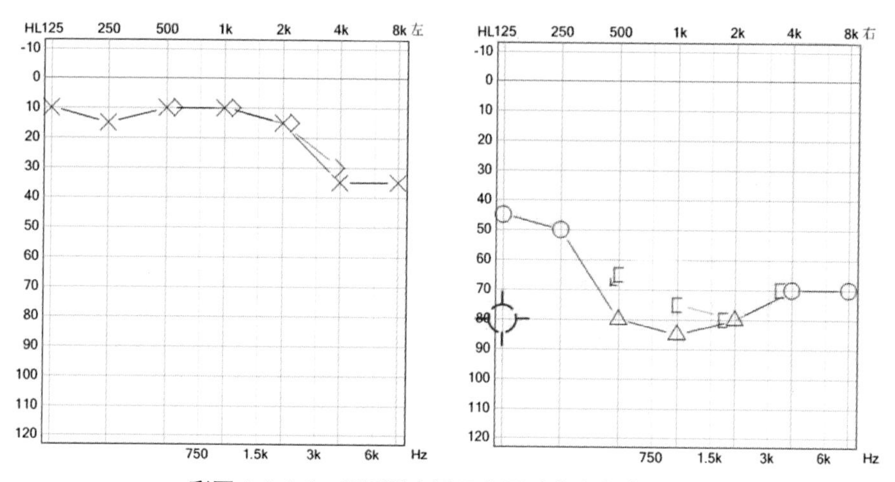

彩图 1-1-1-1　双耳听力图示右耳重度感音神经性聋

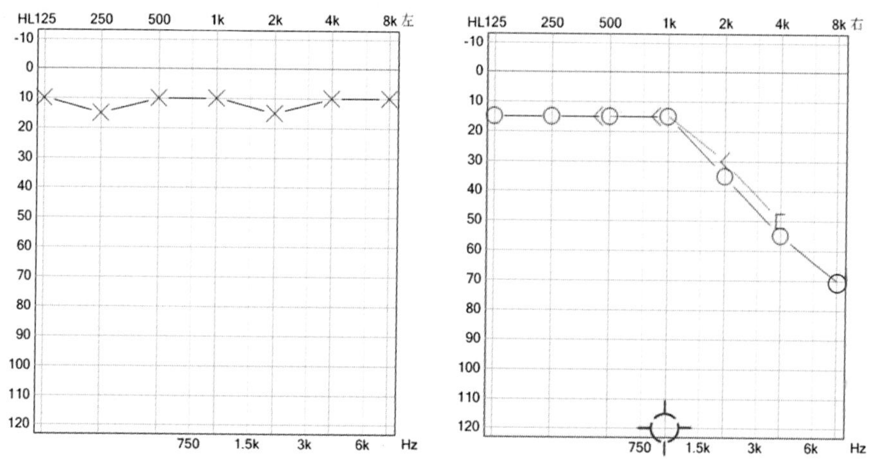

彩图 1-1-1-5　纯音测听图示右耳高频听力下降

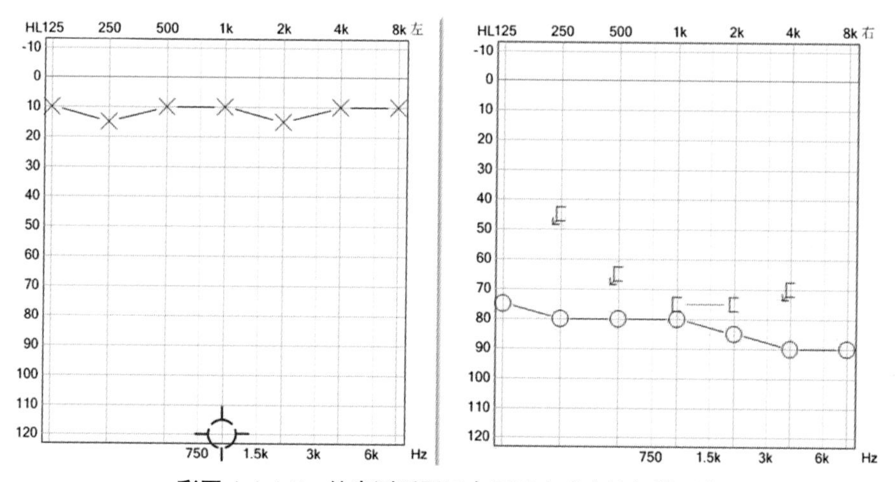

彩图 1-1-1-7　纯音测听图示右耳重度感音神经性耳聋

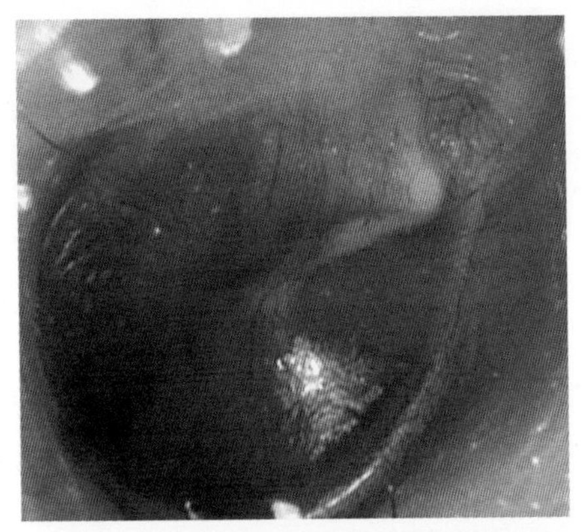

彩图 1-1-2-1　治疗前右耳鼓膜琥珀色，明显内陷，光锥变形

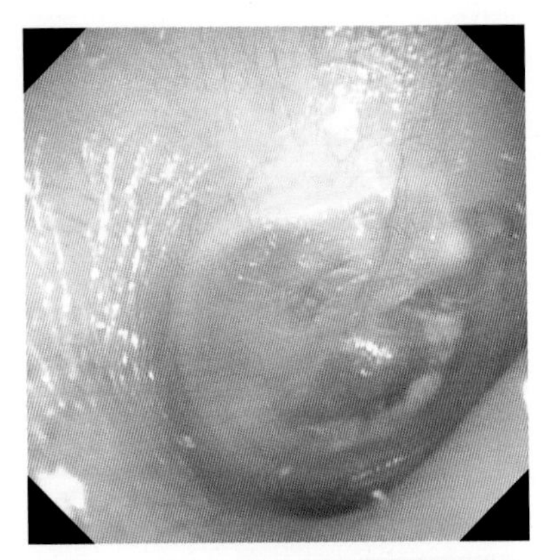

彩图 1-1-2-2　治疗后右耳鼓膜形态

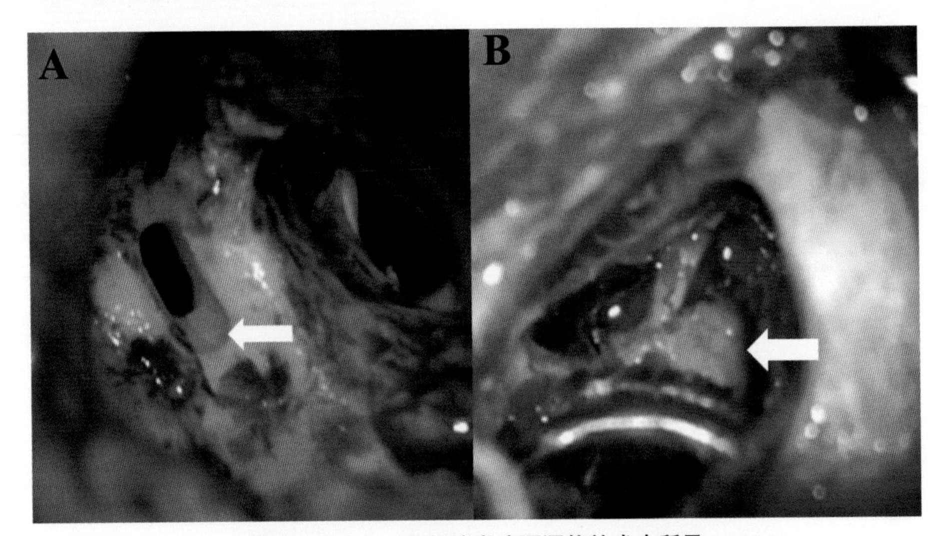

彩图 1-1-4-3　患儿脑脊液耳漏修补术中所见

A：右水平半规管开窗，约 3 mm，见水平半规管管腔粗大畸形

B：左侧水平半规管开窗以颞肌填塞前庭池。

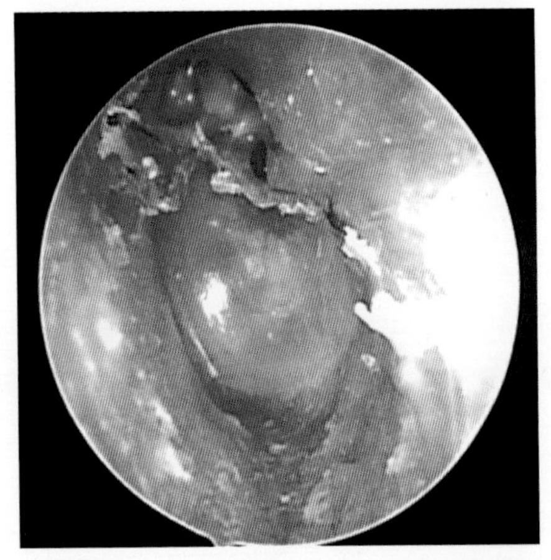

彩图 1-1-5-1　耳内镜显示左耳上鼓室可疑穿孔

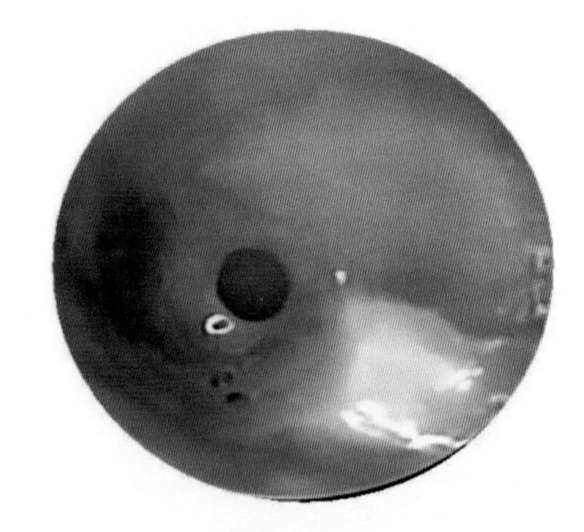

彩图 1-1-8-5　耳内镜示右耳鼓膜紧张部穿孔，可见分泌物

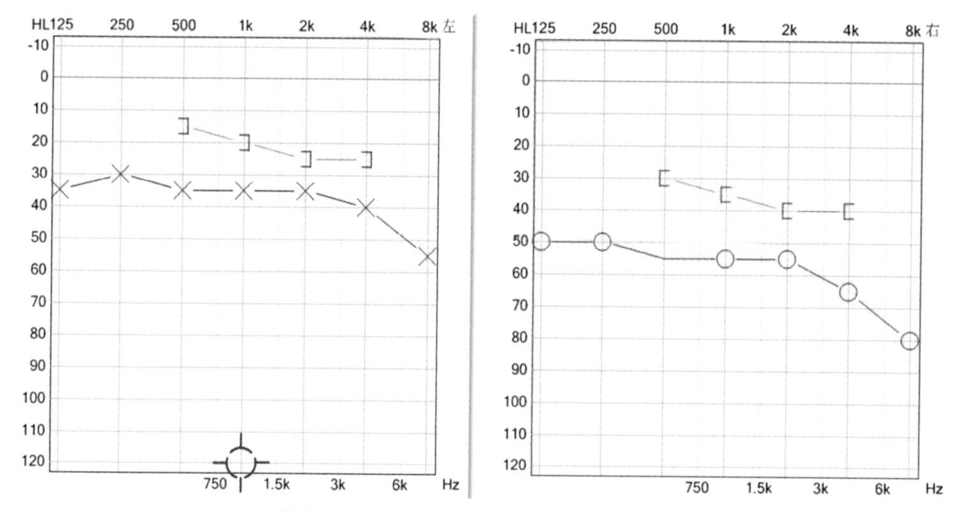

彩图 1-1-8-9　纯音测听示双耳混合性耳聋

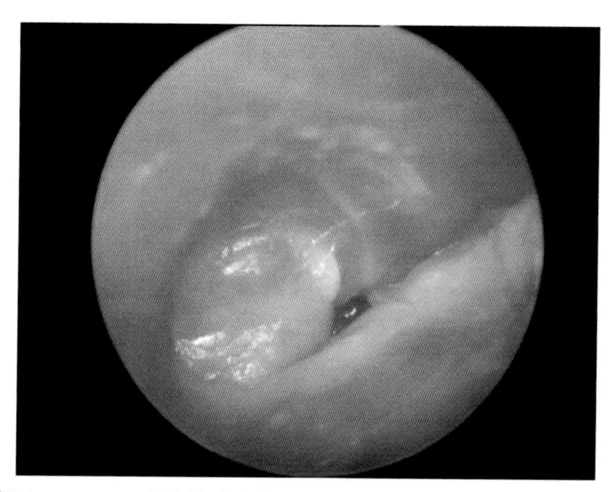

彩图 1-1-9-1　术前鼓膜录像 可见右耳鼓膜穿孔，可见肉芽堵塞

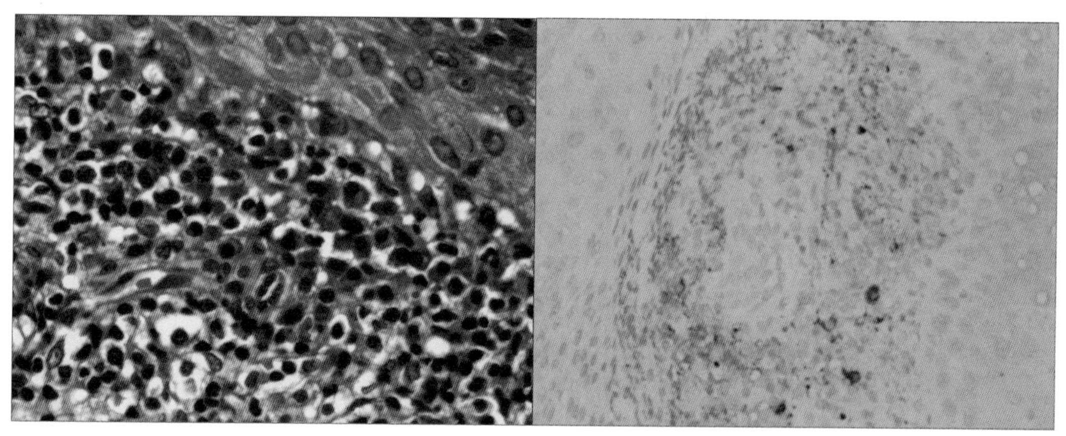

彩图 1-1-9-4　SP 法免疫组织化学染色显示 IgG 阳性表达浆细胞中可见 IgG_4 阳性表达浆细胞；IgG_4 阳性表达细胞绝对值约 50 个 /HPF，IgG4/ IgG 阳性细胞比率大于 50%

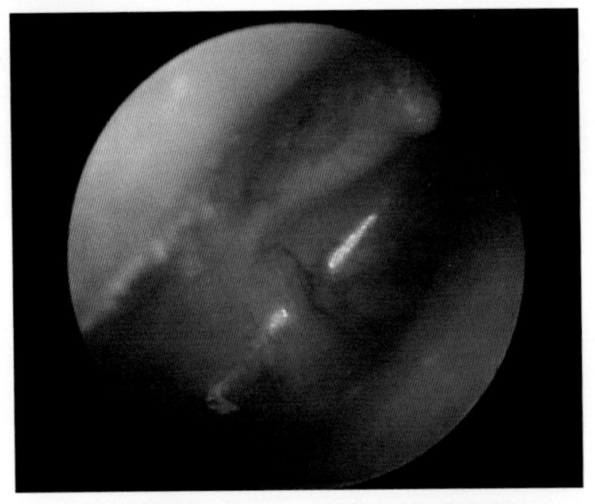

彩图 1-1-9-5　术后半年复查耳镜可见鼓膜完整，标志欠清

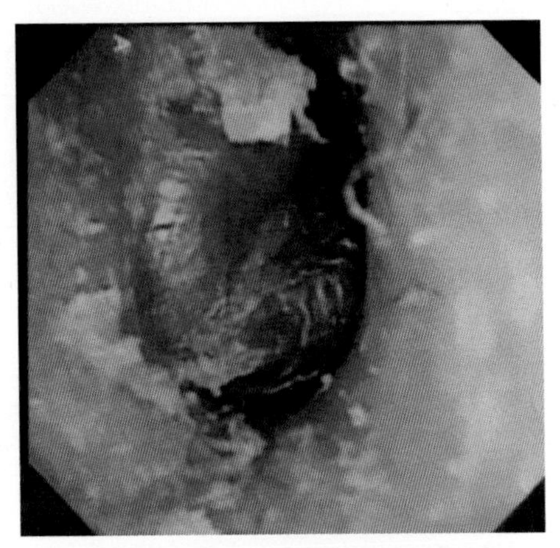

彩图 1-1-10-1　耳内镜下右耳鼓膜呈樱桃红色，并向外膨隆

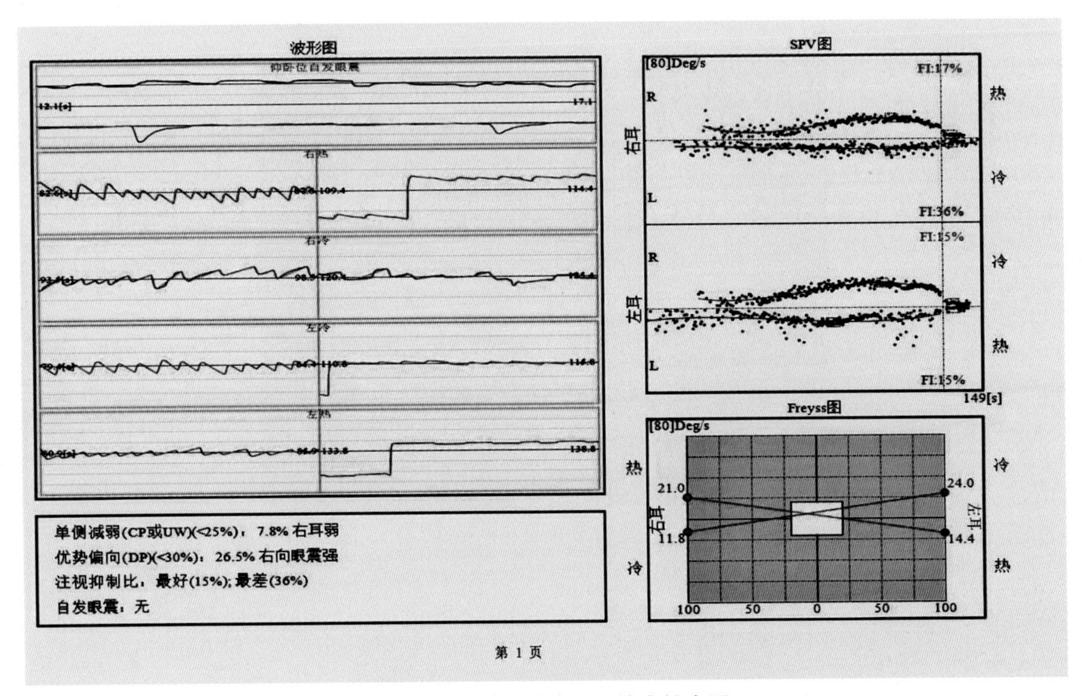

彩图 1-1-13-1　前庭双温检查综合图

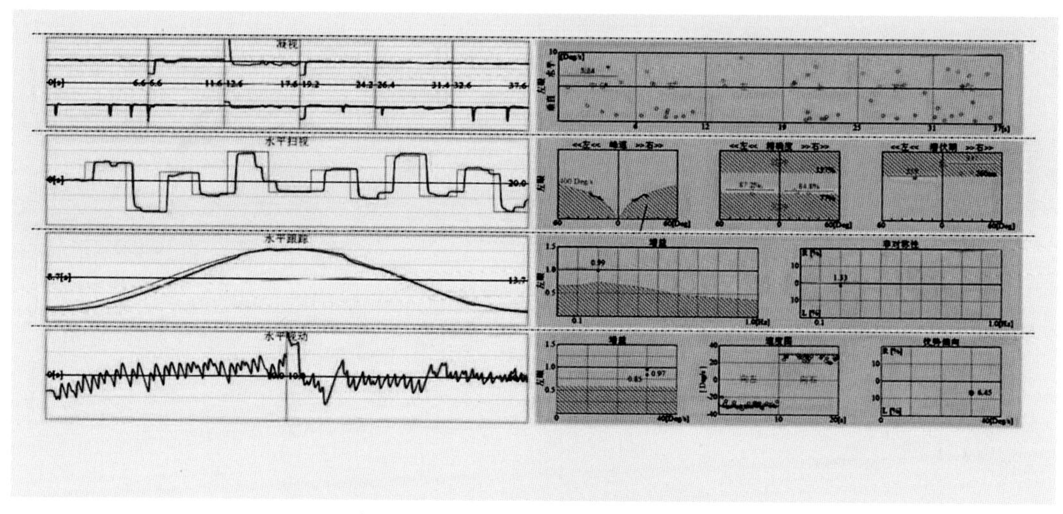

彩图 1-1-13-2　视觉眼动检查综合图

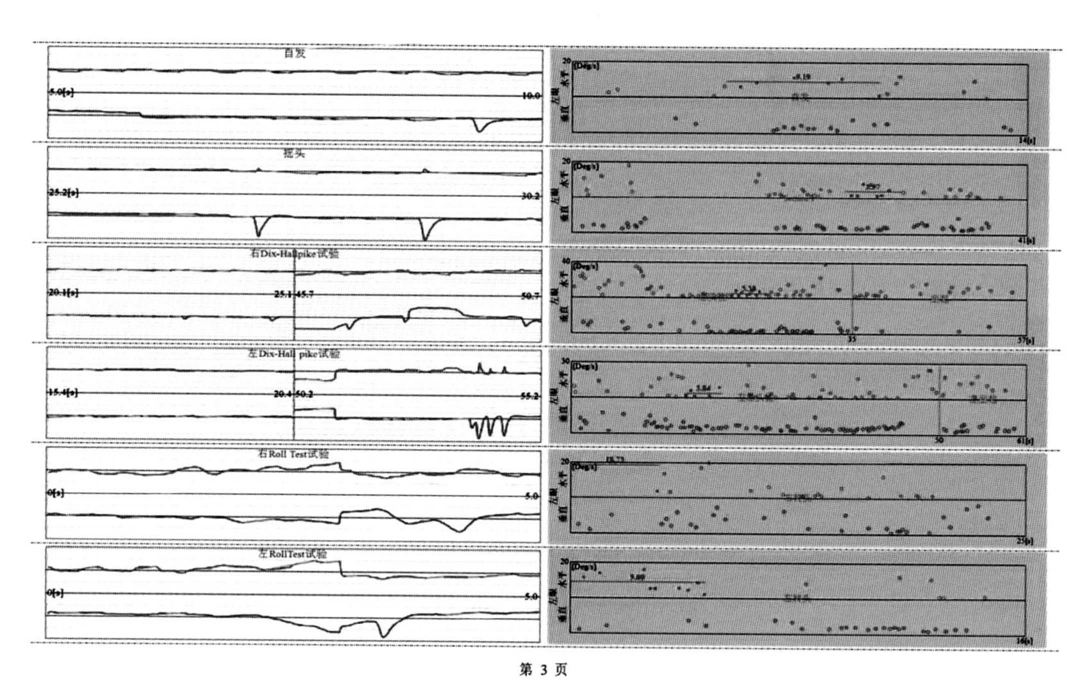

彩图 1-1-13-3　前庭眼动检查综合图

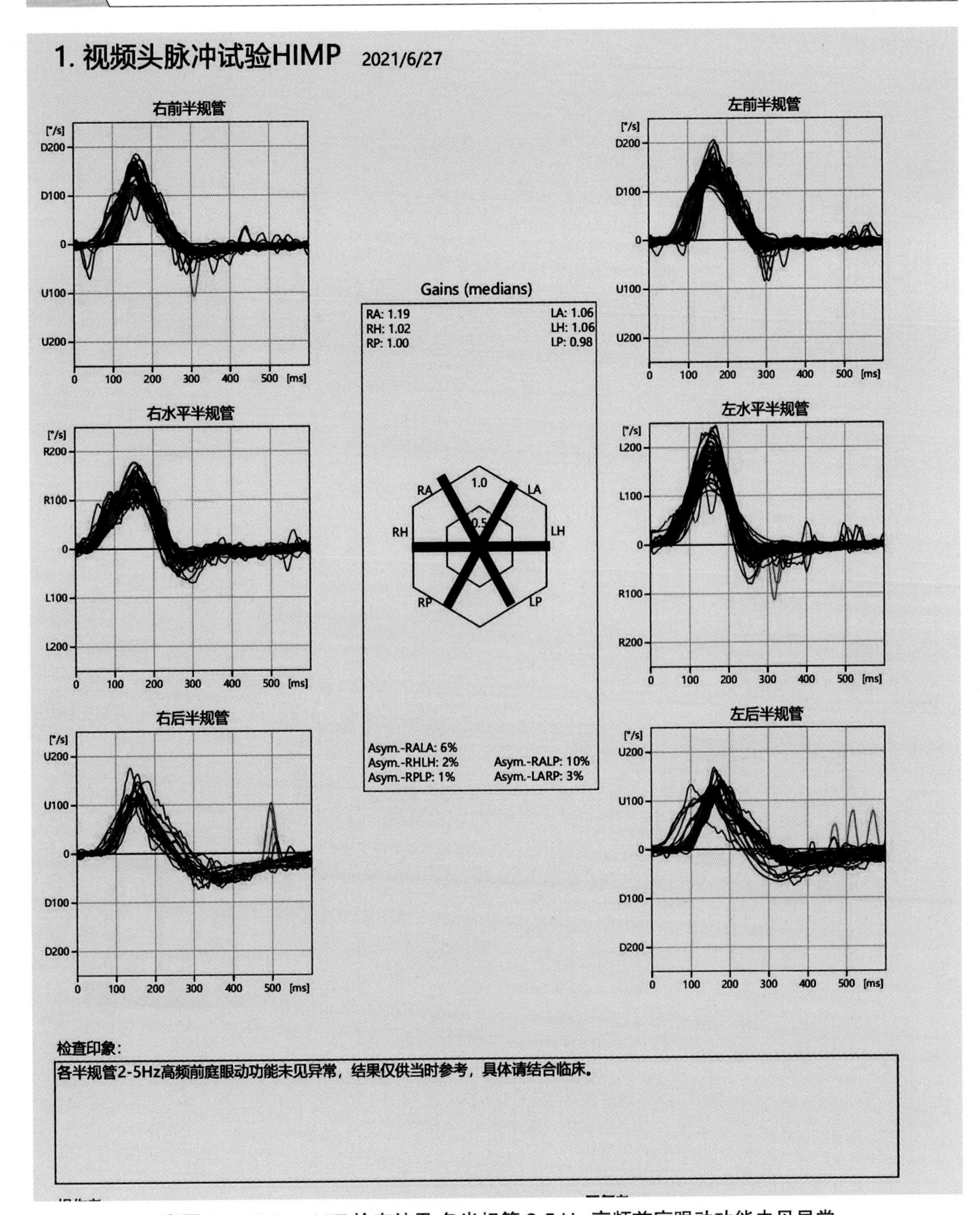

彩图 1-1-13-5 vHIT 检查结果 各半规管 2-5 Hz 高频前庭眼动功能未见异常

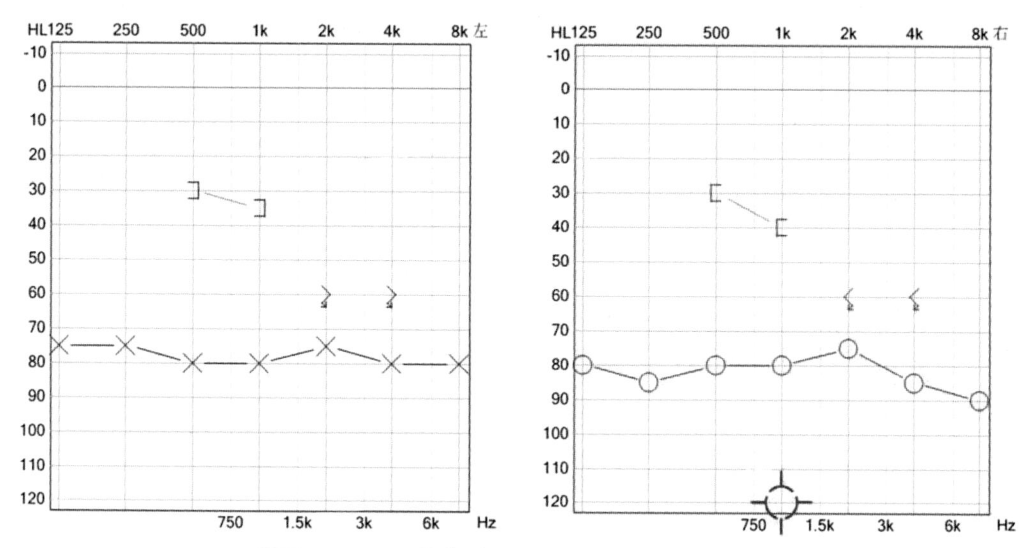

彩图 1-1-14-2　纯音测听示患儿双耳重度混合性耳聋

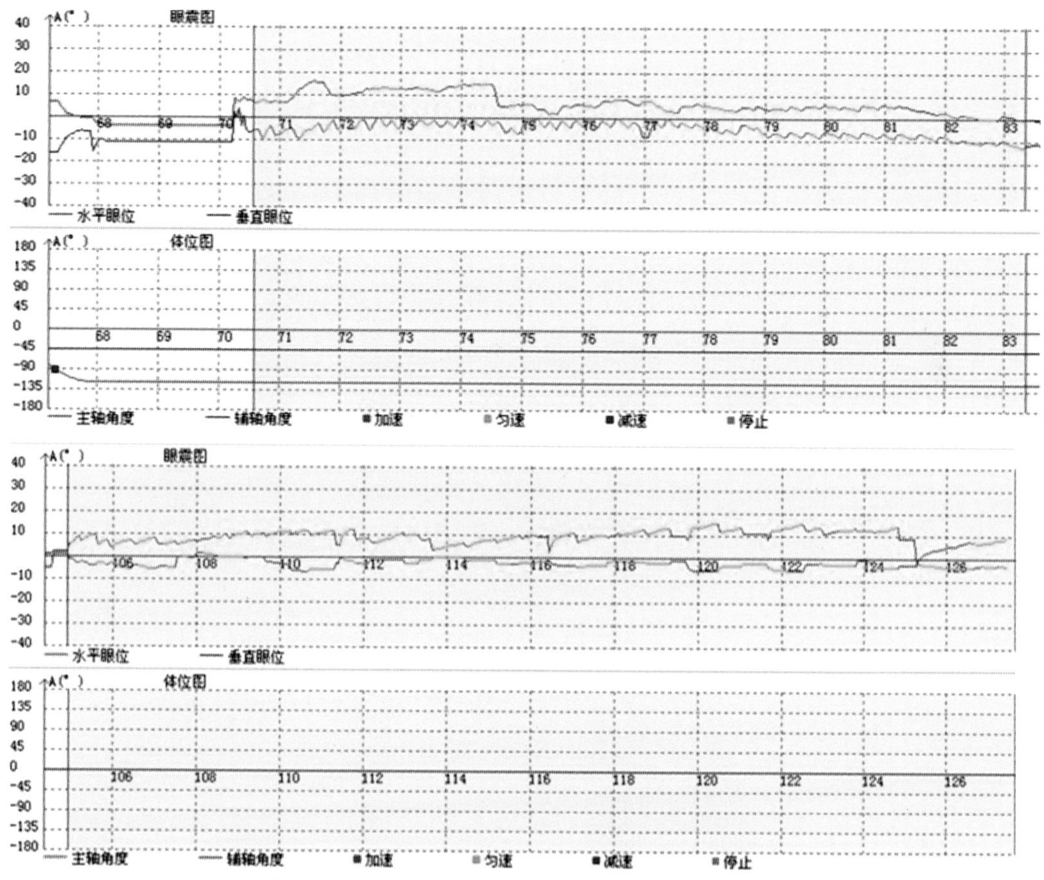

彩图 1-1-14-3　患儿右侧 Dix-Hallpike 试验结果(+)

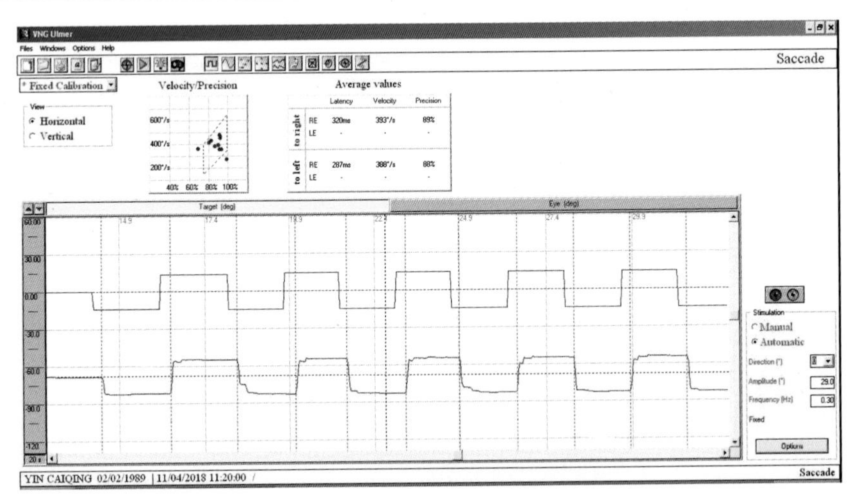

彩图 1-1-16-1　扫视试验 未见明显异常。

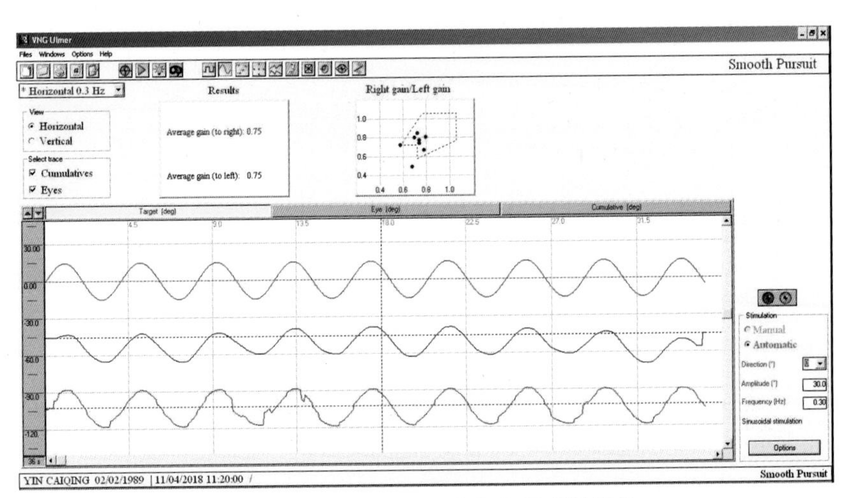

彩图 1-1-16-2　平稳跟踪试验 呈现低增益

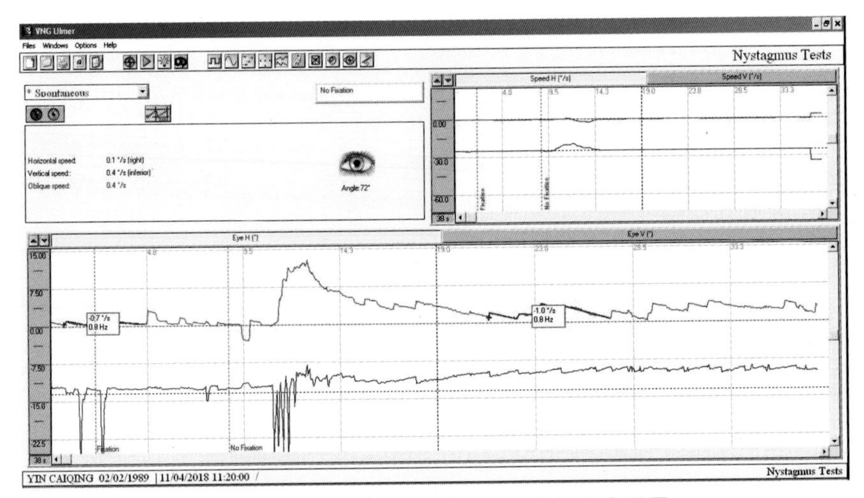

彩图 1-1-16-3　自发眼震图 可见右向自发眼震

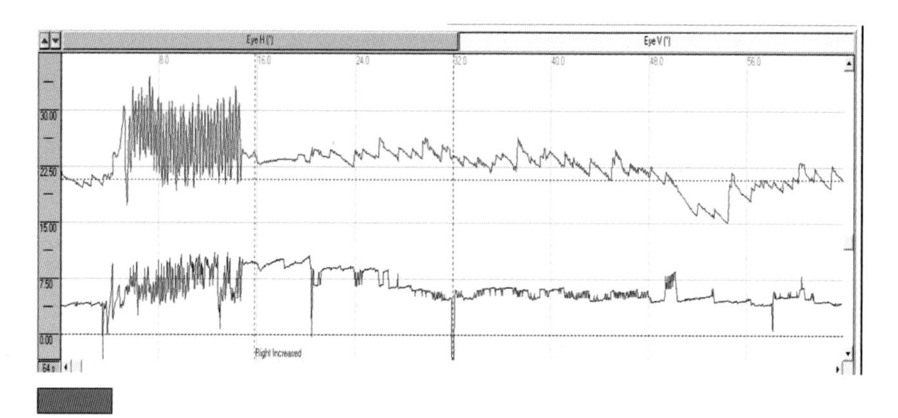

彩图 1-1-16-4　摇头试验结果 可见右侧摇头眼震

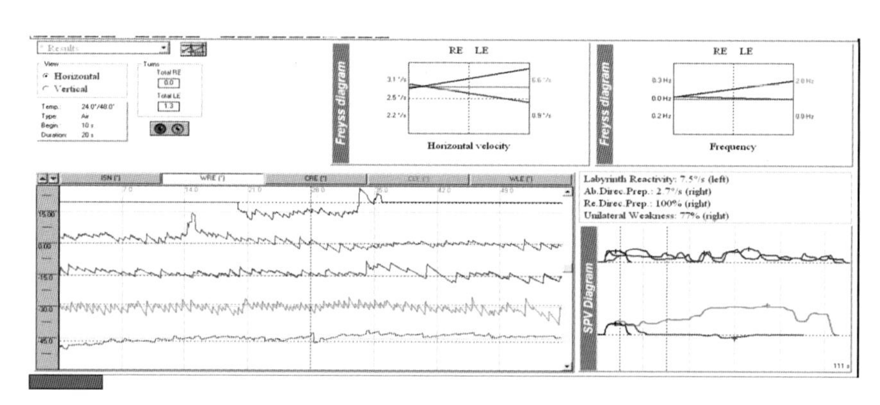

彩图 1-1-16-5　冷热试验结果 提示右侧前庭低频功能减退

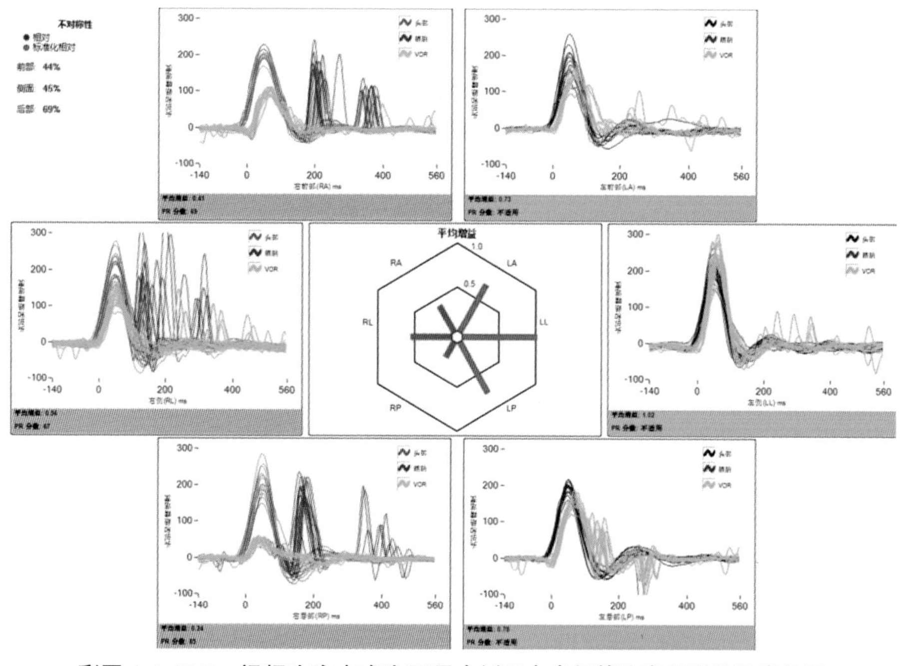

彩图 1-1-16-6　视频头脉冲试验 可见右侧三个半规管均出现增益异常结果

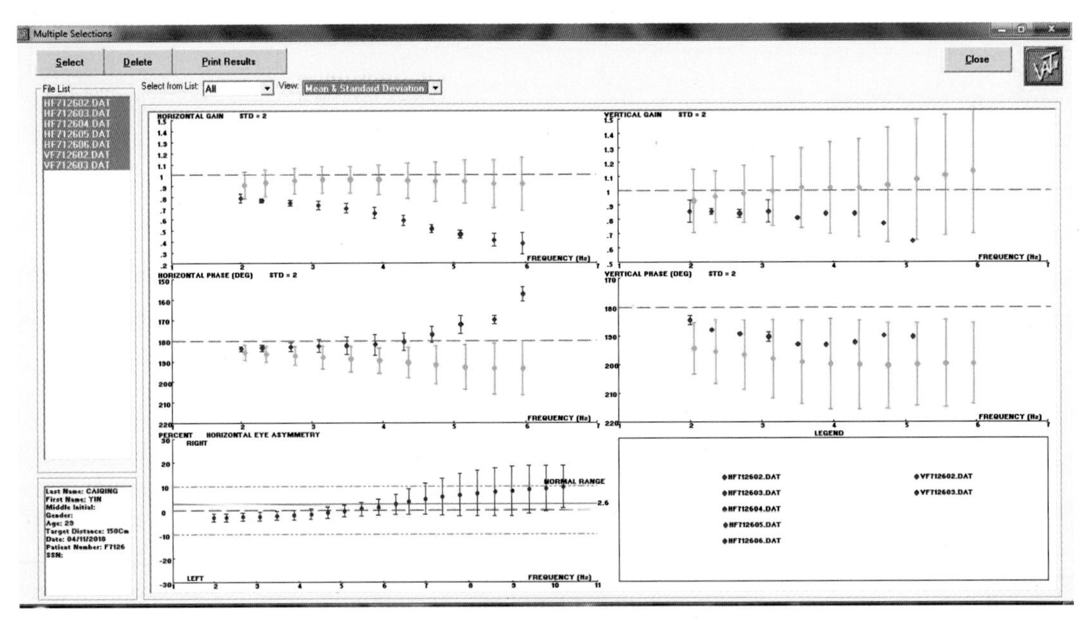

彩图 1-1-16-7 前庭自旋转试验 可见全频段增益异常

Sensory Organization Test

(Sway Referenced Gain: 1.0)

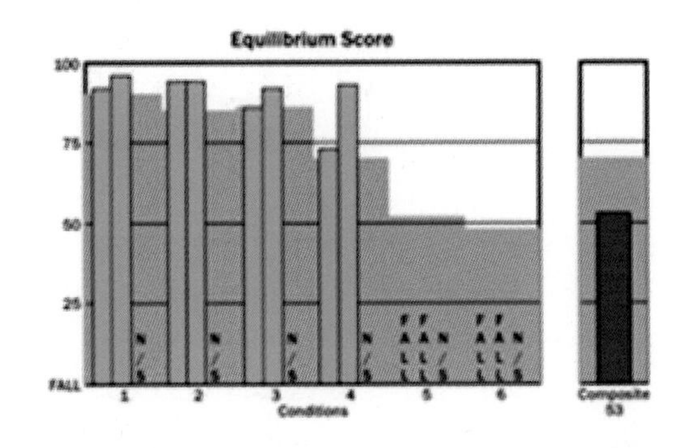

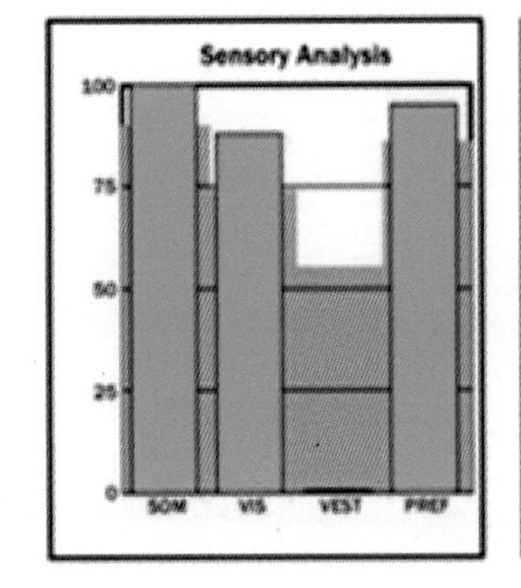

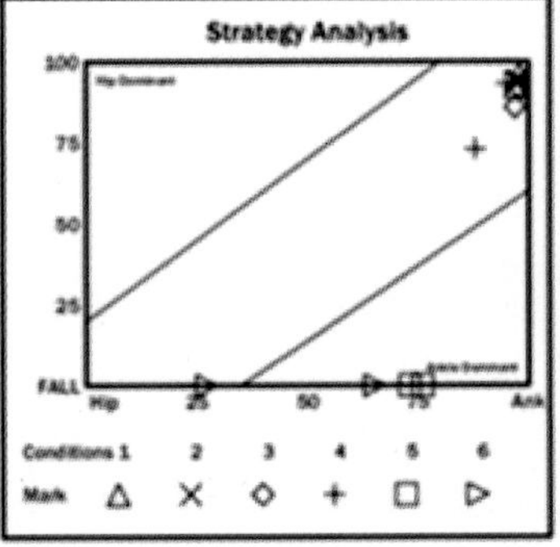

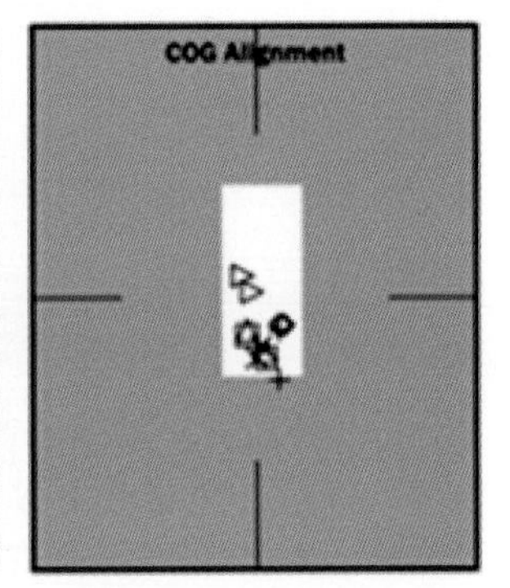

彩图 1-1-16-8 平衡台 SOT 分值为 53 分，前庭权重缺失

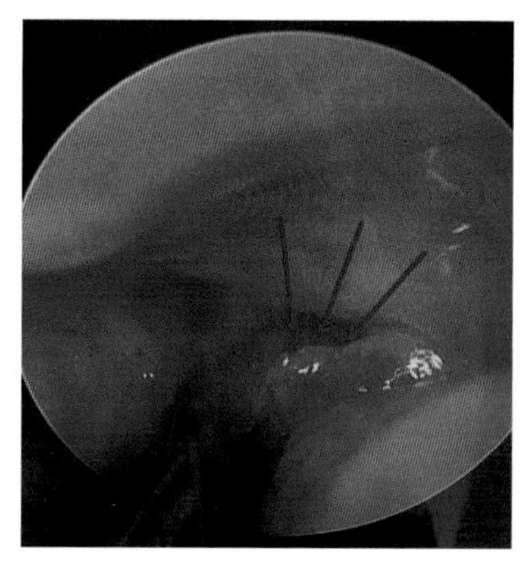

彩图 1-2-1-1　出血点位于下鼻甲上缘后方近囟门处

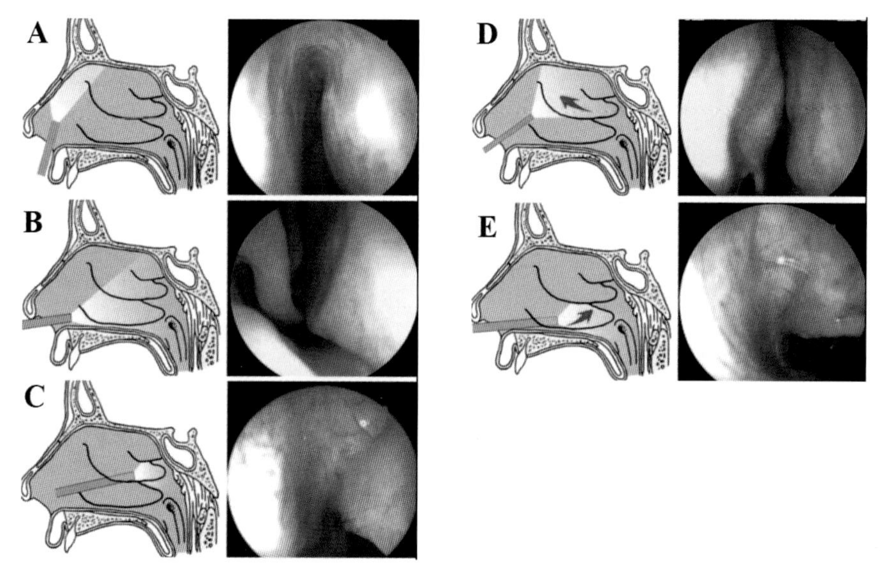

彩图 1-2-1-2　难治性鼻出血常见出血点

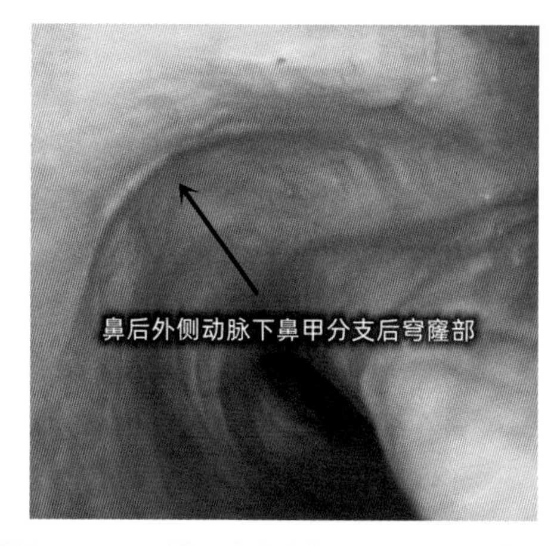

彩图 1-2-1-3　蝶腭动脉的鼻后外侧动脉下鼻甲分支后穹窿部

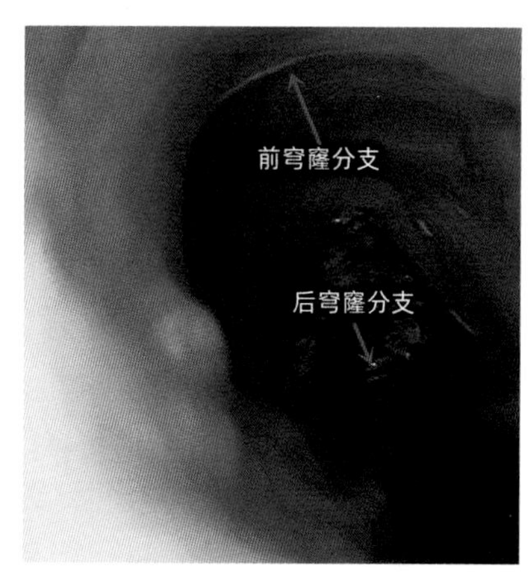

彩图 1-2-1-4　蝶腭动脉的鼻后外侧动脉下鼻甲分支（前、后穹窿分支）

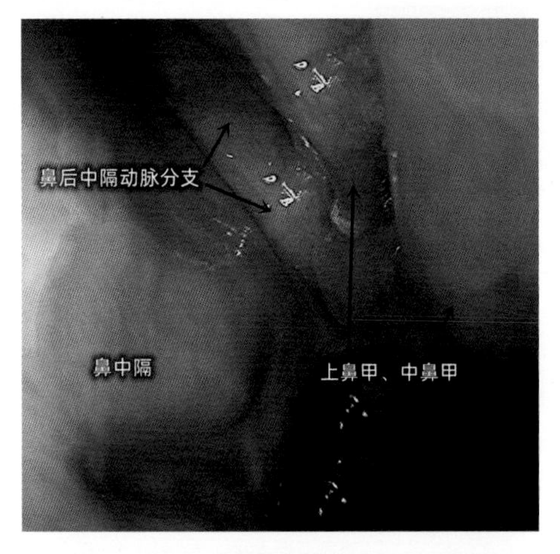

彩图 1-2-1-5 蝶腭动脉的鼻后中隔动脉

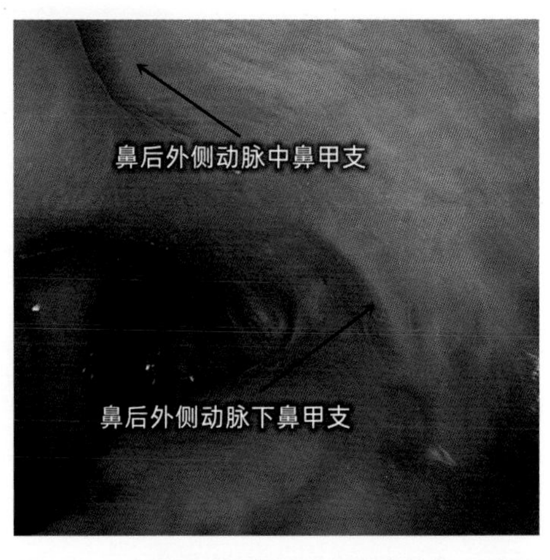

彩图 1-2-1-6 蝶腭动脉鼻后外侧动脉的中、下鼻甲支

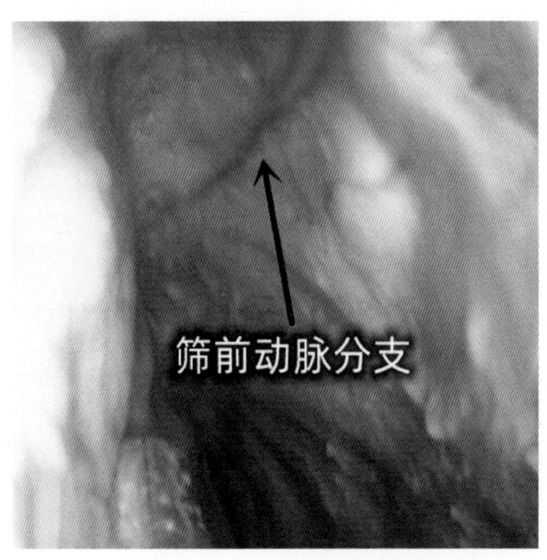

彩图 1-2-1-7 筛前动脉

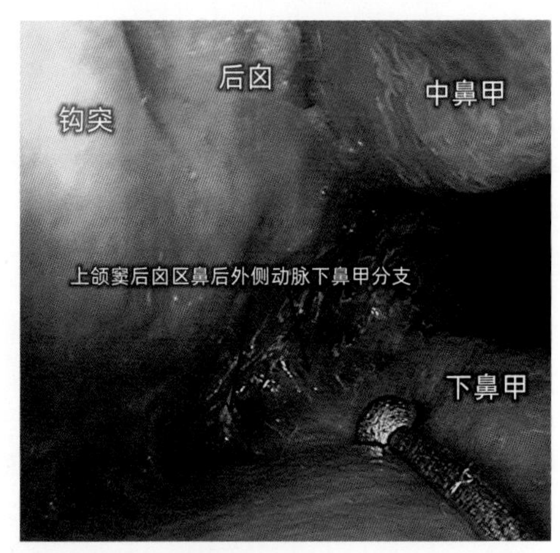

彩图 1-2-1-8 蝶腭动脉鼻后外侧动脉下鼻甲分支

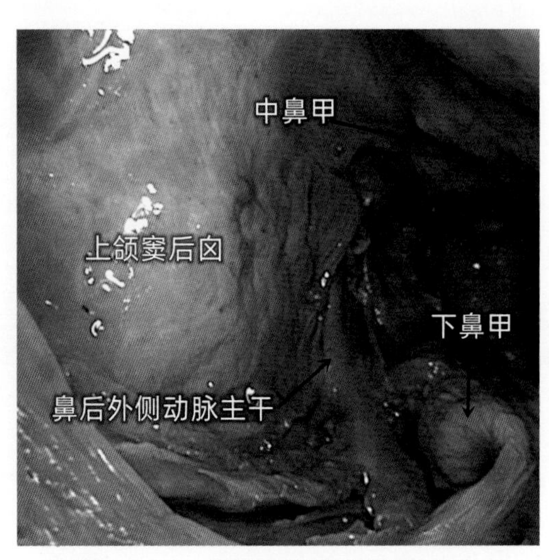

彩图 1-2-1-9 蝶腭动脉鼻后外侧动脉主干

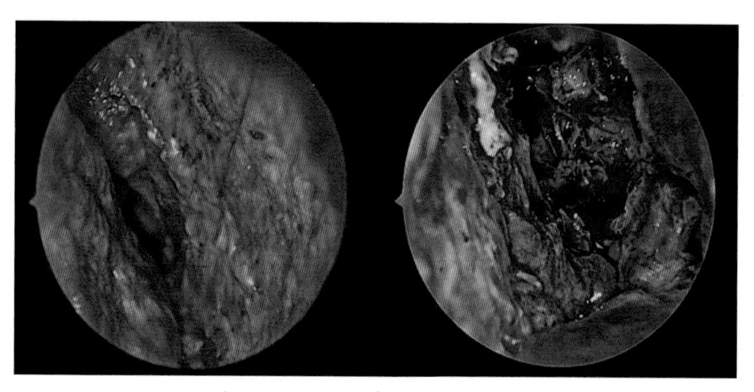

彩图 1-2-4-1　鼻窦开放引流术

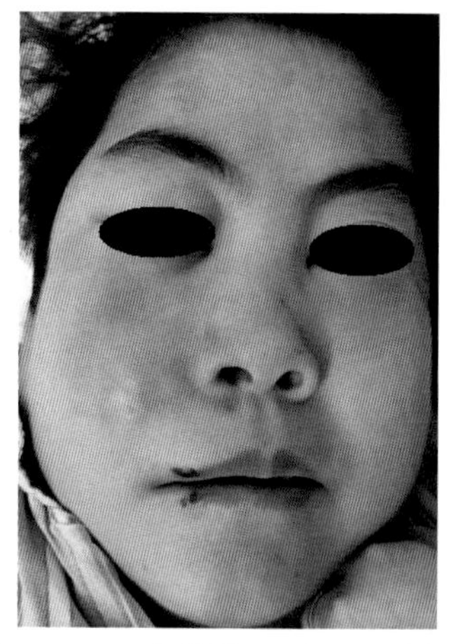

彩图 1-2-4-8　术前情况：右侧眼球较对侧突出，右侧颌面部软组织肿胀

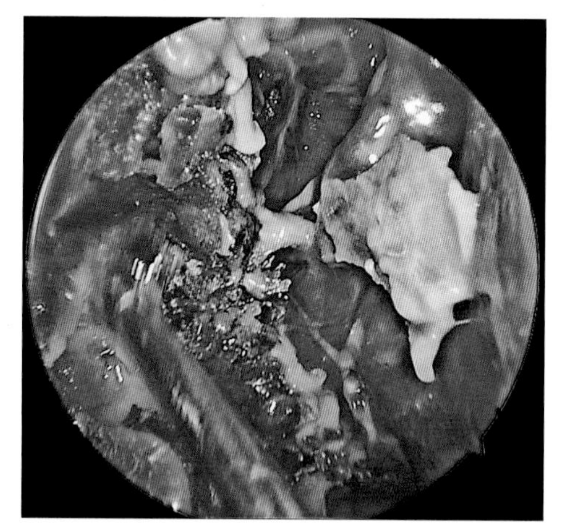

彩图 1-2-4-12　术中见右侧鼻腔大量黑褐色焦痂样病变

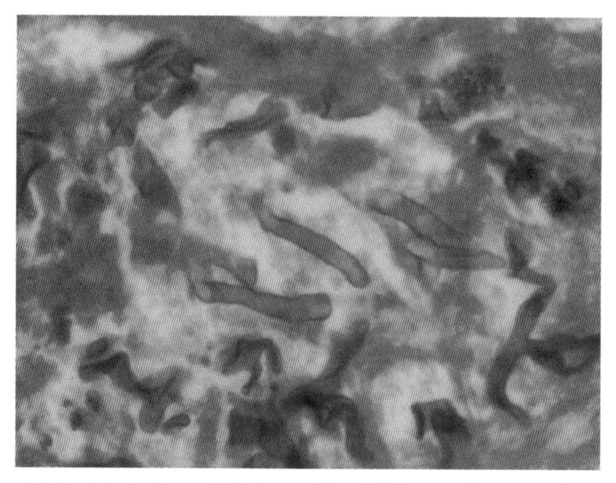

彩图 1-2-4-13　术后病理：鼻窦黏膜组织中可见大量粗大、无节、呈直角分支的霉菌菌丝（HE 染色 ×400）

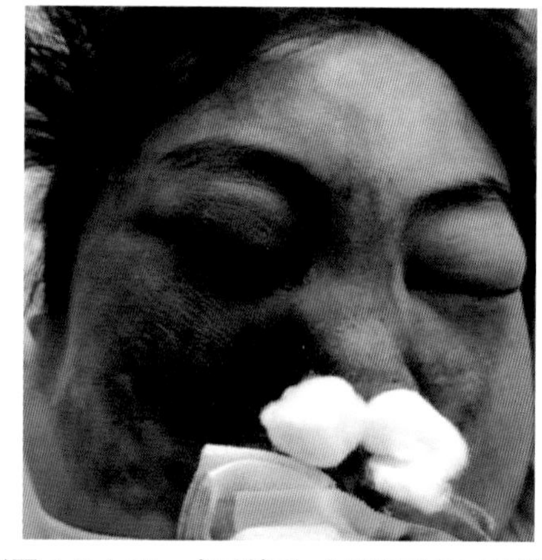

彩图 1-2-4-15　术后情况：右侧眼球较对侧明显突出，右侧颌面部软组织肿胀明显，局部呈黑色

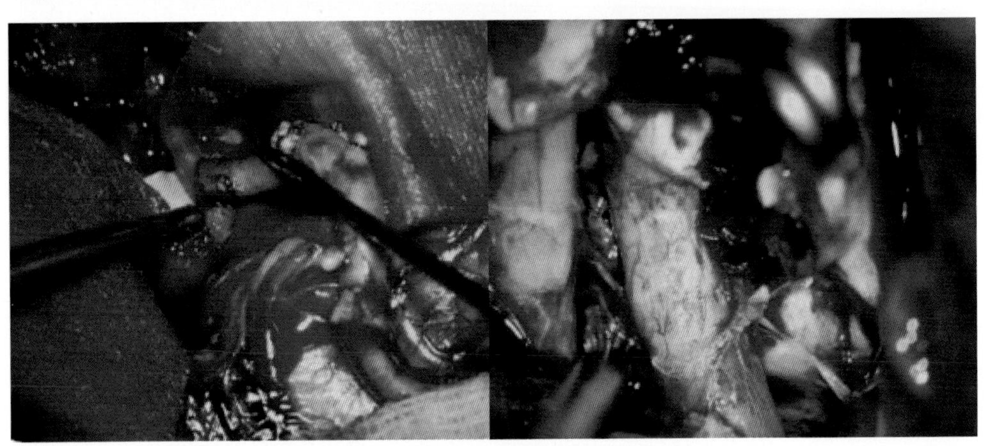

彩图 1-2-6-9　术中所见：右侧颈外动脉 - 移植桡动脉 - 大脑中动脉血管吻合术 + 颈内动脉海绵窦段、岩骨段孤立

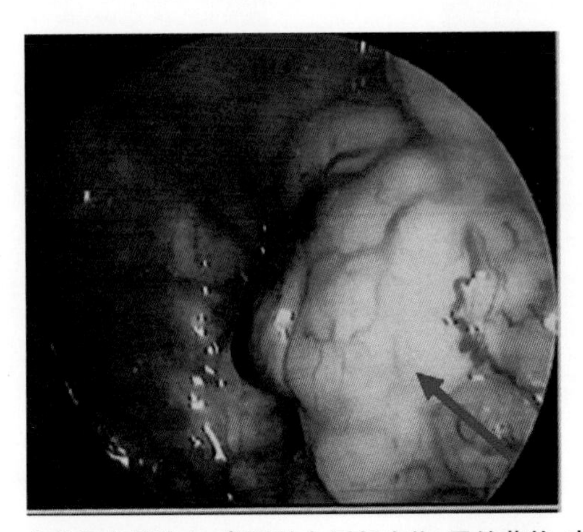

彩图 1-2-6-12　术前鼻内镜检查：鼻咽腔左侧新生物，呈结节状，表面可见血管纹

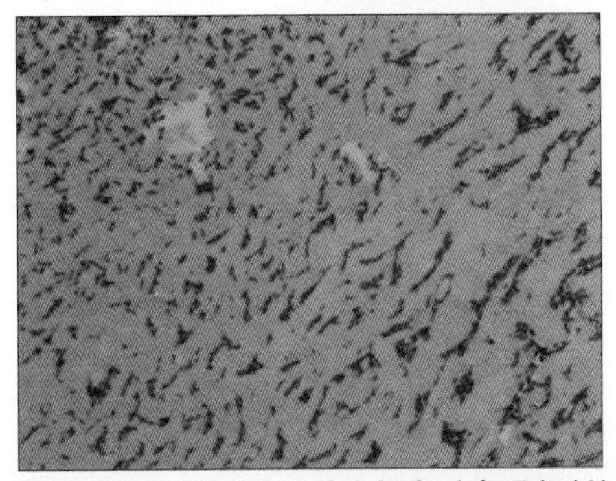

彩图 1-2-6-16　术后病理检查报告：（鼻咽部）结合免疫组化及 HE 形态，符合腺样囊腺癌，可见神经侵犯。免疫组化结果：CD117（+），CK8/18（腺上皮 +），P63（肌上皮 +），S100（神经束 +），NF（神经束 +），Ki67（约 5%+）

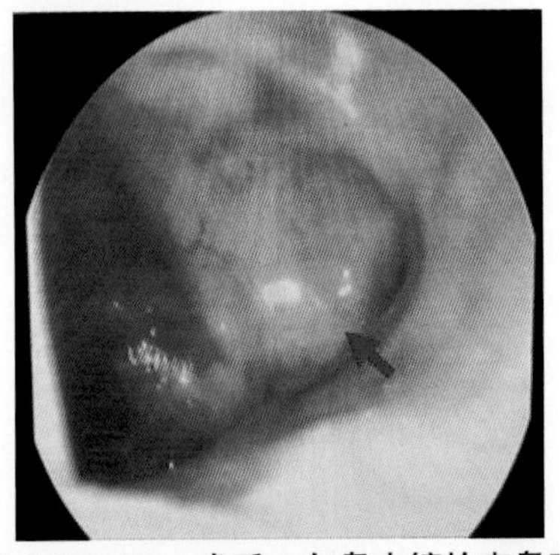

彩图 1-2-6-17　术后 1 年鼻内镜检查鼻咽腔左侧术区黏膜光滑

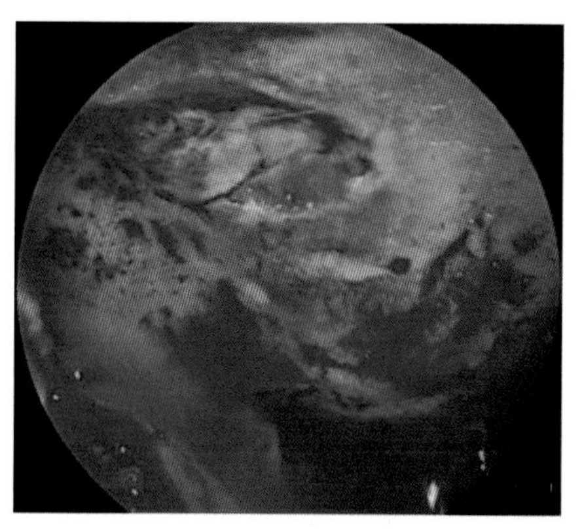

彩图 1-2-7-3　内镜下见右侧蝶窦外侧隐窝脑脊液鼻漏漏口

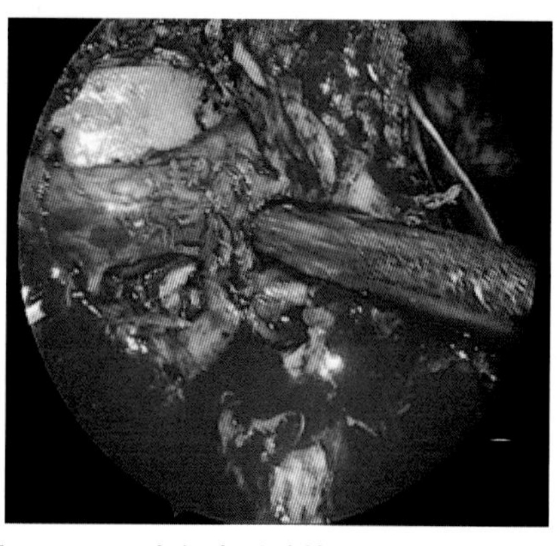

彩图 1-2-8-3　上颌窦后壁的上颌神经和伴行血管

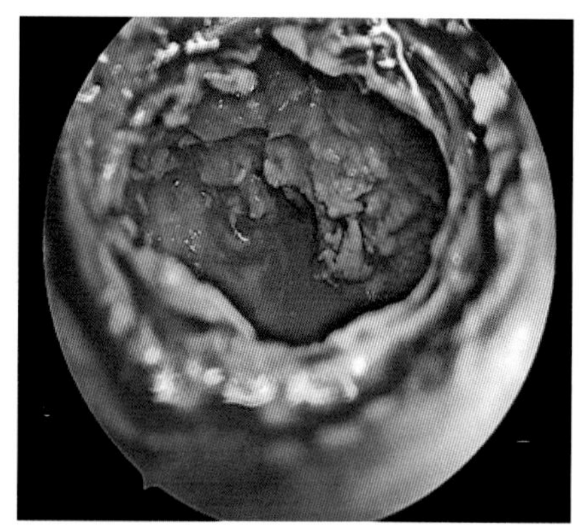

彩图 1-2-8-4　囊肿内大量脱落的上皮样组织和囊液

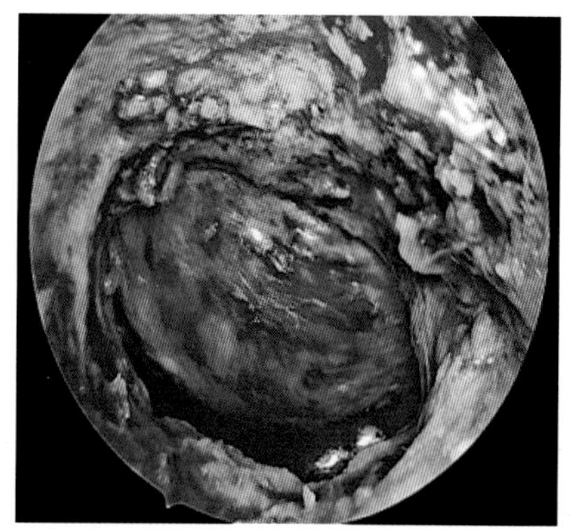

彩图 1-2-8-5　清除囊肿后，术前受挤压上抬的颞叶恢复至正常位置，见硬脑膜完整，无清亮水性分泌物，颞叶正常搏动

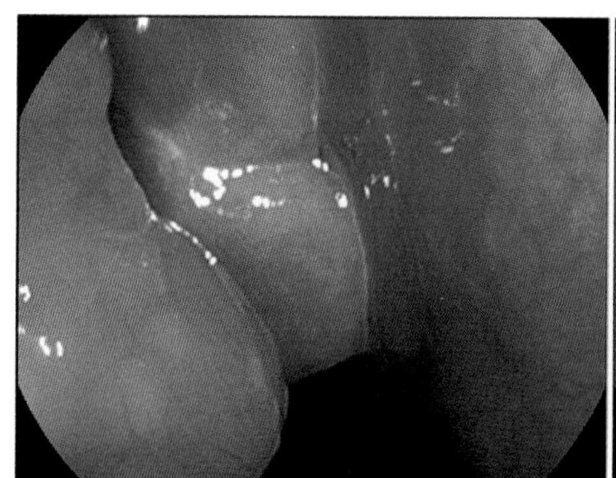
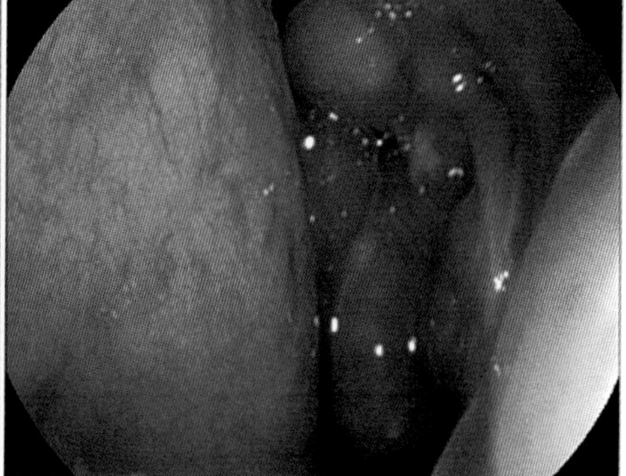

彩图 1-2-10-1　术前双侧鼻腔可见大量半透明增生物自中鼻道生长

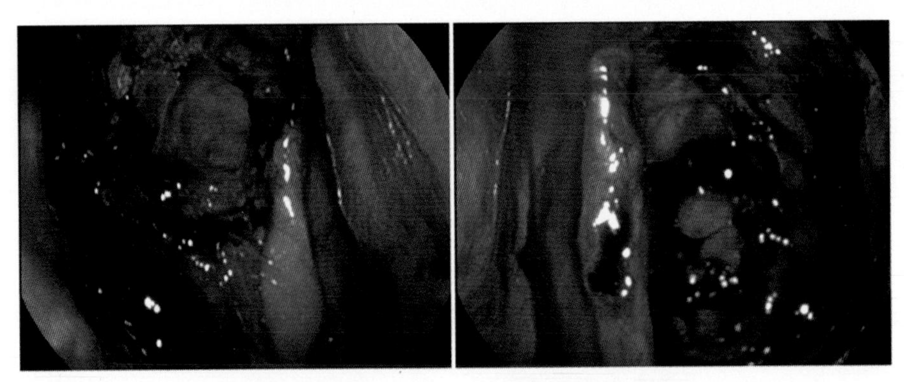

彩图 1-2-10-2　术后一周各鼻窦腔引流通畅

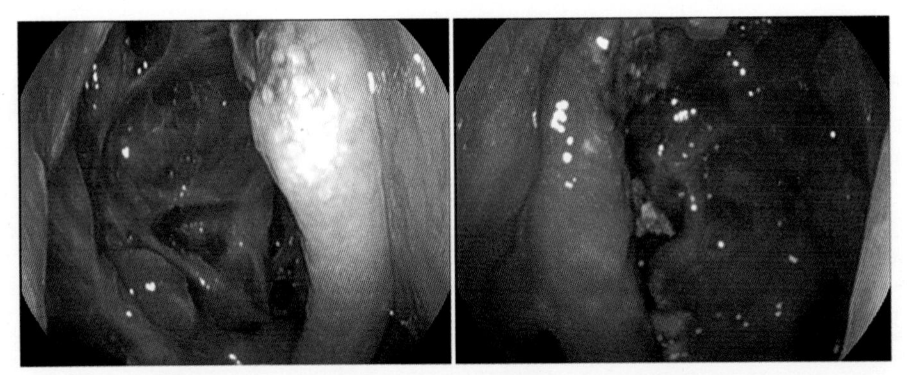

彩图 1-2-10-3　术后 3 周窦腔黏膜轻度水肿，少量囊泡生长

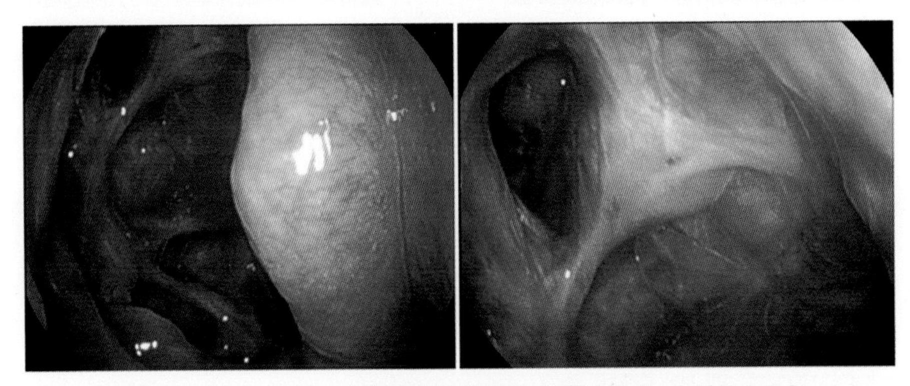

彩图 1-2-10-4　术后 6 月各窦腔引流通畅，黏膜上皮化，未见息肉生长

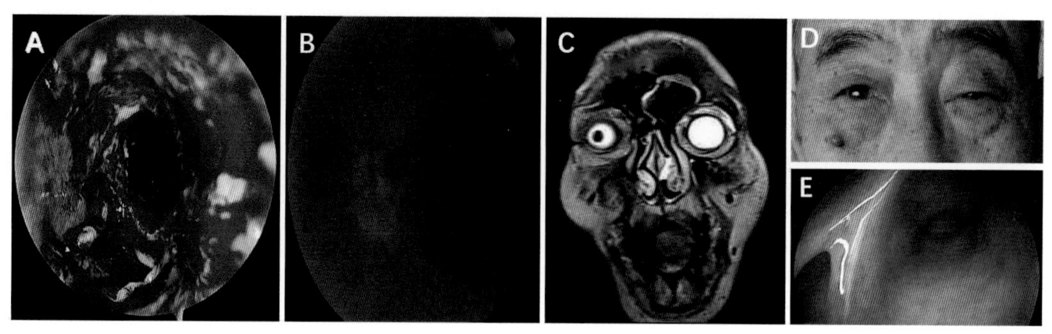

彩图 1-2-12-2　患者术后及随访情况

A:术中开放并扩大的额窦窦口　B:OS 视盘边界模糊,动脉极细,静脉迂曲扩张 A:V=1:4
C:术后额窦 MRI T2 加权像改变　D:术后第 5 天左眼局部表现　E:术后 3 个月额窦窦口

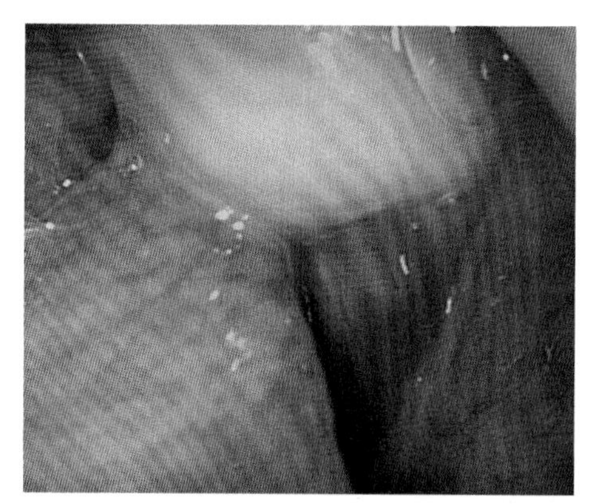

彩图 1-2-14-1　术前鼻内镜检查:右侧中鼻道半透明肿物,表面脓性分泌物附着

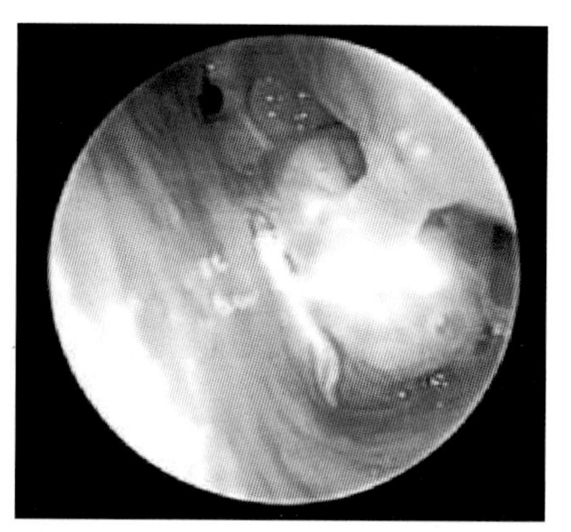

彩图 1-2-14-3　左侧后鼻孔可见不规则新生物占据

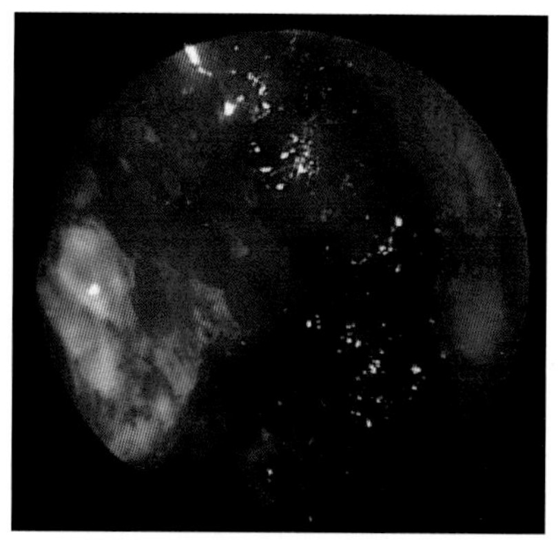

彩图 1-2-14-5　术后 2 周复查鼻内镜:清理鼻腔干痂后可见右侧鼻腔呈术后改变,右侧中鼻甲缺失,右侧鼻腔黏膜稍渗血

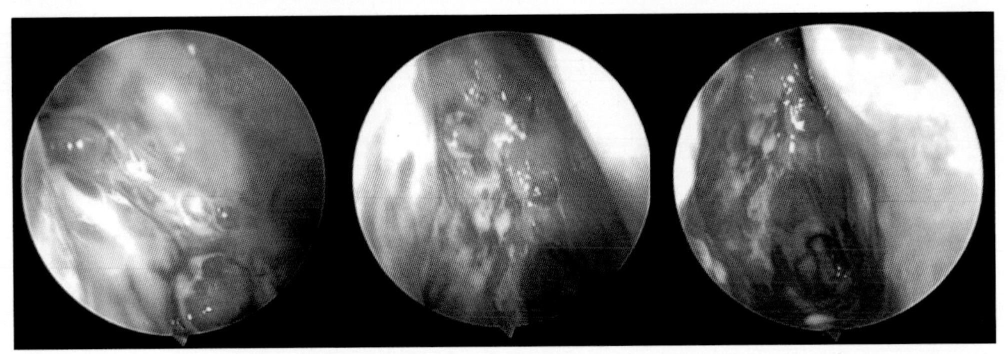

彩图 1-2-14-6　术后 6 周复查鼻内镜:右侧鼻腔呈术后改变,术腔有少许痂皮,清理后见术前黏膜上皮化良好,无渗血

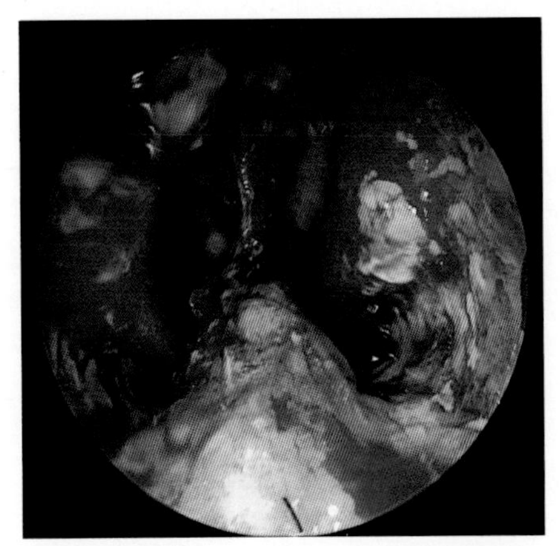

彩图 1-2-16-3　术中鼻内镜示:鼻中隔大穿孔,伴黏膜及骨质破坏,鼻腔黏膜广泛糜烂

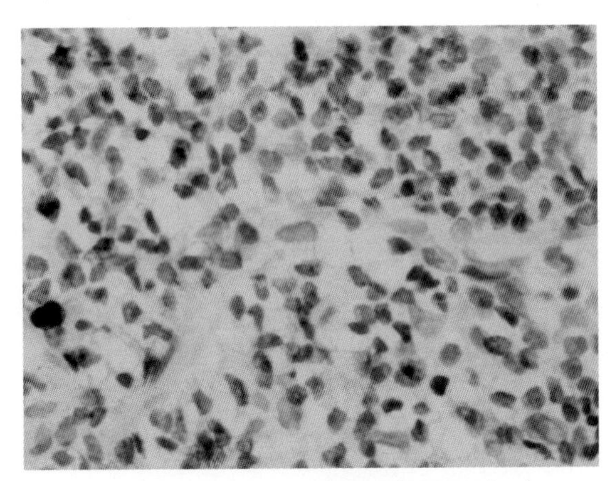

彩图 1-2-16-4　肿瘤细胞 EBER(+)定位于细胞核,呈棕褐色(ISH ×200)

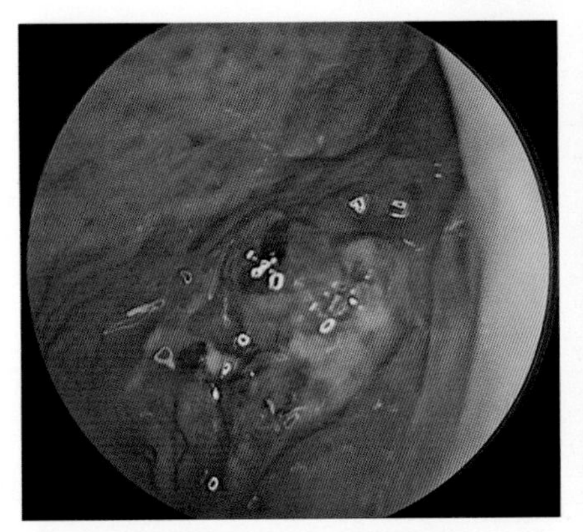

彩图 1-2-17-1　鼻内镜

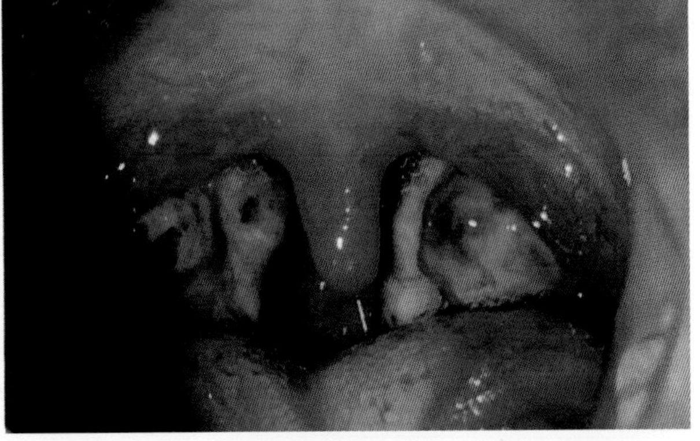

采图 1-3-1-1　双侧扁桃体 III° 肿大,表面见紫灰色较厚伪膜附着

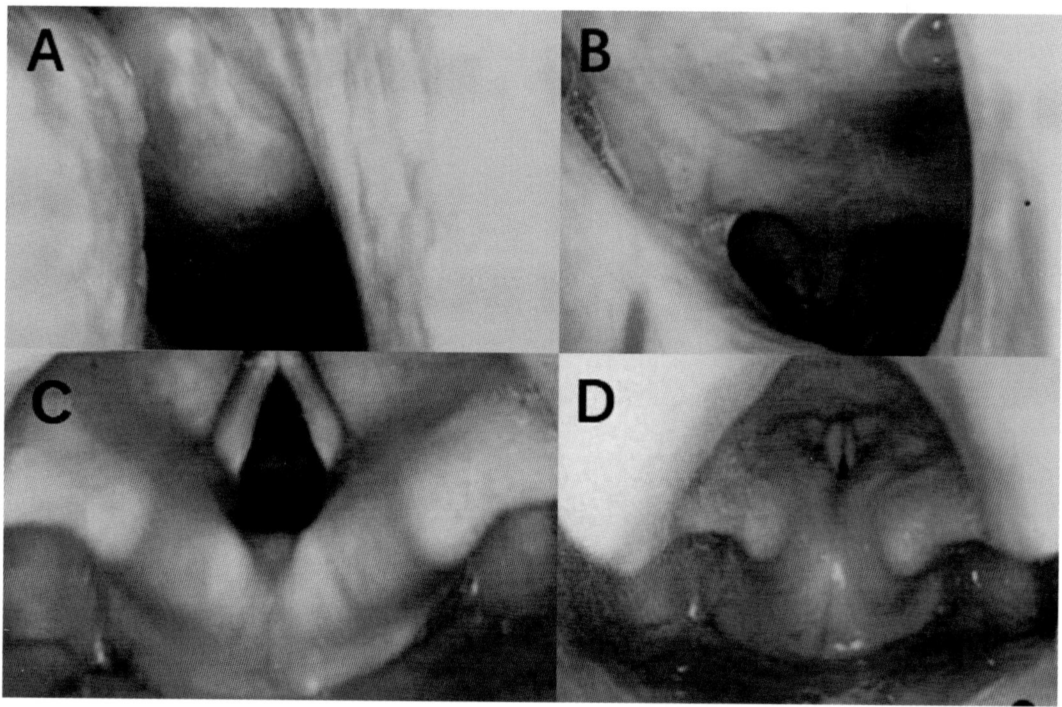

彩图 1-3-1-2　总鼻道见脓性分泌物：A 示下鼻甲肿胀，B 示总鼻道见脓性分泌物，C 及 D 示喉部黏膜充血

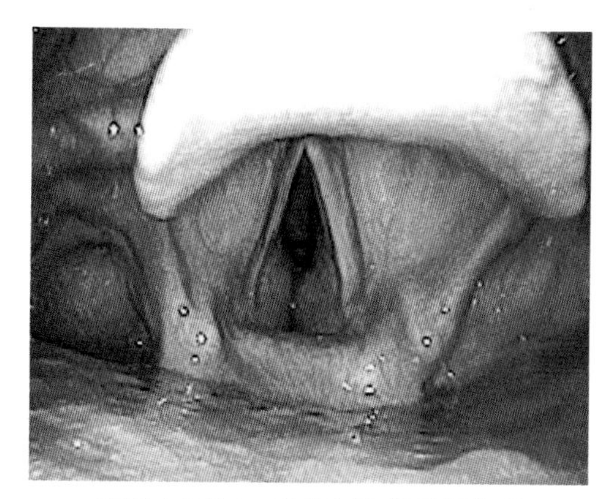

彩图 1-3-7-1　患者入院前喉部表现

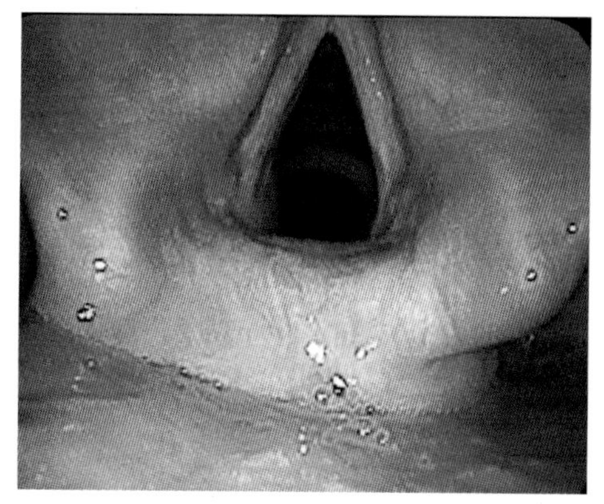

彩图 1-3-7-2　患者化疗结束喉部表现

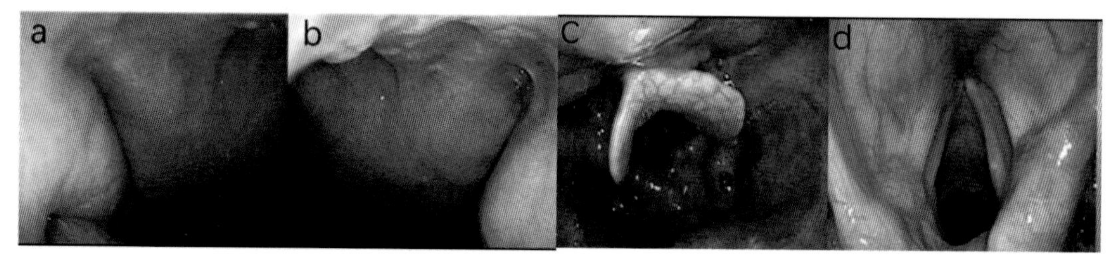

彩图 1-3-8-1　电子鼻咽喉镜：a，b 示电子鼻咽喉镜显示鼻咽顶偏右黏膜稍隆起，表面光滑，c，d 示右侧声带固定不动

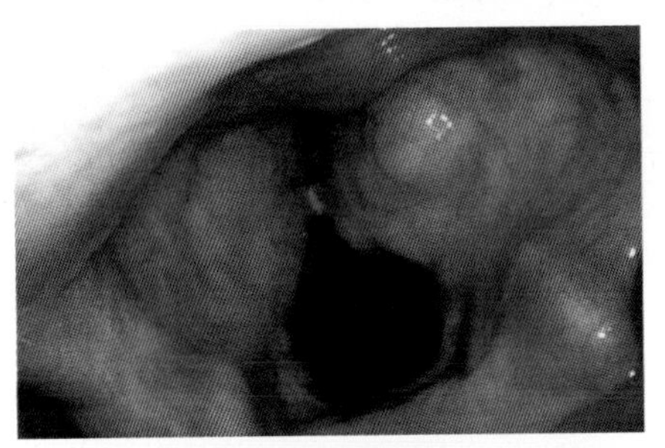

彩图 1-3-9-2　术前电子鼻咽喉镜检查:见右侧室带肿物

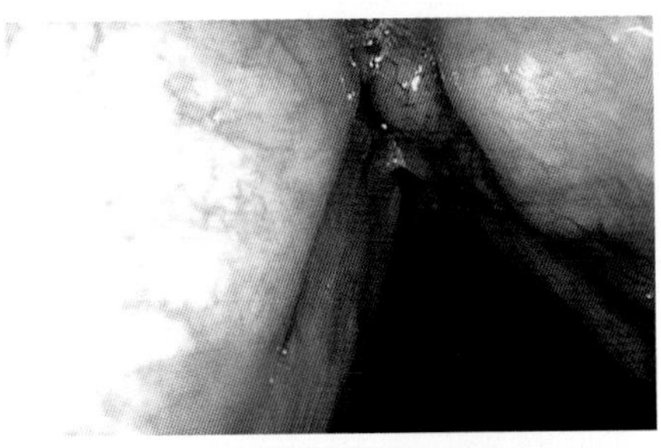

彩图 1-3-9-3　术前电子鼻咽喉镜 NBI 检查

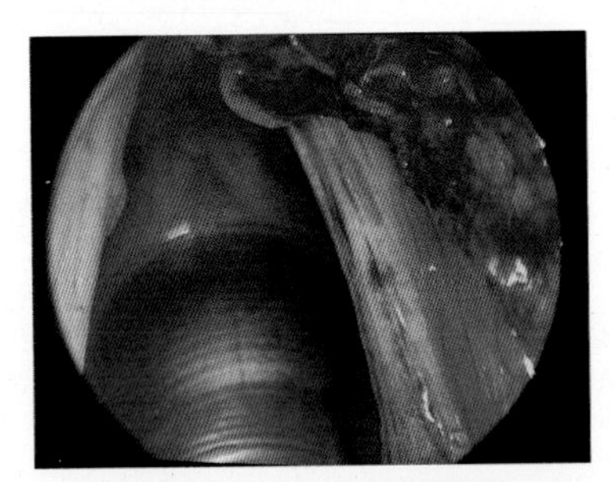

彩图 1-3-9-4　术中情况

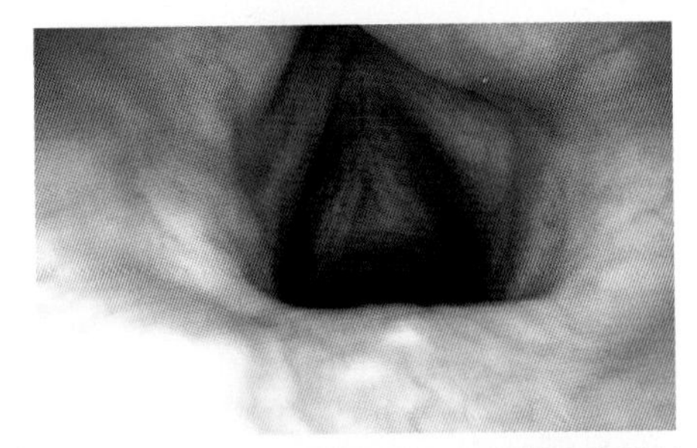

彩图 1-3-9-5　术后半年随访,电子鼻咽喉镜检查

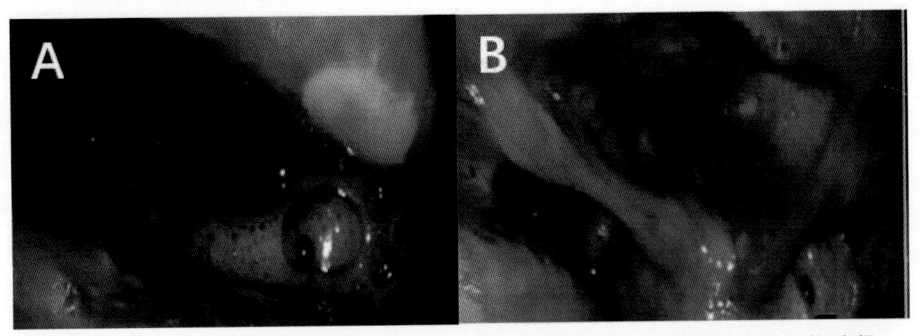

彩图 1-3-10-3　A:喉部黏膜急性充血,会厌喉面小溃疡。B:右侧梨状窝分泌物潴留

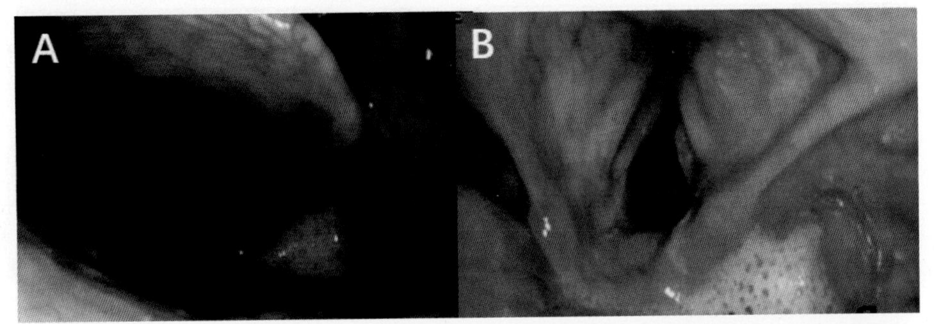

彩图 1-3-10-4　A:喉部黏膜充血好转,会厌喉面溃疡好转。B:右侧梨状窝分泌物潴留

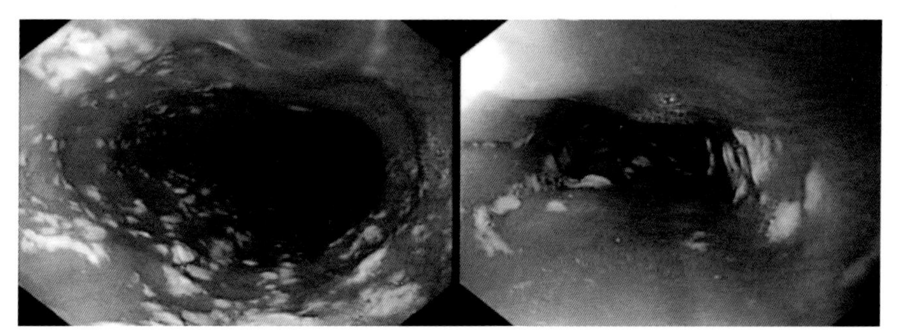

彩图 1-3-10-5　食管内大量白色分泌物

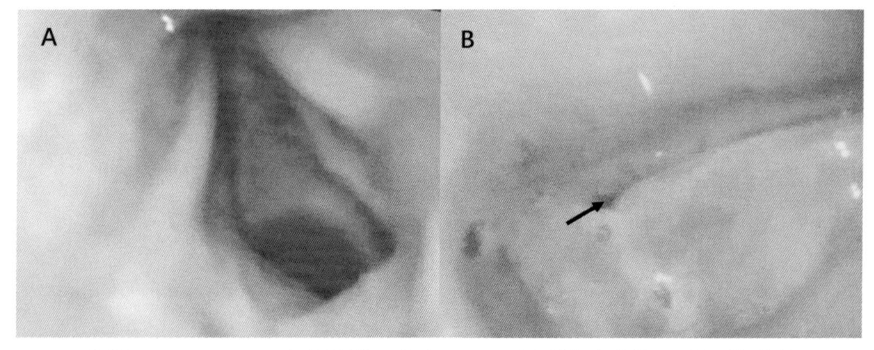

彩图 1-3-10-6　A:喉部黏膜无充血。B:双侧梨状窝光滑无分泌物潴留

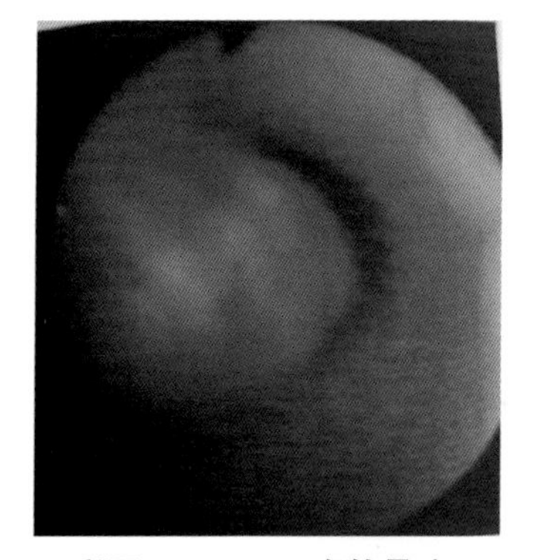

彩图 1-3-15-1　喉软骨瘤

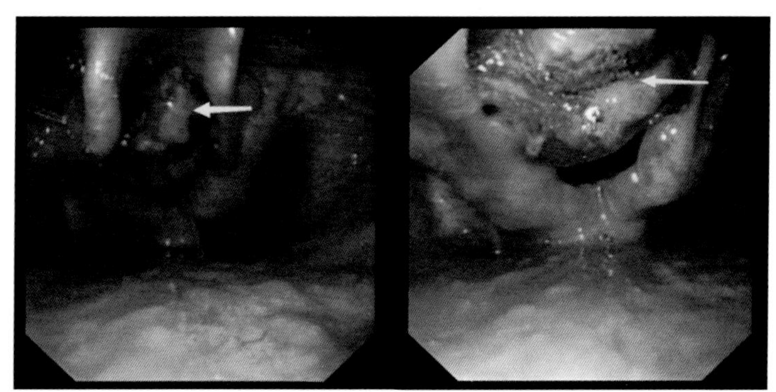

彩图 1-3-16-1　治疗前喉镜下肿物

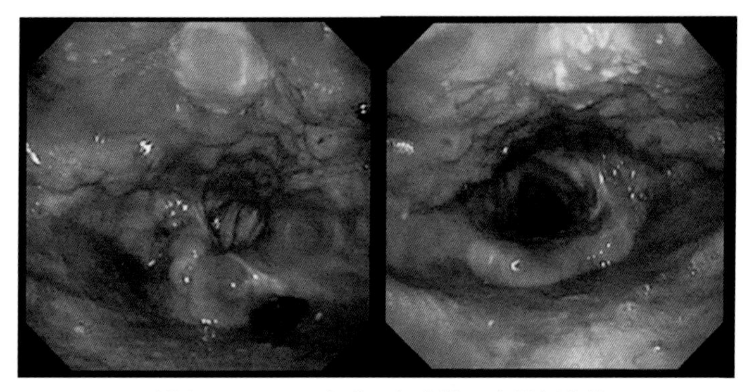

彩图 1-3-16-3　术后 2 年喉镜下未见新生物

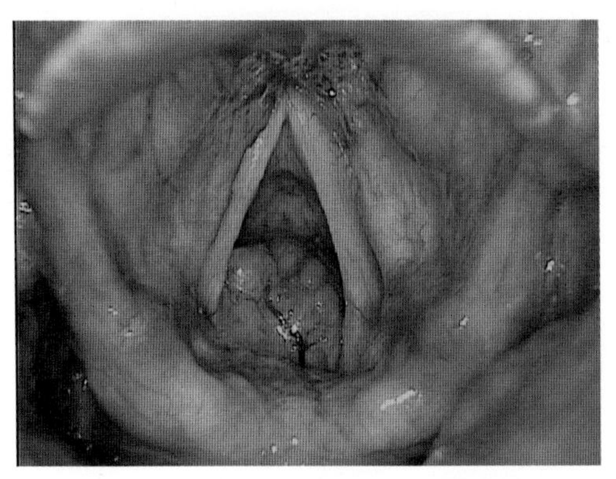

彩图 1-3-17-1 初次就诊动态喉镜检查

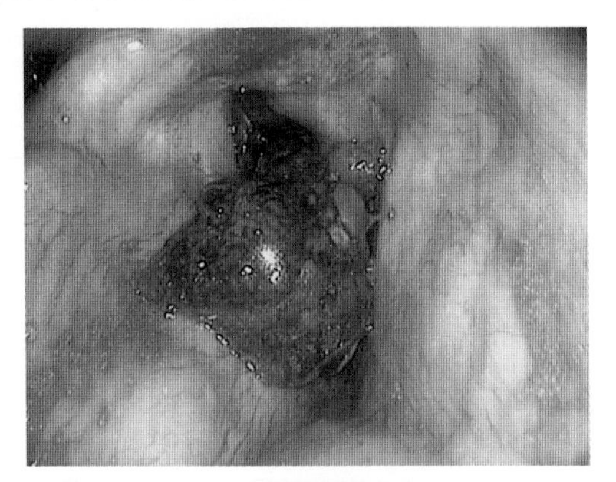

彩图 1-3-17-2 因“喉梗阻”再次就诊动态喉镜检查

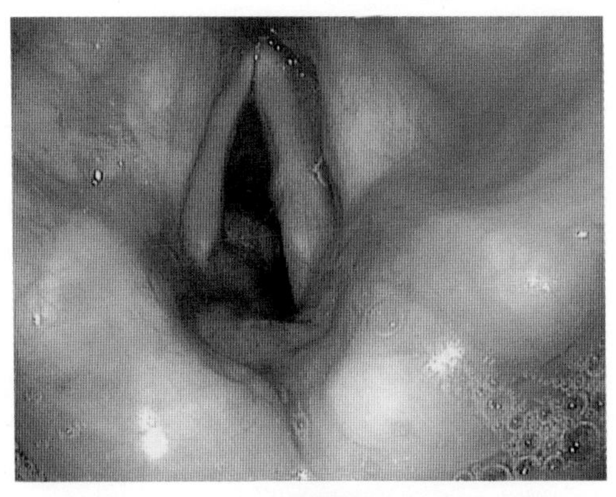

彩图 1-3-17-4 气管切开术后第 1 天动态喉镜检查

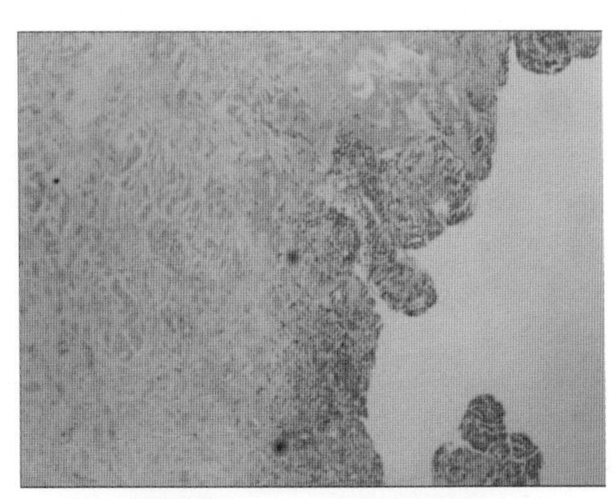

彩图 1-3-17-5 病理切片检查

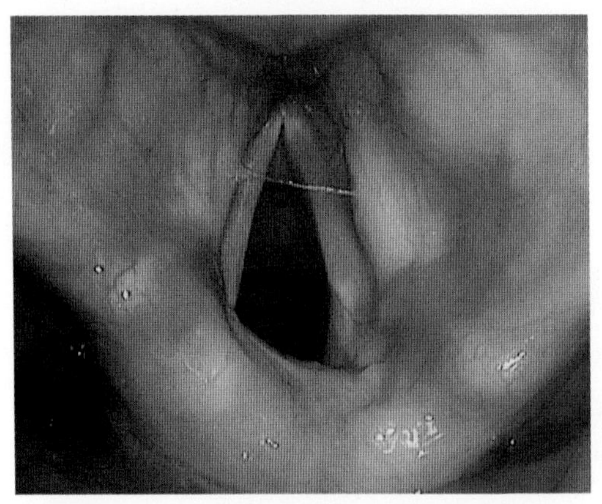

彩图 1-3-17-6 患者术后 1 年 6 个月随访

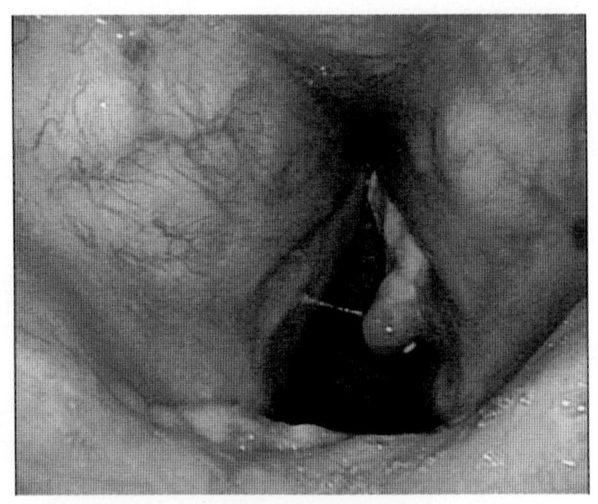

彩图 1-3-19-1 喉镜示右侧声带前中部欠光滑，可见白色伪膜附着，中后部可见粉色隆起新生物，声带运动好。

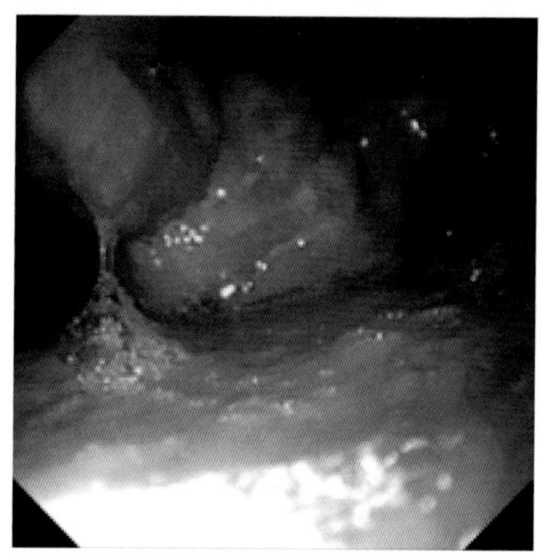

彩图 1-3-20-1 喉镜检查

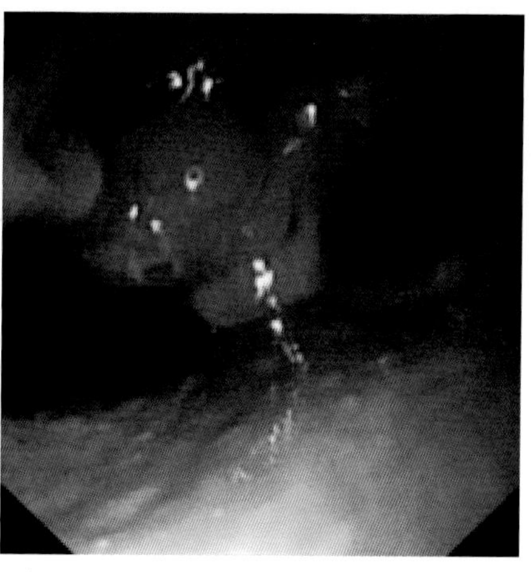

彩图 1-3-20-4 化疗后第一次复查喉镜

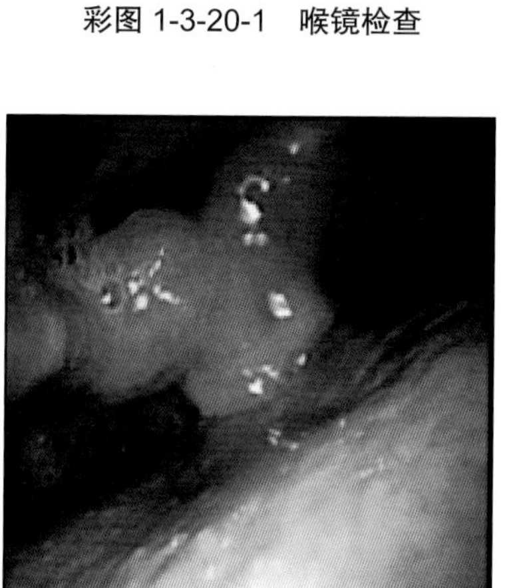

彩图 1-3-20-6 再次化疗后复查喉镜

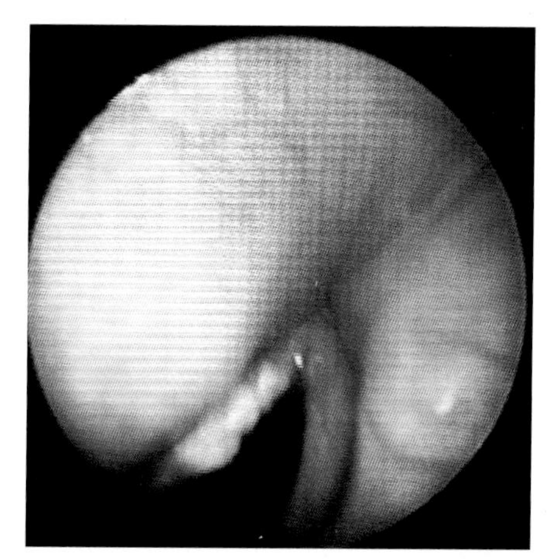

彩图 1-3-21-1 舌根淋巴组织稍增生，会厌光滑，左侧声带 2/3 可见白色伪膜，右侧声带肥厚充血。双侧声带动度可，闭合差。双侧梨状窝黏膜光滑。

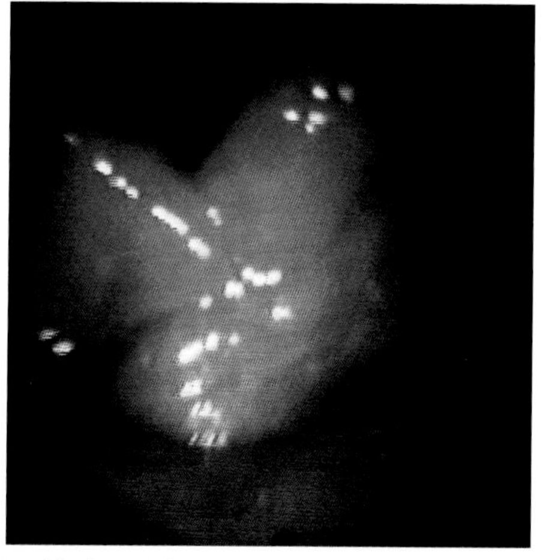

彩图 1-3-21-6 会厌光滑，披裂间黏膜水肿，环后隙黏膜膨隆，淡红色。双侧声带光滑动度好

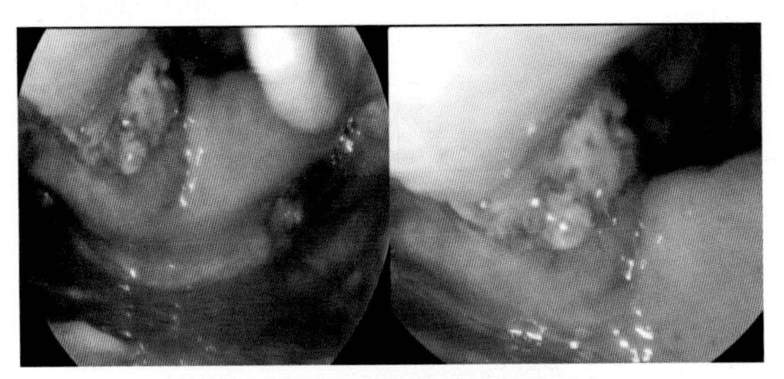

彩图 1-3-21-9　手术前电子喉镜检查

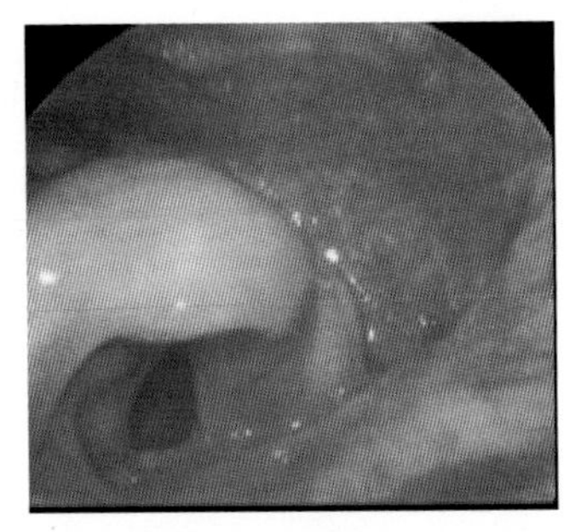

彩图 1-3-21-11　手术后 1 年电子喉镜检查

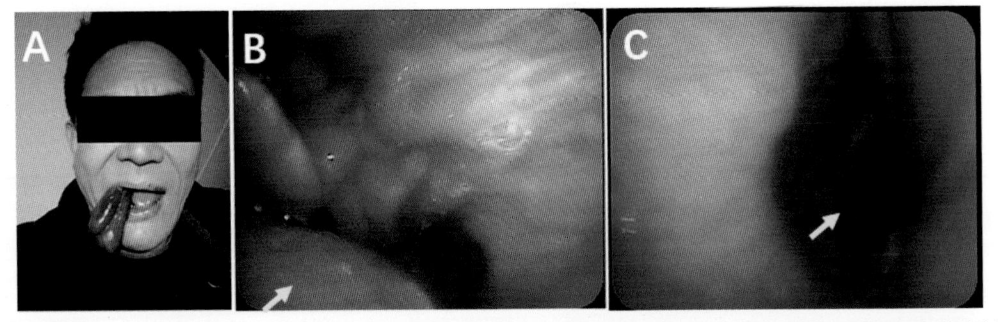

彩图 1-3-22-1　A 患者肿物自口腔脱出;B 患者术前喉镜,箭头所指为肿物,堵塞喉前庭;C 患者术前喉镜,箭头为声门

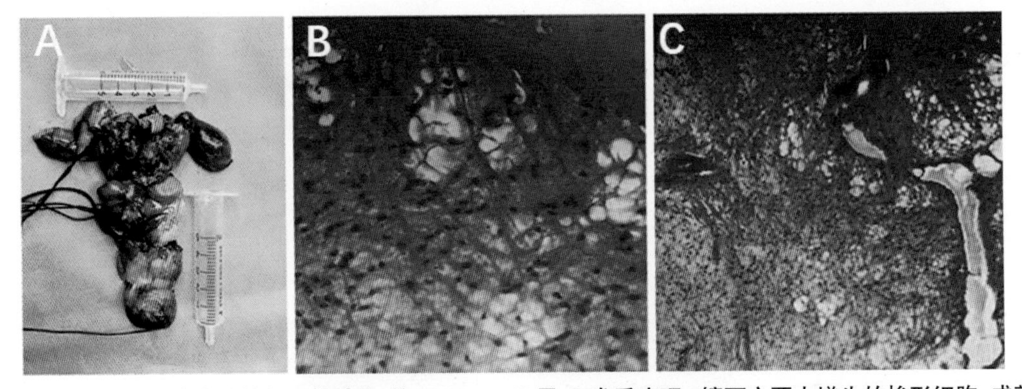

彩图 1-3-22-3　A 术中分块切下的肿物,约 6*10 cm;B 及 C 术后病理：镜下主要由增生的梭形细胞、成熟脂肪细胞和多少不等的绳索样胶原纤维组成,间质黏液变性，CD34 强阳性

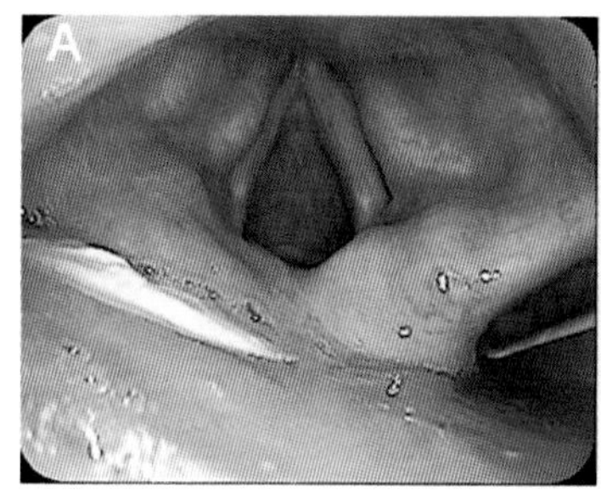

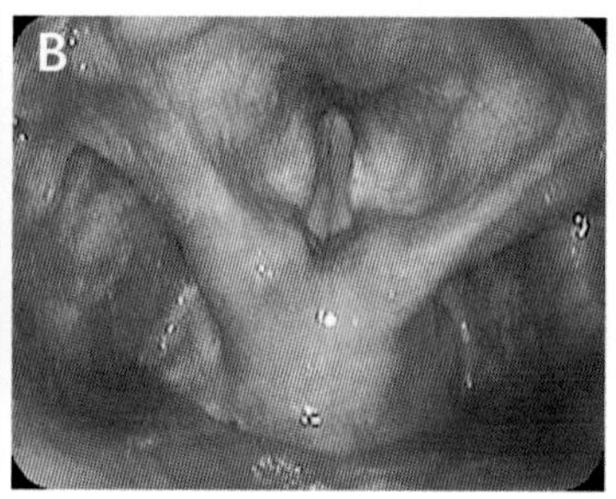

彩图 1-3-22-4　A 术后 1 周电子喉镜：术区白膜生长良好；B 术后 5 月电子喉镜：喉及下咽无异常

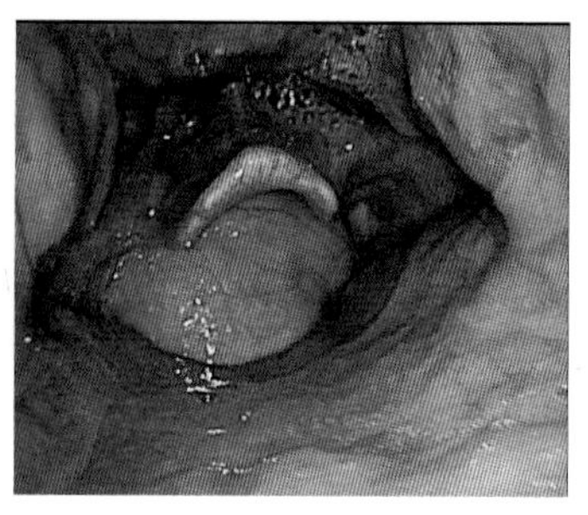

彩图 1-3-22-5　电子鼻咽喉镜下可见肿物遮盖左梨状窝及喉前庭

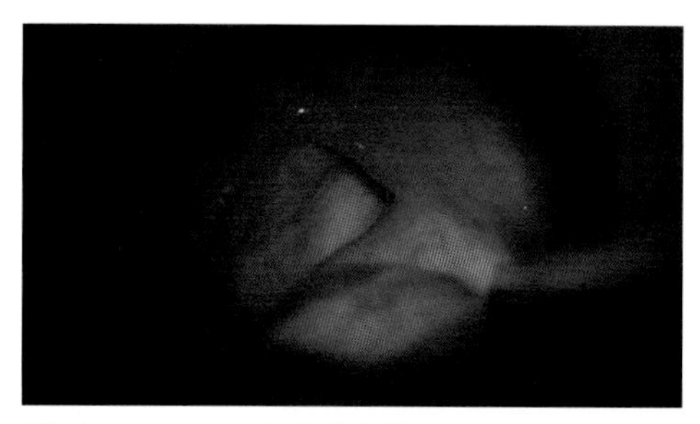

彩图 1-3-22-6　在直达喉镜下暴露肿物基底部

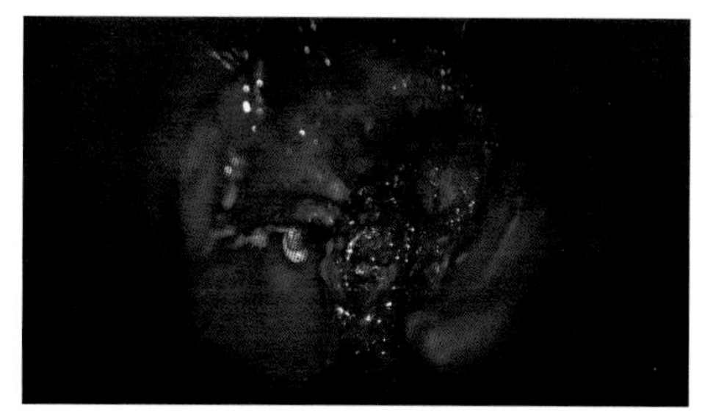

彩图 1-3-22-7　逐步用 CO_2 激光切除肿物

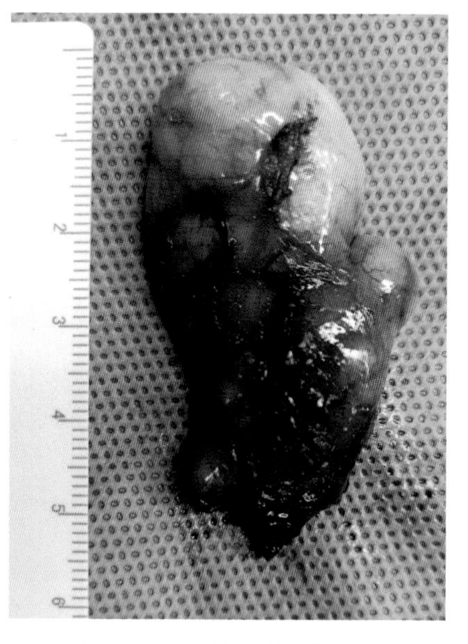

彩图 1-3-22-8　肿物背面观

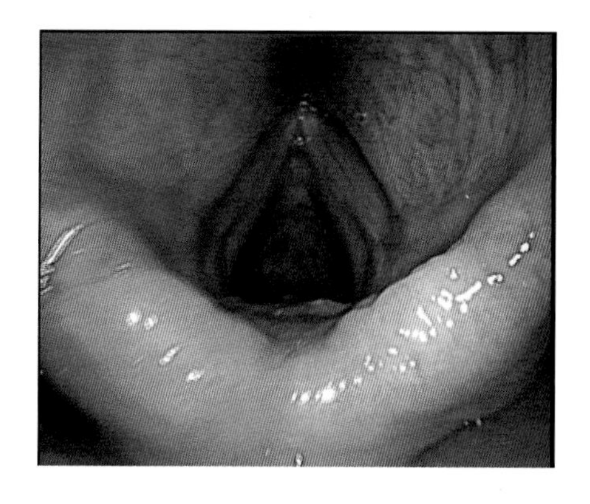

彩图 1-3-22-9　术后复查电子鼻咽喉镜下可见恢复良好

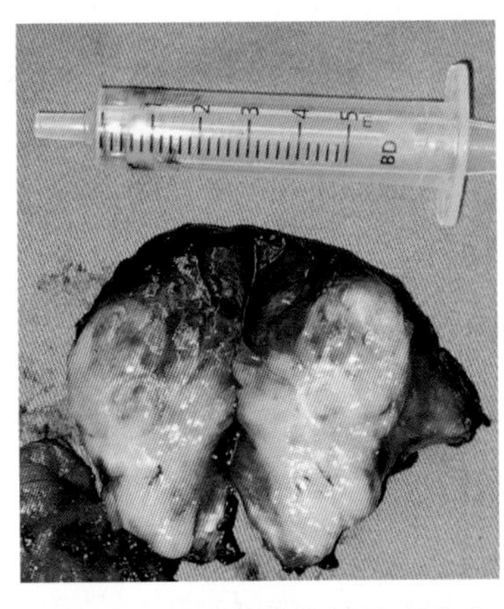

彩图 1-3-23-4　甲状腺肿物剖面：呈灰白、实性呈鱼肉样改变，边界欠清，几乎占据整个左腺叶及峡叶

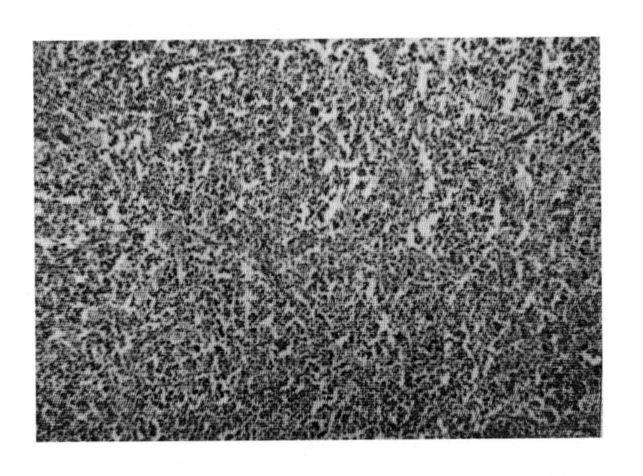

彩图 1-3-23-5　甲状腺肿物镜下表现：大的、高度异型的不成熟淋巴细胞弥漫性分布，或在纤维组织中见破碎的大的异型细胞，周围甲状腺组织常伴萎缩及纤维化改变，HEx10

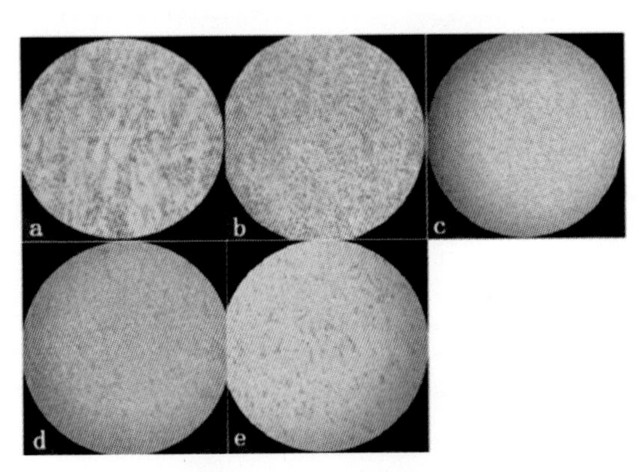

彩图 1-3-24-2　甲状腺病理

a：术中冰冻病理为恶性；b：术后病理，证实为甲状腺血管肉瘤；c：Ⅷ(+)；d：CD31(+)；e：CD34(+)

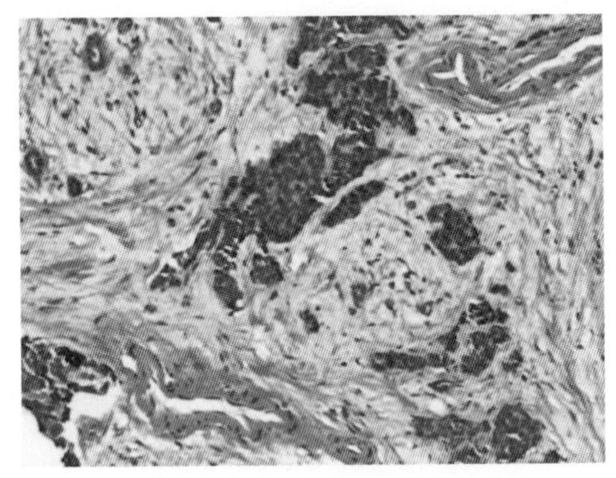

彩图 1-3-27-2　HE×100：光镜下见瘤细胞呈上皮样、巢团状排列，在纤维间质内呈浸润性生长，细胞核深染，核浆比增大，核分裂相易见，见片状凝固性坏死。

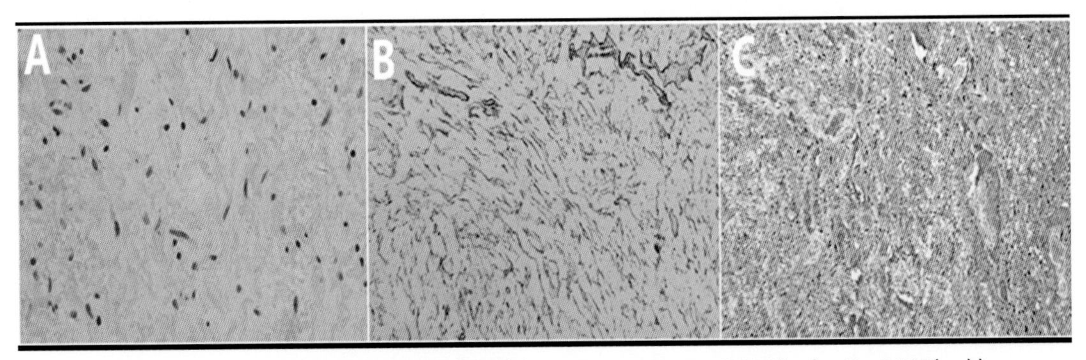

彩图 1-3-30-2　术后病理可见神经节细胞(A：HE ×400　B：CD34(+)　C：S100(+))

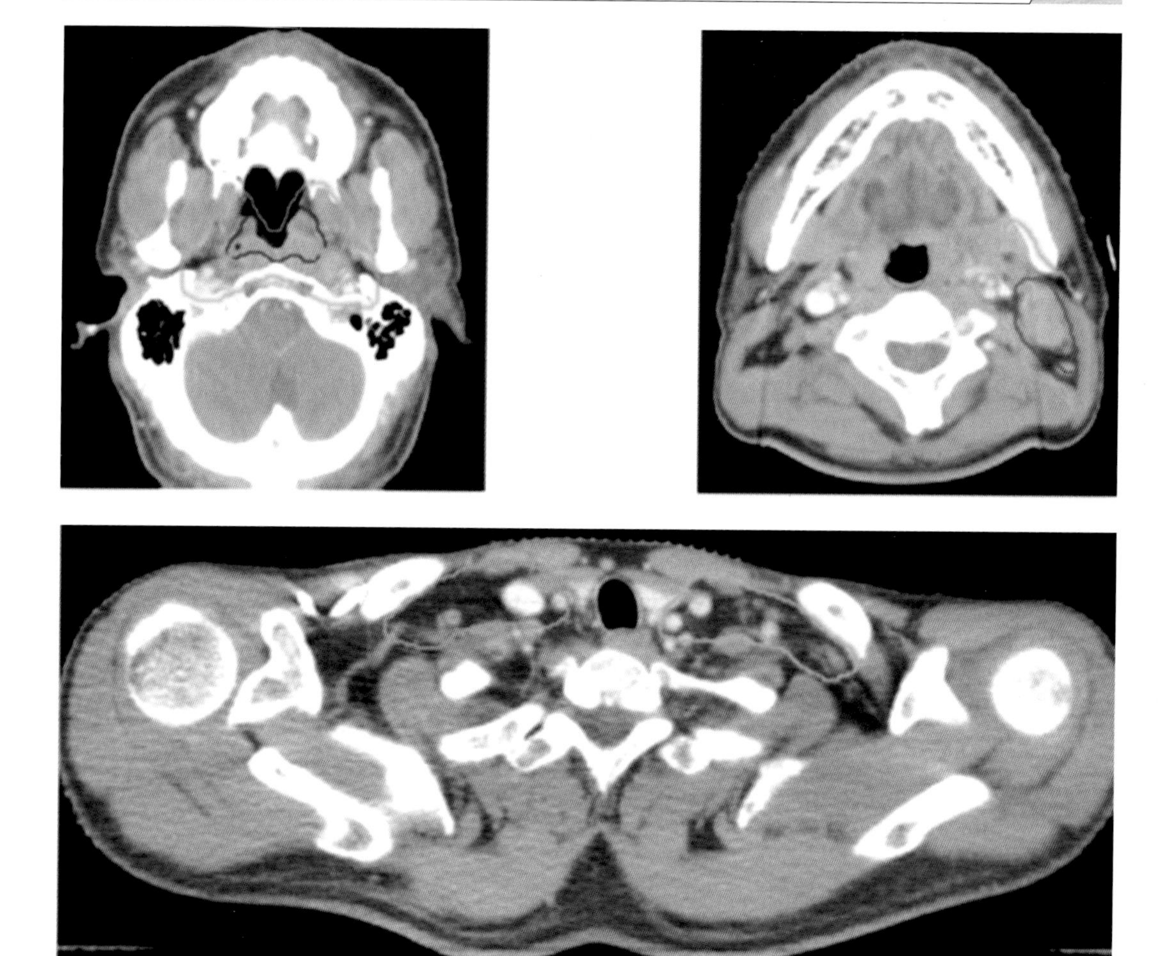

彩图 2-4-2-1　靶区勾画示例 蓝色 -GTVnx 紫色 -GTVnd 橙色 - 咽后淋巴结 绿色 -CTV1 黄色 -CTV2